当代中医专科专病诊疗大系

儿科疾病诊疗全书

主审　庞国明　马融

主编　郑启仲　李静　陈卷伟　孙扶

中国健康传媒集团
中国医药科技出版社

内 容 提 要

本书共分为基础篇、临床篇和附录三大部分，基础篇主要介绍了儿科疾病的相关理论知识，临床篇详细介绍了常见儿科疾病的中西医认识、诊治、预防调护、研究进展等内容，附录包括临床常用检查参考值、开设儿科疾病专病专科应注意的问题。全书内容丰富，言简意赅，重点突出，具有极高的学术价值和实用价值，适合中医临床工作者学习阅读参考。

图书在版编目（CIP）数据

儿科疾病诊疗全书 / 郑启仲等主编 . —北京：中国医药科技出版社，2024.1
（当代中医专科专病诊疗大系）
ISBN 978-7-5214-4184-0

Ⅰ.①儿… Ⅱ.①郑… Ⅲ.①中医儿科学—诊疗 Ⅳ.① R272

中国国家版本馆 CIP 数据核字（2023）第 200770 号

美术编辑 陈君杞
版式设计 也 在

出版 **中国健康传媒集团** | 中国医药科技出版社
地址 北京市海淀区文慧园北路甲 22 号
邮编 100082
电话 发行：010-62227427 邮购：010-62236938
网址 www.cmstp.com
规格 787 × 1092mm $\frac{1}{16}$
印张 33 $\frac{1}{2}$
字数 812 千字
版次 2024 年 1 月第 1 版
印次 2024 年 1 月第 1 次印刷
印刷 三河市万龙印装有限公司
经销 全国各地新华书店
书号 ISBN 978-7-5214-4184-0
定价 **296.00 元**

获取新书信息、投稿、为图书纠错，请扫码联系我们。

《当代中医专科专病诊疗大系》
编 委 会

1

朱恪材	朱章志	朱智德	乔树芳	任 文	刘 明
刘 洋	刘 辉	刘三权	刘仁毅	刘世恩	刘向哲
刘杏枝	刘佃温	刘建青	刘建航	刘树权	刘树林
刘洪宇	刘静生	刘静宇	闫金才	闫清海	闫惠霞
许凯霞	孙文正	孙文冰	孙永强	孙自学	孙英凯
纪春玲	严 振	苏广兴	李 军	李 扬	李 玲
李 洋	李 真	李 萍	李 超	李 婷	李 静
李 蔚	李 慧	李 鑫	李小荣	李少阶	李少源
李永平	李延萍	李华章	李全忠	李红哲	李红梅
李志强	李启荣	李昕蓉	李建平	李俊辰	李恒飞
李晓雷	李浩玮	李燕梅	杨 荣	杨 柳	杨 楠
杨克勤	连永红	肖 伟	吴 坚	吴人照	吴志德
吴启相	吴维炎	何庆勇	何春红	冷恩荣	沈 璐
宋剑涛	张 芳	张 侗	张 挺	张 健	张文富
张亚军	张国胜	张建伟	张春珍	张胜强	张闻东
张艳超	张振贤	张振鹏	张峻岭	张理涛	张琼瑶
张攀科	陆素琴	陈 白	陈 秋	陈太全	陈文一
陈世波	陈忠良	陈勇峰	邵丽黎	武 楠	范志刚
林 峰	林佳明	杭丹丹	卓 睿	卓进盛	易铁钢
罗 建	罗试计	和艳红	岳 林	周天寒	周冬梅
周海森	郑仁东	郑启仲	郑晓东	赵 琰	赵文霞
赵俊峰	赵海燕	胡天赤	胡汉楚	胡穗发	柳忠全
姜树民	姚 斐	秦蔚然	贾虎林	夏淑洁	党中勤
党毓起	徐 奎	徐 涛	徐林梧	徐雪芳	徐寅平
徐寒松	高 楠	高志卿	高言歌	高海兴	高铸烨
郭乃刚	郭子华	郭书文	郭世岳	郭光昕	郭欣璐
郭泉滢	唐红珍	谈太鹏	陶弘武	黄 菲	黄启勇
梅荣军	曹 奕	崔 云	崔 菲	梁 田	梁 超
寇绍杰	隆红艳	董昌武	韩文朝	韩建书	韩建涛
韩素萍	程 源	程艳彬	程常富	焦智民	储浩然
曾凡勇	曾庆云	温艳艳	谢卫平	谢宏赞	谢忠礼

3

孙会秀	孙治安	孙艳淑	孙继建	孙绪敏	孙善斌
杜 鹃	杜云波	杜欣冉	杜梦冉	杜跃亮	杜璐瑶
李 伟	李 柱	李 勇	李 铁	李 萌	李 梦
李 霄	李 馨	李丁蕾	李又耕	李义松	李云霞
李太政	李方旭	李玉晓	李正斌	李帅垒	李亚楠
李传印	李军武	李志恒	李志毅	李杨林	李丽花
李国霞	李钍华	李佳修	李佩芳	李金辉	李学军
李春禄	李茜羽	李晓辉	李晓静	李家云	李梦阁
李彩玲	李维云	李雯雯	李鹏超	李鹏辉	李满意
李增变	杨 丹	杨 兰	杨 洋	杨文学	杨旭光
杨旭凯	杨如鹏	杨红晓	杨沙丽	杨国防	杨明俊
杨荣源	杨科朋	杨俊红	杨济森	杨海燕	杨蕊冰
肖育志	肖耀军	吴 伟	吴平荣	吴进府	吴佐联
员富圆	邱 彤	何 苗	何光明	何慧敏	佘晓静
辛瑶瑶	汪 青	汪 梅	汪明强	沈 洁	宋震宇
张 丹	张 平	张 阳	张 苍	张 芳	张 征
张 挺	张 科	张 琼	张 锐	张大铮	张小朵
张小林	张义龙	张少明	张仁俊	张欠欠	张世林
张亚乐	张先茂	张向东	张军帅	张观刚	张克清
张林超	张国妮	张咏梅	张建立	张建福	张俊杰
张晓云	张雪梅	张富兵	张腾云	张新玲	张燕平
陆 萍	陈 娟	陈 密	陈子扬	陈丹丹	陈文莉
陈央娣	陈立民	陈永娜	陈成华	陈芹梅	陈宏灿
陈金红	陈海云	陈朝晖	陈强松	陈群英	邵玲玲
武 改	苗灵娟	范 宇	林 森	林子程	林佩芸
林学英	林学凯	尚东方	呼兴华	罗永华	罗贤亮
罗继红	罗瑞娟	周 双	周 全	周 丽	周 剑
周 涛	周 菲	周延良	周红霞	周克飞	周丽霞
周解放	岳彩生	庞 鑫	庞国胜	庞勇杰	郑 娟
郑 程	郑文静	郑雅方	单培鑫	孟 彦	赵 阳
赵 磊	赵子云	赵自娇	赵庆华	赵金岭	赵学军

赵晨露　胡　斌　胡永昭　胡欢欢　胡英华　胡家容
胡雪丽　胡筱娟　南凤尾　南秋爽　南晓红　侯浩强
侯静云　俞红五　闻海军　娄　静　娄英歌　宫慧萍
费爱华　姚卫锋　姚沛雨　姚爱春　秦　虹　秦立伟
秦孟甲　袁　玲　袁　峰　袁帅旗　聂振华　栗　申
贾林梦　贾爱华　夏明明　顾婉莹　钱　莹　徐艳芬
徐继国　徐鲁洲　徐道志　徐耀京　凌文津　高　云
高美军　高险峰　高嘉良　高韶晖　郭士岳　郭存霞
郭伟杰　郭红霞　郭佳裕　郭晓霞　唐桂军　桑艳红
接传红　黄　姗　黄　洋　黄亚丽　黄丽群　黄河银
黄学勇　黄俊铭　黄雪青　曹正喜　曹亚芳　曹秋平
龚长志　龚永明　崔伟峰　崔凯恒　崔建华　崔春晶
崔莉芳　康进忠　阎　亮　梁　伟　梁　勇　梁大全
梁亚林　梁增坤　彭　华　彭丽霞　彭贵军　葛立业
葛晓东　董　洁　董　赟　董世旭　董俊霞　董德保
蒋　靖　蒋小红　韩圣宾　韩红卫　韩丽华　韩柳春
覃　婕　景晓婧　嵇　朋　程　妍　程爱俊　程常福
曾永蕾　谢圣芳　靳东亮　路永坤　詹　杰　鲍陶陶
解红霞　窦连仁　蔡国锋　蔡慧卿　裴　晗　裴琛璐
廖永安　廖琼颖　樊立鹏　滕　涛　潘文斌　薛川松
魏　佳　魏　巍　魏昌林　瞿朝旭

编撰办公室主任　高　泉　王凯锋

编撰办公室副主任　王亚煌　庞　鑫　张　侗　黄　洋

编撰办公室成员　高言歌　李方旭　李丽花　许　亦　李　馨
　　　　　　　　　李亚楠

坚持中医思维　彰显特色优势
提高临床疗效　服务人民健康

王　序

中医药学是中华民族的伟大创造，是中国古代科学的瑰宝，也是打开中华文明宝库的钥匙，为中华民族的繁衍生息作出了巨大贡献。党和政府历来高度重视中医药工作，特别是党的十八大以来，以习近平同志为核心的党中央把中医药工作摆在了更加突出的位置，中医药改革发展取得了显著成绩。2019 年 10 月 20 日发布的《中共中央 国务院关于促进中医药传承创新发展的意见》指出，传承创新发展中医药是新时代中国特色社会主义事业的重要内容，是中华民族伟大复兴的大事，对于坚持中西医并重，打造中医药和西医药相互补充协调发展的中国特色卫生健康发展模式，发挥中医药原创优势、推动我国生命科学实现创新突破，弘扬中华优秀传统文化、增强民族自信和文化自信，促进文明互鉴和民心相通、推动构建人类命运共同体具有重要意义。

传承创新发展中医药，必须发挥中医药在维护和促进人民健康中的重要作用，彰显中医药在疾病治疗中的独特优势。中医专科专病建设是坚持中医原创思维，突出中医药特色优势，提高临床疗效的重要途径和组成部分。长期以来，国家中医药管理局高度重视和大力推动中医专科专病的建设，从制定中长期发展规划到重大项目、资金安排，都将中医专科专病建设作为重要任务和重点工作进行安排部署，并不断完善和健全管理制度与诊疗规范。经过中医药界广大专家学者和中医医务工作者长期不懈的努力，全国中医专科专病建设取得了显著的成就。

实践表明：专科专病建设是突出中医药特色优势，遵循中医药自身发展规律和前进方向的重要途径；是打造中医医院核心竞争力，实现育名医、建名科、塑名院之"三名"战略的必由之路；是提升临床疗效和诊疗水平的重要手段；是培养优秀中医临床人才，打造学科专科优秀团队的重要平台；是推动学术传承创新、提升科研能力水平、促进科技成果转化的重要途径；是各级中医医院、中西医结合医院提升社会效益和经济效益的有效举措。

事实证明：中医专科专病建设的学术发展、传承创新、经验总结和推广应用，对建设综合服务功能强、中医特色突出、专科优势明显的现代中医医院和中医专科医院，建设国家中医临床研究基地，创建国家和区域中医（专科）诊疗中心及中西医结合旗舰医院，提升基层中医药特色诊疗水平和综合服务能力等方面都发挥着不可替代的基础保障和重要支撑作用。

《中共中央 国务院关于促进中医药传承创新发展的意见》对彰显中医药在疾病治疗中的优势，加强中医优势专科专病建设作出了规划和部署，强调要做优做强骨伤、肛肠、儿科、皮科、妇科、针灸、推拿以及心脑血管病、肾病、周围血管病、糖尿病等专科专病，要求及时总结形成诊疗方案，巩固扩大优势，带动特色发展，并明确提出用 3 年左右时间，筛选 50 个中医治疗优势病种和 100 项适宜技术等任务要求。2022 年 3 月国务院办公厅发布的《"十四五"中医药发展规划》也强调指出，要开展国家优势专科建设，以满足重大疑难疾病防治临床需求为导向，做优做强骨伤、肛肠、儿科、皮肤科、妇科、针灸、推拿及脾胃病、心脑血管病、肾病、肿瘤、周围血管病、糖尿病等中医优势专科专病。要制定完善并推广实施一批中医优势病种诊疗方案和临床路径，逐步提高重大疑难疾病诊疗能力和疗效水平。可以说《当代中医专科专病诊疗大系》（以下简称《大系》）的出版，是在促进中医药传承创新发展的新形势下应运而生，恰逢其时，也是贯彻落实党中央国务院决策部署的具体举措和生动实践。

《大系》是由享受国务院政府特殊津贴专家、全国第六批老中医药学术继承指导老师、全国名中医，第十三届和十四届全国人大代表庞国明教授发起，并组织全国中医药高等院校和相关的中医医疗、教学科研机构 1000 余名临床各科专家学者共同编著。全体编著者紧紧围绕国家中医药事业发展大局，根据国家和区域中医专科医疗中心建设、国家重点中医专科建设，以及省、市、县中医重点与特色专科建设的实际需要，坚持充分"彰显中医药在疾病治疗中的优势"，坚持"突出中医思维，彰显特色主线，立足临床实用，助提专科内涵，打造品牌专科集群"的编撰宗旨。《大系》共 30 个分册，由包括国医大师和院士在内的多位专家学者分别担任自己最擅长的专科专病诊疗全书的主审，为各分册指迷导津、把关定向。由包括全国名中医、岐黄学者在内的 100 多位各专科领域的学科专科带头人分别担任各分册主编。经过千余名专家学者异域同耕，历尽艰辛，寒暑不辍，五载春秋，终于成就了《大系》。《大系》的隆重出版不仅是中医特色专科专病建设的一大成果，也是中医药传承精华，守正创新进程中的一件大事，承前启后，继往开来，难能可贵，值得庆贺！

在 2020 年"全国两会"闭幕后，庞国明同志将《大系》的编写大纲、体例及《糖尿病诊疗全书》等书稿一并送我，并邀我写序。我不是这方面的专家，也未能尽览《大系》的全稿，但作为多年来推动中医专科专病建设的参与者和见证人，仅从大纲、体例、样稿及部分分册书稿内涵质量看，《大系》坚持了持续强化中医思维和中医专科专病特色优势的宗旨，突出了坚持提高临床疗效和诊疗水平及注重实践、实际、实用的原则。尽管我深知中医专科专病建设仍然不尽完善，做优做强专科专病依然任重道远。但我相信，《大系》的出版必将为推动我国的中医专科专病建设和进一步彰显中医药在疾病治疗中的独特优势，为充分发挥中医药在维护和促进人民健康中的重要作用，产生重大而深远的影响。

故乐以此为序。

国家中医药管理局原局长
第六届中华中医药学会会长 王明德

2023 年 3 月 18 日

陈 序

由我国优秀的中医学家、全国名中医庞国明教授等一批富有临床经验的中医药界专家们共同协力合作，以传承精华、守正创新为宗旨，以助力国家中医专科医学中心、专科医疗中心、专科区域诊疗中心、优势专科、重点专科、特色专科建设为目标，编撰并将出版的这套《当代中医专科专病诊疗大系》丛书（以下简称《大系》），是在 2000 年、2016 年由中国医药科技出版社出版《大系》第一版、第二版的基础上，以服务于当今中医专科专病建设、突出中医特色、强化中医思维、彰显中医专科优势为出发点和落脚点，对原书进行了修编补充、拾遗补阙、完善提升而成的，丛书名由第一版、第二版的《中国中西医专科专病临床大系》更名为《当代中医专科专病诊疗大系》。其内容涵盖了内科、外科、妇科、儿科、急诊、皮肤以及骨科、康复、针灸等 30 个学科门类，实属不易！

该丛书的特点，主要体现在学科门类较为齐全，紧密结合专科专病建设临床实际需求，融古贯今，承髓纳新，突出中医特色，既尊重传统，又与时俱进，吸收新进展、新理论和新经验，是一套理论联系实际、贴合临床需要，可供中医、中西医结合临床、教学、科研参考应用的一套很好的工具书，很是可贵，值得推荐。

今国明教授诚邀我在为《大系》第一版、第二版所写序言基础上，为新一版《大系》作序，我认为编著者诸君在中华中医药学会常务理事兼慢病分会主任委员、中国中医药研究促进会专科专病建设工作委员会会长庞国明教授的带领下，精诚团结、友好合作，艰苦努力多年，立足中医专科专病建设，服务于临床诊疗，很接地气，完成如此庞大巨著，实为不可多得，难能可贵，爱乐为之序。

中国科学院院士
国医大师　陈可冀

2023 年 9 月 1 日

王　序

　　传承创新发展中医药，是新时代中国特色社会主义事业的重要内容，《中共中央 国务院关于促进中医药传承创新发展的意见》明确指出"彰显中医药在疾病治疗中的优势，加强中医优势专科建设"。因此，对中医专科专病临床研究进行系统整理、加以提高，以窥全貌，就显得十分重要。

　　2000 年，以庞国明主任医师、林天东国医大师等共同担任总主编，组织全国1000 余位临床专家编撰的《中国中西医专科专病临床大系》发行海内外，影响深远。二十年过去，国明主任医师再次牵头启动《大系》修编工程，以"传承精华，守正创新"为宗旨，以助力建设国家、省、市、县重点专科与特色专科为目标，丰富更新了大量内容和取得的成就，反映了中医专科研究与发展的进程，具有较强的时代性、实用性，并将书名易为《当代中医专科专病诊疗大系》，凡三十个分册，每册篇章结构，栏目设计令人耳目一新。

　　学无新，则无以远。这套书立意明确，就其为专科专病建设而言，无疑对全国中医、中西医结合之临床、教学、科研工作，具有重要的参考意义。编书难，编大型专著尤难，编著者们在繁忙的医疗、教学、科研工作之余，倾心打造的这部巨著必将功益杏林，更希望这部经过辛勤汗水浇灌的杏林之树（书）"融会新知绿荫蓬，今年总胜去年红"。中医之学路迢迢，莫负春光常追梦，当惜佳时再登高。

中国工程院院士
国医大师　王琦
北京中医药大学终身教授

2023 年 7 月 20 日于北京

打造中医品牌专科　带动医院跨越发展

——代前言

"工欲善其事，必先利其器。"同样，肩负着人民生命健康和健康中国建设重任的中医、中西医结合工作者，也必当首先要有善其事之利器，即过硬的诊疗技术和解除亿万民众病痛的真本领。《当代中医专科专病诊疗大系》丛书（以下简称《大系》），就是奉献给广大中医、中西医结合专科专病建设和临床诊疗工作者"利器"的载体。期望通过她的指迷导津、方向引领，把专科建设和临床诊疗效果推向一个更加崭新的阶段；期望通过向她的问道，把自己工作的专科专病科室，打造成享誉当地乃至国内外的品牌专科，实施品牌专科带动战略、促助医院跨越式发展，助力中医药事业振兴发展。

专科专病科室是相对于传统模式下的大内科、大外科等科室名称而言的。应当指出的是，专科专病科室亦不是当代人的发明，早在《周礼·天官冢宰》就有"凡邦之有疾病者……则使医分而治之"。"分而治之"就是让精于专科专病研究的医生去分别诊疗。因此，设有"食医""疾医""疡医"等专科医生，只不过是没把"专科专病"诊疗分得那么细和进行广泛宣传罢了。从历代医家著述和学术贡献看，亦可以说张仲景、华佗、叶天士等都是专科专病的诊疗大家。因仲景擅伤寒、叶天士擅温病、华佗擅"开颅术"等，后世与近代的医学家们更是以擅治某病而誉满华夏，如焦树德擅痹病、任继学擅脑病等。因此，诸多名医先贤大家们多是专科专病诊疗的行家里手。

那么，进入 21 世纪以来，为什么说加强中医专科专病建设的呼声一浪高过一浪呢？究其原因大致有四：

首先是振兴中医事业发展、突出中医特色优势的需要。20 世纪 80 年代以后的中医界提出振兴中医的口号，国家也制定了相应的政策，中医事业得到了快速发展。但需要做的事还有很多很多。通过专科专病建设，可以培育、造就一大批高水平的中医、中西医结合专业人才，突出中医特色，总结实用科学的临床经验，推动中医、中西医结合专科专病的深入研究，助力中医药事业振兴发展！

第二是促进中西医协同、开拓医疗新领域的需要。中医、西医、中西医结合是健康中国建设中的三支主要力量，尽管中西医结合在某些领域和某些课题的研究方面取得了一些重大成就和进展，但仍存在着较浅层次"人为"结合的现象，而深层次的基础医学、临床医学等有机结合方面还有大量工作要做。同时，由于现在一些医院因人、财、物等条件的限制，也很难全面开展中西医结合的研究和临床实践。而通过开展专科专病建设，从某些病的基础、临床、药物等系统研究着手，或许将成为开展中西医协同、中西医结合的突破口，逐步建立起基于实践、符合实际的中西医协同、中西医结合的诊疗新体系，以开拓中医、中西医结合临床、教学、科研工作的新领域，实现真正意义上的中西医协同、中西医结合。

第三是服务于健康中国建设和人民大众对中医优质医疗日益增长新要求的需要。随着经济社会的发展和现代科学技术的进步，传统的医疗模式已满足不了人民群众医疗保健的需要，广大民众更加渴望绿色的、自然的、科学的、高效的和经济便捷的传统中医药。因此，开展中医专科专病诊疗，可以引导病人的就医趋向，便于病人得到及时、精准、有效的诊治；专科专病科室的开设，易于积累临床经验、聚焦研究方向、多出研究成果，必将大大促进中医医疗、医药、器械研发的进程，加快满足人民群众对中医药日益增长的医疗保健需求的步伐。

第四是提高两个效益的需要。目前有不少中医、中西医结合医院，尤其是市、县（区）级中医院，在当代医疗市场的激烈竞争中显得"神疲乏力"、缺少建设与发展中的"精气神"，竞争不强的原因虽然是多方面的，但没有专科特色、没有品牌专科活力是其重要的原因之一。"办好一个专科，救活一家医院，带动跨越发展"，已被许许多多中医、中西医医院的实践所证实。可以说，没有品牌专科的医院，是不可能成为快速发展的医院，更不可能成为有特色医院的。加强专科专病建设的实践表明：通过办好专科专病科室，能够快速彰显医院的专业优势与特色优势；能够快速提高医院的知名度，形成品牌影响力；能够快速带动医院经济效益和社会效益的提升；能够快速带动和促进医院的跨越式发展。

有鉴于上述四点，《大系》丛书，应运而生、神采问世，冀以成为全国中医、中西医结合专科专病建设工作者的良师益友。

《大系》篇幅宏大，内容精博，内涵深邃，覆盖面广，共 30 个分册。每分册分基础篇、临床篇和附录三大部分。基础篇主要对该专科专病国内外研究现状、诊疗进展以及提高临床疗效的思路方法等进行了全面阐述；临床篇是每分册的核心，以病为纲，分列条目，每个病下设病因病机、临床诊断、鉴别诊断、临床治疗、预后转归、预防调护、专方选要、研究进展等栏目，辨证论治、理法方药一线贯穿，使中医专科专病的诊疗系统化、规范化、特色化；附录介绍临床常用检查参考值和专科建设的注意事项（数字资源），对读者临床诊疗具有重要参考价值。

　　《大系》新全详精，实用性强。参考国内外书籍、杂志等达十万余册，涉及方药数万种，名医论点有出处，方药选择有依据，多有临床验证和研究报告，详略有序，条理清晰，充分反映了当代中医、中西医结合专科专病的临床实践和研究成果概况，其中不乏知名专家的精辟论述、新创方药和作者的独到见解。为了保持其原貌，《大系》各分册中所收集的古方、验方等凡涉及国家规定的稀有禁用中药没有做删改，特请读者在实际使用时注意调换药物，改换替代药品，执行国家有关法规。

　　本《大系》业已告竣，她是国内 1000 余位专家、学者、编者辛苦劳动的成果和智慧的结晶。她的出版，必将对弘扬祖国中医药学，开展中医、中西医结合专科专病建设，深入开展中医、中西医结合之医疗、教学、科研起到积极的推动作用，并为中医药事业的传承精华、守正创新和人类的医疗卫生保健事业做出积极贡献。

　　鉴于该《大系》编著带有较强的系统性、艰巨性、广泛性以及编者的认知差别，书中难免存在一些问题，真诚希望读者朋友不吝赐教，以便修订再版。

庞国明

2023 年 7 月 20 日于北京

编写说明

　　儿童健康事关国家的未来和希望，保障儿童健康苗壮成长是儿科医生的基本责任。随着社会的发展，科学的进步，全社会对儿科医生的诊疗水平提出了更高的要求。西医学和生命科学的快速发展使越来越多的新理论和新技术广泛应用于儿科临床；卫生事业的改革和发展也使得儿科医生和社会的距离越来越近；患者和社会对儿科医生的要求越来越高。因此，单一的中医方法或西医诊疗技术已经不能满足儿科临床的需求，故而在诊断和治疗儿科疾病的临床实践中，探索中西医结合的最佳途径，把中西医最新的诊疗技术具体结合在专科专病中，有望取得更好的疗效。

　　本书从临床实际出发，强调以临床疗效为要点，积极汲取西医学和中医学的最新研究成果，全面介绍了中西医儿科诊疗方面的新理论和新方法，反映当代中西医最佳的诊疗水平。全书分为基础篇、临床篇、附录三个部分。基础篇介绍了中西医儿科学的研究现状及前景、诊断思路及方法、治疗原则与用药规律以及提高临床疗效的思路方法；临床篇是本书的核心，较全面地从中西医角度对儿科多发病的病因病机、临床诊断、鉴别诊断、临床治疗、预后转归、预防调护、研究进展等方面进行了论述；附录介绍了临床常用检查参考值和开设儿科疾病专病专科应注意的问题，为专科建设和发展提供了切实可行的方法和参考意见。

　　本书在编写过程中力求中西医并重，全面系统，内容新颖，实用性强，体现专科专病的特色。本书为集体编写，各章节编写风格力求统一，但也难免有所差别，加之我们知识水平有限，编写时间仓促，书中难免有疏漏之处，敬请读者批评指正。另外书中研究进展、专方选要等内容参考引用了大量参考文献，在此特向原作者表示感谢。

编委会

2023 年 6 月

目　录

基础篇

第一章　国内外研究现状及前景 ………………………………………… 2

　　第一节　现状与成就 …………………………………………………… 2

　　第二节　问题及对策 …………………………………………………… 4

　　第三节　前景及思考 …………………………………………………… 4

第二章　诊断思路与方法 ………………………………………………… 6

　　第一节　诊断思路 ……………………………………………………… 6

　　第二节　诊断方法 ……………………………………………………… 7

第三章　治疗原则与用药规律 …………………………………………… 10

第四章　提高临床疗效的思路方法 ……………………………………… 15

临床篇

第五章　新生儿疾病 ……………………………………………………… 18

　　第一节　新生儿感染性肺炎 …………………………………………… 18

　　第二节　新生儿黄疸 …………………………………………………… 23

　　第三节　新生儿硬肿症 ………………………………………………… 30

　　第四节　新生儿败血症 ………………………………………………… 34

第六章　营养和营养障碍疾病 …………………………………………… 41

　　第一节　营养不良 ……………………………………………………… 41

第二节　单纯性肥胖 …………………………………………………… 47

第三节　维生素 D 缺乏性佝偻病 ……………………………………… 54

第七章　呼吸系统疾病 ……………………………………………… 60

第一节　急性上呼吸道感染 …………………………………………… 60

第二节　急性支气管炎 ………………………………………………… 68

第三节　慢性支气管炎 ………………………………………………… 72

第四节　肺炎 …………………………………………………………… 78

第五节　支气管哮喘 …………………………………………………… 90

第六节　反复呼吸道感染 ……………………………………………… 101

第八章　消化系统疾病 …………………………………………… 109

第一节　口炎 …………………………………………………………… 109

第二节　厌食症 ………………………………………………………… 113

第三节　胃炎 …………………………………………………………… 120

第四节　消化性溃疡 …………………………………………………… 128

第五节　腹泻 …………………………………………………………… 140

第六节　便秘 …………………………………………………………… 150

第九章　循环系统疾病 …………………………………………… 158

第一节　病毒性心肌炎 ………………………………………………… 158

第二节　心肌病 ………………………………………………………… 166

第三节　心内膜炎 ……………………………………………………… 174

第四节　小儿心律失常 ………………………………………………… 181

第五节　心力衰竭 ……………………………………………………… 199

第十章　泌尿系统疾病 …………………………………………… 207

第一节　急性肾小球肾炎 ……………………………………………… 207

第二节　慢性肾小球肾炎 ……………………………………………… 215

第三节　肾病综合征 …………………………………………………… 226

第四节　紫癜性肾炎 …………………………………………………… 241

第五节　泌尿系统感染 ………………………………………………… 251

第六节　急性肾损伤 …………………………………………………… 258

第七节　遗尿 …………………………………………………………… 268

第十一章　造血系统疾病···276

　　第一节　营养性贫血 ··276

　　第二节　再生障碍性贫血 ···283

　　第三节　免疫性血小板减少症 ······································292

　　第四节　儿童急性白血病 ···300

第十二章　神经系统疾病···317

　　第一节　细菌性脑膜炎 ··317

　　第二节　病毒性脑炎 ··327

　　第三节　癫痫 ··336

　　第四节　脑性瘫痪 ···355

　　第五节　多发性抽动症 ··364

第十三章　内分泌疾病及遗传代谢病·····································375

　　第一节　儿童糖尿病 ··375

　　第二节　性早熟 ··386

　　第三节　肝豆状核变性 ··393

第十四章　免疫性疾病···400

　　第一节　风湿热 ··400

　　第二节　幼年特发性关节炎 ···407

　　第三节　过敏性紫癜 ··416

　　第四节　川崎病 ··424

第十五章　感染性疾病···431

　　第一节　麻疹 ··431

　　第二节　风疹 ··438

　　第三节　幼儿急疹 ···441

　　第四节　水痘 ··443

　　第五节　手足口病 ···447

　　第六节　流行性腮腺炎 ··452

　　第七节　传染性单核细胞增多症 ···································457

　　第八节　病毒性肝炎 ··464

　　第九节　猩红热 ··476

　　第十节　细菌性痢疾 ··483

附录

临床常用检查参考值 ··· 492

开设儿科疾病专病专科应注意的问题（数字资源）

数字资源

基础篇

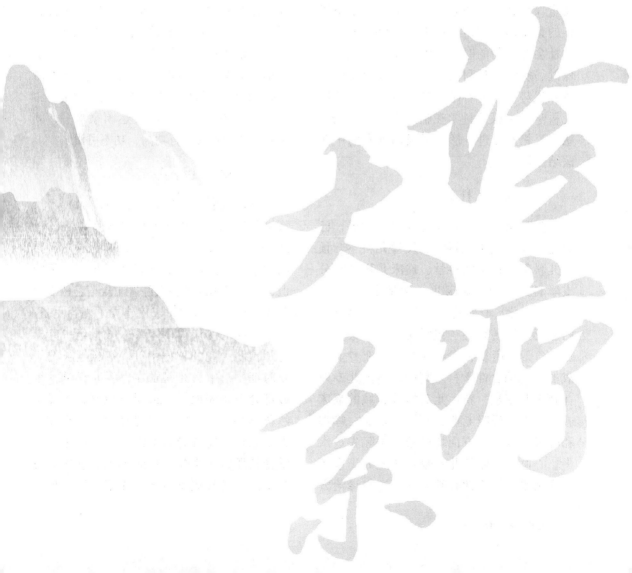

第一章 国内外研究现状及前景

第一节 现状与成就

小儿时期是人生的基础阶段，儿科学是研究小儿生长发育、预防保健和疾病诊治的一门临床综合医学学科。中西医结合儿科学包括西医儿科学和中医儿科学。我国西医儿科学紧跟当今国际儿科领域的热点问题和学术前沿，在促进我国儿科事业、丰富儿科医学宝库、促进儿科学术交流方面发挥了重要作用。中医儿科学源于博大精深的中华传统文化，是我国人民几千年儿童保育经验的积累，在历史上为中华民族的繁荣昌盛做出了巨大的贡献。随着人类社会进入新的时期，中医儿科学在儿童保健、疾病预防和治疗工作中以自身的特色和优势，发挥着越来越大的作用。西医儿科学与中医儿科学在临床实践中，相互融合、相互促进，形成了我国独有的中西医结合儿科学。

一、西医儿科学

西医儿科学在我国历经多年发展，已分化发展为基础儿科学、发育儿科学、预防儿科学、社会儿科学、临床儿科学等分支学科。其中，临床儿科学是由新生儿、呼吸、消化、心血管、血液、神经、肾脏、内分泌及遗传代谢、风湿免疫、感染、重症、急诊、康复和青春期医学等亚专业组成的一门综合性学科。其中，新生儿专业在新生儿窒息、新生儿黄疸等领域的临床救治，以及呼吸专业在感染性疾病、哮喘和呼吸介入治疗方面均已接近国际先进水平。心血管专业的儿童晕厥研究处于世界领先水平，先天性心脏病的筛查与诊治方

面呈现与国际平行发展的态势。肾脏专业的 Alport 综合征研究已达世界领先水平。血液病专业如上海交通大学医学院附属上海儿童医学中心、首都医科大学附属北京儿童医院等对儿童各类型白血病的综合诊治水平已接近或达到国际先进水平。儿童保健专业已在我国建立了国际上独一无二的专业体系，三级妇幼保健网可以覆盖到每名儿童。新生儿遗传代谢病筛查亦紧跟国际先进水平。随着儿童医疗水平的大幅提升，婴儿及 5 岁以下儿童的死亡率明显降低。2000 年我国婴儿死亡率为 32.2‰，5 岁以下儿童死亡率为 39.7‰，到 2021 年分别降至 5‰、7.1‰。随着婴儿及 5 岁以下儿童死亡率的下降，中国的人均预期寿命有了大幅度的提升。1949 年中国人均预期寿命只有 35 岁，至 2021 年，我国人均预期寿命已达 78.2 岁，接近欧美发达国家水平，其中儿科学的发展劳苦功高，功不可没。

二、中医儿科学

自扁鹊为"小儿医"以来的 2400 余年，特别是钱乙建立中医儿科学体系以来的近 900 年，中医儿科学创立了多项领先世界的纪录，如隋唐时期已有多部儿科专著问世，唐代已出现需在太医署正规培养的 5 年制少小科专科医生，宋代建立了内容完备、水平较高的儿科学科体系，16 世纪中叶推行了预防天花的种痘术等。在相当长的历史时期中，中医儿科学在世界儿科学术领域都处于领先地位。20 世纪以来，各类自然科学和社会科学学科迅猛发展，新技术大量涌现，使古老的中医学包括中医儿科学受到强烈的冲击。近 50 年来，在国家发展中医学的政策支持下，在现代科学技术

飞跃发展的学术氛围中，通过中医儿科专业人员和相关多学科专业人员的共同努力，中医儿科学得到了前所未有的发展。

在基础医学方面，有学者整理出版了历代儿科学学术名著，对著名中医儿科学家的学术思想进行了较深入的探讨，取精撷要，发掘了一大批对当今临床具有理论和实践应用价值的珍贵资料。在就小儿生长发育、生理病理等方面的若干理论问题上，如"纯阳""稚阴稚阳""变蒸"，以及五脏"不足"与"有余"等，进行了学术争鸣，认识上渐趋一致。在传统望诊的基础上，丰富了山根诊、舌诊、肛诊等内容，在四诊客观化方面，如色诊定量、舌诊微观化、闻诊声音分析等，研究者都做了不少工作，并尝试扩大传统四诊范围，将血液化学检测、超声影像等技术搜集到的儿科疾病体内变化信息，纳入中医儿科辨证体系，即宏观辨证与微观辨证相结合，使中医儿科辨证学的认识层次得到深化。加上中医儿科动物模型研制工作的起步，为研究儿科病证的本质、研制儿科新药创造了条件。

在中医儿科学预防医学方面，以中医学"治未病"思想为指导，提出了儿童体质学说。辨体质育儿，是中医儿科预防医学的一大进步。胎养胎教学说的科学内涵在现代被逐一证实。宣传推广我国传统的养胎护胎经验，对促进优生可发挥积极作用。以"药自母传"为依据，通过孕妇妊娠期服药，作用于胎儿，从而预防新生儿黄疸、胎怯的方法，在现代诊断方法的配合下，证明了其效果可靠，取得了有创新意义和显著社会效益的科研成果。通过对体弱儿童辨证给药，发挥中医药扶正固本调整机体的优势，调补肺、脾、肾，增强体质，提高免疫力，减少了呼吸道复感儿、脾虚儿的发病率，延长了支气管哮喘、肾病综合征等疾病的缓解期。在流行性感冒、病毒性肝炎等传染病流行时，用中药内服、药液雾化吸入等方法保护易感儿，预防发病，取得良好效果。中药保健药品、保健食品、保健用品的开发，更加拓宽了中医儿科预防医学的应用领域。

在中医儿科学临证医学方面，人们借助不断进步的现代临床诊断技术和日益普及的科研方法，将传统的临床经验加以总结验证、比较甄别、提高创新，使临床诊疗水平大为提高。中药治疗小儿流行性感冒、肺炎、百日咳、细菌性痢疾、病毒性肝炎、传染性单核细胞增多症、流行性出血热等感染性疾病，取得良好的临床疗效。药效学研究表明，很多中药不仅具有抗菌、抗病毒作用，而且更重要的是方药具有整体效应，即具有调整机体免疫、改善器官功能及组织代谢、减轻病理反应等综合作用。在因矿物元素、维生素等营养物质缺乏所致疾病，如厌食症、缺铁性贫血、佝偻病、营养不良（疳证）等的中医药治疗方面，更显示了自己的优势，如很多中药中含有一定量的矿物质和维生素，通过调脾助运等作用，可促进机体对此类营养物质的吸收和利用，这就比西药只单纯补充所需营养物质的方法更胜一筹。许多中药新药的发明和剂型改革，都进一步提高了药物疗效，方便了用药，如清开灵注射液、双黄连注射液用于感染性疾病，青蒿素治疗疟疾，雷公藤、昆明山海棠治疗肾病综合征，三尖杉酯碱、靛玉红、砷制剂用于白血病等。其他如小儿外感高热、急惊风等急症，哮喘、肺痈等肺系病，泄泻、肥胖症等脾胃病，病毒性心肌炎、儿童多动综合征等心系病，肝痈等肝系病，五迟五软、性早熟等肾系病，新生儿黄疸、新生儿硬肿症等新生儿疾病，在中医药临床治疗研究中也都取得了丰硕的成果。

第二节　问题及对策

呼吸道感染是儿科发病率最高的疾病，但我国儿科工作者，特别是基层医务人员，在处理儿科急性呼吸道感染时容易出现过量使用抗生素的问题。这不仅造成了一定程度的浪费，而且增加不良反应，导致耐药菌株出现加快。长期大量应用（包括滥用）抗生素虽控制了敏感性细菌的生长，但也造成人体菌群失调，导致厌氧菌及真菌等继发感染。这些应当引起儿科工作者的高度重视。每个儿科工作者，在儿科临床中都应辨证治疗，做到慎用和合理应用，同时也要加强院内交叉感染的综合治理。

皮质类固醇激素是肾病综合征的首选药物，儿科肾脏疾病科研协作组所建议的治疗方案现已被广泛采用，虽然肾上腺皮质激素可使大部分患儿缓解，但复发、频复发、激素依赖、激素耐药等问题仍困扰着儿科医生。随着生活的改善，人们对医疗的要求也进一步提高，不仅要求肾病得以缓解，而且要求患儿的生活质量、心理等方面也有所完善，因此，肾病患儿生长障碍和脂肪代谢紊乱的防治也提上了日程。

儿童过敏性疾病（特应性皮炎、支气管哮喘、过敏性鼻炎、结膜炎以及食物过敏等）的发病率逐年增高，影响到25%的儿童。过敏性疾病可影响患儿及其家庭，加重社会的经济负担。但目前很多基层儿科医生及患儿家长对过敏性疾病认识不足，不能早期给予正规治疗。故而应重视患者教育，提高患者治疗依从性，建立起医生、护士、患儿家属之间的合作关系，实行患儿及家庭的疾病自我管理，掌握疾病的基本知识、治疗和急救措施，帮助患儿树立信心，改善预后，同时要强调各科室间的合作，对过敏患儿实行共同管理。

随着现代社会快节奏的发展，社会竞争激烈，儿童面临的学习压力及精神压力大。儿童心理、精神和行为因素对健康的影响更加得到重视。儿童生长发育变化多而快，不同年龄阶段有不同特点，年龄越小身心发育越不完善，是易受内外环境不利因素侵扰的脆弱人群。在此特点下，有些儿童不能有效地适应环境，无法完成环境赋予他的责任，产生的心理问题和情绪问题逐渐增加，如人际敏感、抑郁、偏执、强迫、孤独等。因家庭破裂造成的儿童心理障碍也不容忽视，有的儿童出现了攻击、敌对和仇视父母的行为。另外，个人的行为如吸烟、吸毒、酗酒等都会给其带来心理和精神上的问题。特别是学习考试的压力，使儿童不堪重负，出现了压抑、焦虑等心理障碍。减轻和消除这些心理障碍需要心理卫生教育、心理医生的开导、家长的理解及社会的关心。因此，儿科未来的发展，不仅仅是注重儿童生理健康，更应该扩展到心理健康层次。

第三节　前景及思考

中医药学有着3000多年的辉煌历史，21世纪的到来，为中医药学的研究和发展带来了新的机遇和挑战。新技术、新理论的广泛应用，多学科的紧密配合将成为中医药研究和迅速发展的新平台；新的中医药基本概念、基本模型和理论体系的建立将赋予中医药学全新的面貌；扩大对外交流政策、发展的国际环境为中医药学真正走向世界提供了渠道。21世纪中医药学研究的主要任务有以下五个方面：①运用现代科学技术深入研究中医学基础理论。传统中医药学基础理论是一种自然哲学式的、思维辩证的、先人经验的理论，其根本特征是实证性不足，基础理论研究相对落后。现代科学技术进展为中医药学基础理论的研究提供了新的理论、新的方法和新的手段。建立现代中医生理学，对阐明中医药学基础理论中的基本概念及其物质基础、发展中医药学理论体系有十分重要的意义。②提高中医临床辨证的客观性和规范性。充分运用现代科学技术和临床常用检查手段，将主观指标与客观指标相结合，建立中医辨证的新模式，充实发展中医诊断学，使临床识证准确，辨证有据。③发挥中医优势。中医在整体动态平衡理论的指导下，重视患者个体差异，重视患者与环境相互联系，尤其是重视调整和提高机体自身的抗病能力，辨证施治，取得了较为满意的治疗效果。中药能减轻或消除西药的不良反应，受到了全世界医药界的关注。④继续深入开展针刺研究。目前对针刺镇痛研究已深入到了分子基因水平，明确了不同针刺参数产生的时效积累效应，注意到镇痛时大脑皮质运动区等通过锥体系和锥体外系从兴奋和抑制两方面实现对脊髓的下行性调节。⑤应用生物工程进行中药现代化研究。以中医理论为指导，结合现代药理学、毒理学和植物化学，进行中药药代动力学研究，找出与中医临床用药的功能主治基本吻合的有效或有毒成分、有效组分及有效部位，阐明中药作用的物质基础及治病的机制，对药理活性强而毒性较大的一类中药，如雷公藤、马钱子等开展减毒、解毒等研究，保证临床用药的有效性、安全性。

经过数千年发展的中医儿科目前正在向着学科现代化的方向前进。中医儿科学就是要建立起一整套源于传统中医儿科，也能够适应未来社会需要，且与各现代科学学科自然衔接、协调发展的全新理论和实践体系。实现这一战略目标，有着漫长的道路，科学研究是其必由之路，人才培养是其基础工程。相信经过长时期的努力，中医儿科学的现代化，将会随着整个中医学的现代化而逐步实现。

第二章　诊断思路与方法

第一节　诊断思路

中医儿科自古便有"哑科"之称，儿童尤其是婴幼儿不能像成人那样很好地表达自己的不适和感受，正如阎季忠在《小儿药证直诀》序言中所说"医之为艺诚难矣，而治小儿为尤难"。所以作为一名中医儿科医生在诊断疾病时需要细心诊察患儿的症状及体征，合理辨证预测疾病发展趋势，并给予精准诊断和治疗方案。现将儿科疾病的常见诊断思路归纳如下。

一、明病识证，病证结合

在中医学中，"病"与"证"是两个密切相关的不同概念，在中医儿科的疾病诊断中既要注意辨病，又要注意辨证。辨病与辨证的意义不同："病"是疾病发展全过程中所有病理状况的概括，体现了患病全过程的基本矛盾，辨病有利于从全程、特征性上认识儿童所患疾病的本质，可有效地把握疾病全局，预测疾病的发展趋势及结局，利于有的放矢地选择治疗方案。"证"又称证候，是疾病过程中某一阶段或某一类型的病理概括，为患病当前阶段的主要矛盾，辨证有利于认识儿童所患疾病当前阶段的病因、病性、病势与病位，从而把握病机及患儿疾病的动态变化，精准地遣方用药。

中医儿科的疾病诊断强调要病证结合，是因为虽然病与证都是对疾病本质的认识，但病、证反映的侧重面有所不同，两者不能互相取代。辨病与辨证相结合，可相互补充，是既重视疾病的基本矛盾，又抓住当前的主要矛盾。中医诊断在辨病基础上

辨证有利于缩小辨证范围，先辨证后辨病则有助于对疾病全过程的认识。在通常情况下，只强调辨证而忽视辨病，或者只作病名诊断而不进行辨证，都是不恰当的。

"病证结合"已成为目前公认的中西医结合的诊断和疗效评价模式。西医的辨病能从微观角度了解疾病的病因、病机及病理演变情况，但缺乏整体性和个体性，而中医辨证则反映小儿患病后的整体状态，但缺乏精确性。比如，同样是小儿肺炎，在不同时期和不同个体中体现的中医证型可能是不同的，只有结合中医辨证才可能更好地实现真正个体化的治疗。再如，同样是血热妄行之紫癜，可能是过敏性紫癜，也能是免疫性血小板减少症。因此，明确患儿所患疾病及疾病的中医证型是同样重要的，是制订中西医结合治疗方案的前提和关键。近十年来，我国儿科界对小儿肺炎、支气管哮喘、小儿腹泻、癫痫、病毒性心肌炎、儿童多动症、肾病综合征等常见疾病的中医辨证分型进行了规范，并制订了相应的疗效评价标准，使辨病与辨证结合得以实现，并被广泛应用于临床和新药开发领域。

二、审度病势，把握规律

不同的儿科疾病，有其不同的发生发展演变规律，每个疾病的发生发展都是一个正邪交争的复杂过程，且由于小儿脏腑娇嫩形气未充，脏腑形体发育均不成熟，各种生理功能未曾健全，患病后病变迅速，易虚易实。例如小儿临床常见的感冒咳嗽，若是失治误治很容易导致病邪迅速由表入里变为肺炎喘嗽。所以儿科疾病临床诊断治疗时必须全面把握疾病的发生原因和可

能的疾病发展方向及最终的转归，才能更好地抓住疾病的本质，掌握疾病的治疗规律，阻止病情的恶变。例如小儿泄泻病，开始多为胃肠湿热的实证、热证，如因热盛伤津或泻下过度导致津液亏耗，极易出现伤阴证；若湿邪困阻脾阳，就容易出现伤阳证；由于阴阳互根，重度泄泻时又可出现阴阳两伤的危重证候。若在泄泻病初及时给予准确的中医辨证施治并配合对症止泻、补液、纠正电解质紊乱等防止脱水，则可迅速治愈，若泄泻长久不愈又易损伤患儿脾胃使运化失职，甚至脾胃气虚下陷，成为滑泻重症。所以在诊断治疗疾病时一定要在疾病的早期精准辨证，明确疾病的病因病机，及疾病的发生发展及演变规律，抓住疾病的本质，精准用药，往往效如桴鼓。

三、审证求因，把握病机

病因辨证也就是审证求因，是针对病因施治的辨证方法。就是在审察内外、整体察病的基础上，根据患者一系列的具体表现，加以综合分析，求得疾病的本质和症结所在，从而审因论治。所谓辨证求因的"因"，除了外感六淫、内伤七情、饮食劳倦等通常的致病原因外，还包括疾病过程中产生的某些症结，即问题的关键，作为辨证论治的主要依据。这就要求根据患者临床表现出的具体证候，从而确定病因是什么？病位在何处？其病程发展及病变机制如何？

病因不同，在体内引起的病变也不同，所以要求治疗的方法也就不相同。如风邪常侵犯患儿肌表、肺卫，而成感冒之病。寒为阴邪，易伤阳气，感寒后多有恶寒或畏寒之症。暑为阳邪，故暑病多有高热、烦渴、汗多等热证表现。湿邪重浊凝滞，故湿病多有头重、胸闷、身体沉重等症。燥邪干枯，易伤津液，故燥病常见口唇燥，咽喉干痛，干咳无痰等症。火为阳热之邪，多见高热，面红目赤，心烦，渴喜冷饮等象。针对这些不同的病因，不同的病变，相应地产生了祛风、散寒、除湿、润燥、清热、泻火等不同的治法。根据儿科临床特点，在病因辨证方面，又多侧重于风、火、痰、食，风火治法已如上述，唯痰为病理产物，又是致病之因，与风结合则为风痰，从而致病。例如小儿癫痫，突然跌倒，昏迷，抽搐，口吐涎沫，可用祛风涤痰法治疗；与湿结合则为湿痰，多见身重而软，倦怠困乏，舌苔厚腻，应以燥湿化痰法治之；与寒结合则为寒痰，多见咳嗽痰稀，四肢厥冷，脉象沉迟，应以散寒涤痰法治之；与热邪结合则为热痰，多见烦热痰多，大便秘结，惊促不宁，应以清热涤痰法治之；如果痰食壅滞，则为食痰，患儿懒食痰多，咳嗽喘满，当以化食涤痰法治之。对于食，因小儿消化力弱，最易停食不化，治当消食导滞。

在临床观察病变转化的过程中，依据上述各种辨和治的关系，应予四诊合参并综合分析考虑，根据患儿的表现症状揭示疾病的病因、病机，弄清证候的主次变化做出准确的诊断，拟定的治法才能丝丝入扣。

第二节　诊断方法

儿科疾病的发病具有起病急、变化快的特点，儿科自古最为难，毫厘之差千里愆，气血未充难据脉，神识未发不知言。"脉难以消息求，证难以言语取"，儿童的四诊更为困难，除了传统的望闻问切四诊，现代诊疗手段也为儿童的诊治提供了便利，作为四诊的延伸，可获取更全面、更客观的病情资料。现代很多医家提出"辨西医病、辨中医证"的新理念，其结合现代诊治手段，将西医辨病与中医辨证相结合，是适应现代儿科临床、提高临床疗效的一种临床诊断思维体系。

中医儿科临床诊断方法常包括辨病诊断和辨证诊断，中医的诊断结论由病名和证名组成。病与证是疾病诊断的两个不同的侧重点，辨病是探求病变全过程总的发展规律，认识贯穿疾病始终的基本矛盾；而辨证则是识别疾病某一阶段的主要病理症结，抓住当前疾病的主要矛盾。中医历来既强调辨证，也不忽视辨病，把辨证与辨病结合起来。

一、辨病诊断

西医学对疾病的认识，优势在于表述直观。由于西医学建立在解剖学、分子生物学、组织胚胎学、基因遗传学及现代物理和化学之上，所以诊断方式、手段大多数是客观化的，容易为患儿及其家长认同和掌握，加之其对每一种疾病的认识涉及病因、发病机制、诊断方式、治疗方法、病程及预后，所以说充分利用西医学的临床辨病诊断可以更客观、更全面地把控疾病的整体。例如感染性腹泻，我们可以根据患儿的临床症状如大便的性状、次数、患儿的临床反应（发热、脱水症状、精神状态等），和门诊常规检验技术即可确定是否为细菌感染性腹泻或某些特殊病原所致的腹泻，最终确定诊断，并由诊断可还原该疾病的病因、病理生理、发病机制、治疗方案及预后。由此可见西医学中的每种疾病都有他们的特点和实验室检查的特异性。其用各种诊查手法，获取临床资料，再用西医学理论进行分析、综合归纳，从而得出对疾病的诊断。辨病诊断是西医学对疾病的诊断和鉴别诊断，对疾病的认识是相对细致、深入、具体的，且特异性比较强，因而在指导治疗上针对性也就比较强。但是不可否认的是，由于西医学的发展往往依赖于科学技术的发展，这就使得

西医学对疾病的认识仍存在很多盲点和局限性，如儿科临床上常有患儿出现明显症状但西医检查得不出阳性结果，从而无法确诊，并且针对目前某些疾病，西医学手段尚不能确诊也无法进行治疗。在这些疾病的诊治上，中医学"辨证"的实际临床意义就显得更加突出。

二、辨证诊断

如果我们以疾病的发生作为原点，把疾病的病程作为坐标的横轴，以"四诊"结果作为纵轴，那么从疾病发生到疾病终止的每一个关键节点对应横轴和纵轴所指的坐标点，就是我们所说的"证"。脉证是疾病的反应，所谓有诸内，必形诸外。辨证即是在"四诊"获知的脉证基础上，在不同阶段用八纲、脏腑、六经等辨证方法进行综合、分析、归纳，来确定疾病的性质、部位及其演变。所以辨证也就是透过现象看本质的过程和方法。辨证方法很多，诸如"八纲辨证""脏腑辨证""六经辨证""卫气营血辨证""风火痰食辨证"和"三焦辨证"等。这些辨证方法，虽然都具有各自不同的特点和内容，但在临床上又互相联系和相互补充。根据儿科的特点，主要是分清寒热虚实和脏腑盛衰。同时，小儿由于肝常有余，多风证；脾常不足，多有伤食痰证；心热为火，多有火热证候，故又有风、火、痰、食的辨证的办法。证是病因病机、临床表现的综合概括，并提示出治疗方向。涉及疾病发病原因、病变部位、疾病性质、症状和体征等，是疾病的本质及发展中的某一阶段。但同一个证，可以出现在许多不同疾病过程中，如肺脾气虚证可以出现在咳嗽、反复呼吸道感染、厌食、营养不良等疾病中；外感风热证可以出现在感冒、腮腺炎、肺炎、肾炎等病中。因此，也就有了"异病同治"。而不同的证，又可以出现在同一疾病不同过程

中，他反映疾病的发展，预示疾病的转归和预后。如肺炎喘嗽从风热犯肺证→痰热闭肺证→阴虚肺热证，显示了疾病从开始到恢复这一正常的演变过程。同时由于证的变化，中医的治疗方法也随之改变，这也被称为"同病异治"。辨证论治的突出优点，是无论任何复杂的病情，都可以依据望、闻、问、切四诊所得的资料，在阴阳生长、五行生克制化的规律中，运用脏腑、八纲等辨证方法归纳分析，提出综合治疗的措施，从宏观、定性、动态方面研究疾病。按照中医辨证进行论治，可弥补西医无病可辨的不足。

中医学非常重视人体自身的统一性、完整性以及人与自然的密切关系。西医学侧重以局部、客观、个性、直线、静止的观点来认识治疗疾病。不可否认的是医学的目的是治疗人的疾病，将中医辨证与西医辨病相结合，取长补短指导临床实践，符合儿科疾病的传变规律，适合儿科急症、重症、常见病、多发病的诊治。辨证诊断和辨病诊断相结合，绝不是按照西医的诊断来应用中药治疗。而是立足于中医理论，发挥中医整体观念和辨证论治的优点，吸收西医对病因、病理的认识和科学的检查方法，来进一步认识病机，观察疾病的进退和疗效，从而指导临床，更好地救治每一位患儿。

第三章　治疗原则与用药规律

儿科疾病的中医治疗原则基本与成人一致，可按其治疗手段分为药物疗法和非药物疗法；按其治疗途径分为内治疗法和外治疗法。由于小儿生理、病理、病因、病种与成人有所不同，在治疗方法、治疗原则、药物剂量、给药途径上也有其特点。中药汤剂内服因吸收快、加减运用灵活、便于喂服而最为常用。中成药易贮存携带，服用方便。药物外治使用简便，易为患儿接受，用于主治或辅治时都有良好的效果，同时也避免了小儿服药难的问题。目前，剂型改革已成为儿科重要的课题。此外，推拿、针刺、艾灸等治疗手段，均可根据病证特点及患儿的个体情况加以选择应用。

一、治疗原则

治疗要及时、正确和审慎。小儿脏腑娇嫩，形气未充，发病容易，传变迅速，易寒易热，易虚易实，因此要辨证准确，掌握有利时机，及时采取有效措施，争取主动，力求及时控制病情的发展变化。《景岳全书·小儿则》说："但能确得其本而撮取之，则一药可愈。"指出治疗要及时、正确，否则就会贻误病情，造成不良后果。例如，小儿感冒初起只有恶寒发热之表证，若治疗不当，邪气内侵，可演变为肺炎喘嗽。《温病条辨·解儿难》中指出："其用药也，稍呆则滞，稍重则伤，稍不对证，则莫知其乡，捉风捕影，转救转剧，转去转远。"说明用药稍有不当，极易损害脏腑功能，并可促使病情加重。因此，儿科用药不仅要及时、正确，还应谨慎。

二、用药规律

1. 方药力求精简

小儿脏气清灵，随拨随应，其对药物反应较成人灵敏。因此，在治疗时处方用药应力求精简。要根据患儿的年龄大小、体质强弱、病情轻重和服药难易等情况灵活掌握，以"药味少、剂量轻、疗效高"为儿科处方原则。无论正治或反治，或寒或热，或寒温并用，或补或泻，或补泻兼施，总宜轻巧活泼，不可重浊呆滞，注意寒不伤阳、热不伤阴、补不碍邪、泻不伤正。正如明代儿科医家万全在《幼科发挥·五脏虚实补泻之法》中所说："小儿用药，贵用平和，偏寒偏热之剂不可多服。"尤应注意不得妄用攻伐，对于大苦、大寒、大辛、大热、峻下、毒烈之品，均当慎用。即便有是证而用是药，也应中病即止，或衰其大半而止，不可过剂，以免损伤小儿正气，影响疾病痊愈。

2. 注意顾护脾胃

在治疗疾病的同时要注意扶助患儿生生之气。不论病中和病后，合理调护均有利于康复，其中以调理脾胃为主。脾胃为后天之本，小儿的生长发育，全靠脾胃化生精微之气以充养，疾病的恢复赖脾胃健运生化，而先天不足的小儿也要靠后天来调补。儿科医师应十分重视小儿脾胃的特点，处处顾及脾胃之气，切勿使之损伤。

3. 重视先证而治

由于小儿发病容易，传变迅速，虚实寒热的变化较成人为快，故应见微知著，先证而治，挫病势于萌芽之时，挽病机于欲成未成之际。尤其是外感热病，病情发展迅速，而医生在诊察之后，病家须取药煎煮，直到汤药喝下发挥药效，需一段时间，在这一段时间内，病情很可能已经变化。因而，医生应把握这种变化，根据病情的演变规律，提前一步，在相应的证候出现之前预先落实治疗措施，先发制病，药先于证，先证而治，顿挫病势，防止传变，达到治病防变的目的。即使是内伤杂病，虽然虚则补之、实则泻之、寒者热之、热者寒之已成定理，但补虚致滞、泻实伤正、寒去热生、热清寒至之变不可不知。故用补益的同时，应注意兼以行气，免生中满；在用攻下剂时注意扶正，免耗正气；在用温热药时注意病情热化而稍佐以寒凉；在用寒凉药时应防止中寒内生，适当伍以温热，此皆属先证而治之例。

4. 不可乱投补益

补益之剂对体质虚弱的小儿有增强机体功能、促进生长发育的作用。但是，由于药物每多偏性，有偏性即有偏胜，故虽补剂也不可乱用。小儿生机蓬勃，哺乳得当，护养适宜，自能正常生长发育。健康小儿不必服用补益药，长期补益可能导致性早熟。或者小儿偶受外邪，或痰湿食滞，未能觉察，若继续服用补益之剂，则是闭门留寇，邪留不去，为害匪浅。故补益之剂切不可滥用。

5. 掌握中药用药剂量

小儿用药剂量，常随年龄大小、个体差异、病情轻重、医生经验不同而不同，不同人种对于中药治疗的敏感性也有一定差异。由于小儿用药一般中病即止，用药时间较短，加上喂服时药物多有浪费，所以小儿中药的用量按体重计算与成人相比相对较大，尤其是益气健脾、养阴补血、消食和中一类药性平和的药物，更是如此。但对一些辛热、苦寒、攻伐和药性较猛烈的药物，如麻黄、附子、细辛、乌头、大黄、巴豆、芒硝等，在应用时则应注意控制剂量。

为方便计算，临床上可采用下列比例掌握小儿汤剂用药总量：新生儿用成人量的1/6，婴儿为成人量的1/3~1/2，幼儿及幼童为成人量的2/3或用成人量，学龄期儿童用成人量。以上成人量指一般用量，并非指最大用量。儿童用药量采取的是总量控制的方法，可以根据病情需要和临床经验，通过精简药味或减少单味药用量来实现。此外还应注意以下几点。

（1）疾病的轻重不同，用量应有所变化。一般的门诊病例和并不十分危重的住院病例，均可按上述比例用量处方。但若病情急重，则不要受此限制。

（2）处方中药味多少不同，用量也要有一定的变化。药味特别少的处方，每味药的用量可增大，但以不超过成人一般用量为限。药味多的处方，主药的用量以不减为好，辅助药可以适当减少。

6. 掌握中药的煎服方法

治疗小儿疾病，以汤剂为主要的剂型。煎煮小儿汤剂时，一些先煎、后下、包煎和烊冲药物的处理和成人用药法基本相同，但煎煮时间、次数及煎出的药量，又不同于成人。在煎煮前，应将药物用适量清水浸泡半小时，加入的水量以药物浸透后稍有剩余为限，不能加入太多。煎药开始用旺火，煮开后改用小火再煮20分钟左右。如治感冒的中药，煮开后小火再煮10分钟，而调补的中药则小火再煮30分钟。每日或每剂煎出的药量，根据年龄大小来。婴儿（<1岁）60~100ml，幼儿及幼童（1~6岁）100~150ml，学龄期儿童（7~12岁）150~200ml。

小儿服中药，要注意三个方面：一是根据疾病的性质确定服药次数，慢性病每日分2~3次服，新病、急病可分3~4次服，或酌情少量多次温服。二是掌握正确的喂药方法，小儿服汤药不能急于求成，对拒服的小儿，可固定头手，用小匙将药液送到舌根部，使之自然吞下，切勿捏鼻，以防呛入气管。三是可以加适量调味品，尤其药味酸苦之品，可加入适量白糖、冰糖等。此外，小儿服用丸剂、片剂，必须研成细末调服。

三、外治疗法

目前儿科临床常用的外治法，主要指敷、贴、熏、洗、吹、点、灌等，针灸疗法、推拿疗法、拔罐疗法等通常也可归属于外治疗法。

1. 熏洗法

熏洗疗法是将药物煎成药液，用以熏蒸、浸泡、洗涤、沐浴患者局部或全身的治疗方法。利用煮沸的药液蒸气熏蒸皮肤是熏蒸法，药液温度降为温热后浸泡、洗涤局部是浸洗法，以多量药液沐浴全身则是药浴法。熏蒸法用于麻疹、感冒的治疗及呼吸道感染的预防等，有疏风散寒、解肌清热、发表透疹、消毒空气等功效。如麻疹发疹初期，为了透疹，用生麻黄、浮萍、西河柳煎水后，加黄酒擦洗头部和四肢，并将药液放在室内煮沸，使空气湿润，使体表亦能接触药气，从而达到治疗效果；浸洗法用于痹证、痿证、外伤、泄泻、脱肛、冻疮及多种皮肤病，有疏风通络、舒筋活血、祛寒温阳、祛风止痒等功效，又常与熏蒸法同用，先熏后洗。如石榴皮、五倍子、明矾煎物先熏后洗治疗脱肛；药浴法用于感冒、麻疹、痹证及荨麻疹、湿疹、银屑病等多种皮肤病中，有发汗祛风、解表清热、透疹解毒、活络通痹、祛风止痒等功效。如温浴苦参汤治疗全身瘙痒症，香樟木汤揩洗治疗荨麻疹，河白草煎沐浴躯体治疗阴水浮肿等。

2. 涂敷法

涂敷法是用新鲜的中药捣烂成药糊，或用药物研末加入水或醋调匀成药液，涂敷于体表局部或穴位处的一种外治法。药液用于发热、泄泻、暑疖、湿疹、药疹、烧伤等病证，具有清热解毒、温中止泻、活血消肿、燥湿收敛等功效。如白芥子、胡椒、细辛研末，生姜汁调糊，涂敷肺俞穴，治寒喘；鲜马齿苋、鲜乌蔹莓、鲜芙蓉叶、鲜丝瓜叶任选一种，捣烂外敷腮部，治疗痄腮。

3. 罨包法

罨包法是将药品置于局部肌肤，并加以包扎的一种外治法。如用皮硝包扎于脐部，用治饮食不节，食积于内之积滞证；用大蒜头适量，捣烂后包扎于脚底心和脐部，有温经止泻的作用，以防治慢性泄泻；用五倍子粉加醋调罨包脐内，治疗盗汗。

4. 热熨法

热熨法是用药物、器械或适当的材料经加热处理后，对机体局部进行熨敷的一种方法。常用的是将药物炒热后，用布包裹，以熨肌表。热熨疗法常用于腹痛、泄泻、积滞、癃闭、痹证、痿证、哮喘等病证，具有温中祛寒、理气止痛、通阳利尿、温经通络、祛寒降气等功效，如炒热食盐以熨腹部，治腹痛；用生葱、食盐炒热，熨脐周围及少腹，治尿闭；用葱白、生姜、麸皮，热炒后用布包好，熨腹部，治疗内寒积滞的腹部胀痛；用吴茱萸炒热，布包熨腹部，治风寒腹痛。热熨疗法应用时应保持连续治疗，可两包药物轮流加热熨敷。热熨温度以45~55℃为宜，过高则灼伤皮肤，过低则影响疗效。

5. 敷贴法

敷贴法是用药物制成软膏、药饼，或研粉撒于普通膏药上，敷贴于局部的一种外治法。膏药用于痈疽疮疖、跌打损伤、筋骨酸痛、腹痛泄泻等病证，具有消痈散结、活血生肌、舒筋活络、散寒温脾等功效。如在夏季三伏天，用延胡索、白芥子、甘遂、细辛研末，以生姜汁捣成药饼，中心放少许丁香末，敷于肺俞、膏肓、百劳穴上，可防治哮喘。

6. 擦拭法

用药液或药末擦拭局部的外治法，如用冰硼散擦拭口腔或淡盐水、金银花、野菊花煎汤洗涤口腔，以治疗鹅口疮和口疮，或用野蔷薇花露，洗拭口腔治疗鹅口疮。

7. 药袋疗法

药袋疗法是将药物研末装袋，给小儿佩挂或做成枕头、肚兜用以治病的外治法。如将山柰、雄黄、冰片、樟脑等研成末，放入布制囊内，制成香囊，挂于颈下胸前，有预防呼吸道感染的作用。

8. 推拿疗法

小儿推拿疗法是运用各种推拿手法作用于小儿身体一定部位或穴位上，达到治疗目的的一种传统方法。此法有促进气血运行、通畅经络、安定神气、调和脏腑的作用。儿科临床常用以治疗脾系病证如泄泻、呕吐、腹痛、疳证、厌食等，肺系病证如感冒、发热、咳嗽、肺炎、哮喘等，杂病如遗尿、口疮、近视、痿证、痹证、惊风、肌性斜颈、脑性瘫痪、小儿麻痹症后遗症等。小儿推拿的手法应以轻快柔和为原则，常用的手法主要有推、揉、按、摩、运、掐、搓、摇、捏、拿、拍等。取穴要以脏腑经络、阴阳气血、寒热虚实理论为指导，根据病情灵活选穴。推拿的顺序一般先推四肢、头面，后推胸腹、脊背，或从上而下，依次推毕。推拿疗法亦有一些禁忌证，如急性出血性疾病、急性外伤、急腹症，皆不宜推拿。还有一些严重的传染病，应采取综合救治措施，而不能单独运用推拿疗法，以免贻误病情。此外，还应注意室温适宜，冬季须防感冒，并注意卫生，防止交叉感染。术者指甲须及时修剪，以防伤及患儿皮肤。

9. 捏脊疗法

是小儿推拿疗法中的一种特殊方法，是通过对督脉和膀胱经的按摩，达到调整阴阳、理通经络、调和气血、恢复脏腑功能目的的一种疗法。临床常用于治疗小儿疳证、消化不良、厌食、腹泻、呕吐、便秘、咳喘、夜啼等病证，也可作为保健按摩的方法使用。操作方法为，患儿俯卧，医者两手半握拳，两食指抵于背脊之上，再以两手拇指伸向食指前方，合力夹住肌肉旋起，而后食指向前，拇指向后退，做翻卷动作，两手同时向前移动，自长强穴起，一直捏到大椎穴即可。如此反复5次，从第3次起，每捏3把，将皮肤提起1次。每日1次，连续6天为1个疗程，休息1天，再开始第2个疗程。对脊背皮肤感染、出血的患儿禁用此法。

10. 针灸疗法

针灸疗法包括多种针法和灸法。小儿针灸疗法常用于治疗遗尿、哮喘、泄泻、痢疾、痿证、痹证等病证。小儿针灸疗法所用经穴基本与成人相同，但小儿接受针刺的依从性较差，故用浅刺、速刺的方法，不常深刺和留针，小儿针法除体针外，还常用头针、腕踝针、耳针等；小儿灸治常用艾条间接灸，与皮肤有适当距离，肤微热微红为宜。

11. 刺四缝疗法

四缝是经外奇穴，在食、中、无名及小指四指掌面第1指关节横纹的中央，手三阴经所过之处。针刺四缝穴是小儿针灸疗法中的一种特殊方法，具有健脾开胃、清热除烦、止咳化痰、通畅百脉、调和脏腑的作用。常用于治疗小儿疳证、厌食、咳嗽、百日咳、咳喘等病证。5岁以下，特别是婴幼儿效果更佳。操作方法，皮肤局部消毒后，用三棱针或粗毫针针刺，约1分深，刺后用手挤出黄白色黏液。每周刺1~2次，病重者可隔日刺1次，病情好转后减为每周1次、10天1次或15天1次，最多不超过10次。刺后24小时内，两手避免接触污物，以防感染。

12. 拔罐疗法

拔罐疗法有促进气血流畅、营卫运行及祛风、散寒、止痛的功效，常用于肺炎喘嗽、哮喘、腹痛、遗尿等病证。儿科拔罐疗法常用口径较小的竹罐或玻璃罐等，留罐时间短。若是1岁以内的小儿出现高热抽风、水肿、出血、严重消瘦、皮肤过敏、皮肤感染者，不宜采用此法。

四、饮食疗法

本法又称"食疗"，是在中医理论指导下，将食物或药食同源的中药制成膳食或药膳，利用食物的寒热温凉偏性，作用于有关脏腑，以调节机体功能，达到防治疾病、养生健体的目的。食疗侧重调节机体功能、促进病体康复，临床上一般只作为一种辅助疗法。饮食疗法中小儿常用的饮食种类有粥、汤、饮、汁、羹、露、茶、糕、饼、膏、糖等，其中尤以粥类用途最广。常用的有茯苓饼、山楂糕、健脾八珍糕、山药粥等。饮食疗法要根据小儿特点，因质制宜，因时而变，辨证施用，同时注意饮食宜忌等。

第四章　提高临床疗效的思路方法

如何提高临床疗效，是每一位医疗从业者共同关注和思考的首要问题。提高临床疗效是为患儿解除疾病之苦的迫切需要；提高临床疗效是发展中医药和中西医结合学术的可靠基石；提高临床疗效是面向国际、走向世界的发展前提。同时，在当前的研究现状中，只要我们真正做到了提高临床疗效，就可以带动全面的研究工作，如理论研究、文献研究、实验研究等都应以临床疗效为基础，脱离了临床疗效的理论研究，就如"无本之木"，实验研究如不与临床疗效结合，也就变成了空洞的理论。所以，临床疗效的不断提高，是中医药发展的动力和源泉。

中医的临床疗效大致可以分为两个方面：一方面是采用西医学对各类疾病的疗效评定标准来进行评估，可以称之为"疾病疗效"；另一方面，是采用中医对证候的疗效评定标准进行评估，可以称之为"证候疗效"。从某种意义上来说，提高临床疗效是无止境的，我们若要达到最佳临床疗效，就要不断提高和探索。

探索提高临床疗效的思路，主要来源于三个方面。

一、研读经典，活用经方，培养中医思维

中医思维是中医师在整个医疗过程中，运用思维工具对患者、病证及相关事物和现象进行一系列调查研究、分析判断，形成决策，实施验证，以探求疾病本质与治疗规律的思维活动过程。中医临床思维体现在整个辨证施治过程中，包括对通过四诊合参得来的临床资料进行思考分析，确立疾病的病因、病位、病性、病势、正邪双方的对比情况，以及正确地诊断、辨证、立法、处方用药。中医临床思维建立的好坏直接影响了对疾病的诊疗水平。因此，培养中医临床思维对于中医临床人才培养至关重要。研读中医经典有助于培养中医思维，将所感所悟用于临床实践，是培养高级中医药临床人才、提高临床疗效的必由之路。无数中医名家的成才经历，也印证了这的确是一条有效途径。无论临床、教学、还是科研，熟读经典，勤于临床是培养高级中医药人才的必由之路，是自主创新的先导，是创新人才培养的摇篮，是可持续发展的保障。首先应该学习目录学的有关知识，其是连接文献系统与读者之间的桥梁，是理论基础和技术手段；其次还要学习中医文献学知识，本着"继承 - 验证 - 质疑 - 创新"的原则，勤于思考，勇于实践，敢于质疑，从中悟出中医经典中蕴藏的微言大义。

二、临床疗效的观察方式和评估标准

从中医学术的历史过程来看，过去千百年来中医总结临床疗效的办法，多是采用个案总结的方式，应该说，在当时的历史条件下，这种经验式的总结方法，曾起过巨大的推动作用，做出过不可泯灭的贡献，为防治各种疾病积累了极其丰富的临床经验，并逐步总结出治疗规律、上升为理论，为发展中医学术理论奠定了坚实的基础。评价疗效，不能光看症状改善与否，还要重视检测指标，现在我们多采用现代的、先进的科学研究方法，若拘泥于过去固有的方法，则不能适应时代的要求。因此，要提高临床疗效，先要解决评估临

床疗效的思路与方法以及疗效评定标准设定等问题。观察疗效的方式方法和评判疗效的标准是评估疗效的首要因素，这也是提高临床疗效的基础。

三、提倡现代药理研究成果的临床回归

现代中药药理研究成果应用于临床，不仅可提高临床疗效，同时也是成果验证的最佳途径。现代药理研究通过对有效成分、组分所属的原药材进行传统药性的回归，在临床中探索原药材的有效剂量，即可将辨病、辨证、现代药理、传统药性整合于现代中医临床诊治思维中，提高辨病疗效。

我们要发挥中医药特色，优势互补，取长补短，中西医间思维方式存在着本质的差异，仅仅应用西医的思维方式、方法去衡量中医是行不通的，中医现代化应该借鉴现代文明，同时也要考虑到其自身的特点。我们要用辩证的眼光去看待中医的现状，去认识中医独有的魅力，深入挖掘、发展中医，使中医更好地为儿童的健康做出贡献。

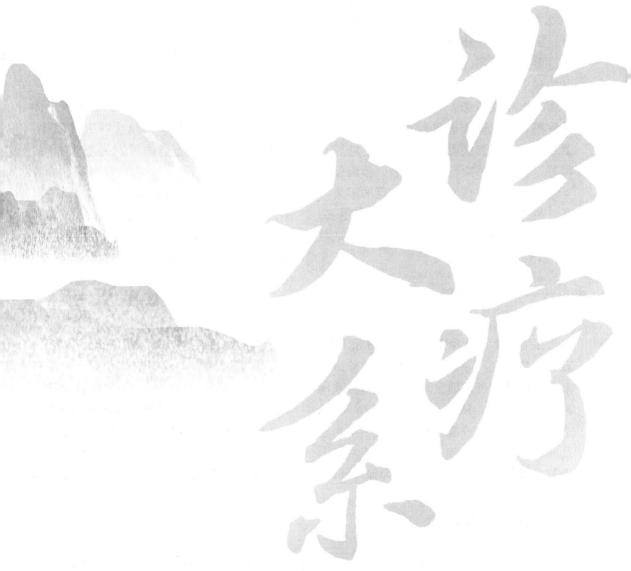

临床篇

第五章　新生儿疾病

第一节　新生儿感染性肺炎

新生儿感染性肺炎是新生儿常见疾病，可发生在产前、产时或产后，由细菌、病毒或原虫等多种病原体引起，是引起新生儿死亡的重要原因之一。属于"肺炎喘嗽"范畴。

一、病因病机

（一）西医学认识

胎儿在宫内时，可通过羊水或血行传播发病，出现肺部感染；胎儿在分娩过程中吸入被病原体污染的分泌物也可出现肺炎；出生后感染肺炎的发生率最高，主要通过婴儿呼吸道、血液、医源性传播。常见的病原体包括金黄色葡萄球菌、肺炎链球菌、大肠埃希菌、克雷伯杆菌、铜绿假单胞菌、表皮葡萄球菌、沙眼衣原体、真菌、呼吸道合胞病毒、腺病毒、巨细胞病毒等。新生儿感染性肺炎时患儿肺泡壁及毛细支气管壁发生水肿，呼吸道的阻力升高，炎性渗出及分泌物增多，气道阻塞，肺通气功能障碍，可发生不同程度的缺氧和感染性中毒症状。

（二）中医学认识

中医认为新生儿肺炎的病因不外有二。内因多为新生儿自身先天不足、胎元未壮，五脏之精不充。导致新生儿肺炎的外因较多，如母体有恙，哺食小儿之时未有效隔离，传于患儿；或将养失宜，洗浴当风，造成寒邪侵袭；或乳儿初生，口中羊水未及时清除，误吸入肺。病位在肺，常累及于脾，重者可内窜心肝。病机为肺气郁闭，痰热是其病理产物。小儿外感风邪，由口鼻或皮毛而入，侵犯肺卫，肺失宣降，清肃之令不行，致肺被邪束，郁闭不宣，化热烁津，炼液成痰，阻于气道，肃降无权，从而出现咳嗽、气喘、痰鸣、鼻煽、发热等肺气郁闭的证候，发为本病。若邪气壅盛或正气虚弱，病情进一步发展，可涉及其他脏腑。若正不胜邪，气滞血瘀加重，可致心失所养，心气不足，甚而心阳虚衰，并使肝脏藏血失调，临床出现呼吸不利，或喘促息微、颜面唇甲发绀、胁下痞块增大、肢端逆冷、皮肤花纹等症。

二、临床诊断

（一）辨病诊断

1. 产前感染性肺炎

常有窒息，复苏后呼吸快、呻吟，体温不稳定，肺部听诊可闻及呼吸音粗糙、减低或啰音。严重病例可发生呼吸衰竭。合并心力衰竭者心脏扩大、心率快、心音低钝、肝大。可发生抽搐、昏迷，或并发DIC、休克和持续肺动脉高压等。周围血常规白细胞大多正常，也可减少或增加。病毒性肺炎 X 线多显示为间质性肺炎改变，细菌性肺炎则多为支气管肺炎征象。脐带血 IgM > 200mg/L 或特异性 IgM 增高者对产前感染有诊断意义。

2. 产时感染性肺炎

发病时间因不同病原体而异，一般在出生数日至数周后发病，细菌性感染在生后 3~5 天发病，Ⅱ型疱疹病毒感染多在生后 5~10 天，而衣原体则长达 3~12 周。生后立即进行胃液涂片找病原体和白细胞，或取血标本、气管分泌物等进行涂片、培养和对流免疫电泳等，有助于病原学的诊断。

3.产后感染性肺炎

可有全身症状如发热、吃奶减少、反应低下等。呼吸系统表现有咳嗽、气促或呼吸不规则、鼻煽、发绀、三凹征、湿啰音、呼吸音减低等。呼吸道合胞病毒肺炎可表现为喘息，肺部听诊可闻及哮鸣音。衣原体肺炎病前或同时有眼结膜炎。金黄色葡萄球菌肺炎易合并脓气胸。鼻咽部分泌物细菌培养、病毒分离和荧光抗体、血清特异性抗体检查有助于病原学诊断。X线在不同的病原体感染时有所不同，细菌性肺炎表现为两肺弥漫性模糊影，或点片状浸润影，而病毒性肺炎以间质病变或肺气肿多见。

（二）辨证诊断

本病辨证重在辨常证和变证。具体为初期辨风寒、风热，极期辨痰重、热重，后期辨气虚、阴伤，重症辨常证、变证。

1.常证

（1）风寒闭肺证

临床证候：恶寒发热，无汗，呛咳不爽，呼吸气急，痰白而稀，口不渴，咽不红，舌质不红，舌苔薄白或白腻，指纹浮红。

证候分析：风寒之邪外袭，由皮毛而入，首先犯肺，肺失肃降，其气上逆，则呛咳气急；卫阳为寒邪所遏，阳气不能输布周身，故恶寒发热、无汗；肺气闭塞，水液输化无权，凝而为痰，故痰白而稀；舌质不红，舌苔薄白或白腻，指纹浮红，均为风寒犯肺，邪在表分之象。

（2）风热闭肺证

临床证候：发热恶风，微有汗出，咳嗽气急，痰多，痰黏稠或黄，口渴咽红，舌红，苔薄白或黄，指纹浮紫或紫滞。

证候分析：风热之邪外侵，肺气郁闭，失于宣肃，则致发热咳嗽；邪闭肺络，水液输化无权，留滞肺络，凝聚为痰，故见痰多，黏稠或黄；舌红，苔薄白或黄，指纹浮紫或紫滞均为风热犯肺，邪在表分之象。

（3）痰热闭肺证

临床证候：发热，烦躁，咳嗽喘促，气急鼻煽，喉间痰鸣，口唇青紫，面赤口渴，胸闷胀满，泛吐痰涎，舌质红，舌苔黄腻，脉滑数，指纹紫滞。

证候分析：痰热胶结，闭阻于肺，则致发热咳嗽，气急鼻煽，喉间痰鸣；痰堵胸宇，胃失和降，则胸闷胀满，泛吐痰涎；肺热壅盛，则见面赤口渴；肺气郁闭，气滞血瘀，血流不畅，则致口唇发绀；舌质红，舌苔黄腻，脉滑数皆为痰热内盛之象。

（4）毒热闭肺证

临床证候：高热持续，咳嗽剧烈，气急鼻煽，喘憋，涕泪俱无，鼻孔干燥，面赤唇红，烦躁口渴，小便短黄，大便秘结，舌红而干，舌苔黄燥，脉洪数，指纹紫滞。

证候分析：毒热内闭肺气，熏灼肺金，则致高热持续，咳嗽剧烈，气急喘憋，烦躁口渴，面赤唇红，小便短黄，大便干结；毒热耗灼阴津，津不上承，清窍不利则见涕泪俱无，鼻孔干燥如煤烟；舌红而干，舌苔黄燥，脉洪数皆为毒热内盛之象。

（5）阴虚肺热证

临床证候：病程较长，干咳少痰，低热盗汗，面色潮红，五心烦热，舌质红乏津，舌苔花剥、少苔或无苔，脉细数，指纹淡红。

证候分析：小儿肺脏娇嫩，久热久咳，耗伤肺阴，则见干咳、无痰、舌红乏津；余邪留恋不去，则致低热盗汗、舌苔花剥、少苔或无苔，脉细数。

（6）肺脾气虚证

临床证候：咳嗽无力，喉中痰鸣，低热起伏不定，面白少华，动辄汗出，食欲不振，大便溏，舌质偏淡，舌苔薄白，脉细无力，指纹淡。

证候分析：体质虚弱儿或伴有其他疾病者，感受外邪后易累及于脾，导致病情迁延不愈。若病程中肺气耗伤太过，正虚未复，余邪留恋，则发热起伏不定；肺虚气无所主，则致咳嗽无力；肺气虚弱，营卫失和，卫表失固，则动辄汗出；脾虚运化不健，痰湿内生，则致喉中痰鸣，食欲不振，大便溏；肺脾气虚，气血生化乏源，则见面色无华，神疲乏力，舌淡苔薄，脉细无力。

2. 变证

（1）心阳虚衰证

临床证候：突然面色苍白，口唇青紫，呼吸困难，或呼吸浅促，额汗不温，四肢厥冷，烦躁不安，或神萎淡漠，肝脏迅速增大，舌质略紫，苔薄白，脉细弱而数，指纹青紫，可达命关。

证候分析：肺为邪闭，气机不利，气为血之帅，气滞则血瘀，心血运行不畅，可致心失所养，心气不足，心阳不能运行敷布全身，则致面色苍白，口唇青紫，四肢厥冷；肝为藏血之脏，右胁为肝脏之位，肝血瘀阻，故右胁下出现痞块；脉通于心，心阳虚，运血无力，则脉微弱而数。

（2）邪陷厥阴证

临床证候：壮热烦躁，神昏谵语，四肢抽搐，口噤项强，两目窜视，舌质红绛，指纹青紫，可达命关，或透关射甲。

证候分析：小儿感受风温之邪，易化热化火，内陷厥阴，邪热内陷手厥阴心包经，则致壮热，烦躁，神志不清；邪热内陷足厥阴肝经，则热盛动风，致四肢抽搐，口噤项强，两目窜视；温热化火伤阴，故舌质红绛。

三、鉴别诊断

1. 新生儿湿肺

是由于肺内液体吸收及清除延迟所致，多见于足月或近足月的剖宫产儿，生后很快出现呼吸急促，但多数吃奶佳、反应好。本病预后良好，多数于24小时内自行恢复。

2. 支气管肺发育不良

是早产儿所特有的慢性呼吸系统疾病，早期不典型，通常在机械通气过程中出现呼吸机依赖或撤氧困难。早产儿在生后数天或数周内逐渐出现进行性呼吸困难、呼吸急促、喘憋、发绀、吸气凹陷和肺部啰音等。本病患儿的病程较长，多数病例可逐渐撤机或离氧，少数患儿生后1年内常因反复呼吸道感染、呼吸衰竭或心力衰竭导致病情加重甚至死亡。

四、临床治疗

（一）辨病治疗

1. 呼吸道管理

雾化吸入，体位引流，定期翻身、拍背，及时吸净口鼻分泌物，保持呼吸道通畅。

2. 供氧

有低氧血症时可用鼻导管、面罩、头罩给氧。氧气需经过高温湿化后供给。呼吸衰竭时可使用呼吸机，维持血气在正常范围。

3. 抗感染治疗

细菌性肺炎可参照败血症选用抗生素。重症或耐药菌感染者可用第三代头孢菌素；李斯特菌肺炎可用氨苄西林；衣原体肺炎首选红霉素；病毒性肺炎可采用干扰素等雾化吸入治疗。巨细胞病毒肺炎可用更昔洛韦，如有继发细菌感染，应根据病情及病原体选择合适的抗生素。

4.支持疗法

纠正循环障碍和水、电解质平衡紊乱，输液勿过多过快，以免发生心力衰竭和肺水肿；保证能量和营养成分的供给；静脉可以输新鲜冰冻血浆或免疫球蛋白来提高机体免疫能力。

（二）辨证治疗

新生儿感染性肺炎重在辨常证和变证，中医治疗以开肺化痰、止咳平喘为基本原则。若痰多壅盛者，首先降气涤痰；喘憋严重者，治以平喘利气；气滞血瘀者，佐以活血化瘀；肺与大肠相表里，壮热炽盛时可通腑泄热；病久肺脾气虚者，宜健脾补肺，扶正为主；若阴虚肺燥，宜养阴润肺，化痰止咳。若出现变证，心阳虚衰者，应温补心阳；邪陷厥阴者，开窍息风，并配合中西医结合救治。

1.辨证论治

（1）常证

①风寒闭肺证

治法：辛温宣肺，化痰降逆。

方药：华盖散加减。

组成：麻黄、杏仁、甘草、桑白皮、苏子、茯苓、陈皮。

加减：痰多，苔白腻者，加半夏、莱菔子；若寒邪外束，内有郁热，症见发热、口渴、面赤心烦、苔白、脉数者，则宜用大青龙汤。

②风热闭肺证

治法：辛凉宣肺，降逆化痰。

方药：银翘散合麻杏石甘汤加减。

组成：金银花、连翘、豆豉、牛蒡子、薄荷、荆芥、桔梗、甘草、竹叶、芦根、麻黄、杏仁、石膏。

加减：咳剧痰多者，加川贝母、瓜蒌皮、天竺黄；热重者，加黄芩、山栀、板蓝根、鱼腥草；热重便秘者，加桑白皮、制大黄；热甚伤阴者，加沙参、石斛、生地等养阴生津。

③痰热闭肺证

治法：清热涤痰，开肺定喘。

方药：五虎汤合葶苈大枣泻肺汤加减。

组成：麻黄、杏仁、石膏、甘草、细茶、生姜、葶苈子、大枣。

加减：热甚者加栀子、虎杖清泄肺热；热盛便秘，痰壅喘急加生大黄、青礞石涤痰泻火；痰盛者加浙贝母、鲜竹沥清热化痰；喘促而面唇青紫，加丹参、赤芍活血化瘀。

④毒热闭肺证

治法：清热解毒，泻肺开闭。

方药：黄连解毒汤合麻杏甘石汤加减。

组成：黄芩、黄连、黄柏、栀子、麻黄、石膏、杏仁、甘草。

加减：热重者，加虎杖、蒲公英、败酱草；腹胀大便秘结者，加生大黄、玄明粉；口干鼻燥、涕泪俱无者，加生地黄、玄参、麦冬；咳嗽重者，加前胡、款冬花；烦躁不宁者，加白芍、钩藤。

⑤阴虚肺热证

治法：养阴清肺，润肺止咳。

方药：沙参麦冬汤加减。

组成：沙参、麦冬、玉竹、甘草、桑叶、白扁豆、天花粉。

加减：余邪留恋，低热起伏者，加地骨皮、鳖甲、青蒿；久咳者，加百部、枇杷叶、诃子；汗多者，加龙骨、牡蛎、五味子；痰盛者，加浙贝母、天竺黄、鲜竹沥；热甚者，加黄芩、连翘；热盛便秘，痰壅喘急，加生大黄，或用牛黄夺命散涤痰泻火；面唇青紫者，加丹参、赤芍。

⑥肺脾气虚证

治法：补肺健脾，益气化痰。

方药：人参五味子汤加减。

组成：人参、白术、茯苓、五味子、麦冬、炙甘草、生姜、大枣。

加减：咳嗽痰多者，去五味子，加半

夏、陈皮、杏仁；咳嗽重者，加紫菀、款冬花；动则汗出重者，加黄芪、龙骨、牡蛎；汗出不温者，加桂枝、白芍；食欲不振者，加山楂、神曲、麦芽。

（2）变证

①心阳虚衰证

治法：温补心阳，救逆固脱。

方药：参附龙牡救逆汤（经验方）加减。

组成：人参、附子、龙骨、牡蛎、白芍、甘草。

加减：也可用独参汤或参附汤少量频服以救急；气阴两竭者，加麦冬、西洋参；肝脏增大者，可酌加红花、丹参。

②邪陷厥阴证

治法：平肝息风，清心开窍。

方药：羚角钩藤汤合牛黄清心丸加减。

组成：羚羊角、桑叶、川贝、生地黄、钩藤、菊花、茯神、白芍、甘草、竹茹、牛黄、黄芩、黄连、栀子、郁金、朱砂。

加减：若昏迷痰多者，加菖蒲、胆南星、竹沥；高热神昏抽搐者，可选加紫雪丹、安宫牛黄丸和至宝丹。

2. 外治疗法

穴位贴敷：丹参15g，冰片3g，延胡索15g，白芥子10g。将上述中草药统一磨成粉末状后放入蜂蜜搅拌，将其贴于膻中、肺俞及丰隆等穴。主治风热闭肺证。

3. 成药应用

通宣理肺口服液（紫苏叶、前胡、桔梗、麻黄、半夏、陈皮、杏仁、茯苓、枳壳、黄芩）。功效：解表散寒、宣肺止咳。用法：每天1支，分3次口服。用于风寒闭肺证。

（四）医家诊疗经验

1. 向希雄

向教授自拟熨背方治疗本病。以行气活血、化痰止咳为治疗法则。处方：紫苏子15g、白芥子15g、细辛5g、吴茱萸15g、香附15g、乳香15g、没药15g。每2日1剂，加食盐半斤炒热，棉布包裹。具体方法：患儿取俯卧位，开始热敷时，隔着内衣，待药物温度降低，患儿能耐受后直接敷于皮肤上。热敷部位：患儿肩胛骨内侧缘与脊柱，双肺底及腋下。时间：20~30分钟。注意事项：外敷时间不宜过长，皮肤有破损、过敏、高热者不可使用。[罗先慧. 向希雄教授运用外熨法治疗小儿肺炎后期啰音不消经验. 中医儿科杂志，2019，15（3）：24-25.]

2. 汪受传

汪教授提出热、郁、痰、瘀为小儿肺炎喘嗽的病机关键。小儿肺炎喘嗽的发生发展与热、郁、痰、瘀互结为患及其病机演变密切相关，故治疗上，汪教授总结出对应的治疗四法，即清热、解郁、涤痰、化瘀。[李湛. 汪受传教授运用清热、解郁、涤痰、化瘀四法治疗小儿肺炎喘嗽经验. 中医儿科杂志，2021，17（4）：1-3.]

五、预后转归

本病病情变化快，死亡率较高，但早期规范治疗，多数预后良好。

六、预防调护

加强营养，保持室内空气流通。如乳母体健，尽量坚持母乳喂养。呼吸急促时，应随时吸痰，保持气道通畅。咳嗽剧烈时可抱起小儿轻拍其背部，伴呕吐时应防止呕吐物吸入气管。重症肺炎患儿要加强巡视，监测呼吸、心率等，密切观察病情变化。

七、专方选要

宣肺涤痰汤

组成：苇茎、生石膏各15g，薏苡仁、鱼腥草、苦杏仁、姜半夏、冬瓜仁各10g，炙麻黄、桃仁、瓜蒌壳、胆南星各8g，炙甘草5g。

功效：清热祛痰、宣肃肺气。

主治：小儿肺炎，属痰热闭肺证。临床表现为呼吸困难、气促、咳嗽、咳痰、高热、鼻煽等症状，伴有肺部啰音。

辨证加减：发热甚者去炙麻黄，加生麻黄8g、柴胡10g，热退后用原方；喘促气急加胡桃、补骨脂各8g；痰多者加莱菔子、葶苈子各10g；肺部啰音明显者加丹参5g；正气虚弱者加党参8g；食欲不振者加山楂10g。[李婧，孙凤平，韩雪. 宣肺涤痰方辅助治疗小儿肺炎痰热闭肺证效果分析. 中医药临床杂志，2021，33（4）：758-760.]

八、研究进展

目前并无公认的新生儿肺炎的中医辨证分型标准，一般按照小儿肺炎喘嗽进行中医辨证，也有人认为部分新生儿肺炎可辨证为胎毒闭肺等。

近年来应用中西医结合方法治疗新生儿肺炎的临床研究越来越多，也取得不少成绩。董贵勇等研究表明丹参注射液辅助治疗新生儿肺炎有良好的疗效，丹参活血化瘀，增加冠脉血流量，减轻组织缺氧，促进疾病恢复，其对肺炎患儿肺功能、凝血功能及血小板参数的改善效果显著优于常规疗法。王昌林等研究发现蓝芩口服液辅助治疗新生儿肺炎的临床疗效显著，可缩短症状时间，抑制炎症反应，改善免疫功能。新生儿病情变化快，要注意早期发现危重症患儿，中医治疗的同时，必须予以西医学积极干预，如氧疗、机械通气、抗生素治疗等。

主要参考文献

[1] 邵肖梅. 实用新生儿学[M]. 北京：人民卫生出版社，2011：401-408.

[2] 刘玮. 中药穴位贴敷辅助治疗新生儿肺炎临床观察[J]. 光明中医，2019，34（20）：3164-3166.

[3] 邵志英，朱敏蓉，陆俊，等. 中西医治疗联合丙种球蛋白对新生儿肺炎的疗效观察[J]. 世界中医药，2017，12（11）：2630-2632.

[4] 尹相钦，高莉萍，史淑娜，等. 敷背散贴敷双肺俞辅助西药治疗新生儿肺炎的效果[J]. 河南医学研究，2020，29（34）：6464-6465.

[5] 吴华，叶岚，胡艳玲，等. 氨溴索联合布地奈德雾化治疗新生儿肺炎的临床疗效[J]. 中华新生儿科杂志，2021，31（5）：752-785.

[6] 陈鸿羽，邓春. 新生儿社区和院内获得性肺炎的病原学特点及药敏分析[J]. 中国医药导报，2016，37（7）：510-514.

[7] 王丹谊. 从痰湿论治新生儿肺炎[J]. 中国中西医结合儿科学，2015，7（1）：10-11.

[8] 董贵勇，李奉国，谭昶，等，丹参辅助治疗对新生儿肺炎患儿的肺功能、凝血功能与血小板参数的影响[J]. 世界中医药，2017，12（10）：2334-2338.

[9] 王昌林，李征瀛，金未来，等. 蓝芩口服液辅助治疗新生儿肺炎的效果评价[J]. 医学综述，2019，29（1）：165-169.

第二节　新生儿黄疸

新生儿黄疸是因胆红素在体内积聚，引起皮肤或其他器官黄染的疾病，是新生儿期最常见的临床问题。包括新生儿生理性黄疸与病理性黄疸两大类。本节主要讨论新生儿病理性黄疸，又称为新生儿高胆红素血症。

一、病因病机

（一）西医学认识

新生儿病理性黄疸可见于50%以上足月儿和80%以上早产儿，占住院新生儿的20%~40%。根据其发病原因分为三类。

1.胆红素生成过多

因过多红细胞的破坏及肠肝循环增加，使胆红素增多，造成黄疸。如红细胞增多症、血管外溶血、同族免疫性溶血、感染、肠肝循环增加、母乳喂养相关的黄疸、红细胞酶缺陷或形态异常、血红蛋白病等。

2.肝脏胆红素代谢障碍

由于肝细胞摄取和结合胆红素的功能低下，使血清非结合胆红素升高，如缺氧和感染（窒息和心力衰竭等，均可抑制肝脏人尿苷二磷酸葡萄糖醛酸转移酶活性）、Crigler-Najjar综合征、Gilbert综合征、Lucey-DrisCOLL综合征、先天性甲状腺功能低下、某些药物的影响（如磺胺、水杨酸盐、毛花苷丙等）。

3.胆汁排泄障碍

肝细胞排泄结合胆红素障碍或胆管受阻，如同时有肝细胞功能受损，也可伴有非结合胆红素增高。如新生儿肝炎、先天性代谢缺陷病、Ⅳ型糖原累积病、胆道闭锁等。

（二）中医学认识

中医学对新生儿黄疸的认识首载于《诸病源候论·胎疸候》："小儿在胎，其母脏气有热，熏蒸于胎，至生下小儿，体皆黄，谓之胎疸也。"因产生该病的主要原因为胎禀湿蕴，中医学又称作"胎黄""胎疸"等。胎中禀受脾胃湿热或寒湿内蕴，肝失疏泄，胆汁外溢形成黄疸，日久则气滞血瘀，黄疸逐渐加深难以消退。

二、临床诊断

（一）辨病诊断

1.临床表现

（1）生理性黄疸　一般情况良好。足月儿生后2~3天出现黄疸，4~5天达到高峰，5~7天消退，最迟不超过2周；早产儿黄疸多于生后3~5天出现，5~7天达到高峰，7~9天消退，最长可延迟到3~4周消退。每日血清胆红素升高 < 85μmol/L，或每小时 < 0.5mg/dl。血清总胆红素值尚未达到相应日龄及相应危险因素下的光疗干预标准（图5-2-1）。

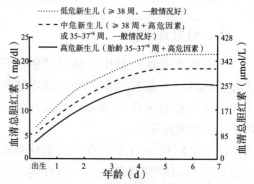

图5-2-1　> 35周新生儿不同胎龄和生后小时龄的光疗标准

注：高危因素包括同族免疫性溶血、葡萄糖-6-磷酸脱氢酶缺乏、窒息、显著的嗜睡、体温不稳定、败血症、代谢性酸中毒、低蛋白血症。

（2）病理性黄疸　生后24小时内即可出现黄疸；血清总胆红素值已达到相应日龄及相应危险因素下的光疗干预标准，或每日上升 > 85μmol/L，或每小时 > 0.5mg/dl；黄疸持续时间长，足月儿 > 2周，早产儿 > 4周；黄疸退而复现；血清结合胆红素 > 34μmol/L（2mg/dl）。具备其中任何一项者即可诊断为病理性黄疸。

2.相关检查

（1）血清胆红素检测　血清总胆红素、非结合胆红素增高；结合胆红素增高为病理性黄疸。

（2）血型测定　检查母子ABO和Rh

血型，了解是否有新生儿溶血。

（3）改良直接抗人球蛋白试验　又称改良Coomb's试验。用"最适稀释度"的抗人球蛋白血清与充分洗涤后的受检红细胞盐水悬液混合，如有红细胞凝聚为阳性，表明红细胞已致敏。该项为确诊试验。Rh溶血病阳性率高而ABO溶血病阳性率低。

（4）血常规　溶血时红细胞和血红蛋白减少，早期新生儿血红蛋白 < 145g/L，可诊断为贫血，网织红细胞增高 > 6%，有核红细胞增多（> 10/100 个白细胞）、球形红细胞增多。

（5）高铁血红蛋白还原试验　正常还原率 > 75%，葡萄糖-6-磷酸脱氢酶（G-6-PD）缺陷者降低，提示需进一步检查。

（6）肝功能及血清相关病毒抗体检测　血清丙氨酸氨基转移酶升高，巨细胞病毒、风疹病毒、单纯疱疹病毒、EB病毒IgM抗体阳性，多考虑新生儿肝炎。

（7）乙肝五项　怀疑肝炎时可进一步做乙肝表面抗原、乙肝表面抗体等检测。

（8）血、尿、脑脊液培养　如怀疑新生儿黄疸是感染所致，应进行血、尿、脑脊液培养。

（9）基因检测　排除继发因素，考虑先天性胆红素代谢异常或其他病因时，可考虑基因检测。

（10）影像超声检查　怀疑胆道系统疾病时，可通过超声或CT判断。

（11）听、视功能电生理检查　脑干听觉诱发电位、闪电视觉诱发电位，用于早期预测胆红素毒性所致的脑损伤。

（二）辨证诊断

1. 常证

（1）湿热郁蒸证

临床证候：本证起病急，为阳黄证。表现为面目皮肤发黄，色泽鲜明如橘，哭声响亮，不欲吮乳，口渴唇干，或有发热，大便秘结，小便深黄，舌质红，舌苔黄腻，指纹滞。

证候分析：湿热蕴结脾胃，肝胆疏泄失常，胆汁外溢，则面目皮肤发黄，色泽鲜明如橘；热扰心神则哭声响亮；邪困脾胃，升降失常，故不欲吮乳；湿热蕴结，津液不布，则口渴唇干，舌红苔黄腻均为湿热之象。本证重证易发生黄疸动风和黄疸虚脱之变证。

（2）寒湿阻滞证

临床证候：本证起病缓慢，病程较长，为阴黄证。表现为面目皮肤色黄，色泽晦暗，精神萎靡，四肢欠温，纳呆便溏，舌淡苔白腻。

证候分析：寒湿内阻，肝胆疏泄失常，则皮肤面目发黄；湿从寒化，寒为阴邪，故面目皮肤色泽晦暗；脾肾阳虚，运化、温煦失职则纳呆神疲，四肢欠温，舌质淡，苔白腻，均属寒湿之象。

（3）气滞血瘀证

临床证候：面目皮肤发黄，颜色逐渐加深，晦暗无华，右胁下痞块质硬，肚腹膨胀，青筋显露，或见瘀斑、衄血，唇色暗红，舌见瘀点，舌苔黄，指纹紫滞。

证候分析：湿热内蕴，气机郁滞，血行不畅，湿瘀交阻，肝胆疏泄失常，胆汁不循常道而横溢肌肤，故发黄，病程较长，逐渐加重，面目皮肤晦暗无华；肝藏血，血瘀不行，故右胁下痞块；瘀血内阻，血不循经则见瘀点瘀斑、衄血；唇舌暗红，舌见瘀点，均为瘀积之证。

2. 变证

（1）胎黄动风证

临床证候：黄疸迅速加重，嗜睡，神昏，抽搐，舌质红，舌苔黄腻，指纹淡紫。

证候分析：此证往往在阳黄基础上发生。病情危重，来势急骤，极低出生体重儿容易发生此证。湿热内蕴，郁而化火，邪愈盛则面目黄疸愈重；邪陷厥阴，蒙蔽心包，引动肝风，则神昏、抽搐。

（2）胎黄虚脱证

临床证候：黄疸迅速加重，伴面色苍黄、浮肿、气促、神昏、四肢厥冷、胸腹欠温，舌淡苔白，指纹淡。

证候分析：本证为黄疸危证，多见于溶血性黄疸，关键在于阳气虚衰，而非邪气亢盛。阳虚水泛则面色苍黄、浮肿；水凌心肺则气促；阳虚至极，无以温煦则四肢厥冷，胸腹欠温；阳气虚脱，神无所依故神昏。

三、鉴别诊断

（一）西医鉴别诊断

1. 新生儿溶血病

见于母 ABO 血型不合和 Rh 血型不合溶血病，生后 24 小时内出现黄疸并迅速加重，可有贫血及肝脾大，重者可见水肿及心力衰竭。严重者合并胆红素脑病，早产儿更易发生。可根据血型、Coombs 试验等检查判断。

2. 新生儿败血症

该病也可出现黄疸，表现为黄疸持续不退或 2~3 周后又出现。细菌感染是导致新生儿高胆红素血症的一个重要原因，以金黄色葡萄球菌、大肠埃希菌引起的败血症多见；病毒所致感染多为宫内感染，如巨细胞病毒、乙肝病毒等。

3. 先天性胆道闭锁

因胆道闭锁导致直接胆红素增高，引起黄疸持续不退，还伴随大便呈白陶土色。腹部超声检查可判断。

4. 新生儿肝炎综合征

通常由病毒感染引起，以巨细胞病毒感染常见，临床表现以阻塞性黄疸为特征，实验室检查同时伴有肝功能损害，血清病毒抗体检测为阳性，可鉴别。

5. 新生儿红细胞增多症

由于宫内慢性缺氧等原因，导致胎儿红细胞明显增加，出生后破坏引起黄疸，出生后第一周血常规血红蛋白 ≥ 220g/L，血细胞比容 ≥ 0.65，可鉴别。

（二）中医鉴别诊断

萎黄

黄疸与萎黄均有身黄，故需鉴别。萎黄以身、面发黄，且干萎无泽为特征，双目和小便不黄，伴有明显的气血亏虚证候，如眩晕耳鸣，心悸少寐等。二者的鉴别以目黄的有无为要点。

四、临床治疗

（一）提高临床疗效的要素

本病辨证应首分生理与病理，继辨阴阳、识轻重。

1. 辨生理性与病理性

可从黄疸出现、持续、消退时间，黄疸程度及伴随症状三个方面进行诊断。（同辨病诊断）

2. 辨阴阳

若起病急，病程短，黄疸色泽鲜明，舌苔黄腻者，常由湿热引起，表现为湿热郁蒸，为阳黄。若起病较缓慢，黄疸日久不退，色泽晦暗，便溏色白，舌淡苔白者，常因寒湿和脾阳虚弱引起，或由阳黄失治转化而来，表现为寒湿阻滞，伴有虚寒之象，为阴黄。

3. 识轻重

轻者仅见面目、皮肤发黄，精神饮食尚可；重者肝脾明显肿大，腹壁青筋显露，为瘀积发黄。

（二）辨病治疗

1. 病因治疗

（1）生理性黄疸一般不需治疗，若黄

疸较重，可静脉补充适量葡萄糖，或给予肝酶诱导剂如苯巴比妥、尼可刹米，可提高葡萄糖醛酸转移酶活性，使非结合胆红素转化为结合胆红素。

（2）病理性黄疸，应针对病因进行治疗。溶血性黄疸：光照疗法、肝酶诱导剂、输免疫球蛋白或白蛋白可减少胆红素脑病的发生，病情严重者应及早给予换血疗法。感染性黄疸：选用有效抗生素。肝细胞性黄疸：选用保肝利胆药。胆道闭锁：手术治疗。

2. 光照疗法

①最好选择蓝光。非溶血性黄疸，采用 10~12 小时间断光疗；溶血性黄疸，采用 24 小时持续光疗。②尽量裸露，不能裸露部位用黑布遮盖，保护眼睛和生殖器。③光疗时不显性失水增加，因此光疗时液体入量需增加 15%~20%。④光疗时可出现发热、腹泻、皮疹、青铜症等，停止光疗可痊愈。

3. 其他治疗

补充益生菌，如枯草杆菌二联活菌颗粒（1g/袋）。用法：每次 0.5g 温水冲服，每天 2 次。布拉氏酵母菌散（0.25g/袋）。用法：每次半袋口服，每天 2 次，以增加肠肝循环。

（三）辨证治疗

1. 辨证论治

（1）常证

①湿热郁蒸证

治法：清热利湿退黄。

方药：茵陈蒿汤加减。

组成：茵陈、栀子、大黄、泽泻、车前子、黄芩、金钱草。

加减：热重者，加虎杖、龙胆草；湿重者，加猪苓、茯苓、滑石；呕吐者，加姜半夏、竹茹；腹胀者，加厚朴、枳实。

②寒湿阻滞证

治法：温中化湿退黄。

方药：茵陈理中汤加减。

组成：茵陈、干姜、白术、党参、甘草、薏苡仁、茯苓。

加减：寒重者，加附片；肝脾肿大，络脉瘀阻者，加三棱、莪术；食少纳呆者，加焦六神曲、砂仁。

③气滞血瘀证

治法：行气化瘀消积。

方药：血府逐瘀汤加减。

组成：柴胡、郁金、枳壳、桃仁、当归、赤芍、丹参。

加减：大便干结者，加大黄；皮肤瘀斑、便血者，加牡丹皮、仙鹤草；腹胀者，加木香、香橼皮；胁下癥块质硬者，加穿山甲、水蛭。

（2）变证

①胎黄动风证

治法：平肝息风退黄。

方药：茵陈蒿汤合羚角钩藤汤加减。

组成：羚羊角、钩藤、天麻、茵陈、大黄、车前子、石决明、川牛膝、僵蚕、栀子、黄芩。

加减：便血者加地榆、槐花凉血止血；肌衄者加茜草、藕节凉血收敛止血。

②胎黄虚脱证

治法：温阳益气固脱。

方药：参附汤合生脉散加减。

组成：人参、附子、干姜、五味子、麦冬、茵陈、金钱草。

加减：四肢厥冷者加桂枝、细辛温经；面色苍白者加炙黄芪、当归益气补血。

2. 外治疗法

穴位按摩：清脾经，清肝经，清大肠经，清小肠经，清天河水，捣揉小天心，摩腹（泻法），揉合谷、中脘、阳陵泉，1次/天，连续7天。

胆红素脑病后遗症患儿可配合针刺疗法，1日1次，补法为主，捻转提插后不留针。3个月为1个疗程。取穴如下：百会、风池、四神聪、通里，用于智力低下患儿。哑门、廉泉、涌泉、神门，用于语言障碍患儿。肩髃、曲池、外关、合谷，用于上肢瘫痪患儿。环跳、足三里、解溪、昆仑，用于下肢瘫痪患儿。手三里、支正，用于肘关节拘急患儿。合谷透后溪，用于指关节屈伸不利患儿。大椎、间使、手三里、阳陵泉，用于手足抽动患儿。

3. 成药应用

（1）茵栀黄口服液或颗粒（茵陈、栀子、黄芩、金银花提取物）功效：清热解毒、利湿退黄。可用于肝胆湿热，热重于湿型黄疸。用法：茵栀黄口服液（每支10ml）1支/天，2~3次/天，口服5~7天；茵栀黄颗粒（3g/包），1包/天，3次/天，服用5~7天。

（2）清肝利胆口服液（茵陈、金银花、栀子、厚朴、防己）功效：清利肝胆。用于肝胆湿热，湿重于热之黄疸。用法：清肝利胆口服液（10ml/支）1支/天，2~3次/天，服用5~7天。

4. 单方验方

祛黄汤：茵陈蒿20g，大黄20g，茯苓20g，薏苡仁20g，加水250ml，煎煮15分钟，煎煮3次，浓缩至80ml，每次温服5ml，1次/天，连续服用6天。[卢洪萍，罗菁，王丽珍，等. 祛黄汤对新生儿黄疸血清白蛋白与非结合胆红素的影响. 中华中医药学刊，2018，36（4）：989-991.]

（四）其他疗法

1. 清利肝胆退黄方药浴

药方组成：野菊花10g，茵陈蒿10g，木瓜10g，桑叶10g，鸡内金8g，栀子8g，枳壳8g，大黄8g，党参8g，加水煎煮至500ml后加入10L温水，药浴前用防水贴覆盖患儿脐部，药浴过程中均匀抚触患儿全身，使皮肤能充分吸收药液，15~20分/

天，1次/天。[王玲. 清肝利胆退黄方联合蓝光照射治疗新生儿高胆红素血症的临床观察. 实用中西医结合临床，2021，21（10）：91-93.]

2. 茵苓健脾退黄汤泡浴

组方如下：茵陈蒿10g，茯苓10g，栀子8g，大黄6g，泽泻8g，车前子8g。辨证加减：呕吐者加半夏、竹茹、陈皮；腹泻者加枳实、厚朴。1日1剂，加水熬制成100ml中药汤剂，按每千克体重3ml的量直肠滴入。例如：若患儿体重3kg，给予9ml灌肠液。剩下的液体加入1000ml温水泡浴，温度控制在38℃左右，15~20分钟/次，直肠滴入和泡浴1次/天，连续治疗7天。期间，若黄疸消退、胆红素水平恢复正常，则终止治疗。[刘晓燕，王亚彬，信雅威，等. 茵苓健脾退黄汤泡浴结合蓝光照射治疗新生儿黄疸临床观察. 中华中医药学刊，2020，38（7）：232-235.]

（五）医家诊疗经验

贾六金

贾主任自拟效方茵陈退黄汤：茵陈、茯苓、泽泻、苍术、陈皮、厚朴、五味子、板蓝根各6g，砂仁、白豆蔻、栀子、甘草各3g。主治病理性黄疸，黄疸持续不退或退而复现，皮肤、巩膜黄染，精神欠佳，大便稀溏，次数增多，舌苔厚腻者，具有运脾燥湿、清热利湿、退疸除黄之功效。[张焱，袁叶，刘小渭. 茵陈退黄汤治疗新生儿黄疸. 中西医结合儿科学，2018，10（2）：182-184.]

五、预后转归

多数预后良好，当间接胆红素上升过高、过快时，可造成胆红素脑病，导致死亡或遗留神经系统后遗症。

六、预防调护

（一）预防

1. 妊娠期注意饮食卫生，忌酒和辛热之品。不可滥用药物。

2. 有肝炎病史的妇女应在治愈后再妊娠，如妊娠后发现有肝炎应及时治疗。既往所生新生儿有重度黄疸和贫血，或有死胎史的孕妇及其丈夫均应作 ABO 和 Rh 血型检查，测定血中抗体及其动态变化。这类孕妇可服用中药预防胎黄。

3. 避免新生儿口腔黏膜、脐部、臀部和皮肤损伤，防止感染。

（二）调护

1. 新生儿应注意保暖，尽早开奶，促进胎粪排出。

2. 婴儿出生后密切观察皮肤颜色的变化，及时了解黄疸的出现时间及消退时间。

3. 注意观察患儿的全身证候，有无精神萎靡、嗜睡、吸吮困难、惊惕不安、两目直视、四肢强直或抽搐，及早发现重症患儿并及时治疗。

七、专方选要

退黄利胆汤

组成：茵陈6~10g，大黄1~2g，茯苓5~8g，太子参5~7g，麦冬2~5g，黄芪8~10g，黄柏5g，虎杖5~8g，丹参5~8g。

功效：清热利胆、排湿解热。

主治：新生儿黄疸，属湿热熏蒸而致的面目皮肤发黄，色泽鲜明如橘，哭声响亮，不欲吮乳，或有发热，大便秘结，小便深黄等。

加减：呕吐加半夏2~5g，竹茹3~6g。

八、研究进展

2019年《新生儿黄疸规范化用药指导专家建议》提出：根据美国儿科学会指南的小时胆红素列线图中的划分标准，在胆红素值未达到光疗标准时，开始给予药物干预，必要时开始光疗；在光疗时也可同时服用药物以促进胆红素的排泄。

田彩蝶等采用茵栀黄口服液联合常规方法治疗新生儿黄疸效果较好，不良反应轻微，优于单纯常规治疗。孔凡玲使用四磨汤联合水疗保健治疗新生儿黄疸，能明显改善患者的黄疸指数。在一般西医治疗基础上使用单味中药或中药复方治疗新生儿黄疸，安全可靠，可降低血清胆红素水平，提高疗效，缩短光疗时间和住院时间，体现了中药在治疗高胆红素血症上的优势，值得临床广泛使用。

对于新生儿黄疸，治疗时应根据患儿的病情采取综合性的治疗方案，选择疗效好、创伤小的方案进行治疗。中西医结合治疗能够有效防止出现胆红素脑病，提高治愈率，促使患儿更快地康复。

主要参考文献

[1] 胡亚美. 诸福棠实用儿科学［M］. 北京：人民卫生出版社，2015：479-480.

[2] 中华医学会儿科学分会新生儿学组. 新生儿高胆红素血症诊断和治疗专家共识［J］. 中华儿科杂志，2014，52（10）：475-478.

[3]《中成药治疗优势病种临床应用指南》标准化项目组. 中成药治疗新生儿黄疸临床治疗指南2020［J］. 中国中西医结合杂志，2021，4（3）：280-282.

[4] 农小欣，苏晓文，符燕青，等. 中药对新生儿黄疸血清胆红素水平的影响［J］. 中国西医学杂志，2020，30（24）：46-48.

[5] 詹媛丽，彭海波，张敏，等. 严重新生儿高胆红素血症并发急性胆红素脑病高危因素分析［J］. 中华新生儿科杂志，2018，33（6）：423-426.

[6]《新生儿黄疸规范化用药指导专家建议》专

家编写组. 新生儿黄疸规范化用药指导专家建议 [J]. 中国医药导报, 2019, 16 (27): 105-110.

[7] 刘晓燕, 王亚彬, 信雅威, 等. 茵苓健脾退黄汤泡浴结合蓝光照射治疗新生儿黄疸临床观察 [J]. 中华中医药学刊, 2020, 38 (7): 232-235.

[8] 田彩蝶, 吕健, 谢雁鸣, 等. 茵栀黄口服液治疗新生儿黄疸的系统评价与 Meta 分析 [J]. 中国中药杂志, 2019, 44 (24): 5303-5312.

[9] 孔凡玲, 胡绍举, 刘宽, 等. 四磨汤联合水疗保健对新生儿黄疸免疫能力、黄疸指数及临床疗效的影响 [J]. 中国中药杂志, 2018, 36 (7): 1700-1703.

[10] 顾敏勇, 杨燕, 孙彦丽, 等. 中医儿科临床诊疗指南·胎黄 (修订) [J]. 中医儿科杂志, 2018, 14 (2): 5-9.

第三节 新生儿硬肿症

硬肿症是新生儿时期特有的一种疾病，因先天禀赋不足、后天遇寒发病，临床表现为低体温和皮肤硬肿，重症可继发肺出血、休克及多脏器功能衰竭而致死。其中只硬不肿者称新生儿皮脂硬化症；由于受寒所致者亦称新生儿寒冷损伤综合征。

一、病因病机

（一）西医学认识

该病主要是由于寒冷或多种其他疾病所致，特别易见于早产儿、低体重儿和发生窒息、严重感染等的患儿。

1. 寒冷

新生儿尤其是早产儿发生本病的原因为：①体温调节中枢发育不成熟。当环境温度过低时，其增加产热和减少散热的调节功能差，使体温降低。②皮肤表面积相对较大，皮下脂肪少，皮肤薄，血管丰富，易于散热。寒冷时散热增加，导致低体温。③躯体小，总液体含量少，体内储存的热量少，对失热的耐受能力差，寒冷时有少量热量丢失，体温便可降低。④新生儿以棕色脂肪组织的化学产热方式为主，缺乏物理产热方式。⑤皮下的白色脂肪中，饱和脂肪酸较多，且熔点高，当体温降低时，则皮脂易发生硬化。所以，当环境温度过低时，新生儿易出现体温过低和皮肤硬肿。

2. 其他疾病

严重感染、缺氧、心力衰竭和休克等使能源物质消耗增加，热卡摄入不足再加上缺氧，使能源物质的氧化产能发生障碍，故产热能力明显不足。因此在正常散热的条件下，易出现低体温和皮肤硬肿。严重的颅脑疾病也可抑制尚未成熟的体温调节中枢，其调节功能进一步降低，散热大于产热，故出现低体温，甚至皮肤硬肿。

（二）中医学认识

本病与古代医籍中的"胎寒""五硬""血瘀"相似。早在隋代，《诸病源候论》已对本病的病因、症状有所记载。硬肿症的发生有内因和外因之分，内因多为先天禀赋不足，阳气虚弱。外因多为环境温度过低，保温不足。本病的病变脏腑在脾肾，阳气虚衰，寒凝血涩是本病发病的主要病机。

二、临床诊断

（一）辨病诊断

1. 临床表现

（1）病史　多于生后1周内发病。多发于寒冷季节，有环境温度低或保温不当史。早产儿或足月小儿，或有感染、窒息、产伤、热量摄入不足史等。

（2）症状及体征 ①一般表现：反应低下、吮乳差或拒乳、哭声低弱或不哭、活动减少，也可出现呼吸暂停等。②低体温：新生儿低体温指体温＜35℃。轻症为30℃~35℃；重症＜30℃。可出现四肢甚至全身冰冷。体温低时常伴有心率减慢。③皮肤硬肿：皮肤紧贴皮下组织，不能移动，按之如橡皮样感，呈暗红色或青紫色。伴水肿者有指压凹陷。硬肿常呈对称性，其发生顺序依次为下肢、臀部、面颊、上肢、全身。硬肿面积可按头颈部20%、双上肢18%、前胸及腹部14%、背部及腰骶部14%、臀部8%及双下肢26%计算。严重硬肿可妨碍关节活动，胸部受累可致呼吸困难。④多器官功能损害：重症可出现休克、DIC和急性肾衰竭等。肺出血是较常见的并发症。

（3）病情分级 根据体温、硬肿范围、器官功能改变分轻、中、重度。

2. 相关检查

血常规示白细胞总数升高或减少，中性粒细胞增高，红细胞比容增高，血小板减少。由于缺氧与酸中毒，血气分析可有pH降低、PaO_2降低、$PaCO_2$增高。心肌损害，心电图呈低电压、Q-T间期延长、T波低平或ST段下移。有DIC表现者，凝血功能异常。

（二）辨证诊断

本病主要从虚、实、寒、瘀辨证。①辨虚实：实证以外感寒邪为主，有保温不当病史，体温下降较少，硬肿范围较小；虚证以阳气虚衰为主，常伴胎怯，体温常不升，硬肿范围大。②辨寒瘀：寒证全身欠温，僵卧少动，肌肤硬肿，是多数患儿共同的临床表现；血瘀证在本病中普遍存在，症见肌肤质硬，颜色紫暗。

（1）寒凝血涩证

临床证候：全身欠温，四肢发凉，反应尚可，哭声较低，肌肤硬肿，难以捏起，硬肿多局限于臀、小腿、臂、面颊等部位，皮肤颜色暗红、青紫，或红肿如冻伤，指纹紫滞。

证候分析：本证为轻证，常发生于冬季，系体弱小儿中寒而致。小儿稚阳未充，若中寒，阳气被遏，温煦失职，则全身欠温，四肢发凉；寒凝气滞，血行不畅，瘀血内生，则面色紫暗、皮肤暗红或青紫、红肿。

（2）阳气虚衰证

临床证候：全身冰冷，僵卧少动，反应极差，气息微弱，哭声低怯，吸吮困难，面色苍白，肌肤板硬而肿，范围波及全身，皮肤暗红，尿少或无，唇舌色淡，指纹淡红不显。

证候分析：本证病情危重，多发生于胎怯患儿。感受寒邪，伤及脾肾阳气，元阳不振，则面色苍白、全身冰凉、僵卧少动；阳气虚衰，血脉瘀滞，则硬肿范围大，全身症状重；若阳气无力御邪，可致肺气郁闭，发生肺炎，或因脾虚寒而血脉失于统摄导致肺出血之危症。

三、鉴别诊断

（一）西医鉴别诊断

1. 新生儿水肿

该病生后任何时候均可发生。皮肤发硬、体温下降均不明显。表现为凹陷性浮肿，但不硬，常见于眼睑、足背、外阴等处，皮肤不红，无体温下降。可由先天性心脏病、心功能不全、新生儿溶血、低蛋白血症、肾功能障碍、维生素B或维生素E缺乏等引起。局部水肿有时见于产道挤压，可自愈。

2. 新生儿皮下坏疽

母体常有难产或使用产钳分娩史。多

见于患儿背、臀、骶等受压部位，局部皮肤变硬、发红、边缘不清，病变中央初期较硬，然后软化，先呈暗红色，再变为黑色，重者可有出血和溃疡形成。

（二）中医鉴别诊断

胎怯

胎怯指胎禀怯弱，是新生儿体重低下、身材矮小、脏腑形气均未充实。表现为形体瘦小，面色无华，精神萎靡，气弱声低，吮乳无力等，但无皮肤硬肿、低体温的表现。

四、临床治疗

（一）提高临床疗效的要素

温阳散寒、活血化瘀是本病的治疗原则。治疗中可采取多种治疗方法，内服、外治兼施，配合复温疗法等。病情危重时须中西医结合治疗。

（二）辨病治疗

1. 复温

正确的复温是治疗本病的重要措施。目的是在体内产热不足时，通过提高环境温度，恢复和保持正常体温。对体温稍低者（34~35℃）可用预热的衣被包裹，置于25~26℃室温中，加用热水袋、热炕、电热毯包裹或母怀取暖等方法，体温多能很快升至正常。对体温明显降低者（≤33℃）可先在远红外辐射保暖床快速复温，温度高于患儿皮肤温度1℃，随着患儿体温升高，逐渐升高床温，复温速度不宜过快，复温速度控制在每小时0.5~1℃（温箱不超过34℃），12~24小时内可使体温正常。

2. 控制感染

由于感染是硬肿症的诱因之一，故应适当选用广谱抗生素。

3. 热量和体液供给

供给充足的热量有助于复温和维持正常体温，热量供给从每日210kJ/kg（50kcal/kg）开始，逐渐增加至419~502kJ/kg（100~120kcal/kg）。喂养困难者可给予部分或完全静脉营养，液体量按0.24ml/kJ（1ml/kcal）计算。有明显心肾功能损害者，在复温时因组织间隙液体进入循环，可造成左心功能不全和肺出血，故应严格控制输液速度及液体入量。

4. 纠正器官功能紊乱

①存在微循环障碍、休克时应纠酸扩容。②出现DIC能对症应用肝素，并予新鲜全血或血浆。③出现急性肾衰竭应严格控制输液量。给予呋塞米，无效时加用氨茶碱或多巴胺。④一经确定肺出血，即给予气管内插管，进行正压呼吸治疗。

（三）辨证治疗

1. 辨证论治

①寒凝血涩证

治法：温经散寒，活血通络。

方药：当归四逆汤加减。

组成：当归、红花、川芎、桃仁、丹参、白芍、桂枝、细辛。

加减：硬肿甚者，加郁金、鸡血藤；四肢发凉者，加制附子、干姜；气息微弱者，加人参、炙黄芪；面色苍白，舌质紫暗或有瘀斑者，加炙黄芪、地龙、郁金。

②阳气虚衰证

治法：益气温阳，通经活血。

方药：参附汤加味。

组成：人参、炙黄芪、制附子、巴戟天、桂枝、丹参、当归。

加减：血瘀明显者，加桃仁、红花、赤芍；肌肤肿胀，小便不利者，加茯苓、猪苓、生姜皮；肾阳虚衰者，加鹿茸（另吞服）；口吐白沫，呼吸不匀者，加僵蚕、石菖蒲、胆南星。

2. 外治疗法

（1）药物外治

①生葱、生姜、淡豆豉各30g。捣碎混匀，酒炒，热敷于局部。用于寒凝血瘀证。

②当归、红花、川芎、赤芍、透骨草各15g，丁香、川乌、草乌、乳香、没药、肉桂各7g，研末，加羊毛脂100g，凡士林900g，拌匀成膏。油膏均匀涂于纱布上，加温后敷于患处。1日1次。用于阳气虚衰证。

（2）推拿疗法

万花油推拿法：万花油含红花、独活、三棱等20味药，功效为消肿散瘀、舒筋活络。抚法、摩法、搓法可理气和中。舒筋活血、散寒化瘀，兴奋皮肤末梢神经，扩张毛细血管，使血液向周身流动，改善皮肤温度。其中，双下肢硬肿明显者，用抚、摩法；整个双下肢似硬橡皮状伴有水肿者，用抚、搓两法。取万花油2~3ml于掌心，两手相互揉搓，增加手掌温度，对硬肿部位用拇指指腹或鱼际肌由内向外进行环形局部按摩，力道以不损伤硬肿皮肤为宜，并严密观察患儿生命体征变化，每日治疗3次，每次15~20分钟，治疗过程中可根据情况补充万花油。体位按照仰卧位、左侧卧位、右侧卧位每30分钟更换1次，24小时连续更换。

3. 成药应用

（1）复方丹参注射液　功效：祛瘀止痛、活血通经。用法：每次2ml，加入10%葡萄糖注射液30ml中静滴。每日1次，5~7日为1个疗程。用于各种证型。

（2）盐酸川芎嗪注射液　功效：活血化瘀。每次2~4mg/kg，加入10%葡萄糖注射液中静滴。每日1~2次。用于各种证型。

（四）其他疗法

水胶体敷料贴敷法

采用水胶体敷料贴于硬肿皮肤处，其面积超出皮肤患处2cm左右为宜，每3天更换1次水胶体敷料，直至硬肿消失。[庞惠彩，王璞. 水胶体敷料联合皮肤按摩对新生儿硬肿症的疗效的影响. 山东医学高等专科学校学报，2019，41：478-479.]

五、预后转归

轻症及时规范合理治疗一般预后良好，但重症预后较差，病变过程中可并发肺炎和败血症，严重者常合并肺出血等而引起死亡。

六、预防调护

1. 预防

（1）做好孕妇保健，尽量避免早产，减少低体重儿的出生，同时防止产伤、窒息、感受寒冷等。

（2）严冬季节出生的新生儿要做好保暖，调节产房内温度为20℃左右，尤其注意早产儿及低体重儿的保暖工作。

（3）出生后1周内的新生儿，应经常检查皮肤及皮下脂肪的软硬情况。加强消毒隔离，防止或减少新生儿感染发生。

2. 调护

（1）注意消毒隔离，防止交叉感染。

（2）患儿衣被、尿布应干净、柔软、干燥，睡卧姿势须勤更换，严防发生并发症。

（3）应给予足够热量，促进疾病恢复，对吸吮能力差的新生儿，可用滴管喂奶，必要时鼻饲，或静脉滴注葡萄糖注射液、血浆等。

七、专方选要

阳和汤

组成：熟地 10g，麻黄 3g，白芥子 6g，姜炭 3g，生甘草 3g，肉桂 3g，鹿角胶（烊化）9g。（加水 150ml，煎汁浓缩为 50ml，每次口服 5ml，隔 1 小时口服 1 次，每日 1 剂）。

功效：温阳补血、散寒通滞。

主治：新生儿硬肿症。

加减：阳气虚衰，体质虚弱者，症见全身冰冷，僵卧少动，昏昏欲睡，气息微弱，哭声低微无力，吮吸困难，肢体关节活动不利，下部皮肤肿硬，苍白，舌质淡，苔薄白，指纹淡红或隐伏不现者，宜益气温阳，调和气血，加人参、制附子、黄芪、桂枝、丹参、当归、白术、陈皮、桃仁、红花等。寒凝气滞者，症见面色紫暗，全身不温，四肢肌肤发凉，面颊、臀部、四肢可见硬肿，皮肤板硬不易捏起，颜色暗红，青紫，或红肿如冻伤。唇色暗红，指纹紫暗者宜温经散寒，活血通络，加当归、桃仁、红花、赤芍、桂枝、细辛、川芎、丹参、附子、郁金等。

主要参考文献

[1] 胡亚美. 诸福棠实用儿科学 [M]. 北京：人民卫生出版社，2015：479-480.

[2] 赵海丽. 新生儿硬肿症的临床治疗方法及效果分析 [J]. 中国实用医药，2020，15（12）：89-91.

[3] 任青，蒋敬荟，张勇军. 川芎嗪注射液对新生儿硬肿症血胱抑素 C 的影响 [J]. 中国中西医结合杂志，2016，36（8）：908-911.

[4] 王琪. 中西医结合治疗及护理新生儿硬肿症的疗效观察 [J]. 中国中西医结合杂志，2017，25（5）：72-73.

[5] 周艺涵，邱蓉蓉. 万花油局部按摩联合体位变换辅助治疗新生儿硬肿症疗效观察 [J]. 实用中医药杂志，2023，39（4）：675-678.

第四节　新生儿败血症

新生儿败血症是指病原体侵入新生儿血液循环并生长、繁殖、产生毒素而引起的全身炎症反应综合征。常见病原体为细菌，但也可为真菌、病毒或原虫等。本病早期诊断困难，易误诊，处理不及时可导致败血症休克和多器官功能不全综合征。

一、病因病机

（一）西医学认识

1. 病因

新生儿败血症又被分为早发败血症（EOS）及晚发败血症（LOS），早发败血症一般发病时间 ≤ 3 日龄，晚发败血症一般 > 3 日龄，二者致病菌有所不同。晚发型败血症多见于早产儿、低出生体重儿。大肠埃希菌和 B 组链球菌是早发型败血症的主要病原菌；肺炎克雷伯杆菌和葡萄球菌是晚发型败血症的主要病原菌。多重耐药菌感染多见于晚发型败血症，气管插管机械通气患儿以革兰阴性菌如铜绿假单胞菌、肺炎克雷伯杆菌、沙雷菌等多见。使控制医院感染和选用合适的抗生素成了临床难题。

2. 发病机制

（1）非特异性免疫功能　①新生儿屏障功能差，皮肤角质层薄，黏膜柔嫩易损伤；脐残端未完全闭合，胃液酸度低，胆酸少，使消化液的杀菌力弱，加上肠黏膜通透性大，血脑屏障功能薄弱，细菌易侵入血液。②淋巴结发育不全，缺乏吞噬细菌的过滤作用，不能将感染局限在局部淋巴结。③补体成分（C3、C5 等）含量低，机体对某些细菌抗原的调理作用差。④中性粒细胞产生及储备均少，趋化性及黏附性低下，溶菌酶含量低，吞噬和杀菌能力不足，早产儿尤甚。⑤单核细胞产生粒细胞-集落刺激因子（G-CSF）、白细胞介素8（IL-8）等细胞因子的能力低下。

（2）特异性免疫功能　①新生儿体内的IgG主要来自母体，且与胎龄相关，胎龄越小，其含量越低，因此早产儿更易感染。②IgM和IgA分子量较大，不能通过胎盘，新生儿体内含量很低，因此对革兰阴性杆菌易感。③由于未曾接触特异性抗原，T细胞为初始T细胞，产生细胞因子的能力低下，不能有效辅助B细胞、巨噬细胞、自然杀伤细胞和其他细胞参与免疫反应。

（二）中医学认识

中医学认为，本病的发生内因责之于初生儿脏腑娇嫩，形气未充，皮薄肉嫩，卫表不固；外因则为感受邪毒，侵入营血，化热化火，内陷心包。若正气旺盛，则邪正相搏，出现壮热、神昏、抽搐等心肝两经证候。若正气不足，正不胜邪，邪毒内扰，则出现面色青灰、体温骤降、额出冷汗、四肢厥冷、呼吸微弱、脉微欲绝等内闭外脱的危症。

二、临床诊断

（一）辨病诊断

1.临床表现

早期症状、体征常不典型，无特异性，尤其是早产儿。一般表现为进奶量减少、溢乳、嗜睡、烦躁不安、哭声低、发热或体温不升、不吃、反应低下、面色苍白或灰暗、神萎、嗜睡、体重不增或增长缓慢等症状。出现以下表现时应高度怀疑败血症发生。

黄疸：有时可为败血症的唯一表现。

表现为生理性黄疸消退延迟、黄疸迅速加深，或黄疸退而复现，无法用其他原因解释。

肝脾肿大：出现较晚，一般为轻至中度肿大。

出血倾向：皮肤黏膜瘀点、瘀斑、紫斑、针眼处流血不止、呕血、便血、肺出血，严重时发生DIC。

休克：面色苍灰，皮肤出现花纹，血压下降，尿少或无尿。

其他：呼吸窘迫、呼吸暂停、呕吐、腹胀、中毒性肠麻痹。可合并脑膜炎、坏死性小肠结肠炎、化脓性关节炎和骨髓炎等。

2.实验室检查

（1）病原学检查

①血培养：是诊断败血症的金标准，在使用抗生素之前检查。同时做L型细菌和厌氧菌培养可提高阳性率。②尿培养：需采用清洁导尿或耻骨上膀胱穿刺抽取的尿液标本。③病原体核酸检测。④脑脊液：约1/3的败血症病例合并化脓性脑膜炎，故应做脑脊液培养。

（2）血液非特异性检查

白细胞计数：采血时间一般应等到6小时龄以后（EOS）或起病6小时以后（LOS），白细胞计数为6小时龄~3日龄≥30×10^9/L，大于3日龄≥20×10^9/L，或任何日龄<5×10^9/L，均提示异常。该项指标在EOS中诊断价值不大，白细胞计数减少比增高更有意义。

血小板计数：诊断败血症的特异度及灵敏度均不高，且反应较慢，不能用于抗菌药物效果的及时评判，但血小板减低与预后不良有关。

C反应蛋白（CRP）：临床上常用的急相反应蛋白包括CRP以及降钙素原。CRP在感染后6~8小时升高，最高可达正常值（<8mg/L）的数百倍以上。当发生炎症时，首先募集白细胞介素6，随后刺激释放

CRP。因此，如产时感染发生的EOS，患儿刚出生时CRP值可能不高，6小时龄内CRP ≥ 3mg/L、6~24小时龄 ≥ 5mg/L 提示异常，大于24小时龄 ≥ 10mg/L 提示异常。在生后或者怀疑感染后6~24小时以及再延24小时后连续2次测定，如均正常，则对败血症（包括EOS以及LOS）的阴性预测值达到99.7%，可以作为停用抗菌药物的指征。

降钙素原（PCT）： ≥ 0.5mg/L 提示异常，通常在感染后4~6小时开始升高，12小时达到峰值，细菌感染后PCT增高出现较CRP早。一般以PCT > 2.0ug/L 为严重感染的临界值。

白细胞介素6（IL-6）：敏感性为90%，阴性预测值 > 95%。炎症发生后反应较CRP早，24小时内恢复正常。

3. 诊断标准

（1）新生儿早发败血症诊断标准

1）疑似诊断为3日龄内有下列任何一项：①异常临床表现；②母亲有绒毛膜羊膜炎；③早产胎膜早破 ≥ 18 小时。如无异常临床表现，血培养阴性，间隔24小时的连续2次血非特异性检查 < 2 项阳性，则可排除败血症。

2）临床诊断为有临床异常表现，同时满足下列条件中任何一项：①血液非特异性检查 ≥ 2 项阳性；②脑脊液检查为化脓性脑膜炎改变；③血中检出致病菌DNA。

3）确定诊断为有临床表现，血培养或脑脊液（或其他无菌腔液）培养阳性。

（2）新生儿晚发败血症诊断标准 临床诊断和确定诊断均为 > 3 日龄，其余条件分别同新生儿早发败血症。

（二）辨证诊断

1. 邪毒炽盛证

临床证候：起病急骤，壮热烦躁，常伴黄疸或紫斑，肝脾肿大，小便黄少，大便秘结，甚则昏迷惊厥，舌红绛苔黄，指纹紫滞。

证候分析：由于邪毒炽盛，正气亦旺，邪正相搏引起壮热烦躁；若湿热蕴结，可见黄疸；热瘀血滞者，见肝脾肿大；神昏及惊厥，乃热闭心包，邪热引动肝风所致；皮肤、黏膜瘀点，为邪毒入血，耗血动血所致。

2. 阴虚火旺证

临床证候：身热稽留，午后尤甚，烦躁，神倦，口舌干燥，舌光红有裂纹，指纹淡紫，脉细数。

证候分析：正虚邪热伤阴，阴虚火旺表现为发热，午后尤甚；口舌干燥，乃虚火上炎，液伤失濡所致。舌光红有裂纹、脉细数均为阴虚火旺之象。

3. 正虚邪陷证

临床证候：发病或急或缓，面色苍白或青灰，汗多，神萎，不吃不喝或四肢厥冷，体温不升，皮肤黏膜有出血点，舌淡苔白，指纹隐伏不显。

证候分析：面色苍黄或青灰、神萎、不吃不喝乃正不胜邪，邪毒内陷；正虚阳衰，则体温不升，四肢厥冷；重症患儿正气衰败，气不摄血，故见气息微弱、皮肤黏膜出血；苔薄白、脉细无力、指纹隐伏不显，均为阳虚之象。

三、鉴别诊断

1. 新生儿颅内出血

败血症如有呼吸暂停、惊厥及前囟突出等表现时，尤其是生后1周内发病的患儿，应与颅内出血鉴别。后者发病早，多在生后1~2天起病，有产伤或窒息史，无感染征象。头颅B超、CT检查可确诊。

2. 血液病

败血症可有黄疸、贫血、血小板减少等征象，需与新生儿溶血症、红细胞酶缺陷、新生儿出血症及血小板减少性紫癜等鉴别。后一类病无感染表现，有关实验室检查可帮助诊断。

3.消化系统疾病

败血症可出现腹胀、呕吐、腹泻等症状，需要与肠炎、消化道功能障碍等疾病鉴别。肠炎时肠道有感染，大便稀并带有黏液，甚至脓血，有饮食不当污染史。消化道非感染性疾病引起的腹胀与呕吐，如消化道畸形消化不良、肠梗阻、肠套叠等，一般早期不发热，腹部症状严重，有各自的特点，必要时可做腹部 X 线透视、钡灌肠、大便化验等检查。

四、临床治疗

（一）提高临床疗效的要素

1.清热解毒，凉血养阴

新生儿败血症的发生主要是外感邪毒内侵血分而致。邪毒内蕴，治疗应注重清热解毒，凉血散瘀。热为阳邪，易伤阴液，

应予清热解毒，养阴增液。

2.温阳固脱，扶正祛邪

早产儿、体质较差的足月儿正气不足，感邪之后，正不胜邪，易使邪毒内陷，出现内闭外脱之证。治疗当以温阳固脱，扶正祛邪，进而达到正胜邪退之目的。

（二）辨病治疗

1.抗生素治疗

（1）早用药 对临床拟诊败血症的新生儿，不必等血培养结果即应使用抗生素。

（2）静脉、联合用药 病原菌未明确前可结合当地菌种流行病学特点和耐药菌株情况选择针对革兰阳性菌（G⁺菌）和革兰阴性菌（G⁻菌）的两种抗生素联合使用，明确病原菌后改用药敏试验敏感的抗菌药物（见表 5-4-1），对临床有效、药物不敏感者也可暂不换药。

表 5-4-1 新生儿抗菌药物选择和使用方法

抗菌药物	每次剂量（mg/kg）	每日次数		主要病原菌
		<7 天	>7 天	
青霉素 G	（5~10）万 U	2	3	肺炎球菌，链球菌，对青霉素敏感的葡萄球菌，G⁻球菌
氨苄西林	50	2	3	嗜血流感杆菌，G⁺球菌，G⁻杆菌
苯唑西林	25~50	2	3~4	耐青霉素葡萄球菌
羧苄西林	100	2	3~4	铜绿假单胞菌，变形杆菌，多数大肠埃希菌，沙门菌
哌拉西林钠	50	2	3	铜绿假单胞菌，变形杆菌，大肠埃希菌，肺炎球菌
头孢拉定	50~100	2	3	金黄色葡萄球菌、链球菌，大肠埃希菌
头孢呋辛	50	2	3	G⁻杆菌，G⁺球菌
头孢噻肟	50	2	3	G⁻菌，G⁺菌，需氧菌，厌氧菌
头孢曲松钠	50~100	1	1	G⁻菌，耐青霉素葡萄球菌
头孢他啶	50	2	3	铜绿假单胞菌，脑膜炎双球菌，G⁻杆菌，G⁺厌氧球菌
红霉素	10~15	2	3	G⁺菌，衣原体，支原体，螺旋体，立克次体
万古霉素	10~15	2	3	金黄色葡萄球菌，链球菌
美罗培南	20	2	3	绝大多数 G⁻、G⁺、需氧和厌氧菌

（3）疗程足　血培养阴性者经抗生素治疗病情好转后应继续治疗 5~7 天，血培养阳性者至少需 10~14 天，有并发症者应治疗 3 周以上。

（4）注意药物毒副作用　1 周以内的新生儿尤其是早产儿，因肝肾功能不成熟，给药次数宜减少，每 12~24 小时给药 1 次。1 周后每 8~12 小时给药 1 次；头孢曲松钠易影响凝血机制，使用时要警惕出血发生；氨基糖苷类抗生素因可能产生耳毒性，目前我国禁止在新生儿期使用。

2. 处理严重并发症

①及时纠正休克：生理盐水扩容，血管活性药物如多巴胺和多巴酚丁胺。②纠正酸中毒和低氧血症。③积极处理脑水肿和 DIC。

3. 清除感染灶

局部有脐炎、皮肤感染灶、黏膜溃烂或其他部位化脓病灶时，应及时予以相应处理。

4. 支持疗法

注意保温，供给足够热卡和液体。

5. 免疫疗法

静脉注射免疫球蛋白每日 300~500mg/kg，3~5 日；对重症患儿可行换血治疗，换血量 100~150ml/kg；中性粒细胞明显减少者可应用粒细胞集落因子。

（三）辨证治疗

1. 辨证论治

（1）邪毒炽盛证

治法：清热解毒凉血。

方药：清瘟败毒饮加减。

组成：生石膏、知母、水牛角、生地黄、黄连、竹叶、丹参、连翘、麦门冬。

加减：黄疸重者，加茵陈、栀子、大黄；吐泻，苔黄厚腻，加茵陈、滑石、藿香、豆蔻、竹茹；高热惊厥，加琥珀（0.3g，研末冲服）、蝉蜕、僵蚕、地龙；高热神昏者，加紫雪丹或羚羊角（0.2g，研末或磨汁冲服）；神昏抽搐者，加安宫牛黄丸或至宝丹。

（2）阴虚火旺证

治法：养阴清热解毒。

方药：清营汤加减。

组成：水牛角、生地黄、玄参、麦门冬、丹参、金银花、连翘、黄连、地骨皮、银柴胡。

加减：发热烦躁甚者，重用黄连、金银花、连翘；气阴两虚者，加人参、石斛；皮肤有脓性病灶者，重用蒲公英、生地黄、赤芍。

（3）正虚邪陷证

治法：温阳扶正托毒。

方药：四逆汤加味。

组成：人参、附子、黄芪、当归、金银花、甘草、川芎、黄连。必要时，可先用独参汤或参附汤以益气回阳救逆，后再予金银花、连翘清热解毒。

加减：气息微弱，脉细无力者，加黄芪、川芎、当归；有瘀点或肝脾肿大，加赤芍、川芎、红花。

2. 外治疗法

针灸治疗：①出现惊厥者，取水沟、合谷、涌泉等穴。操作方法：常规消毒，先刺水沟，快速捻转 6~7 次（不提插）而出针。再用毫针刺合谷快速提插捻转 10~20 次而出针，一般不按压针孔。涌泉穴可直刺 0.5~0.8 寸，然后提插捻转直到抽搐停止，捻针频率大约为 20~30 转/分钟。②高热不退者，取曲池、大椎、十宣放血。操作方法：常规清洁消毒，先刺大椎，再取曲池穴速刺，得气后即出针，摇动针孔任其自然出血，不出血者加压挤血滴。十宣宜用三棱针放血。

（四）其他疗法

免疫球蛋白联合美罗培南治疗新生儿

败血症可减轻炎症，提升患儿免疫力。美罗培南，用药剂量为每次10~20mg/kg，用药时用5~10ml生理盐水稀释，静脉滴注给药，间隔12小时（日龄≤7天）、8小时（日龄＞7天）给药1次，均持续治疗7天。另给予免疫球蛋白，用药剂量400mg/（kg·d），滴注速度为4~6滴/分钟，观察0.5小时后可适当加快速度，2~3小时内完成，连续治疗5天。[杨小庆，赵旭晶，李迎敏.免疫球蛋白联合美罗培南治疗新生儿败血症疗效及对患儿临床免疫水平、炎症因子变化的影响.川北医学院学报，2023，38（2）：174-177.]

五、预后转归

本病轻症患儿及时正确治疗，大多能够痊愈。若病情重，诊治不及时，有严重并发症者多预后较差。

六、预防调护

做好孕妇围产期保健，防止宫内感染。提倡母乳喂养，避免新生儿口腔黏膜、脐部、臀部和皮肤损伤，防止感染。婴儿室要严格消毒，如有感染应及时隔离，避免医源性感染。

七、专方选要

大青龙汤

组成：麻黄10g，杏仁10g，炙甘草10g，桂枝15g，石膏20g，红枣10枚，生姜2片。

用法：水煎，每日1剂，取汁45ml，平均分为3次服用。

功效：表里双解、汗出邪散、消除热毒。

主治：新生儿败血症。热毒炽盛所引起的身热不扬、汗出不解、高热持续不退、胸闷气短、腹痛、皮肤发黄、大便出血、便溏或便秘、腹胀、纳呆、表情淡漠、面色晦暗、舌苔白腻、脉缓、昏厥。

加减：若患儿恶寒重、无汗、口渴不严重，则增加麻黄、桂枝用量，减石膏用量；若患儿恶寒轻、微汗、热甚、口渴严重，则增加石膏用量，减麻黄、桂枝用量。

八、研究进展

本病的中药治疗研究较少。李艳红等选用大青龙汤加减联合利奈唑胺治疗新生儿败血症疗效显著，可改善患儿免疫状态，提高抗感染能力，促进患儿康复，且不良反应较少。于瑛等运用黄连、黄芩各3g，栀子、大黄各5g，茵陈、金银花各10g，水煎浓缩取汁30ml，10ml/次，3次/天辅助治疗新生儿败血症，观察组的治疗总有效率高于对照组，治疗后，两组患儿的血清PCT、CRP水平及白细胞计数均降低。朱银燕认为新生儿败血症应以治疗黄疸为主，采取中西医结合的方法治疗新生儿败血症可取得良好效果。新生儿败血症仍然是威胁新生儿生命的重大疾病，其在存活新生儿中的发病率为4.5‰~9.7‰，中西医结合治疗新生儿败血症临床疗效显著，但目前中医药对其研究较少，因此加强中医药对新生儿败血症的研究治疗非常有必要。

主要参考文献

[1] 胡亚美.诸福棠实用儿科学[M].北京：人民卫生出版社，2015：491-492.

[2] 中华医学会儿科学分会新生儿学组.新生儿败血症诊断及治疗专家共识[J].中华儿科杂志，2019，57（4）：252-256.

[3] 田月月，吴明远.新生儿早发型败血症高危因素与预防的研究进展[J].临床儿科杂志，2020，38（4）：317-321.

[4] 李秀兰，钟晓云，吴艳，等.新生儿早发型与晚发型败血症临床特征及病原学研究[J].中国感染与化疗杂志，2019，19（6）：594-599.

［5］谷传丽，姜春明. 新生儿败血症诊断进展
　　［J］. 中华围产医学杂志，2018，21（5）：
　　346-349.

［6］王丽娟，朱兵兵，徐浩. 降钙素原、C-反
　　应蛋白及白细胞参数联合测定对新生儿败
　　血症的早期诊断［J］. 基因组学与应用生物
　　学，2020，39（8）：3803-3809.

［7］陈潇，富建华. 新生儿败血症229例临床特
　　点、病原学分布及转归分析［J］. 中华实用
　　儿科临床杂志，2019，34（10）：740-744.

［8］朱银燕. 中西医结合治疗新生儿败血症
　　临床观察［J］. 中国中医急症，2016，25
　　（6）：1258-1260.

［9］于瑛，王侃处. 中医辅助治疗新生儿败血
　　症的临床分析［J］. 临床医学研究与实践，
　　2018（1）：131-132.

［10］李艳红，温晓敏. 大青龙汤加减联合利奈
　　唑胺治疗新生儿败血症［J］. 中医学报，
　　2019，34（2）：413-417.

第六章　营养和营养障碍疾病

第一节　营养不良

营养不良，又称蛋白质－能量营养不良（protein-energy malnutrition，PEM），是由于膳食中能量和蛋白质摄入不足、吸收不良或消耗增加而导致的机体生长发育和功能障碍。包括原发性蛋白质－能量营养不良和继发性蛋白质－能量营养不良。主要见于 3 岁以下婴幼儿，临床表现为体重不增、体重下降、渐进性消瘦或水肿、皮下脂肪减少或消失，常伴有全身各组织器官不同程度的功能低下及新陈代谢异常。

一、病因病机

（一）西医学认识

1. 摄入不足或吸收障碍

由于食物短缺、喂养方式不当或家庭营养知识欠缺，使得营养素摄入不足或不均衡；或者由于长期腹泻、慢性疾病、幽门梗阻、胰蛋白酶缺乏等疾病阻碍了蛋白质等营养素的吸收与利用。

2. 消耗、丢失过多

体力活动量过大导致能量消耗过多，或受某些疾病的影响，如先天性心脏病、消化道畸形、恶性肿瘤、遗传代谢病等，在食欲抑制的同时，也增加了机体的能量与蛋白质消耗。

3. 先天不足

低出生体重儿、足月小样儿以及双胎、多胎及早产儿，机体代谢功能发育不成熟或低下。

4. 蛋白质合成障碍

某些肝脏疾病，如肝硬化、肝炎导致肝功能减退，合成蛋白质的功能降低，造成血浆蛋白低下。

由于能量不足，胰岛素分泌减少，胰高血糖素、生长激素、肾上腺素和皮质醇分泌增加，又进一步加剧了皮下脂肪分解、骨骼肌消耗、内脏器官萎缩、体重减轻。由于蛋白质的消耗，导致血浆胶体渗透压下降，从而出现皮肤疏松、组织水肿，严重者全身水肿。

（二）中医学认识

中医学没有"营养不良"之名，依据营养不良的临床表现，当属于中医学"疳证"范畴。小儿疳证自古以来就被列为儿科四大要证（痧、痘、惊、疳）之一。其病因为喂养不当、他病累及，或先天禀赋不足。其病变部位主要在脾胃，可涉及心、肝、肺、肾四脏。病机关键为脾胃亏损，津液耗伤。正如《小儿药证直诀·诸疳》所说："疳皆脾胃病，亡津液之所作也。"

脾胃受损程度不一，病程长短有别，而病情轻重差异悬殊。初起仅脾胃失和、运化不健，或胃气未损，脾气已伤，胃强脾弱，肌肤失荣不著，为病情轻浅、正虚不著的疳气阶段；继之脾胃虚损，运化不及，积滞内停，壅塞气机，阻滞脉络，呈现虚中夹实的疳积证候；若病情进一步发展或失于调治，脾胃日渐衰败，津液消亡，气血耗伤，元气衰惫，则导致干疳。干疳及疳积重症阶段，脾胃虚衰，生化乏源，气血亏耗，诸脏失养，必累及其他脏腑，因而易于出现各种兼证，正所谓"有积不治，传之余脏"也。如"眼疳""口疳""肺疳""疳肿胀"等。

二、临床诊断

（一）辨病诊断

1.临床表现

根据小儿年龄、喂养史，以及体重下降、皮下脂肪减少、全身各系统功能紊乱、其他营养素缺乏的临床症状和体征，对典型病例的诊断并不困难。营养不良的早期表现是活动减少、精神较差、体重增长缓慢。随营养不良加重，体重逐渐下降，主要表现为消瘦。皮下脂肪层厚度是判断营养不良程度的重要指标之一。皮下脂肪消耗的顺序先是腹部，其次为躯干、臀部、四肢，最后为面颊。症见皮肤干燥、苍白、逐渐失去弹性，额部出现皱纹，当肌张力逐渐降低、肌肉松弛、肌肉萎缩呈"皮包骨"时，四肢可有挛缩。营养不良初期，身高不受影响，但随病情加重，骨骼生长减慢，身高亦低于正常。轻度 PEM 精神状态正常；重度可有精神萎靡、反应差、体温偏低、脉细无力、无食欲、腹泻、便秘交替症状。血浆白蛋白明显下降时出现凹陷性水肿，严重感染时形成慢性溃疡。重度营养不良可伴有重要脏器功能损害。

基于体重和身长等基本检测指标，5岁以下儿童营养不良的分型和分度如下：①体重低下（underweight）：体重低于同年龄、同性别参照人群值的均值 -2SD 以下为体重低下。如低于同年龄、同性别参照人群值的均值 -2SD~-3SD 为中度；低于均值 -3SD 为重度。该项指标主要反映慢性或急性营养不良。②生长迟缓（stunting）：身长低于同年龄、同性别参照人群值的均值 -2SD 为生长迟缓。如低于同年龄、同性别参照人群值的均值 -2SD~-3SD 为中度；低于均值 -3SD 为重度。此指标主要反映慢性长期营养不良。③消瘦（wasting）：体重低于同性别、同身高参照人群值的均值

减 -2SD 为消瘦。如低于同性别、同身高参照人群值的均值 -2SD~-3SD 为中度；低于均值 -3SD 为重度。此项指标主要反映近期、急性营养不良。以上三项判断营养不良的指标可以同时存在，也可仅符合其中一项。符合一项即可做出营养不良的诊断。

2.相关检查

营养不良的早期往往缺乏特异、敏感的诊断指标。后期可出现贫血表现，血常规检查可见红细胞计数及血红蛋白减低。出现代谢异常，伴水肿者，可见白蛋白减低，电解质紊乱。

（二）辨证诊断

本病有主证、兼证之不同，主证应以八纲辨证为纲，重在辨清虚、实；兼证宜以脏腑辨证为纲。

辨主证：按病程长短、病情轻重、病性虚实分为疳气、疳积、干疳三种证候。初起形体略瘦、面黄发疏、不思饮食、大便不调、精神如常者，谓之疳气，属脾胃失和，病情轻浅之虚证、轻证；病情进展，见形体明显消瘦、面黄或面白无华、肚腹膨隆、烦躁多啼、夜卧不宁、善食易饥或嗜食异物者，称为疳积，属脾虚夹积，病情较重之虚实夹杂证；若病程久延失治，而见形体极度消瘦、貌似老人、不思饮食、腹凹如舟、精神萎靡者，谓之干疳，属脾胃衰败，津液消亡之虚证、重证。

辨兼证：常在干疳或疳积重症阶段出现，因累及脏腑不同，症状有别。脾病及心则口舌生疮；脾病及肝则目生云翳，干涩夜盲；疳证日久，脾阳虚衰，脾病及肾，水湿泛溢则肌肤水肿。

1.常证

（1）疳气

临床证候：形体略瘦，或体重不增，面色萎黄少华，毛发稀疏，腹胀，精神欠佳，性急易怒，大便干稀不调，舌质略淡，

苔薄微腻，脉细有力，或指纹淡。

证候分析：本证多为病之初起。脾虚失运则不思饮食、大便干稀不调；气机不畅则腹胀、性急易怒；脾虚失于濡养则精神欠佳、形体略瘦或体重不增、面色萎黄少华、毛发稀疏；舌质略淡、苔薄微腻、脉细有力或指纹淡均为疳气之征。

（2）疳积

临床证候：形体明显消瘦，面色萎黄少华或面白无华，肚腹膨胀，甚则青筋暴露，毛发稀疏结穗，精神烦躁，夜卧不宁，或见揉眉挖鼻，吮指磨牙，动作异常，食欲不振，或善食易饥，或嗜食异物，舌质淡，苔白腻，脉沉细而滑，或指纹紫滞。

证候分析：本证多由疳气发展而来，为疳证病情较重者。积滞内停，壅塞气机，故肚腹膨胀，甚则青筋暴露；病久脾虚生化乏源，故形体明显消瘦、面色萎黄少华或面白无华、毛发稀疏结穗；胃有伏热，脾失健运则食欲不振、善食易饥，或嗜食异物；心肝之火内扰则精神烦躁、夜卧不宁，或见揉眉挖鼻、吮指磨牙、动作异常；舌质淡、苔白腻、脉沉细而滑，或指纹紫滞均为疳积之征。

（3）干疳

临床证候：形体极度消瘦，皮肤干瘪起皱，大肉已脱，皮包骨头，貌似老人，毛发干枯，面色白，精神萎靡，懒言少动，啼哭无力，表情冷漠呆滞，夜寐不安，腹凹如舟，不思饮食，大便稀溏或便秘，舌质淡嫩，苔花剥或无，脉沉细弱，或指纹色淡隐伏。

证候分析：干疳为疳之重证，属病证后期，气血俱虚，脾胃衰败。气阴衰竭，气血精微化源欲绝，无以滋养人体，故形体极度消瘦、皮肤干瘪起皱、大肉已脱、皮包骨头、貌似老人、毛发干枯、面色白；脾虚气衰，故精神萎靡、懒言少动、啼哭无力、表情冷漠呆滞、夜寐不安、舌质淡

嫩、苔花剥或无、脉沉细弱、指纹色淡隐伏均为干疳之征。

2. 兼证

（1）眼疳

临床证候：两目干涩，畏光羞明，眼角赤烂，甚则黑睛混浊，白翳遮睛或有夜盲眼痒，舌质红，苔薄白，脉细。

证候分析：肝病及脾，肝阴不足，精血耗损，不能上荣于目，故两目干涩，畏光羞明，眼角赤烂，甚则黑睛混浊，白翳遮睛或有夜盲眼痒。

（2）口疳

临床证候：口舌生疮，甚或满口糜烂，臭秽难闻，面赤心烦，夜卧不宁，五心烦热，进食时哭闹，小便短黄，或吐舌、弄舌，舌尖红，苔薄黄，脉细数。

证候分析：脾病及心，心开窍于舌，心火上炎，故口舌生疮，甚或满口糜烂、秽臭难闻、面赤；心火扰神，故心烦、夜卧不宁、五心烦热。

（3）疳肿胀

临床证候：足踝浮肿，眼睑浮肿，甚或颜面及全身浮肿，面色无华，神疲乏力，四肢欠温，小便短少，舌质淡嫩，苔薄白，脉沉迟无力。

证候分析：疳证日久，脾阳不振，脾病及肾，气不化水，水湿溢于肌表，故足踝浮肿、眼睑浮肿，甚或颜面及全身浮肿；阳气不足，故面色无华，神疲乏力，四肢欠温，小便短少。

三、鉴别诊断

（一）西医鉴别诊断

1. 消瘦

营养不良和消瘦均表现为形体消瘦、体重下降，但前者有长期营养摄入不足或消耗过多病史，除消瘦外，还表现出乏力、精神不振、身材矮小、浮肿等能量缺乏的

症状或体征，辅助检查可见身高、体重低于标准值的 2 个标准差或在第 3 百分位数以下，实验室检查可见低蛋白血症、贫血、脂蛋白低下等。

2. 慢性恶病质

二者均表现为消瘦，本病有恶性肿瘤、慢性肝炎等慢性消耗性疾病病史。

3. 1 型糖尿病

二者均表现为消瘦，但 1 型糖尿病除消瘦外，还表现为口干、多饮、多尿、多食易饥等典型糖尿病症状，辅助检查提示空腹后糖（FPG）、小时血糖（ZhPG）升高，胰岛素、C 肽分泌不足。

（二）中医学鉴别诊断

1. 厌食

厌食由喂养不当，脾胃运化功能失调所致，以长期食欲不振、厌恶进食为主症，无明显消瘦，精神尚好。病在脾胃，很少涉及他脏，一般预后良好。若病情日久迁延，可致气血生化乏源，易患他病，甚至影响生长发育，转为疳证。

2. 积滞

积滞以不思乳食、食而不化、脘腹胀满、大便酸臭为特征，与疳证特点之形体消瘦有明显区别。但两者也有密切联系，若积久不消，影响水谷精微化生，致形体日渐消瘦，可转化为疳证。

四、临床治疗

（一）提高临床疗效的要素

中西结合可增强治疗效果。西医通过辅助检查、实验室检查等，可有效协助临床诊断和治疗。在中医辨证治疗的同时，采用中西结合，重视西医西药的应用，临床可收到事半功倍的效果。

（二）辨病治疗

轻中度营养不良不需住院，只需对症处理，改善肠道功能，调整饮食，加强营养即可。在改善营养过程中各种奶制品如酸奶是很好的营养食物，易消化吸收，并能促进肠蠕动；每天热卡和蛋白质的摄入量主要取决于胃肠道功能的耐受情况。重度营养不良的治疗原则是积极处理各种危及生命的合并症、祛除病因、调整饮食、促进消化功能。

1. 祛除病因

在查明病因的基础上，积极治疗原发病，如纠正消化道畸形、控制感染性疾病、根治各种消耗性疾病、改进喂养方法等。

2. 改善营养状况

（1）饮食 营养不良患儿的消化道因长期摄入营养过少，已适应低营养，过快增加摄食量易出现消化不良、腹泻，故饮食调整的量和内容应根据实际的消化能力和病情逐步完成。轻度营养不良可从每日 250~330kJ/kg（60~80kcal/kg）开始，中、重度可参考原来的饮食情况，从每日 165~230kJ/kg（40~55kcal/kg）开始，逐步少量增加，若消化吸收能力较好，可逐渐加到每日 500~727kJ/kg（120~170kcal/kg），并按实际体重计算热能需要。母乳喂养儿可根据患儿的食欲进行哺乳，即按需哺喂；人工喂养儿从给予稀释奶开始，适应后逐渐增加奶量和浓度。除乳制品外，还可给予蛋类、肝泥、肉末、鱼粉等高蛋白食物，必要时也可添加酪蛋白水解物、氨基酸混合液或要素饮食。蛋白质摄入量从每日 1.5~2.0g/kg 开始，逐步增加到 3.0~4.5g/kg，如不能耐受胃肠道喂养或病情严重需要禁食时，可考虑全静脉营养或部分静脉营养。食物中应含有丰富的维生素和微量元素。

（2）药物 助消化药胃蛋白酶合剂，

儿童 ≤ 2 岁每次 2.5~5ml，＞2 岁每次 5~10ml，每日 3 次，饭前或进食时口服。蛋白质同化类固醇制剂如苯丙酸诺龙注射液能促进蛋白质合成，并能增进食欲，每次肌内注射 0.5~1.0mg/kg，每周 1~2 次，连续 2~3 周，用药期间应供给充足的热量和蛋白质。对食欲差的患儿可给予胰岛素注射，降低血糖，增加饥饿感以提高食欲，通常每日一次皮下注射正规胰岛素 2~3U，注射前先服葡萄糖 20~30g，每 1~2 周为一疗程。锌制剂可提高味觉敏感度，有增进食欲的作用，每日可口服元素锌 0.5~1.0mg/kg。同时给予维生素 A 及 B 族维生素，元素铁、钾、镁，利于组织修复。

3.并发症的处理

病情严重、伴明显低蛋白血症或严重贫血者，可考虑成分输血。

严重营养不良常发生危及生命的并发症，如腹泻时的严重脱水和电解质紊乱、酸中毒、休克、肾衰竭、自发性低血糖、继发感染等，参见"小儿腹泻""感染性休克""急性肾衰竭与急性肾损伤""低血糖症"等相关疾病的治疗。

（三）辨证治疗

1.常证

（1）疳气

治法：调和脾胃，益气助运。

方药：资生健脾丸（缪仲淳方）加减。

组成：党参、白术、山药、茯苓、薏苡仁、泽泻、藿香、砂仁、扁豆、炒麦芽、焦六神曲、焦山楂。

加减：食欲不振，腹胀，苔厚腻者，去党参、白术，加苍术、鸡内金、厚朴；性情急躁，夜卧不宁者，加钩藤、黄连；大便稀溏者，加炮姜、肉豆蔻；大便秘结者，加火麻仁、决明子。

（2）疳积

治法：消积理脾，和中清热。

方药：肥儿丸加减。

组成：党参、白术、茯苓、焦六神曲、焦山楂、炒麦芽、鸡内金、大腹皮、槟榔、黄连、胡黄连、甘草。

加减：腹胀明显者，加枳实、木香；大便秘结者，加火麻仁、郁李仁；烦躁不安，揉眉挖鼻者，加栀子、莲子心；多饮善饥者，加石斛、天花粉；恶心呕吐者，加竹茹、姜半夏；胁下痞块者，加丹参、郁金、穿山甲；腹有虫积者，加苦楝皮、使君子、榧子。

（3）干疳

治法：补脾益气，养血活血。

方药：八珍汤加减。

组成：党参、黄芪、白术、茯苓、甘草、熟地黄、当归、白芍、川芎、陈皮、扁豆、砂仁。

加减：四肢欠温，大便稀溏，去熟地黄、当归，加肉桂、炮姜；夜寐不安，加五味子、夜交藤；舌红口干，加石斛、乌梅；若出现面色苍白、呼吸微弱、四肢厥冷、脉细欲绝，应急饮独参汤或参附龙牡救逆汤，并配合西药抢救。

2.兼证

（1）眼疳

治法：养血柔肝，滋阴明目。

方药：石斛夜光丸加减。夜盲选羊肝丸加减。

组成：石斛、天门冬、地黄、枸杞子、菊花、白蒺藜、蝉蜕、木贼草、青葙子、夏枯草、川芎、枳壳。

（2）口疳

治法：清心泻火，滋阴生津。

方药：泻心导赤散加减。

组成：黄连、栀子、连翘、灯心草、竹叶、地黄、麦冬、玉竹。内服的同时，可用冰硼散或珠黄散涂抹患处。

（3）疳肿胀

治法：健脾温阳，利水消肿。

方药：防己黄芪汤合五苓散加减。

组成：黄芪、白术、甘草、茯苓、猪苓、泽泻、防己、桂枝。若浮肿明显，腰以下为甚，四肢欠温，偏于肾阳虚者，可用真武汤加减。

3. 成药应用

（1）小儿参术健脾丸　1次1丸（3g），1日2次，3岁以下小儿酌减。具有开胃、健脾、止泻的功效，适用疳证属脾胃虚弱、消化不良者。

（2）小儿启脾丸　1~3岁1次1/2丸，3~6岁1次1丸，6岁以上每次2丸，每日2~3次。具有和胃、健脾、止泻的功效，适用于疳证属脾胃虚弱、食欲不振、消化不良者。

（3）小儿疳积糖　2~4岁1次半包，5岁以上1次1~1.5包，1日2次，清晨和临睡前用开水冲服。具有健脾消食，去积驱虫的功效，适用于小儿疳积，消瘦烦躁，食欲不振，夜睡不宁者。

（四）医家诊疗经验

1. 段富津

段富津教授经常指出"疳证古今病因有不同""甘为病因，干为病机""疳字通'干'亦通'甘'""疳证虚实夹杂，忌口尤其重要……"他认为当代儿科疳证多"因实致虚"，治疗中应注意"通补兼施"，同时应要求患儿忌口，避免食积，缓复脾气；用药时重视调补脾胃，善用通腑不伤气、温脾不助火的药物。其思想和经验值得推广实践。[代金珠，胡晓阳，唐仁康，等. 国医大师段富津教授辨治小儿疳证验案赏析. 中国医药导报，2021，18（11）：152-155.]

2. 李乃庚

李乃庚教授根据小儿疳证土虚木旺的基本病机，确定培土抑木为基本治法。初期多实，常用消积滞、抑肝木之剂；中期多虚实相挟，常用消补兼施、培土抑木之法；后期多虚，以补为主。同时配以捏脊、刺四缝穴、肉汤擦洗等外治，佐以饮食调护，虽为疳证沉疴亦可逐步治愈。[李志武，马海龙. 李乃庚教授治疗小儿疳证经验介绍. 中医药导报，2018，24（17）：129-130.]

3. 彭玉

彭玉教授将小儿疳证分为脾胃虚弱证、胃强脾弱证、脾虚肝旺证、脾肾不足证、阴虚内热证等五类，认为凡夹实证者，宜先治实，后补虚；虚实夹杂者，宜分辨虚实孰轻孰重，再决定补虚祛邪孰多孰少，并自拟运脾益肾方补运兼施。[江雪，刘启艳等. 彭玉教授运用运脾益肾法辨治小儿疳证经验举隅. 中医儿科杂志，2020，16（2）：37-39.]

五、预后转归

本病经恰当治疗，绝大多数患儿均可治愈，仅少数重症或有严重兼症者，预后较差。

六、预防调护

（一）预防

1. 合理喂养

提倡母乳喂养，及时添加辅食；注意改善饮食结构，注意补充含铁、叶酸、维生素 B_{12} 及各种营养丰富的食物，保证有足够的动物性食物和豆类食品，实现营养素的平衡摄入。

2. 培养良好的饮食习惯

纠正挑食、偏食、吃零食过多等不良习惯，定时、定量进餐。

3. 注意体重变化

发现小儿体重不增或减轻时，尽快查明原因，及时治疗；学校体检化验中贫血及营养不良的学生，应通知家长对患病学生进行治疗。

4.定期测量

定期测量患儿体重、身高等，以了解疾病变化。

（二）调护

1.营养性贫血以小细胞低色素性贫血最为常见。贫血与缺乏铁、叶酸、维生素 B_{12}、蛋白质等造血原料有关，可给予补充富含铁、叶酸、维生素 B_{12} 的物质。

2.微量元素缺乏性营养不良可有多种维生素、微量元素缺乏，尤以脂溶性维生素 A、D、锌、钙缺乏较常见。宜加强补充含以上微量元素和维生素较多的食物。

3.由于免疫功能低下，易患各种感染，形成恶性循环，故宜注意避免感染。

七、专方选要

丁书明等基于"肾生髓、髓生血"的中医理论，采用中药调养方治疗，效果显著。

组成：黄芪9g，当归6g，茯苓9g，熟地黄6g，山茱萸9g，何首乌6g，阿胶3g，神曲6g，苍术6g，陈皮6g，炙甘草3g，大枣5枚。

功效：健脾益肾，益精填髓。

主治：营养不良之贫血。

方解：方用黄芪、当归共为君药，功擅补气生血，使气血充盈。熟地黄为臣药，可益精填髓、滋阴养血。佐以茯苓健脾渗湿、养心安神，山茱萸补益肝肾、涩精固脱，何首乌补肝肾、益精血，阿胶滋阴补虚、润燥养血，神曲理气化湿、健脾和中，苍术健脾渗湿、升发胃气，陈皮理气健脾、燥湿化痰，还可解熟地黄、阿胶滋腻之性，大枣补中益气、养血生津。炙甘草为使，调和全方。诸药合用，共奏健脾益肾、益精填髓之功效。［丁书明，李果，齐旭萍等. 基于"肾生髓、髓生血"的中医理论预防儿童营养不良所致贫血的效果. 中华中医药学刊，2020，38（4）：117–119.］

八、研究进展

郭春华等应用针刺四缝穴联合王氏保赤丸治疗小儿疳证，治疗组予口服王氏保赤丸及针刺四缝穴治疗。6个月以内婴儿每次服5丸，6个月~2周岁小儿每超过1个月加1丸，2~7周岁每超半岁加5丸，每日1次。每3天针刺四缝穴1次，用一次性采血针对准穴位快速刺进1~2mm，挤出淡黄白色积液，直至挤不出黄白色积液。对照组单口服王氏保赤丸。两组均治疗1个月。研究表明：针刺四缝穴联合王氏保赤丸治疗小儿疳证临床疗效明显优于单独应用王氏保赤丸。

主要参考文献

［1］王卫平. 儿科学（第九版）［M］. 北京：人民卫生出版社，2019：64-67.

［2］丁心悦，杨振宇，赵丽云. 膳食模式与中国2~5岁儿童营养不良关系［J］. 中国公共卫生，2021，37（5）：865-870.

［3］郭春华，张学青，屈乐，等. 针刺四缝穴联合王氏保赤丸治疗小儿疳证的临床观察［J］. 针刺研究，2019，44（6）：451-453.

［4］李敬敬，骆杰伟. 基于黄元御"培中气、重升降"思想探讨小儿疳证诊治［J］. 中华中医药杂志，2018，33（8）：3436-3437.

第二节 单纯性肥胖

儿童单纯性肥胖（obesity）是由多因素引起的能量摄入超过人体消耗，导致体内脂肪过度积聚、体重超过参考值范围的一种营养障碍性疾病。目前，不仅发达国家及大城市儿童肥胖发病率持续上升，一些发展中国家，包括我国及农村儿童超重和肥胖发生率也有增加趋势，在我国部分城市，学龄期儿童超重和肥胖已高达10%以上。

一、病因病机

（一）西医学研究

这类患者全身脂肪分布比较均匀，没有内分泌紊乱现象，也无代谢障碍性疾病，但其往往有家族史，主要由遗传因素及营养过剩所引起。具体病因如下：

1. 遗传因素

单纯性肥胖的发病有一定的遗传影响。父母一方肥胖时，子代发生肥胖的概率比正常儿童高 2~3 倍，父母均肥胖则子代发生概率可增至 15 倍。

2. 社会和环境因素

饮食结构不科学，高脂、高糖、肉类食物及快餐食物摄入超过机体代谢需要，多余的能量转化为脂肪贮存，导致肥胖。学习压力大、活动时间少则为另一主要影响因素，体育活动缺乏使能量消耗减少，导致肌肉组织中糖耐量下降，加速肥胖发生。

3. 高胰岛素血症

近年来高胰岛素血症在肥胖发病中的影响引发关注，研究发现，肥胖常与高胰岛素血症并存，一般认为系高胰岛素血症引起肥胖，高胰岛素血症性肥胖者的胰岛素释放量约为正常人的 3 倍。此外，胰岛素有显著的促进脂肪蓄积作用，在一定意义上可作为肥胖的监测因子，胰岛素促进体脂增加是通过以下环节起作用的：①促进葡萄糖进入细胞内，进而合成中性脂肪。②抑制脂肪细胞中的脂肪动用。过度摄食和高胰岛素血症并存常常是肥胖发生和维持的重要因素。

4. 褐色脂肪组织异常

褐色脂肪组织是近几年来才被发现的一种脂肪组织，与主要分布于皮下及内脏周围的白色脂肪组织相对应，褐色脂肪组织分布范围有限，仅分布于肩胛间、颈背部、腋窝部、纵隔及肾周围，其组织外观呈浅褐色，细胞体积变化相对较小。和白色脂肪组织不同，褐色脂肪组织在功能上是一种产热器官，即当机体摄食或受寒冷刺激时，褐色脂肪细胞内脂肪燃烧，从而决定机体的能量代谢水平，以上两种情况分别称之为摄食诱导产热和寒冷诱导产热。褐色脂肪组织这一产热组织直接参与体内热量的总调节，将体内多余热量向体外散发，使机体能量代谢趋于平衡。

5. 其他

激素是调节脂肪代谢的重要因素，尤其是甘油三酯的合成和动员分解，均由激素通过对酶的调节而决定其增减动向，其中胰岛素及前列腺素 E_1 是促进脂肪合成及抑制分解的主要激素；邻苯二酚胺类、胰高血糖素、促肾上腺皮质激素（ACTH）、促黑激素（MSH）、促甲状腺激素（TSH）、生长激素（GH）、抗利尿激素（ADH）及糖类肾上腺皮质激素，为促进脂肪分解而抑制合成的激素，如前者分泌过多，后者分泌减少，可引起脂肪合成增多，超过分解水平而发生肥胖，此组内分泌因素与继发性肥胖症的关系更为密切。

（二）中医学认识

中医文献无"单纯性肥胖""肥胖症"之名。《灵枢·卫气失常第五十九》："人有脂，有膏，有肉。"这里的脂膏则指肥胖，并认为脂质来源于津液。清代《黄帝内经素问灵枢集注》说："中焦之气，蒸津液，化其精微……溢于外则皮肉膏肥，余于内则膏肓丰满。"指出肥胖症的发生与食物摄入过量有关。中医认为，小儿肥胖症的发生无论是什么原因，均以痰湿、脂膏积于体内为主要病因。先天禀赋不足，脾肾两虚，或肥甘伤脾，或外湿入里内蕴，均使痰湿内生。脾喜燥恶湿，痰湿困阻中焦，运化失司，壅于肌肤则生肥胖。湿痰日久入络，使血行涩滞，气滞血瘀，脂质转化失常，变症丛生。

肥胖症小儿的体质特点为"肥人形盛气衰""肥人气虚有痰"，病机属本虚标实，小儿脾常不足，肾常虚，多食肥甘，少动，致使精微不归常化，若水湿内停，聚湿生痰，痰从脂化，酿成脂膏积于体内则为肥胖虚浮之标实证；若脾肾气虚，常感疲乏无力，肢体困倦，腹满气短，则为本虚证。

二、临床诊断

（一）辨病诊断

1.临床表现

（1）有食物摄入量过多史。人工喂养过量、过早，及添加淀粉食物是婴儿肥胖的促进因素。主食及肉食过高，活动少，喜甜食及油脂类食品，多见于年长儿及青少年。

（2）四肢肥胖，以上臂及股部明显，并在腹部、乳部、肩部脂肪积聚，体重超过标准体重20%者为轻度肥胖，超过30%~50%者为中度肥胖，超过50%者为重度肥胖，超过正常10%~20%为超重。

（3）年龄≥2岁的儿童使用体质指数（BMI）来诊断，BMI＝体重（kg）÷身高（m²）。年龄2~5岁参考《中国2~5岁儿童超重和肥胖的BMI参考界值点》，年龄6~18岁参考《中国6~18岁儿童筛查超重与肥胖的性别年龄BMI参考界值点》，18岁及以上者≥24kg/m²为超重，≥28kg/m²为肥胖。

（4）肥胖儿身高增长一般较非肥胖儿稍快，骨龄正常或超过实际年龄，性成熟正常或提前。年长儿易患股骨头滑脱和Blunt病。严重肥胖儿还可有睡眠窒息，白天发困，甚至心衰。

2.相关检查

肥胖儿童应常规测量身高、体重、腰围、腹围、血压，检查糖耐量、血糖、血脂、血胰岛素等指标；检查可发现血糖耐量常降低，血糖倾向增高，血总胆固醇、甘油三酯及游离脂肪酸均常增高，血胰岛素基础水平高于正常。严重肥胖症患儿肝脏超声检查可发现脂肪肝。

（二）辨证诊断

1.脾虚湿阻证

临床证候：虚胖浮肿，疲乏无力，肢体困重，尿少，纳差，腹满，舌质淡红，苔薄，脉沉缓。

证候分析：小儿脾常不足，若饮食不节，嗜食肥甘厚味，损伤脾气，致脾虚，则疲乏无力；脾虚失运，痰湿内生，困阻四肢，则虚胖浮肿、肢体困重；脾失健运，则纳差、腹满；舌质淡红、苔薄、脉沉缓均为脾虚湿阻之征象。

2.胃热湿阻证

临床证候：肥胖臃肿，头涨眩晕，消谷善饥，肢重困楚，怠惰懒动，口渴喜饮，舌红苔腻微黄，脉滑小数。

证候分析：小儿脾虚运化无力，痰湿阻滞则见形体臃肿、肢困怠惰；痰湿上蒙清窍，则见头涨眩晕；痰湿内蕴日久化热，胃中积热不化，则消谷善饥、口渴喜饮；舌红、苔腻微黄、脉滑小数为胃热湿阻之征象。

3.脾肾两虚证

临床证候：肥胖虚浮，疲乏无力，腰酸腿软，畏寒肢冷，舌淡红，苔白，脉沉缓无力。

证候分析：先天禀赋不足，脾肾虚弱，水湿不运，聚湿成痰，壅滞体内，发生肥胖。脾虚则肥胖虚浮、疲乏无力；肾虚则腰酸腿软、畏寒肢冷、夜尿多；舌淡红、苔白、脉沉缓无力为脾肾两虚之征象。

4.肝郁气滞证

临床证候：肥胖，胁肋胀满，胃脘痞

满，月经不调，失眠多梦，烦躁易怒或精神抑郁，大便不调，舌淡红或偏红，苔薄白或白腻，脉弦细。

证候分析：肝主疏泄，肝疏泄失职，则胁肋胀满，胃脘痞满，月经不调；肝郁化火，则失眠多梦，烦躁易怒；舌淡红或偏红、苔薄白或白腻、脉弦细为肝郁气滞之征象。

三、鉴别诊断

（一）西医鉴别诊断

1. 间脑性肥胖

间脑性肥胖为间脑器质性病变的结果，病因可为脑炎、结核性脑炎、脑积水、脑肿瘤等，病变侵犯和压迫下丘脑而引起食欲亢进或糖代谢障碍，亦可造成肥胖，食欲波动，睡眠节律反常，体温、血压、脉搏易变，应结合 X 线颅骨片、脑电图 CT 及下丘脑—垂体功能检查确定病变在下丘脑或垂体。

2. 库欣综合征

库欣综合征因肾上腺皮质功能亢进，产生过量皮质醇所引起，脂肪呈向心性分布，特征性的表现为满月脸、水牛背、鲤鱼嘴、皮下紫纹增多，青春期前及进入青春期后患儿面部、背部可长粉刺、痤疮，并有毛发增多等表现。结合彩超、CT、MRI 及血清 ACTH 等实验室指标，诊断并不困难。

（二）中医学鉴别诊断

水肿

水肿严重时，体重亦增加，也可出现肥胖的伴随症状，水肿以颜面四肢浮肿为主，严重者可有腹部胀满、全身皆肿、小便不利等症，多见于肾脏疾病；肥胖多为单纯性肥胖，多无小便不利、尿异常等临床表现，易于鉴别。

四、临床治疗

（一）提高临床疗效的要素

1. 辨证分型，痰湿论治

小儿单纯性肥胖症常见证型有脾虚湿阻、胃热湿阻、脾肾两虚、肝郁气滞，但临床中切忌拘泥于以上证型。因肥人多痰，肥人多湿，病久易郁而化热，久病成瘀、入络，故治疗痰湿的同时，常须兼顾他证。

2. 补虚泻实，标本兼治

肥胖重症者体重超过标准的 50%，且伴有明显脾胃肝肾失调。气虚痰湿阻滞，日久入络，阻滞经脉，脂膏转化失常，损伤五脏，变症丛生，故治疗肥胖症，多虚实兼顾，治宜在祛湿化痰、活血化瘀等去除实邪的同时，兼顾补益正气，或滋阴养血，或益气健脾，标本兼治。

3. 中西结合，提高疗效

治疗单纯性肥胖，采用西医西药治疗的同时，以中医理论为指导，采用中药内服、穴位贴敷、针灸治疗、埋线等多种手段可提高临床疗效。

4. 药食运动，多管齐下

肥胖病因，既有嗜食肥甘、饮食不当，又有好逸少动等。因此，治疗该病，采用药物治疗的同时，还需要合理控制饮食，适当运动。

（二）辨病治疗

肥胖症的治疗原则是减少产热能性食物的摄入和增加机体对热能的消耗，使体脂减少并接近其理想状态，同时又不影响儿童身体健康及生长发育。饮食疗法和运动疗法是两项最主要的措施，鼓励儿童坚持控制饮食及加强运动锻炼，增强减肥的信心。一般不主张用药。

（三）辨证治疗

1.辨证施治

（1）脾虚湿阻证

治法：健脾益气，化湿消肿

方药：平胃散加减。

组成：苍术、川朴、陈皮、干姜、炙甘草、白术、茯苓、山楂。

加减：若气短乏力、气虚甚者，加黄芪、党参；若腹满明显者，可加槟榔、木香、香附；若湿重者，可加车前子、薏苡仁。

（2）胃热湿阻证

治法：清胃泻热，除湿消肿。

方药：泻黄散加味。

组成：防风、藿香、栀子、石膏（先煎）、薏苡仁、泽泻、荷叶（后下）、夏枯草（后下）、厚朴。

加减：便秘者，加决明子；口渴多饮者，加麦冬、天花粉、石斛、黄连；若湿重者，可加车前子、薏苡仁、滑石。

（3）脾肾两虚证

治法：补脾固肾，温阳化湿。

方药：六君子汤合五子衍宗丸。

组成：陈皮、半夏、茯苓、党参、炙甘草、白术、菟丝子、覆盆子、车前子（包煎）、仙茅。

加减：兼有形寒肢冷者，加肉桂（冲服）、制附片（先煎）；腰膝酸软甚者，加杜仲、牛膝、女贞子；肥胖浮肿较重且气短甚者，加黄芪。

（4）肝郁气滞证

治法：疏肝解郁，理气化瘀。

方药：大柴胡汤加减。

组成：柴胡、白芍、黄芩、半夏、枳实、大黄、甘草。

加减：若气郁重者，加香附、郁金、川芎；腹胀重者，加茯苓；月经错后或闭经者，加桃仁、川芎、乳香；若失眠多梦

重者，加白薇、夜交藤。

2.外治疗法

（1）体针

脾虚湿阻证：取内关、水分、天枢、关元、丰隆、三阴交、列缺穴。针刺得气后，行补法，中等刺激，或留针10分钟。隔日1次，共治疗12周。

胃热湿阻证：取曲池、支沟、四满、三阴交、内庭、腹结穴。针刺得气后，行泻法，中等刺激，或留针10分钟。隔日1次，共治疗12周。

脾肾两虚证：取内关、足三里、天枢、曲池、丰隆、梁丘、支沟穴。可以取四穴，快速进针，捻转提插，得气后，用平补平泻手法，中等刺激，或留针10分钟，用补法。隔日1次，共治疗12周。

（2）耳穴埋针　取口、脾、肺、心、神门、内分泌穴。备用耳迷根、交感、大肠穴。耳郭按常规消毒，以小号止血钳夹持撳针准确刺入耳穴，用小方形胶布固定，每次1侧，左右交替，3~4天换针1次，10次1个疗程。

（3）耳穴压丸　取脾、肺穴。备用神门、交感穴。耳穴按常规消毒，王不留行籽高压灭菌，阴干，用胶布贴压在所选耳穴上，并予以按压，嘱其家长于每餐饭前代为按压，按压穴位5分钟，按压时局部以有痛感为佳。每7天更换1次，4次为1个疗程。

（4）隔姜灸　取阳池、三焦俞穴。备用地机、命门、三阴交、大椎穴。每次取两穴隔姜灸，艾炷高1cm，柱底直径0.8cm，鲜姜片厚2mm，待患儿感到施灸局部灼热难耐时，易炷再灸。每穴灸3~4次，每日1次，30天为1个疗程。

（5）皮肤针　取膀胱经背俞穴，中下腹两侧脾经、胃经、带脉的腹前部位。常规消毒，用七星针做轻度叩刺，在每条经脉区间往返叩打3遍，以局部出现红晕为

度。隔日 1 次，10 次为 1 个疗程。

（6）推拿疗法

循肺、胃、脾经走向推拿，点中府、云门、提胃、腹结、气海穴。再推拿膀胱经，点脾俞、胃俞、肾俞穴。

3. 成药应用

（1）防风通圣丸　1 次 3g，1 天 2 次，儿童酌减。具有解表通里，清热解毒的作用。用于胃热湿阻证型，症见肥胖、消谷善饥、怠惰懒动、口渴喜饮、大便秘结、小便短赤者。

（2）六君子丸　1 次 9g，1 天 2 次，儿童酌减。具有健脾止泻的作用，用于脾虚湿阻和脾肾两虚证型，症见虚胖浮肿、疲乏无力、肢体困重，或者腰酸腿软、畏寒肢冷者。

4. 单方验方

荷叶、大黄、丁香单味中药均有减肥功效。［丁晓媛，王梦然，姜丽，等. 儿童肥胖症中医治疗进展. 吉林中医药，2019，39（4）：545-547.］

（四）其他疗法

1. 推拿、耳穴按压联合五行音乐治疗

（1）推拿　①推脊 5~7 遍，揉按两侧肾俞、脾俞各 50 次；②顺时针方向摩腹 100 次，后用两手拇指自患儿剑突处沿两肋下分推 50 次；③推按后承山 100 次。

（2）耳穴按压　取单侧耳穴，胃热湿阻型选择饥点、大肠、小肠、胃、心、交感穴；肝郁气滞型选择口、肝、胆、神门、皮质下、内分泌穴；脾虚湿阻型选择脾、饥点、胃、膀胱、肾、三焦、肺、皮质下穴，每次取穴 4~5 个，每天按压 3~5 次，每次约 5 分钟，3 天更换 1 次，双侧耳穴交替使用。

（3）五行音乐　在推拿治疗过程中循环播放《秋湖月夜》《鸟投林》《闲居吟》《马兰开花》《草木青青》《绿叶迎风》《步步高》

《行街》等曲目。［刘丽晓，潘汉匀，廖炀等. 中医推拿、耳穴按压合五行音乐治疗儿童单纯性肥胖 61 例总结. 湖南中医杂志，2020，36（4）：8-10.］

2. "3＋2" 减重方案

有效控制 7~8 岁肥胖儿童体重增长。"3"是指饮食干预、运动干预和辅助性药物，"2"是指行为心理干预和监测随访。前三项中饮食和运动是减重的核心，辅助性药物主要针对并发症、纠正代谢异常，这是控制体重增长、纠正体内异常代谢的关键，后两项是保证减重过程顺利进行的关键。［王小丽，肖延风，尹春燕，等. 儿童单纯性肥胖症 3＋2 减重方案疗效及影响疗效的相关因素分析. 中国儿童保健杂志，2017，25（1）：11-13.］

（五）医家诊疗经验

魏华

肥胖主要病因病机为先天禀赋不足，加之后天饮食起居失宜所致，属本虚标实，治疗当以脾虚痰湿立论，主张以益气健脾、化痰祛湿为主，兼以疏肝行气、清热化痰、活血化瘀。他坚持整体观念、辨证论治原则，自拟清脂方（鸡内金 15g，炒山楂 15g，黄连 10g，丹参 15g，薏苡仁 30g，荷叶 10g，枳壳 15g，茯苓 15g，苍术 15g，甘草 5g）治疗肥胖症，取得良好临床疗效。［梁烨朗，魏华. 魏华治疗肥胖经验. 长春中医药大学学报，2019，35（2）：242-245.］

五、预后转归

肥胖不仅影响儿童健康，且与成年期代谢综合征发生密切相关，已成为当今大部分公共健康问题的根源。本病预后较好，大部分患儿经过正规治疗均可恢复正常。

六、预防调护

1. 预防

（1）防止小儿肥胖症，母亲是关键人物。母亲怀孕前便应培养良好膳食习惯，以减少肥胖儿的出生。

（2）鼓励母乳喂养，防止过早采用淀粉食物喂养婴儿，儿童平衡膳食，定期监测生长发育状况，发现问题及时纠正。

（3）鼓励小儿多运动。

2. 调护

（1）不要经常指责患儿进食习惯，以免发生对抗心理。

（2）饮食以低脂、低糖、低热量食物为主，多食蔬菜，适量增加麦麸等粗纤维食物，多用素油，少吃动物脂肪，限制零食、干果摄入。

（3）对严重肥胖而并发气促、低氧血症者，应注意给予及时处理。

七、专方选要

加味温胆汤处方

组成：茯苓15g，泽泻10g，竹茹10g，半夏10g，甘草6g，远志10g，石菖蒲10g，陈皮10g，生姜5片，大枣3g。

功效：健脾利水，化痰降浊。

主治：单纯性肥胖症属脾虚湿阻者，症见肢体困重、脘腹胀满、乏力、胸闷、呼吸短促。

方解：茯苓具有宁心健脾、利水渗湿功效，泽泻可泄热、利水，竹茹能止吐、化痰、清热，半夏可消痞肿、化痰祛湿，远志可消肿、安神，石菖蒲能开胃化湿、醒神益智，陈皮可化痰、祛湿，生姜具有止呕、发散功效，大枣可安神益气、缓和药性，甘草对诸药有调和作用。诸药合用，有健脾利水、化痰降浊之效。

加减：针对水肿者加用冬瓜皮30g，猪苓10g；纳差者加用白术10g，党参10g。

[杨凡，缪华，黄荣. 加味温胆汤治疗小儿单纯性肥胖的脂代谢、体质量的改善研究. 湖南中医药大学学报，2018，38（4）：470-474.]

八、研究进展

中医药辨证治疗单纯性肥胖尚无统一的标准，目前多将单纯性肥胖辨证为脾虚湿阻、胃肠实热、脾肾阳虚、痰瘀互结等。历来医家治疗多从健脾祛湿、温补脾肾、清热解毒、化痰祛瘀等方法入手。近年来有大量研究表明，多种中药有减肥降脂的作用，曾有研究采用复杂网络技术分析单纯性肥胖的中药用药规律，结果显示茯苓、白术、泽泻、黄芪、陈皮、大黄等是治疗单纯性肥胖的常用核心中药，均有调理胃肠、改善脂代谢等药理作用。近年来，全球儿童的超重率与肥胖率均呈明显上升趋势，运用中药复方辨证论治、中医外治法等治疗儿童肥胖症疗效佳，不良反应小，依从性好，值得临床推广。

主要参考文献

[1] 刘俊闪，崔宁华. 单纯性肥胖儿童血糖、血脂及内分泌激素水平分析［J］. 中国卫生工程学，2020，19（3）：438-439.

[2] Kumar S, Kelly AS. Review of childhood obesity: from epidemiology, etiology, and comorbidities to clinical assessment and treatment［J］. Mayo Clin Proc, 2017, 92（2）：251-256.

[3] 郭敬民，林华川，欧萍，等. 福州市学龄前儿童单纯性肥胖患病率调查及高危因素分析［J］. 中国当代儿科杂志，2018，20（11）：934-938.

[4] 林潼，刘敏. 中医药治疗单纯性肥胖的研究［J］. 中国中医基础医学杂志，2021，27（6）：1036-1040.

[5] 王允娜, 牛崇信, 邱连利. 针灸治疗脾虚湿阻型单纯性肥胖研究进展 [J]. 西部中医药, 2018, 31 (12): 154-157.

[6] 吕瑞利, 卢小蕴. 儿童单纯性肥胖与血脂、血糖及内分泌激素水平的相关性分析 [J]. 中国妇幼保健, 2018, 33 (2): 347-349.

[7] 王会角, 庞随军, 高永伟. 单纯性肥胖儿童内分泌激素的变化 [J]. 医学理论与实践, 2020, 33 (7): 1073-1075.

[8] 孙健. 儿童肥胖症中医治疗进展 [J]. 内蒙古中医药, 2020, 39 (2): 154-156.

[9] 鞠丽, 孙轶秋. 中医在儿童肥胖关键期的防控策略 [J]. 中医学报, 2020, 35 (12): 2561-2564.

[10] 金熠婷, 周仲瑜. 基于复杂网络技术分析中药治疗单纯性肥胖核心处方 [J]. 辽宁中医杂志, 2019, 46 (10): 2146-2150.

第三节　维生素 D 缺乏性佝偻病

维生素 D 缺乏性佝偻病是由于体内缺乏维生素 D, 致使钙磷代谢紊乱而产生的一种以骨骼病变为主的慢性营养缺乏病。

一、病因病机

(一) 西医学认识

1. 维生素 D 摄入不足和日光照射不足

人体维生素 D 的来源有二: 一是内源性。由日光中的紫外线直接照射人体的表皮和真皮内储存的维生素 D_3, 经光化学作用转化为前维生素 D_3, 再经皮肤温热作用转化为维生素 D。二是外源性。通过膳食或药物获得。动物性食品是天然维生素 D 的主要来源, 海水鱼如鲱鱼、沙丁鱼, 动物肝脏, 鱼肝油等都是维生素 D 的良好来源。从鸡蛋、牛肉、黄油和植物油中也可获得少量的维生素 D, 而植物性食物中含维生素 D 较少, 每日天然食物中所含维生素 D 常不能满足人体需要 (400IU=10μg, 不分年龄), 主要靠日光照射, 而人们日常住在高楼林立的地区、生活在室内、使用人工合成的太阳屏阻碍紫外线, 以及所穿的衣服等都影响皮肤生物合成足够量的维生素 D。对于婴儿及儿童来说, 日光浴是使机体合成维生素 D_3 的重要途径。

2. 先天性维生素 D 储备不足及生长过速

婴儿生长过速, 需要量增加, 母体孕期维生素 D 缺乏致胎儿储备不足。如北方冬、春季所生小儿尤以早产儿易患佝偻病; 青春期生长加速, 若日照少, 可有晚发性佝偻病。

3. 胃肠道或肝、肾疾病

维生素 D 为脂溶性, 如慢性腹泻、肝胆、胰腺疾病脂肪吸收不良会影响维生素 D 的吸收; 肝、肾功能不良时, 维生素 D 的代谢发生障碍, 活性代谢产物生成减少, 可致程度不等的佝偻病, 严重者可致骨骼畸形。

4. 钙摄入不足或钙、磷比例不当

食物中钙含量不足以及钙、磷比例不当均可影响钙、磷的吸收。人乳中钙、磷含量虽低, 但比例 (2 : 1) 适宜, 容易被吸收, 而牛乳钙、磷含量较高, 但钙磷比例 (1.2 : 1) 不当, 钙的吸收率较低。

5. 药物影响

如癫痫患儿长期使用苯妥英钠、苯巴比妥钠等药物, 可加速维生素 D 的分解和代谢而引起佝偻病。

(二) 中医学认识

本病属于中医学"五迟""夜惊""汗证""鸡胸""龟背"等病证范畴。《诸病源候论》一书中, 已提出了"背偻""多汗""齿迟""发稀"等与本病相似的证候, 并提出了"数见风日"的预防措施。《小儿药证直诀》中已有本病胸骨与脊柱畸形的证候记载，称"龟胸""龟背"。中医认为本病的发病原因有先天禀赋不足、胎元失养；后天养护失宜、日照不足、喂养不当、他病久病损伤脾胃等。病变部位主要在脾、肾，常累及心、肺、肝三脏。脾肾不足、精血亏虚，骨脉失养为发病关键。

1. 先天禀赋不足

胎儿的成长全赖孕母气血濡养，怀孕期间孕妇的饮食起居、精神调摄，无不影响胎儿的营养供给与发育。孕妇起居失宜，营养失调，或疾病影响，都可致胎禀不足，肾气亏虚，骨脉失养而发病。

2. 后天养护失宜

小儿生机蓬勃，生长迅速。若养护不当，乳食失调（母乳缺乏，人工喂养），或未及时添加辅食，或食品的质和量不能满足小儿生长发育的需要，致使气血生化乏源，脏腑骨脉失养则发本病。

3. 久病损脾伤正

小儿脏腑娇嫩，形气未充，御邪力差。若久病吐泻、反复外感，损伤肺、脾，致气血生化不足，水谷精微不布，脏腑骨脉失养则发为本病。

总之，本病的发生既有先天因素，也有后天因素，二者常同时存在，相互影响，终致脏腑虚损，气血耗伤，筋骨肌肉失其濡养而发病。病初以肺脾气虚为主，常兼心血不足、心神不宁证候；继而脾虚及肝，筋失所养，肝木亢旺；病久则肾虚髓亏，骨气不充，骨质疏松，成骨迟缓，甚至骨骼畸形。

二、临床诊断

（一）辨病诊断

1. 临床表现

维生素D缺乏性佝偻病临床主要表现为骨骼的改变、肌肉的松弛，以及非特异性的精神、神经症状。重症佝偻病患者可

影响消化系统、呼吸系统、循环系统及免疫系统，同时对小儿的智力发育也有影响。在临床上分为初期、激期、恢复期和后遗症期。初期、激期和恢复期，统称为活动期。

（1）初期　多数从3个月左右开始发病，此期以精神神经症状为主，患儿有夜啼、多汗、枕秃、易激惹、囟门迟闭、牙齿迟出等现象，血生化轻度改变或正常，常见血钙、磷正常或略降，碱性磷酸酶正常或稍高，血25-（OH）-D水平降低。X线片示长骨干骺端无异常或临时钙化带模糊变薄，干骺端稍增宽。

（2）激期　在精神神经症状的基础上，出现骨骼改变和运动功能发育迟缓。颅骨软化可持续至1周岁，前囟大及闭合延迟，严重者18个月时前囟尚未闭合，并出现肋骨串珠、四肢手镯样改变等；方颅形成，并可有其他骨骼改变，如胸骨中部向前突出形似"鸡胸"，或下陷成"漏斗胸"，胸廓下缘向外翻起为"肋缘外翻"；脊柱后突、侧突；会站走的小儿两腿会形成向内或向外弯曲畸形，即"O"型或"X"型腿；患儿的肌肉韧带松弛无力，因腹部肌肉软弱而使腹部膨大，平卧时呈"蛙状腹"；因四肢肌肉无力学会坐站走的年龄都较晚，两腿无力容易摔跤；出牙较迟，牙齿不整齐，容易发生龋齿；大脑皮质功能异常，条件反射形成缓慢，患儿表情淡漠，语言发育迟缓等。重症佝偻病患儿常伴营养不良及贫血。血生化示血钙正常或降低，血磷明显降低，碱性磷酸酶明显升高，血25-（OH）-D水平显著降低。X线片示长骨干骺端增宽，临时钙化带消失，出现毛刷状特征，骨皮质变薄、骨质疏松、骨密度降低。

（3）恢复期　经过一定的治疗后，各种临床表现均消失，肌张力恢复，血液生化改变逐渐恢复正常，X线片可见新的先期

钙化带出现，并表现干骺端有厚的骨化带。骨改变也随生长发育逐渐恢复。

（4）后遗症期　多见于3岁以后小儿，血生化及骨X线片皆恢复正常，只遗留不同程度的骨骼畸形。

2. 相关检查

（1）血清钙、磷、碱性磷酸酶　是诊断维生素D缺乏性佝偻病最常用的指标，在基层广泛开展，注意佝偻病时血清钙只在早期一过性降低，其他各期均为正常；而血磷降低和碱性磷酸酶增加可以辅助诊断。

（2）骨骼X线片　诊断维生素D缺乏性佝偻病的金标准，在骨矿含量丢失过多时产生变化，各期表现均不相同。

（3）血25-（OH）-D检查　血清25-（OH）-D水平在初期即有降低。通常认为，血清25-（OH）-D水平低于30nmol/L（12ng/ml）为维生素D缺乏；血清25-（OH）-D水平在30~50nmol/L（12~20ng/ml）为维生素D不足；血清25-（OH）-D水平处于50~250nmol/L（20~100ng/ml）为维生素D充足；大于250nmol/L（100ng/ml）为维生素D中毒。

（4）骨密度检查　本病患儿骨密度较正常儿童低，可为婴幼儿维生素D缺乏性佝偻病早期诊断的敏感指标。

（二）辨证诊断

本病总属虚证，以脏腑辨证为主，辨病情轻重及病变部位为辅。辨病位在脾，则肌肉松弛，形体虚胖，纳呆便稀；病在肾，则头颅骨软，头方囟大，齿生迟缓，鸡胸龟背，下肢弯曲，肋骨外翻；病在心，则精神烦躁，夜啼不安，语言迟钝；病在肺，则毛发稀软，面白多汗，容易感冒；病在肝，则坐迟立迟，行走无力，两目干涩，性情急躁，时有惊惕，甚至抽搐。本病初期多见肺脾两虚证候，激期以肝肾亏

虚症状为主。临床中若仅表现精神神经症状，骨骼病变轻微或无者，为轻症；若汗出较多，发黄稀少，筋肉痿软，骨骼改变明显，伴有运动障碍者，为重症。

1. 肺脾气虚证

临床证候：多汗易惊，发稀枕秃，肌肉松软，睡眠不安，囟门增大，易反复感冒，神疲乏力，面色少华，纳呆便溏，舌质淡，苔薄白，脉细无力。

证候分析：本证见于疾病初期，肺气虚则见多汗，易反复感冒；脾虚则见面色少华，肌肉松软，纳呆便溏。

2. 脾虚肝旺证

临床证候：头部多汗，发稀枕秃，囟门迟闭，出牙延迟，坐立、行走无力，夜啼不宁，易惊多惕，甚则抽搐，纳呆食少，舌质淡，苔薄白，脉细弦。

证候分析：脾虚则纳呆，肝旺则夜啼不宁，易惊多惕，甚则抽搐，舌质淡，苔薄白，脉细弦。

3. 肾精亏损证

临床证候：筋骨痿软，智识不聪，出牙、坐立、行走迟缓，头颅方大，鸡胸龟背，肋骨串珠，肋缘外翻，下肢弯曲，或见漏斗胸等，面白虚烦，形瘦神疲，舌淡，苔少，脉细无力。

证候分析：本证系晚期重症，已有明显骨骼改变，肾精亏损出现筋骨痿软，颅骨软化，囟门晚闭，出牙延迟等，舌淡，苔少，脉细无力。

三、鉴别诊断

（一）西医鉴别诊断

抗维生素D性佝偻病

低血磷性抗维生素D性佝偻病多为X连锁性遗传病，因肾小管重吸收磷障碍，血磷降低，血钙正常或偏低，常有明显下肢畸形。常规维生素D剂量治疗无效。低

血钙性抗维生素 D 性佝偻病为常染色体隐性遗传，因肾脏缺乏 1-α 羟化酶，不能合成 1，25-（OH）$_2$-D 所致。血钙低，血磷正常或偏低，可出现手足搐搦症、骨佝偻病改变，常规剂量维生素 D 治疗无效，必须加大剂量。

（二）中医鉴别诊断

1. 夜啼

指婴幼儿入夜啼哭不安，时哭时止，或入夜定时啼哭，甚则通宵达旦，白天能安静入睡的一种病症。维生素 D 缺乏性佝偻病患儿在疾病初期也表现为夜啼，但会有易惊多惕、枕秃、烦躁不安等表现，25-（OH）-D$_3$ 可下降。

2. 惊风

二者均可表现为抽搐，但惊风以神志不清、全身或局部肌肉抽搐为主要临床表现。查脑脊液、辅助检查血清钙及 25-（OH）-D$_3$ 可鉴别。

四、临床治疗

（一）提高临床疗效的要素

1. 预防为主，防治结合

维生素 D 缺乏性佝偻病是容易预防，但又常被忽略而致的疾病，应做好健康宣教，使得人人养成适当日照、寒冷季节及快速生长时适量加服维生素 D 的好习惯。

2. 中医食疗，均衡营养

中医可以结合患儿体质及辨证论治选用药食同源的食物，循序渐进地喂养，可取得一定疗效。

（二）辨病治疗

分期治疗

（1）初期（轻度）　维生素 D 口服每日 1000~2000IU，1 个月后改为每日 400IU，新生儿或小婴儿有低钙症状（如惊厥）者，可静脉缓注或静点 10% 葡萄糖酸钙，并口服钙剂。

（2）激期（中、重度）　维生素 D 口服，中度每日 3000~4000IU；重度每日 5000~6000IU，如果合并自发性骨折或严重骨质疏松等病，可适当加大维生素 D 用量，每日不超过 1 万 IU，1 个月后改为每日 400IU。

（3）恢复期　同初期。

治疗 1 个月后复查血生化及腕骨 X 线片，如已痊愈，改为预防量；如已进入恢复期，按恢复期治疗 1 个月后复查。

治疗无效应考虑其他类型的佝偻病，并进一步检查。治疗过程中避免出现高钙血症、高钙尿症，避免服用维生素 D 过量。对各种原因不能坚持每日服药者，可用一次口服较大剂量维生素 D 的突击疗法；因肠胃、肝胆、胰腺等影响吸收者，可肌内注射。轻症每次予维生素 D$_3$ 10 万 ~15 万 IU，中、重度每次予维生素 D$_3$ 20 万 ~30 万 IU，只用 1 次，同时加钙剂，1 个月后复查，痊愈则改为预防量，恢复期同初期治疗。有严重骨骼畸形的后遗症患者，则需骨科矫形治疗。

（三）辨证治疗

1. 辨证施治

（1）肺脾气虚证

治法：健脾益气，补肺固表。

方药：人参五味子汤加减。

组成：人参、白术、茯苓、五味子、麦冬、炙甘草。

加减：苔腻形体虚胖者，白术易苍术以燥湿助运；盗汗自汗，加浮小麦、龙骨、牡蛎固涩敛汗；大便不实，加山药、扁豆、苍术益气健脾助运；夜寐不安者，加夜交藤、合欢皮养心安神；易反复感冒者，加黄芪、防风补气固表。

（2）脾虚肝旺证

治法：健脾助运，平肝息风。

方药：益脾镇惊散加减。

组成：人参、白术、茯苓、龙齿、朱砂、钩藤、炙甘草，灯心汤调下。

加减：体虚多汗者，加五味子、龙骨、牡蛎生津固涩止汗；夜啼不安者，加蝉蜕、竹叶清心降火；多惕易惊者，加珍珠母、僵蚕息风镇惊；反复抽搐者，加全蝎、蜈蚣息风止痉。

（3）肾精亏损证

治法：补肾填精，佐以健脾。

方药：补肾地黄丸加减。

组成：山药、山茱萸、熟地黄、鹿茸、川牛膝、丹皮、茯苓、泽泻。

加减：烦躁夜惊者，加茯神、酸枣仁养血安神；纳呆食少，加砂仁、焦山楂、鸡内金醒脾开胃，消食助运；面白唇淡者，加当归、白芍滋阴养血。

2. 外治疗法

（1）针刺治疗　针刺四缝穴，平补平泻，3~7天1次。

（2）推拿　①穴位点按：足三里、三阴交。②摩腹：以肚脐为圆心，肚脐至剑突距离的2/3为半径，此轨迹恰从肋缘下滑过，双掌重叠，顺时针组左手在下，逆时针组右手在下，要求紧贴皮肤，每分钟40圈，操作300圈，顺时针摩腹100圈，逆时针摩腹200圈，每例操作约8分钟，早晚各1次。③补脾土：以拇指指腹沿婴儿拇指桡侧缘至大鱼际近端，向上直推200次。④捏脊疗法：医者双手的中指、无名指、小指握成空拳状，食指半屈，拇指伸直并对准食指的前半段，双手手心相对朝上，从患儿尾椎下的长强穴开始，沿着督脉捏拿至大椎穴。如此循环，捏拿六遍。捏第五遍时，采用"重提"的手法，有针对性地刺激背部的脾俞、胃俞、大肠俞等腧穴。最后一遍捏拿结束后，揉按肾俞穴10次。6天为1个疗程。

（3）贴敷法　取穴：肺俞、大椎、脾俞、天枢、足三里、神阙等。药物：白芥子、延胡索、细辛、黄芪、白术、木香等研细末备用，贴敷时用姜汁调成膏状做成直径0.6cm的药饼。贴敷方法：取上述穴位3~5穴，常规消毒后，将药饼用胶布固定贴于指定穴位上，根据患儿耐受程度，每次贴15分钟~2小时，7天为1个疗程。并配合神阙穴艾灸，3次为1个疗程。贴敷后，局部皮肤出现灼热、红肿、奇痒、起泡等需及时取下。贴后禁食辛辣、生冷、肥甘厚味；戒食鱼虾等易致敏食物。禁吹空调、洗冷水浴等。

3. 成药应用

（1）玉屏风颗粒　每服2.5~5g，1日2~3次。具有益气固表止汗的作用，用于肺脾气虚证，症见自汗、体虚易感者。

（2）龙牡壮骨颗粒　2岁以下，1次1袋（3g），2~7岁，1次1.5袋，7岁以上1次2袋，1日3次。具有健脾和胃、强筋壮骨的功效，用于治疗和预防小儿佝偻病、软骨病，对小儿多汗、夜惊、消化不良、食欲不振、发育迟缓有治疗作用。

（3）六味地黄丸　每服3~6g，1日1~2次。具有滋阴补肾的作用，用于肾精亏损证，症见盗汗、小儿囟门不合、齿迟或牙齿动摇、发稀、龟背者。

4. 单方验方

（1）紫河车1具，煅牡蛎、黄芪各30g，蜈蚣10条，青盐10g。焙干研为细粉，分100小包。每次1包，温开水冲服，每日2次，连服1个月。用于脾虚肝旺证及脾肾亏损证。[马融. 中医儿科学. 中国中医药出版社，2016：580.]

（2）龟甲、鳖甲、鸡内金、鹿角胶、乌贼骨各等分，研为细末。每服1g，1日2次。用于肾精亏损证。

（四）医家诊疗经验

徐荣谦

肾为先天之本，脾为后天之本，基于小儿"脾常不足""肾常不足"的生理特点，认为此类小儿多为先天肾脏禀赋不足，加之后天脾脏虚弱，不能较好地发挥滋养先天的作用，致使脾肾两亏。脾肾不足、精血亏虚、骨脉失养为发病关键。因此，病位在脾、肾，常可累及心、肺、肝三脏。本病的治疗当宗"补后天以养先天"的治疗原则，脾气健旺、肾气充盈、精血丰沛、脏腑骨脉得养，则诸症可除。七味白术散乃助脾和胃、调中益气的良圣之药，可益气健脾以资气血生化之源，治疗本病效果良好。[史文丽. 徐荣谦教授运用七味白术散治疗小儿脾胃病经验总结. 现代中医临床. 2015，22（3）：46-48.]

五、预后转归

本病经适当治疗及日光照射后，患儿的临床症状和体征逐渐减轻或消失，重症佝偻病患儿残留不同程度的骨骼畸形。对于佝偻病患儿，应注意不要久坐、久站，防止发生骨骼变形；不系裤带，防止肋骨外翻，可帮助患儿做俯卧抬头动作，防止鸡胸形成。

六、预防调护

1. 增加户外活动

多晒太阳是预防维生素 D 缺乏性佝偻病的简便、有效措施。户外活动应考虑季节、地区及气候因素，按面部、手臂、腿部、臀部顺序逐渐增加皮肤接触阳光的面积。新生儿期应尽早开始户外活动，接触日光，由于紫外线不能穿透玻璃，因此应开窗晒太阳。6 个月之内的婴儿不要直接阳光照射，以免造成皮肤损伤，宜平均每天进行 1~2 小时的户外活动。

2. 均衡营养

新生儿期应提倡母乳喂养，母乳营养丰富，钙磷比例合理，易于促进钙的吸收。婴幼儿应及时添加辅食，辅食应营养均衡、种类多样。

3. 及时添加维生素 D 补充品

新生儿期到 1 岁左右的婴儿，无论以何种喂养方式，每天均需补充维生素 D 400IU，12 个月龄以上儿童需要每天补充维生素 D 至少 600IU，不同区域或不同季节可适当调整剂量。对于早产儿、低出生体重儿、双胞胎，考虑到从母亲获得的维生素 D 储备较少，补充维生素 D 的剂量为每天 200~800IU，根据新生儿体重调整剂量，一般不添加口服钙剂，但是如果有低钙抽搐病史或者饮食含钙量低者，可以适量添加钙剂。确保充足的维生素 D 摄入在青少年时期特别重要，根据日照时间，建议每天补充维生素 D 600~1000IU，对于依从性差者可间断给予，每月剂量保证相同。

主要参考文献

［1］方明月. 骨密度检测对婴幼儿佝偻病早期诊断的临床意义［J］. 基因组学与应用生物学，2020，39（4）：1911-1918.

［2］郑春玲. 中医食疗干预儿童保健对婴幼儿生长发育的影响分析［J］. 中国保健营养，2019，29（3）：363.

［3］王翔，赵咏芳，石印玉，等. 健脾方对去势大鼠维生素 D 代谢的影响［J］. 中国骨质疏松杂志，2007，（6）：429-432+413.

第七章　呼吸系统疾病

第一节　急性上呼吸道感染

急性上呼吸道感染（AURI），简称"上感"，是指鼻腔、咽或喉部急性炎症的总称，亦常用感冒、鼻炎、急性鼻咽炎、急性咽炎、急性扁桃体炎等名词诊断。

一、病因病机

（一）西医学认识

1.病因

各种病毒和细菌、非典型病原体等均可引起急性上呼吸道感染，其中90%以上为病毒感染。

（1）常见的病毒　鼻病毒、冠状病毒、流感病毒与副流感病毒、呼吸道合胞病毒、腺病毒等。

（2）常见的细菌　β溶血性链球菌、肺炎链球菌、流感杆菌等。值得注意的是，在病毒感染后，因呼吸道黏膜抵抗力下降，可继发细菌感染，从而形成混合感染的可能。

（3）常见的非典型病原体　肺炎支原体、肺炎衣原体等。

婴幼儿因上呼吸道的解剖和免疫特点，易患本病。儿童可因护理不当、气候改变、环境不良等因素，或免疫缺陷病、营养障碍性疾病（如维生素D缺乏性佝偻病、锌或铁缺乏症等），易致上呼吸道感染反复发生或使原有病程迁延。

2.发病机制

接触病原体后是否发病，取决于传播途径及人群易感性。天气突变、过度劳累等可降低呼吸道局部防御功能，使机体原存的病毒或细菌迅速繁殖，或密切接触其他患者，或呼吸含有病原体的空气等都可引起本病。老幼体弱，免疫功能低下或有慢性呼吸道疾病的人群更易发病。

（二）中医学认识

中医学认为本病属"感冒"的范畴。小儿感冒的发生，常因素体本虚，加之气候变化、寒热交替、调护失宜等诱因出现，致六淫邪气有可乘之机。其中风为百病之长，风可携寒、暑、湿、燥、时疫邪毒等共同致病，发为感冒。感冒的病位主要在肺卫，病机主要是肺卫失宣。临证可见如下几种情况：

1.感风寒

风寒之邪，外入皮毛，束于肌表，郁于腠理。寒主收引，可使肌肤郁闭，卫阳不宣，从而恶寒、发热、无汗；寒邪束肺，肺气失宣，则会鼻塞、流涕、咳嗽；寒邪郁于太阳经，经脉拘急收引，气血流通不畅，则致头痛、身痛、肢节酸痛等症。

2.感风热

风热之邪，由口鼻而入，侵犯肺卫，肺气失宣，卫气不畅，则致发热较甚、恶风汗出；上扰清窍则头痛；热邪客肺，则鼻塞、打喷嚏、流浊涕、咳嗽；咽喉为肺胃之门户，风热上乘，则致咽喉肿痛等症。小儿肌肤薄，藩篱疏，外感之后易于传变，如风寒外感，正邪相争，寒易化热，或表寒未解，里热已炽，形成寒热夹杂之象。

3.感暑湿

夏季暑湿当令，黏腻重浊，困郁脾胃，卫表失宣则无汗、发热重；脾气被遏，清阳不升，则头晕头痛；湿遏于肌表则身重困倦；湿困于中焦，阻碍气机，脾胃升降失司，则致胸闷、泛恶、食欲不振，甚至呕吐、泄泻。

4. 感时邪

外感时疫毒邪，侵犯肺胃二经。疫毒性烈，易于传变，故起病急，病情重；邪犯肺卫，郁于肌表，则初起发热、恶寒、肌肉酸痛；毒热上炎，则目赤咽红；邪毒犯脾，升降失司，则见恶心、呕吐、泄泻等症。

二、临床诊断

（一）辨病诊断

1. 临床表现

由于年龄、体质、病原体及病变部位的不同，呈现出的病情缓急、轻重程度也不同。婴幼儿症状较重，年长儿症状较轻。

（1）一般类型急性上呼吸道感染

症状：局部出现鼻塞、流涕、喷嚏、干咳、咽部不适等，多于3~4天内自然痊愈。全身出现发热、烦躁不安、头痛、乏力、全身不适等。有些患儿还会伴随食欲减退、呕吐、腹泻、腹痛等消化道症状。其中腹痛多为脐周阵发性疼痛，无压痛，可能为肠痉挛所致；若腹痛持续存在，多为并发急性肠系膜淋巴结炎。故婴幼儿起病特点为病势急，以全身症状为主，局部症状较轻，常有消化道症状。多有发热，体温可高达39~40℃，热程在2~3天至1周左右，起病1~2天内有因发热引起惊厥的风险。

体征：体格检查常见咽部充血、扁桃体肿大。也可见下颌、颈部淋巴结肿大。肺部听诊一般正常。肠道病毒感染者可见不同形态的皮疹。

（2）两种特殊类型的急性上呼吸道感染：

①疱疹性咽峡炎：感染柯萨奇病毒A组。好发于夏秋季，起病急骤，临床可见高热、咽痛、流涎、厌食、呕吐等。体格检查可发现咽部充血，于咽腭弓、软腭、腭垂的黏膜上可见多个2~4mm大小灰白色的疱疹，周围有红晕，1~2日后破溃形成小溃疡，疱疹也可发生于口腔的其他部位。病程为1周左右。

②咽结膜热：感染腺病毒3、7型。好发于春夏季，散发或局部小流行。本病以发热、咽炎、结膜炎为特征。临床表现为高热、咽痛、眼部刺痛，可伴消化道症状。查体见咽部充血，白色点块状分泌物，周边无红晕，易于剥离；一侧或双侧滤泡性眼结膜炎，可伴球结膜出血；颈及耳后淋巴结增大。病程为1~2周。

2. 相关检查

病毒感染者血常规白细胞计数正常或偏低，中性粒细胞减少，淋巴细胞计数相对增高。病毒分离和血清学检查可明确病原。免疫荧光、免疫酶及分子生物学技术可对病原做出早期诊断。

细菌感染者血常规白细胞可增高，中性粒细胞增高，在使用抗菌药物前行咽拭子培养可发现致病菌。C-反应蛋白（CRP）和降钙素原（PCT）有助于鉴别细菌感染。

（二）辨证诊断

1. 常证

（1）风寒感冒

临床证候：恶寒，发热，无汗，头痛，身痛，流清涕，打喷嚏，咳嗽，口不渴，咽无红肿及疼痛，舌淡红，苔薄白，脉浮紧，指纹浮红。

证候分析：风寒之邪，由皮毛而入，束于肌表，郁于腠理，卫阳不得宣发，导致恶寒、发热、无汗；寒邪束肺，肺气失宣，则致鼻塞、流涕、咳嗽；寒邪郁于太阳经脉，气血流通不畅，则致头痛、身痛、肢节酸痛等症。

（2）风热感冒

临床证候：发热重，恶风，有汗或少汗，头痛，鼻塞，流浊涕，喷嚏，咳嗽，痰稠色白或黄，咽红肿痛，口干渴，舌红，苔薄黄，脉浮数，指纹浮紫。

证候分析：风热侵犯肺卫，卫表失和则发热较重、恶风、微有汗出；肺气失宣则致鼻塞、流涕、喷嚏、咳嗽；上攻咽喉则咽喉肿痛；上扰清窍则致头痛。小儿发病容易，传变迅速，外感风寒，正邪相争，寒易化热，或表寒未解，里热已炽，可形成寒热夹杂之证。

（3）暑湿感冒

临床证候：发热，无汗或汗出热不解，头晕，头痛，鼻塞，身重困倦，胸闷，呕恶，口渴心烦，食欲不振，或有呕吐、泄泻，小便短黄，舌质红，苔黄腻，脉滑数，指纹紫滞。

证候分析：夏季暑湿当令，束表困脾，而致暑湿感冒。暑为阳邪，故多发热较重，或为壮热；暑多夹湿，黏腻重浊，缠绵难去，故常发热持续或热不为汗解；湿邪遏于肌表，故身重困倦；湿邪困于中焦，阻碍气机，脾胃升降失司，则胸闷、泛恶、食欲不振。舌质红、苔黄腻为暑湿之特征。偏暑热重者高热、头晕、头痛、口渴心烦、小便短黄；偏暑湿重者身热不扬、有汗或汗出热不解、身重困倦、食欲不振，或呕吐、泄泻。

（4）时行感冒

临床证候：起病急骤，高热，恶寒，无汗或汗出热不解，头痛，心烦，目赤咽红，肌肉酸痛，腹痛，或有恶心、呕吐，大便稀薄，舌质红，舌苔黄，脉数，指纹紫。

证候分析：外感时疫毒邪，犯于肺胃二经。疫毒性烈，易于传变，故起病急、病情重；邪犯肺卫，郁于肌表，则初起发热、恶寒、肌肉酸痛；毒热上炎，则目赤

咽红；邪毒犯脾，升降失司，则见恶心、呕吐、泄泻。

2. 兼证

（1）夹痰

临床证候：感冒兼见咳嗽较剧，痰多，喉间痰鸣。

证候分析：风寒束肺，肺失宣肃，津液失布则痰白清稀；外感风热，灼津为痰，故痰稠色白或黄。

（2）夹滞

临床证候：感冒兼见脘腹胀满，不思饮食，呕吐酸腐，口气秽浊，大便酸臭，或腹痛泄泻，或大便秘结，小便短黄，舌苔厚腻，脉滑，指纹紫滞。

证候分析：食滞中焦则脘腹胀满、不思饮食、呕吐或泄泻；食积化腐，浊气上升则口气秽浊，大便酸臭。

（3）夹惊

临床证候：感冒兼见惊惕，哭闹不安，睡卧不宁，甚至骤然抽搐，舌质红，脉浮弦，指纹青滞。

证候分析：小儿神气怯弱，肝气未充，筋脉未盛，感邪之后，热扰心肝，易致心神不宁、睡卧不安、惊惕咬牙，甚至抽搐。

三、鉴别诊断

（一）西医鉴别诊断

1. 流行性感冒

可由甲、乙、丙三型流感病毒引起。主要传播方式为飞沫传播和接触传播。主要传染源是患者和隐性感染者，潜伏期为1~7天。特点是有流行病史，局部症状较轻，全身症状较重。主要症状为发热，体温可升至38~40℃，多伴头痛、四肢肌肉酸痛、乏力，偶有恶心、呕吐、腹泻等症状。婴幼儿流感的临床症状往往不典型，可出现高热惊厥。新生儿流感少见，但易合并肺炎，常有败血症表现。大多数无并发症

的流感患儿症状在 3~7 天缓解，但咳嗽和体力恢复常需 1~2 周。

2. 急性传染病早期

急性上呼吸道感染常为各种传染病的前驱症状，如麻疹、流行性脑脊膜炎、百日咳、猩红热等，应结合流行病史、临床表现及实验室资料等综合分析，并观察病情演变后加以鉴别。

3. 变应性鼻炎

某些儿童有流鼻涕、打喷嚏等类似"感冒"的症状，如持续超过 2 周或反复发作，而全身症状较轻，则应考虑变应性鼻炎的可能。鼻拭子涂片嗜酸性粒细胞增多有助于诊断。

（二）中医鉴别诊断

1. 麻疹、水痘、百日咳

初期有发热、咳嗽等症，可根据流行病学史、临床表现、实验室检查等进行鉴别

2. 急喉喑

初起表现为发热、微咳、声音嘶哑，病情较重时可闻及犬吠样咳嗽及吸气性喉鸣。

四、临床治疗

（一）提高临床疗效的要素

1. 解表为主，分清寒热

外感疾病，病位在肌表肺卫，属于表证、实证。治疗遵循"其在皮者，汗而发之"（《素问·阴阳应象大论篇》）之义，采取解表达邪的原则。根据寒热辨证，治法有辛温辛凉之别，但小儿为稚阴稚阳之体，传变迅速，易感热邪或寒邪入里化热，故临床热证多于寒证，纵有寒象也以寒包热居多，形成寒热夹杂之证。此时单用辛凉则汗出不透，单用辛温恐有助热化火之虞，应辛温辛凉并用，根据辨证不同而有所侧

重。且解表发汗不宜太过，以免耗津伤液。

2. 湿邪夹杂，表里同治

根据"小儿脾常不足"的生理特点，易湿邪内生、湿邪内停或外感湿邪，出现风邪挟湿，阻中化热的证候。临床常见湿邪困表或湿邪困脾的表现，宜化湿解表，清热和中，表里兼顾。

3. 辨证仔细，治疗兼证

小儿感冒有挟痰、挟滞、挟惊的特点，解表的同时根据兼夹证的不同分别佐以宣肺化痰、消食导滞或通腑泄热、安神镇惊或平肝息风法，及时治疗兼证，控制病情，以免发展为严重病变。

4. 药少量大，中病即止

小儿为稚阴稚阳之体，用药随点随灵，但病势传变迅速，治疗时选择药物应药味少而精，药量大而猛，尽快祛除病邪，控制病情。然解表之剂最易耗津伤液，清热寒凉之品最易伤及脾胃，故应中病即止，根据病情及时撤药并加用顾护脾胃和养阴的药物，但一定要详审病机，勿滋补养阴过早，以免闭门留寇。

5. 注意四时，结合地域

春风夏暑、秋燥冬寒，乃四时之气。若四时六气失常，春时应暖而反寒，夏时应热而反冷，秋时应凉而反热，冬时应寒而反温，则非时之气易挟时行毒邪伤人，易发病且病情较重。其次，中国大地，北冷南热，辛温之药多用于北方，南方少用。根据地域、季节不同而辨证施治是中医治病之优势。

（二）辨病治疗

1. 一般治疗
注意休息，勤通风，多饮水。

2. 抗感染治疗

（1）抗病毒药物 单纯的病毒性上呼吸道感染属于自限性疾病。普通感冒目前尚无特异性抗病毒药物，若为流感病毒感

染，可用口服磷酸奥司他韦。

（2）抗菌药物　细菌性上呼吸道感染或病毒性上呼吸道感染继发细菌感染者可选用抗生素治疗，常选用青霉素类、头孢菌素类或大环内酯类抗生素。

3. 对症治疗

（1）高热可予对乙酰氨基酚或布洛芬，亦可采用物理降温，如冷敷或温水浴。

（2）发生热性惊厥者可予镇静、止惊等处理。

（3）鼻塞者可酌情给予减充血剂，咽痛可予咽喉含片。

（三）辨证治疗

1. 辨证论治

（1）风寒感冒

治法：辛温解表。

方药：荆防败毒散加减。

组成：荆芥、防风、羌活、苏叶、桔梗、前胡、甘草。

加减：头痛明显者，加葛根、白芷；恶寒无汗者，加桂枝、麻黄；咳声重浊者，加白前、紫菀；痰多者，加清半夏、陈皮；呕吐者，加姜半夏、旋覆花；纳呆、舌苔白腻者，去甘草，加藿香、厚朴；外寒里热者，加黄芩、石膏。

（2）风热感冒

治法：辛凉解表。

方药：银翘散加减。

组成：金银花、连翘、薄荷、桔梗、牛蒡子、大青叶、荆芥、淡豆豉、芦根、竹叶。

加减：高热者，加重楼、贯众；咳嗽重，痰稠色黄者，加桑叶、瓜蒌、浙贝母；咽红肿痛者，加虎杖、蒲公英、玄参；大便秘结者，加大黄、枳实。

（3）暑邪感冒

治法：清暑解表。

方药：新加香薷饮加减。

组成：香薷、金银花、连翘、厚朴、白扁豆。

加减：偏热重者，加黄连、栀子；偏湿重者，加佩兰、藿香；呕吐者，加竹茹、姜半夏；泄泻者，加黄连、苍术。

（4）时疫感冒

治法：清瘟解毒。

方药：银翘散合普济消毒饮加减。

组成：金银花、连翘、荆芥、羌活、贯众、栀子、黄芩、板蓝根、桔梗、牛蒡子、薄荷。

加减：高热者，加柴胡、重楼；肌肉酸痛者，加白芷、葛根；恶心、呕吐者，加竹茹、姜半夏；泄泻者，加葛根、黄连、地锦草；腹痛者，加延胡索、白芍。

（5）兼证

①夹痰

治法：辛温解表，宣肺化痰；辛凉解表，清肺化痰。

组成：在疏风解表的基础上，风寒夹痰证加用三拗汤、二陈汤，常用炙麻黄、杏仁、半夏、陈皮。风热夹痰证加用桑菊饮加减，常用桑叶、菊花、鱼腥草、瓜蒌皮、浙贝母等。

②夹滞

治法：解表兼以消食导滞。

组成：在疏风解表的基础上，加用保和丸加减。常加用焦山楂、焦六神曲、鸡内金、莱菔子、枳壳。

加减：若大便秘结，小便短黄者，加大黄、枳实。

③夹惊

治法：解表兼以清热镇惊。

组成：在疏风解表的基础上，加用镇惊丸加减。常加用钩藤、僵蚕、蝉蜕、珍珠母。另可服小儿回春丹、琥珀抱龙丸或小儿金丹片。

2. 外治疗法

（1）针法　取大椎、曲池、外关、合

谷。头痛加太阳,咽喉痛加少商。用泻法,1日1~2次。用于风热感冒证。

（2）灸法　取大椎、风门、肺俞。用艾炷灸1~2壮,依次灸治,每穴5~10分钟,以表面皮肤潮热为宜,1日1~2次。用于风寒感冒证。

（3）刮痧疗法　取前颈、胸部、背部,首先涂抹刮痧油,刮拭5~10分钟,均以操作部位发红出痧为宜。适用于3岁以上体质壮实儿童。用于暑邪感冒证、风热感冒证。患皮肤疾病者忌用。

3. 成药应用

（1）风寒感冒颗粒　功效:发汗解表,疏风散寒。用法:开水冲服,3岁以内1次1/3包,1日3次;3岁以上每次服用半包,1日3次;12岁以上可以1次1包,1日3次。适用于风寒感冒。

（2）风热感冒颗粒　功效:疏风清热,利咽解毒。用法:开水冲服,1岁以下1次1/3袋,1日3次;1~3岁1次半袋,1日3次;3岁以上1次1袋,1日3次。适用于风热感冒。

（3）藿香正气口服液　功效:解表化湿,理气和中。用法:2个月~1岁,每次1/4支,温水稀释后服用;1~3岁,每次1/3支,温水稀释后服用;3~6岁,每次1/2支,6岁以上,每次1支（10ml）。每日2次,适用于暑湿感冒。

（4）连花清瘟颗粒　功效:清瘟解毒,宣肺泄热。用法:1岁以内1/5至1/4袋;1~3岁1/3袋;3~5岁1/2袋;5岁以上1袋。1日3次,热水冲服,适用于时行感冒。

（5）小儿豉翘清热颗粒　功效:疏风解表,清热导滞。用法:开水冲服。6个月~1岁1次1~2g;1~3岁1次2~3g;4~6岁1次3~4g;7~9岁1次4~5g;10岁以上1次6g;1日3次。适用于风热感冒夹滞。

（6）小儿金丹片　功效:祛风化痰,清热解毒。用法:口服,1岁以上每次2片;小于1岁酌减,1日3次。适用于感冒夹惊。

4. 单方验方

（1）大青叶、马鞭草30g,羌活10g,甘草4g,水煎服,1日量,分次服。用于冬春季感冒,发热不退,头身疼痛无汗者。[王萍芬. 中医儿科学. 上海:上海科学技术出版社,33–37.]

（2）葱白头（连须）3~7片,浓煎后加糖适量。用于风寒感冒。[王萍芬. 中医儿科学. 上海:上海科学技术出版社,33–37.]

（四）其他疗法

1. 重组人干扰素α-2b 是一种人工合成的广谱抗病毒药物,尤其是抗RNA病毒效果显著。雾化吸入靶向性强,疗效高,操作方便。通过专门的雾化装置将药物雾化成颗粒,由呼吸道吸入达到肺部,可提高和延长药物在局部靶部位的浓度与时长,进而提高疗效。[陈青,钟斌,李研,等. 重组人干扰素α-2b喷雾剂治疗儿童急性上呼吸道感染疗效分析. 生物医学工程与临床,2019,23（4）:462–466.]

2. 以太少灌肠退热方煎汤灌肠（荆芥、薄荷、青蒿、柴胡、黄芩、牡蛎等）。患儿取侧卧位,灌肠液（中药当天煎剂）置水浴箱（温度35℃左右）,用一次性小儿灌肠管抽取液体,灌肠时臀部应抬高约10cm,使药液被充分吸收。灌肠液剂量:1岁,每次20ml;2岁,每次25ml;3岁,每次30ml;4岁,每次35ml;5岁,每次40ml,每日1次。3天为1个疗程。[姚力. 太少灌肠退热方治疗小儿急性上呼吸道感染（风热证）230例临床观察. 浙江医药大学学报,2019,43（12）:1377–1379.]

3. 在中药穴位离子导入护理进行治疗中,中药包括板蓝根10g,麦冬10g,党参6g,丹参6g,穴位选用肺俞和心俞。具体操作如下：将上述药物制成药糊后涂抹于中药穴位离子导入仪的电极板上，随后将附有药物的电极板隔着衬垫放置于患儿肺俞和心俞上，电流强度逐渐增强至患儿自觉皮肤有轻微针刺感即可，治疗过程中随时关注患儿变化，以防电灼伤。每日1次，每次20分钟。14天为1个疗程。[赵晶. 中药穴位离子导入护理在小儿急性上呼吸道感染合并心肌损伤中的应用. 中国中医药现代远程教育，2020，18（5）：57]

（五）医家诊疗经验

1. 王应麟

王应麟教授认为小儿感冒如有高热，肺胃蕴热为重要病机。故治疗时以退热为先，解表同时兼清解肺胃，防止邪毒内陷、病势转危，或变生他病坏病。临床运用青寒退热方治疗，该方由青黛、藿香、寒水石、地骨皮、天竺黄、银柴胡、白薇组成。临证时还可根据患儿不同症状进行适当加减，如鼻塞涕多加辛夷祛风通窍，持续高热加生石膏清热泻火，痰热动风、欲作惊厥加胆南星、钩藤平肝息风、化痰定惊，大便干燥加瓜蒌清热通便等。

2. 徐荣谦

徐荣谦教授提出疫寒杂邪为致病因素，清疫散寒为基本治则，他在临床运用大青龙汤联合银翘散治疗小儿时行感冒收效显著。银翘散有疏散风热、清热解毒之功，大青龙汤有发汗解表，兼清郁热之功，两方合用使外寒得散，内热得清，病乃愈。徐教授将"伤寒""温病"理论经验融会贯通，有机结合，是继承中医传统理论上的创新之举。

3. 张士卿

张士卿教授认为小儿为"纯阳之体"，且"阳常有余"，所以小儿感冒临床以热证为多，"外感风寒"亦多从热化，或"寒热并存"，出现寒热夹杂之证，如内有郁热又外感风寒之寒包火证或脾胃虚寒又外感风热之内寒外热证。小儿感冒"往往兼夹证较多"，或痰，或惊，或滞。临证时需根据不同兼证而加减，夹痰者加桑白皮、杏仁、紫苏子、浙贝母等，夹滞者加焦三仙、炒莱菔子、枳壳等，夹惊者加钩藤、蝉蜕等。治小儿感冒常须寒温并用，小儿又有易虚易实、易寒易热的病理特点，单用辛凉解表或辛温解表之剂，疗效欠佳，故他主张运用寒温并举，使患儿邪去正安，临证时辨证寒热而有所偏重。

4. 倪珠英

倪珠英教授治疗小儿感冒病善"从气""从痰""从热"辨证，注重"先证治之"，主张大剂祛邪，使小儿尽快康复，防止病邪继续传变。"小儿纯阳，热病最多"，且小儿疾病传变迅速，外邪（无论寒热）极易化热，传经入里，变生他病，故治疗上，她主张在外邪尚未出现化热之势前，运用清热之品，阻断病邪内传，体现其"先证之治"的思想。

五、预后转归

急性上呼吸道感染早发现、早治疗，可彻底治愈，预后良好。若不及时治疗或治疗不当，可发展至下呼吸道，引起肺部感染。

六、预防调护

（一）预防

加强锻炼，以增强抵抗力；提倡母乳喂养；避免被动吸烟；防治佝偻病及营养不良；避免去人多拥挤、通风不畅的公共场所。

（二）调护

1. 增加户外活动时间，呼吸新鲜空气，多晒太阳，加强锻炼。

2. 随气候变化，及时增减衣物。

3. 保持居室空气流通。

4. 患病期间饮食宜清淡、易消化，忌食辛辣、冷饮、肥甘厚味。

5. 注意观察病情变化。

七、专方选要

麻黄汤（《伤寒论》）

组成：麻黄 9g，桂枝 6g，杏仁 12g，炙甘草 3g（用量仅供参考）。

功效：发汗解表，宣肺平喘。

主治：风寒表实证（太阳伤寒证）。治恶寒发热，头痛身疼，无汗而喘，舌苔薄白，脉浮紧。

加减：若头项强痛者，加葛根、羌活；喘急胸闷、咳嗽痰多、表证不甚者，去桂枝，加苏子、半夏；若鼻塞、流涕重者，加苍耳子、辛夷；若夹湿邪而兼见骨节酸痛，加苍术、薏苡仁；若胸满者，加紫苏、香附；若血虚者，加当归、阿胶；若气虚者，加黄芪、白术；若阴虚者，加麦冬、生地。

八、研究进展

世界卫生组织（WHO）关于小儿上呼吸道感染的防治方案中明确指出了上呼吸道感染多数为病毒所致，除确诊为细菌感染者，一般不宜使用抗生素。大多数上呼吸道感染者可通过自身免疫调节而自愈。对于一些临床症状较重或患病时间较长的患儿，会被误诊为下呼吸道感染性疾病，予以过度治疗，如重复用药、不恰当联合用药以及过多使用抗菌药物和抗病毒药物等。目前尚未有专门针对普通感冒的特异性抗病毒药物，纵观古代中医典籍以及现代临床研究和实践，中医药治疗小儿急性上呼吸道感染具有诸多优势，在单独／联合抗生素治疗小儿急性上呼吸道感染的临床

诊治过程中发挥了重要作用，体现在改善临床症状、缩短病程方面，而且还能提高患儿的整体免疫力，实现标本兼治，具有较高的安全性。王念等通过对市面上 138 种中成药成分进行处方挖掘分析，发现治疗小儿上呼吸道感染中成药中单味药使用频次 ≥ 30 次的中药有 14 味。其中甘草 65 次（4.05%）、黄芩 46 次（2.87%）、薄荷 43 次（2.68%）、桔梗 41 次（2.55%）、牛黄 40 次（2.49%）、天竺黄 37 次（2.30%）、僵蚕 36 次（2.24%）、连翘 36 次（2.24%）、冰片 34 次（2.12%）、金银花 33 次（2.06%）、朱砂 33 次（2.06%）、板蓝根 31 次（1.93%）、胆南星 30 次（1.87%）、杏仁 30 次（1.87%）。治疗风热证的核心药物为黄芩、栀子、连翘、柴胡、板蓝根、薄荷、牛蒡子、金银花、白薇、荆芥；治疗风寒证的核心药物为黄芩、甘草、化橘红、半夏、桔梗、麻黄、前胡、荆芥、浙贝母；治疗发热症状的核心药物为僵蚕、牛黄、连翘、板蓝根、薄荷、钩藤、天竺黄、胆南星、天麻、黄芩、栀子、全蝎、朱砂；治疗咳嗽症状的核心药物为天麻、全蝎、牛黄、胆南星、天竺黄、僵蚕、朱砂、杏仁、麻黄、甘草、天花粉、桔梗；治疗咳痰的核心药物为天麻、全蝎、杏仁、麻黄、黄芩、甘草、天花粉、紫苏、天竺黄、桔梗、牛黄、琥珀、胆南星、冰片、薄荷；治疗咽痛症状的核心药物为黄芩、栀子、连翘、金银花、甘草、杏仁、板蓝根、连翘、薄荷、柴胡、牛蒡子、桔梗、前胡。以上或可对临证用药提供一定参考。

主要参考文献

[1] 赵雪芳，黄春霞. 自拟银羚清瘟方治疗儿童流行性感冒的临床疗效（J）. 内蒙古中医药，2020（8）：14-16.

[2] 刘瑞娣. 推拿治疗婴幼儿急性上呼吸道感染临床分析（J）. 中医药临床杂志，2019，

31（9）：1763-1765.

［3］程琪，尚云晓. 儿童普通感冒药物治疗中的问题及规范［J］. 中国实用儿科杂志，2020，35（3）：206-209.

［4］曹明璐，樊惠兰，白一帆，等. 青寒退热方加减治疗小儿急性上呼吸道感染风热证临床研究［J］. 中国中医药信息杂志，2021，28（8）：114-117.

［5］郝世毫. 小儿感冒兼夹证临床研究［D］. 济南：山东中医药大学，2019.

［6］李立，廖星，戎萍，等.《中医药单用／联合抗生素治疗常见感染性疾病临床实践指南·小儿急性上呼吸道感染》编制说明［J］. 中国循证医学杂志，2018，18（5）：511-514.

［7］李颉，李华. 中医药治疗小儿感冒的研究进展［J］. 世界中医药，2018，13（8）：2068-2073+2078.

［8］王念，冷媛媛，刘骏，等. 已上市中成药治疗小儿上呼吸道感染的核心处方挖掘［J］. 中草药，2022，53（6）：1801-1808.

第二节 急性支气管炎

急性支气管炎是指由于各种致病原引起的支气管黏膜感染，由于气管常同时受累，故称为急性气管支气管炎。常继发于上呼吸道感染或为急性传染病的一种表现。是儿童时期常见的呼吸道疾病，婴幼儿多见。

一、病因病机

（一）西医学认识

1. 病因

致病原为各种病毒或细菌，或为混合感染。能引起上呼吸道感染的病原体都可引起支气管炎。免疫功能低下、特应性体质、营养障碍、佝偻病和支气管结构异常等均为本病的危险因素。

2. 发病机制

病原体首先侵犯呼吸道黏膜，引起局部充血、水肿及上皮细胞脱落而致气道狭窄，阻碍通气，出现鼻煽、呼吸困难等症状。局部炎症渗出物和黏液分泌增加形成鼻涕和痰液，刺激呼吸道黏膜引起咳嗽和打喷嚏。

（二）中医学认识

中医学认为本病属于"咳嗽"范畴，病因分外感与内伤。小儿因肺脏娇嫩，卫外不固，多寒暖不能自调，易为外邪所侵，故以外感咳嗽为多见。风邪为百病之长，常夹其他邪气同时入侵，外邪从皮毛或口鼻而入，肺卫受邪，肺失宣肃，肺气上逆而发为咳嗽；风为阳邪，化热最速，且小儿为纯阳之体，故小儿风寒咳嗽，大多为时短暂，其化热入里，出现热性咳嗽。本病病位在肺，常涉及脾，病机为肺脏受邪，失于宣降，肺气上逆。

二、临床诊断

（一）辨病诊断

1. 临床表现

先有上呼吸道感染症状，其后以咳嗽为主要症状，初起干咳，以后有痰。一般无全身症状。双肺呼吸音粗糙，可有不固定的散在的干啰音和粗中湿啰音。婴幼儿常伴发热、呕吐、腹泻等，症状较重，因痰常不易咳出，可在咽喉部或肺部闻及痰鸣音。婴幼儿期患有喘息性支气管炎，若伴湿疹或其他过敏史者，少数可发展为支气管哮喘。

2. 相关检查

胸片显示正常，或肺纹理增粗，肺门阴影增深。

（二）辨证诊断

（1）风寒咳嗽

临床证候：咳嗽频作，咽痒声重，痰白清稀，鼻塞流清涕，恶寒无汗，发热头痛，全身酸痛，舌质淡红，舌苔薄白，脉浮紧，指纹浮红。

证候分析：本证多见于冬春季节，起病较急，病程相对较短。风寒之邪犯肺则咳嗽频作、痰白清稀、鼻流清涕、舌苔薄白、脉浮紧、指纹浮红；小儿风寒犯肺易从热化，则症见咳嗽痰黄、咽痛、鼻流浊涕、口渴等。

（2）风热咳嗽

临床证候：咳嗽不爽，咳声高亢或声浊，痰黄黏稠，不易咳出，口渴咽痛，鼻流浊涕，或伴发热，恶风，头痛，微汗出，舌质红，苔薄黄，脉浮数，指纹浮紫。

证候分析：本证可由风热犯肺所致，或由风寒犯肺转化而来。肺热重者，痰黄黏稠，不易咳出，口渴咽痛；风热表证重者，发热、恶风、头痛、微汗出；若风热夹燥，症见干咳频作、无痰或痰少而黄稠难咳，咳剧胁痛，甚则咳痰带血、口干欲饮、舌质红干、舌苔黄、脉细数、指纹紫滞；若风热夹湿，症见咳嗽痰多、胸闷汗出、纳呆、舌质红、苔黄腻、脉濡数、指纹紫滞。

（3）燥邪犯肺

临床证候：咳嗽痰少，或痰黏难咳，或干咳无痰，连声作呛，咳声嘶哑，鼻燥咽干，心烦口渴，皮肤干燥，或伴发热、微恶风寒、鼻塞、咽红等表证，舌偏红，苔少乏津，脉略数或指纹紫。

证候分析：本证多由邪热灼津炼痰，痰热结于气道所致，也可因脾胃积热，或心肝火旺，炼液为痰，上贮于肺而成。以咳嗽痰多，色黄黏稠，难以咳出为特征。热重者发热口渴、烦躁不宁、尿少色黄、大便干结；痰重者喉间痰鸣，甚则喘促，舌苔黄腻、脉滑数或指纹紫滞。

三、鉴别诊断

（一）西医鉴别诊断

1. 支气管异物

有异物吸入史，突然出现呛咳，可有肺不张和肺气肿，可资鉴别。

2. 支气管哮喘

儿童哮喘可无明显喘息发作，主要表现为持续性咳嗽，X线示肺纹理增多、排列紊乱和肺气肿，易与本病混淆。患儿具有过敏体质，肺功能检查、激发和舒张试验有助于鉴别。

3. 肺结核

一般有结核接触史，结核菌素试验阳性，X线示肺部有结核病灶，可资鉴别。

（二）中医鉴别诊断

1. 肺炎喘嗽

以气喘、咳嗽、痰壅、发热为主症，双肺听诊吸气末可闻及固定的中细湿啰音，胸部X线检查可见肺纹理增粗、紊乱及斑片状阴影。

2. 顿咳

以阵发性痉挛性咳嗽为主症，呈进行性加重，入暮尤甚。咳毕呕吐痰涎，伴鸡鸣样回声。

四、临床治疗

（一）提高临床疗效的要素

1. 逐邪为先

小儿肺脏娇嫩，易受外邪侵袭，肺失宣降则发为咳嗽。无论风寒咳嗽、风热咳嗽均伴有一定的表证，应首先宣畅肌表，祛邪外出，避免外邪入里，缠绵不愈。解表时注意分清风寒、风热，以便选择药物之温凉。因风为阳邪，化热最速，风寒咳嗽为时短暂，使用辛温之品要把握时机，夹热者稍佐清热之剂。肺与大肠相表里，通腑清里可引痰热下行。如遇大便不畅者可加杏仁、冬瓜子、桃仁，甚或酒大黄，但以便通为止。同时应注意无论属寒属热，都不宜使用大辛大温和大苦大寒之剂，以免劫伤津液或损伤胃气。

2. 宣肃并用，化痰止咳

咳嗽自由痰浊内生，小儿多不会咳痰，故时常壅于喉部，咳吐不利，致使痰浊难以排出。首先宣发与肃降之法并施，以复肺之呼吸升降之机。再根据痰之寒热选用温化寒痰或清肺化痰之剂。同时注意健脾，有助于去痰之源，通腑有助于泄肺之热。

3. 健脾和胃

小儿脾常不足，感受外邪或饮食失调，极易影响运化功能，且常用的解热镇痛药物及抗生素也易损伤脾胃，致使食积不化，阻滞中焦。运化功能失司则不利于鼓舞正气，祛邪外出。在辨证用药基础上，加用健脾开胃的药物，如焦三仙、炒鸡内金等，可达事半功倍的效果。

（二）辨病治疗

1. 一般治疗

同上呼吸道感染。应经常变换体位，多饮水，保持适当的湿度使呼吸道分泌物易于咳出。

2. 控制感染

由于病原体多为病毒，一般不采用抗菌药物。怀疑有细菌感染者则应用抗菌药物，如系支原体感染，则应予以大环内酯类抗菌药物。

3. 对症治疗

一般不用镇咳药物，以免影响痰液咳出，痰液黏稠时可用祛痰药物，如氨溴索、N–乙酰半胱氨酸等。喘憋严重可应用支气管舒张剂，如雾化吸入沙丁胺醇或硫酸特布他林等 β_2 受体激动剂。也可以吸入糖皮质激素如布地奈德混悬液，喘息严重者可加口服泼尼松 3~5 天。

（三）辨证治疗

1. 辨证论治

（1）风寒咳嗽

治法：疏风散寒，宣肃肺气。

方药：杏苏散加减。

组成：杏仁、苏叶、陈皮、茯苓、法半夏、桔梗、甘草。

加减：外寒重者，加荆芥、防风、麻黄；痰多清稀者，加金沸草、紫苏子；若咽喉肿痛，声音嘶哑，舌质红，风寒化热者，加鱼腥草、黄芩、枇杷叶。

（2）风热咳嗽

治法：疏风清热，宣肃肺气。

方药：桑菊饮加减。

组成：桑叶、菊花、薄荷、连翘、杏仁、桔梗、黛蛤散、浙贝母、大青叶、牛蒡子、芦根、甘草。

加减：咳嗽重者，合麻杏石甘汤；发热甚者，加生石膏、鱼腥草、黄芩；咳甚痰多者，加瓜蒌皮、天竺黄、葶苈子；喉核赤肿甚者，加射干、青果。

（3）燥邪犯肺

治法：疏风清肺，润燥止咳。

方药：清燥救肺汤加减。

组成：桑叶、沙参、麦冬、玄参、杏仁、枇杷叶、川贝母、黄芩、甘草。

加减：热象明显，证属温燥，加桑白皮、菊花辛凉清肺；痰黏稠难咳，加黛蛤散、冬瓜子、桃仁清热化痰；干咳无痰，连声作呛，加蝉蜕、钩藤、百合解痉润肺止咳；痰中带血丝，加白茅根、丹皮、生地清肺凉血；口渴咽干，加芦根、石膏、石斛清热生津。若见鼻流清涕、咳嗽重浊、舌不红少津，辨证属凉燥者，宜用杏苏散加减治疗。

2.外治疗法

（1）针灸疗法　针刺取穴：1.天突、内关、曲池、丰隆。2.肺俞、尺泽、太白、太冲。每日取1组，两组交替使用，1日1次，10~15次为1个疗程，中等刺激，或针后加灸。

（2）推拿疗法　揉小天心，补肾水，揉二马，揉板门，逆运内八卦，清肺经，推四横纹，揉小横纹，清天河水。咳喘轻者，1日2次；咳喘严重者，1日4~6次。咳喘以夜间为重者，停推四横纹，分推肩胛各50次，以平喘止咳。高热者，揉小天心后加揉一窝风。

3.成药应用

（1）杏苏止咳颗粒　功效：宣肺散寒，止咳祛痰。用法：1岁以内1/6~1/5袋；1~3岁1/4~1/3袋；3~6岁1/3~1/2袋；6~9岁1/2~3/4袋；9~12岁3/4~1袋。1日3次，热水冲服，适用于风寒咳嗽。

（2）急支糖浆　功效：清热化痰，宣肺止咳。用法：1岁以内1次5ml；1~3岁1次7ml；3~7岁的1次10ml；七岁以上1次15ml，1天3~4次。适用于风热咳嗽。

4.单方验方

生姜30g，捣烂取汁为1份，加蜂蜜4份，混匀于碗中，再置锅内隔水蒸热10分钟，分2~3次服。用于风寒或虚寒咳嗽。[王萍芬．中医儿科学．上海：上海科学技术出版社，1997：41-46.]

（四）其他疗法

超短波电疗机联合小青龙汤治疗，使用频率调整为50MHz，最大输出功率为700W。方法：大号板状电极胸背部对置法，间隙3~4cm，给予微热量20分钟，1次/天，10次为1个疗程。[杜建波，陆艳蕊，葛桂枝，等．超短波治疗仪联合小青龙汤治疗小儿急性支气管炎体会．中国医疗设备，2019，34（S2）：16-17.]

（五）医家诊疗经验

沈炎南认为"风为百病之长"，咳嗽无论四时，以外感风寒居多，主张用祛风宣肺法；胡天成认为鉴于小儿阳常有余，阴常不足的特点，临床以热证咳嗽居多，典型的风寒证很少，即使有，亦为寒包热之证，他将咳嗽分为风热型、湿热型、痰热型、燥热型，治以疏风清热、宣肺清热、化湿清热、化痰清热、润燥清热之法。刘渡舟认为现代小儿过食肥甘，脾失健运，湿热内生，易感外邪，湿热咳嗽居多，主热化湿，宣肺止咳法。吴震西不论寒热均用宣肃肺气，透达祛邪，舒展气机法。

五、预后转归

小儿年龄越小，患病率越高。大多预后良好，部分可致反复发作，日久不愈，或病情加重，发展为肺炎喘嗽。

六、预防调护

（一）预防

1.适时户外活动，加强体格锻炼，增加小儿抗病能力。

2.注意休息，保持环境安静，保持室内空气新鲜、流通，室温以20~24℃为宜，相对湿度约60%。

（二）调护

1.饮食宜清淡、易消化、富含营养；忌辛辣刺激、过甜、过咸饮食。

2.咳嗽时防止食物呛入气管引起窒息。

3.经常变换体位及轻拍背部，有助于排出痰液。

七、专方选要

止嗽散（《医学心悟》）

组成：桔梗4.5g，甘草（炙）1.5g，白前 4.5g，橘红 3g，百部 4.5g，紫菀 4.5g。

功效：疏散风寒，宣肺利气。

主治：风寒犯肺证。咽痒咳嗽，咳痰不爽，或恶寒发热，舌淡，苔薄，脉浮。

加减：若恶寒甚者，加麻黄、桂枝，以解表散寒；若痰多者，加半夏、茯苓，以燥湿化痰；若干咳者，加贝母、瓜蒌，以润肺止咳等。

八、研究进展

婴幼儿群体易发生急性支气管炎。本病多发于春、冬两季，具有反复发作性，能对婴幼儿的正常生长发育造成较大的影响。目前抗生素是治疗本病的一种常见药物，虽有助于控制病情，但长时间应用抗生素会产生耐药性，使得患儿的用药效果显著下降。中医运用辨证论治、专方专药、经方加减、外治疗法及中西医结合等方法，在治疗感染性疾病方面有着较大的优势，不仅能有效及时抑制病毒或细菌再生，同时能加大抗菌范围，而且还能提高机体的抵抗力且无不良反应。

中西医各有所长，若能取长补短，必将提高治疗本病的临床效果。中西医结合疗法治疗小儿急性支气管炎疗效显著，能有效改善患者临床症状，减少患者病程，提高其预后效果，具有临床应用推广价值。

主要参考文献

［1］王卫平，孙锟，常立文. 儿科学［M］. 9版. 北京：人民卫生出版社，2018：243-244.

［2］马融. 中医儿科学［M］. 4版. 北京：中国中医药出版，2016. 8.

［3］桂永浩，薛辛东. 儿科学［M］. 3版. 北京：人民卫生出版社，2015.

［4］吴克东. 小儿急性支气管炎中西医结合疗法的应用及效果分析［J］. 世界最新医学信息文摘，2019，19（A5）：191-194.

［5］梁大礼. 中医治疗小儿急性支气管炎的研究发展［J］. 中国医药指南，2016，14（25）：30.

第三节　慢性支气管炎

慢性支气管炎指反复多次的支气管感染，病程超过 2 年，每年发作时间超过 2 个月，有咳、喘、炎、痰四大症状。

一、病因病机

（一）西医学认识

1. 病因

单纯性慢性支气管炎在小儿很少见，一般见于慢性鼻窦炎、增殖体炎、原发性或继发性呼吸道纤毛功能异常、麻疹、肺炎、毛细支气管炎或肺炎支原体等感染后。病毒与细菌为激发本病的主要病原体。

2. 发病机制

慢性支气管炎早期病变位于小气道，病毒、细菌及有害物质容易沉着，造成不同程度的纤维增生或黏膜溃疡，导致气道狭窄和阻塞及细支气管周围炎，黏液腺分泌增多，纤毛上皮遭到不同程度的损伤或破坏，使痰液排出困难，潴留于支气管内，影响通气。病变进一步发展时，支气管壁溃疡破坏，形成肉芽组织和激化，用力呼吸时，胸腔和支气管周围的肺泡内压力增高，小支气管容易塌陷，造成阻塞性肺气肿等病理改变。

（二）中医学认识

本病临床以慢性或反复的咳嗽、咳痰，甚或伴喘息为主要症状。根据其不同的临床表现，属于中医"内伤咳嗽""喘证"的范畴。《素问·咳论篇》曰："五脏六腑皆令人咳，非独肺也。"脏腑功能失调，内邪干肺，皆致咳嗽，而其中与咳嗽关系最为密切的为脾肾,"痰之标在脾,痰之本在肾"。小儿脾胃薄弱,易为乳食、生冷、积热所伤,或外感咳嗽,日久不愈,耗伤正气。更易复感外邪,致使咳嗽屡作,肺脾受损而致病。

二、临床诊断

(一)辨病诊断

1.临床表现

(1)主要症状 咳嗽、咳痰,或伴有喘息。常在感冒后产生持久性咳嗽,日久不愈。一般以晨起及夜间咳嗽为主。咳痰量可多可少,一般为白色黏液或浆液、泡沫性,偶可带血丝,伴有细菌感染时,多为脓性痰,且清晨排痰较多。起床后或体位改变均可刺激排痰。可伴有不同程度喘息,若伴肺气肿时表现为活动后气急。约有半数患儿生长发育落后于同龄儿,体力较差。

(2)体征 急性发作期背部或双肺底可闻及干、湿啰音,咳嗽后可减少或消失。有肺气肿时可有哮鸣音和呼气延长。

2.相关检查

(1)实验室检查

①一般检查:细菌感染时可出现白细胞总数和中性粒细胞增高,喘息型嗜酸性粒细胞增高。

②病原学检查:痰涂片可发现细菌或大量破坏的白细胞和杯状细胞,痰培养可发现致病菌。

(2)辅助检查

①X线检查:早期可无异常,反复发作者可出现肺纹理增粗、紊乱,呈网状、条索状或斑点状阴影,以双下肺野明显。

②呼吸功能检查:早期无异常,有小气道阻塞时,最大呼气流速-容量曲线在75%和50%肺容量时流量明显降低。病情进展到有阻塞性通气功能障碍时,第1秒用力呼气量(FEV$_1$)减少。

(3)其他 必要时做螺旋CT检查及支气管碘油造影。

(二)辨证诊断

1.痰热咳嗽证

临床证候:咳嗽痰多,色黄黏稠,咯吐不爽,咳剧气促,喉间痰鸣,发热口渴,烦躁不宁,尿少色黄,大便干结,舌质红,苔黄腻,脉滑数,指纹紫滞。

证候分析:本证多由邪热灼津炼痰,痰热结于气道而致,也可由脾胃积热,或心肝火旺,炼液为痰上贮于肺而成,以咳嗽痰多,色黄黏稠,难以咳出为特征。热重者发热口渴,烦躁不宁,尿少色黄,大便干结;痰重者喉间痰鸣,甚则喘促,舌苔黄腻,脉滑数或指纹紫滞。

2.痰湿咳嗽证

临床证候:咳嗽重浊,痰多盛,色白而稀,喉间痰声辘辘,胸闷纳呆,神乏困倦,形体虚胖,舌淡红,苔白腻,脉滑,指纹沉滞。

证候分析:本证多见于素体脾虚湿盛患儿,由脾虚湿盛,聚生痰液,壅阻气道而致。以咳嗽痰壅,色白而稀为特征。湿盛者胸闷纳呆,舌苔白腻;脾虚者神乏困倦,形体虚胖,纳食呆滞。

3.气虚咳嗽证

临床证候:咳嗽无力,痰白清稀,面色白,气短乏力,胃纳不振,自汗畏寒,舌淡嫩,边有齿痕,脉细无力,指纹淡。

证候分析:本证为久咳,多由痰湿咳嗽转化而来,以咳嗽无力,痰白清稀为特征。偏肺气虚者,气短乏力,自汗畏寒;偏脾气虚者,胃纳不振,舌淡嫩,边有齿痕。

4.阴虚咳嗽证

临床证候:干咳无痰,或痰少而黏,或痰中带血,不易咳出,口渴咽干,喉痒声嘶，午后潮热或手足心热，舌质红，舌苔少，脉细数，指纹紫。

证候分析：本证为久咳，多由痰热壅肺转化而来。肺阴不足，金破不鸣，故干咳无痰，喉痒声嘶；热伤肺络者，咳痰带血；阴津不足，津不上承，故口渴咽干，阴虚生内热，故午后潮热，手足心热，舌红少苔，脉细数。

三、鉴别诊断

（一）西医鉴别诊断

1. 支气管哮喘

以反复咳喘为特征，突发突止，发作时两肺满布哮鸣音，缓解后无症状，常有家族或个人过敏史。以咳嗽为主要症状的支气管哮喘病例，可无喘息或哮鸣音，须与本病鉴别。

2. 肺结核

有发热、乏力、盗汗及消瘦等症状，痰液找到结核杆菌及胸部 X 线检查可助鉴别。

3. 支气管扩张

表现为反复发作咳嗽、咳痰、咯血，合并感染时有大量脓性痰。X 线胸片常见肺纹理粗乱或呈卷发状。螺旋 CT 检查及支气管碘油造影有助诊断。

（二）中医鉴别诊断

1. 顿咳

以阵发性痉挛性咳嗽为主症，咳必呕吐痰涎，伴鸡鸣样回声。进行性加重，入暮尤甚。

2. 肺痨

以低热、咳嗽、盗汗为主要临床表现。相当于西医学的原发性肺结核，多有结核病接触史，结核菌素试验阳性，气道排出物中可找到结核菌，胸部 X 线检查显示活动性原发型肺结核改变，纤维支气管镜检查可见明显的支气管结核病变。

四、临床治疗

（一）提高临床疗效的要素

1. 辨痰性质，审证求因

辨治本病时，首先应辨有无外邪稽留，有一分表证即应解表，祛邪外出，以免外邪入里，变生他病。内伤咳嗽，其病较深而难治。实证有痰湿、痰热为患，虚证与气虚、阴伤有关。临床应仔细辨别痰的量、色、质、味，咳声之轻重，咳嗽发作时间，伴随症之寒、热、虚、实。审证求因，有的放矢。痰湿者燥湿化痰，痰热者清肺化痰，气虚者健肺脾之气，阴虚者养阴清热。

2. 求之渊源，审证立法

除肺以外，咳嗽与脾胃的关系最为密切。因小儿脾胃薄弱，易为肥甘、生冷、积滞所伤。脾失健运，不能运化水谷，反酿成痰，上贮于肺，或者脾气虚弱，土不生金，肺气不足，肺脾两虚而咳嗽。治咳应时时顾护脾胃，临床根据脾虚失运、胃有积热的不同证候，采用补脾运脾、清胃的不同治法，以祛除生痰之源。另外，小儿为纯阳之体，肝常有余，易亢逆化火，木火刑金，或心经蕴热，日久化火，炼液为痰，都可使肺失宣肃而咳嗽。此类咳嗽多由火热之邪引起，故表现为痰热咳嗽，同时伴有里热证和血热证，久之则出现阴虚燥咳。故治疗上不仅要清肺化痰，还须通腑、利尿以引热下行，凉血以清肝，养阴以清热。久病入络，辅以活血化瘀药物如赤芍药、王不留行、地龙等，效果更佳。

（二）辨病治疗

1. 去除病因

有诱发因素者积极治疗。

2. 控制感染

根据感染的主要致病菌和药物敏感试

验选用抗菌药物，病情轻者可口服，严重感染者，肌内注射或静脉注射抗菌药物；可以选用青霉素类、头孢菌素类、大环内酯类、氟喹诺酮类、氨基糖苷类等。

3. 止咳、祛痰

保持体液平衡可以使痰液变稀薄，有利于黏痰的排出，是最有效的祛痰措施，祛痰药可以使黏痰稀化，易于咳出，常用药物有溴己新、氨溴索等。

4. 解痉、平喘

有气喘者，可用解痉平喘药。茶碱类如氨茶碱，β受体激动剂如沙丁胺醇，抗胆碱能药物如异丙托品等，根据患者对药物的反应选择使用。

5. 雾化治疗

雾化吸入可增加气道的湿化，有助于痰液排出。

6. 其他治疗

（1）氧疗　有缺氧表现，多用鼻前庭导管吸氧，吸入高浓度氧使血浆中溶解氧量增加，能改善组织的供氧。

（2）生物制剂　病情较重的患儿可酌情给予血浆或丙种球蛋白（100ml 5% 葡萄糖溶液混合，开始滴注速度为每分钟 1ml（每分钟约 20 滴），15 分钟后若无不良反应，可加快滴注速度，最快不得超过每分钟 3ml（每分钟约 60 滴），1 次 / 天，能使机体获得免疫力而增强免疫功能。

（3）免疫治疗　如转移因子口服液（1 岁以下每次 5ml，2 次 / 天；1 岁以上每次 10ml，2 次 / 天）可在一定程度上增强机体免疫功能，对防治上、下呼吸道感染起到一定作用。

（三）辨证治疗

1. 辨证施治

（1）痰热咳嗽证

治法：清肺化痰。

方药：清金化痰汤加减。

组成：黄芩、栀子、桑白皮、前胡、款冬花、鱼腥草、浙贝母、天竺黄、桔梗、麦冬、甘草。

加减：高热者，加生石膏、知母；咳痰多者，加鱼腥草、葶苈子、鲜竹沥；痰中带血，烦躁易怒者，加黛蛤散、夏枯草；口渴甚者，加芦根、天花粉；大便干结者，加瓜蒌、大黄或一捻金。

（2）痰湿咳嗽证

治法：燥湿化痰。

方药：二陈汤加减。

组成：陈皮、法半夏、茯苓、甘草、炙麻黄、杏仁、白前。

加减：胸闷不适，咳痰不爽者，加枳壳、桔梗；寒湿较重，痰白清稀，舌苔白滑者，加干姜、细辛；纳呆困倦者，加藿香、薏苡仁。

（3）气虚咳嗽证

治法：益气健脾，化痰止咳。

方药：六君子汤加减。

组成：党参、茯苓、白术、甘草、半夏、陈皮、薏苡仁、竹茹。

加减：气虚重者，加黄芪、太子参；咳重痰多者，加杏仁、紫菀、款冬花；自汗者，加麻黄根、牡蛎。

（4）阴虚咳嗽证

治法：养阴润肺，化痰止咳。

方药：沙参麦冬汤加减。

组成：南沙参、麦冬、地黄、玉竹、天花粉、甘草、桑白皮、炙款冬花、炙枇杷叶。

加减：低热不退者，加青蒿、地骨皮、胡黄连；久咳痰黏者，重用麦冬，合泻白散；兼胃阴不足，食少纳差者，加山楂、谷芽、石斛；咳痰带血丝者，加白茅根、生地黄。

2. 外治疗法

（1）针灸

取穴：①天突、曲池、内关、丰隆；

②肺俞、尺泽、太白、太冲。方法：每日取1组，两组交替使用，每日1次，10~15次为1个疗程，中等刺激或针后加灸。

（2）推拿

推补肺经、脾经，推揉膻中，揉（顺时针方向）中脘，按揉并分推肺俞，每项操作100~300次。虚证加捏脊3~5遍。

（3）敷贴疗法

①适量生白矾研细末，加入醋、白面调成小饼，敷足心，24小时换一次。用于痰湿咳嗽。

②大黄、芒硝、大蒜各15~30g，纱布包，敷于胸部。用治痰热咳嗽。

③取白芥子、杏仁、法半夏各2份，重楼、黄芩各1份，烘干研细末，过100目筛，用30%二甲基亚砜适量调成软膏。选穴：肺俞（双）、天突、膻中、涌泉（双）、大椎，气喘者加定喘。用法：取上药如黄豆大小，重0.5~1g，置2cm×2cm的胶布中，24小时换药1次，4日为1个疗程。

④丁香、肉桂各3g，共研细末，温水调敷肺俞穴，固定，每日换1次。用治肺虚咳嗽。

⑤白芥子、甘遂、细辛、丁香、苍术、川芎等量研末，加入基质（生姜汁、黄酒、凡士林等），调成糊状，制成直径约1cm的圆饼。取穴：主穴为肺俞、膻中、风门，配以大椎、定喘、丰隆。操作：每次取穴3~4个，将药敷于穴位上，胶布固定，一般保留1~2日，2~3日换贴1次，5次为1个疗程。用治本病长期慢性咳嗽。

3. 成药应用

（1）金振口服液 用法：口服，6个月~1岁，1次5ml，1日3次；2~3岁，1次10ml，1日2次；4~7岁，1次10ml，1日3次；8~14岁，1次15ml，1日3次，或遵医嘱。用于痰热咳嗽。

（2）橘红颗粒 用法：1岁以内1/4~1/3袋；1~3岁1/3~1/2袋；3~6岁1/2~3/4袋；6岁以上1袋。1日2次，热水冲服，适用于痰湿咳嗽。

（3）养阴清肺糖浆 用法：1岁以内1/5~1/4支；1~3岁1/4~1/3支；3~6岁1/2支；6~9岁1支（10ml）；9~14岁1~1.5支（15ml）。每日2次。适用于阴虚咳嗽。

4. 单方验方

川贝母、麦冬、玄参、百合、北沙参各9g，款冬花、马兜铃、丹皮各4.5g，知母、枇杷叶各6g。将上药研极细末，加等量蜂蜜制成蜜丸，每丸重3g。1岁以内2丸，1~3岁3~4丸，3~6岁5~8丸，6~9岁9~10丸，9~12岁12丸。1日2~3次，开水或糖水溶化。用于阴虚咳嗽。［王萍芬.中医儿科学.上海：上海科学技术出版社，1997：41-46.］

（四）其他疗法

1. 电子支气管镜术

对确诊患儿给予支气管肺泡灌洗、局部注药等方式进行治疗、干预。

（1）术前准备 手术前常规禁食、禁饮6小时，给予局部利多卡因麻醉，待麻醉生效后常规消毒、铺巾。同时，术前30分钟肌内注射地西泮0.1~0.3mg/kg。术前30分钟肌内注射阿托品0.01~0.03mg/kg。采用浓度为2%利多卡因2ml行鼻腔、咽喉部氧气驱动喷雾麻醉，连续完成5~10分钟雾化吸入。同时给予咪达唑仑注射液2~6μg/（kg·min）静脉持续泵入镇静。

（2）电子支气管镜术治疗 结合患儿年龄、体质量采用电子支气管镜进行检查治疗。根据个体差异和手术时间追加麻醉，增加2%利多卡因气管内注入，保证患儿顺利完成检查（检查时遵循先健侧后患侧原则，并及时帮助患儿吸除分泌物）。

（3）支气管灌洗检查及治疗 ①支气管灌洗检查。对于伴有肺部病变患儿行支气管灌洗检查，每次取病变肺侧叶开口；

对于无明显病变者在右肺中叶或左肺舌叶开口部位，每次取生理盐水 2~4ml 行支气管肺泡灌洗，并间断完成负压抽吸。②灌洗治疗。对确诊的肺不张、肺部感染等肺部疾病患儿，采用生理盐水对感染部位进行多次冲洗。[邹金林. 支气管镜在基层医院儿童慢性咳嗽中的诊断及治疗价值. 中外医疗，2020，39（32）：109-111.]

2. **摩腹法治疗小儿慢性咳嗽**

摩腹顺时针为泻，有消食、和胃、通大便的作用；逆时针为补，可健脾益气。缓慢有节律地摩腹揉按能够刺激肠胃蠕动消化，促进血液及淋巴液循环从而改善症状，进一步达到治病的目的。[周旭，安洋阳，夏丽丽，等. 从脾论治摩腹法治疗小儿慢性咳嗽的现况. 按摩与康复医学，2021，12（1）：40-42.]

（五）医家诊疗经验

小儿推拿源远流长，从古至今在防治儿科疾病方面，起到了很大的作用。有着简便、高效、不良反应低、患儿依从性好等优点。历代小儿推拿医家根据地域及治疗风格不同形成了各种流派，其中影响较大的六大流派对小儿咳嗽的治疗也各有特色。三字经派：清肝肺、清天河水、运八卦，以清为主，操作简单。张汉臣派：揉乙窝风、捣小天心、运内八卦、补脾土、清补兼施。孙重山派：分推胸八道、揉膻中，以理气化痰止咳。海派儿推：擦膻中、擦肺俞、一指禅推脾俞、肾俞穴，随症加减，表里兼治。湘西儿推：先清后补，主肺重心。小儿捏脊派：在捏脊基础上加减轻叩肺俞、搓揉膻中，辨证治疗。临床中常将推拿手法与中药内服或中医外治法相结合，如针灸、拔罐、穴位贴敷、点刺放血、刮痧等。有医家将白术、桔梗、地龙、僵蚕等药物调成药膏贴敷于肺俞穴，并联合小儿推拿疗法治疗小儿慢性咳嗽效果显著。还有医家贴敷肺俞、脾俞、肾俞，联合点刺四缝穴治疗小儿慢性咳嗽收效明显。

五、预后转归

慢性支气管炎在小儿较少见，但患此病患儿及时治疗，可治愈或好转。若不积极治疗，则频发或加重，最终可因支气管或肺间质破坏，并发肺不张、肺气肿、支气管扩张症等不可逆性损伤。

六、预防调护

（一）预防

必须注意营养及护理，补充维生素及高蛋白饮食。可补充维生素 A 及 D，维生素 A 可改善支气管黏膜柱状上皮细胞及黏膜的修复能力。加强户外活动和耐寒锻炼，衣着勿多，提倡游泳锻炼，但运动量要循序渐进。

（二）调护

改善环境卫生，保持室内空气新鲜，避免患儿与吸烟者同室。因间接吸入烟雾，可抑制纤毛上皮活动，削弱巨噬细胞的吞噬功能。要重视季节性气候变化，避免可能存在的过敏原，以减少发作次数。

七、专方选要

人参蛤蚧散（《卫生宝鉴》）

组成：蛤蚧 1 对，苦杏仁 12g，炙甘草 9g，人参 12g，云苓 15g，川贝 10g，桑白皮 10g，知母 12g。

功效：补肺益肾，止咳定喘。

主治：肺肾气虚，痰热内蕴证。症见咳嗽，气喘，吸气困难，痰稠色黄，或咳吐脓血，胸中烦热，身体消瘦，或遍身浮肿，苔黄腻，脉浮虚。

加减：若气虚甚，加白术、山药，以补虚益气；若痰热甚，加胆南星、黄芩以清热燥湿涤痰；若大便干，加大黄、瓜蒌仁；若痰中带血，加白茅根、小蓟、侧柏叶，以清热凉血止血。

主要参考文献

［1］国家中医药管理局．中医病证诊断疗效标准［S］．南京：南京大学出版社，1994．

［2］马融．中医儿科学［M］．4版．北京：中国中医药出版社，2016．8．

［3］冯民子．舒适护理在慢性小儿支气管炎护理中的应用观察［J］．智慧健康，2019，5（18）：96-97．

［4］姚友东．补肺汤联合沙丁胺醇雾化吸入治疗小儿慢性支气管炎（肺气虚弱）随机平行对照研究［J］．实用中医内科杂志，2017，31（10）：41-43．

［5］张静．小儿慢性支气管炎临床治疗分析［J］．当代医学，2014，20（21）：89-90．

［6］刘梅花．中西医结合健康教育对小儿慢支患者疗效和预后的影响［J］．西部中医药，2014，27（7）：80-81．

［7］向娜．慢性小儿支气管炎护理中舒适护理模式的应用研究［J］．系统医学，2021，6（7）：191~194．

［8］周旭，安洋阳，夏丽丽，等．从脾论治摩腹法治疗小儿慢性咳嗽的现况［J］．按摩与康复医学，2021，12（1）：40-42．

第四节　肺炎

肺炎（pneumonia）是指不同病原体或其他因素（如吸入羊水、油类，或过敏反应等）所引起的肺部炎症。主要临床表现为发热、咳嗽、气促、呼吸困难和肺部固定性中、细湿啰音。重症患者可累及循环、神经及消化等系统而出现相应的临床症状，如心力衰竭、缺氧中毒性脑病及缺氧中毒性肠麻痹等。

肺炎为婴儿时期重要的常见病，是我国住院小儿死亡的第一位原因，严重威胁小儿健康，被国家卫生健康委员会列为小儿四病之一，故加强对本病的防治十分重要。

一、病因病机

（一）西医学认识

1. 病因

肺炎的病原微生物大多为细菌和病毒。国内重症细菌性肺炎的主要致病原有肺炎链球菌、金黄色葡萄球菌和流感嗜血杆菌。主要的致病病毒有呼吸道合胞病毒、鼻病毒、人偏肺病毒、腺病毒、副流感病毒等。在某些患儿中，病毒和细菌可同时存在，也可相互继发，形成混合感染。

2. 发病机制

病原体常由呼吸道侵入，少数经血行入肺。病理变化以肺组织充血、水肿、炎性浸润为主。肺泡内充满渗出物，经肺泡壁通道向周围肺组织蔓延，形成点片状炎症病灶。若病变融合成片，可累及多个肺小叶。当小支气管、毛细支气管发生炎症时，可致管腔部分或完全阻塞，引起肺不张或肺气肿。不同病原体引起的肺炎病理改变亦有不同：细菌性肺炎以肺实质受累为主；而病毒性肺炎则以间质受累为主，亦可累及肺泡。临床上支气管肺炎与间质性肺炎常同时并存。

3. 临床分类

无统一分类，目前常用的有以下几种分类法。

（1）病理分类

①大叶性肺炎：是由肺炎双球菌等细菌感染引起的呈大叶性分布的肺部急性炎症。

②小叶性肺炎：又称支气管肺炎，是小儿的一种主要常见病，由细菌或病毒引起。

③间质性肺炎：是多种原因引起的肺间质炎性和纤维化疾病，病变主要侵犯肺间质和肺泡腔，最终引起肺间质的纤维化，导致肺泡 – 毛细血管功能的丧失。

④毛细支气管炎：小儿最常见且较严重，病变主要发生在肺部的细小支气管，也就是毛细支气管，通常由普通感冒、流行性感冒等病毒性感染引起，也可能由细菌感染所致。

（2）病因分类

①病毒性肺炎：呼吸道合胞病毒（RSV）占首位，其他有鼻病毒、人偏肺病毒、腺病毒、副流感病毒、肠道病毒、新冠病毒等。

②细菌性肺炎：肺炎链球菌、金黄色葡萄球菌、肺炎克雷伯杆菌、流感嗜血杆菌、大肠埃希菌、军团菌等。

③支原体肺炎：由肺炎支原体所致。

④衣原体肺炎：由沙眼衣原体肺炎（CT）、衣原体（CP）和鹦鹉热衣原体引起。以 CT 和 CP 多见。

⑤原虫性肺炎：包括肺包虫病、肺弓形虫病、肺血吸虫病、肺线虫病等。

⑥真菌性肺炎：由白念珠菌、曲霉菌、肺孢子菌等引起的肺炎，多见于免疫缺陷病及长期使用免疫抑制剂或抗菌药物者。

⑦非感染病因引起的肺炎：如吸入性肺炎、坠积性肺炎、嗜酸性粒细胞性肺炎（过敏性肺炎）等。

（3）病程长短分类

①急性肺炎：病程 1 个月。

②迁延性肺炎：病程 1~3 个月。

③慢性肺炎：病程 > 3 个月。

（4）病情轻重分类

①轻症：除呼吸系统外，其他系统仅轻微受累，无全身中毒症状。

②重症：除呼吸系统出现呼吸衰竭外，其他系统亦严重受累，可有酸碱平衡失调、水、电解质紊乱，全身中毒症状明显，甚至危及生命。

（5）临床表现典型与否分类

①典型肺炎：肺炎链球菌、金黄色葡萄球菌、肺炎克雷伯杆菌、流感嗜血杆菌、大肠埃希菌等引起的肺炎。

②非典型肺炎：肺炎支原体、衣原体、嗜肺军团菌、某些病毒（如汉坦病毒）等引起的肺炎。

③新型冠状病毒、禽流感病毒所致的肺炎。

（6）肺炎发生的地点分类

①社区获得性肺炎（CAP）指原本健康的儿童在医院外获得的感染性肺炎，包括感染了具有明确潜伏期的病原体而在入院后平均潜伏期内发病的肺炎。

②医院获得性肺炎（HAP），又称医院内肺炎（NP），指患儿入院时不存在，也不处于潜伏期，而在入院 ≥ 48 小时后发生的感染性肺炎，包括在医院感染而在出院 48 小时内发生的肺炎。

临床上如果病原体明确，则按病因分类，有助于指导治疗，否则按病理或其他方法分类。

（二）中医学认识

本病属于"肺炎喘嗽"的范畴，是小儿时期常见的肺系疾病之一，以发热、咳嗽、气促、痰鸣为主要临床特征。俗称"马脾风"。肺炎喘嗽的病因包括外因和内因两方面。外因责之于感受风邪，或由其他疾病传变而来；内因责之于小儿形气未充，肺脏娇嫩，卫外不固。病位在肺，常累及于脾，重者可内窜心肝。病机关键为肺气郁闭。肺主气而朝百脉，小儿肺脏娇嫩或素体虚弱，感邪之后，病情进展，由肺而涉及其他脏腑。如肺为邪闭，气机不利，气滞血瘀，血行不畅，心失所养，心气不足，心阳不能运行敷布全身，则出现心阳虚衰之变证。小儿感受风温之邪，易化热化火，内陷厥阴，出现邪陷厥阴之变证。

二、临床诊断

（一）辨病诊断

1.临床表现

肺炎分类中以支气管肺炎（小叶性肺炎）最为常见，2岁以下的婴幼儿多见，起病多数较急，发病前数日多先有上呼吸道感染，主要临床表现为发热、咳嗽、气促、肺部固定中、细湿啰音。

（1）主要症状　①发热。热型不定，多为不规则热，亦可为弛张热或稽留热。值得注意的是，新生儿、重度营养不良患儿体温可不升或低于正常。②咳嗽。较频繁。早期为刺激性干咳，极期咳嗽反而减轻，恢复期咳嗽有痰。③气促。多在发热、咳嗽后出现。④全身症状。精神不振、食欲减退、烦躁不安、轻度腹泻或呕吐。

（2）体征　①呼吸增快。40~80次/分，并可见鼻翼煽动和吸气性凹陷。②发绀。口周、鼻唇沟和指（趾）端发绀，轻症患儿可无发绀。③肺部啰音早期不明显，可有呼吸音粗糙、减低，以后可闻及固定的中、细湿啰音，以背部两侧下方及脊柱两旁较多，于深吸气末时更为明显。肺部叩诊多正常，病灶融合时可出现实变体征。

（3）重症肺炎的表现　重症肺炎由于并发严重的缺氧及毒血症表现，除有呼吸衰竭外，还可发生心血管、神经和消化等系统严重功能障碍。

心血管系统：可发生心肌炎、心包炎等，有先天性心脏病者易发生心力衰竭。肺炎合并心力衰竭时可有以下表现。①心安静状态下呼吸突然加快>60次/分；②安静状态下心率突然增快>180次/分；③突然极度烦躁不安，明显发绀，面色苍白或发灰，指（趾）甲微血管再充盈时间延长，以上3项不能用发热、肺炎本身和其他合并症解释；④心音低钝、奔马律，颈静脉怒张；⑤肝脏迅速增大；⑥少尿或无尿，眼睑或双下肢水肿。

神经系统：在确诊肺炎后出现下列症状与体征，可考虑为缺氧中毒性脑病：①烦躁，嗜睡，眼球上窜、凝视；②球结膜水肿，前囟隆起；③昏睡、昏迷、惊厥；④瞳孔改变。对光反射迟钝或消失；⑤呼吸节律不整，呼吸心跳解离（有心跳，无呼吸）；⑥有脑膜刺激征，脑脊液检查除压力增高外，其他均正常。在肺炎的基础上，除外热性惊厥、低血糖、低血钙及中枢神经系统感染（脑炎、脑膜炎），如有①、②项则提示脑水肿，伴其他一项以上者可确诊。

消化系统：严重者发生缺氧中毒性肠麻痹时，表现为频繁呕吐、严重腹胀、呼吸困难加重，听诊肠鸣音消失。重症患儿还可呕吐咖啡样物，大便潜血阳性或有柏油样便。

抗利尿激素异常分泌综合征（SIADH）：①血钠Na≤130mmol/L，血渗透压<275mmol/L；②肾脏排钠增加，尿钠≥20mmol/L；③临床上无血容量不足，皮肤弹性正常；④尿渗透摩尔浓度高于血渗透摩尔浓度；⑤肾功能正常；⑥肾上腺皮质功能正常；⑦ADH升高，若ADH不升高，则可能为稀释性低钠血症。SIADH与缺氧中毒性脑病有时表现类似，但治疗却完全不同，应注意检查血钠以资鉴别。

DIC：可表现为血压下降、四肢凉、脉速而弱，皮肤、黏膜及胃肠道出血。

【严重评估】

WHO推荐2月龄~5岁儿童出现胸壁吸气性凹陷、鼻翼煽动或呻吟之一表现者，提示有低氧血症，为重度肺炎；如果出现中心性发绀、严重呼吸窘迫、拒食或脱水征、意识障碍（嗜睡、昏迷、惊厥）之一表现者为极重度肺炎，这是重度肺炎的简易判断标准，适用于发展中国家及基层地区。对于住院患儿或条件较好的地区，CAP严重度评估还应依据肺部病变范围、有无低氧血症以及有无肺内外并发症表现等判断（见表7-4-1）。

2. 相关检查

（1）外周血检查 ①白细胞检查：细菌性肺炎白细胞计数升高，中性粒细胞增多，并有核左移现象，胞质可有中毒颗粒。病毒性肺炎的白细胞计数大多正常或偏低。亦有少数升高者，时有淋巴细胞增高或出现异型淋巴细胞。②C-反应蛋白（CRP）：细菌感染时血清CRP值多上升，非细菌感染时则上升不明显。③前降钙素（PCT）：细菌感染时可升高，抗菌药物治疗有效时，可迅速下降。

（2）病原学检查 ①细菌学检查包括两方面。细菌培养和涂片：采集气管吸取物、肺泡灌洗液、胸腔积液、脓液和血标本做细菌培养和鉴定，同时进行药物敏感试验，对明确细菌性病原和指导治疗有意义；亦可做涂片染色镜检进行初筛试验。其他检查：血清学检测肺炎链球菌荚膜多糖抗体水平；荧光多重PCR检测细菌特异基因，如肺炎链球菌编码溶血素（*ply*）基因。②病毒学检查包括四个方面。病毒分离：感染肺组织，支气管肺泡灌洗液，鼻咽分泌物病毒培养、分离是病毒病原诊断的可靠方法。病毒抗体检测：经典的方法有免疫荧光试验（IFA）、酶联免疫吸附试验（ELISA）等。特异性抗病毒IgM升高可早期诊断。血清特异性IgG抗体滴度进行性升高，急性期和恢复期（间隔2~4周）IgG抗体升高≥4倍为阳性，但由于费时太长，往往只作为回顾性诊断，限制了其临床实际应用。病毒抗原检测：采取咽拭子、鼻咽分泌物、气管吸取物或肺泡灌洗液涂片，或快速培养后细胞涂片，使用病毒特异性抗体（包括单克隆抗体）免疫荧光技术、免疫酶法或放射免疫法可发现特异性病毒抗原。病毒特异性基因检测：采用核

表 7-4-1 肺炎患儿严重度评估

临床特征	轻度 CAP	重度 CAP
一般情况	好	差
拒食或脱水征	无	有
意识障碍	无	有
呼吸频率	正常或略增快	明显增快*
发绀	无	有
呼吸困难（呻吟、鼻翼煽动、三凹征）	无	有
肺浸润范围	≤ 1/3 的肺	多肺叶受累或 ≥ 2/3 的肺
胸腔积液	无	有
脉搏血氧饱和度	> 0.96	≤ 0.92
肺外并发症	无	有
判断标准	出现上述所有表现	存在以上任何一项

注：* 婴儿RR ≥ 70次/分，年长儿 > 50次/分

酸分子杂交技术或聚合酶链反应（PCR）、反转录 PCR（reverse transcription PCR）等技术检测呼吸道分泌物中病毒基因片段。③其他病原学检查包括三个方面。肺炎支原体（MP）：冷凝集试验 ≥ 32 为阳性标准，该试验为非特异性，可作为过筛试验；特异性诊断包括 MP 分离培养或特异性 IgM 和 IgG 抗体测定。衣原体：能引起肺炎的衣原体为沙眼衣原体（CT）、肺炎衣原体（CP）和鹦鹉热衣原体。细胞培养用于诊断 CT 和 CP。直接免疫荧光或吉姆萨染色法可检测 CT。其他方法有酶联免疫吸附试验、放射免疫电泳法检测双份血清特异性抗原或抗体、核酸探针及 PCR 技术检测基因片段。嗜肺军团菌 LP：血清特异性抗体测定是目前临床诊断 LP 感染最常用的实验室证据。

（3）X 线检查 早期肺纹理增强，透光度减低；以后两肺下野、中内带出现大小不等的点状或小斑片状影，或融合成大片状阴影，甚至波及节段。可有肺气肿、肺不张。伴发脓胸时，早期患侧肋隔角变钝；积液较多时，可呈反抛物线状阴影，纵隔、心脏向健侧移位。并发脓气胸时，患侧胸腔可见液平面。肺大疱时则见完整薄壁、无液平面的大疱。肺脓肿时可见圆形阴影，脓腔的边缘较厚，其周围的肺组织有炎性浸润。支气管扩张时中下肺可见环状透光阴影，呈卷发状或蜂窝状，常伴肺段或肺叶不张及炎症浸润影。间质性肺疾病时，主要显示弥漫性网点状的阴影，或磨玻璃样影。对于一般状况良好且可以在门诊治疗的疑似肺炎患儿，无须常规行胸片检查。胸部 X 线检查未能显示肺炎征象而临床又高度怀疑肺炎、难以明确炎症部位、需同时了解有无纵隔内病变等，可行胸部 CT 检查。但需注意，胸部 CT 扫描和胸部侧位片不宜列为常规。对于临床上肺炎已康复、一般状况良好的患儿，无须反复胸部 X 线

检查。

（二）辨证诊断

1. 常证

（1）风寒闭肺证

临床证候：恶寒发热，无汗，呛咳气急，痰白而稀，口不渴，咽不红，舌质不红，舌苔薄白或白腻，脉浮紧，指纹浮红。

证候分析：风寒之邪外袭，由皮毛而入，首先犯肺，肺失肃降，其气上逆，则呛咳气急；卫阳为寒邪所遏，阳气不能敷布周身，故恶寒发热、无汗；肺气闭塞，水液输化无权，凝而为痰，故痰白而稀。舌质不红，舌苔薄白或白腻，脉浮紧，指纹浮红，均为风寒犯肺，邪在表分之象。

（2）风热闭肺证

临床证候：发热恶风，微有汗出，咳嗽气急，痰多，痰黏稠或黄，口渴咽红，舌红，苔薄白或黄，脉浮数，指纹浮紫或紫滞。

证候分析：风热之邪外侵，肺气郁阻，失于宣肃，则致发热咳嗽；邪闭肺络，水液输化无权，留滞肺络，凝聚为痰，故见痰多，黏稠或黄。舌红，苔薄白或黄，脉浮数均为风热犯肺，邪在表分之象。

（3）痰热闭肺证

临床证候：发热，烦躁，咳嗽喘促，气急鼻煽，喉间痰鸣，口唇青紫，面赤口渴，胸闷胀满，泛吐痰涎，舌质红，舌苔黄腻，脉滑数，指纹紫滞。

证候分析：痰热胶结，闭阻于肺，则致发热咳嗽、气急鼻煽、喉间痰鸣；痰堵胸宇，胃失和降，则胸闷胀满、泛吐痰涎；肺热壅盛，则见面赤口渴；肺气郁闭，气滞血瘀，血流不畅，则致口唇发绀。舌质红，舌苔黄腻，脉滑数皆为痰热内盛之象。

（4）毒热闭肺证

临床证候：高热持续，咳嗽剧烈，气急鼻煽，喘憋，涕泪俱无，鼻孔干燥，面

赤唇红，烦躁口渴，小便短黄，大便秘结，舌红而干，舌苔黄燥，脉洪数，指纹紫滞。

证候分析：毒热内闭肺气，熏灼肺金，则致高热持续、咳嗽剧烈、气急喘憋、烦躁口渴、面赤唇红、小便短黄、大便干结；毒热耗灼阴津，津不上承，清窍不利则见涕泪俱无、鼻孔干燥如煤烟。舌红而干，舌苔黄燥，脉洪数皆为毒热内盛之象。

（5）阴虚肺热证

临床证候：病程较长，干咳少痰，低热盗汗，面色潮红，五心烦热，舌质红而乏津，舌苔花剥、少苔或无苔，脉细数，指纹淡红。

证候分析：小儿肺脏娇嫩，久热久咳，耗伤肺阴，则见干咳、无痰、舌红乏津；余邪留恋不去，则致低热盗汗、舌苔黄、脉细数。

（6）肺脾气虚证

临床证候：咳嗽无力，喉中痰鸣，低热起伏不定，面白少华，动辄汗出，食欲不振，大便溏，舌质偏淡，舌苔薄白，脉细无力，指纹淡。

证候分析：体质虚弱儿或伴有其他疾病者，感受外邪后易累及于脾，导致病情迁延不愈；若病程中肺气耗伤太过，正虚未复，余邪留恋，则发热起伏不定；肺虚气无所主，则致咳嗽无力；肺气虚弱，营卫失和，卫表失固，则动辄汗出；脾虚运化不健，痰湿内生，则致喉中痰鸣、食欲不振、大便溏；肺脾气虚，气血生化乏源，则见面色无华、神疲乏力、舌淡苔薄、脉细无力。

2. 变证

（1）心阳虚衰证

临床证候：突然面色苍白，口唇青紫，呼吸困难，或呼吸浅促，额汗不温，四肢厥冷，烦躁不安，或神萎淡漠，肝脏迅速增大，舌质略紫，苔薄白，脉细弱而数，指纹青紫，可达命关。

证候分析：肺为邪闭，气机不利，气为血之帅，气滞则血瘀，心血运行不畅，可致心失所养，心气不足，心阳不能运行敷布全身，则致面色苍白、口唇青紫、四肢厥冷；肝为藏血之脏，右胁为肝脏之位，肝血瘀阻，故右胁下出现痞块；脉通于心，心阳虚，运血无力，则脉微弱而数。

（2）邪陷厥阴证

临床证候：壮热烦躁，神昏谵语，四肢抽搐，口噤项强，两目窜视，舌质红绛，指纹青紫，可达命关，或透关射甲。

证候分析：小儿感受风温之邪，易化热化火，内陷手厥阴心包经，则致壮热、烦躁、神志不清；邪热内陷足厥阴肝经，则热盛动风，致四肢抽搐、口噤项强、两目窜视；温热化火伤阴，故舌质红绛。

三、鉴别诊断

（一）西医鉴别诊断

1. 急性支气管炎

以咳嗽为主，一般无发热或仅有低热，肺部呼吸音粗糙或有不固定的干、湿啰音。婴幼儿全身症状较重，且因气道相对狭窄，易致呼吸困难，重症支气管炎有时与肺炎不易区分，应按肺炎处理。

2. 肺结核

婴幼儿活动性肺结核的症状及 X 线影像改变与支气管肺炎颇相似，但肺部啰音常不明显。应根据结核接触史、结核菌素试验、X 线胸片、随访观察等加以鉴别。

3. 支气管哮喘

儿童哮喘可无明显喘息发作，主要表现为持续性咳嗽，胸部 X 线检查示肺纹理增多、排列紊乱和肺气肿，易与本病混淆。患儿具有过敏体质，肺功能检查、支气管激发和支气管舒张试验有助于鉴别。

4. 支气管异物

吸入异物可致支气管部分或完全阻塞

而致肺气肿或肺不张，且易继发感染引起肺部炎症。但多有异物吸入、突然出现呛咳的病史，胸部X线检查，特别是透视可助鉴别，必要时行支气管镜检查。

（二）中医鉴别诊断

1. 咳嗽

咳嗽频繁，但无气喘、鼻煽，可见发热，肺部听诊可闻及不固定的干、湿啰音或粗湿啰音。

2. 哮喘

以咳嗽气喘、喉间痰鸣、呼气延长、反复发作为主症，常不发热。肺部听诊以哮鸣音为主。

四、临床治疗

（一）提高临床疗效的要素

1. 谨守病机，清肺化痰

外邪犯肺，虽有风寒、风热之不同，但风寒易入里化热，故肺炎初起以风热闭肺为多见。温热之邪入里，炼液为痰，痰热互结，肺气郁闭是病机，痰热是病程发展的主要病理产物，故清热化痰是本病的基本治疗原则。喘甚者加宣肺平喘药。痰热之中含有热毒及痰瘀，同时配以清热解毒及活血化瘀通络之品。

2. 知常达变，灵活施治

由于感邪有轻重，患儿体质有强弱，治疗有及时得当与否，故病理有外邪透达内陷与否之别，证候有轻重缓急之分。常证仅在肺，此时努力克邪，用药准确，祛邪扶正，使正胜邪去，可避免病邪向纵深发展。同时仔细观察咳、热、喘、汗、呼吸、脉象及指纹等方面的变化，一旦出现痰热内传心肝的变证时，应及时采取急救措施，且不可一味治肺，延误病情。

3. 标本同治，顾护气阴

本病病因，内因责之于小儿形气未充，抵抗力弱；外因责之于外邪犯肺。正虚为本，邪实为标。加之肺气郁闭的演变过程中，主要的病理产物为痰热，故气存阴亡与痰热变化是正邪交争的两个方面。初期正盛邪实时宜清热化痰、宣肺平喘，兼以益气养阴；后期邪去正衰时更应以益气养阴为主，恢复患儿正气，祛邪外出。

4. 升清降浊，肺脾同治

"脾为生痰之源，肺为贮痰之器"。脾气虚弱，易痰浊内生，阻于气道；外邪侵袭，内外夹击，则出现病变。治疗过程中清热苦寒之品最易损伤脾胃。故应时时顾护脾胃，有利于扶助正气，化除痰浊。又肺与大肠相表里，痰涎壅盛之时，适当通腑泄热，有助于缓解上焦之危急。

5. 见微知著，活血化瘀

肺主气而朝百脉，心主血而运行营阴，气为血帅，气行则血行，气滞则血瘀。肺气闭塞，则血流不畅，脉道壅滞，因此肺炎早期即存在血瘀，故酌加活血化瘀药物有助于改善症状，减少变证发生。

（二）辨病治疗

采用综合治疗，原则为改善通气、控制炎症、对症治疗、防止和治疗并发症。

1. 一般治疗及护理

室内空气要流通，以温度18~20℃、湿度60%为宜。给予营养丰富的饮食，重症患儿进食困难，可给予肠道外营养。经常变换体位，以减少肺部淤血，促进炎症吸收。注意隔离，以防交叉感染。注意水、电解质的补充，纠正酸中毒和电解质紊乱，适当的液体补充还有助于气道的湿化。但要注意输液速度，过快可加重心脏负担。

2. 抗感染治疗

（1）抗菌药物 明确为细菌感染或病毒感染继发细菌感染者应使用抗菌药物。原则如下：①有效和安全是选择抗菌药物的首要原则；②在使用抗菌药物前应采集合适的呼吸道分泌物或血标本进行细菌培养和药物敏感试验，以指导治疗；在未获培养结果前，可根据经验选择敏感药物；③选用的药物在肺组织中应有较高的浓度；④轻症患者口服抗菌药物有效且安全，对重症肺炎或因呕吐等致口服难以吸收者，可考虑胃肠道外抗菌药物治疗；⑤选择适宜剂量和合适的疗程；⑥重症患儿宜静脉联合用药。

根据不同病原选择如下抗菌药物：①肺炎链球菌：青霉素敏感者首选青霉素或阿莫西林；青霉素中介者，首选大剂量青霉素或阿莫西林；耐药者首选头孢曲松、头孢噻肟、万古霉素；青霉素过敏者选用大环内酯类抗生素，如红霉素等。②金黄色葡萄球菌：甲氧西林敏感者首选苯唑西林钠或氯唑西林钠，耐药者选用万古霉素或联用利福平。③流感嗜血杆菌：首选阿莫西林/克拉维酸、氨苄西林/舒巴坦。④大肠埃希菌和肺炎克雷伯杆菌：不产超广谱β内酰胺酶（ESBLs）菌首选头孢他啶、头孢哌酮；产ESBLs菌首选亚胺培南、美罗培南。⑤铜绿假单胞菌首选替卡西林/克拉维酸。⑥卡他莫拉菌：首选阿莫西林/克拉维酸。⑦肺炎支原体和衣原体：首选大环内酯类抗生素，如阿奇霉素、红霉素及罗红霉素。一般用至热退且平稳、全身症状明显改善、呼吸道症状部分改善后3~5天。病原微生物不同、病情轻重不等、存在菌血症与否等因素均影响肺炎疗程。一般肺炎链球菌肺炎疗程7~10天，MP肺炎、CP肺炎疗程平均10~14天，个别严重者可适当延长。金黄色葡萄球菌肺炎在体温正常后2~3周可停药，一般总疗程≥6周。

（2）抗病毒　目前有肯定疗效的抗病毒药物很少，加之不良反应大，使得抗病毒治疗受到很大制约。利巴韦林对呼吸道合胞病毒（RSV）有体外活性，但吸入利巴韦林治疗呼吸道合胞病毒（RSV）所致

CAP的有效性仍存在争议，考虑到药物疗效与安全性问题，不推荐用于RSV肺炎治疗；α-干扰素（interferon-α，IFN-α）在临床上应用少，5~7天为1个疗程，亦可雾化吸入，但疗效存在争议。若为流感病毒感染，可用磷酸奥司他韦口服。部分中药制剂有一定抗病毒疗效。

3. 对症治疗

（1）氧疗　有缺氧表现，如烦躁、发绀或动脉血氧分压<60mmHg时需吸氧，多用鼻前庭导管给氧，新生儿或婴幼儿可用面罩、氧帐、鼻塞给氧。

（2）气道管理　及时清除鼻痂、鼻腔分泌物和吸痰，以保持呼吸道通畅，改善通气功能。气道的湿化非常重要，有利于痰液的排出。雾化吸入有助于解除支气管痉挛和水肿。分泌物堆积于下呼吸道，经湿化和雾化仍不能排出，并且使呼吸衰竭加重时，应行气管插管以利于清除痰液。严重病例宜短期使用机械通气（人工呼吸机），接受机械通气者尤应注意湿化气道、变换体位和拍背，保持气道湿度和通畅。

（3）腹胀的治疗　低钾血症者，应补充钾盐。缺氧中毒性肠麻痹时，应禁食和胃肠减压，亦可使用酚妥拉明，每次0.3~0.5mg/kg，加5%葡萄糖20ml静脉滴注，每次最大量≤10mg。

（4）其他　高热者给予药物降温，如口服对乙酰氨基酚或布洛芬；虽然在对乙酰氨基酚退热基础上联合温水擦浴短时间内退热效果更好些，但会明显增加患儿不适感，不推荐使用温水擦浴退热，更不推荐冰水或乙醇擦浴方法退热。若伴烦躁不安，可给予水合氯醛或苯巴比妥每次5mg/kg肌内注射。

4. 并发症的治疗

（1）肺炎合并心力衰竭的治疗　①利尿药物。可用呋塞米、依他尼酸，剂量为每次1mg/kg，稀释成2mg/ml，静脉注射或加滴壶中静脉滴注；亦可口服呋塞米、依

他尼酸或氢氯噻嗪等。②强心药。可使用地高辛或毛花苷丙静脉注射。③血管活性药物。常用酚妥拉明每次 0.5~1.0mg/kg，最大剂量不超过每次 10mg，肌内注射或静脉注射，必要时间隔 1~4 小时重复使用；亦可用卡托普利和硝普钠。

（2）肺炎合并缺氧中毒性脑病的治疗 ①应用脱水疗法。主要使用甘露醇，根据病情每次 0.25~1.0g/kg，每 6 小时 1 次。②改善通气。必要时应予人工辅助通气、间歇正压通气，疗效明显且稳定后应及时改为正常通气。③使用扩血管药物。可缓解脑血管痉挛、改善脑微循环，从而减轻脑水肿，常用酚妥拉明、山莨菪碱。酚妥拉明每次 0.5~1.0mg/kg，新生儿每次 ≤ 3mg，婴幼儿每次 ≤ 10mg，静脉快速滴注，每 2~6 小时 1 次，山莨菪碱每次 1~2mg/kg，视病情需要，可以 10~15 分钟 1 次，或 2~4 小时 1 次，也可静脉滴注维持。④止痉。一般选用地西泮，每次 0.2~0.3mg/kg，静脉注射，1~2 小时可重复 1 次；也可采用人工冬眠疗法。⑤使用糖皮质激素。可进行非特异性抗炎、减少血管与血 - 脑屏障的通透性，故可用于治疗脑水肿。常用地塞米松，每次 0.25mg/kg，静脉滴注，每 6 小时 1 次，2~3 天后逐渐减量或停药。⑥使用促进脑细胞恢复的药物。常用的有三磷酸腺苷、胞磷胆碱、维生素 B_1 和维生素 B_6 等。

（3）SIADH 的治疗 与肺炎合并稀释性低钠血症治疗是相同的。原则为限制水入量，补充高渗盐水。当血钠为 120~130mmol/L，无明显症状时，主要措施是限制水的摄入量，以缓解低渗状态。如血钠 < 120mmol/L，有明显低钠血症症状时，按 3% 氯化钠 12ml/kg 可提高血钠 10mmol/L 计算，先给予 1/2 量，在 2~4 小时内静脉滴注，必要时 4 小时后可重复 1 次。

（4）脓胸和脓气胸者应及时进行穿刺引流，若脓液黏稠，经反复穿刺抽脓不畅

或发生张力性气胸时，宜行胸腔闭式引流。

（5）对并存佝偻病、贫血、营养不良者，应给予相应治疗。

（二）辨证治疗

1. 辨证论治

（1）常证

①风寒闭肺证

治法：辛温宣肺，化痰降逆。

方药：华盖散加减。

组成：麻黄、杏仁、甘草、桑白皮、苏子、茯苓、陈皮。

加减：痰多，苔白腻者，加半夏、莱菔子；若寒邪外束，内有郁热，症见发热口渴，面赤心烦，苔白，脉数者，则宜用大青龙汤。

②风热闭肺证

治法：辛凉宣肺，降逆化痰。

方药：银翘散合麻杏石甘汤加减。

组成：金银花、连翘、豆豉、牛蒡子、薄荷、荆芥、桔梗、甘草、竹叶、芦根、麻黄、杏仁、石膏。

加减：咳剧痰多者，加川贝母、瓜蒌皮、天竺黄；热重者，加黄芩、山栀、板蓝根、鱼腥草；热重便秘者，加桑白皮、制大黄；热甚伤阴者，加沙参、石斛、生地等养阴生津。

③痰热闭肺证

治法：清热涤痰，开肺定喘。

方药：五虎汤合葶苈大枣泻肺汤加减。

组成：麻黄、杏仁、石膏、甘草、细茶、生姜、葶苈子、大枣。

加减：痰盛者，加浙贝母、天竺黄、鲜竹沥；热甚者，加黄芩、连翘；热盛便秘，痰壅喘急，加生大黄，或用牛黄夺命散涤痰泻火；面唇青紫者，加丹参、赤芍。

④毒热闭肺证

治法：清热解毒，泻肺开闭。

方药：黄连解毒汤合麻杏甘石汤加减。

组成：黄芩、黄连、黄柏、栀子、麻黄、石膏、杏仁、甘草。

加减：热重者，加虎杖、蒲公英、败酱草；腹胀大便秘结者，加生大黄、玄明粉；口干鼻燥、涕泪俱无者，加生地黄、玄参、麦冬；咳嗽重者，加前胡、款冬花；烦躁不宁者，加白芍、钩藤。

⑤阴虚肺热证

治法：养阴清肺，润肺止咳。

方药：沙参麦冬汤加减。

组成：沙参、麦冬、玉竹、甘草、桑叶、白扁豆、天花粉。

加减：余邪留恋、低热起伏者，加地骨皮、鳖甲、青蒿；久咳者，加百部、枇杷叶、诃子；汗多者，加龙骨、牡蛎、五味子。

⑥肺脾气虚证

治法：补肺健脾，益气化痰。

方药：人参五味子汤加减。

组成：人参、白术、茯苓、五味子、麦冬、炙甘草、生姜、大枣。

加减：咳嗽痰多者，去五味子，加半夏、陈皮、杏仁；咳嗽重者，加紫菀、款冬花；动则汗出重者，加黄芪、龙骨、牡蛎；汗出不温者，加桂枝、白芍；食欲不振者，加山楂、神曲、麦芽。

（2）变证

①心阳虚衰证

治法：温补心阳，救逆固脱。

方药：参附龙牡救逆汤加减。

组成：人参、附子、龙骨、牡蛎、白芍、甘草。

加减：也可用独参汤或参附汤少量频服以救急；气阴两竭者，加麦冬、西洋参；肝脏增大者，可酌加红花、丹参。

②邪陷厥阴证

治法：平肝息风，清心开窍。

方药：羚角钩藤汤合牛黄清心丸加减。

组成：羚羊角、桑叶、川贝、生地黄、钩藤、菊花、茯神、白芍、甘草、竹茹、牛黄、黄芩、黄连、栀子、郁金、朱砂。

加减：若昏迷痰多者，加石菖蒲、胆南星、竹沥；高热神昏抽搐者，可选加紫雪丹、安宫牛黄丸和至宝丹。

2. 外治疗法

（1）拔罐疗法　取双侧肩胛下部，拔火罐。每次 5~10 分钟，每日 1 次，5 日为 1 个疗程。适用于 3 岁以上儿童肺炎湿啰音久不消退者。

（2）药物外治　主要采用敷贴疗法，用于肺炎后期迁延不愈或痰多、两肺湿啰音经久不消失者。①白芥子末、面粉各 30g，加水调和，用纱布包后，敷贴背部，每日 1 次，每次约 15 分钟，出现皮肤发红为止，连敷 3 日。②大黄、芒硝、大蒜各 15~30g，调成膏状，纱布包，敷贴背部，如皮肤未出现刺激反应，可连用 3~5 日。

3. 成药应用

（1）通宣理肺口服液　用法：1 岁以内 1/5~1/4 支；1~3 岁 1/4~1/3 支；3~6 岁 1/3~1/2 支；6~9 岁 1 支（10ml）；9~14 岁 1~1.5 支（15ml）。每日 2~3 次。适用于风寒闭肺证。

（2）小儿咳喘灵泡腾片　用法：先把药片放入杯中，加温开水使药物完全溶解后口服。1~3 岁 1 次 1 片，用温开水 30ml 泡腾溶解后口服；3~5 岁 1 次 1.5 片，用温开水 60ml 泡腾溶解后日服；5~7 岁 1 次 2 片用温开水 100ml 泡腾片溶解后口服。1 日 3 次。用于风热闭肺证。

（3）小儿清肺化痰颗粒　用法：开水冲服，1 岁以下 1 次 3g，1~5 岁 1 次 6g，5 岁以上 1 次 9~12g，1 日 2~3 次。推荐饭后服用，服用需要间隔两个小时以上。如果咽喉红肿疼痛明显，可以将药液晾凉或是放入冰箱冷藏后服用。适用于痰热闭肺证。

（4）养阴清肺口服液　用法：1 岁以内 1/5~1/4 支；1~3 岁 1/4~1/3 支；3~6 岁

1/3~1/2 支；6~9 岁 1/2~3/4 支；9~14 岁 3/4~1 支（10ml）。每日 2~3 次。适用于阴虚肺热证。

（5）玉屏风颗粒　用法：1 岁以内 1 次半包；1 岁以上 1 次 1 包，1 日 3 次，热水冲服。适用于肺脾气虚证。

4. 单方验方

（1）青黛 3g，白果、地骨皮、车前子、车前草、陈皮各 9g。1 日 1 剂，分 2~3 次服。用于细菌性肺炎。[王萍芬. 中医儿科学. 上海科学技术出版社，41-46.]

（2）板蓝根、大青叶、金银花各 15g，百部、桑白皮各 6g，玄参 9g，甘草 3g，水煎服。1 日 1 剂，分 2~3 次服。适用于病毒性肺炎。[王萍芬. 中医儿科学. 上海科学技术出版社，41-46.]

（四）其他疗法

1. 多频振动治疗仪

可改善患儿通气，消除呼吸道阻力，增强排痰能力。选择自动模式，自外向内叩击头、由下往上循环振动患儿背部，重点振动胸背部下方更容易沉积痰液的部位。具体强度及操作时间按照患儿痰量、体质、年龄进行设定。操作完成后，指导患儿咳嗽，必要时进行吸痰处理，1 次 / 天，持续治疗 7 天。[周长荣. 中医特色护理联合多频振动治疗仪在肺炎喘嗽患儿中的应用. 医疗装备，2020（19）：151-152.]

2. 中医定向透药贴剂

进行平喘治疗。具体方法：取患儿的双侧肺俞穴，每天 1~2 次，将中药电极片贴敷于对应的穴位，通过独创的非对称中频电流产生的电场，对药物离子产生定向的推动力，使药物中的有效成分更深入、更有效地透过穴位快速地进入人体，靶向作用于患部病灶，从而达到治疗效果。[黄芳. 中医定向透药治疗仪佐治小儿肺炎喘嗽的临床观察与护理. 世界最新医学信息文摘，2018，18（92）：210.]

（五）医家诊疗经验

冯晓纯

冯晓纯教授认为本病因外邪客肺所致为实，平时护理不当、饮食不节、小儿脾常不足为虚。病机为母病及子，肺脾气虚，肺失宣降，肺热熏蒸灼液为痰，痰阻气道，肺气郁闭。小儿又为纯阳之体，易感邪化热而产生热毒，致病情加重传变，久治难愈。临床上在治疗小儿肺炎同时顾护脾胃，体现中医治未病理论特点。治疗大法为清热解毒化痰，根据患儿病情佐以理气健脾中药。冯教授自拟苏地甘桔汤加减，方药基本组成如下：紫苏子、地龙、前胡、川贝、清半夏、黄芩、皂角刺、瓜蒌、苦杏仁、桔梗、甘草。[张强，冯晓纯. 冯晓纯教授自拟苏地甘桔汤加减治疗小儿肺炎喘嗽验案. 人参研究，2020，32（1）：45-46.]

五、预后转归

本病一年四季均可发生，但多见于冬春季节。预后取决于患儿年龄、肺部炎症是否及时控制、感染细菌的数量、毒力强弱及对抗生素的敏感程度、患儿机体的免疫情况、有无严重并发症等。近年来由于诊断及时和采用中西医结合治疗，肺炎病死率已明显下降，并发症也显著减少。但弱小婴儿患肺炎后因抵抗力差。病理范围较广泛，病程容易迁延，尤应重视。年龄越小，肺炎的发病率和病死率越高，尤以新生儿和低体重儿为然。营养不良、佝偻病、先天性心脏病、百日咳或长期的支气管炎的基础上并发肺炎，则预后较差。

六、预防调护

（一）预防

1. 预防并发症和继发感染

已患肺炎的婴幼儿抵抗力弱，易染他病，应积极预防可能引起的严重并发症，如脓胸、脓气胸等。在病房中应将不同病原的患儿尽量隔离。恢复期及新入院的患儿也应尽量分开。医务人员接触不同患儿时，应注意消毒隔离操作。近年来有用苍术、艾叶等中药薰烟以减少空气中病原体的报道，此法可用来预防交叉感染。

2. 防止急性呼吸道感染及呼吸道传染病

婴幼儿应尽可能避免接触呼吸道感染的病人，尤应注意防治容易并发严重肺炎的呼吸道传染病，如百日咳、流感、腺病毒及麻疹等感染。尤其对免疫缺陷性疾病或应用免疫制剂的患儿更要注意。

（二）调护

1. 加强护理和体育锻炼，婴儿时期应注意营养，及时增添辅食，培养良好的饮食及卫生习惯，多晒太阳。

2. 防止佝偻病及营养不良是预防重症肺炎的关键。从小锻炼体格，室内要开窗通风。经常在户外活动或在户外睡眠，使机体耐寒及对环境温度变化的适应能力增强，就不易发生呼吸道感染及肺炎。

七、专方选要

（一）大陷胸汤（《伤寒论》）

组成：大黄 6g，芒硝 8g，甘遂 0.5g。

功效：泻热逐水。

主治：热饮结胸证。胸膈疼痛，或疼痛从心下至少腹不可近。伴见短气烦躁，大便秘结，舌上燥而渴，日晡发热，舌红，苔黄腻，脉沉紧。

加减：若胸痛甚者，加柴胡、枳实；若

大便干者，加火麻仁、番泻叶；若水气甚者，加泽泻、瞿麦；若短气者，加薤白、苏梗。

（二）小陷胸汤（《伤寒论》）

组成：黄连 3g，半夏 10g，瓜蒌 20g。

功效：清热化痰，宽胸散结。

主治：胸脘痰热证。心下痞满，按之则痛，或微痛，胸中烦热，或咳痰黄稠，舌红，苔黄腻，脉浮滑。

加减：若胃脘疼痛者，加郁金、柴胡、川楝子；若恶心呕吐者，加竹茹、陈皮、生姜；若咳痰黄稠难咳者，可减半夏，加胆南星、黄芩、贝母等以清燥化痰。

八、研究进展

近年来关于中医药治疗儿童肺炎的研究在许多方面取得了积极进展，从以下几点论述。

1. 治则考证

（1）从治肝病论　王禹水等应用"养肝阴以润肺，疏肝气以敛肺"之法均获奇效。杜洪喆等通过现代药理学研究从侧面证实从肝论治肺炎喘嗽的可能性，其应用软坚散结药入肝经，清泻肝经郁热，恢复肝主疏泄功能，达到缓解症状以及治愈肺炎的目的。

（2）从治脾病论　董秀兰等提出肺炎喘嗽发作期，宜宣肺开闭、化痰平喘，应予以泻肝热之品，方用五虎汤加味。恢复期由于气津耗伤，给予补脾气的三拗汤合陈夏六君子汤加减，取健脾化痰益肺，培土生金之意；或补脾阴予沙参麦冬汤加减体现"阴液滋息，爱生金水"之法。完整论述补脾之法在肺炎喘嗽中的重要指导意义以及补脾健脾法贯彻始终的思想。

（3）治从六经论　肺炎中早期多累及三阳，因达到里实证才能致肺炎喘嗽程度，而太阳、少阳为表或半表半里证不能体现完整的肺炎辨证，故临床更多见太阳、少阳与阳明合病，即太阳阳明证、少阳阳明证或三阳证。体质异常或重症肺炎患者病情凶险，可出现三阴病证。肺炎后期则气津两伤，余热未尽。恰为伤寒论中竹叶石膏汤证。根据仲景《伤寒论》依次确立相应的辨证与治疗，动态辨证可反应动态变化，确立相应的治疗，因此六经辨证在诊疗肺炎喘嗽中具有独特优势。

（4）治从湿证论　孙丹等从湿热论肺炎喘嗽，将其辨证为湿热兼表证、湿热蕴肺证、脾虚湿阻证。分别予葛根芩连汤以表里双解；甘露消毒丹合三仁汤以宣畅气机，清利湿热；予参苓白术散以健脾化湿，均取得满意效果。杨配力等提出从肺炎支原体的生存环境属湿热、感邪途径属湿热、易感人群属湿热、临床表现属湿热及病程缠绵属湿热5个方面分别论述肺炎湿热致病论，使治从湿热的理论基础进一步得到完善和补充。

（5）先证而至论　鉴于小儿自有的生理病理特点，致病来势猛、传变速。对于肺炎喘嗽的治疗，如邪在卫分，当早用清热解毒以防蕴邪入气；如至气分，则早投凉营养阴以防邪气入营；既传营分，则早配凉血化瘀以防蕴邪入血。勿拘泥固守，挫病势于萌芽之中，挽病机于未成之际。

2. 其他治法研究

①黄珊等运用中药穴位贴敷于双侧肺俞及天突、膻中、阿是穴，发现其总有效率为97.4%，效果确切。②仇志锴运用拔罐疗法证实其可促使患儿肺啰音吸收，缩短住院时间，值得临床进一步推广应用。③推拿法急性期以清热、通便为原则取穴；恢复期以调和气血、促进恢复手法为主。孙波等予以清热祛痰推拿法治疗后发现推拿法能显著提高临床效果。④灌肠法主要用于高热、大便秘结等肺热壅盛之证，刘克琴等研究显示，与单纯西药比较，用灌肠法治疗重症肺炎患者可明显改善其中医

证候，缩短机械通气时间和抗生素疗程。

中医辨证治疗本病突出个体化的治疗原则，在改善症状、减少复发、缩短病程等方面作用明显，特别是中医内外合治因具有方法多样、疗效确切、不良反应小、能够加快缓解临床症状、改善患儿免疫功能、减少抗生素使用等优势而受到广泛关注。目前中医内外合治儿童肺炎尚缺乏统一的辨证分型和疗效评价标准，现阶段的研究仍以临床观察为主，且样本量较小，重复性较高，基础实验相对缺乏，对作用机制的研究不够深入。在今后的研究中应推进证候的标准化和规范化研究，制定统一的中医诊疗及疗效评价标准。

主要参考文献

［1］王卫平，孙锟，常立文. 儿科学［M］. 第9版. 北京：人民卫生出版社，2018：252-259.

［2］马融. 中医儿科学［M］. 第4版. 北京：中国中医药出版，2016. 8.

［3］李亮，韩斐. 儿童肺炎中医内外合治研究进展［J］. 中国中医急症，2021，30（5）：928-930+940.

［4］韩冬阳，吴振起，李晓菲，等. 宣白承气汤干预儿童肺炎的应用体会［J］. 中国中西医结合儿科学，2020，12（3）：218-221.

［5］吕凯峰，张伟，陈宏. 中医药治疗小儿肺炎临床研究进展［J］. 中国医药导报，2020，17（6）：37-39.

第五节　支气管哮喘

支气管哮喘（bronchial asthma）简称哮喘，是儿童期最常见的慢性呼吸道疾病。哮喘是多种细胞（如嗜酸性粒细胞、肥大细胞、T淋巴细胞、中性粒细胞及气道上皮细胞等）和细胞组分共同参与的气道慢性炎症性疾病。这种慢性炎症导致气道反应性的增

加，通常出现广泛多变的可逆性气流受限，并引起反复发作性的喘息、气促、胸闷或咳嗽等症状，常在夜间和（或）清晨发作或加剧，多数患儿可经治疗缓解或自行缓解。

一、病因病机

（一）西医学研究

1. 病因

（1）免疫因素　气道慢性炎症被认为是哮喘的本质。研究表明哮喘的免疫学发病机制为：Ⅰ型树突状细胞（DC1）成熟障碍，分泌白细胞介素（IL）-12 不足，使辅助性 T 细胞（Th）0 不能向 Th_1 细胞分化；在 IL-4 诱导下 DCⅡ促进 Th_0 细胞向 Th_2 发育，导致 Th_1（分泌 IFN-γ 减少）/Th_2（分泌 IL-4 增高）细胞功能失衡。Th_2 细胞促进 B 细胞产生大量 IgE（包括抗原特异性 IgE）和分泌炎症性细胞因子（包括黏附分子）刺激其他细胞（如上皮细胞、内皮细胞、嗜碱性粒细胞、肥大细胞和嗜酸性粒细胞等）产生一系列炎症介质（如白三烯、内皮素、前列腺素和血栓素 A_2 等），最终诱发速发型（IgE 增高）变态反应和慢性气道炎症。同时，近年研究发现，Th_{17} 细胞和调节性 T 细胞（Treg）在哮喘中的作用日益受到重视。

（2）神经、精神和内分泌因素　哮喘患儿 β- 肾上腺素能受体功能低下和迷走神经张力亢进，或同时伴有 α- 肾上腺能神经反应性增强，从而发生气道高反应性（AHR）。气道的自主神经系统除肾上腺素能和胆碱能神经系统外，尚存在第三类神经，即非肾上腺素能非胆碱能（NANC）神经系统。NANC 神经系统又分为抑制性 NANC 神经系统（i-NANC）及兴奋性 NANC 神经系统（e-NANC），两者平衡失调，引起支气管平滑肌收缩。

一些患儿哮喘发作与情绪有关，其原因不明。更常见的是因严重的哮喘发作影响患儿及其家人的情绪。约 2/3 患儿于青春期哮喘症状完全消失，于月经期、妊娠期和患甲状腺功能亢进时症状加重，这些表现均提示哮喘的发病可能与内分泌功能紊乱有关，具体机制不明。许多研究表明，肥胖与哮喘的发病存在显著相关性，两者之间的关系日益受到重视。

（3）遗传学背景　哮喘具有明显遗传倾向，患儿及其家庭成员患过敏性疾病和特应性体质者明显高于正常人群。哮喘为多基因遗传性疾病，已发现许多与哮喘发病有关的基因（疾病相关基因），如 IgE、IL-4、IL-13、T 细胞抗原受体（TCR）等基因多态性。但是，哮喘发病率 30 余年来明显增高，不能单纯以基因变异来解释。

（4）神经信号通路　研究发现在哮喘患儿体内存在丝裂素活化蛋白激酶（MAPK）等神经信号通路从而调控细胞因子、黏附因子和炎性介质对机体的作用，参与气道炎症和气道重塑。

2. 危险因素

（1）吸入过敏原（室内：尘埃、动物毛屑及排泄物、蟑螂、真菌等；室外：花粉、真菌等）。

（2）食入过敏原（牛奶、鱼、虾、螃蟹、鸡蛋和花生等）。

（3）呼吸道感染（尤其是病毒及支原体感染）。

（4）强烈的情绪变化。

（5）运动和过度通气。

（6）冷空气。

（7）药物（如阿司匹林等）。

（8）职业粉尘及气体。

以上为诱发哮喘症状的常见危险因素，有些因素只引起支气管痉挛，如运动及冷空气。有些因素可以突然引起哮喘的致死性发作，如药物及职业性化学物质。

（二）中医学认识

1.内在因素

（1）正虚痰伏 痰饮的产生与肺、脾、肾三脏功能失常有关。小儿时期，若素体肺气不足，津液不能正常宣散敷布、通调水道，则酿湿成痰；脾气不足，水湿不化，则聚湿生痰；肾气不足，不能温煦蒸腾水液，肾阳虚，则水泛为痰；肾阴虚，则炼津为痰。因此，素体肺、脾、肾不足，导致津液调节失常，水湿停聚，则聚湿生痰，痰饮内伏，形成哮喘反复发作的夙根。

（2）禀赋因素 小儿哮喘多与先天禀赋相关，既往常有奶癣、瘾疹、鼻鼽等病史，常有家族史。

2.诱发因素

（1）外感六淫 气候突变，感受外邪，肺卫失宣，肺气上逆，触动伏痰，痰气交阻于气道，则发为哮喘。小儿时期感受六淫之邪是引起哮喘发作的主要原因。

（2）接触异物 如吸入花粉、尘螨、煤气、油漆、异味，以及动物毛屑、杀虫粉、棉花籽等。这些异物可由气道或肌肤而入，均犯于肺，触动伏痰，阻于气道，影响肺气的宣降，导致肺气上逆，发生哮喘。

（3）饮食不慎 如过食生冷酸咸常使肺脾受损，即"形寒饮冷则伤肺"；如过食肥甘，也常积热蒸痰，使肺气壅塞不利，每能诱发哮喘。

（4）劳倦所伤 哮喘每于过劳或游玩过度而发。劳倦过度耗伤正气，或汗出当风，触冒外邪，引动伏痰，肺气不利而发为哮喘。

（5）情志失调 小儿暴受惊恐，情绪紧张，过度悲伤，所欲不遂，气郁不舒，则气机不畅，升降失常，气逆于上，引动伏痰，发为哮喘。

以上各种诱因可单独引发哮喘，亦可几种因素相合致病。

3.发病机制

本病发病机制是外因诱发，触动伏痰，痰随气升，气因痰阻，相互搏结，阻塞气道，宣肃失常，气逆而上，出现咳嗽、气喘哮鸣、呼吸困难。正如《证治汇补·哮病》曰："哮即痰喘之久而常发者，因内有壅塞之气，外有非时之感，膈有胶固之痰，三者相合，闭拒气道，搏击有声，发为哮病。"因于外感风寒，或内伤生冷，或素体阳虚、寒痰内伏者，发为寒性哮喘；因于外感风热，或风寒化热，或素体阴虚、痰热内伏者，发为热性哮喘；若是外寒未解，内热已起，可见外寒内热之证；若风痰未消，气逆未平，肺脾肾亏虚之证已显，又成虚实夹杂之证。哮喘患儿，本为禀赋异常、肺脾肾三脏不足之体质，反复发作，常导致肺之气阴耗伤、脾之气阳受损、肾之阴阳亏虚，因而形成缓解期痰饮留伏，表现为肺脾气虚、脾肾阳虚、肺肾阴虚的不同证候。发作期以邪实为主，迁延期邪实正虚，缓解期以正虚为主，形成邪正虚实三期演变转化的复杂证候。

二、临床诊断

（一）辨病诊断

1.临床表现

咳嗽和喘息呈阵发性发作，以夜间和清晨为重。发作前可有流涕、打喷嚏和胸闷，发作时呼吸困难，呼气相延长，伴有喘鸣声。严重病例呈端坐呼吸，恐惧不安，大汗淋漓，面色青灰。体格检查可见桶状胸、三凹征，肺部满布呼气相哮鸣音，严重者气道广泛堵塞，哮鸣音反可消失，称"闭锁肺"（silent lung），是哮喘最危险的体征。肺部粗湿啰音时现时隐，在剧烈咳嗽后或体位变化时可消失，提示湿啰音的产生是由位于气管内的分泌物所致。在发作间歇期可无任何症状和体征，有些病例在用力时才可听到呼气相哮鸣音。此外在体格检查时还应注意有无变应性鼻炎、鼻窦炎和湿疹等。

儿童哮喘诊断标准：

（1）反复喘息、咳嗽、气促、胸闷，多与接触变应原、冷空气、物理、化学性刺激、呼吸道感染、运动以及过度通气（如大笑和哭吵）等有关，常在夜间和（或）凌晨发作或加剧。

（2）发作时在双肺可闻及散在或弥漫性，以呼气相为主的哮鸣音，呼气相延长。

（3）上述症状和体征经抗哮喘治疗有效，或自行缓解。

（4）除外其他疾病所引起的喘息咳嗽、气促和胸闷。

（5）临床表现不典型者（如无明显喘息或哮鸣音），应至少具备以下1项：A.证实存在可逆性气流受限。①支气管舒张试验阳性：吸入速效 β_2 受体激动剂（如沙丁胺醇压力定量气雾剂 200~400μg）15 分钟之后 $FEV_1 \geq 12\%$；②抗感染治疗后肺通气功能改善：给予吸入型糖皮质激素和（或）抗白三烯药物治疗 4~8 周后，$FEV_1 \geq 12\%$。B.支气管激发试验阳性。C.PEF 日间变异率（连续监测 2 周）$\geq 13\%$。

符合第（1）~（4）条或第（4）、（5）条者，可以诊断为哮喘。

哮喘预测指数能有效地用于预测 3 岁以内喘息儿童发展为持续性哮喘的危险性。哮喘预测指数：在过去 1 年喘息 ≥ 4 次，具有 1 项主要危险因素或 2 项次要危险因素。主要危险因素包括：①父母有哮喘病史；②经医生诊断为特应性皮炎；③有吸入变应原致敏的依据。次要危险因素包括：①有食物变应原致敏的依据；②外周血嗜酸性粒细胞 $\geq 4\%$；③与感冒无关的喘息。如哮喘预测指数阳性，建议按哮喘规范治疗。

2. 相关检查

（1）肺通气功能检测　肺通气功能检测是诊断哮喘的重要手段，也是评估哮喘病情严重程度和控制水平的重要依据，主要用于 5 岁以上患儿。对于第一秒用力呼气量（FEV_1）$\geq$ 正常预计值 70% 的疑似哮喘患儿，可选择支气管激发试验测定气道反应性，对于 $FEV_1 <$ 正常预计值 70% 的疑似哮喘患儿，选择支气管舒张试验评估气流受限的可逆性，支气管激发试验阳性、支气管舒张试验阳性均有助于确诊哮喘。呼气峰流速（PEF）的日间变异率是诊断哮喘和反映哮喘严重程度的重要指标。如 PEF 日间变异率 $\geq 13\%$ 有助于确诊为哮喘。

（2）胸部 X 线检查　急性期胸部 X 线正常或呈间质性改变，可有肺气肿或肺不张。胸部 X 线还可排除或协助排除肺部其他疾病，如肺炎、肺结核、气管支气管异物和先天性呼吸系统畸形等。

（3）变应原检测　用多种吸入性过敏原或食物性变应原提取液所做的变应原皮肤试验是诊断变态反应性疾病的首要工具，提示患者对该变应原过敏与否。目前常用方法为变应原皮肤点刺试验。血清特异性 IgE 测定也有助于了解患儿过敏状态，协助哮喘诊断。血清总 IgE 测定只能反映是否存在特异质。

（4）支气管镜检查　反复喘息或咳嗽儿童，经规范哮喘治疗无效，怀疑其他疾病，或哮喘合并其他疾病，如气道异物、气道内膜结核、先天性呼吸系统畸形等，应考虑予以支气管镜检查以进一步明确诊断。

（5）其他　呼出气一氧化氮（FeNO）浓度测定和诱导痰技术在儿童哮喘诊断和病情监测中发挥着一定的作用。

（二）辨证诊断

1. 发作期

（1）寒性哮喘

临床证候：气喘咳嗽，喉间哮鸣，痰稀色白，多泡沫，形寒肢冷，鼻塞，流清涕，面色淡白，唇青，恶寒无汗，舌质淡红，舌苔白滑或薄白，脉浮紧，指纹红。

证候分析：风寒犯肺，引动伏痰，痰气交阻，阻塞气道，故见喉间痰鸣，呼吸急促，痰白清稀；风寒犯肺，肺气失宣，则见鼻流清涕，形寒无汗，舌质淡红，苔白，脉浮紧。

（2）热性哮喘

临床证候：咳嗽喘息，声高息涌，喉间哮吼痰鸣，痰稠黄难咳，胸膈满闷，身热，面赤，鼻塞流黄稠涕，口干，咽红，尿黄，便秘，舌质红，舌苔黄，脉滑数，指纹紫。

证候分析：外感风热，或风寒化热，引动伏痰，痰热相结，阻于气道而咳喘哮鸣，痰黄黏稠，胸膈满闷，鼻塞流黄稠涕。痰热壅盛是本证的关键，外感风热之象，可轻可重。

（3）外寒内热证

临床证候：喘促气急，咳嗽痰鸣，咯咳黏稠痰，色黄，胸闷，鼻塞喷嚏，流清涕，或恶寒无汗发热，面赤口渴，夜卧不安，大便干结，小便黄赤，舌质红，舌苔薄白或黄，脉滑数或浮紧，指纹浮红或沉紫。

证候分析：外有风寒束表，内有痰热内蕴，亦有素体痰热内蕴，外寒引动体内伏痰，痰气搏结，故见喘促气急，咳嗽哮鸣，恶寒无汗，鼻流清涕的外寒之症；里有痰热则咳痰黏稠色黄，口渴，小便黄赤，大便干结。

（4）虚实夹杂证

临床证候：病程较长，哮喘持续，喘促胸闷，咳嗽痰多，喉中痰吼，动则喘甚，面色少华，畏寒肢冷，神疲纳呆，小便清长，舌质淡，苔薄白或白腻，脉细弱，指纹淡滞。

证候分析：喘促经久不愈，或反复发作，耗损肺肾之气，表现为正虚邪恋，肺实肾虚；痰饮壅肺，肺失肃降，痰随气升，故见喘促胸闷，持续不已，咳嗽痰多，喉中痰吼；肾阳已虚，失于摄纳、温煦，则病程较长，动则喘甚，面色少华，畏寒肢冷，神疲纳呆，小便清长。

2.缓解期

（1）肺脾气虚证

临床证候：咳嗽无力，反复感冒，气短自汗，神疲懒言，形瘦纳差，面白少华或萎黄，便溏，舌质淡胖，舌苔薄白，脉细软，指纹淡。

证候分析：肺主表，卫表不固故多汗，易感冒；肺主气，肺虚则气短、咳嗽无力；脾主运化，脾气虚运化失健故纳差、便溏；失于充养则形瘦。

（2）脾肾阳虚证

临床证候：动则喘促，咳嗽无力，气短心悸，面色苍白，形寒肢冷，脚软无力，腹胀纳差，大便溏泄，夜尿多，发育迟缓，舌质淡，舌苔薄白，脉细弱，指纹淡。

证候分析：肾阳虚，摄纳无权，故动则喘促咳嗽、面色苍白、形寒、肢冷、脚软无力；脾阳虚，运化失司，则腹胀纳差，大便溏薄；较大儿童可有腰膝酸软、畏寒、四肢欠温、夜尿多等表现。

（3）肺肾阴虚证

临床证候：喘促乏力，咳嗽时作，干咳或咳痰不爽，面色潮红，形体消瘦，潮热盗汗，口咽干燥，手足心热，便秘，舌红少津，舌苔花剥，脉细数，指纹淡红。

证候分析：素体阴虚，或热性哮喘日久不愈，或用药过于温燥，伤及肺肾之阴，则干咳少痰、喘促乏力；面色潮红，手足心热，形体消瘦，夜间盗汗，舌质红，苔花剥，脉细数均为阴虚内热之象。

三、鉴别诊断

（一）西医鉴别诊断

以喘息为主要症状的儿童哮喘应注意与毛细支气管炎、肺结核、气道异物、先天性呼吸系统畸形、支气管肺发育不良和先天性心血管疾病相鉴别，咳嗽变异型哮喘（CVA）应注意与支气管炎、鼻窦炎、胃食管反流和嗜酸性粒细胞支气管炎等疾病相鉴别。

1. 毛细支气管炎

此病多见于1岁以内小婴儿，冬春两季发病较多。也有呼吸困难和喘鸣音，但起病较缓，使用支气管舒张剂治疗无显著疗效。病原主要为RSV，其次为副流感病毒。

2. 气管、支气管异物

有突然剧烈呛咳病史，可出现持久或间断的哮喘样呼吸困难，并随体位变换加重或减轻。一般异物多数阻塞在气管或较大支气管，以吸气困难为主要表现，异物若在一侧气管内，喘鸣音及其他体征仅限于患侧，有时尚可听到特殊拍击音，既往无喘息反复发作病史。经X胸透可见纵隔摆动，支气管镜检查不但可明确诊断，还可取出异物。

（二）中医鉴别诊断

肺炎喘嗽

以气喘、咳嗽、痰壅、发热为主症，双肺听诊吸气末可闻及固定的中细湿性啰音，胸部X线检查可见肺纹理增粗、紊乱及斑片状阴影。

四、临床治疗

（一）提高临床疗效的要素

1. 去除诱因，防患于未然

哮喘的发病是外来因素作用于内在因素的结果。外在因素包括感冒受冷、疲劳、过食咸酸、接触异物；内在因素为肺、脾、肾三脏虚衰，痰饮留伏。脏器虚衰除与先天体质有关外，后天寒温失调、劳倦过度、过食肥甘生冷也可损伤肺脾。应提高患儿及家长的自我保护意识，合理调护饮食起居，增强体质，减少哮喘发作。树立对疾病治愈的信心，消除患儿的自卑感及恐惧感。

2. 缓解期，积极治疗

根据临床症状辨证论治，配合食疗、敷贴及推拿疗法，是中医治疗支气管哮喘缓解期的巨大优势。从调理肺、脾、肾三脏着手，扶正固本，用补肺固卫、健脾化痰及温补肾阳等方法，根据患儿特点辨证论治。西医学研究认为治疗气道炎症的同时辅以祛痰、活血可减少发作次数。

3. 哮喘既发，治痰平喘

外因触动伏痰，痰阻气道，气机升降不利则发为哮喘。哮喘既发，以"痰"为患，故治痰为缓解哮喘的第一要素。治痰不独治肺，而要从上、中、下三焦同时治之。上焦，宣肺以疏其表，因外邪束肺，非宣肺达邪令气机畅达则喘不可平，视其寒热常用温宣法、清宣法。中焦，健脾以化痰，多用于平素饮食肥甘，内伤脾胃，形体肥胖，痰湿内盛的患儿，因脾为生痰之源，肺为贮痰之器，健脾土，培土生金，可化湿为精微，痰生无源则肺气升降自如。下焦，通腑以降其痰，素体阴虚，痰热郁肺或痰滞久稽化热亦为病机，肺与大肠相表里，通腑泄热可使痰热之邪从下出而缓解上焦之壅结。

（二）辨病治疗

治疗哮喘应达到的目标：①有效控制急性发作症状，并维持最轻的症状，甚至无症状；②防止症状加重或反复；③尽可能将肺功能维持在正常或接近正常水平范围；④防止发生不可逆的气流受限；⑤保持正常活动（包括运动）能力；⑥避免药物不良反应；⑦防止因哮喘而死亡。

哮喘控制治疗应尽早开始，治疗原则为长期、持续、规范和个体化治疗。急性发作期治疗重点为抗炎、平喘，以便快速缓解症状；慢性持续期应坚持长期抗炎，降低气道反应性，防止气道重塑，避免危险因素，并加强自我保健。

治疗哮喘的药物包括缓解药物和控制药物。缓解药物能快速缓解支气管收缩及其他伴随的急性症状，用于哮喘急性发作期，包括β₂受体激动剂、全身型糖皮质激素、抗胆碱能药物、口服短效β₂受体激动剂、短效茶碱等。控制药物是抑制气道炎症需长期使用的药物，用于哮喘慢性持续期，包括吸入型糖皮质激素、白三烯调节剂、缓释茶碱、长效β₂受体激动剂、肥大细胞膜稳定剂、全身性糖皮质激素等、抗IgE抗体。

1. 常用治疗药物

（1）β₂受体激动剂　是目前最有效、临床应用最广的支气管舒张剂。根据起作用的快慢分为速效和缓慢起效两大类，根据维持时间的长短分为短效和长效两大类。吸入型速效β₂受体激动剂疗效可维持 4~6 小时，是缓解哮喘急性症状的首选药物，严重哮喘发作时第 1 小时可每 20 分钟吸入 1 次，以后每 1~4 小时可重复吸入。药物剂量：每次沙丁胺醇 2.5~5.0mg 或特布他林 2.5~5.0mg。急性发作病情相对较轻时也可选择短期口服短效β₂受体激动剂。

（2）糖皮质激素　病情较重的急性病例应给予口服泼尼松或泼尼松龙短程治疗（1~7 天），每日 1~2mg/kg，分 2~3 次。一般不主张长期使用口服糖皮质激素治疗儿童哮喘。严重哮喘发作时应静脉给予甲泼尼龙，每日 2~6mg/kg，分 2~3 次输注，或琥珀酸氢化可的松或氢化可的松，每次 5~10mg/kg。一般静脉糖皮质激素使用 1~7 天，症状缓解后即停止静脉用药，若需持续使用糖皮质激素者，可改为口服泼尼松。

（3）抗胆碱能药物　吸入型抗胆碱能药物如溴化异丙托品舒张支气管的作用比β₂受体激动剂弱，起效也较慢，但长期使用不易产生耐药，不良反应少。尤其对β₂受体激动剂治疗反应不佳的中重度患儿应尽早联合使用。

（4）短效茶碱　可作为缓解药物用于哮喘急性发作的治疗。其作为哮喘综合治疗方案中的一部分，不单独应用于治疗哮喘。需注意其不良反应，长时间使用者，最好监测茶碱的血药浓度。

2. 哮喘急性发作期的处理

（1）氧疗　所有危重哮喘患儿均存在低氧血症，采用鼻导管或面罩吸氧，以维持血氧饱和度 > 0.94。

（2）补液、纠正酸中毒　注意维持水、电解质平衡，纠正酸碱紊乱。

（3）糖皮质激素　全身性应用糖皮质激素作为治疗儿童危重哮喘的一线药物，应尽早使用。病情严重时不能以吸入治疗替代全身型糖皮质激素治疗，以免延误病情。

（4）支气管扩张剂的使用　①可用吸入型速效β₂受体激动剂；②氨茶碱静脉滴注；③抗胆碱能药物；④肾上腺素皮下注射，每次皮下注射 1：1000 肾上腺素 0.01ml/kg，儿童最大不超过 0.3ml，必要时可每 20 分钟使用 1 次，不能超过 3 次。

（5）镇静剂　可用水合氯醛灌肠，禁用其他镇静剂；在插管条件下，亦可用地西泮镇静，剂量为每次 0.3~0.5mg/kg。

（6）抗菌药物治疗　儿童哮喘发作主要由病毒引发，抗菌药物不作为常规应用。若伴有肺炎支原体感染，或者合并细菌感染则选用病原体敏感的抗菌药物。

（7）辅助机械通气治疗　使用该法需符合如下指征。①持续严重的呼吸困难；②呼吸音减低或几乎听不到哮鸣音及呼吸音；③因过度通气和呼吸肌疲劳而使胸廓运动受限；④意识障碍、烦躁或抑制，甚至昏迷；⑤吸氧状态下发绀进行性加重；⑥ $PaCO_2 \geq 65mmHg$。

3. 哮喘慢性持续期治疗

（1）皮质激素（ICS）　是控制长期哮喘的首选药物，也是目前最有效的抗炎药物，优点是通过吸入药物直接作用于气道黏膜，局部抗炎作用强，全身不良反应少。通常需要长期、规范吸入，较长时间才能达到完全控制。目前临床上常用的ICS有布地奈德、丙酸氟替卡松和丙酸倍氯米松。

（2）白三烯调节剂　分为白三烯合成酶抑制剂和白三烯受体拮抗剂，该药耐受性好，不良反应少，服用方便。白三烯受体拮抗剂包括孟鲁司特和扎鲁司特。

（3）缓释茶碱　用于长期控制时，主要协助ICS抗炎，每日分1~2次服用，以维持昼夜的稳定血药浓度。

（4）长效β₂受体激动剂　药物包括福莫特罗、沙美特罗、班布特罗及丙卡特罗等。

（5）肥大细胞膜稳定剂　色甘酸钠，常用于预防运动及其他刺激诱发的哮喘。

（6）全身性糖皮质激素　在哮喘慢性持续期控制哮喘发作过程中，全身性糖皮质激素仅短期在慢性持续期分级为重度持续患儿，且长期使用高剂量ICS加吸入型长效β₂受体激动剂及使用其他控制药物疗效欠佳的情况下使用。

（7）抗IgE抗体　对IgE介导的过敏性哮喘具有较好的效果。但由于价格昂贵，仅适用于血清IgE明显升高、ICS无法控制的12岁以上重度持续性过敏性哮喘患儿。

（8）联合治疗　对病情严重度分级为重度持续和单用ICS病情控制不佳的中度持续哮喘提倡长期联合治疗，如ICS联合吸入型长效β₂受体激动剂、ICS联合白三烯调节剂和ICS联合缓释茶碱。

（9）过敏原特异性免疫治疗（AIT）　在无法避免接触变应原或药物治疗无效时，可考虑针对变应原的特异性免疫治疗，但需要在有抢救措施的医院进行。AIT是目前可能改变过敏性疾病自然进程的唯一治疗方法，但对肺功能的改善和降低气道高反应性的疗效，尚需进一步临床研究和评价。特异性免疫治疗应与抗炎及平喘药物联用，且需坚持足够疗程。

（10）儿童哮喘长期治疗升降级治疗与疗程问题　儿童哮喘需要强调规范化治疗，每3个月应评估1次病情，以决定升级治疗、维持治疗或降级治疗。如ICS通常需要1~3年乃至更长时间才能达到完全控制。≥6岁儿童哮喘规范化治疗的最低剂量能维持控制，并且6个月~1年内无症状反复，可考虑停药。<6岁哮喘患儿的症状自然缓解比例高，因此该年龄段儿童每年至少要进行两次评估，经过3~6个月的控制治疗后病情稳定，可以考虑停药观察。

（三）辨证治疗

1. 辨证论治

（1）发作期

①热性哮喘

治法：清肺涤痰，止咳平喘。

方药：麻黄杏仁甘草石膏汤合苏葶丸加减。

组成：炙麻黄、杏仁、前胡、石膏、黄芩、葶苈子、苏子、桑白皮、射干、瓜蒌皮、枳壳。

加减：喘急者，加地龙；痰多者，加胆南星、竹沥；咳甚者，加炙百部、炙款冬花；热重者，加栀子、虎杖、鱼腥草；咽喉红肿者，加重楼、山豆根、板蓝根；便秘者，加瓜蒌、枳实、大黄。

②寒性哮喘

治法：温肺散寒，涤痰定喘。

方药：小青龙汤合三子养亲汤加减。

组成：麻黄、桂枝、细辛、干姜、半夏、白芍、五味子、白芥子、苏子、莱菔子。

加减：咳嗽甚者，加紫菀、款冬花、旋覆花；哮吼甚者，加射干、地龙、僵蚕。若外寒不甚，寒饮阻肺者，可用射干麻黄汤加减。

③外寒内热

治法：散寒清热，降气平喘。

方药：大青龙汤加减。

常用药：麻黄、桂枝、白芍、细辛、

五味子、半夏、生姜、石膏、黄芩、生甘草、苏子、射干、紫菀。

加减：热重者，加栀子；咳喘哮吼甚者，加桑白皮、葶苈子；痰热明显者，加地龙、黛蛤散、竹沥。

④虚实夹杂

治法：泻肺平喘，补肾纳气。

方药：偏于上盛者用苏子降气汤加减；偏于下虚者用射干麻黄汤合都气丸加减。

组成：苏子、半夏、当归、枳实、射干、炙麻黄、五味子、细辛、款冬花、熟地黄、山茱萸、山药、补骨脂。

加减：动则气喘者，加紫石英、诃子；畏寒肢冷者，加附子、淫羊藿；畏寒腹满者，加椒目、厚朴；痰多色白、屡吐不绝者，加白果、芡实；发热咳痰黄稠者，加黄芩、冬瓜子、金荞麦。

（2）缓解期

①肺气虚弱

治法：健脾益气，补肺固表。

方药：人参五味子汤合玉屏风散加减。

组成：人参、五味子、茯苓、白术、甘草、黄芪、防风、半夏、橘红。

加减：汗出甚者，加煅龙骨、煅牡蛎；常有喷嚏流涕者，加辛夷、乌梅、白芍；咽痒者，加蝉蜕、僵蚕；痰多者，加浙贝母；纳谷不香者，加焦六神曲、炒谷芽、焦山楂；腹胀者，加莱菔子、枳壳、槟榔；便溏者，加怀山药、炒扁豆。

②脾肾阳虚

治法：健脾温肾，固摄纳气。

方药：金匮肾气丸加减。

组成：附子、肉桂、淫羊藿、熟地黄、山茱萸、杜仲、山药、茯苓、胡桃肉、五味子、银杏。

加减：虚喘明显者，加蛤蚧、冬虫夏草；咳嗽者，加款冬花、紫菀；夜尿多者，加益智仁、菟丝子、补骨脂。

③脾肾阴虚

治法：补肾敛肺，养阴纳气。

方药：麦味地黄丸（《寿世保元》）加减。

组成：麦冬、百合、山茱萸、熟地黄、枸杞子、怀山药、紫河车、五味子、茯苓。

加减：盗汗甚者，加知母、黄柏；呛咳不爽者，加百部、南沙参、款冬花；潮热者，加鳖甲、地骨皮。

2.外治疗法

（1）药物外治　白芥子21g，延胡索21g，甘遂12g，细辛12g。共研细末，分成3份，每隔10天使用1份。用时取药末1份，加生姜汁调稠如1元硬币大的药饼7枚，分别贴在肺俞、心俞、膈俞、膻中穴，2~4小时揭去。若贴后皮肤发红，局部出现小疱疹，可提前揭去。贴药时间为每年夏天的三伏及冬季的三九，连用3年。

（2）针灸疗法　①发作期取定喘、天突、内关。咳嗽痰多者，加膻中、丰隆。针刺，1日1次。②缓解期取大椎、肺俞、足三里、肾俞、关元、脾俞。每次取3~4穴，轻刺加灸，隔日1次。在好发季节前作预防性治疗。

（3）拔罐疗法　发作期选取天突、膻中、肺俞、膈俞。

3.成药应用

（1）三拗片　3~6岁，1片/次；6岁以上，2片/次。1日3次，口服。7天一疗程。适用于寒性哮喘。

（2）哮喘宁颗粒　开水冲服，用温开水冲服。小于5岁每次5g；5~10岁每次10g；10~14岁每次20g，每日2次。适用于热性哮喘。

（3）小儿宣肺止咳颗粒　用温开水冲服，1岁以内1次1/3袋；1~3岁1次2/3袋；4~7岁1次1袋；8~14岁1次1.5袋，1日3次。3天为一疗程。适用于外寒内热证。

（4）玉屏风颗粒　1岁以内1次半包，1日3次；1岁以上1次1包，1日3次。

适用于肺脾气虚证。

4.单方验方

（1）麻黄、五味子、甘草各 30g。研细末，分成 15 包，每次 1 包，1 日 3 次。用于哮喘虚中挟实证。［王萍芬．中医儿科学．上海：上海科学技术出版社，1997（4）47-52］

（2）生晒参 60g（党参加 1 倍），蛤蚧（去头足）2 对，炙麻黄 30g，杏仁 100g，炙甘草 50g，生姜 60g，红枣 120g，白果肉 100g。浓煎 3 次，滤清汁加冰糖 500g，收膏。每日早晚各 1 汤匙，开水冲服。用于哮喘缓解期脾、肺、肾虚弱以气短为主者。［王萍芬．中医儿科学．上海：上海科学技术出版社，1997（4）：47-52］

（3）干地龙粉，每次 3g，1 日 2 次，装胶囊内开水吞服。用于热性哮喘。［王萍芬．中医儿科学．上海：上海科学技术出版社，1997（4）：47-52］

（4）五味子 30g，浓煎冷却后，泡入新鲜鸡蛋 10 只，10 天后，每天煮食鸡蛋 1 只。30 天为 1 个疗程，可连用 3 个疗程。［王萍芬．中医儿科学．上海：上海科学技术出版社，1997（4）47-52］

（四）医家诊疗经验

1.徐荣谦

徐教授治疗儿童哮喘应用"平喘摩按法"，着重于轻摩，其不仅作用于穴位，且刺激皮部的络脉之气，可调整患儿的全身气血，减少哮喘的复发。徐教授认为临床上小儿按摩手法多为重按，轻摩手法少见，并指出："重按在于理其筋膜肌肉，轻摩在于调其五脏六腑。"轻摩手法可以通过穴位，疏理经络，从而调整小儿全身气血，使其阴平阳秘、脏腑和调，从而达到防治疾病的目的。人体脏腑、皮肉、筋骨、四肢百骸的生理功能是以气血为物质基础的，穴位分析：摩按百会穴，可以给患儿补阳气，降肺中上逆之气，《会元针灸学》载"百会者，五脏六腑奇经三阳百脉之所会，故名百会"，其次，百会穴还具有降逆平冲的作用。摩廉泉，可以止咳平喘，廉泉为任脉、阴维脉交会穴，有凉润、下降任脉气血之功，主治咳嗽，哮喘。摩天突，可以止咳化痰，天突的穴名意为任脉的气血在此吸热后突行上天，主治咳嗽、哮喘。天突与廉泉相配合，具有一升一降，一温一凉之功，二穴正好配合百会，以增强调节肺气的宣降功能。摩膻中穴既可以理气宽胸，又可补气，历代针灸医家认为膻中治气病，如治肺气咳嗽、上气短气、咳逆、噎气、喉鸣喘嗽、心胸痛等。膻中穴又名上气海穴，意指本穴为任脉的生气之海。摩膻中配合摩百会，可提高哮喘患儿抵御外邪的能力。摩肺俞为调补肺气，补虚清热。肺俞主治咳嗽、气喘、骨蒸、潮热、盗汗、鼻塞等。摩百劳为舒筋活络，滋补肺阴。摩膏肓有引火归元，潜阳育阴之功。百劳、肺俞、膏肓相配不但治疗喘咳，且有补肺的作用。风池具有祛风散寒、宣肺解表、宣通鼻窍的功效，点摩风池可祛外邪，令肺气得宣，窍道通畅，呼吸顺畅。定喘，有止咳平喘，宣通理肺之功，主治哮喘等。风池与定喘相配，加强了祛邪平喘止咳的作用。精宁穴与威灵穴相配，治疗气吼痰喘诸症。从整体选穴来看，有升有降，有补有清，祛邪而不伤正。气血是通过经络运行转输于全身各组织、脏器的，而经脉循行于体表部位，轻摩体表一定的部位或穴位，通过肌表-穴位-经络系统的途径，发挥人体的调节功能，使气血运行通畅，达到调和脏腑功能，恢复阴阳平衡的健康状态。其防治操作方便，取效快，不良反应少，易被患儿接受，是家长能够帮助患儿恢复健康的一种有效方法。"平喘摩按法"能增强或通畅气流，提高患儿的通气量，明显减少肺部哮鸣音，急性期能有效地控制哮喘症状，减轻患儿的痛苦。缓解期能在不服用药物的情况下，减少发作频率、减轻发作程度，更能让家长亲自帮助患儿减少哮喘的发生，改善患儿呼吸不畅，是一种新的有效的哮喘管理方法。［倪玉婷，张晶洁，孙素涛，等. 徐荣谦教授平喘摩按法治疗儿童哮喘经验. 中华中医药杂志，2014，29（5）：1512-1514.］

2. 尚莉丽

寒温失衡、风邪入侵是诱发小儿哮喘的外因，诱发此病的内因是痰瘀互结。尚教授根据自己的临床经验，将小儿哮喘分为急性发作期、缓解期和迁延期。急性发作期的哮喘患儿，主张从温肺散寒、化痰定喘等方面着手进行治疗，其常用的中药方剂为小青龙汤加葶苈子，组方：桂枝8g、炙麻黄5g、干姜6g、炙甘草6g、炒白芍10g、五味子10g、姜半夏10g、细辛2g、葶苈子10g。对于病情处于稳定期的哮喘患儿，主张从健脾益气、补肺化痰等方面着手进行治疗，其常用的中药方剂为参苓白术散加减方，组方：炙黄芪10g、太子参8g、炒白术8g、茯苓6g、陈皮6g、炙甘草6g、薏苡仁10g、砂仁5g、桔梗8g、山药10g、白扁豆10g、葶苈子6g。对病情处于迁延期的哮喘患儿进行治疗的要点是祛风化痰、补肾纳气、泻肺祛痰，其常用的中药方剂为苏子降气汤，组方：苏子8g、炙甘草6g、半夏8g、当归4g、肉桂4g、橘红4g、前胡3g、川厚朴3g、生姜3片。在用苏子降气汤对病情处于迁延期的哮喘患儿进行治疗时，若患儿存在运动后哮喘发作的症状，可于方中加入紫石英和胡桃肉；若其存在四肢寒凉的症状，可于方中加入附子片；若其肾脏内的寒气较重，可于方中加入菟丝子；若其咳出的痰液为白色黏痰，可于方中加入芡实、白果；若其出现高热、咳黄痰的症状，可于方中加入冬瓜子、鱼腥草。［徐朝晖，尚莉丽. 尚莉丽教授治疗小儿支气管哮喘的临床经验. 当代医药论丛，2020，18（2）：24-25.］

3. 万力生

肺风伏痰是哮喘的核心病机，贯穿于小儿哮喘病程之始终。治法以祛风蠲饮为主，同时依据发作期、持续期、缓解期三期的症状，给予经验方祛风蠲饮汤为基础方进行加减辨治。发作期：祛风蠲饮汤，基础方由炙麻黄、葶苈子、紫苏子、莱菔子、僵蚕、地龙、五味子组成。方中炙麻黄宣肺平喘以消肺风；葶苈子、紫苏子、莱菔子降肺气，涤痰浊；僵蚕、地龙解痉祛风化痰以除风痰之胶固；五味子酸收以敛肺气，与炙麻黄相伍，酸辛相合，敛散相济，共收敛肺平喘之功。持续期：方选祛风蠲饮汤合玉屏风散或六君子汤加减。偏于肾虚者，症见面色少华，畏寒肢冷，神疲纳呆，小便清长，舌质淡，苔薄白或白腻，脉细弱或沉迟，治以祛风蠲饮，补益肾气，方选祛风蠲饮汤合都气丸加减。偏于阳虚者，症见面白肢冷，脚软无力，发育迟缓，夜尿清长，大便溏薄，舌质淡，苔薄白，脉细弱者，治以温肾益气，方选金匮肾气丸加减，加温肾纳气之沉香、胡桃肉、蛤蚧等。偏于阴虚者，症见干咳少痰，五心烦热，面色潮红，形体消瘦，潮热盗汗，便秘，舌红少津，苔花剥或无苔，治以滋阴益肾，方选麦味地黄丸加减。万教授在哮喘缓解期辨证选方的基础上，均酌加祛风蠲饮之品，如僵蚕、地龙、蒺藜等以消肺风伏痰之凤根。［陈争光，罗卉，李佳曦，等. 万力生教授运用祛风蠲饮法辨治小儿支气管哮喘经验. 中医儿科杂志，2018，14（6）：6-8.］

五、预后转归

儿童哮喘的预后较成人好，病死率为2/10万~4/10万，约70%~80%年长后症状不再反复，但仍可能存在不同程度气道炎症和气道高反应性，30%~60% 的患儿可完全控制或自愈。

六、预防调护

（一）预防

1. 积极治疗和清除感染病灶，避免各种诱发因素如海鲜发物，冰冷饮料，咸、甜等食物，尘螨，花粉，吸烟，漆味等刺激性气味等。

2. 注意气候变化，做好防寒保暖工作，冬季外出防止受寒。尤其在气候转变、换季时或流感时，要预防外邪诱发哮喘。

3. 发病季节避免活动过度和情绪激动，以防诱发哮喘。

（二）调护

1. 普及防治知识，加强自我管理教育，调动患儿及家长的抗病积极性，鼓励患儿参加日常活动和体育锻炼以增强体质。

2. 居室宜空气流通，阳光充足。冬季要保暖，夏季要凉爽通风。避免接触特殊气味。

3. 食宜清淡而富有营养，忌进生冷油腻、辛辣酸甜以及海鲜鱼虾等可能引起过敏的食物。

4. 哮喘发作期注意呼吸、心率等变化，及时发现病情变化，给予相应处置。

七、专方选要

定喘汤（《摄生众妙方》）

组成：麻黄 9g、杏仁 5g、桑白皮 9g、黄芩 5g、半夏 9g、苏子 6g、款冬花 9g、白果 10g、甘草 3g。

功效：宣降肺气，清热化痰。

主治：风寒外束，痰热蕴肺证。

加减：若咽喉不利者，加桔梗、贝母；若气虚者，加党参、黄芪；若肢体浮肿，加葶苈子、泽泻。

八、研究进展

有学者基于中医体质分类理论，采用雷达图技术，为兼夹体质的判定找到了方法，发现儿童中医体质与哮喘有显著相关性。其中，特禀质最为常见，气虚质、阳虚质、痰湿质、湿热质也很常见，通过对中医体质的归纳总结，另有学者将其分为正虚体质、痰湿体质和食积体质，并针对哮喘缓解期患儿的不同体质采用了不同的推拿手法，收到了很好的疗效。

主要参考文献

［1］尚云晓，王雪峰. 中西医结合防治儿童哮喘专家共识［J］. 中国中西医结合儿科学，2020，12（03）：185-191.

［2］梁学超，袭雷鸣，左爽. 中医药对儿童支气管哮喘患者治疗的临床研究进展［J］. 中国社区医师，2020，36（10）：10-11.

［3］朱剑洁，李昌崇. 6岁以下儿童支气管哮喘诊治进展［J］. 儿科药学杂志，2020，26（05）：53-57.

第六节　反复呼吸道感染

反复呼吸道感染（RRTI）是指一年内发生呼吸道感染次数过于频繁，超过一定范围的疾病。根据部位可分为反复上呼吸道感染（鼻炎、咽炎、扁桃体炎）和反复下呼吸道感染（支气管炎、毛细支气管炎及肺炎等）。

本病多见于 6 个月~6 岁的小儿，其中 1~3 岁的幼儿发病率最高，学龄期前后发病次数明显减少。冬春季节气温变化剧烈时易反复不已，夏季有自然缓解趋势。反复呼吸道感染迁延不愈，常并发咳喘、心悸、水肿、痹证等病证，甚则影响小儿生长发育与身心健康。

一、病因病机

（一）西医学认识

（1）反复上呼吸道感染的病因　多与护理不当、缺乏锻炼、迁移住地、被动吸入烟雾、环境污染、微量元素缺乏或其他营养成分搭配不合理等因素有关。部分与鼻咽部慢性病灶有关，如鼻炎、鼻窦炎，扁桃体肥大、腺样体肥大，慢性扁桃体炎等。

（2）反复下呼吸道感染的病因　多由于反复上呼吸道感染治疗不当，使病情向下蔓延所致。大多由致病微生物引起，少与原发性免疫功能缺陷及气道畸形有关。如反复肺炎的病因如下。①原发性免疫缺陷病：包括原发性抗体缺陷病、细胞免疫缺陷病、联合免疫缺陷病、补体缺陷病、吞噬功能缺陷病以及其他原发性免疫缺陷病等。②先天性肺实质、肺血管发育异常：先天性肺实质发育异常的患儿，如肺隔离症、肺囊肿等，易发生反复肺炎或慢性肺炎。肺血管发育异常导致肺淤血或缺血，易合并感染，引起反复肺炎。③先天性气道发育异常：如气管－支气管狭窄、气管－支气管软化、气管－支气管桥，这些畸形常引起气道分泌物阻塞，反复发生肺炎。④先天性心脏畸形：各种先天性心脏病尤其是左向右分流型，由于肺部淤血，可引起反复肺炎。⑤原发性纤毛运动障碍：纤毛结构或功能障碍时，由于呼吸道黏液清除障碍，病原微生物滞留于呼吸道易导致反复肺炎或慢性肺炎。⑥囊性纤维性变：在西方国家，囊性纤维性变是儿童反复肺炎最常见的原因。东方黄色人种罕见。⑦气道内阻塞或管外压迫：儿童引起气道内阻塞的最常见疾病为支气管异物，其次是结核性肉芽肿和干酪性物质阻塞，偶见气管和支气管原发肿瘤。气道骨外压迫的原因多为纵隔、气管支气管淋巴结结核、肿瘤、血管畸形。⑧支气管扩张：各种原因引起的局限性或是广泛性支气管扩张，由于分泌物清除障碍，可反复发生肺炎。⑨反复吸入异物：吞咽功能障碍患儿如智力低下、环咽肌肉发育延迟、神经肌肉疾病以及胃食管反流患儿，由于反复吸入异物，导致反复肺炎。

（二）中医学认识

古代医籍中所述的"自汗易感"与反复呼吸道感染接近，此类患儿亦被称为"易感儿"或"复感儿"。本病病因包括禀赋不足、喂养不当、顾护失宜、素禀体热等。病机责之于虚实两端：虚者正气不足，卫外不固；实者邪热内伏，遇感乃发。

1. 禀赋不足，体质柔弱

父母体弱多病或妊娠时患病，或早产、多胎、胎气屡弱，生后肌肤薄弱，腠理疏松，不耐四时邪气，感邪即病。

2. 喂养不当，脾胃受损

母乳不足，人工喂养换乳不慎，辅食添加不当，或偏食、挑食，饮食精微摄取不足，脾胃虚弱，母病及子，土不生金，易遭外邪侵袭；或恣食生冷寒凉、肥甘厚腻之品，损伤脾胃，致外邪易侵。

3. 顾护失宜，不耐寒热

户外活动缺乏，日照不足，肌肤柔弱，卫外不固，加之小儿寒热不知自调，若气候突变，冷热失常而增减衣被不及时，极易致外感；或素禀体热，遇感乃发；或平素嗜食肥甘厚腻、辛辣炙煿之品致肺胃蕴热或胃肠积热，或热病后余邪未清，亦有久居湿地，湿热内蕴者，一旦外邪侵袭，则新感易受，留邪内发。

若反复呼吸道感染久病不愈，正气愈损，患儿抵抗力更加下降，则易变生他病。

二、临床诊断

（一）辨病诊断

1.临床表现

根据中华医学会儿科学分会呼吸学组"反复呼吸道感染的临床概念和处理原则"，提出反复呼吸道感染不是一个独立的疾病，而是由多种病因造成的一类临床现象，判断条件如下（见表7-6-1）。

表7-6-1 反复呼吸道感染判断标准

年龄（岁）	反复上呼吸道感染（次/年）	反复下呼吸道感染（次/年）	
		反复气管支气管炎	反复肺炎
0~2 岁	7	3	2
2⁺~5 岁	6	2	2
5⁺~14 岁	5	2	2

注：①两次感染间隔时间至少7天。

②若上呼吸道感染次数不够，可以将上、下呼吸道感染次数相加，反之则不能。但若反复感染是以下呼吸道为主，则应定义为反复下呼吸道感染。

③确定次数需连续观察1年。

④反复肺炎是指1年内反复患肺炎2次，肺炎需由肺部体征和影像学证实，两次肺炎诊断期间，肺炎体征和影像学改变应完全消失。

（1）临床表现 患儿会有发热、咳嗽、鼻塞、流涕、打喷嚏。其中患儿上呼吸道感染，表现为咳嗽比较明显，部分儿童属于过敏体质，感染后症状相对较重。如果上呼吸道感染没有及时得到有效控制，病原微生物可随呼吸道黏膜往下传导，引起下呼吸道感染。

（2）临床特点 病程较长，每次上呼吸道感染可达10天以上（健康儿一般5~7天），下呼吸道感染可达3周以上（健康儿一般2周）；呼吸道感染反复发生，有的一次未痊愈，又接着下次感染；初期是上呼吸道感染，很快发展为下呼吸道感染，经治疗后，临床症状虽好转，但肺部病灶很难消失。

2.相关检查

（1）血象检查 白细胞总数、中性粒细胞及淋巴细胞的百分数，可初步判断呼吸道感染是由细菌还是病毒引起。

（2）咽拭子培养 对于怀疑为细菌引起反复呼吸道感染的患儿，应作咽拭子培养。

（3）放射学检查 反复发生肺炎的患儿必须作肺部X线透视或拍片检查。

（4）免疫功能检查 ①体液免疫功能。与人体抗御细菌感染的抵抗力有密切关系，主要是检测血清免疫球蛋白（包括IgG、IgA、IgM、IgD及IgE）；检测血浆蛋白定量及血清蛋白电泳。反复呼吸道患儿可出现上述指标的下降。②细胞免疫功能。主要指人体对病毒侵入的抵抗能力，包括T细胞亚类（CD细胞分类）及迟发性超敏反应皮肤试验（PPD、PHA皮试）。外周血辅助性T细胞（CD_4细胞）数量下降，皮肤试验反应也低下。

（二）辨证诊断

1.肺脾气虚

临床证候：反复外感，少气懒言，动则多汗，面黄少华，口唇色淡，食少纳呆，大便不调，舌质淡红，脉细无力，指纹淡。

证候分析：本证多见于先天禀赋不足、后天喂养不当、顾护失宜之小儿。肺气虚弱，宗气不足，卫外不固，故反复外感，动则多汗，少气懒言；脾虚生化乏源，运化失常，故面黄少华，口唇色淡，食少纳呆，大便不调。

2. 气阴两虚

临床证候：反复外感，手足心热，或低热，盗汗，口干，神疲乏力，纳呆食少，大便偏干，舌质红，苔少或花剥，脉细无力，指纹淡红。

证候分析：素体阴虚或疾病后期邪去正伤，气虚卫表不固，故容易外感；气虚不足则神疲乏力；气虚运化无力则纳呆；阴虚内热则手足心热或低热，口干，舌质红，苔少或花剥。

3. 肺胃实热

临床证候：反复外感，咽微红，口臭，口舌易生疮，汗多而黏，夜寐欠安，大便干，舌质红，苔黄，脉滑数。

证候分析：本证多见于平素嗜食肥甘辛辣或素体内热者。热蕴迫津故汗多而黏；多汗而腠理失密，外邪易侵；热蕴于胃则口臭口干、口舌易生疮；肺热上行则咽微红，下移大肠则便干。

三、鉴别诊断

（一）西医鉴别诊断

哮喘反复发作

发作时呼吸困难，呼气延长，伴有哮鸣音，其发作多因异物过敏引起，包括特异性体质的内因和变态反应性的外因所致。也可因呼吸道感染而诱发，或病程中兼有感染。

（二）中医鉴别诊断

鼻鼽

相当于西医学"过敏性鼻炎"，临床以突然反复发作的鼻痒、喷嚏频频、流清涕、鼻塞为主要特征。与感冒相似，可伴眼痒等眼部过敏现象；与接触蒿草及花粉等有关；患儿常有过敏体质及变应性鼻炎家族史。鼻黏膜苍白水肿，鼻分泌物涂片可见嗜酸性粒细胞。

四、临床治疗

（一）辨病治疗

1. 反复上呼吸道感染治疗

①寻找致病因素并给予相应处理。对鼻咽部慢性病灶，必要时请耳鼻咽喉科协助诊断。由于大部分上呼吸道感染系病毒感染，故不应滥用抗菌药物；②必要时给予针对性的免疫调节剂，以增强呼吸系统抵抗力，从而减少呼吸系统感染次数，常见的有丙种球蛋白、转移因子、脾氨肽、匹多莫德等。

2. 反复下呼吸道感染治疗

①寻找病因，针对基础病进行处理：如清除异物、手术切除气管支气管肺畸形、选用针对的免疫调节剂治疗原发性免疫缺陷病。②抗感染治疗：基于循证基础，经验性选择抗感染药物，针对病原体检查和药敏试验结果，目标性用药。强调高度疑似病毒感染者不滥用抗生素。③对症处理：根据不同年龄和病情，正确地选择平喘镇咳药物、雾化治疗、肺部体位引流和肺部物理治疗等。④合理进行疫苗接种。

（二）辨证治疗

1. 辨证论治

（1）肺脾气虚

治法：健脾补肺。

方药：玉屏风散加味。

组成：黄芪、白术、防风、党参、山药、煅牡蛎、陈皮。

加减：汗多者，加五味子、浮小麦；纳呆者，加鸡内金、焦麦芽、焦山楂；大便溏薄者，加薏苡仁、茯苓。

（2）气阴两虚

治法：益气养阴。

方药：生脉散加味。

组成：太子参、麦冬、五味子、白术、茯苓、牡蛎、鸡内金。

加减：偏气虚者，加黄芪；纳呆者，加焦山楂、焦麦芽；汗多者，加浮小麦、糯稻根；口干者，加天花粉、石斛；手足心热或低热者，加地骨皮、牡丹皮；大便偏干者，加柏子仁、火麻仁。

（3）肺胃实热

治法：清泻肺胃。

方药：凉膈散加减。

组成：连翘、淡豆豉、黄芩、牛蒡子、薄荷、生石膏、大黄、淡竹叶、芦根、甘草。

加减：咽易红者，加胖大海、金果榄；扁桃体易肿大者，加僵蚕、玄参；口舌易生疮者，加栀子、通草；舌苔厚者，加焦山楂、鸡内金。

2. 外治疗法

（1）捏脊疗法　捏脊疗法具有调阴阳、理气血、和脏腑、通经络的作用，可提高患儿免疫力，增强体质，防治反复呼吸道感染。操作方法：双手食指中节靠拇指的侧面，于尾骨处将大拇指与食指相对，向上捏起皮肤，同时两手交替向上捻动。沿脊柱两侧自长强穴向上直到大椎穴，完成捏脊第1遍。从第2遍开始，每捏3次，上提1次背部皮肤。该疗法每天1次，每次捏3~5遍，每周治疗5天，4周为1个疗程。

（2）中药敷贴疗法　每年三伏、三九期间，将甘遂、细辛、白芥子、延胡索、生姜等药研末，用姜汁（或凡士林）调膏，以无菌敷料贴敷于肺俞、膏肓、膻中、天突等穴，每次贴敷2~4小时。

3. 成药应用

（1）童康片　1岁以下每次1片；2~3岁每次2片；4~7岁每次3片；8~12岁每次3片。1日4次。适用于肺脾气虚证。

（2）槐杞黄颗粒　开水冲服。1~3岁1次半袋，1日2次，3~12岁1次1袋，1日2次。适用于气阴两虚证。

（3）清降片　口服。周岁1次1.5片，1日2次；3岁1次2片，1日3次；6岁以上1次3片，1日3次。适用于肺胃实热证。

（三）医家诊疗经验

1. 汪受传

汪教授临证常以"益气固表、调和营卫"为基本方法，以"金屏汤"为基础方进行加减。金屏汤是玉屏风散和桂枝加龙骨牡蛎汤的合方，主要由炙黄芪、白术、防风、川桂枝、白芍、煅龙骨、煅牡蛎、炙甘草等组成。玉屏风散是中医扶正固表、预防外感的名方，由黄芪、白术、防风3味药组成。临证时汪教授常将玉屏风散中黄芪、白术、防风的用量比例调整为3∶2∶1，以增强益气固表功效，更切合小儿反复呼吸道感染的基本病机特点。[陶嘉磊，汪受传，袁斌. 汪受传治疗儿童反复呼吸道感染临证经验. 中华中医药杂志，2021，36（1）：207-210.]

2. 陈华

陈教授擅用膏方治疗小儿反复呼吸道感染缓解期，其经验如下。①因人制宜，变体立法：强调临床应辨病、辨证与辨体质相结合，明确个体差异，并且根据不同体质确立不同的治疗方法；②因地制宜，滋阴清热：常结合本地的地理气候环境特点，因地制宜，擅用滋阴清热之法。③健脾助运，消补兼施：重视脾胃，补脾多用平补、清补，少选峻补之品，用药平和，避免重味猛剂，适量配伍化痰、祛湿、清热、消食等祛邪类药物，随症加减，使补不碍滞，消不伤正。常拟四君子汤合沙参麦冬汤加减，组成：太子参120g、北沙参120g、茯苓120g、怀山药150g、炒白术120g、炙黄芪100g、麦冬90g、制玉竹90g、陈皮60g、炒白扁豆60g、炒麦芽120g、炙甘草30g、大枣泥250g、莲子泥250g、冰糖250g。自汗、盗汗，卫表不固者，加碧桃干、浮小麦、麻黄根、稽豆衣；食欲欠旺，宿食内积者，加炒麦芽、炒鸡内金、山楂消积化滞；鼻塞流涕，喷嚏频频者，加苍耳子、辛夷、白芷、蝉蜕疏风宣窍；邪热未尽，咽部不适者，加炒黄芩、射干、瓜蒌子、玄参等清热利咽；腺样体肥大，痰瘀互结者，加皂角刺、金荞麦、山海螺清热化痰，祛瘀散结；小便不约，下元虚寒者，加补骨脂、菟丝子、金樱子等温肾固涩；生长发育迟缓，肾精不足者，加熟地黄、山茱萸等补肾填精。上述药物炼制为膏约600g，每日早晚冲服10~15g。服药时忌服生萝卜、腌制品、巧克力、棒棒糖等。如遇发热、咳嗽、腹泻等暂停服。[汪如镜，陈华．陈华教授运用膏方治疗小儿反复呼吸道感染缓解期经验．中医儿科杂志，2021，17（3）：23-25．]

3. 孙丽平

孙教授认为治疗儿童反复呼吸道感染临证应首辨虚实，其关键证型为肺脾气虚证和食积内热证。提出"清热即是扶正"的学术观点。清热消积饮由黄芩、陈皮、莱菔子、神曲、炒谷芽、炙鸡内金、炒麦芽、焦山楂等组成。治疗儿童反复呼吸道感染食积内热证。[孙海航，孙丽平．孙丽平教授治疗儿童反复呼吸道感染食积内热证．吉林中医药，2020，40（3）：346-348．]

五、预后转归

积极对症治疗，早期控制临床表现，可以减轻患儿的痛苦，缓解家属的紧张感。早产儿及免疫力低下的婴儿抵抗力差，病理范围较广泛，病程容易迁延，尤应重视。年龄越小，新生儿和低体重儿反复呼吸道感染的发病率越高，患儿抵抗力更差，更易变生他病。

六、预防调护

（一）预防

1. 注意环境卫生，保持室内空气新鲜流通。感冒流行期间不去公共场所。

2. 积极防治各种慢性病，如维生素D缺乏性佝偻病、营养不良、贫血等。

3. 经常进行户外活动或体育锻炼，多晒太阳，增强体质；避免雾霾天气外出运动，必要时佩戴口罩。

（二）调护

1. 根据气温变化及时增减衣服，避免过冷过热；出汗较多时，用干毛巾擦干，勿吹风着凉，洗澡时尤应注意。

2. 养成良好的生活习惯，保证充足的睡眠。

3. 保证膳食营养均衡，不贪凉，不偏食辛辣油腻，不过食。

七、专方选要

参苓白术散（《太平惠民和剂局方》）

组成：白扁豆7.5g、白术10g、茯苓10g、甘草10g、桔梗5g、莲子5g、人参10g、砂仁5g、山药10g、薏苡仁5g（为原方缩减100倍用量）

功效：补脾胃，益肺气。

主治：脾虚夹湿证或肺虚痰湿证。脾胃虚弱，食少便溏，气短咳嗽，肢倦乏力。

加减：若痰多者，加半夏、金荞麦；若饮邪明显者，加桂枝、细辛；若恶风明显者，加桂枝、芍药；若汗出多者，加麻黄根、浮小麦。

八、研究进展

儿童反复呼吸道感染是儿科的常见病之一，多见于3~6岁的学龄前儿童。近年来儿童反复呼吸道感染的发病率一直处于上升趋势，原因可能是环境污染的加剧、抗生素的滥用、儿童微量元素的缺乏以及治疗不当等。西医治疗该疾病主要是抗感染和糖皮质激素治疗，虽然能够迅速控制病情，但是西医治疗也带来抗生素的耐药情况，使患儿呼吸道感染更加容易反复发作。因此，在西医合理治疗期间，如果配合中医治疗，则可以避免产生抗生素的耐药情况。

目前，国内外，西医学和中医学研究小儿反复呼吸道感染的现状与发展趋势，主要包括以下方面：病因及发病机制，预防和治疗，中医外治法治疗进展。

（一）病因及发病机制

目前西医学多是通过监测维生素含量（以维生素A为主）、微量元素（以锌为主）、血清免疫球蛋白（IgG、IgA、IgM、IgE）、肠道菌群环境等方面来研究，并认为小儿反复呼吸道感染与其T淋巴细胞介导的细胞免疫及B淋巴细胞所介导的体液免疫功能下降有关。党媛媛等认为T淋巴细胞水平下降导致机体抗病毒、抗菌的能力下降，临床研究发现，RRTI患儿存在明显的免疫功能低下表现，所以RRTI发病机制的重要基础可能是T淋巴细胞免疫功能紊乱。梁文旺提出"肝枢纽"学说，认为小儿"肝常有余、脾常不足、肺常虚"是小儿RRTI的根本原因，肝木旺而侮金乘土、肺卫不固则外邪乘虚而入。

（二）治疗与预防

中医学认为治疗小儿反复呼吸道感染应药物治疗和外治疗法同时兼顾，以增强机体免疫能力和抗病能力。中医在针对小儿反复呼吸道感染的发病机制及治疗上有着明显的优势，以改善体质为目标，通过维护人体免疫力的方式增强其抗病能力，降低发病的可能，治疗优势比单纯西医更胜一筹。

（三）中医外治法治疗进展

（1）艾灸疗法　是指点燃艾绒制成的艾柱或艾条，直接或是间接作用于体表腧穴的一种治疗方式，可发挥温通经络、散寒除湿、行气活血等多种作用。临床研究表明艾灸可防治反复呼吸道感染，增强患儿的免疫力。雷火灸也属于灸法，其中添加中药，扶正祛邪的作用较艾条灸更为突出。赵芸鹤等将120例肺脾气虚型患儿分为雷火灸治疗组、口服童康片治疗组和艾灸治疗组共3组，两灸疗组均悬灸身柱加两侧肺俞、脾俞，再灸膀胱经第一侧线，主要沿大杼至胃俞灸，最后再根据症状加减配穴灸。结果得出雷火灸组总有效率为89.7%，中医证候积分，免疫球蛋白改善优于艾灸治疗组。

（2）针刺疗法　指通过针刺作用于体表腧穴得气后，以手法行气最终使气至病所的治疗方法，具有疏通经络、调理腑脏的作用。张鹤等在对照组康复综合治疗的基础上针刺俞募穴，免疫指标较治疗前提高，炎症指标较治疗前下降，辅助针刺治疗可增强脑瘫患儿的免疫力，减少呼吸道感染的发病次数，总有效率94.44%。

（3）穴位贴敷　是防治RRTI的常用外治法，多于三伏或三九天治疗，根据人与自然相统一，以及"冬病夏治，冬病冬防"的理论，通过穴位刺激、药物吸收双重作用，调治脏腑，鼓舞阳气，提高机体免疫能力。穴位贴敷治疗RRTI多选肺俞、脾俞、膻中等穴。有研究采用数据挖掘法分析穴位贴敷治疗RRTI的选穴规律，结果显示穴位多选在腰背、颈项部，以背俞穴为主，肺俞为组方应用时的核心穴位。

（4）推拿疗法　儿童具有特殊的生理病理特点，操作手法和推拿穴位与成人不同。临床治疗小儿反复呼吸道感染多用清补肺经、补脾经、捏脊等手法，以宣通肺气，健运脾胃，可祛除肺部邪气。推拿和捏脊治疗可有效地减少RRTI患儿的发病次数，升高IgG、IgA、CD3+、CD4+、CD4+/CD8+水平，降低CD8+水平。

（5）香囊疗法　通常选用芳香类药物佩戴于身体的固定部位。被人体香囊挥发的气味，主要是药材含有的挥发油，能被机体迅速吸收，可以调节呼吸系统，以及胃肠道系统，具有抗炎、抗菌、抗病毒等多种疗效。

（6）中药熏蒸与雾化疗法　鲍春等将80例RRTI患儿随机分为健儿防感方治疗组和口服免疫球蛋白组，健儿防感方的组成为玉屏风散加用辛夷、苍耳子、山楂等药物，该方通过治疗仪加热形成气雾后熏蒸患儿全身，结果：治疗组患儿症状改善、治疗后唾液sIgA含量升高，表明中药熏蒸疗效明显。

刘磊等将观察组97例患儿予黄芪、金银花、知母等中药水剂雾化吸入，对照组50例予生理盐水雾化吸入，雾化时间15~20分钟，连治10天，结果：观察组有效率71.9%，对照组62%，中药雾化可调节患儿的细胞免疫和体液免疫。

中医外治法防治RRTI的临床应用前景良好，但在辨证、选穴、用药、操作方法、治疗时间等方面缺乏统一。部分临床研究未明确不良反应的处理，刮痧、药浴、中药穴位注射等外治法治疗RRTI的文献少，同时缺少多中心、大样本、随机对照研究，现迫切需要中医外治法治疗小儿反复呼吸道感染的统一标准，使确有其效的各类中医外治法能在儿科临床中推广应用。

主要参考文献

［1］陶嘉磊，汪受传，袁斌.汪受传治疗儿童反复呼吸道感染临证经验［J］.中华中医药杂志，2021，36（1）：207-210.

［2］钟灵毓，李双双.复感儿体质研究进展［J］.中国民间疗法，2021，29（14）：116-118，123.

［3］李海华，王芳，张志国，等.冬病夏治之膏方新用治疗儿童反复呼吸道感染［J］.中国中西医结合儿科学，2021，13（3）：250-252.

［4］韩晶，徐炎，孙丽平.孙丽平教授从肺脾论治气虚质小儿反复呼吸道感染经验［J］.中医儿科杂志，2021，17（2）：11-14.

［5］吴佩颖，蒋灿灿，曹树琦.小儿反复呼吸道感染中医外治法治疗进展［J］.辽宁中医杂志，2022，50（4）：208-211.

第八章　消化系统疾病

第一节　口炎

口炎是指口腔黏膜由于各种感染引起的炎症。若病变限于局部如舌、齿龈、口角，亦可称为舌炎、齿龈炎或口角炎等。可包括疱疹性口腔炎、溃疡性口炎等。

一、病因病机

（一）西医学认识

本病多见于婴幼儿，可单独发生，亦可继发于全身疾病如急性感染、腹泻、营养不良、久病体弱和维生素 B、C 缺乏等。感染可由病毒、真菌、细菌引起。

幼儿时期唾液腺分泌少，口腔黏膜比较干燥，有利于各种微生物繁殖。小儿口腔黏膜柔嫩，血管丰富，不适当地擦拭口腔或饮食过热等局部刺激都容易损伤口腔黏膜引起细菌感染，导致口腔炎。婴幼儿不会刷牙，口腔不卫生，奶瓶等奶具消毒不严格，易导致口腔微生物感染。

（二）中医学认识

中医学称之为口疮，以齿龈、舌体、两颊、上颚等处出现黄白色溃疡，疼痛流涎，或伴有发热等为特征的疾病。口疮之名，最早见于《素问·气交变大论篇》"民病口疮"之说。《医贯》载"口疮上焦实热，中焦虚寒，下焦阴火，各经传变所致"。如发于口唇两侧者，称为燕口疮；满口糜烂、色红作痛者，称为口糜。

本病的发生有内外之因，内因为婴幼儿血少气弱，黏膜柔嫩，不耐邪热熏灼或久病体虚；外因责之于平素将养过温，调

护不当，或感受外邪，秽毒入侵等。本病的病位在心、脾、胃、肾。

二、临床诊断

（一）辨病诊断

1.临床表现

（1）病史　有护养过温或喂养不当，或过食炙煿厚味，或外感发热病史。

（2）症状　常见齿龈、舌体、两颊、上腭等黏膜处出现黄白色溃疡，大小不等，甚则满口糜腐，疼痛流涎，进食困难，可伴发热或常有颌下臖核肿大、疼痛。疱疹性咽峡炎是口腔炎的一种类型，常突然起病，见发热和咽痛，先见散在或成簇的小疱疹，周围有红晕，多在咽部和软腭，继而疱疹破溃形成溃疡。

2.相关检查

血常规：血象检查可见白细胞总数及中性粒细胞偏高或正常。

病原学检查：①血清学检查单纯疱疹病毒 IgG 抗体。②病变处白膜涂片检查可检出白色念珠菌的菌丝和孢子或大量细菌。③溃疡处分泌物细菌培养分离出致病链球菌、金黄色葡萄球菌、肺炎双球菌等。

（二）辨证诊断

本病总由火热所致，辨证应以八纲辨证分清实火、虚火，继而结合脏腑辨证以确定病变之脏腑。凡属实火者多由外感风热或乳食内伤所致，起病急，病程短，口腔溃疡数目多，周围黏膜赤，局部灼热疼痛，口臭流涎，或伴发热烦躁，哭闹拒食等症状。属虚火者常由素体阴虚、热病伤阴，或久病伤阳，虚阳浮越引起，起病缓

慢，病程长，口腔溃疡相对较少，反复发作，周围黏膜淡红，疼痛轻微，或伴低热、颧红盗汗，或神疲、面白、纳呆便溏等。

1.风热乘脾证

临床证候：唇、舌、口、上腭、齿龈溃烂，也可先见疱疹，继则破溃形成溃烂，周围焮红，灼热疼痛，流涎拒食，伴发热，咽喉红肿疼痛，小便短赤，大便秘结，舌质红，苔薄黄，脉浮数，指纹浮紫。

证候分析：婴儿外感热邪，或饮食积滞，热蕴脾胃，上熏口舌，发为口疮；火热熏灼，故疼痛拒食，烦躁多啼，口臭涎多；肠胃积热，津液受劫，故大便干结，小便短黄，舌红苔黄，脉浮数。

2.心火上炎证

临床证候：疱疹、溃疡以舌面、舌边尖为多，红肿灼热，疼痛明显，进食困难，面赤唇红，心烦尿赤，舌边尖红，苔薄黄，脉细数，指纹紫滞。

证候分析：舌乃心之苗，手少阴之经通于舌。心火炽盛，邪热循经上炎，故发为口疮，色赤疼痛，饮食困难；心火内盛，津液受劫，故心烦不安，口干欲饮，小便短赤；脉细数，舌尖红赤，苔薄黄，亦为心火炽盛之候。

3.脾胃积热

临床证候：唇、口、上腭、齿龈溃疡糜烂，色白或黄，溃疡较深，大小不一，有的融合成片，甚则满口糜烂，边缘鲜红，疼痛拒食，口臭流涎，或伴发热，面赤口渴，大便秘结，小便短赤，舌红，苔黄，脉数，指纹紫滞。

证候分析：积热内蕴，或感受邪毒，或久病余热未清，蕴积脾胃，热毒循经上行，熏灼口舌，故见满口糜烂；心火内炽，故烦躁多啼，面赤唇红，舌尖红赤；移热于小肠，则小便短黄；火盛伤津，则口干或渴，大便干结。

4.虚火上浮证

临床证候：口腔溃烂点少，表面黄白色，周围色不红或微红，疼痛不甚，反复发作或迁延不愈，神疲颧红，手足心热，口干不渴，舌红苔少或花剥，脉细数，指纹淡紫。

证候分析：婴儿体禀虚弱，肝肾不足，水不制火，虚火上浮，故见口舌溃疡或糜烂，不甚疼痛；虚火内炽，故神疲颧红，口干不渴；舌红苔少，脉细数为阴虚火旺之象。

三、鉴别诊断

(一)西医鉴别诊断

与柯萨奇病毒引起的咽峡炎鉴别

诊断单纯性疱疹病毒引起的口腔炎与柯萨奇病毒引起的咽峡炎是不同的。单纯疱疹性口腔炎全年可发病，疱疹可发生于口腔的任何部位。而柯萨奇病毒引起的咽峡炎多发病于夏秋季节，病变主要在咽部和软腭，不累及齿龈和颊黏膜。

(二)中医学鉴别诊断

1.鹅口疮

多发生于新生儿或体弱多病的幼儿。口腔及舌上布满白屑，周围有红晕，一般无疼痛、流涎。

2.手足口病

多见于4岁以下小儿，为病毒感染引起的时行疾病，春夏季流行。除口腔黏膜溃疡之外，伴发热及手、足、臀部皮肤疱疹。

四、临床治疗

(一)提高临床疗效的要素

清热降火是治疗本病的基本法则。治疗要重视整体辨证论治。实证以清热解毒泻火为主，虚证以补虚为主。在内治的同时，配合口腔局部治疗，可以增强疗效，促进溃疡愈合。必要时采取中西医结合治疗。复发性口疮具有迁延难愈、反复发作的特点，在急性发作期要进行有效的治疗，同时也要加强发作间歇期的治疗，减少和预防复发。

（二）辨病治疗

（1）补充复合维生素　如维生素B$_2$片（每日0.5~1mg/kg，分3次口服）、维生素C（儿童每日100~300mg，分3次口服。）

（2）止痛　2%利多卡因涂局部，每日3~4次。

（3）清洗腔　生理盐水或呋喃西林液擦拭口腔。

（4）局部处理　①疱疹性口腔炎：局部可喷洒西瓜霜、锡类散等，预防继发细菌感染可涂2.5%~5%金霉素鱼肝油。②细菌性口腔炎。涂布1%龙胆紫液，每日2~3次，或者2.5%~5%金霉素鱼肝油，每日3~4次。

（5）全身支持疗法　进食差者可适量静脉补给热量和液体；细感染时可根据药敏试验给予抗生素治疗。

（三）辨证治疗

1.辨证论治

（1）风热乘脾证

治法：疏风散火，清热解毒。

方剂：银翘散加减。组成：金银花、连翘、板蓝根、薄荷、牛蒡子、竹叶、芦根、甘草

加减：发热不退者，加柴胡、石膏；大便秘结者，加生大黄、玄明粉；疮面色黄糜烂者，加黄连、薏苡仁。

（2）心火上炎证

治法：清心凉血，泻火解毒。

方剂：泻心导赤散加减。组成：黄连、生地黄、淡竹叶、通草、甘草。

加减：尿少者，加车前子、滑石；口渴甚者，加芦根、天花粉；大便秘结者，加大黄；热重者，加栀子。

（3）脾胃积热证

治法：清热解毒，通腑泻火。

方剂：凉膈散加减。

组成：黄芩、连翘、栀子、大黄、玄明粉、淡竹叶、薄荷、甘草。

加减：溃疡渗出物色黄者，加金银花、蒲公英；尿少者，加车前子、滑石；口渴甚者，加芦根、天花粉；疼痛较甚，加生地黄、牡丹皮；烦躁者，加石膏、郁金。

（4）虚火上浮证

治法：滋阴降火，引火归原。

方剂：六味地黄丸加肉桂。

组成：生地黄、山药、山茱萸、茯苓、泽泻、牡丹皮、肉桂。

加减：颧红，手足心热者，加知母、黄柏、地骨皮；口干者，加石斛、麦冬；大便秘结者，加蜂蜜、火麻仁。若久病吐泻，或过服寒凉，脾阳亏虚之后患口疮，治宜气阴双补，可用七味白术散，重用葛根，加儿茶；若脾肾大虚，无根之火上浮而见口舌生疮，神疲面白，大便溏薄，舌淡苔白者，可用理中汤加肉桂。

2.外治疗法

（1）冰硼散、青黛散、西瓜霜等，任选一种，取适量涂敷患处，1日3次。用于实证口疮。

（2）冰片3g，硼砂6g，玄明粉12g，朱砂6g，青黛6g。共研细末，每次适量，涂敷患处，1日3次。用于实证口疮。

（3）锡类散、养阴生肌散，任选一种，每次适量，涂敷患处，1日3次。用于虚火上浮证。

（4）五倍子10g，雄黄6g，冰片1g。共研细末。每次适量，涂敷患处，1日3次。用于各型口疮。

（5）吴茱萸15~30g，研细粉，醋调，睡前敷涌泉穴，胶布固定，次日清晨去除。

用于虚火上浮证。

（6）清脾胃10分钟、清天河10分钟。若伴发热者去清天河水，加退六腑20分钟；流口水重加小横纹10分钟；烦躁、惊悸加揉小天心50次；虚火上炎加二马5分钟、推涌泉10分钟；伤乳食加八卦10分钟每日1次。

3. 成药应用

（1）黄栀花口服液（黄芩、金银花、大黄、栀子）每支10ml。功效：清肺泄热。建议用法用量：每服5~10ml，每日3次，用于脾胃积热证。

（2）小儿化毒散（人工牛黄、珍珠、雄黄、大黄、黄连、天花粉、川贝母、赤芍、乳香、没药，冰片、甘草）每袋3g。功效：清热解毒、活血消肿。建议用法用量：每服0.6g，每日2次，3岁以内小儿酌减，用于心火上炎症。

（3）知柏地黄丸（熟地黄、山茱萸、山药、茯苓、牡丹皮、泽泻、知母、黄柏）每30粒6g。功效：滋阴降火。建议用法用量：口服，3~6岁1.5g，每日3次；＞6岁3g，每日2次。用于虚火上炎证。

（4）蒲地蓝消炎口服液（蒲公英、板蓝根、苦地丁、黄芩）每支10ml。成人剂量：口服，每服10ml，每日3次。小儿建议用法用量：口服，＜1岁1/3支，1~3岁1/2支，4~5岁2/3支，＞5岁1支，每日3次。用于风热乘脾证、心火上炎证及脾胃积热证。

（5）小儿豉翘清热颗粒（连翘、淡豆豉、薄荷、荆芥、炒栀子、大黄、青蒿、赤芍、槟榔、厚朴、黄芩、半夏、柴胡、甘草）每袋2g。建议用法用量：开水冲服，6月~1岁每服1~2g，1~3岁每服2~3g，3~6岁每服3~4g，6~10岁每服4~5g，＞10岁每服6g，每日3次。用于风热乘脾证、心火上炎证及脾胃积热证。

4. 单方验方

（1）蛴螬2g，蚕茧3g，明矾4g。将蚕茧剪一小口，去蛹，装入明矾，瓦上焙焦，同蛴螬共研成细末，每用少许涂患处，日3次，用1~5日，治愈率为95%。

（2）双黄连粉1g，用2%利多卡因注射液适量调匀成糊状，用棉棒蘸少许药糊涂敷患处，保持10~30分钟，每日3次，用药2~4日。

（四）其他疗法

康复新液联合银翘散治疗风热乘脾型小儿口疮时可抑制口腔炎症、加速溃疡愈合。餐后用生理盐水清洗、含漱口腔及溃疡面，保持口腔清洁，然后用康复新液含漱4分钟后吐出，10ml/次，3次/天，注意在含漱后30分钟内忌进食、饮水，年龄小不会含漱的患儿可直接含服。银翘散药物组成：金银花、连翘各10g，薄荷、牛蒡子、桔梗各6g，生甘草、淡豆豉各3g，竹叶、荆芥穗各4g。根据患儿体重按原方比例酌情加减，2次/天。[郑玉琳. 康复新液联合银翘散治疗风热乘脾型小儿口疮的疗效观察. 中国现代药物应用，2023，17（7）：132–135.]

（五）医家诊疗经验

常克

常教授认为本病为脾胃之火循经上灼口腔所致，治疗当清散脾胃伏火，临床常用清热泻脾散或泻黄散治疗之。清热泻脾散除清本经热邪外，还常用利二便之法使热邪得下；泻黄散则可利用防风、藿香的轻清之性将热邪向上宣发于外。若热邪较轻，可用其中一种，若热邪较重则可二者合用，相得益彰。

五、预后转归

口炎可单独发生或继发于全身性疾病，

如严重感染、腹泻、营养不良等疾病。单独发生时预后较好，经治疗后，约5~7天即可痊愈。继发性口腔炎则根据全身疾病的转归而病程长短不一，往往反复发作迁延不愈。

六、预防调护

（一）预防

1. 保持口腔卫生，婴幼儿注意奶具、食具每日煮沸消毒；较大儿应养成每日刷牙的习惯，保持口腔清洁。

2. 小儿患全身性疾病，如急性感染、慢性腹泻、营养不良时，在治疗原发病的同时，应注意口腔护理，勤喂温开水清洁口腔。

3. 合理喂养，提高机体抗病能力。

（二）调护

1. 注意休息，居室环境温度以18~20℃，湿度在50%~65%为宜，保证足够的睡眠。

2. 正确喂养，给予温开水，进食以微温或凉的流质饮食为主，避免热食对局部的刺激。

3. 全身感染性疾病应用抗生素时要根据药敏试验结果合理选用，尽量缩短用药时间，避免菌群失调，真菌感染。

七、专方选要

竹叶木通汤

组成：淡竹叶、知母、金银花各10g，木通3g，鲜芦根30g，连翘8g，栀子、丹皮各6g。

功效：清热泻火、通腑化积。

主治：小儿口疮，属脾胃积热所致的口腔溃疡。症见口臭，拒食，大便干，舌红，苔黄腻。

加减：口臭、流涎多、疼痛拒食加薏苡仁30g，石膏、炒谷芽、炒麦芽各10g，鸡内金6g；夜寐不安、脾气急躁、小便短赤、舌质红加菊花5g，白蒺藜、生白芍、北沙参各10g；口腔溃疡稀少，色淡不甚痛加生地黄、鳖甲各10g。每日1剂，水煎服，少量多次频服，5日为1个疗程。

主要参考文献

[1] 汉姗姗，常克. 常克教授运用"清热运脾"治疗小儿脾系疾病举隅 [J]. 中国中西医结合儿科学，2017，9（4）：345-347.

[2] 刘秀秀，张婧延，陈未，等. 中医儿科临床诊疗指南·小儿口疮（修订）的临床一致性评价 [J]. 中医杂志，2020，61（9）：781-784.

[3] 姚敏华. 竹叶木通汤治疗小儿口疮36例 [J]. 浙江中医杂志，2020，35（9）：385.

第二节　厌食症

厌食症是指小儿较长时期食欲减低或消失，见食不贪，食欲不振，甚则拒食的一种常见病证。病程长，症状一般连续2个月以上。1~6岁多见。本病可为独立病证，也可出现在其他疾病之后。但外感时邪及某些慢性疾病过程中出现的食欲不振症状，则不属于本病范畴。

一、病因病机

（一）西医学认识

小儿良好的食欲取决于正常的消化功能和良好的精神、家庭、社会环境的影响。厌食症主要由两种病理生理因素引起：①局部或全身疾病影响消化系统功能，使胃肠平滑肌张力降低，消化液的分泌减少，酶的活力降低。②中枢神经系统受到人体内外各种刺激的影响，使消化功能的调节失去平衡。

1. 消化系统疾病和全身疾病影响

（1）消化系统自身疾病　胃肠炎、肝

炎、吸收不良综合征、肠道寄生虫病等都可引起肠道功能紊乱致厌食。

（2）全身性疾病　各种感染性疾病如败血症、结核病，以及非感染性疾病如充血性心力衰竭、肾衰竭、贫血、甲状腺功能减退等都可导致胃肠功能紊乱。

（3）营养性疾病　饮食结构不合理，蛋白质摄入不足，糖摄入过多等都可引起营养不良导致厌食，厌食又使营养不良加重，形成恶性循环。

（4）药物影响　许多药物如大环内酯类抗生素，水杨酸类制剂，维生素 A、D 过量等都可影响食欲。

2. 环境、精神因素的影响

（1）心理因素　年龄较大女童为追求"苗条"体形而减肥，长期限食、挑食发展为食欲低下、体重下降、营养不良，形成神经性厌食。

（2）家庭因素　父母对子女溺爱，采用哄、骗、强迫，甚至打骂手段，强迫小儿进食，多次补喂、吃食过多、食不定时，破坏了正常的消化规律，胃肠消化功能减低致厌食。

（二）中医学认识

厌食病名最早见于宋代《太平圣惠方》，古代虽无专门论述，但医籍中提到的"恶食""不思饮食""不嗜食"与本病相似。宋代《小儿要证直诀》立益黄散治"不思食"，开调脾助运为治疗厌食症的先河。喂养不当，他病失调，脾胃受损，先天不足，后天失养，感染诸虫，暴受惊恐或情志不畅均可致病。病变脏腑主要在脾胃，脾运胃纳功能失健为主要病机，部分患儿也有脾胃气虚、脾胃阴虚之象。脾为阴土，得阳则运，胃为阳土，得阴则和。本病迁延不愈，水谷精微摄取不足，无以化生气血，可导致全身消瘦，转为疳证。

二、临床诊断

（一）辨病诊断

1. 临床表现

遇有厌食患儿，首先要仔细询问病史，做好体格检查及必要的化验。分清是否是由于消化系统疾病引起，是否有药物影响，有否微量元素或内分泌素缺乏。还要调查患儿家庭、托儿所或学校环境，有无不良精神刺激与不良的饮食卫生习惯，然后确定病因。

目前无统一的诊断标准，但出现以下几种情况，可考虑为厌食症。①年龄：14岁以下的儿童。②病程：2个月及以上。③食欲明显减退，不思饮食甚至拒食，进食量比过去明显减少。3岁以下儿童每天面食、米饭、面包等谷类食物摄取量不足50g，3岁以上儿童每天谷类食物摄取总量不足 75g。同时，肉、蛋、奶等摄入量极少，蛋白质热能摄入量不足，仅为标准供给量的 70%~75%，矿物质及维生素摄入量不足，仅为标准供给量的 5%。④生长发育：除外遗传因素，小儿的身高、体重均低于同龄正常平均水平，厌食期间身高、体重未见明显增长。

2. 相关检查

（1）微量元素六项　了解铁锌等是否缺乏。

（2）内分泌相关检查　如甲状腺功能、肾上腺皮质激素等，低下或激素水平相对不足也可表现为厌食。

（3）血常规　了解患儿有无贫血，白细胞减少，低蛋白血症等。

（4）生化检查　了解肝肾功能、血糖、血钾、心肌酶等指标有无异常，有助于判断目前状况。

（5）影像学检查　做 X 线、头颅 CT、MRI 等检查，明确有无颅脑器质性病变，是否发生骨骼病变等并发症。

（6）心电图检查　有助于发现是否因营养不良或水电解质紊乱导致心律失常。

（二）辨证诊断

本病辨证以脏腑辨证为纲，从脾胃着手。辨主症：长期食欲低下，进食量少，甚至对进食反感。辨轻重：病程相对较短，仅有食欲不振或食量减少为轻症，病程较长，身高、体重增长减慢或停滞为重症。

（1）脾运失健证

临床证候：面色少华，不思纳食，或食物无味，拒进饮食，进食可见脘腹饱胀，形体偏瘦，而精神状态一般无特殊异常，大小便均基本正常，舌苔白或薄，脉尚有力。

证候分析：此由胃失和降，脾失健运引起，为厌食中常见证候，除不思食外，其他症状不明显，若强迫进食可见脘腹饱胀。脾运失健，气血生化不足，故形体略瘦，面色欠华。

（2）胃阴不足证

临床证候：口干舌燥，食少，饮多，大便多干结，小便黄赤，舌红，舌苔多见光剥，舌质偏红，脉细。

证候分析：多由患儿素体阴虚或热病伤阴，致脾胃阴液受损而成。阴虚则胃火偏亢，故口干舌燥，食少，饮多；阴津不足，故大便偏干，小便黄赤；舌红，苔少，脉细为阴虚之象。

（3）脾胃气虚证

临床证候：精神萎靡，面色萎黄，纳呆，厌食，拒食。若稍进饮食，大便中则夹有不消化残渣，或大便不成形，舌淡苔薄，脉无力。

证候分析：脾胃虚弱，中气不足，故纳呆，少食；气血精微化生不足，不能滋养全身，故面色萎黄，精神萎靡；脾胃气虚，运化失健，故大便溏薄，夹不消化食

物残渣。

（4）肝气不和证

临床证候：面色泛青，情绪不稳，易激惹或抑郁，时有腹痛，食欲低下，便溏，溲少，舌边尖红，舌苔薄白，脉弦滑。

证候分析：小儿所求不得，故令肝气郁结，肝失疏泄，则面色泛青；肝木乘脾，故见食欲不振，便溏，溲少；肝气郁结，郁而化火，故见急躁易怒，好动多啼，脉弦滑。

三、鉴别诊断

（一）西医鉴别诊断

1. 抑郁症

抑郁症患儿也可表现为食欲减退，进食减少；神经性厌食可表现抑郁、焦虑、情绪不稳定等情感症状，需进行鉴别。二者区别在于抑郁症患儿对体重增加没有过分恐惧，但具有情感低落、悲观、自责等。

2. 甲状腺功能低下

除有厌食外，还伴有智力低下、记忆力减退、少汗、发育不良等。查血中 T_3、T_4 和促甲状腺激素可鉴别。

（二）中医鉴别诊断

1. 积滞

为乳食停积中脘，积而不消，气滞不行所致。除食欲不振，不思乳食外，伴见嗳气酸腐，大便酸臭，脘腹胀痛，有伤食病史。

2. 疳证

亦是由于饮食不节、喂养不当、脾胃损伤而致。在饮食方面，轻症可有食欲不振或嗜食异物，同时伴有形体消瘦，面色不华，烦躁易怒，腹胀等症；重症则不思食，面黄肌瘦，毛发焦枯，腹大青筋暴起，甚至病及五脏，出现舌疳、眼疳、疳肿胀等兼证。

3 疰夏

是发病于春夏之交的一种以全身倦怠、食欲不振、大便不调、身热为特征的病症。其特点为发病有严格的季节性，"春夏剧，秋冬瘥"。秋凉后会自行好转。厌食虽可起病于夏，但秋后不会马上恢复正常，且一般无便溏、身热等症状。

四、临床治疗

（一）提高临床疗效的要素

本病的治疗以运脾开胃为基本法则。"脾健不在补，贵在运"是指导本病治疗的原则，宜以轻清之剂解脾气之困、拨清灵脏气以恢复转运之机，使脾胃调和，脾运复健，则胃纳自开。临证应用，可按小儿体质，证候特点选方用药配伍。在祛除病因的基础上，分别采用运脾、养胃、健脾和平肝的方法。同时，应对患儿的饮食调理，纠正不良的饮食习惯，食治、药治结合，方可生效。可结合外治，如贴敷、推拿、针刺等可提高临床疗效。

（二）辨病治疗

1. 纠正微量元素缺乏

若有缺锌，口服葡萄糖酸锌每日1~1.5mg/kg，分2次口服。

2. 药物治疗

①助消化剂。口服胃酶合剂或酵母片对增进食欲有一定作用。②胃动力药。如多潘立，能提高食管下段括约肌张力，促进胃动，加快胃排空，能减轻腹胀，制止恶心、呕吐，对胃肠动力障碍引起的厌食有较好的作用。剂量每次0.3mg/kg，每日3次口服。疗程4周。

3. 激素疗法

一般不用，对严重顽固性厌食症可考虑应用。①泼尼松。每日0.5mg/kg，分3次口服；②小剂量胰岛素：用于顽固性厌食，胰岛素3~6IU加于10%葡萄糖250~500ml中静脉滴注（1IU胰岛素至少给葡萄糖4g），均能增加食欲。

4. 神经性厌食治疗

首先要消除引起患儿不宁的各种精神刺激因素。改变不正确的教育方法，使患儿产生良好的情绪。如采用抗抑郁药阿米替林，以改善患儿的情绪，提高患儿对进食的兴趣。剂量12.525mg/kg，口服，每晚1次，在睡前0.5~1小时服用。一般在6~12天后见效。此外，抗组织胺和抗5-羟色胺药，赛庚啶，可作为食欲兴奋剂，有一定效果。剂量每日0.25mg/kg，分2~3次口服。

（三）辨证治疗

1. 辨证论治

（1）脾运失健证

治法：和脾助运。

方药：曲麦枳术丸加减。白术，神曲，麦芽，枳实。

加减：脾阳失健可加苍术、陈皮、鸡内金；暑湿困阻者，酌加青蒿、荷叶；脘痞腹胀者，加莱菔子、木香；热象明显者加黄芩、生苡仁。

（2）胃阴不足证

治法：养胃育阴。

方药：养胃增液汤加味。石斛，乌梅，沙参，玉竹，白芍药，生甘草。

加减：气不足加山药、太子参、茯苓；口渴烦躁者加天花粉。

（3）脾胃气虚

治法：健脾益气。

方药：参苓白术散加减。太子参，白术，茯苓，山药，薏苡仁，扁豆，砂仁，桔梗。

加减：多汗易感者，加牡蛎、黄芪、浮小麦。

（4）肝气不和

治法：平肝运脾，开胃进食

方药：逍遥散当归、白芍、白术、甘草、茯苓、薄荷、柴胡、煨生姜。

加减：饮食不化，加炒麦芽、炒谷芽；情绪抑郁重者，加郁金、川楝子；烦躁易怒者加天麻、钩藤、石决明。

2. 外治疗法

（1）敷脐治疗

消积散：由大黄、芒硝、桃仁、鸡内金、杏仁组成，按比例取一定药物，研细过 80 目筛后装瓶备用。取药粉适量，用鸡蛋清将药物调成膏状后，敷于神阙穴上，用胶布或纱布固定，于每晚睡前敷药，每日换药，连敷 3 日，休息 4 日，3 周为 1 个疗程。

运增食散：苍术 100g，厚朴 30g，藿香 50g，鹅不食草 50g。上药共研末，过 80 目筛，每份 5g，纳入 5cm×4cm 的双层小纱布袋内，敷贴脐部，用腹带固定，每日 1 次，7 日为 1 个疗程。

（2）推拿

推拿基本方：补经，揉板门，推四横纹，运内八卦，揉中脘，摩腹，捏脊，按揉脾、胃俞，按揉足三里；失健运加分腹阴阳，揉天枢；脾胃气虚加推三关，揉外劳；胃阴不足加清肝经，补肾经，揉上马，运内劳宫。推拿治疗每日 1 次，3 次为 1 个疗程，每疗程间休息 5 日。

辨证推拿：脾胃失和型补经、运内八卦清天河水各 300 次，揉板门 50 次，分腹阴阳 100 次，捏脊 3 遍。胃阴不足型补经、清补胃经、运内卦各 300 次，揉中脘、关元、板门各 50 次，按揉三焦肾俞、胃俞各 50 次。脾胃虚寒型补大肠、运内八卦、推三关、推上七节骨各 300 次，摩腹 5 分钟，按揉足三里 50 次。

（3）点穴配捏脊疗法

患儿俯卧，脊背放平，拇、食指自患儿长强穴向上捏拿至大椎穴，要求将皮下脂肪层捏起，随推随捏随搓。第二遍起在肾俞、脾俞、胃俞部位加重，连捏 10 次，然后再从命门向肾俞左右推捏数次。医者捏脊后选取双内关、双足三里、天枢、中脘、气海、肾俞等穴，用右手拇纹面按压上述有效点。

（4）针灸疗法

取四缝穴，用三棱针点刺，放出白色黏液，隔日 1 次，5 次为 1 个疗程。

3. 成药应用

①小儿消食颗粒（鸡内金、山楂、六神曲、炒麦芽、槟榔、陈皮）1.2g/ 袋。功效：消食化滞、健脾和胃。用法：1~3 岁每次 0.5~1 袋；3~7 岁每次 1~1.5 袋；＞ 7 岁每次 1.5~2 袋。温水冲服，每天 3 次，连服 1 个月。用于脾失健运伴脾气亏虚证。

②健儿消食口服液（黄芪、炒白术、陈皮、麦冬、黄芩、炒山楂、炒莱菔子）10ml/ 支。功效：健脾益胃、理气消食。用法：3 岁以内 1 次 5~10ml，3 岁以上 1 次 10~20ml，1 日 2 次。用于厌食兼食积者。

③婴儿健脾散（莲肉、人参、茯苓、薏苡仁、炙草白术、扁豆、砂仁、山药、陈皮）功效：健脾、消食、止泻。用法：研为细末，每服 1.5g，米汤或生姜水送下。主治：脾胃虚弱，饮食不进，肌体瘦弱。

4. 单方验方

白山鸡神散：炒白术 40g，炒山药 60g，炒鸡内金 30g，炒神曲 40g。共研细末，每次 3~6g，每日 3 次，15 日为 1 个疗程煎服，也可撒入米粥中饮用。

（四）其他疗法

指压腹穴疗法

选穴：主穴选取引气归元穴（中脘、下脘、气海、关元）、调脾气穴（双侧大横）、天枢。辨证加减取穴：脾失健运型加左侧风湿点和双侧梁门穴；脾胃阴虚型加右侧风湿点和双侧滑肉门穴；脾胃气虚型或汗多者加双侧气穴；大便干结者加天枢穴和/或通便穴；有烦躁情绪者加腹四关穴。操作方法：首先，按薄氏腹针疗法的同身寸比例取穴法取穴，以任脉为纵轴坐标，以胸骨柄、肚脐、耻骨联合上缘为标志点进行取穴。把上腹部中庭穴→神阙穴这一纵轴线确定为8寸，把下腹部神阙穴→曲骨穴这一纵轴线确定为5寸，把侧腹部神阙→天枢穴→侧腹部边线的横轴线确定为6寸。然后，患者平卧位，暴露腹部，以腹白线作为任脉的体表标记并作为纵轴，过脐与腹白线垂直的水平线作为横轴，在四个不同的区间用测量工具准确量出治疗穴位，并使用记号笔标记（具体处方标准图如下图8-2-1）。为减少摩擦，可根据患者体质使用滑石粉、清水等润滑剂均匀涂抹拇指、食指指腹，用指腹点揉每穴2分钟。每天治疗1次，10天为1个周期，连续治疗2个周期。能显著改善患儿食欲、食量和体重，有着明显的临床疗效。[连凤枝，谭丽珍，钟文强. 运用指压腹穴疗法治疗小儿厌食症的临床研究. 中医外治杂志，2023，32（1）：91-93.]

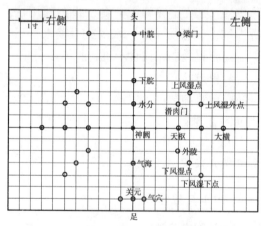

8-2-1　具体处方标准图

（五）医家诊疗经验

1. 章浩军

章教授为福建省名中医，在运用六经辨治小儿厌食病方面学验颇丰，其认为膏方乃我国传统中医药的精华之一，在扶正补虚、调和阴阳、防病治病等方面能起到举足轻重的作用，且膏方味酸甜，在临床中受到众多患儿的喜爱，在一定程度上解决了小儿服药难的困扰，值得推广与使用。太阴之表，阳明也，太阴脾土运化不及，积滞肠腑，阳明腑气不通，郁结于里，发为厌食，久郁化热，向上可内扰心神而致虚烦不得眠，向外熏蒸可致太阳腠理疏松，症状：不思饮食，胃脘痞闷，大便干结，但头汗出，心烦不寐，易外感，舌红，苔黄白相兼，脉浮滑。故其治当以清利肠热、健脾开胃为法。太阴脾气亏虚，运化无力，内生水湿，水湿困脾导致厌食，症状：食少便溏，腹胀，腹泻，神疲少言，肢倦乏力，形瘦色萎，舌淡有齿痕，苔白腻，脉虚缓。故其治当以健脾益气、消食开胃为法。太阴脾阳亏虚严重，进一步发展至少阴，阳虚无以运化水谷精微，阴寒内结，阻滞肠腑气机而致厌食，症状：食欲减退，腹胀，大便干结，少气懒言，但欲寐，舌淡苔白厚，脉沉细。故其治以温阳开胃、健脾补肾为法。[卢雪琴，陈伟彬，章浩军. 章浩军运用膏方从六经辨治小儿厌食病. 中医药通报，2021（3）：21-23.]

2. 崔霞

崔教授运用中医药及外治法治疗本病的疗效显著，指出厌食患儿病位不单单局限于1个或几个脏腑，而是机体的整个"圆"的气机循环出现问题，基于《四圣心源》中轴胃的作用，提出了"轴轮并运"的治疗法。"轴"指中焦脾胃，"轮"指心、肺、肝、肾。"脾在运而不在补"，故在临床治疗厌食时，以益黄散为基础方进行加减，此方药味虽少，却体现了圆运动的"枢轴并运"的含义。方中陈皮、木香健脾理气、消食和胃，合甘草补益中气，调节脾胃之气机升降；肝肺升降失常，常影响脾胃之升降，故用青皮疏肝，诃子敛肺，两药合用以调节肝肺气机。虽仅仅五味药物，却很好地体现了"轴轮并运"之法。[闫文宏. 基于中医辅助平台总结崔霞教授治疗小儿厌食的临床经验及疗效观察. 北京中医药大学，2021.]

五、预后转归

本病经及时、正确的治疗，大多患儿预后良好。但若病情严重，治疗失当，病久不愈则可导致严重的营养不良、体力衰减及神经精神异常，严重影响患儿的生长发育，甚至危及生命。

六、预防调护

（一）预防

1. 合理喂养，保证饮食平衡，提倡母乳喂养，及时添加辅食。小儿进食要定时，少吃零食。进食量要顺其自然，家长勿过分注意，防止诱骗、强迫进食。如小儿实在不进食，可间隔4小时下餐再喂，中间不给加餐。

2. 保持良好的生活习惯，保证足够的睡眠，学龄前儿童每日11~12小时，学龄儿童9~10小时；经常安排小儿户外活动，参加体育锻炼，以增进食欲，提高消化能力。

（二）调护

1. 建立良好的进食习惯

当小儿不进食时，千万不能露出急躁情绪，从小量进餐开始，逐渐增加；先从喜欢吃的开始，逐渐增加食物种类；限制吃零食，进餐不可过饱，留有余地，使其产生饥感，建立起正常的摄食习惯。

2. 注意儿童的生长发育

定期测量身高、体重建立生长曲线，评价治疗效果。

3. 精神调理

避免身体过度劳累、精神过度紧张而影响食欲和食量。

七、专方选要

导滞汤

组成：焦山楂10g、焦神曲10g、莱菔子10g、陈皮5g、半夏5g、槟榔10g、连翘10g、香附10g、炙甘草5g。（3~6岁每日1/2剂，6~9岁每日2/3剂，9~14岁每日1剂）。

功效：消食导滞和胃。

主治：小儿厌食症。饮食积滞所致的食欲不振，厌恶进食，嗳腐口臭，多食后则脘腹饱胀。形体尚可，精神正常，大便秘结或泻下酸臭。舌淡红，苔厚腻，脉滑数。

加减：呕吐、恶心明显者，加姜竹茹6g、藿香10g和胃止呕；便秘者，加炒大黄1g通腑消导；积滞化热，上炎口舌致口舌生疮者，加竹叶5g、生石膏20g清心脾积热；合并鼻塞、咳嗽等外感症状者，加紫苏叶6g、苦杏仁10g宣散风邪，和胃消导；面色少华、形体偏瘦、乏力便溏者，加白术10g、茯苓10g、苍术6g健脾益气。

八、研究进展

小儿厌食病机主要是脾失健运，治疗应予运脾法目前研究认为，运脾法对小儿厌食的治疗作用是通过调节脑肠肽分泌，进而影响食欲中枢功能来达到目的的。近年来有人应用脑内注入法进行研究，发现许多脑肠肽都在摄食行为的调节中起着重要的作用。临床对于小儿厌食治疗颇多，除了辨证分型，采取药物治疗外，外治也颇受欢迎。有学者借助运脾开胃推拿手法治疗脾胃不和型小儿厌食症，获得了显著的治疗效果，明显提升血钙、血铁及血锌水平。针灸除了针刺四缝，还可以多种形式进行针刺，如多穴位电针治疗、与小儿证型相结合进行治疗。灸法治疗手段包括壮医药线点灸治疗和艾灸治疗。

主要参考文献

[1] 林爱弟. 参苓白术散联合赖氨肌醇维 B12 口服溶液与小儿消食颗粒治疗儿童厌食症临床研究 [j]. 新中医, 2020, 52 (9): 36-39.

[2] Olsson A, Landgren K. Getting Well Is More Than Gaining Weight – Patients' Experiences of a Treatment Program for Anorexia Nervosa Including Ear Acupuncture [J]. Issues in Mental Health Nursing, 2020, 41 (1): 1–11.

[3] 乔文善, 孟亚梅. 辨证取穴推拿治疗小儿厌食症的效果及对患儿胃肠动力、免疫功能的影响 [J]. 海南医学, 2022, 33 (4): 475—478.

[4] 袁洋, 陈光明, 李志武, 杨丽霞, 徐玲, 马海龙. 导滞汤治疗小儿厌食症饮食积滞型 40 例临床观察 [J]. 中医儿科杂志, 2019, 4: 34-36.

第三节 胃炎

胃炎是指由各种物理性、化学性或生物性有害因子引起的胃黏膜或胃壁炎性病变。根据病程分急性和慢性两种，后者发病率高。

一、病因病机

（一）西医学认识

1. 急性胃炎

多为继发性。是由严重感染、休克、颅内损伤、严重烧伤、呼吸衰竭和其他危重疾病所致的应激反应（又称急性胃黏膜损伤、急性应激性黏膜病变）。误服毒性物质和腐蚀剂、摄入由细菌及其毒素污染的食物、服用对胃黏膜有损害的药物（阿司匹林等非甾体类抗炎药）、食物过敏、胃内异物、情绪波动、精神紧张和各种因素所致的变态反应等均能引起胃黏膜的急性炎症。

2. 慢性胃炎

是有害因子长期反复作用于胃黏膜引起损伤的结果，儿童慢性胃炎中以浅表性胃炎最常见，约占 90%~95%，萎缩性胃炎极少。病因迄今尚未完全明确，可能与下列因素有关。

（1）感染 已证实幽门螺杆菌（Hp）的胃内感染是造成胃炎的主要病因，在活动性、重度胃炎，中 Hp 检出率很高。慢性胃炎的家族聚集倾向也表明了 Hp 在家族成员间的传播。

（2）胆汁反流 各种原因引起胃肠道动力异常，十二指肠胃反流，反流的胆盐刺激胃黏膜降低了对离子通透的屏障功能，使得胃液中氢离子得以弥散进入胃黏膜引起炎症。

（3）长期食（服）用刺激性食物和药物 如粗糙、过硬、过冷、过热、辛辣的食品，经常暴饮暴食，饮浓茶、咖啡，服用阿司匹林等非甾体类抗炎药及类固醇激素类药物。

（4）精神神经因素 持续精神紧张，压力过大，可使消化道激素分泌异常。

（5）全身慢性疾病影响 如慢性肾炎、尿毒症、重症糖尿病、肝胆系统疾病、类风湿关节炎、系统性红斑狼疮等。

（6）其他因素 如环境、遗传、免疫、营养等因素均与发病有关。

（二）中医学认识

小儿具有"脾常不足"的生理特点，且"乳食不知自节"，若调护失宜，使其胃受到损伤则可发生胃脘痛。《素问·痹论篇》云："饮食自倍，肠胃乃伤。"而胃脘痛最常见的原因就是小儿饮食无度，过量的饮食损伤了肠胃，发生胃脘痛。饮食过于滋腻，或饮食偏热或偏寒等皆可引发小儿胃脘痛。此外，小儿由于又具有"寒暖不知自调"的生理特点，亦可由于调护失宜，或纳凉不当，导致胃部受凉而发生胃脘痛。

胃属六腑，以通为顺。小儿若饮食过度，导致食滞于胃，不通则痛；或由于寒凉伤胃、气滞血瘀、脾胃素虚等导致气机逆乱，胃络不通，而发生胃脘痛。目前，一般将胃脘痛分为寒、热、虚、实四大类，其病位主要在胃。基本病机为胃络不通。

二、临床诊断

（一）辨病诊断

1. 临床表现

（1）病史 急性胃炎有不洁饮食史或服药史，症见恶心、呕吐、腹痛。慢性胃炎表现为不规律腹痛、进食差、体重逐渐下降。

（2）体征 上腹部或脐周部压痛，个别小儿伴有消瘦、贫血。

2. 相关检查

（1）胃镜检查 是最有价值的安全、可靠的诊断手段，可直接观察胃黏膜病变。根据病变程度不同，可见黏膜广泛充血、水肿、糜烂、出血，有时可见黏膜表面的黏液斑或反流的胆汁。感染Hp造成胃炎时，正可见到胃黏膜微小结节形成，同时可取病变部位组织进行病理学检查。

（2）幽门螺杆菌检测

① 胃黏膜组织切片染色与培养：Hp需在微氧环境下用特殊培养基进行培养，3~5天可出结果。是最准确的诊断方法。

② 尿素酶试验：尿素酶试剂中含有尿素和酚红，Hp产生的酶可分解其中的尿素产生氨，后者使试剂中的pH值上升，从而使酚红由棕黄色变成红色。将活检胃黏膜放入上述试剂（滤纸片）中，如胃黏膜含有Hp则试剂变为红色，此法快速、简单，特异性和敏感性可达80%以上。

③ 血清学检测抗Hp抗体：抗体可在清除了Hp几个月后仍保持阳性，限制了其诊断意义。

④ 核素标记尿素呼吸试验：让患儿口服一定量核素 ^{13}C 标记的尿素，如果患儿消化道内含有Hp，则Hp产生的尿素酶将尿素分解产生的 $^{13}CO_2$，由肺呼出。通过测定呼出气体中 ^{13}C 含量，可判断胃内Hp感染的有无及程度。

（二）辨证诊断

1. 寒邪客胃证

临床证候：胃脘处疼痛阵发，痛处喜暖，得温则舒，遇寒痛甚，肠鸣辘辘，面色苍白，恶寒身冷，四末不温，口淡不渴，痛甚者，额冷汗出，唇色紫暗，或兼吐泻，小便清长，舌淡红，苔白滑，脉沉弦紧，指纹红。

证候分析：本病由外感风寒，内客胃腑所致。寒邪客于胃肠，阳气被遏，气机阻滞，则胃脘处疼痛，痛处喜暖，舌淡红，苔白滑，脉沉弦紧，指纹红均为寒邪犯胃之证候。

2. 乳食积滞证

临床证候：胃脘胀满，疼痛拒按，不思乳食，嗳腐吞酸，恶心呕吐，或腹痛欲泻，泻后痛减，或时有呕吐，吐物酸馊，矢气频作，粪便秽臭，时时啼哭，舌淡红，苔厚腻，脉沉滑，指纹紫滞。

证候分析：有伤乳伤食病史。食滞中焦，宿食腐化，则脘腹胀满，不思乳食，嗳腐吞酸。浊气壅滞，其气上逆，故呕吐酸馊。其气下泄，则矢气频作，腹痛泄泻。苔厚腻，脉沉滑，指纹紫滞为积滞不化之候。

3. 胃热壅盛证

临床证候：胃脘部疼痛，胀满拒按，大便秘结或黏滞不爽，胸闷不舒，烦渴引饮，身热汗出，手足心热，唇舌鲜红，喜食辛辣、煎炸，舌苔黄燥，脉滑数或沉实，指纹紫滞。

4. 脾胃虚寒证

临床证候：胃脘及腹部疼痛绵绵，时作时止，痛处喜温喜按，饥饿后加重，面白少华，精神倦怠，气短少唏，形寒肢冷，手足清冷，乳食减少，或食后腹胀，大便稀溏，唇舌淡白，脉沉缓，指纹淡红。

证候分析：因脾胃虚弱，中阳不足，或因消导、攻伐太过，损伤阳气，失于温养，则面色㿠白，手足清冷，腹痛绵绵，时作时止，喜温喜按；脾阳不振，运化无力，则纳食减少，食后作胀，大便稀溏。唇舌淡白，脉沉细，指纹淡红为脾胃虚寒，中阳不足之候。

5. 肝气犯胃证

临床证候：胃脘部疼痛经久不愈，或胃胀，疼痛攻窜两胁，口干、口苦，胸闷气短，烦躁易怒，舌暗红，苔腻，脉涩，指纹紫滞。

证候分析：本病因情志因素致病，肝气横逆犯胃，气滞而出现胀痛；肝郁化热则见烦躁易怒、口苦、口干、舌暗红苔腻等。

三、鉴别诊断

（一）西医鉴别诊断

1. 肠蛔虫症

常有不固定腹痛、偏食、异食癖、恶心、呕吐等消化功能紊乱症状，有时出现全身过敏症状。往往有吐、排虫史，粪便查找虫卵、驱虫治疗有效等可协助诊断。

2. 肠痉挛

婴儿多见，可出现反复发作的阵发性腹痛，腹部无异常体征，排气、排便后可缓解。

3. 心理因素所致功能性（再发性）腹痛

是一种常见的儿童期身心疾病。原因不明，与情绪改变、生活事件、家庭成员过度焦虑等有关。表现为弥漫性的、发作性的腹痛，持续数十分钟或数小时而自行缓解，可以伴有恶心、呕吐等症状。临床和辅助检查往往无阳性发现。

（二）中医鉴别诊断

胁痛

胃脘痛与胁痛主要从病位、主症及兼症方面相鉴别。胁痛病位在肝胆，与脾胃有关，以胁部疼痛为主，多伴胸闷太息等，胃脘痛病位在胃，与脾肝有关，以胃脘疼痛为主，多伴有脘腹胀满。肝气犯胃的胃痛也会引起胁痛，但仍以胃痛为主。

四、临床治疗

（一）提高临床疗效的要素

1. 调脾胃，探病源，重升降

胃炎病变部位在胃，与脾相表里，脾胃居于中焦，通达上下，是人体升降运动的枢纽，其升降正常，出入有序，则可以维持"清阳出上窍、浊阴走下窍；清阳发腠理、浊阴走五脏；清阳实四肢，浊阴归六腑"的各种生理功能。若其升降出入失常，则清阳之气不能敷布，后天之精不能归藏，饮食清气无法进入，废浊之物亦不能排出从而导致胃炎。故在治疗时要探本析源，从升降着手以理顺气机，促进消化吸收。但升清降浊并非全用升举与通下之药，对湿邪留恋，体倦纳呆者，亦可用苓桂术甘汤以健脾消痰，此乃升降之变法。总之，调升降重在抓住病因，据因施治，方能取得满意的疗效。

2. 调脾胃，探病机，辨阴阳

脾为湿土，体阴而用阳，脾以升为健，

此乃常理，通常所言脾的功能一般都指阳（气）的功能，从而忽视了脾阴的作用。如今脾阴的作用越来越受到重视，许多医家都发表了对这方面的看法。事实上古人对脾阴亦是有所阐述的，如唐容川说"脾阳不足，水谷不化，脾阴不足，水谷亦不化，比如釜底无火谷不熟，谷中无水亦不化"。临床上脾阴、脾阳不足都可见食欲不振现象，其鉴别要点是阳不足兼见大便溏薄或不调，阴不足则大便干结，治疗选方上前者有理中丸，后者以麻仁丸为代表。

3. 调脾胃，辨津液，施润燥

胃主纳食，体阳而用阴，脾主健运，体阴而用阳，故津液于胃既不能太过，亦不能不及。太过则变为湿邪，影响运化；不及则失于濡润，口干舌燥。临床上常见胃中津液不足的小儿口干口渴，舌红少苔或边薄中无苔，当选甘凉濡润之剂，如沙参、麦门冬、石斛、天花粉、生地黄、梨汁等。在使用上述药物时，为妨碍脾可适当选加香附、砂仁二味，小剂量，润而不燥，鼓舞胃气。脾阴主营血，其华在唇，常见一些小儿口唇干燥或口角生疮，治疗时可从育阴和营入手，选用甘淡之怀山药、茯苓、薏苡仁、扁豆等药。对湿困脾胃，体倦纳差的小儿，可选用平胃散、二陈汤之类，取效甚捷。

4. 调脾胃，辨苔脉，慎用药

小儿口不能言或言而不确，许多症状要靠家长述说，如何取舍抓住主要病机所在，苔脉（特别是舌苔）的变化尤显重要。因小儿病于内，必形于外，如对苔腻的患儿要使用化湿法，在使用时如舌红、苔黄腻要注意护阴，适加石斛以防伤阴，腹胀纳少者用砂仁或蔻仁；苔薄白，不欲食的可适用苏梗叶、藿香叶等轻清醒脾之剂；对苔腻、脉缓的年长儿要用太子参、苍术、茯苓、甘草等健脾燥湿。

（二）辨病治疗

1. 急性胃炎的治疗

（1）去除病因　服用药物引起者应立即停服药物；酸、碱等化学腐蚀剂引起者可给予鸡蛋清、牛奶中和酸碱保护胃黏膜；食用细菌污染食物引起者应针对病原给予抗生素治疗。

（2）保护胃黏膜　十六角蒙脱石每次1~2包，加水50~100ml混匀口服，每日3~4次。

（3）对症处理

①腹痛严重者给予山莨菪碱（654-2），每次1mg/kg肌内注射或静脉滴注，或给予硫酸阿托品每次0.01mg/kg皮下注射。

②恶心、呕吐者给予甲氧氯普胺，每次0.1mg/kg静脉滴注，或盐酸氢丙0.5~1mg/kg肌内注射或静脉滴注。

③胃出血出现呕血者应给予甲氯咪胍制酸止血，每次5mg/kg静脉滴注；或酚磺乙胺250~500mg/次，肌内注射；或凝血酶10mg加生理盐水20ml/次洗胃。

④脱水、电解质紊乱和休克者应给予相应的抢救治疗。

2. 慢性胃炎的治疗

（1）对症处理

①腹胀、食欲不振、恶心、呕吐者给予多潘立酮，每次0.3~0.4mg/kg，每日3次，饭前30分钟服用。

②腹痛者给予山莨菪碱（654-2）每次1mg/kg日服或肌内注射；或普鲁本辛每次0.3~0.5mg/kg服，每日3次。

③胃酸偏低、消化不良者可给予10%稀盐酸合剂，按年龄用，1滴/岁口服，每日3次，饭前或饭时服；胃酶合剂，小于2岁每次2.5ml，大于2岁每次3~5ml，每日3次，饭前15~30分钟口服。

（2）保护胃黏膜

①胃达喜　<3岁每次服用0.25g，3~5

岁 0.35g，＞6岁 0.5g，每日 3次，餐后 1小时服用，疗程 4周。

②十六角蒙脱石　每次 1.5~3g 加水 30~50ml 混匀口服，每日 3次，疗程 4~8周。

③硫糖铝　每日 10~25mg/kg 分 4次于 3餐前 1小时及睡前服用，疗程 4~8周。

④枸橼酸铋钾　每日 6~8mg/kg，分 3次空腹服用，疗程 4~8周。

（3）抗酸治疗

①组织胺 H_2 受体阻剂：西咪替丁每日 10~15mg/kg，分 2次，每 12小时 1次或睡前 1次服用，疗程 4~8周；雷尼替丁每日 3~5mg/kg，分 2次，每 12小时 1次服用或睡前 1次服用，疗程 4~8周；法莫替丁每日 0.9mg/kg，睡前 1次服用，疗程 2~4周。

②质子泵抑制剂：奥美拉唑每日 0.6~0.8mg/kg，清晨顿服，疗程 2~4周。

（4）抗幽门螺杆菌治疗

①阿莫西林每日 30~50mg/kg，分 3~4次口服，疗程 4周。

②克拉霉素每日 15~20mg/kg，分 2次口服，疗程 2周。

③甲硝唑每日 15~20mg/kg，分 3次口服，疗程 2周。

④替硝唑每日 10~20mg/kg，分 3次口服，疗程 2周。

⑤呋喃唑酮每日 3~5mg/kg，分 3次口服，疗程 2周。

⑥枸橼酸铋钾每日 6~8mg/kg，分 3次服用，疗程 4~6周。

抗幽门螺杆菌需联合用药并且疗程要足才能较好地杀灭细菌，防止耐药和复发，目前常用的联合用药组合有：铋剂＋阿莫西林（或克拉霉素）；铋剂＋阿莫西林（或克拉霉素）＋甲硝唑（或替硝唑）；H_2 受体拮抗剂＋阿莫西林（或克拉霉素）＋甲硝唑（或替硝唑）；奥美拉唑＋阿莫西林（或克拉霉素）。

（三）辨证治疗

以理气和胃为基本治疗原则。首先当辨寒热虚实：属于寒者，实证治以散寒祛邪为主，虚证治以温中补虚为主；属于热者，因小儿胃炎以实热为主，又常湿热夹杂，治疗当清热利湿兼顾；病程日久伤阴者，要注意顾护胃阴。其次当辨在气在血：属于气滞者，治以疏肝理气；兼食积者，治以消食导滞。反复迁延不愈者，病久必兼瘀，治疗应注重活血化瘀。

1. 辨证论治

（1）寒邪客胃证

治法：调胃通络，温中止痛。

方剂：养脏汤加减。

组成：当归、木香、沉香、丁香、肉桂、川芎等。

加减：腹胀加砂仁、枳壳理气消胀；恶心、呕吐加法半夏、藿香和胃止呕；兼泄泻加炮姜、煨肉豆蔻温中止泻；腹中雷鸣腹痛，呕吐，寒气上逆加附子、半夏、粳米温中降逆；若疼痛难忍，手足厥逆，肾阳不足者，可予通脉四逆汤。

（2）乳食积滞证

治法：调胃通络，消食止痛

方剂：保和丸加减。

组成：鸡内金、焦山楂、焦神曲、焦麦芽、炒枳壳、白芍、陈皮、延胡索等。

加减：腹胀明显加厚朴、莱菔子通导积滞；寒食积滞加干姜以温中散寒；食积蕴郁化热加大黄；恶心呕吐加姜半夏。

（3）胃热壅盛证

治法：通腑泄热，行气止痛。

方剂：大承气汤加减。

组成：大黄、芒硝、枳实、厚朴。

加减：湿热较重，燥结不甚，可去芒硝，加栀子、黄芩、厚朴、枳实；若小腹右侧疼痛，疑为肠痈者，可用大黄牡丹皮汤。

（4）脾胃虚寒证

治法：调胃通络，温中止痛

方剂：小建中汤合理中丸加减。

组成：桂枝、白芍、甘草、大枣、党参、白术、干姜。

加减：面白唇淡者，去干姜，加黄芪、当归；手足逆冷者，加附子、肉桂。脾虚而兼气滞，纳差腹胀者，用厚朴温中汤加减。

（5）肝气犯胃证

治法：调胃通络，疏肝止痛。

方剂：柴胡疏肝散加减。

组成：柴胡、川芎、香附、枳壳、栀子、甘草、陈皮等。

加减：气滞胀痛可加青皮、郁金理气解郁；胁痛甚者加川楝子、延胡索理气止痛；嗳气频作加旋覆花、代赭石理气降逆；反酸者加乌贼骨、煅瓦楞子和中制酸。

2. 外治疗法

（1）推拿疗法　补脾经，补胃经（虚证时用），清胃经（实证时用），揉板门，运水入土，顺运内八卦，运外八卦，推四横纹，开璇玑，推膻中，揉中脘，分腹阴阳。用于各证。

（2）针刺疗法　①主穴：膈俞、上脘、建里、足三里。配穴：章门、期门、三阴交、内关。②主穴：肝俞、胃俞、中脘、下脘、足三里。配穴：印堂、太冲、期门、梁门、天枢。两组主穴交替使用，用0.35mm×40mm毫针针刺。随症取配穴，有双侧穴位的，每次取单侧，双侧交替使用。采用飞针针刺，施平补平泻法，留针1分钟，每日1次，6日为1个疗程，中间停1日，连续2个疗程。适用于有恶心呕吐、腹痛、腹胀、食欲减退、反酸症状者。

（3）灸疗法　①隔姜灸：鲜姜切成直径2~3cm、厚0.2~0.3cm的薄片，中间以针刺数孔，然后将姜片置于神阙、中脘穴，再将艾炷放在姜片上点燃施灸。当艾炷燃尽，再易炷施灸。灸完所规定的壮数，以皮肤红润而不起疱为度。用于寒邪犯胃证、脾胃虚寒证。②脐部温和灸：将艾条的一端点燃悬于施灸部位，大约3cm高度，固定不移，使患儿局部有温热感而无灼痛。一般每处灸3~5分钟，灸至皮肤稍起红晕为度。医者可将食、中两指置于施灸部位两侧，这样可以通过医者手指的感觉来测知患儿局部的受热程度，以便随时调节施灸距离，掌握施灸时间，防止烫伤。③温针灸：老姜切成0.1cm厚的姜片，在姜片中间穿一小孔，以便针柄穿过。治疗时患儿取仰卧位，穴位常规消毒，针刺后采用补法使之得气，然后把姜片从针柄末端穿过，使姜片贴于皮肤上，将2cm长的艾段插在针柄顶端，在靠近皮肤一端将艾段点燃，使针和姜片变热。每穴连续灸3壮，每日1次。适用于寒邪犯胃证、脾胃虚寒证的年长儿。

（4）贴敷疗法　①吴茱萸15g、小茴香30g、肉桂15g、延胡索15g、白豆蔻30g、砂仁10g，共研细末，装入纱布袋中开水浸泡。取出稍凉后，敷于中脘10~15分钟，每日2~3次。用于脾胃虚寒证。②乳香18g、没药18g、防风18g、威灵仙18g、白芷18g、当归18g、海桐皮18g、香附18g、陈皮18g、透骨草18g、川芎12g、红花12g、厚朴12g、艾叶120g。上药研细末，装入用棉布做成的15cm×25cm大小的药袋中，将药放入蒸笼内蒸20分钟，待稍凉后，敷于中脘部。用于寒邪犯胃证。

3. 成药应用

①健儿消食口服液（黄芪、炒白术、陈皮、麦冬、黄芩、炒山楂、炒莱菔子）。功效：健脾益胃、理气消食。建议用法用量：＜3岁5~10ml，≥3岁10~20ml，每日2次，用于食滞胃肠证。

②加味保和丸（白术、茯苓、陈皮、厚朴、枳实、枳壳、香附、山楂、六神曲、

炒麦芽、法半夏）功效：健胃消食。每服6g，每日 2 次。建议用法用量：< 6 岁，捣碎，温开水浸化服用，每日 3 次；≥ 6 岁 6g，每日 2 次。用于食滞胃肠证。

③胃苏冲剂（紫苏梗、香附、陈皮、佛手等）功效：理气消胀、和胃止痛。建议用法用量：< 3 岁 5g、3~6 岁 10g，每日 3 次；> 6 岁 15g，每日 2~3 次。用于肝胃气滞证。

④气滞胃痛冲剂（柴胡、炙延胡索、枳壳、炙香附、白芍、炙甘草）功效：疏肝理气、和胃止痛。建议用法用量：7~14 岁 5g，每日 2 次；> 14 岁 5g，每日 3 次。学龄期以前儿童用量遵医嘱。用于肝胃气滞证。

⑤小儿肠胃康颗粒（党参、麦冬、蝉蜕、谷芽、赤芍、甘草等）功效：清热平肝、调理脾胃。建议用法用量：一次 5~10g，每日 3 次。用于肝胃气滞兼食积内热者。

⑥小儿康颗粒（太子参、山楂、葫芦茶、槟榔、麦芽、榧子、白芍、白术、茯苓、乌梅、蝉蜕、陈皮）功效：健脾开胃、消食导致、安神定惊。建议用法用量：< 1 岁 5g，1~4 岁 10g，> 4 岁 20g，每日 3 次。用于慢性胃炎脾胃虚寒者。

（四）其他疗法

电脑中频治疗仪辅助治疗，调整参数为额定电压 220V，误差 ±10%；基波频率 2.5kHz，误差 ±10%；最大电流为（16.0 ± 1.6）mA；调制频率为 10~20Hz；"温"档 – 调节温度于 37~45 ℃，具体按患者耐受性调节。将 2 个电极板放置于浸水布上，一个放于患儿肚脐处，另一个放于患儿第 4 腰椎棘突下旁开 1.5 寸处，温度与耐受刺激度以患儿可接受为宜，20 分钟 / 次，2 次 / 天。能抑制机体炎症因子释放，促进症状缓解，有效减轻腹痛程度。

（五）医家诊疗经验

1. 汪受传

汪教授认为，当患儿脾胃功能受损，而肝气十分旺盛之时，根据五行相克原理，肝气旺盛会伤及脾胃功能，从而加重脾胃受损的程度，此为发病的内在因素；而外感时邪，亦会损伤脾胃功能，这是其发病外因。邪正交争，阻遏气机运行是此病发病的病机关键。[汪受传，白美茹. 汪受传教授从寒热论治小儿 Hp 相关性胃炎临证选粹. 医药学刊，2004，22（11）：48-50.]

2. 孙丽萍

孙教授用泻黄散加减治疗食积胃热证之胃脘痛，治以理气和胃止痛，清热除湿。藿香 10g、生石膏 30g、栀子 10g、防风 6g、甘草 3g、延胡索 8g、川楝子 10g、佩兰 10g、鸡内金 3g、炒麦芽 10g、炒谷芽 10g、砂仁 3g、陈皮 6g、白扁豆 10g。每日 1 剂，水煎，分 3 次温服。脾胃郁热日久耗气伤阴，故主张在治疗后期佐党参、白术等补脾益气，加石斛养胃生津，以助患儿正气得复。[孙维芳. 孙丽萍教授运用泻黄散加减治疗小儿脾系疾病举隅. 中医儿科杂志，2023，19（1）：22-25.]

3. 朱珊

朱教授认为小儿 Hp 感染相关性胃炎是内外因共同作用的结果，以湿热证多见，且与"瘀"密切相关。治疗应以脾胃为基础，脾虚日久，必有痰瘀，病证结合，标本同治，确立了"健脾和胃，兼活血化瘀"的治疗原则，自拟方由白术、陈皮、姜厚朴、苍术、薏苡仁、白豆蔻、炒莱菔子、醋延胡索、川芎、黄芩、栀子、白芍、甘草等中药组成。[王丽，聂慧娜，韩珍珍. 朱珊教授治疗小儿 Hp 感染相关性胃炎临证经验. 中医临床研究，2020，12（1）：77-79.]

五、预后转归

急性胃炎在去除病因后，经治疗1~2周即可痊愈，极少转为慢性胃炎。慢性胃炎经正规治疗后多数症状缓解，有少部分可复发，多发生于与幽门螺杆菌感染相关胃炎。要彻底根除幽门螺杆菌比较难，其往往在停药后1个月内再次出现，经DNA内切酶图谱分析细菌亚型表明，细菌再现为复发而不是再感染。对于无慢性胃炎症状而有幽门螺杆菌感染者是否需要治疗，目前尚无统一意见，多数学者不主张抗幽门螺杆菌治疗。但通过幽门螺杆菌流行病学调查发现，来自胃癌高发地区的小儿幽门螺杆菌感染率较非胃癌高发区的感染率高出2倍以上，因此有一种假说认为幽门螺杆菌感染可能发展成萎缩性胃炎、胃癌。如果这一假说成立，则应对幽门螺杆菌感染儿给予根除治疗。

六、预防调护

（1）生活与饮食习惯要规律，忌暴饮暴食，忌饥饱不均，少食多餐易消化食物，进食宜细嚼慢咽，避免过食生冷、油腻食物，避免咖啡、浓茶及辛辣刺激性食物。

（2）正确喂养，不共用餐具。

（3）保持乐观的情绪，避免过度劳累与紧张。

（4）有过敏史的患儿，应避免接触或进食易引起机体过敏之物，如鱼虾、海鲜等；

（5）慎用水杨酸、肾上腺皮质激素等药物。

七、专方选要

除湿健脾汤

组成：黄连3g，延胡索10g，煅瓦楞子10g，柴胡6g，砂仁3g，神曲10g，麦芽15g，白芍10g，甘草3g。

功效：燥湿健脾，清热止痛。

主治：小儿胃炎之湿热中阻症见胃脘灼热疼痛，嘈杂、口干口苦，面色少华，口中异味，嗳腐反酸，精神倦怠，食欲不振，大便不畅。舌红，苔黄腻，脉象滑数。

加减：热盛者可加黄芩10g、蒲公英10g，口黏纳呆加藿香10g、佩兰10g，腹胀明显加莱菔子、槟榔。

八、研究进展

（一）辨证思路研究

慢性胃病临床上主要表现为上腹痛，属于中医"胃脘痛"范围。Hp为外源性攻击因子，相当于中医的"邪气""正气存内，邪不可干""邪之所凑，其气必虚"，因而也可以说Hp相关性慢性胃病其主要病因是脾胃虚弱，邪气乘虚而入。

有人从临床辨证分型发现Hp感染性胃炎大多表现为脾胃虚弱症状。饮食失调和情志不畅是导致脾胃虚弱的主要因素。膏粱厚味，消化不易；肥甘之物，助湿生痰；生冷寒凉之物刺激胃肠，困遏脾阳；饮食自倍或过度饥饿及饮食无规律，都能损伤脾胃，使运化失司，气血津液生成乏源，中气衰弱，反过来又无力推动血运，致痰阻络脉而疼痛，或蕴湿生热，湿热合邪，嘈杂泛酸。情志不畅，肝郁气滞，疏泄失职，使胃失和降，从而形成肝气犯胃或肝胃郁热之证。Hp感染性胃炎本是虚证，但因运化受阻，常有气机阻滞、肝胃郁热之象，日久入络，又有瘀血内停之证，因而临床常见虚实夹杂之证。Hp感染性胃炎的主要病机是本虚标实，因而扶正祛邪是其治疗宗旨，常用党参、黄芪、白术健脾益气。

（二）中医辨证分型与胃镜表现的关系研究

近年来，一些中医专家开展了中医辨证分型与现代检查手段相结合的研究，将小儿胃脘痛中医临床宏观辨证引入到胃镜下的胃黏膜微观辨证中，将胃黏膜微观辨证分为5型。①胃肠滞热型：黏膜弥漫性充血明显，以胃窦部及球部改变为著，黏膜粗乱，血管纹紫红色，呈网状显露，多伴肿胀、糜烂，黏液混浊；溃疡表面覆盖白厚苔，其周围黏膜组织炎性反应明显，触之易出血。②胃肠虚寒型：黏膜呈淡红色或苍白色，可见散在斑片状充血，血管纹灰蓝色，黏液稀薄；溃疡表面覆盖薄白苔或呈霜斑样，其周围黏膜充血肿胀改变相对较轻，溃疡愈合较慢。③肝胃不和型：黏膜红白相间，以红为主，黏膜皱襞粗乱，胆汁反流，黏液呈黄绿色而混浊，亦可见黏膜充血肿胀或糜烂、溃疡。④胃肠瘀滞型：黏膜暗红色，可见瘀点或斑点，黏膜呈颗粒状或结节状增生，血管网多清晰，色紫暗，黏液灰白或褐色，可伴黏膜肿胀或糜烂、溃疡伴暗红色出血斑。⑤胃络阴伤型：黏膜轻度充血，干燥，欠光泽，黏液量少，血管网紫暗，可见糜烂或溃疡，触之易出血。通过对小儿胃炎临床宏观辨证与胃镜下胃黏膜微观辨证相结合的比较与研究，摸索规律，扩大了中医辨证范畴，提高了对小儿脾胃病的认识对指导临床治疗起到十分重要的作用，其研究还有待进一步深入研究。

主要参考文献

［1］陈世杰. 除湿健脾汤治疗小儿胃脘痛（湿热中阻型）60例临床观察［D］. 长春：长春中医药大学，2019.

［2］赵颖. 中医儿科临床诊疗指南·小儿胃炎（修订）［J］. 中医儿科杂志，2018，03：1-5.

［3］徐荣谦. 小儿胃脘痛临证辨治［J］. 中国中西医结合儿科学，2014，6（5）：392-393.

［4］吴小青，聂娇，刘晓姝. 电脑中频辅助治疗在小儿胃炎中的临床效果研究［J］. 中国医学创新，2022，19（7）：72-75.

第四节 消化性溃疡

消化性溃是指胃、十二指肠的慢性溃疡，也可发生在与酸性胃液相接处的其他胃肠道部位。本病各年龄小儿均可发病，尤多见于学龄儿童。男孩发病率高于女孩。婴幼儿常表现为急性、继发性溃疡，常有明确的原发病因，胃溃疡和十二指肠溃疡发病率相近；年长儿多为慢性、原发性溃疡，尤以十二指肠溃疡多见。

一、病因病机

（一）西医学认识

针对小儿消化性溃疡的病因及发病机制，国内外都进行了大量研究，但至今仍没有明确结论。胃酸和胃蛋白酶侵袭依然是消化性溃疡的主要原因。目前被多数学者所接受的理论是天平学说，即当黏膜保护因子和攻击因子处于平衡状态时黏膜是正常的。当攻击因子大于保护因子时，黏膜正常的防御功能被破坏，进而出现病理性改变。

1. 攻击因子

（1）盐酸 盐酸是由壁细胞分泌的，胃壁细胞上有三种受体，即乙酰胆碱受体、胃泌素受体和组胺 H_2 受体。乙酰胆碱、胃泌素和组胺分别能刺激相应受体促使壁细胞分泌盐酸。H^+–K^+–ATP 酶的活性，影响着壁细胞向胃腔分泌 H+ 的能力。盐酸能激活胃蛋白酶原变成有活性的胃蛋白酶。有报道称，十二指肠溃疡（DU）患儿胃的壁细胞数明显多于正常人，胃酸分泌过多，这是形成溃疡的重要条件。相反，胃溃疡患儿的胃酸往往正常或偏低。

（2）胃蛋白酶原　是由胃黏膜上的主细胞所分泌，在胃酸作用下转变成具有活性的胃蛋白酶，他能水解食物蛋白质中的肽键也能裂解胃黏液中的糖蛋白，从而有破坏黏膜屏障的作用。

（3）胃泌素　是由胃黏膜的 G 细胞分泌的，食物中的蛋白质和一些其他成分在胃内滞留，均能刺激 G 细胞增加胃泌素的分泌，进而促进盐酸分泌，造成发生溃疡的基础。

（4）药物　阿司匹林为代表的非甾体类消炎药和肾上腺皮质类固醇是儿科常用药，这些药可抑制胃黏膜前列腺素合成，降低胃黏膜防御能力，有可能引起溃疡。

（5）精神因素　小儿往往因生活环境不佳、家庭不和、学习负担过重等因素刺激，使胃黏膜的分泌或（和）胃动力功能受到影响。有资料报道，消化性溃疡患儿有 39% 受过精神刺激。

2. 防御因子

（1）黏液 – 碳酸氢盐屏障　黏液是由胃黏膜表面上皮细胞、贲门腺、幽门腺和黏液颈细胞共同分泌的，其主要成分为糖蛋白，起润滑作用，使胃黏膜免受机械损伤。有证据表明，黏液与上皮细胞分泌的碳酸氢盐，可阻挡 H^+ 与胃黏膜接触。

（2）黏膜上皮细胞的整复功能　他是重要的防御机制，胃内经常存在损伤性因子，致使胃黏膜经常不断受到损伤，但只要这种损伤的程度限于黏膜表面，未伤及上皮细胞的基底层，则损伤区可被上皮重新覆盖，恢复上皮的完整性。胃黏膜的再生能力很强，大鼠上皮更新率为 3 天，在成人为 46 天，但缺乏小儿的试验资料。

（3）黏膜血流和酸碱平衡　黏膜血流可供应营养物质和氧，带走组织中的 H^+，向黏膜表面运送 HCO_3^-。进入表面上皮的 HCO_3^-，可以分泌到胃腔或胃壁表面的不流动液层与 H^+ 中和，也可对返渗入上皮细胞的 H^+ 进行细胞内中和。这后一种作用可能是主要的。

（4）前列腺素　目前已知人体全身各组织和体液（除红细胞外）均存在前列腺素，胃黏膜能合成前列腺素（PGS）。他能抑制胃酸分泌并对十二指肠黏膜有保护作用。非甾体类抗炎药（NSAIDS）能抑制环氧化酶（此酶是合成 PGs 过程中的关键酶），故有损伤黏膜作用。

（5）胃黏膜含有的巯基（SH）和胃肠激素　人们对胃黏膜的巯基和胃肠激素，如生长抑素（SS）和表皮生长因子（EGF）对胃黏膜的保护作用，也做了不少研究，但至今仍缺乏确切的结论。

3. 遗传因素

据报道，消化性溃疡病患儿有家族史者占 25%~60%，其中父亲有溃疡史者占 32%，母亲有溃疡史者只有 8%。单卵双胎有 50% 的可能患有同一种消化性溃疡。陈中和等报道 69 例消化性溃疡，有阳性家族史者占 32.2%。

（二）中医学认识

中医学认为本病的发生主要与饮食失节，情志失调，及胃气素虚等方面因素有关。临床所见许多消化性溃疡即由暴饮暴食，或长期饥饿过度，致消化功能紊乱，食滞不化或偏食肥甘，致湿热蕴积，消化失常，胃失和降而发病。小儿忧思恼怒，所欲不遂或学习负担过重，或受委屈，情志不畅，致肝郁气滞。脾胃与肝，相互为用。肝主疏泄，分引胆汁，能助脾之气升降，以保持脾胃正常受纳输布功能。如情志失调，肝气不舒，常易横逆犯胃，胃气不和，也易导致肝胃不和而疼痛。且每因气郁化火，致肝胃之阴亏耗，则疼痛缠绵不愈。由于气血相依，气滞日久可导致血瘀的产生，瘀阻脉络，其痛剧烈，并可见呕血、便血等症。小儿脏腑脆弱，脾常不足，复因劳倦内伤，或久病不愈，延及脾胃，或用药不当，皆可损伤脾。胃同居中焦，互为表里，脾虚胃弱易被邪气侵犯，饮食所伤，使胃气不和，气机滞塞。脾阳不足，寒从内生，则成虚寒胃痛。

本病病位虽在胃肠，但肝、脾在发病中占有重要地位。发病机制一般为脾胃先虚。无论是饮食因素，还是精神因素，或是脏腑传变因素，胃不虚则邪无可乘。这体现了人体的内在因素的重要性，同时也说明在多种因素作用下，胃素虚是本病发生的病理基础。因此临床上常见本虚标实，或虚实夹杂证。

二、临床诊断

（一）辨病诊断

1. 临床表现

小儿消化性溃疡的临床症状和体征非特异性，年龄越小越不典型，易造成误诊，应综合分析诊断。

不同年龄阶段可有不同的表现特点。①新生儿期。多为缺氧窒息、败血症、休克严重心脏病的并发症，表现为呕血、便血和溃疡穿孔后的腹胀。②婴幼儿期。反复进食后呕吐、生长停滞，及呕血、黑便等消化道出血症状。③学前期。食欲差，反复呕吐或呕血、便血，常有脐周或上腹部疼痛。④学龄期。主要表现为间歇性上腹痛或脐周痛，与进食无关，可伴反酸、便秘、消瘦或呕血、黑便等消化道出血症状。

2. 相关检查

（1）粪便隐血试验 素食3天后检查，阳性者提示可能有活动性溃疡。

（2）胃肠X线钡餐造影 虽应用广泛，但此诊断手段不够敏感和特异。

①直接征象：发现胃和十二指肠壁龛影可确诊。

②间接征象：溃疡对侧切迹，十二指肠球部痉挛、畸形对本病有诊断参考价值。因小儿溃疡浅表，钡餐通过快，检出率较成人低，且假阳性率高，气、钡双重对比造影效果较佳。

3. 幽门螺杆菌检测

见胃炎节。

4. 内镜检查

是目前诊断消化性溃疡最好的检查方法，他可以肉眼直观黏膜病变，同时还可取活检做组织病理学检查。内镜直视下的溃疡多为圆形或椭圆形，可以单发或多发，单发者直径一般小于0.5cm，溃疡底部平整，表面覆以白色或灰白色苔，有出血者可伴有形状不规则的紫红色血，边缘充血，水肿或有皱襞集中。溃疡多见于胃窦和十二指肠球部。北医三院53例小儿消化性溃疡内镜检查结果表明，胃溃疡多发生在胃角切迹和胃窦部，十二指肠溃疡多发生在球部，并以前壁和大弯侧多见。继发性溃疡常为多发性，且病变浅表，常伴有黏膜糜烂，愈合时间短。十二指肠溃疡和胃溃疡的内镜下分期相同，分为：活动期（A）、愈合期（H）、瘢痕期（S）。各期又分为两个阶段，即：A1、A2、H1、H2、S1、S2期。

A1期：溃疡底部有厚苔、周边黏膜隆起明显，可伴有出血。

A2期：溃疡底部有厚苔，周边黏膜隆起减轻，无活动性出血，出现少量再生上皮。

H1期：溃疡缩小，苔变薄，周围上皮再生形成红晕，黏膜皱襞向溃疡集中。

H2期：溃疡进一步愈合，溃疡底部少许白苔。

S1期：溃疡白苔消失，中央充血，瘢

痕呈红色，又称红色瘢痕期。

S2期：瘢痕部无充血，与周围黏膜近似，又称白色瘢痕期。

（二）辨证诊断

1. 食滞胃脘证

临床证候：胀痛，嗳腐吞酸，恶心呕吐不消化的食物，纳呆，大便臭秽，苔厚腻，脉有力。

证候分析：胃气素虚，暴饮暴食，功能紊乱，食滞不化出现胀痛，嗳腐吞酸；胃气虚弱，食滞不化或偏食肥甘，致湿热蕴积，出现大便臭秽，苔厚。

2. 肝胃不和证

临床证候：胃脘胀满，痛引胸胁，胸闷嗳气，善叹息，或烦躁易怒，嗳气、矢气后疼痛可稍缓解，每于情志变化而疼痛发作，苔薄白或薄黄，脉弦。

证候分析：小儿忧思恼怒，所欲不遂或学习负担过重，情志不畅，致肝郁气滞。情志失调，肝气不舒，常易横逆犯胃，胃气不和而胃脘胀满，痛引胸胁，胸闷嗳气，善叹息，或烦躁易怒，苔薄白或薄黄，脉弦。

3. 肝胃郁热证

临床证候：胃脘灼热，痛势较剧，烦躁易怒，泛酸嘈杂，口干口苦，大便秘结，舌红，苔黄，脉弦数。

证候分析：土壅木郁，肝郁化火，出现胃脘灼热，烦躁郁怒，木气乘土，口干口苦，泛酸烧心；热耗津伤则大便秘结，舌红苔黄。

4. 血瘀络伤证

临床证候：疼痛较剧，固定不移如针刺，拒按，食后更甚，或反复黑便，甚至呕血，舌紫暗，脉细涩。

证候分析：气血相依，气滞日久可导致血瘀的产生，瘀阻脉络，其痛剧烈，并可见呕血、便血等症。

5. 脾胃虚寒证

临床证候：胃痛隐隐，绵绵不断，喜温喜按，得食则舒，遇冷加重，纳少无味，神疲乏力或手足欠温，或胃中冷痛，呕吐清水，腹胀或腹泻，面色萎黄，舌淡，苔薄白而润，脉沉缓或沉细。

证候分析：小儿脏腑娇弱，脾常不足，复因劳倦内伤，或久病不愈，延及脾胃，或用药不当，皆可损伤脾。脾阳不足，寒从内生，则成虚寒胃痛，胃痛隐隐，喜温喜按，腹胀或腹泻。

6. 胃阴不足证

临床证候：胃脘隐痛或灼痛，口燥咽干，烦热似饥，食欲减退，大便干结，舌红少津，脉细数或虚弱。

证候分析：久病及阴，耗伤阴血则胃脘隐痛或灼痛，口燥咽干，舌红少津。

三、临床治疗

（一）提高临床疗效的要素

1. 胃腑凝滞是共性，散凝通滞贯始终

胃为纳谷之腑，性主通降而恶凝滞。通降是维持胃腑纳食消谷功能的根本保证，在消化性溃疡中不论是初犯暂发，还是久病屡发，始终存在着胃腑通降功能凝滞这一基本病理特性。一般病初气凝在经，气凝为滞，谷凝为积，津凝为湿，气阳旺则热郁，气滞阳弱则寒凝，皆以滞凝通降为患，病久血凝入络，胃络凝滞；或久病屡凝致虚，虚证阶段由于体质因素及病损的性质不同，其虚可异化为阳气虚乏与阴津亏虚两端，阳虚滞运，阴虚滞血，同样影响通降功能因此，在消化性溃疡治疗中，要始终着眼于胃腑的凝散滞通，将散凝通滞作为治疗主线贯穿始终，但散凝滞通有变度，要善于在疾病的动态变化中根据不同凝滞证候特征，采用不同的散凝通滞方药，如气凝宜辛散疏通，肝郁宜辛柔疏通，

郁热宜辛苦泄通，积滞宜消积降通，血瘀宜辛散化通。胃虚宜通补，气虚甘温运补而通之，阴虚甘凉润补而通之。

2. 相关脏腑涉肝脾，疏柔治肝燥运脾

消化性溃疡虽病位在胃，然而肝与胃土木相关，脾与胃燥湿相济，故其发病与肝脾失调最为相关。肝失疏泄首先侵胃碍脾，脾失健运胃土纳化失常；胃病及脾则碍运，胃病及肝则气郁。虽然消化性溃疡病关胃腑凝滞，通降不利，但病涉肝脾者具多，肝郁则气滞，气滞则血瘀，气郁易化热；脾滞则胃寒，脾积则胃热，脾虚则胃呆不纳。故此，本病治胃要拓宽视野，肝胃同治。胃病涉肝者"醒胃必先治肝"，但治肝宜疏柔并用，病初肝气犯胃，木郁土壅，或胃虚肝乘，土虚木郁者具多，不论胃之虚实，要见有胃胀胁满、反酸、或因情志因素而诱发者皆与肝气郁滞有关，治胃当疏肝，但气郁必耗阴，肝阴愈伤而其气愈横，治当转疏为柔，柔润肝体，节制肝气；见有脘腹胀满，纳呆，食不运，或饮食不慎而触发者，皆与失健运有关，治胃当运脾，脾不运多缘于湿之困，治宜燥，除湿浊展气机，使脾气斡旋升运，胃可纳食进谷。

3. 久病屡发胃络凝，化瘀通络要变通

消化性溃疡久发胃脘刺痛或固定不移的隐痛，夜间或进食痛甚，多为久病血伤在络，胃络血凝，治当主用辛润活血通络以消散胃络凝瘀。络凝之初，瘀血常与气滞相兼，平素间歇性胃痛胀满，一遇情志不遂，疼痛加剧，胀及两胁；若脾虚，脾不化湿布液，湿聚液凝变为痰浊，瘀血可与痰浊相混，遇冷热不调，辛辣触动便疼痛加剧。因此，对胃络瘀血的治疗常法是活血化瘀，但常中达变是关键。要根据凝瘀兼夹之邪的病理属性采用不同的变通治法，如在气病及血的病理进程中，气滞与血瘀相兼者要纳通气机于化瘀通络之中；脾虚聚痰饮，瘀血与痰浊相混者健脾化浊不可缺；凝瘀从热而化，瘀血与郁热结为互党者开化湿热不可忘；胃腑津亏血凝，脉道枯涩者，化瘀通络的同时更需养阴以润燥。

4. 微观辨病治病原，通降制酸抑病菌

在消化性溃疡治疗中，只有将微观病原治疗置于宏观证治疗之中才能取得显著疗效。所谓微观病原治疗是用西医学观点认识疾病，探求病原，然后进行治疗。西医学治疗本病不外减弱攻击因子或加强防御因子两方面。胃酸和胃蛋白酶是形成消化性溃疡的必备条件，尤其胃酸分泌增多，胃黏膜受损是十二指肠溃疡发病的首要因素，减少胃酸对胃黏膜的攻击是治疗本病的关键，和胃降气与中和胃酸可以有效地减少胃酸。胃以降为和，反酸、呕恶、嘈杂是胃酸过多的临床见症，也是郁热犯胃或湿热中阻、胃失和降的病理特征。辛苦通泄、和胃降气可使郁热开泄，胃气复通，借以聚胃之酸降于肠道。减少胃酸可用左金丸配苏梗或枳壳；中和制酸可用煅瓦楞、海螵蛸、刺猬皮。

5. 溃疡效法疮疡治，温补托疮利修复

本病经过前期治疗，反酸嘈杂消失，Hp检测阴性，病情稳定之后治疗要转为促进溃疡面愈合。托补之法能有效地修复损伤的胃黏膜，促进溃疡愈合，不过外科用托补法注重补气托疮生肌，本病用托补法宜温补气血兼化瘀生肌。温补可鼓舞气血，荣养胃黏膜，生肌敛溃，整体温补可局部见效，温补重用生黄芪（50g），少用肉桂（5g），再配当归、白芍药。化瘀生肌可促进溃疡周围血液循环，利于疮面愈合，药用乳香、没药、血竭。此外，化生肌敛疮的药物可提前介入无湿热、无郁热、无积滞的证候中去，对缩短疗程，促进溃疡早期愈合具有积极的意义。

6.溃疡愈合继调补，健脾养胃防复发

溃疡病见效易而治愈难，防止复发更困难。中医药抗复发具有一定优势，应当发挥其长，巩固疗效。一般在溃疡病发作期治愈或龛影消失后不能放弃治疗，要恒守健脾养胃法以防止复发，可用炙黄芪、太子参、白术、茯苓、薏苡仁、甘草等甘补运脾之药健脾益胃，禁用香燥之品以免损伤胃黏膜，若有口舌红等表现者，可用怀山药、百合、大枣、莲子肉、乌梅养胃阴。总之，以甘补平淡之药拨动脾胃纳运之灵机，与此同时可配合解郁、安神、抗焦虑之药，对防止复发有重要意义。

（二）辨病治疗

1.一般治疗

创造良好的生活环境，减少或避免精神刺激，生活、饮食习惯要规律，注意食用含营养丰富、对消化道黏膜刺激性小的食物，提倡少量多餐，以减少胃的扩张和强烈蠕动，但不应过分限制饮食结构。避免服用损伤黏膜的药物，如非甾体类抗炎药（NSAIDS）和肾上腺皮质类固醇。

2.药物治疗

（1）抑制胃酸治疗　是消除侵袭因素的主要途径。①H_2受体拮抗剂（H_2RI）：可直接抑制组织胺、阻滞乙酰胆碱和胃泌素分泌，达到抑酸和加速溃疡愈合的目的。常用西咪替丁，每日 10~15mg/kg，分 4 次于饭前 10~30 分钟口服，或分 1~2 次/日静脉滴注；雷尼替丁，每日 3~5mg/kg，每 12 小时 1 次，或每晚 1 次口服，或分 2~3 次/日静脉滴注，疗程均为 4~8 周；法莫替丁，0.9mg/kg，睡前 1 次口服，或 1 次/日静脉滴注，疗程 2~4 周。②质子泵抑制剂（PPI）：作用于胃黏膜壁细胞，降低壁细胞中的 H^+-K^+-ATP 酶活性，阻止 H^+ 从细胞质内转移到胃腔而抑制胃酸分泌。常用奥美拉唑，剂量为每日 0.6~0.8mg/kg，清晨顿服。疗程 2~4 周。③中和胃酸的抗酸剂：起缓解症状和促进溃疡愈合的作用。常用碳酸钙、氢氧化铝、氢氧化镁等。④胃泌素受体阻滞剂：如丙谷胺，主要用于溃疡病后期，作为其他抑酸药停药后的维持治疗，以防胃酸反跳。

（2）胃黏膜保护剂　①硫糖铝：在酸性胃液中与蛋白形成大分子复合物，凝聚成糊状物覆盖于溃疡表面起保护作用，尚可增强内源性前列腺素合成，促进溃疡愈合。常用剂量为每日 10~25mg/kg，分 4 次口服，疗程 4~8 周。②枸橼酸铋钾：在酸性环境中沉淀，与溃疡面的蛋白质结合，覆盖其上，形成一层凝固的隔离屏障。促进前列腺素分泌，还具抗幽门螺杆菌的作用。剂量每日 6~8mg/kg，分 3 次口服，疗程 4~6 周。本药有导致神经系统不可逆损害和急性肾衰竭等的不良反应，长期大剂量应用时应谨慎，最好有血铋监测。③蒙脱石粉、L–谷氨酰胺呱仑酸钠：保护胃黏膜、促进溃疡愈合。④米索前列醇：其作用机制可能与刺激黏液和碳酸氢盐分泌，或直接保护胃黏膜上皮的完整性有关。但因其不良反应临床研究较少，罕见儿科应用。

（3）抗幽门螺杆菌治疗　有 Hp 感染的消化性溃疡，需用抗菌药物治疗。临床常用的药物有枸橼酸铋钾 6~8mg/（kg·d）；阿莫西林 50mg/（kg·d）；克拉霉素 15~30mg/（kg·d）；甲硝唑 25~30mg/（kg·d）；呋喃唑酮 5~10mg/（kg·d），分 3 次口服。目前多主张联合用药，以下方案可供参考。①以 PPI 为中心的"三联"药物方案：PPI 加上述抗生素中的 2 种，持续 1~2 周；②以铋剂为中心的"三联""四联"药物治疗方案；③枸橼酸铋钾 4~6 周加 2 种抗生素（阿莫西林 4 周、克拉霉素 2 周、甲硝唑 2 周、呋喃唑酮 2 周），或同时加 H_2RI 用 4~8 周。

3.消化性溃疡一般不需手术治疗

如有以下情况，应根据个体情况考虑

手术治疗：①溃疡合并穿孔；②难以控制的出血，失血量大，48小时内出血量超过血容量的30%；③有幽门完全梗阻，经胃肠减压等保守治疗72小时仍无改善；④慢性难治性疼痛。

（三）辨证治疗

1.辨证论治

（1）食滞胃脘证

治法：消食导滞，和胃止痛。

方剂：保和丸加减

组成：神曲，山楂，半夏，茯苓，陈皮，连翘，莱菔子，延胡索。

加减：偏热者，加黄连、枳实；偏虚者，加党参、白术；胀痛者，加附子；枳壳；苔黄口渴者，加黄芩；栀子；脘腹痞痛，大便不爽，苔黄浊者，加生大黄、厚朴、木香；素有胃寒，食生冷，停滞中焦，胃脘疼痛者，用炮姜、砂仁、厚朴、草豆蔻、神曲、麦芽、陈皮、高良姜、炙甘草。

（2）肝胃不和证

治法：疏肝理气，调和肝胃。

方剂：柴胡疏肝散加减。

组成：苍术，香附，川芎，神曲，栀子，柴胡，枳壳，白芍药，甘草。

加减：胀气反酸者，加陈皮、沉香、半夏、旋覆花、海螵蛸；呕吐甚者，加半夏、生姜片；嘈杂似饥者，加煅瓦楞、黄芩、吴茱萸。

（3）肝胃郁热证

治法：泻肝和胃，清热散郁。

方剂：清胃散加减。

组成：白芷，吴茱萸，川芎，延胡索，郁金，生地黄，牡丹皮，枳实，黄连，升麻，当归。

加减：呕吐甚者，加生姜汁、竹茹；呕血者，加白及；便秘者，加大黄；便血者，加地榆、槐花。

（4）血瘀络伤证

治法：活血化瘀，通络止痛。

方剂：血府逐瘀汤加减。

组成：当归，川芎，赤芍药，桃仁，红花，生地黄，牛膝，柴胡，枳壳，乌药，延胡索，香附。

加减：气虚者、加党参、白术、黄芪、黄精；若血瘀疼痛伴呕血、便血，当辨寒热虚实分别治之，如出血鲜红，用炒蒲黄、阿胶珠、地榆炭、白及、三七。

（5）脾胃虚寒证

治则：温胃健脾，理气止痛。

方剂：黄芪建中汤合良附丸。

组成：黄芪，白芍药，桂枝，生姜，大枣，高良姜，香附。

加减：呕吐清水者，加陈皮、半夏、茯苓；反酸者，加海螵蛸；遇寒痛甚，四肢不温者加干姜、人参。

（6）胃阴不足证

治则：养阴益胃。

方剂：益胃汤加味。

组成：沙参，麦门冬，玉竹，生地黄，竹叶，石膏，半夏，大枣，天花粉，扁豆，川楝子。

加减：纳差者，加少量陈皮，神曲，麦芽；有瘀滞者，加丹参，桃仁。

2.外治疗法

（1）中药穴位贴敷 白芥子20g，白芷10g，甘遂10g，川乌10g，草乌10g，细辛5g，栀子20g，芦根10g，杏仁10g，桃仁10g，白胡椒5g，使君子10g，草决明10g，皂角刺10g，冰片2g，红花10g。上药共研细末，密封干燥处保存，用时取适量，用鲜姜汁调成膏状，摊于方形硬纸上。每小块儿约3g，贴于穴位，胶布固定，48~72小时换穴换药，每次选6~10个穴位。穴位取中脘、上脘、下脘、神阙、梁门、背部压痛点（多在灵台、至阳穴处）、脾俞、胃俞、膈俞、肝俞、内关、足三里、手三里等。

（2）针灸治疗　取脾俞、胃俞、中脘、内关、足三里。根据穴位的双向调整作用，该方对虚实之证皆宜，补虚泻实，虚证加灸。气滞加阳陵泉、行间；郁热加合谷、内庭；瘀血加膈俞；痛甚加公孙、梁丘；虚盛加章门、建里（行艾条灸）。每次取4~6穴，常规消毒后毫针刺，行补泻之法，每日针刺1次，或疼痛发作时施治，10次为1个疗程。疗程间休息3~5日。

3. 成药应用

锡类散：清热解毒，祛腐生肌。每日2次，4周为1个疗程。适用于各种证型。

黄芪建中丸：温中补虚，缓急止痛。3~7岁服1/3丸；7岁以上儿童服1/2丸，每日3次。适用于脾胃虚寒型。

4. 单方验方

乌贝散：海螵蛸（去壳）、象贝母按比例5：1抓取极细粉，过筛拌匀，喷芳香剂，如丁香油、桂皮油等，或不加芳香油亦可。每次饭前服3g，1日3次。制酸止痛止血。适用于胃及十二指肠溃疡，胃脘常痛，呕吐酸水，或大便潜血，舌苔薄白，脉虚弱。

乌及散：海螵蛸3g，生白及6g。上药各为细末，和匀。每次服3g，饭后2小时服，1日3次。制酸痛，收敛止血。适用于胃及十二指肠溃疡，胃脘久痛，时时反酸，或吐血，或大便带血，舌淡白，脉虚。

胃病宁：枯矾5000g，海螵蛸3600g，延胡索、炼蜂蜜（各）1200g，橘皮油适量。粉碎，制片，每片含生药0.5g，每服4~6片，每日3次，饭前温开水吞服。制酸缓急止痛。适用于胃炎，胃及十二指肠溃疡，胃脘疼痛，久痛不愈，常吐酸水，食少乏力，或吐血，或便血，舌淡苔白，脉细弦。

胃痛片：鸡蛋壳1000g，天花粉15g，川贝母（去心）5g。将上药混合，制成细

粉，混匀，用5%淀粉浆适量制粒，烘干，加硬脂酸镁0.7%，拌匀，压片，片重0.6g，口服，每次6~8片，1日3次。止酸，止痛。适用于胃炎，胃及十二指肠溃疡，时时胃痛，胃酸过多，胃中热辣，食欲欠佳，或口干，舌苔薄白，脉弦细。［琚玮. 现代中医儿科诊疗全书. 上海：第二军医大学出版社，2005：178-227］

（四）医家诊疗经验

1. 蔡淦

消化性溃疡属于内疡范畴，可用健脾益气、托毒生肌法治疗。其病程迁延日久，多呈寒热失调，虚实夹杂之证，治则上应虚实并治，遣方用药应以平为期。注重变症丛生，随症治之，务重其标；同时三因制宜，精准用药；重视中西医结合治疗；此外饮食调养至关重要，应倍重食养，防变防复。［凌江红，丛军，张正利，等. 全国名中医蔡淦教授治疗消化性溃疡经验. 时珍国医国药，2019，30（6）：1497-1498.］

2. 王道坤

王教授辨治脾胃病基于"五脏之邪皆通脾胃"之生理病理观，临证时重视"调五脏以安脾"的脾胃病治疗观。主张临证论治脾胃病必须着眼于肝、肺、心、肾，以平衡脾胃为要，包括调理脾胃，宜先达肝；疏脾益胃，宜先泄肺补肺；温补脾土，宜振心肾。临证时他重视脾胃的生理作用和病理影响，认为"调五脏以安脾胃的治病观"不只限于脾胃病，而是可广泛用于其他系统疾病的治疗。［王凤仪. 王道坤脾胃病学术思想与经验总结及消化性溃疡用药规律的研究. 中国中医科学院，2016.］

3. 林寿宁

林教授治疗慢性胃病注重辨证论治，从中医学角度出发，胃食管反流病、消化性溃疡、慢性胃炎、慢性胃病、功能性消

化不良这些慢性胃病病位均在脾胃。林教授治疗慢性胃病更多注重的是证而不是病，故不同疾病的相同病证治法用药大致相同。在得出的常用药对如陈皮—鸡内金、陈皮—砂仁、陈皮—麦芽等主要是一些健脾消食的药对，反映出林教授在治疗慢性胃病时常用健脾消食药作为基础。在各个证型中，对于湿郁脾胃证则用除湿解郁之法，代表药对为苍术—茯苓；而对于寒热错杂证则用平调寒热，辛开苦降之法，代表药对为干姜—黄连；而对于脾胃虚弱证则用益气健脾之法，代表药对为白术—党参。

[张锦超. 林寿宁教授治疗慢性胃病的药对研究. 广西中医药大学，2019.]

四、预后转归

小儿消化性溃疡的预后与发病年龄、溃疡病的性质（急性或慢性）、有无并发症有关。新生儿或婴幼儿消化性溃疡多为应激性或急性溃疡，病情较危重常并发大出血和（或）穿孔，需要手术治疗者有更大危险性，病死率较高，有报道称病死率可达 10%~77%。因此，小儿消化性溃疡年龄越小，病情越重，预后越差，新生儿期最为危险。年长儿童胃黏膜有很强的修复能力，溃疡病的经过一般较成人轻，经正规的联合用药方案治疗可以很快痊愈，复发率较成人低。年龄接近成年人的儿童消化性溃疡预后同成年人接近，易变成慢性或复发，国外文献报道复发率可达 50%~70%，反复发作常可引起上消化道出血、溃疡穿孔，或局部瘢痕性狭窄致幽门梗阻等并发症，需要手术治疗。

五、预防调护

（一）预防

1. 预防溃疡的发生

新生儿、婴幼儿消化性溃疡的发生多

为某些严重疾病的并发症，如窒息缺氧感染性休克、败血症、重症肺炎等疾病，应积极治疗原发病，禁用或慎用阿司匹林、肾上腺皮质激素和非类固醇消炎类药物，预防性应用抗酸剂和 H_2 受体拮抗剂及休克时应用血管扩张剂可以避免溃疡病的发生。年龄较大儿童溃疡的发生与精神因素、饮食因素及幽门螺杆菌感染有关。预防溃疡的发生应尽量减轻孩子的学习负担，注意其精神、心理的变化，培养孩子健康、积极向上的乐观情绪，养成热情奔放、开朗活泼的性格，不断提高对社会环境的适应能力。饮食要有规律性，不能随心所欲、辛辣无度、暴饮暴食、嗜好生冷，避免饮食对胃黏膜的损害。由于幽门螺杆菌是经口–口或口–消化道途径传播，应注意饮食卫生，家庭中就餐实行分餐制，对有溃疡家族史的家庭尤为重要，切断幽门螺杆菌的传播途径，可以降低消化性溃疡的发病率。

2. 消化性溃疡复发的预防

预防儿童消化性溃疡的复发，首先要根据病情，选择治疗方案，一定要联合用药，疗程要足，伴有幽门螺杆菌感染，一定要用抗生素，彻底根除幽门螺杆菌感染。抗酸药在治疗疗程结束后给予维持量 1 年以上，可以降低复发率。一般选用雷尼替丁，剂量为治疗量的 1/2，睡前 1 次服用。

（二）调护

1. 适当休息

一般无须卧床休息，在急性发作期或伴有严重并发症，如出血量较大或幽门梗阻、呕吐重、水电解质紊乱时可卧床休息，有利于缓解症状。尽量使儿童保持心情愉快，避免精神刺激。

2. 饮食

进食一定要有规律性，过去强调少量多餐，但近年来发现多餐饮食可使胃酸的实际分泌量增加，不但无益，反而有害，故每日 3~4 餐即可。食物因人、因地、因时制宜，奶类、面条、米粥、馒头、豆浆、蛋、鱼肉、蔬菜、水果均可，尽量适应儿童年龄和生活习惯。应避免进食过冷及辛辣刺激食物，忌用阿司匹林、肾上腺皮质激素等对胃黏膜有损害的药物。

六、专方选要

加味半夏泻心汤

组成：半夏 9g、黄芩 5g、黄连 3g、干姜 5g、蒲公英 15g、茵陈 9g、乌贼骨 15g、白及 9g、丹参 9g、延胡索 9g、人参 9g、甘草 3g、大枣 3 枚。

功效：寒热平调，消痞散结。

主治：消化性溃疡属寒热错杂者。胃脘胀痛、恶心、呕吐、嗳气等。

加减：疼痛明显者加川楝子 6g、木香 6g；脘腹胀满者加厚朴 6g；嗳气明显加旋覆花 9g 或代赭石 15g；寒偏盛，大便溏加砂仁 3g；脾胃气虚者加黄芪 12g 益气。

七、研究进展

（一）病因病机

西医学认为，慢性胃肠病的发病机制主要是在神经体液调节下出现的攻击因子和防护因子相互失调。一般认为十二指肠溃疡主要是攻击因子和幽门螺杆菌（Hp），而胃溃疡和慢性胃炎则多半是保护因子减弱，黏膜屏障功能降低，致使 H^+ 逆流，胃酸或胃蛋白酶对黏膜的损害加重，而黏膜本身的抵抗力降低，黏液分泌减少，上皮细胞再生不足和胃黏膜血液循环障碍等，便可以产生充血、水肿、溃疡、糜烂等一系列炎症改变。中医认为胃肠病的根本原因是脾胃虚弱，由于脾虚引起土虚木侮，临床上便可以相应出现脾虚肝郁、气滞血瘀、阴阳失调等证，这与西医学所提出的

攻击和防护因子失调有相似之处。临床观察也证实，脾胃虚弱是慢性胃病的主要证型，健脾益气和胃方药可以促进防护因子的增强，加强上皮细胞再生，调节黏膜血液循环，因此，可以认为脾胃虚弱与胃黏膜屏障功能的减弱有相似之处。

西医学提出胆汁反流可以损伤胃黏膜屏障功能，如自主神经功能失调和幽门括约肌舒缩功能障碍可引起胆汁反流和胃肠功能紊乱，从而发生慢性胃炎或溃疡病等。中医认为肝气横逆或肝气郁结可以克伐脾土，形成肝胃不和及肝郁脾虚等证，因此，可以认为肝胃不和与胆汁反流的临床表现相似，尤其舒肝和胃药可以调节胆汁的排泄，幽门括约肌的舒缩和改善胃肠道运动功能失调也说明了这一点。

（二）治法探讨

胃溃疡是临床上常见的消化系统疾病，其病因和发病机制尚未完全阐明。一般认为，本病发生的基本原理是胃局部黏膜损害（致溃疡因素）和黏膜保护（黏膜抵抗因素）之间失去平衡所导致。其中，最重要的损害因素包括：①胃酸分泌过多。②幽门螺杆菌（Hp）的感染。所谓的保护因素，一般是指胃黏膜保护屏障。在临床上，中医主要采用辨证论治的方法，使用传统的汤剂加减来治疗胃溃疡这一常见疾病。例如：实火用黄连汤，湿热用温胆汤，虚寒用黄土汤，中气下陷用补中益气汤，寒热错杂的证候，使用半夏泻心汤等，取得了良好的近期和远期疗效。之所以能够起到如此疗效，是与汤剂这种剂型有着密切关系的。首先，中药汤剂一般都是弱酸性，这种弱酸性的物质，对于酸性的胃液而言，当属一种缓冲剂，使其酸性减弱。同时，他对于胃黏膜上皮细胞而言，无疑是一种刺激物，这种刺激导致胃壁细胞产生种由内源性前列腺素介导的适应性细胞保护，

大大减弱了胃酸对于胃黏膜的破坏作用，保护了胃黏膜的完整性。另外，中药汤剂可以说是一种混合溶剂系统，其中包括了混浊液、悬浊液、凝胶、胶体以及溶剂等，其中胶体及凝胶等可以附着在胃黏膜的表层，直接阻挡胃酸对胃黏膜的侵蚀作用。中药药液中还包含许多营养物质，如多糖、蛋白质等，可以直接营养胃黏膜上皮细胞，以促进细胞的新陈代谢。最重要的是，汤剂这种液体制剂，可以浸润整个胃壁，包括一般药物难以到达的胃窦窝中。分布在这些部位的幽门螺杆菌（Hp）正是胃溃疡容易复发的主要原因。而中药弱酸性的汤剂，到达这些部位以后，改变了 Hp 的生活环境，再加上一些中药药理活性成分具有抑杀 Hp 的作用，使中药汤剂的作用与液态胶体铋制剂有许多相似之处。这是汤剂剂型本身所具有的特点。其次，汤剂中的许多药理活性成分分别具有促进胃黏膜循环（如活血药）、抗菌消炎（如清热解毒药）、促进细胞再生（如补气养血药）等作用，对于胃黏膜保护屏障的保护和修复，都有一定的作用。最后，中药汤剂的作用可以概括为整体调节的作用，这符合中医学的"整体观念"。中药汤剂之所以对胃溃疡有较好疗效，是因为汤剂中的多味中药通过配伍后产生协调作用，对患者的神经、体液、免疫等进行了全面的调节，使机体内紊乱的脏器功能得以恢复，使胃液分泌与机体需要保持平衡，而不致亢而为害；同时加强人体胃黏膜屏障的保护作用，真正使"正气存内，邪不可干"。

（三）中药研究

消化性溃疡属中医"胃脘痛""嘈杂""吞酸"等范畴。多数学者认为，脾胃虚弱是该病的发病基础，气滞血瘀是共同的病机，胃络损伤为基本病变。由于该病病程较长，患者长期服用煎剂多有不便而难以坚持，致使溃疡迁延不愈。时德庭通过长期的临床实践，认识到消化性溃疡的发生，多与饮食不节、过食酸辣刺激性食物、情志不遂有关。胃热炽盛，气滞血瘀，瘀热化腐损伤胃络，应以化瘀解毒后，生肌敛疮为治。在查阅了大量的相关文献后，筛选出三七参、白及、五倍子、黄连等药物，制成愈疡速胶囊用于临床，取得了满意疗效。方中黄连泻火，燥湿，解毒；三七参止血散瘀、消肿定痛；五倍子止血解毒，敛溃疡；白及止血消肿生肌。全方共具化瘀解毒、生肌敛疮之功效。现代研究表明，白及富含黏液质，借其高度黏性在胃内形成一定厚度的胶状膜，从而形成溃疡的保护层；五倍子含大量的五倍子鞣酸及树脂，由于其所含的酸对蛋白有沉淀作用，溃疡接触鞣酸后，其组织蛋白即被凝固，形成一层被膜而呈收敛作用，腺细胞的蛋白质被凝固而引起分泌抑制，同时还对多种细菌有明显的抑制和杀灭作用；三七参含皂苷，能明显地增加血流量，增加胃黏膜的血液供应；黄连有较强的杀灭幽门螺杆菌的作用。总之，本方具有增加胃黏膜血液供应，促进细胞更新，保护胃黏膜，抑制胃酸分泌，促进溃疡愈合以及杀灭幽门螺杆菌的作用。

（四）幽门螺杆菌（Hp）的中医药治疗研究

中医药治疗 Hp 感染已取得一定的成绩，许多学者进行了 Hp 感染与中医证型关系的研究，显示脾胃湿热证与 Hp 感染相关性最高，提示脾胃湿热有利于 Hp 的侵入、定居、繁殖，或 Hp 的侵入易引起脾胃湿热证，故清除湿热对 Hp 感染治疗十分重要。研究还表明脾胃虚弱是 Hp 感染的病理基础，而在其基础上形成的气滞、血瘀、郁热、湿阻等病理变化为 Hp 附着、繁殖、致病提供了客观条件。Hp 感染后可进一步损伤脾胃，加重脾胃虚弱的程度，使机体祛邪无力，不能清除 Hp。临床与病理的研究进一步表明：在中虚气滞组不仅检出率高、菌量多、引起细胞变性崩解多，且活动性慢性胃炎、重度炎症也与其他证型组间存在显著性差异。健脾益气能调整免疫功能，不仅可以改善临床症状和病理状态，也有助于根除 Hp，防其复发。对中药抑杀 Hp 作用的筛选研究也取得了可喜成果，王绪霖等的实验涉及药物最多，观察了 200 种中药，发现 38 种有不同程度的抗菌作用，其中清热解毒药以黄芩、黄连的抑菌最明显（抑菌环为 25mm），益气健脾药以生黄芪作用最大（抑菌环为 15mm），其他如大黄、黄柏、桂枝、紫花地丁、土茯苓、乌梅、山楂的作用也较明显。这些结果为治疗 Hp 感染的用药提供了依据。临床对 Hp 感染的治疗虽有不少辨证分型，但大多采用专方治疗。从治疗 Hp 感染的专方用药来看，使用率最高的是清热药，尤其是清热燥湿药，还有补气、活血化瘀、理气药等，除专方治疗外，也有用单味中药及中成药治疗的，如有人用大黄醇提取物精制大黄片、槟榔、鸦胆子乳剂、槟榔四消丸共治疗 Hp 感染者 343 例，Hp 转阴率最高为 90%，最低为 49.5%，平均为 71.8%。

（五）中医理论

中医认为"正气内存，邪不可干""邪之所凑，其气必虚"。通过多年的研究认为，Hp 感染为邪气侵袭，正邪相争，终致正虚邪实，通过扶正祛邪的治疗不仅对 Hp 有直接杀菌和抑菌作用，而且还能通过调整机体全身和胃黏膜局部的屏障功能，以达到辅助抑杀并改变 Hp 寄居的微环境，使之不利 Hp 定居或繁殖，既能增强机体的保护因子，又能抑杀 Hp 以削弱其攻击因子，两者相辅相成，达到治疗 Hp 感染的目的。因此，扶正祛邪是治疗 Hp 感染的主要

原则，从邪正两方面探索其治疗机制是目前中医药研究的主要方向。然而，Hp 感染的中医治疗还存在许多问题有待解决，他主要包括：①病例选择及诊断标准的确切性。②评估疗效指标的敏感性、规范性和可重复性。③采用随机双盲双模拟法，这是评估中医疗效的重要前提；其次要开展大量病例的前瞻性研究，在临床疗效观察的同时注意建立实用且有中医证型的 Hp 感染动物模型，过去所进行的抑菌试验虽已做了不少工作，但其本身也有固有缺陷，无法从本质上来解释中医药真正的疗效机制。因此，现阶段凭借病证结合的整体动物模型来阐明 Hp 感染的致病特点及中医药治疗机制是当务之急。此外，目前研究多注重在 Hp 阴转和病理形态的改善方面，但对 Hp 本身受药物影响而发生变化方面的研究较少，甚至缺乏。研究表明用扶正祛邪中药治疗 Hp 感染的根除率仅为 30%~50%，远较西药的疗效低，然而 90% 以上患者的临床症状及组织病理学检查均有显著改善，甚至康复，这提示中医药治疗 Hp 感染的机制不能局限于对 Hp 的抑杀、减轻或削弱 Hp 毒力作用上，改变 Hp 的形态，可能也是中医扶正祛邪的一个方面。因此，从细胞、分子水平深入研究中医药对 Hp 毒力及形态变异的影响，对促进中医病因学和治疗学的发展将起一定作用。

主要参考文献

［1］申秋艳. 罗伟生教授治疗脾胃病学术思想与经验及消化性溃疡用药规律的研究［D］. 西宁：广西中医药大学，2020.

［2］林碧英. 半夏泻心汤加味治疗寒热错杂型消化性溃疡 108 例［J］. 福建中医药，2006（4）：34.

［3］沈舒文，刘力. 消化性溃疡辨治思路［J］. 中国中西医结合脾胃杂志，2000，8（4）：229-230.

第五节 腹泻

婴幼儿腹泻，是一种由多病原、多因素引起的以大便次数增多和大便性状改变为特点的消化道综合征。是我国婴幼儿最常见的疾病，6个月~2岁发病率高，1岁以内患儿约占半数，是造成儿童营养不良、生长发育障碍的主要原因之一。

一、病因病机

（一）西医学认识

1. 病因

（1）感染因素

肠道内感染：可由病毒、细菌、真菌、寄生虫引起，以前两者多见，尤其是病毒。①病毒感染。寒冷季节80%的婴幼儿腹泻由病毒感染引起。病毒性肠炎的主要病毒为轮状病毒，属于呼肠病毒科 RV 属；其次有星状病毒、杯状病毒科的诺如病毒；肠道病毒包括柯萨奇病毒、埃可病毒、肠道腺病毒等；冠状病毒科的环曲病毒等。②细菌感染。a.致腹泻大肠埃希菌。根据引起腹泻病大肠埃希菌不同致病性和发病机制，已知菌株可分为5大组。致病性大肠埃希菌、产毒性大肠埃希菌、侵袭性大肠埃希菌、出血性大肠埃希菌、黏附集聚性大肠埃希菌。其毒性取决于菌株的可转移质粒上的基因。b.空肠弯曲菌。所致腹泻占肠道细菌感染的第二位，发病季节以8~9月份为主，多见于2岁以下小儿。c.耶尔森菌。除侵袭小肠、结肠黏膜外，还可产生肠毒素，引起侵袭性和分泌性腹泻。d.其他。沙门菌（主要为鼠伤寒和其他非伤寒、副伤寒沙门菌）、嗜水气单胞菌、艰难梭菌、金黄色葡萄球菌、铜绿假单胞菌、变形杆菌等均可引起腹泻。③真菌感染。致腹泻的真菌有念珠菌、曲菌、毛霉菌，婴儿以白色念珠菌性肠炎多见。在机体抵抗力低下、正常菌群紊乱时可引起腹泻病。④寄生虫。常见为蓝氏贾第鞭毛虫、阿米巴原虫和隐孢子虫。

肠道外感染：患中耳炎、上呼吸道感染、肺炎、泌尿道感染、皮肤感染或急性传染病时，可由于发热、感染源释放的毒素、抗生素治疗、直肠局部激惹（如膀胱炎、阑尾周围脓肿等）作用而并发腹泻。有时病原体（主要是病毒）可同时感染肠道。

使用抗生素引起的腹泻病：除了一些抗生素可降低碳水化合物的运转和乳糖酶水平之外，肠道外感染时长期、大量使用广谱抗生素可引起肠道菌群紊乱，肠道正常菌群减少，耐药性金黄色葡萄球菌、变形杆菌、铜绿假单胞菌、艰难梭菌或白色念珠菌等大量繁殖，引起药物较难控制的肠炎，排除其他诱发因素，称之为抗生素相关性腹泻，通常发生在抗生素使用2~6周时。

（2）非感染因素 ①饮食因素。喂养不当常可引起腹泻，如喂养量过多、不定时、添加食物成分含淀粉或脂肪过多等可引起消化功能紊乱。个别幼儿对牛奶或某些食物过敏或不耐受亦可腹泻。②气候因素。天气突然变化、使腹部受凉肠蠕动增加；天气太热使消化液分泌减少，或由于口渴饮奶过多，增加了消化道负担，减弱了消化能力，导致腹泻。

2. 发病机制

导致腹泻的机制：肠道内存在大量不能吸收的具有渗透活性的物质，称"渗透性腹泻"；肠腔内电解质分泌过多，称"分泌性腹泻"；炎症所致的液体大量渗出，称"渗出性腹泻"；胃肠道蠕动功能异常，称"肠道功能异常性腹泻"等。临床上不少腹泻并非由某种单一机制引起，而是在多种机制共同作用下发生的。

（1）感染性腹泻

病原微生物多随污染的食物或饮水进入消化道，易可通过污染的日用品、手、玩具或带菌者传播。病原微生物能否引起肠道感染，取决于宿主防御功能的强弱、感染病原微生物力量大小和毒力。①病毒性肠炎。各种病毒侵入肠道后，在小肠绒毛顶端的柱状上皮细胞上复制，使细胞发生空泡变性和坏死，其微绒毛肿胀，排列紊乱和变短，受累的肠黏膜上皮细胞脱落，遗留不规则的裸露病变，致使小肠黏膜重吸收水分和电解质的能力受损，肠液在肠腔内大量积聚而引起腹泻。同时，发生病变的肠黏膜细胞分泌双糖酶不足且活性降低，使食物中糖类消化不全而积滞在肠腔内，并被细菌分解成小分子的短链有机酸，使肠液的渗透压增高。微绒毛破坏亦造成载体减少，上皮细胞钠转运功能障碍，水和电解质进一步丧失。新近的研究表明，轮状病毒的非结构蛋白4（NSP4）亦与发病机制关系密切。NSP4是具有多种功能的液体分泌诱导剂，可以通过以下方式发挥作用：作用于固有层细胞，激活 Cl^- 分泌和水的外流；改变上皮细胞的完整性，从而影响细胞膜的通透性；本身可能形成一个通道或是激活一种潜在的 Ca^+ 激活通道，导致分泌增加；通过旁分泌效应作用于未感染的细胞，扩大了被感染的黏膜上皮细胞的感染效应；直接作用于肠道神经系统（ENS），产生类似于霍乱毒素引起的腹泻。②细菌性肠炎。肠道感染的病原菌不同，发病机制亦不同。肠毒素性肠炎：各种产生肠毒素的细菌可引起分泌性腹泻，如霍乱弧菌、产肠毒素性大肠埃希菌等，病原体侵入肠道后，一般仅在肠腔内繁殖，黏附在肠上皮细胞刷状缘，不侵入肠黏膜。细菌在肠腔释放2种肠毒素，即不耐热肠毒素（LT）和耐热肠毒素（ST），LT与小肠上皮细胞膜上的受体结合后激活腺苷酸

环化酶，致使三磷酸腺苷（ATP）转变为环磷酸腺苷（cAMP），cAMP增多后即抑制小肠绒毛上皮细胞吸收 Na^+、Cl^- 和水，并促进肠腺分泌 Cl^-；ST则通过激活鸟苷酸环化酶，使三磷酸鸟苷（GTP）转变为环磷酸鸟苷（cGMP），cGMP增多后亦使肠上皮细胞减少 Na^+ 和水的吸收，促进 Cl^- 分泌。两者均使小肠液总量增多，超过结肠的吸收限度而发生腹泻，排出大量水样便，导致患儿脱水和电解质紊乱。侵袭性肠炎：各种侵袭性细菌感染可引起渗出性腹泻，如志贺菌属、沙门菌属、侵袭性大肠埃希菌、空肠弯曲菌、耶尔森菌和金黄色葡萄球菌等均可直接侵袭小肠或结肠肠壁，使黏膜充血、水肿，炎症细胞浸润引起渗出和溃疡等病变。此时可排出含有大量白细胞和红细胞的菌痢样粪便，并出现全身中毒症状。结肠由于炎症病变而不能充分吸收来自小肠的液体，并且某些致病菌还会产生肠毒素，故亦可发生水样腹泻。

（2）非感染性腹泻

主要是由饮食不当引起，当进食过量或食物成分不恰当时，消化过程发生障碍，食物不能被充分消化和吸收而积滞在小肠上部，使肠道内酸度降低，有利于肠道下部的细菌上移和繁殖；食物发酵和腐败分解产生的短链有机酸使肠腔内渗透压增高，腐败性毒性产物刺激肠壁使肠蠕动增加导致腹泻，进而发生脱水和电解质紊乱。

（二）中医学认识

古代医籍对泄泻论述较多，《素问·阴阳应象大论篇》已有"春伤于风，夏生飧泄""湿胜则濡泄"等记载。《小儿药证直诀·五脏病》中"脾病，困睡，泄泻，不思饮食"已有"泄泻"病名的记载。历代儿科专著也都从病因病理、证候分类、转归预后等方面对腹泻进行了详细论述。较为系统而又实用的分类证治，则见于《医

宗金鉴·幼科心法要诀》，其中概括地指出："小儿泄泻认须清，伤乳停食冷热惊，脏寒脾虚飧水泻，分消温补治宜精。"其分类证治法至今仍有临床指导意义。

中医认为小儿脾胃薄弱，无论感受外邪、内伤乳食或脾肾虚弱等均可导致脾胃运化功能失调而发生腹泻。其主要的病变在于脾胃，因胃主腐熟水谷，主运化精微，如脾胃受病，则饮食入胃，水谷不化，精微不布，合污而下，而成泄泻。病机主要是清浊不分。

由于小儿为稚阴稚阳之体，发病"易虚易实，易寒易热"，故发生腹泻后易于伤阴伤阳，重症腹泻由于泻下过度，伤阴耗气，出现气阴两伤，甚则阴伤及阳，导致阴竭阳脱的危重变证，或久泻不止，导致脾虚肝旺而生内风，可成慢惊风；脾虚失运，生化乏源，气血不足以荣养脏腑肌肤，日久则可形成疳证

二、临床诊断

（一）辨病诊断

1. 临床表现

不同病因引起的腹泻常具不同临床特点和临床过程，故在临床诊断中常包括对病程、严重程度及可能的病原的诊断。连续病程在 2 周以内的腹泻为急性腹泻，病程 2 周~2 个月为迁延性腹泻，慢性腹泻的病程为 2 个月以上。国外学者亦有将病程持续 2 周以上的腹泻统称为慢性腹泻，或难治性腹泻。

（1）急性腹泻

①轻型：常由饮食因素及肠道外感染引起。起病可急可缓，以胃肠道症状为主，表现为食欲缺乏，偶有溢乳或呕吐，大便次数增多，但每次大便量不多，稀薄或带水，呈黄色或黄绿色，有酸味，常见白色或黄白色奶瓣和泡沫。无脱水及全身中毒症状，多在数日内痊愈。

②重型：多由肠道内感染引起。常急性起病，也可由轻型逐渐加重、转变而来，除有较重的胃肠道症状外，还有较明显的脱水、电解质紊乱和全身感染中毒症状，如发热或体温不升、精神烦躁或萎靡、嗜睡、面色苍白、意识模糊甚至昏迷、休克。

（2）迁延性和慢性腹泻

病因复杂，感染、营养物质过敏、酶缺陷、免疫缺陷、药物因素、先天畸形等。以急性腹泻未彻底治疗或治疗不当，迁延不愈最为常见。对于迁延性、慢性腹泻的病因诊断，必须详细询问病史，做全面体格检查，正确选用有效的辅助检查，综合判断。

2. 相关检查

（1）大便常规检查可有脂肪球或少量白细胞、红细胞。

（2）大便病原学检查可有轮状病毒等病毒检测阳性，或致病性大肠埃希菌等细菌培养阳性。

（3）血常规白细胞总数增高、中性粒细胞增高多提示侵袭性细菌感染，应注意腹泻早期可出现应激性白细胞总数及中性粒细胞比例升高；嗜酸性粒细胞增高可能提示寄生虫感染或过敏性疾病。血生化、电解质及血气分析，可明确有无酸碱平衡紊乱、电解质紊乱、脱水的性质。

（4）迁延性、慢性腹泻患儿病因不清或考虑食物过敏因素引起者，可行过敏原检测检查以协助诊断。

（5）采用酶联免疫吸附试验、直接免疫荧光分析、核酸扩增技术或分子序列分析等方法，可检出粪便轮状病毒、诺如病毒、小圆病毒、冠状病毒等以协助病原体诊断。

（6）慢性腹泻或难治性腹泻等，可应用电子结肠镜、小肠镜检查以明确诊断。

（二）辨证诊断

本病主要辨病因、辨轻重、辨虚实。

1. 常证

（1）伤食泻

临床证候：大便稀溏，夹有乳凝块或食物残渣，气味酸臭，或如败卵，脘腹胀满，嗳气酸馊，或有呕吐，不思乳食，腹痛拒按，泻后痛减，夜卧不安，舌苔厚腻，或微黄，脉滑实，指纹紫滞。

证候分析：有乳食不节史，乳食内停，壅滞肠胃，则大便稀溏，夹有乳凝块或食物残渣，气味酸臭，脘腹胀满，嗳气酸馊；不通则痛，故脘腹胀满，泻后痛减；苔白厚腻，或微黄，脉滑实，指纹滞可进一步确诊为乳食积滞。

（2）风寒泻

临床证候：大便清稀，夹有泡沫，臭味不甚，肠鸣腹痛，或伴恶寒发热，鼻流清涕，咳嗽，舌质淡，苔薄白，脉浮紧，指纹淡红。

证候分析：风寒客于脾胃，则大便清稀有泡沫，臭味不甚；外感风寒，寒邪阻滞，则恶寒发热，咳嗽流涕，肠鸣腹痛；舌质淡，苔薄白，脉浮紧，指纹淡红为风寒郁阻之象。

（3）湿热泻

临床证候：大便水样，或如蛋花汤样，泻下急迫，量多次频，气味臭秽，或见少许黏液，腹痛时作，恶心呕吐，或发热烦躁，口渴尿黄，舌质红，苔黄腻，脉滑数，指纹紫。

证候分析：湿热蕴结，下注大肠，传化失职，则泻下急迫，量多次频；湿热交蒸，壅遏气机，则气味臭秽，伴有黏液，腹痛恶心呕吐；热重于湿，可见发热、口渴尿黄；舌质红，苔黄腻，脉滑数，指纹紫为湿热蕴结之征。

（4）脾虚泻

临床证候：大便稀溏，色淡不臭，多

见食后作泻，时轻时重，面色萎黄，神疲倦怠，食欲不振，形体消瘦，舌淡苔白，脉缓弱，指纹淡。

证候分析：本证常由暴泻失治迁延形成。脾胃虚弱，运化失职，则大便稀溏，色淡不臭；脾虚运纳无权，则食后作泻，时轻时重，食欲不振；脾气虚者面色萎黄，形体消瘦，神疲倦怠；脾阳虚者面白无华，肢体不温，大便清稀。

（5）脾肾阳虚证

临床证候：久泻不止，食入即泻，澄澈清冷，或见脱肛，形寒肢冷，面色㿠白，精神萎靡，寐时露睛，舌淡苔白，脉细弱，指纹色淡。

证候分析：脾肾阳虚，命火不足，脾失温煦，则久泻不止，食入即泻，完谷不化，澄澈清冷；脾虚气陷则见脱肛；命门火衰，阴寒内生则形寒肢冷，面色㿠白，精神萎靡，寐时露睛；舌淡苔白，脉细弱，指纹色淡为脾肾阳虚之征。

2. 变证

（1）气阴两伤证

临床证候：泻下无度，质稀如水，神萎不振或心烦不安，四肢乏力，两目及囟门凹陷、皮肤干燥或枯瘪，啼哭无泪，口渴引饮，小便短少，甚则无尿，唇红而干，舌红少津，苔少或无苔，脉细数。

证候分析：本证多起于湿热泄泻，由于暴泻、泻下无度，耗伤气阴而致津亏气虚，津伤液脱，肌肤失养，故见皮肤干燥或枯瘪，目眶及囟门凹陷；无津上承，故口渴引饮，唇红而干，舌红少津，啼哭无泪；水液不足则小便短少；气阴耗伤，故神萎不振，四肢乏力；心失所养则心烦不安。

（2）阴竭阳脱证

临床证候：泻下不止，次频量多，精神萎靡，表情淡漠，面色青灰或苍白，气息低微，哭声微弱，啼哭无泪，尿少或无，四肢厥冷，自汗出，舌淡苔薄白，脉沉细欲绝。

证候分析：本证多见于暴泻或久泻不止，耗伤津液，阴损及阳，气随津脱。阴伤于内，阳脱于外，故精神萎靡，表情淡漠，啼哭无泪，尿少，阳气将亡，不能充养，故面色青灰或苍白，气息低微，四肢厥冷，自汗出；舌淡苔薄白，脉沉细欲绝，为阳气欲脱之象。

三、鉴别诊断

（一）西医鉴别诊断

1. 婴儿过敏性直肠炎

是一种摄入外源性蛋白所引起的暂时性、预后良好的疾病，发病平均年龄在 2 个月，多为纯母乳或混合喂养婴儿。表现为大便表面带有血丝，轻度腹泻或大便仍为软便。症状常无诱因突然出现，无全身其他器官受累。大便常规检查见红细胞增多，潜血阳性，偶见白细胞。

2. 细菌性肠炎

多发生于气温较高的 5~8 月，常有不洁饮食史。中毒症状重。大便呈黏冻状或脓血便多见。大便常规检查多见白细胞、脓细胞和红细胞。大便培养分离出相应细菌。

3. 坏死性肠炎

中毒症状较严重，腹痛、腹胀、频繁呕吐、高热、大便暗红色，糊状，逐渐出现典型的赤豆汤样血便，常伴休克。腹部立位 X 线检查呈小肠局限性充气扩张，肠间隙增宽，肠壁积气等。

4. 生理性腹泻

多见于 < 6 个月的婴儿。生后不久即排稀便，大便次数多。常伴有湿疹，皮肤易发生擦烂及尿布疹。虽有腹泻但患儿精神好、食欲好，体格发育正常，大便化验正常。有人认为生理性腹泻发生与婴儿食奶过多、小肠乳糖酶相对不足有关；也有人认为是由于其母亲母乳中前列腺素 2 含量较高所致。生理性腹泻无须治疗，随添加辅食后大便逐渐正常。

（二）中医鉴别诊断

痢疾

细菌性痢疾急性起病，便次频多，大便有黏液脓血，腹痛明显，里急后重。大便常规检查可见多量脓细胞、红细胞，可找到吞噬细胞，大便培养痢疾杆菌阳性。

四、临床治疗

（一）提高临床疗效的要素

本病以升清降浊为治则。实证以祛邪为主，虚证以扶正为主；虚中夹实宜扶正祛邪，消补兼施。泄泻变证，因正气大伤，当急以益气养阴、酸甘敛阴，或护阴回阳，救逆固脱。腹泻是多因素、多病原引起的消化道功能紊乱的一组证候群，正确做出病因诊断，针对病因进行调治，合理用药，预防脱水、酸中毒并发症发生，方可达到事半功倍的目的。

（二）辨病治疗

治疗原则为调整饮食，预防和纠正脱水，合理用药，加强护理，预防并发症。不同时期的腹泻病治疗重点各有侧重，急性腹泻多注意维持水、电解质平衡及抗感染。迁延性及慢性腹泻则应注意肠道菌群失调及饮食疗法。

急性腹泻

1. 饮食疗法

腹泻时进食和吸收减少，而肠黏膜损伤的修复，发热时代谢旺盛，侵袭性肠炎丢失蛋白等因素使得营养需要量增加，如限制饮食过严或进食过久常造成营养不良，并发酸中毒等，故应强调继续饮食，满足生理需要，补充疾病消耗。有严重呕吐者可暂时禁食4~6小时（不禁水），待好转后继续进食，由少到多。由稀到稠。病毒性肠炎多有继发性双糖酶（主要是乳糖酶）缺乏，对疑似病例可暂停乳类喂养改为豆类、淀粉类代乳品，或去乳糖配方奶粉以减轻腹泻，缩短病程。腹泻停止后逐渐恢复营养丰富的饮食，并每日加餐1次，共2周。

2. 纠正水、电解质紊乱及酸碱失衡

（1）口服补液盐（ORS）适用于中度以下脱水不伴有呕吐者，ORS液少量顿服，轻度脱水补50~80ml/kg，中度脱水补80~100ml/kg，在8~12小时内将累积丢失量补完后改补生理需要量和腹泻损失量，约每日50~100ml/kg，根据大便量适量增减。

（2）静脉补液适用于中度以上脱水或呕吐、腹泻较重的患儿。

第一天补液方案：①轻度脱水补90~120ml/kg，中度脱水120~150ml/kg，重度脱水150~180ml/kg。②等渗性脱水用1/2张含钠液；低渗性脱水用2/3张含钠液；高渗性脱水用1/3张含钠液。③扩容阶段，重度脱水或中度脱水伴明显周围循环障碍者，用2：1等张含钠液（2份生理盐水加1份1.4%碳酸氢钠）20ml/kg，于0~60分钟内补完。补充累积损失阶段，一般约每小时补8~10ml/kg，8~12小时完成。维持补液阶段，把余量于12~16小时内滴完，一般约每小时5ml/kg。④重度酸中毒时可用1.4%碳酸氢钠代替2：1等张钠液进行扩容。⑤见尿后补充钾，一般按每日3~4mmol/kg（相当于氯化钾200~300mg/kg），缺钾症状明显时可增至4~6mmol/kg（相当于氯化钾300~450mg/kg）静脉滴注氯化钾，浓度不得超过0.3%（40mmol/L）。补钾持续时间约4~6日。

第二天补液方案：补充生理需要量和继续丢失量。生理需要量按60~80ml/kg，用1/5张含钠液补充，继续丢失量根据实际丢失情况补充，用1/2~1/3张含钠液补充。两者加起来于12~24小时内均匀滴注。

3. 补钙、补镁治疗

（1）补钙补液过程中如出现惊厥，手足抽搐，可用10%葡萄糖酸钙5~10ml，用等量葡萄糖液稀释后静脉滴注，心衰病人在用洋地黄制剂时慎用。

（2）补镁在补钙后手足抽搐不见好转反而加重时要考虑低镁血症，可测定血镁浓度。同时用25%硫酸镁，每次0.2~0.4ml/kg，深部肌内注射，每日2~3次，症状消失后停用。

4. 药物治疗

（1）控制感染　①水样便腹泻（在排除霍乱后，约占70%）多为病毒及非侵袭性细菌所致，一般不用抗生素。如伴有明显中毒症状不能用脱水解释者，尤其是对重症患儿、新生儿、小婴儿和衰弱患儿（免疫功能低下）应选用抗生素治疗。②黏液、脓血便患者（约占30%）多为侵袭性细菌感染，应根据临床特点，针对病原经验性选用抗菌药物，再根据大便细菌培养和药敏试验结果进行调整。大肠埃希菌、空肠弯曲菌、耶尔森菌、鼠伤寒沙门菌所致感染常选用抗革兰阴性杆菌以及大环内酯类抗生素。金黄色葡萄球菌肠炎、伪膜性肠炎、真菌性肠炎应立即停用原使用的抗生素，根据症状可选用青霉素、万古霉素、利福昔明、甲硝唑或抗真菌药物治疗。③对于寄生虫引起的腹泻，健康儿童不需要进行抗寄生虫治疗。但是症状严重者可酌情考虑。

（2）肠道微生态疗法　常用布拉酵母菌、鼠李糖乳杆菌、双歧杆菌、嗜酸乳杆菌、需氧芽孢杆菌、蜡样芽孢杆菌制剂。常用益生元有寡果糖，亦称双歧因子。

（3）肠黏膜保护剂　能吸附病原体和毒素，维持肠细胞的吸收和分泌功能，与肠道黏液糖蛋白相互作用可增强其屏障功能，阻止病原微生物的攻击，如蒙脱石粉。

（4）抗分泌治疗　脑啡肽酶抑制剂消旋卡多曲可以通过加强内源性脑啡肽来抑制肠道水、电解质的分泌，治疗分泌性腹泻。

（5）避免用止泻剂　如洛哌丁胺，因为他抑制胃肠动力，增加细菌繁殖和毒素的吸收，对于感染性腹泻有时是很危险的。

（6）补锌治疗：世界卫生组织/联合国儿童基金会建议，对于急性腹泻患儿，应每日给予元素锌 20mg（>6个月），6个月以下婴儿每日 10mg，疗程 10~14 天。元素锌 20mg 相当于硫酸锌 100mg，葡萄糖酸锌 140mg。

迁延性和慢性腹泻治疗

因迁延性和慢性腹泻常伴有营养不良和其他并发症，病情较为复杂，必须采取综合治疗措施。积极寻找引起病程迁延的原因，针对病因进行治疗，切忌滥用抗生素，避免顽固的肠道菌群失调。预防和治疗脱水，纠正电解质及酸碱平衡紊乱。

（三）辨证治疗

1.辨证论治

（1）常证

①伤食泻

治法：消食化积。

方剂：保和丸加减。

组成：山楂，神曲，莱菔子，陈皮，半夏，茯苓，连翘。

加减：腹痛较剧及气胀者加木香、厚朴；呕吐较甚者加藿香、生姜。

②风寒泻

治法：疏风散寒。

方剂：藿香正气散加减。

组成：木香，苏叶，白芷，生姜，大腹皮，厚朴，陈皮，桔梗，半夏，白术，茯苓，甘草，大枣。

加减：腹痛较甚者，加木香、砂仁；兼有食滞者，加山楂、神曲；小便短少者，加泽泻、猪苓。

③湿热泻

治法：清热利湿。

方剂：葛根黄芩黄连汤加味。

组成：葛根，黄芩，黄连，甘草。

加减：若小便色赤而短者，加滑石；腹痛甚者，加白芍药、木香；呕吐频者，加半夏、生姜；湿邪偏重，舌苔厚腻，口不甚渴者，加厚朴、苍术；高热，烦渴引饮者，加石膏，并可用绿茶、白糖、食盐、生姜，煎成 200ml 以作饮料。

④脾虚泻

治法：健脾益气。

方剂：参苓白术散加味。

组成：党参，白术，茯苓，甘草，怀山药，莲子肉，薏苡仁，扁豆，砂仁，桔梗。

加减：若时见腹痛，加木香；久泻不止，而无夹杂积滞者，加诃子、赤石脂；大便稀或水谷不化者，加干姜。

⑤脾肾阳虚

治法：补脾温肾。

方剂：附子理中汤加味。

组成：附子，干姜，党参，白术，甘草。

加减：肾阳偏虚者，加用补骨脂、五味子、肉豆蔻；脱肛者，加黄芪、炙升麻；久泻不止者，加诃子、赤石脂。

（2）变证

①气阴两伤证

治法：升清降浊，酸甘敛阴。

方剂：人参乌梅汤加减。

组成：人参，乌梅，甘草，木瓜，莲子，山药。

加减：泻下不止加诃子、赤石脂、禹余粮固涩止泻；口渴引饮加石斛、玉竹、天花粉养阴生津；大便热臭、肛门灼热加黄连、辣蓼清解湿热。

②阴竭阳脱证

治法：益阴回阳，救逆固脱。

方剂：生脉饮合参附龙牡救逆汤加减。

组成：人参，附子，龙骨，牡蛎，麦冬，五味子。

加减：泄泻不止者，加诃子、石榴皮等。

2.外治疗法

（1）敷脐治疗

①川黄连 6g，车前子 3g，苍术 3g，五倍子 5g，艾叶 3g，吴茱萸 1g。上药共研细末过 100 目筛，贮瓶备用。每次 10g 加醋调敷脐部，外用胶布固定。每日 1 次。夏秋气温高时每日 2 次，每次敷 3~6 小时，冬春气温低时则每次敷 8~12 小时，以脐部皮肤潮红为度。有脱水症者同时予补液、纠酸或用米汤加适量食盐口服。

②厚朴和草豆蔻（各）3 等份，肉桂、高良姜、荜澄茄和丁香（各）2 等份配伍混合，然后炒热碾成细粉状（止泻粉）装瓶备用。方法：患儿取卧位或半卧位，先用乙醇棉球擦拭脐部及周围，然后取适量止泻散粉末与 654-2 注射液 20mg 调和，将调好的止泻散直接纳入脐窝，以填满脐部为度，或用纱布将止泻散包好置于脐部，再用双层纱布覆盖在药上，并用胶布交叉固定，周围必须封严，不能有漏气（对胶布过敏者，用绷带固定）随后用热水袋放在药上温热 5~30 分钟，隔日换药。

③干姜 20g，小茴香 20g，艾叶 20g，川椒 15g，共研细末，鲜姜 30g 捣烂，拌上药末，装纱布内敷脐，上加热水袋温敷，每日 1 次，每次 0.5~1 小时，连敷 3 次为 1 个疗程。停服其他药物，并根据脱水情况给予补液。

（2）推拿治疗

①寒泻治疗手法：手部分阴阳 1 分钟，补脾土 2 分钟，推三关 1 分钟，补大肠 2~3 分钟，腹部揉压 3 分钟，取天枢穴 2 分钟；背部推上 7 节 1 分钟，自下而上进行捏脊 7~9 遍。

②实热泻治疗手法：退六腑 1 分钟，清补 2 分钟，清大肠 2~3 分钟，揉脐部 2 分钟，揉中脘、天枢穴各 1 分钟；背部自上而下用拇指侧进行刮脊 10~20 次，揉长强 1 分钟。

③伤食泻治疗手法：手部清补脾土 1 分钟，揉板门 1 分钟，清大肠 2~3 分钟，清小肠 1 分钟；腹部揉脐部 2 分钟，顺降结肠揉压 2~3 分钟，揉中脘、天枢各 1 分钟；背部自上而下进行刮脊 30 次，推下七节 20 次。

④脾虚泻治疗手法：手部补脾土 2 分钟，运土入水 2 分钟，补大肠 2~3 分钟；腹部揉脐部 2 分钟，揉中脘、天枢、关元各 1 分钟；下肢揉足三里各 1 分钟；背部自下而上进行捏脊 7~10 次；在肾俞、胃脾俞、肝俞穴部位向上提拉，可听到响声，推上七节 1 分钟。

（3）灌肠治疗

中西药灌肠：山药 50g，白术、广木香、黄连补骨脂（各）40g，炒石榴皮 30g，山莨菪碱 50mg，将以上中药加水 1000ml，浸泡 3 小时，煎至 200ml，加粉碎的山莨菪碱，摇匀冷储备用。用法：用时摇匀上液，按每次 2ml/kg 抽取，加温 40℃左右（若患儿发热，加温约至 30℃），然后将 18 号导尿管插入小儿肛门约 10cm，用注射器将上药缓慢注入，拔出导尿管，轻轻挤压臀部或侧卧 20 分钟，每日 2 次，治疗迁延性及慢性腹泻。

中药灌肠：白头翁 15g，黄连 10g，黄芩 10g，赤芍药 6g，槟榔 6g，葛根 10g，六一散 6g；上药加水适量，浸泡 30 分钟，煎出药液，浓缩汁 200ml，装瓶备用。将药液用注射器通过导尿管插入肛门 6~10cm，将臀部抬高，注入药液 30~50ml，每日 3 次。睡前 1 次尤为重要，治疗小儿湿热型泄泻。

（4）针灸疗法

针刺法：取足三里、天枢、中脘、脾

俞为主穴。配长强、气海。呕吐加内关、上脘；腹胀加下脘；发热加曲池。实证用泻法，虚证用补法，每日1次。

灸法：取足三里、中脘、神阙。艾条温和灸。每日2~3次，用于脾虚泻、脾肾阳虚泻。

3. 成药应用

（1）儿泻停颗粒（茜草藤、乌梅、甘草）功效：清热燥湿、固肠止泻。用法：1~6个月，1次0.5g；7个月~2岁1次1g；3岁1次2g；4~6岁1次3g；7~14岁1次4g，1日3次，用于湿热泻。

（2）肠炎宁颗粒（地锦草、黄毛耳草、樟树根、香薷、枫树叶）功效：清热利湿、行气。用法：1~2岁，1次1/2袋，1日3次；3~5岁，2/3袋，1日4次，温开水冲服，疗程5日。用于湿热泻。

（3）参苓白术颗粒（白扁豆、白术、茯苓、甘草、桔梗、莲子、人参、砂仁、山药、薏苡仁）功效：补脾胃、益肺气。用法：<1岁1次2g；1~3岁1次3g；4~6岁1次4g；>6岁1次6g。1日3次，疗程3日。

（4）保和丸（山楂、神曲、半夏、茯苓、陈皮、连翘、莱菔子、炒麦芽）功效：消食、导滞、和胃。用法：每次6~9g，每日3次。用于伤食泻。

（5）藿香正气口服液（苍术、陈皮、厚朴、白芷、茯苓、大腹皮、生半夏、甘草浸膏、藿香、紫苏叶油）功效：解表化湿、理气和中。用法：每次5~10ml，每日3次。用于风寒泻。

4. 单方验方

（1）云南白药1g加75%乙醇调成糊状，敷于脐窝并用伤湿止痛膏固定。每8小时换药1次，不应用任何抗菌药物或止泻药，有脱水者给予口服补液盐，适用于幼儿腹泻。

（2）选用单味中药桂皮研为粉状，将脐孔先用生理盐水擦洗，然后将桂皮粉置于脐孔内稍加按压，以填平为度，再用4cm×4cm胶布或活血膏覆盖固定，每日换1次，适用于感受外邪及乳食不节所致的小儿腹泻。

（四）其他疗法

低渗口服补液盐能适当降低Na^+、Cl^-、葡萄糖的浓度，而实际氯化钾、枸橼酸钠、无水葡萄糖等未发生变化，因此低渗口服补液盐可避免以上不良反应。剂量根据年龄或脱水程度而定，脱水情况为重度的患儿给予100~200ml/mg，中度患儿给予80~100ml/mg，轻度患儿给予50~60ml/mg。

（五）医家诊疗经验

1. 侯江红

侯教授认为脾之功能主在运化水谷精微，常以健运二法为基础治疗小儿泄泻。他认为健脾多为益气健脾、温中暖胃之意，脾健则运。运乃汗、吐、下、和、温、清、消、补八法中的和法之言，当可助脾运化、助胃和降；行脾之气滞，行胃之滞积；理脾之顺，理胃之降。所以其所用药物中以健运脾胃为主，既可理脾胃气机之滞缓，又能复脾胃之升清降浊之义也。治疗泄泻使用的高频药物以温为主，寒平为辅；五味多以辛、甘、苦为主；归经多为胃经、脾经、肺经。其在治疗小儿泄泻过程中以健运二法为基础，调脾胃以固根本，且与糜粥调养结合，脾土强则水湿自去。［胡梦梦，申冬冬. 侯江红教授治疗小儿泄泻用药规律分析. 中国中西医结合儿科学，2020，12（1）：4-7.］

2. 张炜

张教授从肾论治小儿泄泻，他认为小儿肺脾肾常不足，肾为阴阳之根，无论肾阴虚、肾阳虚、肾阴阳两虚都可导致泄泻，治疗阴虚泄泻以猪苓、茯苓、泽泻、滑石、阿胶、鳖甲、龟甲、煅龙骨、煅牡蛎加减化裁。治疗肾阳虚以真武汤加减运用为主。治疗阴阳两虚，肾气虚弱者，当以地黄饮子、金匮肾气丸等加减用之。[李文婷，张炜，贾广枝，等. 张炜教授从肾论治小儿泄泻经验. 光明中医，2019，34（14）：2135-2137.]

3. 汪受传

汪教授认为小儿体质形成的第一要素是先天禀赋，其次是饮食、环境、心理因素等。体质形成后较长一段时间内相对稳定，故在小儿疾病的病因病机分析和诊断中需要充分考虑到小儿的体质。小儿慢性泄泻经久不愈、时发时止与小儿体质密切相关。小儿属"稚阴稚阳"之体，泄泻易损伤脾阳胃阴，若是小儿素体阳虚气弱，更易酿成慢性泄泻，所以要对慢性泄泻患儿的体质进行观察分析，以实现个体化治疗。若治疗不当，养护不周，易使病程延长逐步演变为小儿迁延性、慢性腹泻，导致营养不良，影响生长发育。小儿泄泻多由于外邪入侵、饮食内伤、禀赋不足、脏腑功能失调等原因致使脾湿不化，清浊不分，水谷混杂，下走大肠而成。在其临床治疗小儿慢性泄泻时，采用温振脾阳、补益脾气、燥湿运脾、消食运脾、理气运脾、温补肾阳、益胃养阴、抑木补土八法，灵活施治多有效验。[梁众擎，姜茗宸，赵霞，等. 汪受传治疗小儿慢性泄泻八法. 中医杂志，2019（7）：556-558.]

五、预后转归

小儿腹泻预后良好，经治疗后可痊愈，部分营养不良患儿、免疫缺陷患儿或抗生素应用不合理患儿易转为迁延性腹泻和慢性腹泻。在发展中国家，腹泻病的年死亡率平均为 6.5%，据我国连续 3 年对省市流行病学调查发现腹泻年死亡率为 0.51%，显著低于其他发展中国家。

六、预防调护

（一）预防

（1）加强卫生宣传，培养患儿良好卫生习惯，不食不洁和变质食物，饭前便后洗手，生食瓜果时要洗净。

（2）积极提倡母乳喂养，尤其出生后最初数月内应母乳喂养，增加婴儿抵抗疾病能力，人工喂养应注意食具的清洁卫生，每日进行奶具消毒。

（3）加强户外活动，注意气候变化，注意增减衣物，避免腹部受凉。

（二）调护

（1）调整饮食，减轻胃肠负担，忌食生冷、油腻及不易消化食物。食欲不振时不要强制进食，病情好转后逐渐增加饮食量。

（2）注意前后二阴的清洁卫生，勤换尿布，保持皮肤干燥。每次大便后，宜用温水清洗臀部，并扑上爽身粉，防止发生红臀。

（3）密切观察病情变化，及早发现泻泄的变证。

七、专方选要

健脾助运汤

组成：麸炒白术 10g、山药 10g、太子参 8g、苍术 10g、广藿香 10g、茯苓 12g、砂仁 6g、陈皮 10g、厚朴 10g、乌梅 15g、升麻 6g、葛根 12g、麦芽 10g、炙甘草 6g。

功效：健脾运脾，除湿止泻。

主治：小儿泄泻，属脾虚所致的大便稀薄，甚如水状，色淡不臭，常食后即泻，可伴面色萎黄，形体消瘦，神疲倦怠等。

加减：若脾肾阳虚明显可加肉豆蔻、补骨脂温肾暖脾、固肠止泻。

主要参考文献

[1] 马融. 中医儿科学 [M]. 北京：中国中医
药出版社，2016：261-335.

[2] 中成药治疗优势病种临床应用指南标准化
项目组. 中成药治疗小儿腹泻病临床应用
指南 [J]. 中国中西医结合杂志，2022，42
（8）：915-921.

[3] 路桃影，蔡坚雄，尹翎嘉，等. 推拿治疗
小儿腹泻临床应用情况调查分析 [J]. 中医
药导报，2019，25（2）：105-108.

[4] 韩新民，汪受传，虞舜，等. 小儿泄泻中
医诊疗指南 [J]. 中医儿科杂志，2008，4
（4）：1-3.

[5] 中国中西医结合学会儿科专业委员会消化
学组. 中西医结合防治小儿腹泻专家共识
[J]. 世界中医药，2022，17（21）：2979-
2984.

第六节　便秘

便秘是指大便秘结不通，排便时间延
长而言。是儿科临床常见病，任何年龄均
可发病，有时单独出现，有时继发于其他
疾病过程中。西医学将便秘分为器质性便
秘和功能性便秘两大类，功能性便秘是指
未发现明显器质性病变而以功能性改变为
特征的排便障碍，占儿童便秘的 90% 以上。

一、病因病机

（一）西医学认识

1. 器质性病因

（1）消化道器质性病变　先天性消化
道畸形引起的肠道梗阻，如先天性巨结肠，
肛门直肠发育畸形等；肿瘤引起的便秘在
儿童时期少见。

（2）内分泌或代谢性疾病　先天性甲状
腺功能低下、糖尿病等可以引起便秘。

（3）药物性因素　铁剂、钙剂、阿片
类药、抗抑郁药、抗帕金森病药、钙通道
拮抗剂、利尿剂以及抗组胺药等可能引起
便秘。

2. 功能性病因

功能性便秘病因尚不明确，其发生与
多种因素有关，包括：

（1）进食量少或食物缺乏纤维素或水
分不足　对结肠运动的刺激减少，例如母
乳或配方奶摄入不足，蔬菜摄入过少。

（2）生活环境和生活规律被打乱。

（3）结肠运动功能紊乱所致　常见于
肠易激综合征，系由结肠及乙状结肠痉挛
引起，除便秘外同时具有腹痛或腹胀，部
分患者可表现为便秘与腹泻交替。

（4）体弱儿、活动过少等　可能导致
排便困难。

发生机制食物在消化道经消化吸收后，
剩余的食物残渣从小肠输送至结肠，在结
肠内再将大部分的水分和电解质吸收形成
粪团，最后输送至乙状结肠及直肠，通过
一系列的排便活动将粪便排出体外。从形
成粪团到产生便意和排便动作的各个环节，
均可因神经系统活动异常、肠平滑肌病变
及肛门括约肌功能异常或病变而发生便秘。

（二）中医学认识

便秘在《伤寒论》中又有"阳结""阴
结"和"脾约"之称。古方书中又有"实
秘""虚秘""热秘""冷秘""风秘""气秘""风
燥""血燥"之别称。张景岳主张按《伤寒
论》的分类法，把便秘分为阳结、阴结两
类：有火的是阳结，无火的是阴结。有关小
儿便秘的论述以《诸病源候论·小儿杂病诸
候》为最早，指出："小儿大便不通者，脏
腑有热，乘于大肠故也。"脾胃为水谷之海，
水谷之精微化为血气，其糟粕行于大肠。

饮食入胃，通过脾的运化，吸收其精
微之后，最后由大肠将糟粕传送而出。若

胃肠运化正常，则大便通畅；若肠胃受病，或因燥热内结，津液干涸，或因肝脾郁结，气滞不行，或因乳食积滞，传导失常，或中焦湿郁，升降失调，或因血虚，肠失濡润，或因气虚，传送无力，或因阳虚寒凝，通降失职，凡此种种，则均可导致便秘。燥屎内结为本病的基本病机。

二、临床诊断

（一）辨病诊断

1. 临床表现（功能性便秘的罗马 Ⅳ 标准）

对于＜4岁的婴幼儿，至少符合以下2项条件，病程持续1个月：①排便次数每周2次或更少。②有粪便过度潴留史。③有排便疼痛或排干硬粪便史。④有排粗大粪便史。⑤直肠内存在大团粪块。

对学会如厕排便的儿童，增加以下适用条件：①出现排便失禁至少每周1次。②有排粗大粪便史，甚至可造成抽水马桶堵塞。

对于≥4岁的患儿，在不符合肠易激综合征诊断标准的前提下，符合以下2项或以上条件，症状出现至少每周1次，持续至少1个月：①排便次数为每周2次或更少。②排便失禁至少每周1次。③有过粪便潴留的被动姿势或过度忍受粪便潴留的病史。④有排便疼痛或排干硬粪便史。⑤直肠中存在大团粪块。⑥有排粗大粪便史，甚至可造成抽水马桶堵塞，经过适度的评价，症状不能完全用其他疾病解释。

2. 相关检查

（1）粪便检查　观察粪便的形状、硬度、有无脓血和黏液等，并做粪便常规检查及隐血试验，观察有无异常。

（2）相关常规检查　甲状腺功能系列（T3，T4，TSH）、血糖，以除外甲状腺功能低下、糖尿病等。

（3）钡灌肠　是X线造影检查中传统

与常见的一种检查方法，具体方法是从肛门插入导管，通过导管注入稀释钡剂后再注入少量气体，使直肠、全部结肠及盲肠显影以观察结肠分布与形态。

（4）肛门直肠测压　用于了解肛管直肠的控制和括约肌能力、排便协调能力、直肠敏感性，进而判断肛门直肠功能。受试者取左侧卧位，导管插入肛门内6~8cm，测定各个位点的压力。观察指标为直肠静息压、肛管静息压、肛管收缩压、向量容积、直肠肛门抑制反射。

（5）结肠测压　在电子肠镜引导下将测压管送入回盲部，可测定各段结肠的最高收缩平均压、静息压、单位时间内（5分钟）收缩次数以及平均收缩间期持续时间，可评估结肠的蠕动功能。

（6）结肠传输试验　是一种评价肠道转运功能的动力学检测方法，主要应用简化的不透X线标志物追踪法，分别计算全胃肠传输时间和节段性结肠传输时间，即右半结肠传输时间、左半结肠传输时间和直肠乙状结肠传输时间。

（7）直肠或结肠黏膜活检　用特制吸引器在肛齿状线上1.5~2.0cm处吸引肠黏膜及黏膜下组织，直径约4mm，厚1mm，切片进行苏木素－伊红染色，并联合免疫组织化学检测肠道黏膜下和肌间神经丛中是否存在神经节细胞。

临床上并不建议将上述检查作为功能性便秘（FC）的常规检查项目，只有在常规治疗无效或者针对顽固性便秘的患儿时，才可行相关检查以了解肛直肠功能，及时排除引起便秘的器质性疾病。如慢传输型便秘患儿可用结肠测压评估结肠蠕动功能，区别FC与结肠神经肌肉疾病；肛门直肠测压可用于鉴别先天性巨结肠。

（二）辨证诊断

本病辨证，应首辨虚实，继辨寒热。

1.燥热便秘

临床证候：大便干结，排出困难，甚至便秘不通，腹胀不适，或兼呕吐，口臭口疮，面赤身热，小便短黄，苔黄燥，指纹紫滞，脉滑实。

证候分析：肠胃积热，津液耗伤，热结津伤，故排便困难，甚至便闭不通；气滞，便结于腹，故腹胀不适；腑气不通，胃气上逆则呕吐；燥热秽浊熏蒸于上，则口臭口疮；身热面赤为阳明里热之候；热移膀胱则小便短黄；苔黄燥，指纹紫滞，脉滑实皆为燥热内结之征象。

2.气滞便秘

临床证候：胸胁痞满，嗳气频作，胃纳减少，欲便不便，甚则腹胀疼痛，舌质红，苔白或腻，指纹紫，脉弦。

证候分析：由于情志不遂，肝郁气滞，气机壅滞，故胸胁痞满；胃气上逆，则嗳气频作；脾气不运则胃纳减少；气机郁滞，传导失司，糟粕内停则欲便不便，甚则腹胀疼痛。苔白或腻，指纹紫，脉弦为肝脾之气不和，内有湿蕴之征。

3.食积便秘

临床证候：大便闭结，脘腹胀痛，不思乳食，手足心热，小便黄少，舌苔黄，指纹紫滞，脉象沉实。

证候分析：乳食停滞，生热蕴湿，湿热郁遏，气化不行，传导失职，而使大便闭结不通；有形之邪积于胃肠，故脘腹胀痛，不思乳食；脾为至阴而主四肢，手掌心属阴，脾有积热，故手掌心发热；小便黄少，苔黄腻为湿热蕴结之象。指纹紫滞，脉沉实为食积化热之征。

4.血虚便秘

临床证候：面唇爪甲淡白无华，自觉目眩心悸，大便干结，努挣难下，舌质淡嫩，舌苔薄白，指纹色淡，脉细弱。

证候分析：心主血脉，其华在面，其荣在爪，面唇爪甲淡白无华为血虚之征；血虚心失所养则心悸；头目失养则目眩；血虚津少，不能润滑肠道，故大便干燥，努挣难下。舌质淡嫩，舌苔薄白，指纹色淡，脉细弱皆为血虚之征象。

5.气虚便秘

临床证候：神疲乏力，面色白，时有便意，大便并不干硬，但努挣乏力，用力则汗出气短，便后疲乏，舌淡苔薄，指纹色淡，脉虚。

证候分析：肺主气，与大肠相表里，肺气虚则大便传送无力，尽管大便并不干硬，但仍需努挣；努挣则汗出气短，是卫气虚之故；气虚不能化生精微，故面色㿠白，舌淡苔薄，指纹色淡，脉虚。

三、鉴别诊断

（一）西医鉴别诊断

1.先天性巨结肠

主要表现为顽固性便秘，新生儿有胎便排出延迟，小儿便秘症状进行性加重，伴有严重腹胀、消瘦、生长发育落后等。钡剂灌肠检查显示近直肠—乙状结肠处狭窄，上段结肠异常扩大。

2.机械性肠梗阻

主要表现为急性便秘，伴阵发性剧烈腹痛腹胀、恶心呕吐、肠鸣音亢进，腹部X线检查显示多个扩张肠袢及较宽液平面，结肠远端及直肠无气。

（二）中医鉴别诊断

腹胀

腹胀自我感觉明显，常伴胸胁苦闷，情志不舒时加剧，虽胀但纳食影响不大，多为气机郁滞之气秘；以上腹胀为主，矢气多，气味腐臭，不思进食，为积滞所致之腹胀。初起不明显，日久腹胀逐渐加重，常伴口干、尿少，为热结津伤。

四、临床治疗

（一）提高临床疗效的要素

1. 辨别实证、虚证

实证多由乳食积滞、燥热内结和气机郁滞所致，一般病程短，粪质多干燥坚硬，腹胀拒按。食积者，不思进食，或恶心呕吐；气机郁滞者，常胸胁痞满，腹胀嗳气。虚证多因气血不足所致，使肠失濡润，传导乏力，一般病程较长，病情顽固，大便虽不甚干硬，但多欲便不出或便出艰难，腹胀喜按。因气虚所致者，神疲气短，面白多汗；由血虚引起者，面色无华，唇甲色淡。

2. 分清寒热

热证多身热面赤，口渴尿黄，喜凉恶热；寒证多面白肢冷，小便清长，喜热恶凉。

本病治疗，以润肠通便为基本法则。临床可内治外治相结合，提高临床疗效，但应注意用药通下不可太过，以免损伤正气。

（二）辨病治疗

治疗目标：排出软便，1~2 次 / 日。

1. 常规治疗

（1）合理饮食

饮食结构的调整是便秘治疗的基础。母乳喂养婴儿便秘发生率相对较低。母乳喂养会增强胃肠道刺激，以促进排便，且母乳所含的大量益生元如低聚糖有助于肠道菌群的调节和胃肠道渗透平衡。另外，母乳中所含的脂肪有软化粪便的作用。饮食中另外一种比较重要的因素就是膳食纤维的摄入。因此调整儿童饮食结构，增加膳食纤维摄入有助于降低便秘的患病率。但儿童期过量摄入膳食纤维会使儿童的饱腹感增加而减少能量的摄入，并降低矿物质的生物利用度，从而对能量和营养素的摄入产生负面影响。美国建议儿童膳食纤维量的安全摄入量为 ［年龄 + （5~10）g/d ］。

（2）足量饮水和适量运动

针对便秘患儿应强调足量饮水，正常儿童每日所需水量为 < 1 岁 110~155ml/kg、1~4 岁 100~150ml/kg、4~7 岁 90~110ml/kg、7~13 岁 70~85ml/kg、> 13 岁 50~60ml/kg，并随季节、气温及运动量适度调节。而适量的运动能促进胃肠道蠕动，缩短肠道运输时间。根据世界卫生组织的建议，幼儿每日应保持 1 小时以上适量运动。

（3）行为训练

排便习惯训练一般在餐后 30~60 分钟，每次 5~10 分钟比较适宜。一般经过 1 周左右的训练，大多能按要求定时排便。患儿教育与药物治疗同等重要，内容应包括告知患儿家长辨识克制排便行为及行为干预方法，如规律如厕、写日记记录排便情况以及建立成功排便的奖励制度。罗马 Ⅳ 标准建议排便训练开始的时间为 27 月龄，并要在解除排便疼痛后开始。

（4）药物治疗

儿童 FC 的治疗药物主要为缓泻剂，口服缓泻剂包括容积性泻剂、渗透性泻剂和刺激性泻剂。容积性泻剂以小麦纤维素颗粒较为常用，剂量为每次 1.75g，1~2 次 / 天。服用期间应注意多饮水，增强疗效。聚乙二醇和乳果糖为常用渗透性泻剂。有学者推荐聚乙二醇作为 FC 患儿的首选治疗药物。< 18 月龄婴幼儿聚乙二醇的安全有效剂量为 0.78g/（kg·d），疗程 1~2 周。乳果糖（1~2mg/kg，1~2 次 / 天）。常用的刺激性泻剂有二苯甲烷（如比沙可啶）和蒽醌（如番泻叶），因其易并发较多的不良反应，仅限短时间内使用。

儿童 FC 药物治疗过程分为解除粪便嵌塞及维持治疗两个阶段。第一阶段治疗时间约 1 周，除了口服容积性泻剂或渗透性泻剂，还可配合软化剂或润滑剂，例如开塞露、石蜡油，刺激结肠收缩并软化粪便，以解除粪便嵌塞，减轻患儿对于排便的恐惧心理。在患儿解除粪便嵌塞后就进入第二阶段维持治疗，需注意所有的渗透性泻剂治疗过程中都不应突然停用，而是有效维持治疗后再逐渐减量，维持时间一般需2个月，且剂量及疗程均强调个体化。

2. 生物反馈治疗

（1）加强肛周肌肉力量生物反馈训练。

（2）改善直肠感觉阈值的生物反馈训练。

（3）缩短括约肌反应时间的生物反馈训练。

（4）建立肛门括约肌收缩反射的生物反馈训练。

（5）改善排便动力生物反馈训练。

3. 手术治疗

对于严重的难治性便秘，如非药物和药物治疗均无效，可采取手术治疗。主要的外科治疗方式包括肛门括约肌肉毒素注射、肛门扩张术、肛门内括约肌切除术、顺行灌肠、结肠造口术和结肠切除术。手术治疗的目的在于减轻结直肠负担，逐步恢复肠道功能。但尚无统一的针对 FC 患儿的外科手术指南。

（三）辨证治疗

1. 辨证论治

（1）燥热便秘

治法：清热润肠，开秘通便。

方剂：麻子仁丸。

组成：麻子仁、杏仁、芍药、大黄、蜂蜜。

加减：若作煎剂则大黄后下，加郁李仁、瓜蒌仁；口干舌燥可与增液汤合用；腹胀痛加广木香、槟榔行气通便。

（2）气滞便秘

治法：理气导滞，开秘通便。

方剂：六磨汤。

组成：木香、乌药、沉香、大黄、枳实、槟榔。

加减：服后便通去大黄；胸胁痞满甚加桔梗、瓜蒌、香附行气开结；气不除，加旋覆花、苏子或苏梗顺气降逆；气郁化火，口干咽燥，加黄芩、天花粉清热解郁。

（3）食积便秘

治法：消积导滞，开秘通便。

方剂：枳实导滞丸。

组成：大黄、枳实、黄芩、黄连、茯苓、泽泻、白术、神曲。

加减：若胀满较重，可酌加木香、槟榔以理气导滞；肠阻胃逆，呕吐较甚，可加干姜、半夏以温中止呕。

（4）血虚便秘

治法：养血润燥，开秘通便。

方剂：四物汤加减。

组成：当归、生地、川芎、白芍、火麻仁、何首乌、枳壳。

加减：亦可加郁李仁、柏子仁、肉苁蓉等润下之品；心悸加酸枣仁、柏子仁；若血虚有热，兼见口干心烦，舌苔剥蚀，脉细数者，可加玄参、麦冬、丹皮；兼气虚加人参、黄芪以益气养血。

（5）气虚便秘

治法：益气润肠，开秘通便。

方剂：黄芪汤。

组成：黄芪、麻子仁、白蜜、陈皮。

加减：汗多气短，脉细者，与生脉散同用；若气虚下陷，肛门窘迫，欲便而不能出者，宜加人参、升麻、柴胡之类。

2. 外治疗法

（1）外导法 从肛门入药以导滞通便。用蜂蜜适量，微火煎，手捻作锭，纳入肛门中。如欲简便，也可用肥皂条寸许塞入肛门以通便。

（2）按摩疗法 选龟尾、七节、板门、大肠等。由第四腰椎至尾骶骨（七节）自上而下用推法推 200~500 次；尾骶骨处（龟尾）用揉法逆时针揉 300~600 次；自食指桡侧边缘至虎口（板门）离心推 100~300 次，大鱼际隆起处（板门）逆时针揉 50~200 次。

（3）体针　常用大肠俞、天枢、支沟等。配合谷、曲池，用于燥热便秘；中脘、行间，用于气滞便秘；脾俞、胃俞，用于气虚便秘。1 日 1 次，针刺，气虚便秘针后加灸。

（4）耳穴压豆　选取大肠、便秘点，用生王不留行籽置于胶布中，贴压耳穴，并轻轻按压，每天 3~5 次，每周换贴 2~3 次。

（5）贴敷疗法　大黄研细末，取药末 10g，加酒调糊，敷脐纱布覆盖，胶布固定。用于燥热便秘。

（6）推拿疗法　①实证。清大肠，退六腑，推下七节骨。食积证加清胃经，揉板门；燥热证加清天河水，揉膊阳池。气滞证加推肝经，揉膊阳池，推四横纹，推肺经。②虚证。推下七节骨，补脾经，补肾经，推上三关，点揉足三里。气虚证加揉中脘、脾俞、肾俞、摩腹；血虚证加推四横纹。

3. 成药应用

（1）枳实导滞丸（枳实、大黄、黄连、黄芩、六神曲、炒白术、茯苓、泽泻）　功效为消积导滞、清利湿热。1~2 岁每次 0.3g，3 次 / 天；＞2 岁且≤5 岁每次 0.4g，3 次 / 天；＞5 岁且≤10 岁每次 0.5g，3 次 / 天；10~14 岁每次 0.6g，3 次 / 天。用于食积便秘。

（2）麻仁丸水蜜丸（白芍、大黄、厚朴、火麻仁、杏仁、枳实）　功效润肠通便。＜2 岁 1~2g，2~8 岁 2~3g，＞8 岁 3~6g，日 1~2 次。用于燥热便秘。

（3）木香槟榔丸（木香、槟榔、枳壳、陈皮、青皮、香附、三棱、黄连、黄柏、大黄）　功效行气导滞、泄热通便。用法：3~5g，每日 2 次，开水化服。用于气滞便秘。

（4）补中益气丸（炙黄芪、党参、炙甘草、炒白术、当归、陈皮、升麻、柴胡）　功效补中益气。2~3 岁每次 1/4 丸，3~5 岁每次 1/3 丸，5~7 岁每次 1/2 丸，7~12 岁每次 2/3 丸，每日 2 次，饭后温开水送服。用于气虚便秘。

4. 单方验方

（1）莱菔子炒黄研末，每晚用开水送服（可酌加糖或蜂蜜调味），每次 1~30g，视年龄大小而定。

（2）番泻叶 1~3g，煎水成 100ml 左右。每次服 30ml，隔 4 小时服 1 次，以通为度，不必尽剂。

（3）苏麻粥用苏子、火麻仁适量，水浸捣汁，和大米一同煮粥食用。

（4）三仁粥用桃仁、松子仁、郁李仁各适量，水浸捣泥，与大米一同煮粥食用。

［徐荣谦. 刘弼臣实用儿科学. 北京：中国中医药出版社.］

（四）医家诊疗经验

1. 王绍洁

王教授认为儿童功能性便秘病机为燥热内结、气机郁滞、气阴亏虚，故治以清热润肠通便、顺气导滞通便、益气养阴通便，善用小承气汤、六磨汤合枳实导滞丸、参苓白术散合润肠丸等时方、经方。特别是对于胃肠动力不足的患儿，王教授善用温性药物以温补脾肾，达到增强胃肠推动力的目的。组方中注重健脾行气通便，使得健脾不壅阻，行气不伤气，清热不伤中，润燥无腻碍，通气无过虞，既能解除患儿短期便秘的痛苦，又能促进患儿的消化吸收功能，从根本上改善了患儿的肠道功能，同时配合排便习惯的训练、合理饮食、足量饮水以及增加活动量等基础治疗，临床疗效满意。［桂美茹，万里鹏，王绍洁. 王绍洁教授治疗儿童功能性便秘经验. 中医儿科杂志，2021，17（3）：19-22.］

2. 汪受传

汪教授提出治疗便秘须降泄胃浊，并促使大肠排出糟粕，采用泄浊通腑法。然小儿为"稚阳"之体，苦寒攻下恐损其脾阳，当先予润下法，通腑同时不伤及脾胃，从而恢复中焦运化功能，更有助于缓解便秘症状。若遇肠燥较甚、腹部胀实、口渴汗出者，汪教授主张药用生大黄增强通腑之力，不须拘于润下一法。汪教授用大黄时常嘱家长后下，得通利后改为同煎，如此不至于泄泻伤阳。[安黎，汪受传．汪受传运用泄浊通腑法治疗儿童功能性便秘经验介绍．新中医，2019，51（4）：305-307．]

五、预后转归

本病经过合理治疗，一般预后良好，但由于小儿脏器娇弱，发生便秘易造成肛裂、迁延不愈者，可引起脱肛、痔疮等疾病。

六、预防调护

（一）预防

1. 注意合理的膳食，以清淡为主，多饮水，勿过食辛辣厚味。

2. 嘱患者每日按时蹲厕，养成定时大便的习惯。

（二）调护

1. 注意起居有常，合理搭配饮食，适当添加蔬菜、水果、坚果及粗纤维类食物。

2. 积极锻炼身体，防治胃肠疾患。

3. 大便干结应临时对症处理，可用开塞露塞肛或肥皂条纳入肛门通便。

七、专方选要

（一）升降五仁汤

组成：沉香 3g、升麻 3g、柏子仁 10g、杏仁 10g、桃仁 10g、冬瓜仁 10g、郁李仁 10g。

功效：润肠通便，调理气机。

主治：小儿便秘，属燥热内热所致的大便数日一行，可伴有腹胀、腹痛、食欲不振等。

加减：食积明显者，酌加山楂 10g、神曲 10g、麦芽 10g、连翘 10g 消积导滞；热甚者，酌加黄芩 10g、瓜蒌仁 10g、胡黄连 10g 清肠泄热；气滞者，酌加木香 6g、枳壳 6g、乌药 3g 理气开郁；脾虚者，酌加太子参 10g、生白术 30g、生山药 20g 健脾益气；血虚者，酌加当归 10g、生地黄 10g、火麻仁 10g 养血润肠；阳虚者酌加肉苁蓉 10g 暖腰润肠。

（二）泻黄散

组成：藿香叶 20g、山栀仁 10g、石膏 15g、防风 12g、甘草 9g。

功效：清胃凉血、健脾和胃、泻热导滞、润肠通便。

主治：小儿属脾胃积热所致的便秘、腹胀、腹痛等。

加减：血虚者加当归 15g；乏力者加黄芪 10g；心烦少眠者加玄参 10g；腹痛者加肉苁蓉 10g。

八、研究进展

证型研究

张欣发现文献中多见乳食积滞证、气虚不运证、燥热内结证 3 个证型。张春华将便秘分为肠道实热证、脾胃虚弱证、阴虚肠燥证、肠道气滞证、脾肾阳虚证 5 个证型，且肠道实热证多见（53.47%）。

1. 食积内热型

麻建辉等运用消积通秘汤治疗小儿便秘食积内热型，总有效率为 96.7%。刘正茂等自拟健脾清润汤治疗小儿 FC 食积内热型总有效率为 94.5%，复发率为 12.3%，远期疗效显著。余韵扬等采用八把半锁疗法中开紫金锁配合摩腹的方法治疗小儿便秘食积内热型，总有效率为96.67%。陆忠通过针刺四缝及八髎穴治疗小儿便秘食积内热型，总有效率为95.8%。武扬等以自制通便膏为介质行推拿治疗，并与单纯推拿进行比较，结果治疗组总有效率为95%。

2. 燥热内结型

冯晓纯教授从肺论治小儿便秘燥热内结型，治以清肺导滞、润肠通便，以黄芩、麦冬、莱菔子、枳实、火麻仁、苦杏仁、当归、山楂、鸡内金、槟榔组方，疗效满意。王海俊等泻白散加味治疗小儿便秘肺热型，总有效率为96.67%。陈冠群采用通幽散清晨卯时敷于神阙、涌泉穴，治疗小儿功能性便秘燥热内结型，总有效率为83.33%。

3. 肠燥津亏型

贾六金教授以五仁橘皮汤合增液承气汤为主方加减治疗小儿便秘肠燥津亏型，常能获得显著疗效。刘伟荣等自拟润肠颗粒治疗患儿便秘肠燥津亏型观察组总有效率为95.60%。王华自拟清燥润肠汤治疗便秘肠燥津亏型患儿，治疗组总有效率为90.63%，明显优于对照组，治疗组食欲和睡眠改善情况也优于对照组。

4. 脾虚气弱型

武进华等通过观察四君子汤加减对小儿便秘脾虚气弱型的临床疗效，分析其对部分血液学指标及肠敏感度的影响，得出四君子汤加减可降低结肠黏膜水通道蛋白-8（AQP8）的表达，提高大便含水量，从而有效改善该型患儿便秘症状，治疗后患儿的中医证候积分、眼心反射试验及卧立位试验阳性率均较同组治疗前降低，且较对照组（单纯予温水冲服枯草杆菌、肠球菌二联活菌多维颗粒剂）明显降低。孔莎莎运用补中益气汤加味治疗便秘脾虚气弱型患儿，治疗组总有效率为97.78%，治疗后治疗组排便困难积分也明显低于对照组。杨红丽等予推拿疗法治疗小儿便秘脾虚气弱型，总有效率为92.86%，且无不良反应发生。

主要参考文献

[1] 马融. 中医儿科学［M］. 北京：中国中医药出版社，2016：261-335

[2] 杨诗敏，程惠明，梁文旺. 中医辨证治疗儿童功能性便秘的研究进展［J］. 中医儿科杂志，2020，16（5）：91-94.

[3] 闫佳菁，林媛. 枳实导滞丸联合四子散热敷腹部治疗小儿积滞的临床效果［J］. 中外医学研究，2021，19（7）：47-49.

[4] 王芳，李海华，马远新，等. 泻黄散加味配合排便训练治疗脾胃积热型小儿便秘的疗效观察［J］. 中国中西医结合消化杂志，2022，30（1）：1-5.

[5] 杨婷，江米足. 儿童功能性便秘的诊治进展［J］. 中华儿科杂志，2020，58（7）：611-614.

第九章　循环系统疾病

第一节　病毒性心肌炎

病毒性心肌炎（VMC）是由病毒感染所致的局限性或弥漫性心肌炎性病变，可伴有心包或心内膜炎症改变。其临床表现差别很大，轻者可无症状，重者可致心力衰竭甚至心源性猝死。

一、病因病机

（一）西医学认识

1. 病因

根据流行病学调查显示约 45%~60% 心肌炎与近期或复发的柯萨奇 B 组病毒持续感染有关。任何年龄段均可发病，并且发病率呈上升趋势，严重危害人们的身心健康。就目前所知，已发现的能够引起心肌炎的病毒种类已达 30 余种，以肠道病毒常见。最常见的是柯萨奇 B 组第 2 型 ~6 型、9 型和 A 组第 9 型病毒，前者是迄今为止报道最多的引起心肌炎的病毒；其次较常见的是埃柯病毒，其中第 6 型较多见；还有腺病毒，以 3 型为主，7 型次之；流感、脊髓灰质炎伴发心肌炎也较为常见。

2. 发病机制

目前关于 VMC 的发病机制至今尚未完全明确。发病机制可能与病毒在心肌组织中的持续感染所造成的直接损伤和病毒感染后引起的机体免疫系统紊乱有关。在病理学上，急性 VMC 的发病包含 3 个阶段：第 1 阶段是病原体感染心肌，病毒调节的细胞溶解作用破坏心肌细胞的结构，致使病原体进入心肌细胞并导致最终心肌损伤和心肌肥大。第 2 阶段是自身异常免疫反应的出现，由于第 1 阶段病毒入侵并引发心肌损伤，使心肌细胞与病毒之间出现相似的抗原决定表位，所以，异常的自身免疫反应在杀伤入侵病毒的同时，也会损害正常的心肌细胞以加重心肌损伤。第 3 阶段是 VMC 的形成，即在自身免疫系统和病毒的共同作用下，大面积的心肌损伤最终形成。另外，病毒引发心肌损伤以后，心肌细胞内会表达一种蛋白，这种蛋白能够激活体内的 T 细胞和相关的细胞因子，引发自身免疫性心肌炎。最终，由最初病毒感染和持续低水平的炎症反应引发的心肌损伤转变成心肌炎及心肌的纤维化。不同人群在心肌炎的易感性上存在很大的差异，且这种差异表现在不同性别、种族以及生存的地理环境上。所以，VMC 的发生可能与基因的易感性有关。

（二）中医学认识

病毒性心肌炎在古代医籍中无专门记载，根据本病的主要临床证候，其属中医学温病、心悸、怔忡、胸痹等范畴。小儿素体正气亏虚是发病之内因，温热邪毒侵袭是发病之外因。

小儿脏腑娇嫩，肺脾常不足，卫外功能不固，温热、湿热邪毒外感，从口鼻而入，犯于肺卫，蕴郁脾胃。邪毒由表入里，留而不去，内舍于心，导致心脉痹阻，心血运行不畅；或热毒之邪耗伤营阴，可致心之气阴亏虚，心气不足，血行无力，血流不畅，气滞血瘀。病久阴损及阳，或患儿素体阳气虚弱，病初即可出现心肾阳虚甚至心阳欲脱之危证。本病后期常因医治不当，或汗下太过，气阴受损，心脉失养，出现以心悸为主的虚证。

总之，本病以外感温热、湿热邪毒为发病主因，瘀血、痰浊为病变过程中的病理产物。病初以邪实为主，后期则以正气亏虚，心之气阴不足为主，或兼痰瘀阻络这一虚实夹杂证。

二、临床诊断

（一）辨病诊断

1. 临床表现

（1）主要临床诊断依据 ①心功能不全、心源性休克或脑心综合征。②心脏扩大。③显著心电图改变：以 R 波为主的 2 个或 2 个以上主要导联（Ⅰ、Ⅱ、aVF、V5）的 ST-T 改变持续 4 天以上伴动态变化，新近发现的窦房、房室传导阻滞，完全右或左束支传导阻滞，窦性停搏，成联律、多型、多源、成对期前收缩，非房室结及房室折反引起的导位性心动过速，心房扑动，心房颤动，心室扑动，心室颤动，低电压（新生儿除外）及异常 Q 波。④血清肌酸激酶同工酶（CK-MB）升高或心肌肌钙蛋白（cTnI 或 cTnT）升高，伴动态变化。⑤心脏磁共振呈现典型心肌炎表现。

（2）次要临床诊断依据 ①前驱感染史，如发病前 1~3 周内有上呼吸道或胃肠道病毒感染史。②胸闷、胸痛、心悸、乏力、头晕、面色苍白、面色发灰、腹痛等症状（至少两项），小婴儿可有拒乳、发绀、四肢凉等。③血清乳酸脱氢酶（LDH）、α-羟丁酸脱氢酶（α-HBDH）或天冬氨酸氨基转移酶（AST）升高（若 LDH、α-HBDH 或 AST 同时升高，亦有 cTnI、cTnT 或 CK-MB 升高，则只计为主要指标，次要指标不重复计算）。④心电图轻度异常（指未达到心肌炎主要临床诊断依据中显著心电图改变标准的 ST-T 改变）。⑤抗心肌抗体阳性。

（3）病原学诊断依据 ①确诊指标。自心内膜、心肌、心包（活检、病理）或心包穿刺液中分离到病毒；或者用病毒核酸探针查到病毒核酸。②参考依据。自粪便、咽拭子或血液中分离到病毒，且恢复期血清同型抗体滴度较第 1 份血清升高或降低 4 倍以上；或者病程早期血中特异性 IgM 抗体阳性；或者用病毒核酸探针自患儿血液中查到病毒核酸。

2 综合标准

符合心肌炎诊断：主要诊断依据 ≥ 3 项或者主要诊断依据 2 条加次要诊断依据 ≥ 3 条。临床诊断疑似心肌炎：主要诊断依据 2 条或主要诊断依据 1 条加次要诊断依据 2 条或次要诊断依据 ≥ 3 条。①同时具备病原学诊断依据之一者，可确诊为病毒性心肌炎。②具备病原学参考依据之一者，可临床诊断为病毒性心肌炎；③凡不具备确诊依据者，应给予必要的治疗或随诊，根据病情变化，确诊或除外心肌炎。④应除外风湿性心肌炎、中毒性心肌炎、先天性心脏病、结缔组织病以及代谢性疾病的心肌损害、甲状腺功能亢进症、原发性心肌病、原发性心内膜弹力纤维增生症、先天性房室传导阻滞、心脏自主神经功能异常、β 受体功能亢进及药物引起的心电图改变。

3. 临床分期

①急性期：新发病，症状、体征和辅助检查异常、多变，病程多在 6 个月以内。②迁延期：症状反复出现、迁延不愈，辅助检查未恢复正常，病程一般在 6 个月以上。③慢性期：病情反复或加重，心脏进行性扩大或反复心功能不全，病程多在 1 年以上。

（二）辨证诊断

首先需辨明虚实，辨别急性期或慢性期，凡病程短暂，见胸闷胸痛，气短多痰，或伴咳嗽，舌红，苔黄，属实证，多是急性期；病程长达数月，见心悸气短，神疲乏力，面白多汗，舌淡或偏红，舌光少苔，属虚证，多是慢性期。其次应辨别轻重，神志清楚，神态自如，面色红润，脉实有力者，病情轻；若面色苍白，四肢厥冷，口唇青紫，烦躁不安，脉微欲绝或频繁结代者，病情危重。

1. 急性期

（1）热毒侵心证

临床证候：发热身痛，鼻塞流涕，咽痒喉痛，咳嗽咳痰或腹痛泄泻，肌痛肢楚，继之心悸，胸闷气短，舌质红，苔薄黄或腻，脉细数或结代。

证候分析：本证见于疾病初始阶段，风热或湿热毒邪侵袭肺卫及胃肠，郁而不解，内侵于心，伤及心脉所致。风热邪毒从口鼻或皮毛而入，客于肺卫，卫表失和，则发热，邪气与气血相搏，肌肤失养，则肌痛肢楚；热毒之邪犯肺，肺失宣降，则鼻塞、流涕、咳嗽咳痰；湿热毒邪侵袭胃肠，则见腹痛泄泻；热毒入里，内舍于心，心脉痹阻，则心悸、胸闷气短。舌质红，苔薄黄或腻，脉细数或结代皆为热毒侵心之征象。

（2）阳虚气脱证

临床证候：临床表现为起病急骤，喘息心悸，倚息不得卧，口唇青紫，烦躁不安，自汗不止，四肢厥冷，舌质淡，苔白，脉微欲绝。

证候分析：本证由于心气素虚，复感邪毒，正不敌邪，心阳暴脱，心脉瘀阻所致。心阳虚衰，鼓动无力，气血运行不畅，则心悸；胸阳不振，则喘息、倚息不得卧；阳虚则自汗；阳气暴脱，宗气大泄，则见口唇青紫、烦躁不安、四肢厥冷。舌质淡、苔白、脉微欲绝皆为阳虚气脱之征象。

2. 迁延期或慢性期

（1）心肺气虚证

临床证候：气短乏力，胸闷隐痛，自汗恶风，咳嗽，反复感冒，舌淡红，苔薄白，脉细无力。

证候分析：本证可由病情迁延而来。病程日久，损伤心肺，肺气虚弱，宗气不足，卫外不固，则气短乏力、反复感冒、自汗恶风；肺气虚，失于宣降，则咳嗽；心气不足，心血运动无力，心脉失养，则胸闷隐痛；舌淡红、苔薄白、脉细无力为心肺气虚之征象。

（2）痰湿内阻证

临床证候：胸闷憋气，头重目眩，脘痞纳呆，口黏恶心，咳吐痰涎，苔白腻或白滑，脉滑。

证候分析：本证由于素体湿盛，邪毒久羁，痰湿酿生，内扰心窍所致。痰湿内扰心脉，则胸闷憋气；痰湿上蒙清窍，则头重目眩；痰湿阻滞中焦，纳运失健，气机阻滞，则脘痞纳呆、口黏恶心；痰湿壅肺，则咳吐痰涎；苔白腻或白滑、脉滑为痰湿内阻之征象。

（3）气滞血瘀证

临床证候：心前区刺痛，痛有定处，胸闷胁胀，心烦易怒，唇色紫暗，舌质暗红或有瘀斑、瘀点，脉弦涩。

证候分析：邪毒侵心日已久，久病入络，心气受损，心脉瘀阻，则心前区刺痛、痛有定处、胸闷胁胀、唇色紫暗；心脉瘀阻，气滞不行，则心烦易怒，舌质暗红或有瘀斑、瘀点、脉弦涩为气滞血瘀之征象。

（4）气阴两虚证

临床证候：心悸，胸闷，疲乏，气短，失眠，易惊恐，手足心热，舌淡红，苔薄白，脉弱或细弱或沉弱。

证候分析：本证为中后期常见证型。邪毒内舍于心，耗气伤阴，心脉失养，则心悸；气虚则疲乏、气短；气阴不足，脑失充养，则失眠；阴虚则内热，则手足心热；舌淡红、苔薄白、脉弱或细弱或沉弱为气阴两虚之征象。

（5）阴虚火旺证

临床证候：心悸不宁，五心烦热，潮热盗汗，失眠多梦，颧红口干，舌红，少苔，脉细数。

证候分析：本证由病久心阴亏损累及肾阴所致。肾阴不足，水火不济，则心悸不宁、失眠多梦；阴虚生内热，则见五心烦热、潮热盗汗、颧红口干；舌红，少苔、脉细数为阴虚火旺之征象。

（6）心脾两虚证

临床证候：心悸怔忡，肢体倦怠，自汗短气，面色无华，舌淡，苔薄，脉细数。

证候分析：本证由脾胃素虚、心病及脾而成。气血不足，心脉失养，则心悸怔忡、短气；脾虚失运，四肢失于充养，则肢体倦怠；脾虚则面色无华。舌淡、苔薄、脉细数为心脾两虚之象。

（7）阴阳两虚证

临床证候：心悸，气短，胸闷，畏寒，乏力，腰酸，多梦，舌淡或胖，脉细无力或结代。

证候分析：本证为久病损伤心阴心阳、肾阴肾阳所致。心阳虚，心血鼓动无力，则心悸、气短、胸闷；心肾阳虚则畏寒、乏力、腰酸，心肾失交则多梦。舌淡或胖，脉细无力或结代为阴阳两虚之象。

三、鉴别诊断

（一）西医鉴别诊断

1. 风湿性心肌炎

在年长儿童中较多见，为风热的主要表现之一。多出现在病程的初期，心率增快与体温不成比例，心尖部第一心音减弱，常出现收缩吹风样杂音，有时可闻及心包摩擦音，严重者并发心力衰竭。

2. 心内膜弹力纤维增生症

多数于1岁以内发病。主要表现为充血性心力衰竭，心电图多呈左心室肥大，可同时出现ST段、T波改变以及房室传导阻滞，X线改变以左心室扩大为明显，左心缘搏动多减弱，肺纹理增多。

（二）中医鉴别诊断

奔豚

奔豚发作时亦觉心胸躁动不安，但发自少腹，上下冲逆，而本病系心跳异常，发自于心。

四、临床治疗

（一）提高临床疗效的要素

1. 辨证论治与分期论治相结合

本病的病程有不同的阶段特征，在急性期多表现为邪气盛而正气尚未虚，故多以祛邪为主，要辨别外邪的性质；恢复期多邪恋正虚，要注意扶正祛邪，要注意邪正的消长，以祛邪为主还是以扶正为主；迁延期及慢性期则多表现为正气虚弱，此时在扶正的同时，要辨别是否有余邪留恋及感受外邪。

2. 知常达变，结合六经辨证论治本病

伤寒论之六经辨证对本病的病因病机及治疗均有重要的指导作用。众多医家在治疗本病时应用六经辨证取得了良效。六经辨证可以涵盖大部分本病证型，为中医药治疗病毒性心肌炎提供了一套新方案，开辟一条新途径。

3. 中西合璧

在治疗本病时多采用西医学的诊断标准，同时应结合中医药辨证论治。对于轻型病例，多以中医治疗为主，配合西医支持治疗；对于重型病例，则以西医抢救治疗为主，同时可配合中医益气回阳等治疗。

（二）辨病治疗

本病无有效治疗方法，一般以综合性措施为主。

1. 休息

急性期卧床休息，在热退后 3~4 周，心影恢复正常；病情较重，心脏增大者，卧床 6 个月左右，一般重症患儿需卧床休息半年以上。

2. 抗病毒治疗

对于仍处于病毒血症阶段的早期患者，可选用抗病毒治疗，但疗效不确定。

3. 营养心肌

果糖二磷酸钠，每日 100~250mg/kg，每日 1 次，静脉滴注，疗程 2 周。磷酸肌酸钠，每日 0.5~1g 静滴，每日 1 次，疗程 10~14 天。同时可选用大剂量维生素 C，每次 100~200mg/kg，静脉滴注，每日 1 次，疗程 3~4 周。

4. 免疫球蛋白

大剂量丙种球蛋白通过免疫调节作用减轻心肌细胞损害。剂量 2g/kg，静脉滴注，24 小时内缓慢输入。

5. 肾上腺皮质激素的应用

一般病例不主张使用，病情严重如脑心综合征、心源性休克、Ⅱ度以上房室传导阻滞、严重心力衰竭等应立即使用，剂量宜大，病情缓解后应减量停药；反复发作或病情迁延者，可能与自身免疫有关，故主张使用，一般病例口服泼尼松 1~1.5mg/（kg·d），3~4 周，症状缓解后逐渐减量、停药；严重病例使用氢化可的松 8~12mg/（kg·d）或地塞米松 0.2~0.4mg/（kg·d）静脉滴注。

6. 控制心力衰竭

心肌炎时，心肌对洋地黄敏感性增高，耐受性差，易发生中毒，宜选用收效迅速及排泄快的制剂如西地兰或地高辛。剂量应偏小，一般用常用量的 1/2~2/3。在急性心衰控制后数日即可停药。但对慢性心功能不全者，多主张长期应用偏小量的洋地黄维持量，直到心功能恢复正常为止。利尿剂应早用和少用，同时注意补钾，否则易导致心律失常。注意供氧，保持安静，

若烦躁不安，可给镇静剂。发生急性左心功能不全时，除短期内并用西地兰、利尿剂、镇静剂、氧气吸入外，还应给予血管扩张剂应用。

7. 抢救心源性休克

由于心肌收缩无力，心室过快（如室上性心动过速、心室纤颤）或心室率过缓（如窦性心动过缓、Ⅱ度及Ⅱ度以上传导阻滞）所造成，故必须及时纠正心律失常。①快速静脉滴注大剂量激素。②大剂量维生素 C 即刻静脉推注，如血压上升不稳定，1~2 小时后重复使用，以后每 4~8 小时 1 次，第 1 天可用 3~5 次，以后改为每日 1~2 次。③升压药多巴胺和间羟胺并用，根据血压随时调整浓度及速度。④若有房室传导阻滞或心率缓慢可给异丙基肾上腺素应用。用药前可输全血或血浆补充血容量，但必须慎防肺水肿。⑤保证液体量，若有酸中毒应及时纠正。⑥吸入氧气。

8. 纠正严重心律失常

心律失常的纠正在于心肌病灶的吸收或修复。一般轻度心律失常如早搏、Ⅰ度房室传导阻滞等，多不用药物纠正，而主要是针对心肌炎本身进行综合治疗。若发生严重心律失常如快速心律失常、严重传导阻滞，应迅速及时纠正，否则威胁生命。

（三）辨证治疗

1. 辨证论治

（1）急性期

①热毒侵心证

治法：清心解毒，宣肺宁心。

方剂：银翘败毒散加减。

组成：金银花、连翘、柴胡、前胡、羌活、茯苓、竹叶、牛蒡子、桔梗、枳壳、川芎、白芷、北沙参、薄荷、生姜、炙甘草。

加减：腹泻者，加葛根、黄芩、黄连，以清热燥湿止泻；咳嗽咳黄痰者，加黄芩、

竹茹、桔梗以宣肺止咳；胸闷痛者，加瓜蒌、薤白、丹参以温阳活血；心悸怔忡者，加炒酸枣仁、柏子仁以宁心定悸。

②阳虚气脱证

治法：回阳救逆，益气固脱。

方剂：参附龙牡汤加减。

组成：党参、附子、炙甘草、煅龙骨、煅牡蛎、白芍。

加减：该方还可加干姜、黄芪、山茱萸增强回阳救逆之功；阳虚水泛见肢体面目浮肿，喘息不得卧者，加桂枝、白术、猪苓以温阳利水；血瘀见面色唇舌青紫，胁胀者，加当归、川芎、红花、桃仁以活血化瘀，以助血运。

（2）迁延期或慢性期

①心肺气虚证

治法：补益心肺，固护卫气。

方剂：参苏饮加减。

组成：党参、紫苏叶、法半夏、葛根、木香、陈皮、茯苓、枳壳、前胡、桔梗、连翘、板蓝根、甘草。

加减：气虚甚者，加黄芪、白术、防风以益气固表；阴虚见口干、心烦、舌红者，加麦冬、五味子、柏子仁以养阴安神。

②痰湿内阻证

治法：祛湿化痰，温通心阳。

方剂：瓜蒌薤白半夏汤合温胆汤加减。

组成：瓜蒌、法半夏、陈皮、枳壳、茯苓、薤白、甘草、桂枝、党参、石菖蒲。

加减：痰湿甚者，加苍术、薏苡仁、泽泻以健脾利湿；痰热见咳黄痰、舌红苔黄腻者，加黄连、滑石以清心泻热；兼脾胃气虚见乏力、纳少、便稀者，加党参、白术以益气健脾。

③气滞血瘀证

治法：疏肝理气，活血化瘀。

方剂：血府逐瘀汤加减。

组成：柴胡、枳壳、黄芪、茯苓、陈皮、红花、当归、生地黄、川芎、赤芍、川楝子、延胡索。

加减：气滞甚者，加香附、郁金以理气；气郁化火者，加黄连、栀子、豆豉以清热散火；血瘀甚者，加丹参、丹皮、蒲黄以活血化瘀。

④气阴两虚证

治法：益气养阴，安神镇静。

方剂：生脉散加味。

组成：党参、黄芪、酸枣仁、麦冬、五味子、桂枝、生地黄、大枣、生姜、龙骨、牡蛎、当归、炙甘草。

加减：伴腹泻者，加藿香、黄连、葛根；咽痛甚者，加玄参、桔梗、射干；阴虚甚者，加石斛、玉竹；阳虚明显者，加生姜、桂枝；痰浊见咳痰、苔腻者，加胆南星、陈皮、法半夏；瘀血甚者，加桃仁、红花。

⑤阴虚火旺证

治法：滋阴降火，养心安神。

方剂：天王补心丹加减。

组成：生地黄、当归、丹参、玄参、酸枣仁、柏子仁、麦冬、北沙参、桔梗、茯苓、五味子、远志。

加减：肾阴虚甚，加女贞子、墨旱莲以滋养肾阴；阴虚火旺明显、失眠多梦者，可加栀子、豆豉、黄连清心除烦；伴心悸、怔忡者，加龙骨、牡蛎、珍珠母以重镇安神。

⑥心脾两虚证

治法：健脾益气，安神定悸。

方剂：归脾汤加减。

组成：党参、白术、黄芪、茯苓、酸枣仁、龙眼肉、远志、桂枝、白芍、木香、板蓝根、连翘、生姜、大枣、甘草。

加减：脾虚兼湿者，加法半夏、陈皮、香薷、白扁豆以健脾利湿。

⑦阴阳两虚证

治法：温阳益气，滋阴通脉。

方剂：炙甘草汤加减。

组成：炙甘草、生姜、桂枝、赤芍、

党参、生地黄、阿胶、巴戟天、麦冬、火麻仁、大枣。

加减：伴随胸闷憋气、心下痞满者，加用瓜蒌、薤白、法半夏以化痰通痹；伴浮肿、尿少者，加车前草、薏苡仁、茯苓、大腹皮以利水；阳虚甚，加黑顺片。

2. 外治疗法

（1）针刺治疗

体针主穴取心俞、巨阙、间使、神门、血海，配穴取大陵、膏肓、丰隆、内关。用补法，得气后留针30分钟，隔日1次。

（2）耳针

取心、交感、神门、皮质下，隔日1次。或用王不留行籽压穴，用橡皮膏固定，每日按压2~3次。

（3）贴敷法

取膻中、厥阴俞或巨阙、心俞穴。将黄芪、沙参、丹参、党参、苦参按比例配制研末，制成药膏。

3. 成药应用

（1）生脉饮口服液：每次5~10ml，1日2~3次，用于气阴两虚证。

（2）丹参注射液：<3岁每次2ml，>3岁每次4ml，加入葡萄糖注射液100~200ml中静脉滴注，1日1次，用于痰湿内阻、气滞血瘀证。

（四）医家诊疗经验

1. 丁书文

丁教授认为病毒性心肌炎是内外因共同致病的结果，内因责之于正气亏虚，为发病关键，外因责之于邪毒侵心。病机特点为气阴两虚为本，热邪痰饮、气滞血瘀为标，痰饮与瘀血均为病理性津液，可相互转化，认为瘀血既是病毒性心肌炎的病理产物，又是致病因素。急性期多见于温热毒邪致病，先见肺卫风热表证，继见心系病证。初期强调清热解毒、利咽，兼以益气养阴活血化瘀。恢复期和迁延期主要

表现为心律失常，尤以期前收缩多见，治疗重在益气养阴，兼以清热解毒、活血化瘀、安神定悸。[范铁兵，李运伦. 丁书文教授治疗病毒性心肌炎的临床经验术. 中国中医急症，2019，28（7）：1281-1282，1291.]

2. 孙远岭

孙教授认为本病乃感染天地四时不正之邪，正邪相争，正不胜邪所致。小儿乃稚阴稚阳之体，感受外邪后极易化热化火，而致邪气入里化热，内犯心经，心火亢盛，耗气伤阴，成痰致瘀而发病。治疗上强调患儿在急性期必须绝对卧床休息，要少食多餐有营养易消化之品，少食油腻刺激性食品，多吃新鲜蔬菜水果，多进食粗纤维之品。孙教授将病毒性心肌炎并室性心律失常辨证分为一个主型：热毒扰心型。两个次型：气阴两虚型和痰瘀互结型。治疗以清热解毒为主，兼配益气养阴、化瘀祛痰安神之品，同时佐健脾益胃消食之物，每获良效。[王凤，孙远岭. 孙远岭教授中西医结合诊疗小儿病毒性心肌炎并室性早搏经验初探. 中国中西医结合杂志，2019，39（2）：249-250.]

五、预后转归

临床上病性轻重悬殊，病程长短不等，但预后大多良好，少数可发生严重心律失常、心力衰竭、心源性休克，甚至猝死；也可病程迁延不愈，心脏肥大，遗留有肌永久性损害，并由于免疫反应逐渐发展为心肌病。

六、预防调护

（一）预防

（1）平素应增强体质，积极预防呼吸道或肠道病毒感染。

（2）避免过度疲劳，不宜做剧烈运动。

（二）护理

（1）急性期应卧床休息，一般需 3~6 周，重者宜卧床 6 个月~1 年。待心律失常、心电图改变好转时，可逐渐增加活动量。

（2）饮食宜清淡和富有营养，忌食过于甘肥厚腻及辛辣之品，不饮浓茶。

（3）密切观察患儿病情变化，一旦发现患儿心率明显增快或减慢、严重心律失常、呼吸急促、面色青紫，应立即采取各种抢救措施。

七、专方选要

柴胡桂枝汤

药物组成：桂枝 10g、柴胡 10g、生姜 10g、白芍 10g、法半夏 10g、黄芩 10g、党参 15g、大枣 7 枚、炙甘草 10g。

治则：清热解毒、和表解里、疏肝解郁。

主治：病毒性心肌炎，症见心悸、气短、心烦、胸闷、胸痛、咽痛、汗出、乏力、纳差。

方解：方中桂枝、白芍调和营卫，柴胡可疏解入里之邪气，黄芩可清热燥湿，与柴胡配伍通调表里，和解少阳，法半夏配伍生姜可降逆、止呕、化痰，党参、大枣、炙甘草益气和中。全方攻补兼施，寒热同调，随症加减，共同发挥祛邪扶正、疏理气机等功效。

辨证加减：伴自汗、盗汗、失眠者，加生牡蛎、生龙骨、夜交藤；伴寒痰者加茯苓、白术；伴热痰者加瓜蒌、胆南星；伴血瘀者加红花、丹参；伴气滞者加枳壳、木香；伴心脾血虚者加龙眼肉、当归；心阳偏虚者去黄芩，加附子；心阴虚者减桂枝，加麦冬、生地黄；心气虚加黄芪，重用党参、炙甘草。

八、研究进展

（一）病因病机

国家标准《中医临床诊疗术语》中将其定名为"心瘅"。多数学者认为本病由外感温邪、创伤致温毒之邪乘虚而入，内舍于心，引起发热、心悸、胸闷等症状。本虚标实，本虚包括气、血、阴、阳，标实包括痰、湿、气滞、血瘀等，其中最主要的是心脉瘀阻。有学者认为，病毒性心肌炎由于误诊，或祛邪不尽使邪毒伏藏于里，每遇机体抵抗力下降时，疾病则易反复。余毒内藏、气阴两虚、外邪诱发是病毒性心肌炎的三大基本病因。也有多位医家提出病毒性心肌炎发病原因是肺脏和脾胃先受到损害，然后才引起心悸等症状。

（二）中药研究

1. 单味药的研究

（1）黄芪　生黄芪能够抑制病毒感染心肌细胞释放乳酸脱氢酶，改善心肌能量代谢，减轻心肌损伤，具有正性肌力作用。

（2）金银花　具有抗流感病毒、抗心肌病毒、抗疱疹病毒、抗腺病毒作用，同时也有抗菌消炎解热，以及增强非特异性免疫、体液免疫和细胞免疫的作用。

2. 复方及注射液的研究

（1）劳慧敏等基于中医传承辅助系统分析治疗小儿病毒性心肌炎方剂的组方规律，对用药频次进行分析，前几位用药为甘草、丹参、黄芪、麦冬、五味子、连翘、金银花等，以活血益气养阴解毒为主。其筛选出符合要求的 92 首治疗小儿病毒性心肌炎的处方，对这些处方通过关联规则进行挖掘分析，得出常用的核心药对有丹参－黄芪、甘草－黄芪、丹参－甘草等。

（2）生脉散通过改善心肌细胞外基质的合成和降解功能，从而改善心肌纤维化和心肌功能。生脉散可通过减少心肌内质网应激的特异性凋亡，降低半胱氨酸天冬氨酸蛋白酶 -12 及葡萄糖调节蛋白 -78 的表达，对心室功能及心肌缺血起到改善作用，进而保护心脏。

主要参考文献

[1] 中华中医药学会心血管病分会. 国际中医临床实践指南·病毒性心肌炎 [J]. 中国实验方剂学杂志，2020，26（18）：91-97.

[2] 中华医学会儿科学分会心血管学组. 儿童心肌炎诊断建议（2018 年版）[J]. 中华儿科杂志，2019，57（2）：87-89.

[3] 张美玲，李峰，刘雯，等. 中药金银花抗病毒作用研究进展 [J]. 辽宁中医药大学学报，2016，18（9）：156-158.

[4] 劳慧敏，张葆青，李燕宁. 基于中医传承辅助平台的中医药治疗小儿病毒性心肌炎用药规律分析 [J]. 中华中医药学刊，2017，35（3）：547-550.

[5] 李焕，贾妮. 论生脉饮研究进展 [J]. 辽宁中医药大学学报，2020，22（10）：190-193.

第二节　心肌病

心肌病指心肌中有局限性或弥漫性的急性、亚急性或慢性的炎性病变。2008 年欧洲心脏病协会（ESC）提出新的心肌病定义及分类。心肌病定义为非冠状动脉疾病、高血压、瓣膜病和先天性心脏缺陷导致的心肌结构和功能异常的心肌疾病，包括扩张型心肌病（DCM）、肥厚型心肌病（HCM）、限制型心肌病（RCM）、致心律失常型右室心肌病（ARVC）及未分类心肌病，并在此基础上将不同种类的心肌病进一步分为遗传性和非遗传性心肌病。他的主要临床表现为心脏扩大、心律失常、栓塞及心力衰竭等。

一、病因病机

（一）西医学认识

1. 扩张型心肌病

病因尚不明确，可能与病毒感染有关，一部分病毒性心肌炎可能最终发展为扩张性心肌病。本病与遗传因素也有一定关系，20% 患者有家族史：表现为常染色体隐性遗传、X- 连锁遗传等类型。自身免疫机制可能是导致扩张型心肌病发病的主要机制，有资料表明扩张型心肌病具有家族聚集性，家族史阳性几率达到 6.9%，这种情况在肥厚型心肌病中并不常见。部分 DCM 患者表现为免疫异常，包括体液和细胞免疫系统对心肌细胞的自身免疫异常，可产生多种抗心肌蛋白的抗体，如抗线粒体、抗收缩蛋白及抗心肌 β 受体抗体等。

2 肥厚型心肌病

本病有明显家族史（约占 1/3），目前已证实 HCM 是一种常染色体显性遗传病。大约 50%HCM 是由 7 个编码收缩蛋白基因突变引起，其中肌球蛋白重链基因突变占 30%~40%。虽然相同基因突变所致的 HCM 亲属间常有显著不同的临床表现，但是肌节收缩蛋白基因，如心脏肌球蛋白重链及心脏肌钙蛋白 T 基因突变均是致病因素。还有人认为儿茶酚胺代谢异常、细胞内钙调节异常、高血压、高强度运动等均可作为本病发病的促进因子。肥厚型心肌病的主要改变在心肌，尤其是左心室形态学的改变。其特征为不均等的心室间隔增厚。目前其发病机制（突变原因）尚不明确，有研究报道可能是基因所编码的异常蛋白质渗入肌节，造成其收缩力的下降，加大了室壁的负担，进而导致促生长因子的释放，引起心肌肥厚现象。目前认为基因突变增加了心肌纤维对 Ca^{2+} 的敏感性，但其进一步导致心肌肥厚的具体机制不明确。

3 限制型心肌病

RCM 较其他心肌病变类型少见。引起 RCM 的病因包括特发性、家族性和全身系统性疾病，尤其是全身性淀粉样变性、类肉瘤病、黏多糖病、色素沉着病等，可引起心肌浸润性病变，以及心内膜心肌纤维化。原发性 RCM 有的呈家族性发病，多为常染色体显性遗传，部分由肌钙蛋白 I 基因突变造成，也有一部分由基因突变引起，可伴有房室传导阻滞及骨骼肌病变。

4 致心律失常型右室心肌病

病机尚未阐明，有家族群集倾向，30% 患者有家族史。常为家族性发病，系常染色体显性遗传，不完全外显、隐性型也有报道。新近研究认为是由于 14 号染色体长臂异常所致的显性遗传病。也有人认为与感染引起的心肌炎有关。本病右室心肌被进行性纤维脂肪组织所置换，早期呈典型的区域性，逐渐可累及整个右心室甚至部分左心室。

（二）中医学认识

心肌病在古代医籍中无专门记载，但有与本病相似症状的描述。根据本病的主要临床症状，可归属于中医学风温、心悸、怔忡、胸痹心痛、心胀、喘证、猝死、水肿等范畴。以心悸为表现的，归属心悸范畴，如《伤寒论·辨太阳病脉证并治》："伤寒，脉结代，心动悸，炙甘草汤主之。"以水肿为主要表现的将其归属水肿范畴，如《金匮要略》中提出"心水者，其人身重而少气……"阐述了水湿内停心脏会出现少气。《灵枢·胀论第三十五》一文中记载："黄帝曰：愿闻胀形。岐伯曰：夫心胀者，烦心短气，卧不安。"对心胀的症状进行了描述，阐述了心胀的临床表现，这与现代心肌病的临床表现相似。中医对心肌病的认识是以发病过程及临床表现为依据的，一般按其成因分为湿热邪毒、湿热内蕴。其中湿热邪毒侵袭是发病的主要原因，正气亏虚，卫外不固，脾常不足，容易遭风热、湿热之邪。本病病位在心，而与肝、肺、脾、肾相关，病理机制是湿热侵袭，阻滞气血，心失所养，或气阴亏虚，心阳虚弱，痰瘀阻络。

本病初起因外感风热、湿热邪毒侵袭所致，水饮、痰湿、瘀血为病变过程中的病理产物，气阴亏虚，血脉阻滞为主要病理机制，病程中邪实正虚，或虚为主，或虚中夹实。若阴损及阳，或阳损及阴，可出现阴阳俱损之候。若病情恶化，心阳暴脱，可出现厥脱等危候。

二、临床诊断

（一）辨病诊断

（1）扩张型心肌病　病程进展缓慢、隐匿，症状轻重不一，多表现为进行性充血性心力衰竭，出现气喘、乏力、水肿、咳嗽。体检可见脉搏减弱，脉压减小，颈静脉充盈，肝大，心率增快，可有奔马律。辅助检查：①心电图示心房肥大；心室肥大，以左心室肥大为主；单纯右室大少见。②X 线检查示心影多有不同程度的增大，心脏搏动减弱，肺淤血，有时可有少量胸腔积液。③超声心动图示扩张性心肌病主要征象是左心房、左心室扩大，心肌收缩力降低，多普勒探测可见主动脉口流速减慢，出现二尖瓣反流信号。

（2）肥厚型心肌病　临床表现具有多变性，1 岁以内婴儿有心脏杂音、喂养困难、心动过速、呼吸困难、发绀，甚至心力衰竭症状，1 岁以上患儿常无明显症状，少数发生左室流出道阻塞，可诱发心绞痛、晕厥，有猝死风险。体检：主动脉瓣听诊区闻及收缩期杂音，二尖瓣反流时可听见心尖部收缩期杂音，有第二心音反向分裂。辅助检查：①心电图示左心室肥大，异常 Q

波，若有室内传导阻滞，可表现为QRS时限延长，ST-T改变。②X线检查示心影正常或扩大。③超声心动图示左心室室壁特别是室间隔肥厚，并累及二尖瓣前瓣，二尖瓣的前瓣有收缩期先前运动，主动脉瓣提前关闭。当多普勒在左室流出道收缩期测得中、晚期压力阶差时，表示该部位已有梗阻。

（3）限制型心脏病　本病起病隐缓，右心病变表现为颈静脉怒张、肝大、腹水及下肢水肿；左心病变有呼吸困难、咳嗽、胸痛、肺动脉高压等。体检见血压偏低，脉压小，脉搏细弱，心前区膨隆，心界扩大，心尖波动弱，心率快，可有奔马律，腹部胀大，叩诊有移动性杂音，下肢凹陷性水肿。辅助检查：①心电图示左心房肥大，节律改变或传导阻滞，如有心肌纤维可出现室内传导阻滞，可表现为QRS时限延长，ST-T改变。②X线检查示心影中至重度增大。③超声心动图示心房扩大，心室腔正常或略小，室间隔及左心室壁有向心性增厚，室间隔与左心室内膜增厚发亮，搏动弱，左心室等容舒张期延长。

（4）致心律失常性右室心肌病　部分患儿有家族史，临床表现与病变范围、部位及发病年龄有关。有三类症状。①右心衰竭，以婴幼儿多见。②反复发作左束支阻滞型室性心律失常时，患儿常因运动出现心悸、胸闷等不适。③心脏增大，不明显。

在考虑心肌病诊断时，应除外β受体功能亢进、甲状腺功能亢进、二尖瓣脱垂综合征及影响心肌的其他疾病，如中毒性心肌炎、结缔组织病、代谢性疾病及克山病等。

（二）辨证诊断

1. 热毒侵心证

临床证候：发热，低热绵延，或不发热，鼻塞流涕，咽红肿痛，咳嗽有痰，肢体酸痛，头晕乏力，心悸气短，胸闷胸痛，舌质红，苔薄黄，脉数，或结，或代。

证候分析：外感热毒之邪，客于肺卫，卫表失和，则发热或低热绵延；邪气与气血相搏，肌肤失养，则肢体酸痛；热毒之邪犯肺，肺失宣降，则鼻塞流涕、咳嗽有痰；湿热毒邪侵袭胃肠，则见腹痛泄泻；热毒入里，内舍于心，心脉痹阻，则心悸、胸闷气短。舌质红，苔薄黄，脉数，或结，或代，为热毒侵心之征。

2. 湿热侵心证

临床证候：发热，寒热起伏，全身肌肉酸痛，恶心，呕吐，腹痛，腹泻，心悸胸闷，肢体乏力，舌质红，苔黄腻，脉濡数，或结，或代。

证候分析：病变初起阶段，湿热之邪犯表，卫气抗邪于肌表，则见发热、寒热起伏；湿邪困阻肌肉四肢，则肌肉酸痛、肢体乏力；湿热邪毒内侵肠胃，则见恶心呕吐、腹痛腹泻；湿热邪毒上犯于心，则心悸、胸闷；舌质红，苔黄腻，脉濡数，或结，或代，为湿热侵心之证。

3. 气阴两虚证

临床证候：心悸不宁，活动尤甚，少气懒言，神疲倦怠，头晕目眩，烦热口渴，夜寐不安，舌光红少苔，脉细数，或促，或结，或代。

证候分析：本证型见于心肌病的相对稳定期。气阴两亏，心气不足，鼓脉无力，心血瘀阻则心悸不宁；动则耗气，故活动尤甚，少气懒言；血行迟缓，则神疲倦怠；虚人扰神，则夜寐不安；阴虚，则烦热口渴；肝肾精亏，清窍失充则头晕目眩；舌光红少苔，脉细数，或促，或结，或代，均为气阴两虚之征。

4. 痰瘀阻络证

临床证候：心悸不宁，胸闷憋气，心前区痛如针刺，脘闷呕恶，面色晦暗，唇甲青紫，舌体胖，舌质紫暗，或舌有瘀点，舌苔腻，脉滑，或结，或代。

证候分析：素体湿盛，邪毒日久，痰湿内生，久病瘀络，心脉痹阻，心失所养，则心悸不宁、胸闷憋气、心前区痛如针刺；痰湿困脾，则脘闷呕恶；瘀阻脉络，则面色晦暗，唇甲青紫；舌体胖，舌质紫暗，或舌有瘀点，舌苔腻，脉滑，或结，或代，为痰瘀阻络之征。

5.心肺气虚证

临床证候：胸闷心悸，身倦气短，乏力自汗，咳嗽咳痰，尿少，舌质淡胖，或有齿痕，苔薄白或滑，脉浮或濡，或滑。

证候分析：本证可由病情迁延而来，病程日久，肺气虚衰及心，心失所养，则胸闷心悸、乏力自汗；心肺气虚，则身倦气短；肺虚津液布散失常，则尿少；肺津变生痰浊，则咳嗽咳痰；舌质淡胖，或有齿痕，苔薄白或滑，脉浮，或濡，或滑为心肺气虚之征。

6.心肾阳虚证

临床证候：心悸怔忡，倚息不得卧，肢冷畏寒，面暗唇紫，腰膝酸软，水肿尿少，舌质暗，舌体胖大，苔滑。脉沉细无力或涩，或促，结代。

证候分析：久病及肾，心肾阳虚不能制水，水饮泛溢于心，发为本证。心肾阳虚，水饮凌心，则心悸怔忡、倚息不得卧；肾阳虚，失于温煦，则肢冷畏寒、腰膝酸软；舌质暗，舌体胖大，苔滑为阳虚之象；脉沉细无力或涩，或促，或结代为心肾阳虚之征。

三、鉴别诊断

（一）西医鉴别诊断

1.风湿性心脏病

扩张型心肌病可有二尖瓣或三尖瓣关闭不全的杂音及左房增大表现，容易与本

病混淆，但本病超声心动图表现为瓣膜病理改变，而扩张型心肌病没有。

2.高血压性心脏病

本病后期可出现左心扩大，伴发心衰时可出现心肌收缩功能减退，与扩张型心肌病相似，但本病患者有高血压病史。

（二）中医鉴别诊断

1.悬饮

悬饮与胸痹心痛鉴别，二者均有胸痛。前者之痛痛在胸胁，痛势持续，常因呼吸、咳嗽、体位改变而剧增，可伴有咳嗽等肺系症状，检查可见病侧肋间隙饱满。与后者比较，痛在胸前，可向左肩或左臂内侧放射，常因受寒、饱餐、情绪激动、劳累而突然发作，经用药、休息可迅速缓解。

2.胃脘痛

胸痹心痛痛在胸前，呈发作性，伴有胸闷、气短，与胃脘痛不难鉴别。但胸痹心痛之不典型者，其疼痛可在胃脘部，而易与胃脘痛混淆。胃脘痛多伴有嗳气、呃逆、泛吐酸水，疼痛剧烈，但全身状况尚好。常有饮食损伤、情志不遂史，必要时查心电图有助于鉴别。

四、临床治疗

（一）提高临床疗效的要素

1.知常达变，清热解毒

小儿脏腑娇嫩，形气未充，腠理薄弱，表卫不固，易于遭受外邪侵袭。风热邪毒从口鼻而入，蕴郁于肺卫，继而由表入里，留恋不去，内舍于心，伤及心气、心血、心脉而致本病，故邪毒淫心成为本病早期的主要病机。应着重清热解毒，佐以护心复脉。

2.谨守病机，活血化瘀

"瘀血"是本病病程中的病理产物。有研究认为本病是由于热毒伤心所致，一方

面，心之气阴虚损，运血无力，导致心脉瘀阻；另一方面，若热毒留恋不去，壅滞于心，亦可造成心脉瘀阻。因此，心脉瘀阻是贯穿于本病整个病程的基本病机，从而确立了活血化瘀、养血通脉的治疗大法。

3. 中西合璧，清热化痰

"痰浊"亦为本病病程中的病理产物。痰浊或由风热邪毒外袭，肺失宣达，凝津成痰，或热毒内蕴，灼津炼液为痰，或病程迁延日久，累及肺脾，脾虚运化无力，生湿酿痰，肺虚宣发肃降不利，津聚为痰。痰浊内蕴，郁而化热，痰热互结，阻于胸中，可出现胸闷痛，心悸不宁，伴喘息咳嗽，痰黏色黄，或痰鸣气促，恶心呕吐，舌苔厚腻，脉结代等症。

4. 内外结合，益气养阴

小儿乃稚阴稚阳之体，易受外邪侵袭，且病后"寒热易变、阴阳易伤"。叶天士云："温邪上受，首先犯肺，逆传心包。"温热邪毒易耗气伤阴，阴虚则心失所养，气虚则鼓动无力，故气阴不足是发病的主要病理基础。因此，治疗应以益气养阴为主，兼以活血化瘀或清解余邪。

5. 温阳益气，化瘀利水

有学者认为心肌病以心肾阳虚为本，血瘀水泛、上凌心肺、外溢肌肤为标。治则自然应为扶正祛邪，标本兼顾；治法则宜益气温阳，活血化瘀，泻肺平喘，利水消肿。并根据相关脏器表现确立治法治则。

6. 益气养心，理气通脉

部分医家认为该病以心气虚衰、心脉瘀阻为本，治疗重在益气养心、理气通脉，所立基本处方为生脉散和补阳还五汤加减。

（二）辨病治疗

1. 扩张型心肌病

（1）针对心肌炎治疗 ①大剂量维生素C，每次100~200mg/kg静脉滴注，日1次，疗程3~4周。②辅酶Q10，每日1mg/kg，分2~3次口服，疗程1~3个月。③磷酸肌酸钠，每次0.5~1g静滴，日1次，疗程1~2周；果糖二磷酸钠，每日100~200mg/kg静脉滴注，1日1次，疗程7~10天。④静滴丙种球蛋白，1g/kg，连用2天。

（2）心力衰竭 可根据病情利用吸氧、强心、利尿及扩血管西药治疗，应特别注意用洋地黄时，饱和量应较常规剂量减少，并注意补充氯化钾，以避免洋地黄中毒。

（3）严重心律失常 积极治疗心律失常和抗血栓形成，对延长生命有一定作用。选用盐酸普罗帕酮片、盐酸美西律等抗心律失常药。β受体阻滞剂和钙拮抗剂也可应用。重症患儿可进行心脏移植。

2. 肥厚型心肌病

必须严格限制剧烈的体育活动，以防猝死发生。诊断明确的病例应禁止使用洋地黄、正性肌力药物和利尿剂，肾上腺能受体阻滞剂和钙离子通道阻滞剂能缓解流出道梗阻和心肌肥厚进程，改善临床症状，但并未改变长期的临床预后。一部分频发心绞痛、晕厥的病例通过心脏外科手术切除肥厚的室间隔，以此减轻左心室流出道的梗阻，改善冠状动脉血供和减轻二尖瓣反流。

3. 限制型心肌病

治疗以控制心力衰竭为主，但由于其基本病变为心肌纤维化和心腔缩小，故通常洋地黄类药物作用不佳，需要综合治疗。腹水及水肿者可用利尿剂，部分患者需要进行心脏移植治疗。

4. 致心律失常型右室心肌病

避免剧烈运动，以免诱发猝死。除改善心脏功能、纠正心力衰竭外，重点控制心律失常。β受体阻滞剂合用胺碘酮、索他洛尔等。也可根据病情选用导管射频消融术、右心室局部病变切除术、心脏移植术等。

（三）辨证治疗

1.辨证论治

（1）热毒侵心证

治法：清热解毒，养心活血。

方剂：银翘散合参麦散加减。

组成：金银花、连翘、板蓝根、桔梗、竹叶、沙参、麦冬、五味子。

加减：邪毒炽盛者，加黄芩、石膏、栀子清热泻火；咳甚者，加前胡、炙款冬花疏风止咳；胸闷胸痛者，加丹参、红花、郁金活血化瘀；心悸，失眠者，加柏子仁养心安神；早搏频繁发作者，加丹参、苦参清热活血。

（2）湿热侵心证

治法：清热利湿，宁心安神。

方剂：栀子豉汤合半夏泻心汤加减。

组成：山栀、淡豆豉、黄芩、半夏、淡干姜、莱菔子、远志、生石膏、重楼、炙枇杷叶。

加减：胸闷憋气，加川芎、薤白理气宽胸；肢体酸痛者，加羌活、独活、木瓜祛湿通络；心悸、脉结或代者，加丹参、珍珠母、龙骨宁心安神；心烦者，加栀子清热除烦。

（3）气阴两虚证

治法：益气养血，宁心安神。

方剂：生脉散合炙甘草汤加减。

组成：党参、麦冬、五味子、炙甘草、桂枝、黄芪、白芍、阿胶（烊化）、生姜、大枣。

加减：便秘常可诱发或加重心律不齐，加火麻仁、瓜蒌子、柏子仁、桑椹等养血润肠；多汗者，加黄芪、煅牡蛎益气敛汗；夜寐不宁者，加酸枣仁、柏子仁养心安神；五心烦热者，去桂枝、大枣，加玉竹、白薇滋阴清热。

（4）痰瘀阻络证

治法：豁痰活血，化瘀通络。

方剂：瓜蒌薤白半夏汤合血府逐瘀汤加减。

组成：瓜蒌、薤白、半夏、桂枝、当归、丹参、延胡索、甘草。

加减：心前区痛甚者，加丹参、降香理气散瘀止痛；咳嗽痰多者，加白前、远志化痰止咳；夜寐不宁者，加琥珀、酸枣仁宁心安神。

（5）心肺气虚证

治法：益气养心。

方剂：保元汤合春泽汤加减。

组成：人参、黄芪、白术、甘草、肉桂、茯苓、猪苓、泽泻。

加减：有表证者，可加防风，有玉屏风散之意；咳痰甚者，可加半夏、陈皮燥湿化痰；自汗失眠者，可加淮小麦、浮小麦益气养心除烦；尿少水肿者，加车前子、车前草等。

（6）心肾阳虚证

治法：温阳固本。

方剂：真武汤合四逆汤加减。

组成：附子、干姜、桂枝、白术、甘草、茯苓、白芍。

加减：咳逆倚息者，可加葶苈子、大枣泻肺平喘；瘀血甚者，可加丹参、泽兰；腰酸痛者，加续断、杜仲、牛膝。

2.外治疗法

（1）针刺治疗　取神门、血海、间使、巨阙为主穴。配大陵、膏肓、丰隆、内关穴。适用于心肺气虚型，用补法，得气后留针30分钟，隔日1次。

（2）耳针　取心、交感、神门、皮质下等穴。隔日1次。或用王不留行籽压穴，用胶布固定，每日按压2~3次。

（3）敷贴疗法　适量的丹参、红花研磨成粉后，兑水制成膏体，敷贴于心前区，每日换1次药。

（4）药浴疗法　用生地、熟地各12g，枸杞15g，山茱萸10g，茯苓12g，煎成汤药，滤去残渣，再兑入温水，用以洗浴，在洗浴时，用鼻子吸入蒸汽，每次 10 分钟，以没有不适感为度。

（5）按摩疗法　用手指揉按上脘、中脘、下脘、神阙、关元、心俞、厥阴俞这几个穴位，可起到缓解心肌病的效果。

（6）气功疗法　做深呼吸，吸气时，胸腹一起用力，把气吸满；呼气时，胸腹也同步压缩，将气呼出。要领是深、长、细、匀，每日练习 15 分钟。可用于减轻由心肌病引起的心痛，并减少病发的次数。

3. 成药应用

（1）生脉饮口服液　每服 5~10ml，每日 2~3 次，用于气阴两虚证。

（2）参附注射液　肌内注射，1 次 2~4ml，1 日 1~2 次。静脉滴注，1 次 20~100ml，用 5%~10% 葡萄糖注射液 250~500ml 稀释后使用。静脉推注：1 次 5~20ml，用 5%~10% 葡萄糖注射液 20ml 稀释后使用。应用于心肾阳虚证。

4. 单方验方

（1）大田螺 1 个，麝香 0.5g，车前子粉 3g，共捣烂为泥状，糊于水分穴处。用于心力衰竭者。

（2）鲤鱼 1 斤重，去内脏，草果 3g，红豆蔻 3g，花椒 3g，松萝茶 1g，葱白 1 茎，大蒜 1 头，加赤小豆 500g，水煮至豆烂，喝汤。注意，不能放盐、酱油和味精。用于心力衰竭者。

（3）党参 15g，丹参、黄芪各 10g，加水与猪心炖熟，吃肉饮汤，日 1 次。用于各种心肌病。

（4）花旗参（另炖）、麦冬各 10g，太子参 30g，炙甘草 6g，大枣 4 枚，水煎服，日 3 次。用于慢性心力衰竭者。

（5）五味子、柏子仁各 10g，党参、太子参各 15g，黄芪 30g，甘草 6g，用水连煎 2 次，把药汁与鲫鱼一起煮汤，日 1 次。用于心肌病者。

（四）医家诊疗经验

1. 郭维琴

郭教授认为本病病位在心，与肺、脾、肾、肝密切相关；病性为虚实夹杂，虚为本，脏气虚衰，因虚致实生痰、饮、水、瘀。郭维琴教授治病谨守机要，治病求本。善用红芪、党参相配伍，大补元气，取保元之意。以益气活血、泻肺利水为治疗大法，益气活血贯穿治疗始终，用药喜补气，重视大补元气，温振阳气（通心阳、温脾阳、补肾阳）以资元气生发；利水重视泻肺利水、通利三焦水道；化瘀重视益气活血，化瘀行水而不伤正气。［李淑艳，寇兰俊等．郭维琴教授治疗扩张型心肌病经验．中西医结合心脑血管病杂志 2021，19（5）：868–870.］

2. 梅国强

梅教授认为扩张型心肌病核心病机为虚实两端。实者，或痰或瘀，阻滞气机，痹阻心脉；虚者，关乎心之气血阴阳虚损。医者临证务必全面收集四诊资料，详辨其虚实病机。同时坚持辨证与辨病相结合，谨守病机，立法选方，如常见之痰瘀互结证、气滞血瘀证、气阴亏虚证、少阴阳虚水泛证，宜分别选用小陷胸汤、血府逐瘀汤、黄芪生脉饮、真武汤方进行随症加减治疗。用药方面，强调久病入络，瘀、湿、痰结聚日久，不但阻碍气机，还浸淫于脉络之中，有化热、化毒之可能，加用虫类、藤类等以除脉络之邪。［周贤，刘松林，樊讯，等．梅国强辨治扩张型心肌病经验．中医杂志，2021，62（4）：289–291+302.］

五、预后转归

心肌病是心血管疾病中相对少见但又病情危重的疾病，其预后较差，严重影响患者的生活质量及生命，是当今医学界的一大难题。心力衰竭是儿童扩张型心肌病的主要死因。本病预后转归主要取决于本虚标实的程度、邪实轻重、脏损多少、治疗当否及脉象变化等情况。如患者气血阴阳虚损程度较轻，未见痰瘀之标证，病损脏腑单一，呈偶发、短暂、阵发性，治疗及时得当，脉象变化不显著者，病证多能痊愈；反之，脉象过数、过迟、频繁结代或乍疏乍数，反复发作或长时间持续发作者，治疗比较难，预后较差，甚至出现胸痹心痛、厥证、脱证等变证、坏病，若不及时抢救治疗，预后较差，甚至猝死。

六、预防与调护

（一）预防

（1）积极预防呼吸道、肠道感染。

（2）积极锻炼身体，增强体质，避免过度劳累，肺、脾、心气亏虚者给予药物调理。

（二）调护

（1）急性期应卧床休息，一般需要休息3~6周。重症患儿应卧床休息以减轻心脏负担及减少耗氧量。心脏扩大及并发心力衰竭者，应延长卧床休息，至少3~6个月。

（2）患儿烦躁不安时，给予镇静剂，尽量保持安静，以减轻心肌负担，减少耗氧量。饮食宜营养丰富而易消化，少量多餐。忌食过于肥甘厚腻或辛辣之品，不饮浓茶。

（3）密切观察患儿病情变化，一旦发现患儿心率明显增快或减慢、严重心律失常、呼吸急促、面色青紫，应立即采取各种抢救措施。

七、专方选要

人参养荣汤

组成：人参、黄芪、白术、茯苓、当归、熟地黄、白芍、陈皮、桂心、五味子、远志、甘草。

治则：补气养血，温通心阳，活血化瘀。

主治：扩张型心肌病。症见心悸怔忡，倚息不得卧，胸闷，憋气，身倦气短，乏力自汗，舌淡，边有齿痕，苔白腻，脉弦细。

方解：方中人参大补元气，温通心阳，补气生血，并安神益智；白术、茯苓益气健脾，宁心利水，黄芪健脾补肺以生气。辅以白芍养血柔肝，敛阴止汗，合当归活血补血、熟地滋阴养血，三药共用以养血荣心。佐理气运脾之陈皮，防滋腻碍脾；再佐以五味子敛心安神，远志交通心肾。更使以桂心引火归元，引导诸药入营分鼓舞气血生长，起助阳化气之力；炙甘草益气通阳，复脉定悸，养血滋阴，又有调和诸药之功。董玉江教授通过中医辨证施治，对西医治疗不能完全改善症状的扩张型心肌病患者，运用人参养荣汤加减以益气活血，健脾利水，临床疗效满意。[张倩，董玉江. 人参养荣汤加减治疗扩张型心肌病的临证经验. 中西医结合心脑血管病杂志，2021，19（16）：2862-2864.]

随症加减：若形寒肢冷、短气乏力重者，加少许肉桂、干姜、桂枝，起助阳化气，鼓动阳气之力；若胸阳不振兼气滞痰瘀，出现胸闷、咳嗽、咳痰者，加瓜蒌、薤白、半夏等行气解郁，通阳散结，宽胸祛痰；若心神烦乱、心悸失眠者，加生龙骨、生牡蛎重镇安神，宁心定悸；若口干、口苦重者，加麦冬、黄精等滋养肺胃之阴，生津润燥。

八、研究进展

（一）淫羊藿

作为我国传统补益类中药，其有效成分为ICA，具有较强的抗心脏重塑药理作用。主要表现为抑制炎性细胞浸润、抗心肌氧化应激、调节血液流变学、保护血管内皮细胞功能、促进血管再生、抑制心肌纤维化等方面。

（二）黄芪、葶苈子

二药作为药对联合使用时可多通道作用于心脏，其中涉及的靶标 Hsp90aa1 能改善心脏功能、抗心肌细胞凋亡与抗心律失常。

主要参考文献

［1］罗川晋，李先隆，吴伟. 邓铁涛调脾护心法治疗扩张型心肌病心力衰竭经验［J］. 中医杂志，2018，59（4）：285-288.

［2］段盈竹，于睿，李德新. 李德新教授治疗扩张型心肌病经验撷菁［J］. 中华中医药学刊，2016，34（9）：2165-2167.

［3］张磊，刘迎迎，李运伦. 从水火失济论治扩张型心肌病. 中医杂志，2017，58（16）：1375-1377.

［4］周艳，高洁. 淫羊藿苷抗心肌重塑的作用机制［J］. 湖北民族大学学报医学版，2020，37（4）：44-47.

［5］刘妍，谢铱子，张璐，等. 采用网络药理学研究黄芪-葶苈子药对治疗心力衰竭的作用机制［J］. 中国药房，2019，30（11）：1513-1518.

第三节　心内膜炎

感染性心内膜炎（IE）是一种或多种病原体感染引起心内膜、瓣膜或瓣膜相关结构炎性病变的感染性疾病。是儿科严重的感染性疾病之一。以往称为细菌性心内膜炎，并有急性及亚急性之分。80% 以上由链球菌和葡萄球菌所致，其他尚有真菌、衣原体、立克次体及病毒等。近年来随着新型抗生素的不断出现、外科手术的进步，感染性心内膜炎死亡率已显著下降，但由于致病微生物的变迁、心脏手术和心导管检查的广泛开展、长期静脉插管输液的增多等因素，本病的发病率似乎有上升趋势。

一、病因病机

（一）西医学认识

1. 病因

（1）心脏原发病变　感染性心内膜炎患儿中绝大多数（约 92%）有原发性心脏病变，其中以先天性心脏病最为多见（80.00%~81.13%），室间隔缺损、动脉导管未闭和法洛四联症较常见，其他还有主动脉瓣狭窄、主动脉瓣畸形、肺动脉瓣狭窄等。后天性心脏病，如风湿性瓣膜病、二尖瓣脱垂综合征等也可并发感染性心内膜炎。心内补片、人造心脏瓣膜等是近年感染性心内膜炎常见的易患因素。

（2）非心脏原发病变　部分患儿无原发性心脏病变，通常由于毒力较强的细菌或真菌感染引起，如金黄色葡萄球菌、念珠菌等，见于 2 岁以下婴儿及长期应用免疫抑制剂者。约 1/3 的患儿在病史中可追查到致病因素，主要为矫治牙病及扁桃体摘除术。口腔及上呼吸道手术后发生心内膜炎多为草绿色链球菌感染；坏疽性脓皮病、甲沟炎、导管检查及介入治疗后常为金黄色葡萄球菌感染；而肠道手术后则多为肠球菌或大肠埃希菌感染。随着急救医学的发展，深静脉高营养药物的应用、血液透析以及心脏临时起搏器等应用的日益增多，使感染性心内膜炎的发病率也日益增高。其他致病因素尚有长期使用抗生素、皮质激素及其他免疫抑制剂等。

（3）病原体　几乎所有的细菌均可导致感染性心内膜炎，以链球菌、葡萄球菌多见，白色葡萄球菌，以及肠球菌、产气杆菌等革兰阴性杆菌引起的感染性心内膜炎正在增多。少数情况下，感染性心内膜炎由一种以上的病原体引起，常见于人工瓣膜手术者。

目前，感染性心内膜炎患者中，无基础心脏病、新生儿及先天性心脏病术后病例的比例增加。条件致病菌病例的比例明显增加。这些变化与先天性心脏病，特别是复杂性先天性心脏病的手术增多、静脉内置管应用增多及风湿热病例减少等因素有关。

2. 发病机制

正常人口腔和上呼吸道常聚集一些细菌，一般不会致病，只有在机体防御功能低下时才会侵入血液当中，特别是口腔感染、拔牙、扁桃体摘除术时易侵入。当心内膜，特别是心瓣膜存在病理改变或先天性缺损时，细菌易在内膜表面黏着、繁殖，从而形成心内膜炎。但尚需存在双侧心室或大血管间较大的压力差，才能够产生高速的血流冲击心内膜面，使之损伤并暴露心内膜下胶原组织，与血小板和纤维蛋白聚积，形成无菌性赘生物。受累部位多在压力低的一侧，如室间隔缺损感染性赘生物常见于缺损的右缘、三尖瓣的隔叶及肺动脉瓣；动脉导管未闭在肺动脉侧；主动脉瓣关闭不全在左心室等。狭窄瓣孔及异常通道两侧心室或管腔之间的压力差越大、湍流越明显，压力低的一侧越易形成血栓和赘生物。

基本病理改变是心瓣膜、心内膜及大血管内膜面附着疣状感染性赘生物。赘生物由血小板、白细胞、红细胞、纤维蛋白、胶原纤维和致病微生物等组成。心脏瓣膜的赘生物可致瓣膜溃疡、穿孔；若累及腱索和乳头肌，可使腱索缩短及断裂。累及瓣环和心肌，可致心肌脓肿、室间隔穿孔和动脉瘤，大的或多量的赘生物可堵塞瓣膜口或肺动脉，致急性循环障碍。

赘生物受高速血流冲击可有血栓脱落，随血流散布到全身血管，导致器官栓塞。右心的栓子引起肺栓塞；左心的栓子引起肾、脑、脾、四肢、肠系膜等动脉栓塞。微小栓子栓塞毛细血管，产生皮肤瘀点，即欧氏小结。肾栓塞时可致梗死、局灶性肾炎或弥漫性肾小球肾炎。脑栓塞时可发生脑膜、脑实质、脊髓、脑神经等弥漫性炎症，产生出血、水肿、脑软化、脑脓肿、颅内动脉瘤破裂等病变。后者破裂可引起颅内各部位的出血，如脑出血、蛛网膜下隙出血。

（二）中医学认识

中医学无特定的病名与本病相对应，临床上仍以病位结合病性或以主症来确定中医诊断。若系急性感染起病者，可从温病论治；若以心律失常为主者，可归属心悸、怔忡范畴；若以胸闷、胸痛为主者则可按胸痹论治；若合并心功能不全者，又与心水相仿。此外，还与汗证、虚劳、猝死相关。

本病多发于瓣膜损害、换瓣术后及静脉药瘾者中，多由禀赋不足、正气虚弱、复感外邪、内舍于心所致。根据本病为病原微生物感染、多以高热为主症、致病迅速、传变快、变化多等特点，考虑属温病范畴。温邪上受，首先犯肺，肺主气属卫，早期表现为肺卫不宣而见恶寒发热、头身疼痛、咳嗽咳痰，类似感冒症状。因正气不足，很快温热之邪内传入里，入气分、营分，表现为壮热或发热，入夜尤甚，并伴见皮肤瘀斑。进而入血分而伤阴动血。日久热毒耗气伤阴，发热依然存在，伴见汗出、消瘦、乏力、贫血。阴损及阳，导致阳气虚弱、阳不化水，出现阳虚水泛、水凌心肺之证，表现为呼吸困难、腹水、双下肢肿。心主血脉，热毒之邪既损心之体，又伤心之用，使心气不足，鼓动无力，血流不畅而凝滞为瘀血，出现各种栓塞现象。另外本病为温邪致病，由于正气素虚，传变迅速，卫分证持续时间很短即见气分及营分证，故临床上难见到卫分证。但追问患者的话可知初期仍有肺卫不宣表现。营行脉中，内通于心，致病之邪以感染心脏内膜为主，故尤以营分证为多见。正虚邪实贯穿疾病始终，气血阴阳虚损可见于疾病的各个阶段，既可表现为早期的急性虚损证候，亦可表现为后期的慢性虚弱证候，虚实往往同时存在。

二、临床诊断

（一）辨病诊断

1. 病理学指标

①赘生物（包括已形成栓塞者）或心脏感染组织经培养或镜检发现微生物。②赘生物或心脏感染组织经病理检查证实伴活动性心内膜炎。

2. 临床指标

（1）主要指标

①血培养阳性：2次血培养有相同的感染性心内膜炎常见微生物（草绿色链球菌、金黄色葡萄球菌、凝固酶阴性葡萄球菌、肠球菌等）。

②心内膜受累证据（超声心动图征象）：a. 心附着于瓣膜、瓣膜装置、心脏或大血管内膜、人工材料上的赘生物。b. 心脏腱索断裂、瓣膜穿孔、人工瓣膜或缺损补片有新的部分裂开。c. 心腔内脓肿。

（2）次要指标

①有基础心脏疾病、心脏手术、心导管术、经导管介入治疗、中心静脉内置管等病史。

②较长时间的发热（≥38℃），伴贫血。

③原有的心脏杂音加重，出现新的心脏杂音，或心功能不全。

④重要动脉栓塞、感染性动脉瘤、瘀斑、脾大、颅内出血、结膜出血、Janeway斑。

⑤出现肾小球肾炎、Osler结节、Roth斑、类风湿因子阳性。

⑥血培养阳性，但未符合主要标准中的要求。

3. 诊断标准

（1）具备以下①～⑤项任何之一者可诊断为IE：①临床主要指标2项。②临床主要指标1项和临床次要指标3项。③心内膜受累证据和临床次要指标2项。④临床次要指标5项。⑤病理学指标1项。

（2）有以下情况时可以排除感染性心内膜炎诊断：有明确的其他诊断解释心内膜炎表现；经抗生素治疗≤4天，临床表现消除；抗生素治疗≤4天，手术或尸解无感染性心内膜炎的病理证据。

（3）临床考虑感染性心内膜炎，但不具备确诊依据时仍应进行治疗，根据临床观察及进一步的检查结果确诊或排除感染性心内膜炎。

（二）辨证诊断

1. 风热犯心证

临床证候：发热，恶风，咳嗽，鼻塞，流涕，头痛，咽痛，全身不适。婴幼儿可有哭闹不安，面色㿠白，气短，乏力，多汗；较大儿童可有心悸、胸闷、心前区痛。舌红、苔薄、脉浮数无力或促，或结代。

证候分析：本证见于疾病初起阶段，由于风热邪毒袭于肺卫，正邪交争，故见发热、恶风、全身不适；风热邪毒上扰故见咳嗽、鼻塞、流涕、头痛、咽痛；腠理失和，玄府开泄，故见多汗；风热邪毒郁而不解，内侵于心，伤及心脉故见心悸、胸闷、心前区疼痛；因婴幼儿脏腑娇嫩，病邪内侵于心，气血不能正常运行，故见哭闹不安、面色㿠白；心阳不振，心液不敛，故气短、乏力、多汗。舌红、苔薄、脉浮数无力，或促，或结代均为风热邪毒袭于肺卫，内舍于心之象。

2. 湿热侵心证

临床证候：常见寒热起伏，全身酸痛、恶心、呕吐、腹痛、腹泻，伴有心慌、胸闷、憋气、乏力、苔腻、脉濡。

（2）证候分析：本证多见于疾病初起阶段。因湿热邪毒内侵肠胃，留滞不去，故见恶心、呕吐、腹痛、腹泻；邪毒上犯于心，故见心慌、胸闷、憋气、乏力；苔腻、脉濡等均为湿热邪毒留滞胃肠，内侵心脉之象。

3. 心阳虚脱证

临床证候：起病急骤，多在邪毒侵心证的基础上发病。突然面色青灰，口唇青紫，心悸不安，心胸憋闷，呼吸困难，冷汗淋漓，四肢不温，脉微欲绝，或舌紫暗，有瘀斑。

证候分析：本证由于心气素虚，复感邪毒，不能正常运行，故见心悸不安；正不敌邪，心阳暴脱，宗气大泄，故见突然面色青灰，呼吸困难，冷汗淋漓；心阳不振，阳气不能通达四肢之末，故四肢不温；心脉瘀阻故心胸憋闷，口唇青紫；脉微欲绝、舌紫暗、有瘀斑均为心阳暴脱，心脉瘀阻之象。

三、鉴别诊断

（一）西医鉴别诊断

1. 风湿性心肌炎

在年长儿童中较多见，为风湿热的主要表现之一，多出现在病程的初期（发病1~2周内），心率增快与体温不相称，心尖部第一心音减弱，常出现收缩期吹风样杂音，有时可闻及心包摩擦音，严重者并发心力衰竭。

2. 心内膜弹力纤维增生症

多数于1岁以前发病。主要表现为充血性心力衰竭，心电图多示左心室肥大，可同时出现 ST 段、T 波改变以及房室传导阻滞。X 线示左心室扩大明显，左心缘搏动多减弱，肺纹理增多。

（二）中医鉴别诊断

1. 真心痛

除见心慌不安，脉结或代外，必以心痛为主症，多呈心前区或胸骨后刺痛，牵及肩胛两背，常因劳累、感寒、饱餐或情绪波动而诱发，多呈短暂性发作，但甚者心痛剧烈不止，唇甲发绀或手足青冷至节，呼吸急促，大汗淋漓直至晕厥。真心痛常可与心悸合并出现。

2. 奔豚

奔豚发作时，亦觉心胸躁动不安，《难经·五十六难》："发于少腹，上至心下，若豚状，或上或下无时"，称之为肾积。《金匮要略·奔豚气病脉证治》："奔豚病，从少腹起，上冲咽喉，发作欲死，复还止，皆从惊恐得之。"故本病与心悸的鉴别要点为：心悸为心中剧烈跳动，发自于心；奔豚乃上下冲逆，发自少腹。

四、临床治疗

（一）提高临床疗效的要素

感染性心内膜炎是临床上一种严重威胁生命和健康的疾病。近年来，该病的发病率有上升趋势，且病死率较高，需要联合多个学科进行治疗，是心血管疾病的治疗难点之一。本病为微生物感染心脏内膜，应力争早期诊断，积极寻找并治疗与本病有关的局灶性感染病灶，观测呼吸、心率、血压、神志、尿量及心脏杂音变化，选用有效、杀菌、足量抗生素，长疗程治疗，注意可能发生的心力衰竭、脑卒中等并发症。感染性心内膜炎早期诊断和治疗可以提高治愈率，按照抗菌药物临床使用指导原则规范、合理使用抗生素。抗生素治疗的同时也要考虑手术治疗的可能性，内科外科共同制定系统的治疗方案，能更好地提高治疗效果。中医药可以在改善症状、控制发热、扶助正气、争取手术时机等方面发挥一定作用。清热解毒、扶正固本类中药在治疗感染性心内膜炎时具有不同于西药的一些特点和优势，如中药在抗菌的同时兼有解热、抗炎、增强免疫的功能，能降解或中和细菌内毒素，降低细菌毒力，减轻对组织器官的损害。

（二）辨病治疗

应积极抗感染，加强支持疗法，合理选用抗生素。由于宿主正常的防御机制被阻隔，抗生素的穿透力下降，位于赘生物中层的细菌繁殖不易被遏制。故联合应用某些抗生素，可产生快速杀菌的协调作用，减少每种抗生素的剂量及不良反应。抗生素应争取及早应用，不可等待出血培养结果后再治疗。

1.一般治疗

细心护理，保证患者充足的热量供应，可少量多次输新鲜血或血浆，也可输注免疫球蛋白。

2.抗生素治疗

应用原则是早期、联合、足量、足疗程、选择敏感的抗生素。应用抗生素之前必须先做几次血培养和药物敏感试验，以期对选用抗生素及剂量提供指导。在具体应用时，对不同的病原菌感染选用不同的抗生素。抗生素应连用4~8周，用至体温正常、栓塞现象消失、周围血象血沉恢复正常、血培养阴性。停药8周后需复查血培养。

3.手术治疗

近年早期外科治疗感染性心内膜炎取得了良好效果。手术指征为：①心脏瓣膜功能不全引起的中重度心力衰竭。②抗生素使用1周以上仍高热，赘生物增大。③反复发生栓塞。④真菌感染。⑤瓣膜穿孔破损。

（三）辨证治疗

1.辨证论治

（1）风热犯心证

治法：清热解毒，护心复脉。

方剂：银翘散加减。

组成：金银花、连翘、淡竹叶、荆芥、牛蒡子、薄荷、桔梗、鲜芦根、板蓝根、玄参、半枝莲、苦参、太子参、甘草。

加减：胸闷较著者，加瓜蒌皮、郁金；咳甚者，加前胡；汗多者，加煅牡蛎；早搏频作者，加丹参；热毒甚者，可用竹叶石膏汤或清营汤加减。若邪犯中焦，以胃肠道症状为主时，方用藿朴夏苓汤或藿连汤、葛根芩连汤加减，佐以厚朴、苦参、山楂、丹参等理气化瘀之味。

（2）湿热侵心证

治法：清热利湿，解毒透邪，顾护心脉。

方剂：葛根黄芩黄连汤加减。

组成：葛根、黄芩、黄连、半夏、木香、板蓝根、莲子心、竹叶。

加减：胸闷气憋者，加瓜蒌皮、枳壳；心烦者加栀子、茯苓；早搏频作者，加苦参；若以盗汗为主者，用当归六黄汤加减，清热之中兼以扶正固表。若兼有风热表证，邪客肺卫，以呼吸道症状为主时，可用银翘散加减，酌加玄参、麦冬、丹皮、赤芍等养阴凉血之品。

（3）心阳虚脱证

治法：温阳益气，强心复脉，救逆固脱。

方剂：参附龙牡救逆汤加减。

组成：人参、附子、龙骨、牡蛎、五味子、白芍、甘草。

加减：浮肿尿少者，加五加皮、万年青；血瘀明显者，加参三七、丹参、桂枝；

也可频频灌服独参汤、参附汤。

2. 外治疗法

针灸疗法：常用穴有内关、列缺、合谷、心俞、神门、足三里、三阴交、阴陵泉等。上述穴位交替使用，平补平泻，留针15分钟，7日为1个疗程。适用于各种证型。

3. 成药应用

（1）生脉饮口服液　每次5~10ml，1日2~3次，用于气阴两虚证。

（2）参附注射液　肌内注射，1次2~4ml，1日1~2次。静脉滴注1次20~100ml，用5%~10%葡萄糖注射液250~500ml稀释后使用。静脉推注1次5~20ml，用5%~10%葡萄糖注射液20ml稀释后使用。应用于心阳虚衰证。

4. 单方验方

（1）人参归心汤　人参9g，当归20g，猪心1个，把人参和当归洗净后放入猪心里，隔水蒸熟，调味后即可食用，喝汤效果更好。

（2）生地黄、饴糖各50g，母鸡1只，龙眼肉30g，大枣5枚，将地黄、龙眼肉与大枣切细，掺入饴糖，拌好后，放进鸡腹，隔水蒸2个小时即可，可以随餐食用。

五、预后转归

合理应用抗生素治疗以来，近年病死率已有明显下降。残留严重瓣膜损伤者，需进行瓣膜修复或置换术。

六、预防调护

（一）预防

加强锻炼，增强体质，避免感冒、腹泻、劳累等，防止精神刺激。有先天性或风湿性心脏病的患儿应注意口腔卫生，防止齿龈炎、龋齿。预防皮肤感染及其他急性感染。发生败血症应及早彻底治疗。行心导管检查、静脉插管及心脏手术，应注意无菌操作，若施行拔牙、扁桃体摘除术、消化道手术或泌尿生殖系统手术等，可手术前1~2小时及术后48小时内肌内注射或静脉滴注青霉素，每日80万单位，或长效青霉素120万单位1剂。青霉素过敏者术前1小时口服红霉20mg/kg，6小时后口服10mg/kg，或术前静脉滴注万古霉素15~20mg/kg即可。

（二）调护

卧床休息，一般需休息3~6周。烦躁不安时，给予镇静剂，尽量保持安静，减少活动量，以减轻心肌负担。待体温稳定3~4周，心衰控制，心律失常好转，心电图异常纠正后，可逐渐增加活动量。饮食宜营养丰富而易消化，少量多餐。

七、专方选要

黄连解毒汤合五味消毒饮

组成：黄连5g，大黄、牡丹皮、黄柏、黄芩各10g，栀子、野菊花、蒲公英、紫花地丁、金银花、连翘各15g，甘草6g。

适应证：适用于感染性心内膜炎，属于湿热侵心型。

方解：方中黄连清泻心火，兼泻中焦之火；大黄清热解毒，牡丹皮清热凉血，金银花、连翘能清气分及血分之毒，合野菊花清热解毒、消散痈肿功效佳；黄柏泻下焦之火；黄芩清上焦之火，蒲公英清热利湿、凉血解毒；栀子通泻三焦，导热下行，引火热从下而去；甘草清热解毒，调和诸药。

随症加减：肾阴不足者，加山茱萸10g，女贞子10g，熟地黄12g，怀山药15g；阴虚发热者，加青蒿（后下）12g，鳖甲（先煎）15g，生地黄10g，知母15g；血脉瘀阻者，加丹参15g，赤芍、白芍各

15g，泽泻 10g，茯苓 12g。[冯强，吕凡芹.黄连解毒汤合五味消毒饮治疗急性感染性心内膜炎的临床效果.世界中医药，2020，14：2138-2141.]

八、研究进展

（一）中药研究

根据近些年现代药理学研究证实，杏仁具有降低胆固醇的作用，并且可降低心脏相关疾病的发生，杏仁中含有较多对心脏有较好保护作用的不饱和脂肪酸；生石膏中含水硫酸钙可抑制体温调节中枢从而退热，可减少黏膜炎症因子分泌，显著抑制炎症反应；生甘草不仅可以化痰止咳，也可抑制病原菌感染和炎症反应，因其中含有大量甘草素。栀子中含有栀子黄色素、有机酸类和环烯醚萜类等有效化学成分，能有效缓解水肿、渗出等早期炎症表现，同时可明显抑制炎症晚期的肉芽组织形成和组织增生，发挥抗炎功效，还具有解热镇痛、保肝利胆、抗焦虑、改善心肌缺血等作用；黄芩中主要化学成分是黄芩素、黄芩苷以及黄酮类化合物，不仅对肺炎链球菌、金黄色葡萄球菌、白喉棒状球菌等病菌具有不同程度的抗菌作用，还能通过增强大脑皮层抑制过程而起到镇静作用，此外，还可以发挥扩张血管、解毒保肝、抗变态反应、抗病原衣原体等作用；黄柏中含有生物碱类、酚类、黄酮类、萜类等多种化学活性成分，其抗菌谱广，特别是针对化脓性链球菌、表皮球菌、金黄色葡萄球菌等阳性菌的抑菌作用较强，还具有免疫调节、抗炎、抗病毒等多重药理作用；黄连中主要活性成分是黄连素，不仅明显抑制多种革兰阴性菌和阳性菌，还能使白细胞吞噬金黄色葡萄球菌的能力得到增强，同时提高网状内皮系统吞噬功能，此外，还具有抗病毒、抗炎、解热、抗肿瘤、降血糖、抗氧化等作用。

（二）评价及展望

临床治疗感染性心内膜炎，合理地选用抗生素治疗是目前的主流，但是近年来出现多重耐药情况，西医面临在治疗感染性心内膜炎上的重大挑战，而中医药具有较好的抗感染作用且能明显减轻感染后的炎症反应，同时中药的多靶点治疗及免疫调节作用对治疗本病有特殊的优势。近年来传统中医学在现代临床医学研究领域取得了重大成就，已经成为一种重要的医疗手段，在重大的医学疾病治疗过程中不容忽视。相信随着中医临床研究的推进及多中心、大样本的临床数据的采集，会为临床治疗感染性心内膜炎提供更好更完美的治疗方案。

主要参考文献

［1］莫展，赖玉琼.经超声心动图诊断 34 例感染性心内膜炎的回顾性分析［J］.心血管外科杂志，2019，8（4）：4-5.

［2］Afonso L, Kottam A, Reddy V, et al. Echocardiography in Infective Endocarditis：State of the Art［J］.Current Cardiology Reports, 2017, 19（12）：127.

［3］凌思卓，曾海文，刘滨月.多平面经食管与经胸超声心动图在感染性心内膜炎诊断中的对比价值［J］.生物医学工程学进展，2018，39（3）：161-165

［4］聂媛媛，刘建飞.麻杏石甘汤加味联合头孢曲松钠治疗亚急性感染性心内膜炎疗效观察［J］.现代中西医结合杂志，2017，26（2）：147-150.

［5］牟仁奎，向水.感染性心内膜炎外科诊疗进展［J］.中外医学研究，2020，18（13）：183-186.

第四节 小儿心律失常

心律失常是窦房结激动异常或激动产生于窦房结以外的，传导缓慢、阻滞或者经异常通道传导，致心脏搏动频率和（或）节律异常的一种疾病。窦性心律不齐最常见，其次为各种期前收缩，阵发性室上性心动过速亦不少见；房颤、房扑及完全性束支传导阻滞较少见。本病发病原因可以是先天性的，也可以是获得性的，大多数心律失常并无生命危险，但有些心律失常则可以对生命构成威胁，导致心搏出量的降低，并可能引起晕厥或猝死。

一、病因病机

（一）西医学认识

1. 发病原因

（1）期前收缩

①无明显器质性心脏病：由精神刺激，紧张，焦虑及疲劳，胃肠道疾病，胆道感染或自主神经功能不稳定等引起。

②器质性心脏病：心肌炎，先天性心脏病，各类型心肌病，心脏瓣膜病，充血性心力衰竭等。

③心外原因：拟交感胺类、洋地黄、奎宁丁等药物中毒，缺氧，酸碱平衡失常，电解质紊乱，心导管检查，心脏手术，麻醉等。

（2）阵发性室上性心动过速

本病常见于无器质性心脏病患儿中，诱因有感染、运动、疲劳、脱水、情绪激动或用药不当等。预激综合征患儿易发生，并易反复。也可发生于器质性心脏病患儿中，如风湿性心脏病、三尖瓣下移、房间隔缺损等，洋地黄中毒、心导管检查、心脏手术也可诱发室上性心动过速。

（3）室性心动过速

①心血管疾病：肥厚型心肌病（HCM）是最容易发生持续性室性心动过速和心脏性猝死（SCD）的器质性心脏病之一，非持续性室性心动过速（NSVT）的发生率为20%~30%。在有晕厥或心脏骤停发作史的HCM患者中，70%~80%有NSVT发作，HCM合并NSVT的患者，每年猝死率为8%~10%。扩张型心肌病（DCM）无症状性NSVT发生率为40%~70%，大多数左心室功能下降的DCM患者可发生NSVT，这些人群猝死的风险也较高。在心脏瓣膜病患者中，主动脉瓣狭窄和严重二尖瓣反流患者NSVT的发生率为25%。在心力衰竭患者中，30%~80%有NSVT。在心肌梗死后48小时至1个月时，NSVT发生率为5%~10%，且NSVT的发生与新发以及陈旧性心肌梗死患者死亡率升高明显有关。

②药物和毒物作用：许多室性心动过速是由于药物或毒物引起，如洋地黄类、抗心律失常药物（尤其是Ⅰ类和Ⅲ类抗心律失常药物，如奎尼丁）、拟交感胺药物、罂粟碱、三环类抗抑郁药物等，均可诱发室性心动过速。凡是可引起Q-T间期延长的药物，均有致尖端扭转室速（TdP）的可能。

③电解质紊乱和酸碱平衡失调：低钾血症、高钾血症、低镁血症及酸中毒等常常成为室性心动过速的诱因，即使在无明显器质性心脏病的患者中也常常诱发室性心动过速，在有器质性心脏病的患者中更容易发生室性心动过速。

（4）房室传导阻滞

引起小儿房室传导阻滞的原因可按其阻滞程度分述如下。

Ⅰ度房室传导阻滞在小儿中比较常见。大部分由急性风湿性心脏炎引起，但也可发生于发热、心肌炎、肾炎、先天性心脏病以及个别正常小儿当中，另外在应用洋地黄时也能延长P-R间期。部分正常小儿静卧后P-R间期延长，直立或运动后可使

P-R间期缩短至正常，此种情况说明P-R间期延长与迷走神经的张力过高有关。

Ⅱ度Ⅰ型房室传导阻滞常因风湿热、心肌病、感染性心肌炎、低血钾、洋地黄中毒等引起，迷走神经张力增高也是其原因。Ⅱ度Ⅱ型房室传导阻滞多见于病毒性心肌炎、风湿性心脏炎、白喉心肌炎、房室通道、大血管错位。心内手术创伤、洋地黄中毒、高血钾症也可导致。

Ⅲ度房室传导阻滞较少见，但在新生儿较常见。可有先天性和获得性两方面原因：①先天性类型。多由胚胎发育异常及患有自身免疫性疾病的孕妇抗体损害胎儿心脏传导系统所致，如单纯的传导异常（不合并结构性心脏病）、心脏结构异常如先天性纠正型大血管转位，或母系疾病如系统性红斑狼疮、Sjogren综合征或其他结缔组织病。②获得性类型。在儿童完全性房室传导阻滞中最主要的病因是心脏手术、病毒性心肌炎，其他少见原因包括重症心肌炎、莱姆心脏炎、急性风湿热、腮腺炎、白喉、心肌病、传导系统肿瘤、药物过量和心肌梗死。传导阻滞可为暂时性或永久性。

2. 病理机制

（1）期前收缩

①异位起搏点的兴奋性（或自律性）增高：心房、心室或房室交界处的单个或多个潜在异位起搏点的兴奋性增高，显著地超过窦房结的自律性时，使激动的产生与传播变得过早、过快和不规则。或在某种原因下，异位起搏点由于舒张期自动除极加速等原因致自律性增高，而产生期前收缩。

②折返激动：心肌某一部分不应期延长或有单向阻滞的存在，正常激动由P传到分支b时，受阻不能通过，但正常激动由P以正常速度通过分支a，激动了心室肌（v），再由心室肌以异常缓慢的速度进入并

穿过分支b，当到达P的分叉处时，该处已脱离了前一次激动的不应期，于是激动又沿分支a再次激动心室肌产生一次期前收缩。由于折返的激动是按一定的传导速度沿固定的途径回到原处，再一次激动心肌，因此，期前收缩总是在正常窦性激动后的固定时间上出现，即形成联结间期固定的期前收缩。

③异位起搏点的自律性增高：a.正常自律性增高。正常最高起搏点或基础心律起搏点舒张期自动除极过慢或心脏传导阻滞，潜在异位起搏点舒张期自动除极相对过快，以及交感神经兴奋儿茶酚胺释放使潜在异位起搏点自律性增强。静息膜电位水平降低到-70mV，更加接近阈电位水平，自动除极频率加快。舒张期自动除极的膜电位离子机制仍然是内向钠电流进行性增强。b.异常自律性增强。正常无自律性的快反应细胞（心室肌细胞和心房肌细胞）及正常有自律性的快反应细胞（希氏-浦肯野纤维）由于炎症、缺血、缺氧等的病变或药物影响，以及电解质紊乱使膜电位降低至-50~-60mV时，细胞膜对不同离子通透性改变，变为慢反应细胞，均出现异常自律性，前者由无自律性转为有自律性，后者则自律性异常增高。异常自律性产生的离子机制是外向钾电流失活或慢内向钙电流进行性增强，因此舒张期自动除极加速，自律性增强，产生期前收缩。

（2）阵发性室上性心动过速

心脏电生理研究提示，室上速多为折返引起，少数因自律性增高所致。折返可发生在窦房结、心房内、房室结及房室旁路，其中以房室旁路及房室结折返最常见。

（3）室性心动过速

①自律性异常：a.快反应细胞自律性升高或慢反应细胞自律性减低。希氏束、束支、分支、浦肯野纤维的起搏细胞属于快反应细胞，某些情况下，如交感神经兴奋、

儿茶酚胺分泌增多、细胞缺血缺氧、低血钾或洋地黄中毒等,快反应细胞的自律性增加;窦房结和房室结的自律细胞属于慢反应细胞,在迷走神经兴奋性增高、高血钾、低血钙和酸中毒时慢反应细胞自律性减低。b.非自律性快反应细胞舒张期自动除极。心室肌细胞为非自律性快反应细胞,在缺氧等情况下,因电生理特征异常而出现的自律性可能与心室肌复极化延迟或持续除极化有关。c.室性并行心律。心室肌中存在着一个异位兴奋点(并行心律中心),其周围存在着传出阻滞和传入阻滞,当传出阻滞消失即产生并行心律性心动过速。

②折返激动:冲动在心室肌中发生折返激动,从而引起室性心动过速。构成折返激动必须具备如下3个条件。a.折返环路。在心室某一部位结构或功能上存在不应期不等的2条或2条以上的径路。分成解剖性折返环路和功能性折返环路两种,前者包括心室肌某些部位的心肌走行不一致,在心室肌中夹杂有结缔组织等不传导的物质,或先天性心脏病及心肌缺氧缺血坏死后在解剖上形成的环路;后者包括电解质紊乱、心肌缺氧缺血后局部电生理特征改变形成的功能性折返环路。b.单向阻滞。折返环路中的一部分具有单向阻滞,包括传导阻滞或心室肌受损害程度不均匀和传导纤维从一束分为几束时易发生阻滞。c.缓慢传导。折返环路的另一部分传导速度缓慢,一些研究提示,当心肌缺血时,一些正常情况下处于关闭状态下的钾通道可不同程度地被激活,导致大量的钾离子外流的同时,心室肌有氧代谢受阻,代谢产物堆积,细胞外钠离子和钙离子超负荷,引起静息电位除极化、缺血心肌快钠通道受抑制、动作电位幅度降低,导致心肌传导减慢及不应期缩短。

③触发活动:是指源于后除极的反复激动,发生前提是前一个电位触发,包括

如下方面。a.早期后除极。是指复极完成前的除极。在动作电位2相和(或)3相早期。如果早期后除极使膜电位达到阈电位水平,则可引起除极而产生新的动作电位。钙、钠、钾离子流异常使膜电位复极不全,同时内外向电流失衡可使2相或3相除极。多数学者认为这是尖端扭转室性心动过速的发生机制。一些激发因素存在时易发生,如儿茶酚胺分泌增加、低温、缺氧、酸中毒、心肌肥厚、低血钾、低血镁等。b.延迟后除极。是指复极完毕,即3相终了时发生的除极。目前多见于洋地黄中毒。在心率快时易发生并伴有温醒现象。

(4)房室传导阻滞

心脏激动的传导是心脏传导系统各部位心肌细胞按顺序兴奋和产生动作电位的过程,在病理情况下均可致心肌细胞电生理特性改变,使浦肯野纤维、心房肌、心室肌等快反应纤维的膜电位减低,产生慢反应动作电位,以致不应期延长,甚至不能产生兴奋。根据心电图,房室传导阻滞分为3类,其病理生理基础是房室传导系统中某一部位的心肌细胞不应期延长。如下为三类房室传导阻滞的机制。

① I 度房室传导阻滞是由于房室传导系统病变区的心肌细胞相对不应期延长而有效不应期尚正常,房室传导时间延迟所致。

② II 度 I 型房室传导阻滞有效不应期和相对不应期均延长,发生递减传导,传导速度减慢; II 度 II 型房室传导阻滞主要是有效不应期明显延长,而相对不应期很短,因而房室传导组织的病变区域处于不稳定状态,使心房传来的激动,以"完全能或完全不能"的方式反应,即发生传导正常或心搏脱落现象。

③ III 度房室传导阻滞有效不应期占据了整个心动周期,导致所有心房传来的激动均不能下传,阻滞部位下方的次级起搏

点起搏，保持心室搏动，心电图出现房室分离现象，在心电图上，房室交界区有效不应期大致相当于P波顶点至T波顶点，相对不应期大致相当于T波顶点至U波结束，在相对不应期时，P-R间期的长短与前一次搏动的R-P间期成反比。

（二）中医学认识

小儿心律失常轻者可无症状，重者则表现为心悸、乏力、胸闷、悸动不安，甚则晕厥等，中医学虽无心律失常的病名，但按其不同的病理阶段和主要临床表现可归属于中医学"心悸""怔忡""心痹""昏厥"等范围。

（1）外邪侵袭 风寒湿热之邪，从口鼻而入，先犯于肺卫，邪毒由表入里，留而不去，内舍于心，加之素体正虚，心气受损，导致心脉痹阻，心血运行不畅，脉或促，或代。

（2）禀赋不足 由于孕母体弱，胎元失养，致小儿心阳虚弱，脉气不能正常衔接，使搏动失其常度而现数、结、代、促、迟诸脉。甚者元阳衰微，心气大伤，脉律无序，而呈厥脱之变。

（3）久病气阴亏虚 气属阳，血属阴。小儿大病久病后，多气血亏虚，气虚不能敛阴，脉动失常，导致脉速疾。

（4）饮食失节 小儿脏腑娇嫩，脾常不足，乳食不知自节，过食肥甘、煎炸炙煿之品，或贪食冷饮，致使脾胃受损，痰浊内生，痰湿内困脾土，加之素体肾阳虚衰，无力鼓动血脉，寒凝水停，心脉阻滞，脉涩不行，痰湿蒙蔽心窍，出现本病。

（5）情志内伤 由于恼怒、惊恐、忧思致气机逆乱，心神不宁，使脉动无序。

总之，本病病位在心，病变表现以虚证为主，或虚实夹杂。若心之本脏气血阴阳亏损已极，或痰浊、血瘀、寒凝、火热之邪极盛，骤闭心脉，劫伤心神，而致心脉不出，血不上供，清窍失养，心神涣散，则发生厥脱之危候。

二、临床诊断

（一）辨病诊断

1. 期前收缩

多数小儿可无明显症状。个别年长儿可有心悸，心前区不适，心跳不规则或感到胸前撞击、心脏突然下沉或停顿，心脏病患者发生期前收缩症状多明显。心脏听诊发现两次距离很近的心搏之后有较长的间歇，与脉搏间歇一致。期前收缩的第1心音多数增强，第2心音减弱。

（1）根据心电图有无P'波以及P'波的形态、P-R间期的长短和QRS波的形态来判断期前收缩的类型。

①房性期前收缩：a.P'波提前出现，与窦性P波不同，可与前一心动的T波重叠。b. P'-R间期在正常范围内，可长于窦性P-R间期。c.P'后QRS波形态正常或畸形，伴有畸形QRS波则为心室内差异性传导。d. 如果P'波后无QRS波时称为未下传房性期前收缩。e. 期前收缩后代偿间歇不完全。

②交界性期前收缩：a. 提前出现的QRS波，形态、时限与正常窦性基本相同。b. 期前收缩产生的QRS波之前或之后有逆行P'波，P'-R，0.10s。有时P'波可与QRS波重叠，辨认不清。c.代偿间歇往往不完全，也可见完全代偿间歇。

③室性期前收缩：a.QRS波提前，其前无异位P波。b.QRS波宽大、畸形，T波与主波方向相反，QRS波间期多＞0.10秒。c.其后多伴有完全代偿间歇。d.室性期前收缩有时可为插入性、二联律、三联律，成对连发的室早或并行心律。

④室性期前收缩可分为以下类型：a. 偶发室早和频发室早。室性早搏偶尔出现者称偶发室早，反复多次出现≥6次/分者称

频发室早。b. 二联律和三联律。室性早搏每隔1个窦性搏动之后出现者称二联律，每隔2个窦性搏动后出现者称三联律。c. 单源性室早和多源性室早。如联律间期一致，室性早搏形态一致者称单源性室早；联律间期不一致，形态不一致者称多源性室早，后者常提示器质性心脏病，预后较严重。d. 多形性室早和并行性室早。如联律间期一致，仅室性早搏形态不一致者称多形性室早，常见于洋地黄过量使用者；如室性早搏的联律间期不一致，而形态一致者称并行性室早，后者常可见不同程度的室性融合搏动，异搏周期常有倍数关系，亦称室性并行心律。e. 成对性室早和 RonT 室早。室性早搏连续出现二次者称成对性室早；联律间期短，室性早搏发生早，其 R 波落在前一个心搏的 T 波上者称 RonT 室早。

（2）动态心电图

可记录期前收缩数量、性质，检出有无期前收缩多形性、成对性期前收缩、短阵心动过速，有无 RonT 室性期前收缩，有无心肌缺血的 ST-T 变化，有无 Q-T 间期延长等，以及期前收缩与患儿活动、情绪、饮食、睡眠的关系，对期前收缩的诊断和处理及对抗心律失常药物疗效的评估很有帮助。动态心电图还能提供心率变异的资料，有助于评估自主神经系统调控窦房结起搏的功能，及其对心律失常发生的影响。

2. 阵发性室上性心动过速

（1）临床表现

①临床症状取决于年龄和潜在的心脏解剖结构，新生儿及婴幼儿一般表现为充血性心力衰竭，年长儿主要表现为心悸。

②具有突然发作，突然停止的特点。发作持续时间可数秒至数日，很少有超过2周者。发作频率可1日发作数次、数十次至数年发作1次、数次。

③发作时小儿突然面色苍白、气急、烦躁不安、冷汗、四肢发凉甚至呼吸困难，晕厥或近似晕厥，有时气短、头晕、咽部有阻塞感。年长儿能自述心悸、心前区不适感。晕厥可见于大约15%的患儿中，通常发生于快速阵发性室上性心动过速刚发作或心动过速突然终止后的长间歇时。发作时持续24小时以上者易发生充血性心力衰竭。

（2）体格检查

心率快而规则，一般婴儿常超过250次/分，儿童超过150次/分，但也可低至140次/分。听诊时第一心音强度完全一致。发作时心率较固定而规则为本病的特征。若发生心力衰竭则出现相应的体征。

（3）相关检查

心率快而匀齐，心率多在160~300次/分，平均240次/分。P波形态异常（常变狭窄变高），大约半数病例可见逆行P波（在 II、III、aVF 倒置，aVR 直立），且紧随 QRS 波之后，往往与 T 波融合不易辨认。QRS 波群形态正常，时间 < 0.1 秒。ST 段降低，呈缺血性改变，T 波倒置。发作开始时第一个 QRS 波群是提前的，终止时最后一个 QRS 波群有一较长的间歇。

3. 室性心动过速

室性心动过速的临床表现不一致。当出现较明显的血流动力学改变时可有心慌、胸闷、精神不安、烦躁、心前区不适，甚至心跳停搏、心室扑动、心室颤动。小儿阵发性室性心动过速频率多在150~250次/分，婴儿可达300次/分。

心电图检查是诊断室性心动过速的可靠指标，特别是12导联心电图的应用更有重要的意义。心电图特点包括：连续出现3个或3个以上的宽大畸形的 QRS 波（小儿根据年龄的不同 QRS 波时限不同），心率在100次/分以上；出现房室分离；室性心动过速时节律基本规整；发作时出现心室夺获或心室融合波；非心动过速发作时出现的室性早搏形态与发作时的形态基本一致。

小儿室性心动过速的发作类型如下。

①阵发性持续性室性心动过速：指有一定潜在危险的，发作超过30秒以上或出现严重的临床症状、有明确病因的单形性室性心动过速。

②短阵性室性心动过速：室性早搏连续出现3次或3次以上，发作时间不超过30秒的非持续性室性心动过速。

③特发性室性心动过速：是指发生在无明显器质性心脏病和致心律失常因素基础上的室性心动过速，发作时间较长，心率多在140~200次/分，亦有达230次/分者，可反复发作，多因情绪激动、感染、运动诱发，耐受性和预后较好。根据心动过速的起源部位又分为特发性左室心动过速、特发性右室心动过速。

④并行心律性室性心动过速：频率一般在100~140次/分之间，偶见200次/分以上者。本类心律失常是在室性并行心律的基础上形成的。

⑤双向性室性心动过速：本类心动过速少见，多见于心房颤动并伴有较为严重器质性心脏病的患儿。多数学者认为出现本类心动过速为心室颤动或心脏停搏的前兆。

⑥多形性室性心动过速：是指发作时，心电图的同一导联上可见两种以上形态的QRS波，QRS波节律不规则，可有RonT现象，包括尖端扭转型室性心动过速和多形性室性心动过速。

⑦非阵发性室性心动过速：又称为加速性室性自主心律、室自律过速、加速性室性逸搏心律、缓慢的室性心动过速等。本类室性心动过速的发生机制为希氏束、束支、浦肯野纤维或心室肌细胞自律性升高和（或）窦性频率下降。

4. 房室传导阻滞

（1）临床表现

临床表现取决于传导阻滞的严重程度与心室率的快慢，可无症状。如果心室率过缓可有心悸、胸闷、头晕、心慌。听诊发现心律不齐、漏搏等。

①Ⅰ度房室传导阻滞：Ⅰ度房室传导阻滞是常见的房室传导阻滞，因无临床表现，而易忽略，但若能及时发现，可成为诊断某些心脏病或相关疾病的重要线索。在小儿比较多见，但通常无症状，听诊时除第一心音较低钝外，并无其他特殊体征。

②Ⅱ度房室传导阻滞：Ⅱ度房室传导阻滞的临床表现取决于基本心脏病变以及由传导阻滞引起的血流动力学改变。当心室率过缓时可引起胸闷、心悸，甚至产生眩晕和晕厥。听诊时除可发现原有心脏疾患所产生的改变外，尚可发现心律不齐、脱漏波动。Ⅱ度Ⅰ型房室传导阻滞患儿可有心搏暂停感觉。Ⅱ度Ⅱ型房室传导阻滞患儿表现为疲乏头昏、昏厥、抽搐和心功能不全，常在较短时间内发展为完全性房室传导阻滞。

③Ⅲ度房室传导阻滞：部分Ⅲ度房室传导阻滞患儿并无主诉，重者可因心搏出量减少而自觉乏力、眩晕、活动时气短，严重者表现为阿-斯综合征发作，这是Ⅲ度房室传导阻滞之危象。发病前室性自搏心率极缓慢，当心率慢于25次/分以下时，每分钟心搏量不能维持患者基础代谢之需要，可导致完全性室性自搏衰竭，产生心室停搏，即阿-斯综合征发作。部分患儿则表现为心力衰竭以及对应激状态的耐受能力降低。体格检查时脉率缓慢而规则。听诊第一心音强弱不等，胸骨左缘听诊可闻及Ⅰ-Ⅱ级收缩期喷射性杂音，心尖区可闻及舒张期第三心音，系由心脏每搏输出量较高引起的半月瓣相对狭窄所致。大约40%的先天性Ⅲ度房室传导阻滞者伴有先天性心脏病，可听到先天性心脏畸形所引起的杂音。

（2）心电图检查

①Ⅰ度房室传导阻滞:a. 每一个窦性P波均能下传心室并产生QRS-T波群。b. 1岁以内小儿P-R间期超过0.14s，学龄前儿童超过0.16s，学龄儿童超过0.18s，青春期超过0.20s，但每个心房激动都能下传到心室。c.P-R间期大于正常最高值（视心率而定），P-R间期逐渐延长，直至心室发生漏搏。脱漏后的P-R间期又缩短，周而复始。d. 心率无显著改变时，P-R间期较先前增加0.04s以上，即使P-R间期在正常范围仍可诊断。

②Ⅱ度房室传导阻滞:a. 莫氏Ⅰ型。窦性P波、P-P间距规则；P-R间期逐步延长，最终P波后不能下传，发生心室波群脱落，不出现QRS波，脱落后的P-R间期最短；在P-R间期延长的同时，R-R间期往往逐步缩短，且脱漏的前后两个R波的距离小于最短的R-R间期的两倍；QRS波群一般不增宽。有些患者不具有全部典型特征，称为不典型文氏现象。b. 莫氏Ⅱ型。窦性P波、P-P间距规则；P-R间期固定不变（可为正常或延长），心房搏动部分不能下传到心室，发生间歇性心室脱漏搏动，且常伴有QRS波的增宽；房室比例可为2：1或3：1传导。

③Ⅲ度房室传导阻滞:a. 心房与心室各自激动，P波完全不能下传，P波与QRS波无固定关系。b.P-P间期小于R-R间期，各有其固定规律。c. 心室率慢，节律点起源于希氏束分叉以上为40~60次/分，起源于希氏束分叉以下为30~40次/分。d. 心室律一般情况下规则，但亦可不规则。e.QRS波可以正常或宽大畸形。起搏点位于左心室内，呈右束支阻滞图形，起源于右心室内则呈左束支阻滞图形。f.Q-T间期可延长，但易并发室性心动过速，预后不良。

（二）辨证诊断

1. 风热犯心证

临床证候：发热，低热或不发热，心悸心慌，心前区不适，活动尤甚，鼻塞流涕，咽红肿痛，咳嗽有痰，舌质红，苔薄白，脉数或结代。

证候分析：风热之邪袭于肺卫，正邪交争故见发热；风热邪毒上扰故见咳嗽、鼻塞流涕、咽喉肿痛；风热邪毒郁而不解，内侵于心，伤及心脉故见心悸心慌、心前区不适，活动尤甚。舌红、苔薄、脉数或结代均为风热在表，内舍于心之象。

2. 痰热扰心证

临床证候：心悸不宁，烦躁不眠，痰多易惊，咽痛龈肿，口苦唇燥，夜眠多汗，舌红，苔黄腻，脉数或促、结、代。

证候分析：邪热内盛，炼津为痰，痰属阴本静，因火而动，痰火胶结上涌则咽痛龈肿、口苦唇燥、痰多易惊；痰火上逆，扰动心神，则心神不安、心悸不宁、烦躁不眠；舌红、苔黄腻、脉数或促、结、代等为痰热内扰心神之象。

3. 心阳不振证

临床证候：心悸头晕，心慌气短，动则尤甚，胸脘痞闷，神疲乏力，自汗，肢冷形寒，面色苍白，小便清长或量少，或有腹胀，肢体浮肿，甚则昏厥或口唇发绀，舌苔白，脉沉细无力或迟涩、结代。

证候分析：脏气不足或疾病骤变伤及心阳，心阳虚弱，鼓动无力，气血运行不畅故心悸头晕、心慌气短，动则尤甚；阳气不足，不能固摄故神疲乏力、自汗；阳气不能荣养四肢肌表故见肢冷形寒、面色苍白；肾阳虚气化不利，水湿泛滥故见小便异常、肢体浮肿；心阳暴脱，宗气大泄则昏厥、口唇青紫、脉沉细无力或迟涩、结代。

4.心肾阳虚证

临床证候：心悸怔忡，心慌气短，动则加剧，面色㿠白，畏寒肢冷，或腹胀、肢体浮肿，甚者昏厥，舌淡苔白，或唇色发绀，脉迟涩或结或代。

证候分析：素体禀赋不足或疾病骤变伤及心肾，心肾阳虚，下焦虚寒，水气上凌于心，则出现心悸怔忡、心慌气短，动则加剧；心肾阳虚不能荣养头面四肢故见面色㿠白、畏寒肢冷；阳虚不能制水，水气泛滥故见腹胀、肢体浮肿，甚或昏厥；阳气虚弱，无力推动血液运行，故见唇色发绀，脉迟涩或结或代。

5.气血两虚证

临床证候：心悸心慌不宁，心前区不适，活动尤甚，面色少华，头晕目眩，夜眠多梦，神疲乏力，易感冒多汗，舌淡红，苔薄白，脉数或细、结、代。

证候分析：心主血脉，若喂养不当，气血生化乏源，或久病不已，气血亏耗，不能温养心脉，故心悸心慌不宁、心前区不适，活动尤甚；气血不能上荣头面故面色少华、头晕目眩、夜眠多梦；气血不足不能荣养心脉故神疲乏力；营卫不和则易感冒多汗；舌淡红，苔薄白，脉至数不齐均为气血两虚不能荣养心脉之象。

6.阴虚火旺证

临床证候：心悸心慌，烦躁易怒，哭闹，夜眠不宁，盗汗自汗，头晕乏力，五心烦热，咽干口燥，大便干结，舌红，苔少或花剥，脉细数不整或促。

证候分析：肾阴亏虚，阴不制阳，心阳独亢，虚火上炎，则心悸心慌、咽干口燥；阴虚阳亢，蒸腾津液故见自汗、盗汗；水火不济，心火内动，扰动心神，则烦躁易怒、哭闹、夜眠不宁；阴亏于下，阳盛于上则头晕耳鸣、五心烦热；阴虚火旺故舌质红，苔少或花剥，脉细数不整或促。

三、鉴别诊断

胸痹心痛

胸痹心痛患者可伴见心悸的症状，表现为心慌不安、脉结或代，但以胸闷心痛为主症。在胸痹心痛中，心悸视为胸痹的一系列临床表现中的一个次要症状，与以心悸为主症的心悸病证有所不同。

四、临床治疗

（一）提高临床疗效的要素

1.辨明脉象、心率和节律不规则及心电图相应的特征。

2.本病证候错综，轻重不一，兼证各异，加之小儿的脉搏短小，切脉时常哭闹叫扰，影响气息脉象，因此除凭脉辨证外，当四诊合参，有时还需舍脉从证，以八纲辨证为主，分清寒热虚实，区别气血阴阳。

3.临床治疗以扶正为主，加以祛邪，或清热解毒、活血化瘀、温振心阳、养心固本等。病初邪毒犯心，以清热解毒、养心活血为主；痰湿蒙蔽，以温阳化痰为主；痰热扰心以清热化痰为主；气血不足以补益气血为主；气阴不足以养阴降火为主。

（二）辨病治疗

1.期前收缩

（1）一般处理

①对原发病进行治疗，即对基础疾病进行处理，实质上是对期前收缩的病因治疗，其中也包括纠正水电解质紊乱、缺氧，停用引发期前收缩的药物等。

②应用调节免疫功能的药物，增强患儿抗病能力。

③根据患儿实际情况安排适当的体育活动。一般来说，对年长儿可以根据运动负荷试验结果来决定，如果随运动量加大，期前收缩明显增多，甚至出现联律、成对

或短阵异位性心动过速，则应限制剧烈运动。对学龄前儿童也可以参照 24 小时动态心电图期前收缩的昼夜变化情况来决定活动量的大小。对心脏功能正常的期前收缩患儿不必严格限制活动，尤其已被诊断为功能性期前收缩的患儿，可以参加正常的生活和学习。

④对于未发现任何器质性心脏病变，仅为偶发的期前收缩，若伴有心前区不适、胸闷、心悸等症状，应给予适当的心理暗示疗法，不需要做过多的药物治疗。

（2）抗心律失常药物应用

1）应用指征

①早搏频发，已经导致心脏扩大、心力衰竭。

②早搏成对或形成心动过速。

③ Holter 心电图示房性早搏频发，导致平均心率增快 20%。

④ Holter 心电图示室性早搏总数超过 2 万。

⑤伴有短联律间期的室性早搏，呈 RonT 现象或曾经有阿斯发作的患儿。

⑥扩张型心肌病，慢性心力衰竭室性早搏时需要尽早加抗心律失常药。

2）抗心律失常药物剂量、用法、疗程及注意事项

①普罗帕酮。剂量和用法：5mg/(kg·d)，每日口服 3~4 次。禁忌证：高度房室传导阻滞、束支阻滞、心力衰竭、低血压、严重心动过缓、病态窦房结综合征。注意事项：应用该药时需要于口服药后 2 小时查患儿心电图，观察有无 P-R，QRS 及 Q-T 间期延长等不良反应，1 周左右查 Holter 心电图观察早搏消失情况。疗程视患者具体情况，可应用 1~2 年。

②美托洛尔（β 受体阻滞剂）。剂量和用法：0.5~3mg/(kg·d)，每日口服 2~3 次。从小剂量开始每周递增。心力衰竭时最大剂量不超过 1mg/(kg·d)。禁忌证：房室

传导阻滞，严重心动过缓，心力衰竭急性期，哮喘，长 QT 综合征。不良反应：倦怠，头晕，抑郁，心动过缓，房室传导阻滞，加重支气管痉挛，有致心律失常作用，QTc 延长，扭转性室性心动过速，严重窦性心动过缓，心功能减低。口服药后 2 周需检查超声心动，观察心功能减低情况。小剂量可长期应用。

③胺碘酮。剂量和用法：10~15mg/(kg·d)，分 3 次，2 周后减量至 5mg/(kg·d)，每日 3~4 次。禁忌证：Ⅱ度以上房室阻滞、窦性心动过缓、心力衰竭、甲状腺功能低下或亢进。不良反应：日光性皮炎，周围神经炎，甲状腺功能亢进或减退，角膜药物微粒沉着，与地高辛联合使用致地高辛血浓度升高发生中毒反应，轻度心动过缓，P-R 间期、Q-T 间期延长并出现 U 波，房室传导阻滞，室性心动过速，长期服用导致肺纤维化。每 2 个月复查胸片和甲状腺功能检查。

④维拉帕米。剂量和用法：3~5mg/(kg·d)，分 3 次口服。禁忌证：心力衰竭、低血压、房室阻滞、病态窦房结综合征者，及婴儿慎用，忌与 R 受体阻滞剂联合应用。

（3）射频消融术

经导管射频消融治疗室性期前收缩具有良好效果，该方法治疗的成功率高、复发率低，能有效逆转频发室性期前收缩引起的左心室扩大，使心搏量增加、心功能改善。对于某些具有触发室颤的高危性室性期前收缩，及早发现并采取经导管射频消融治疗，可预防心脏性猝死，尤其适用于难治性右室流出道室性期前收缩的根治。

2. 阵发性室上性心动过速

（1）针对原发疾病进行治疗，抗感染、纠正酸碱平衡等。

（2）发作在几分钟至半小时内无明显症状者，应卧床休息，给予镇静剂观察。

（3）终止发作，应用如下方法。

①刺激迷走神经

作用机制：通过血管压力感受器反射性增强迷走神经张力，延缓房室传导，从而终止发作，兴奋迷走神经能导致血压下降、心搏骤停，应连续听诊或监测心电图及血压，心动过速终止后应立即停用。

适应证：本方法适用于发病早期，心功能正常、无器质性心脏病及窦房结功能正常者。

方法：a. 按摩颈动脉窦。适用于4岁以上较大儿童，在甲状软骨水平线扪得右侧颈动脉搏动后，用大拇指向颈椎方向压迫，以按摩为主，每次时间不超过10秒，一旦转律，便停止压迫，如无效，可用同法再试压左侧，但禁止两侧同时压迫。b. 压迫眼球：适用于年长儿童，婴幼儿效果不佳，新生儿无效且有危险。令患儿闭眼，术者用手指压眶下、眼球上部至发作停止，或以患儿有痛感为止。每次5~10秒。c. 屏气法：适用于4岁以上较大儿童，深呼吸后屏住气，维持10~20秒，继而用力呼气，成功率约50%。d. 刺激咽部：压舌板或手指刺激咽喉引起恶心、呕吐。e. 潜水反射法（冰袋法）：适用于6个月以下婴儿和新生儿。可强烈兴奋迷走神经，对已用洋地黄者有效。用冰水浸湿的毛巾或冰袋敷整个面部，每次10~15秒，一次无效时每隔3~5分钟可再试第二次。能配合的较大患儿可闭口堵鼻，令其将面部浸入5℃左右水盆中5~7秒。注意一定要用力把口鼻捂紧，使患儿不能呼吸，被动屏气。同时使用本法时需有心电监护，一旦心动过速缓解，应立即停用。

②药物治疗

目前药物治疗仍是儿科治疗阵发性室上性心动过速的重要手段。由于抗心律失常药物除了具有抗心律失常作用外，还有致心律失常作用，大多数还有不同程度的负性肌力作用，因此在药物复律前一定要掌握其疗效及适应证。原则是针对本病的发生机制给予相应的药物治疗。静脉用药时应监测心电图及血压，必要时备起搏设备及急救药品，复律后立即停止静脉注射，改为静脉滴注或口服维持疗效。

a. IC类药。普罗帕酮为其代表药物，可以延长房室结折返性心动过速的慢径路，延长旁道的不应期，从而终止室上速的发作。对于无心力衰竭表现的小儿具有良好的复律效果，作用快，转复率高，平均复律时间8分钟，且不良反应少，临床应用较为广泛，为广谱的抗心律失常药。心电图监护下以普罗帕酮每次1~2mg/kg加5%葡萄糖注射液20ml静脉缓注（10分钟左右），转为窦性心律后停止；一般情况下在5~10分钟内起效，无效者，剂量同前，可在15~20分钟后重复推注，连续用药≤3次，剂量≤6mg/kg。但因其具有负性肌力作用，心功能低下时应用有导致心搏骤停或猝死的可能，因此，对伴有严重心功能不全，心源性休克及明显低血压者禁用，同时应用时剂量和静脉注射的速度不宜过大、过快。

b. 洋地黄类药物。对病情较重，发作持续4小时以上，有心力衰竭表现者，宜首选洋地黄类药物。此药能增强迷走神经张力，减慢房室交界处传导，并能增强心肌收缩力，控制心力衰竭。室性心动过速或洋地黄中毒引起的室上性心动过速禁用此药。低钾、心肌炎、阵发性室上性心动过速伴房室传导阻滞或肾功能减退者慎用。代表药物为去乙酰毛花苷，首剂用饱和量的一半，余量分2次，每4~6小时用1次。去乙酰毛花苷饱和量新生儿0.02~0.03mg/kg，1个月~2岁0.03~0.04 mg/kg，大于2岁0.02~0.04mg/kg。该药起效慢，需2小时以上，转复率70%左右，对反复发作者疗效欠佳，但此药作用时间相对长，能有效地预防阵发性室上性心动过速早期复发，且可通过使用去乙酰毛花苷后重复刺激迷走神经来克服其起效慢的缺点。病态窦房结综合征及传导阻滞者禁用。

c.Ⅲ类抗心律失常药。代表药物为胺碘酮，本药还兼有Ⅰ、Ⅱ、Ⅳ类抗心律失常药的作用，可用于治疗各种类型的快速性心律失常。又由于胺碘酮具有扩血管、减慢心率、改善心肌缺血的作用，故而是治疗心功能不全患儿的首选用药。用法为胺碘酮2.5~5mg/kg，加入10%葡萄糖中静脉滴注20分钟，如转律成功则以每分钟2~10μg/kg速度维持2小时。有研究报道新生儿或婴儿采用胺碘酮单用或联合地高辛应用，均能有效控制有生命危险的阵发性室上性心动过速，且安全性高。因此，目前有人主张用胺碘酮作为治疗心力衰竭，尤其伴心脏器质性疾病患儿的首选用药。同时需要有心电监护，并选用大静脉滴注，以防止低血压、心动过缓、静脉炎发生。

d.三磷酸腺苷。是腺苷的一种衍生物，在体内迅速代谢为腺苷，与腺苷A1受体结合，抑制腺苷酸环化酶，对心脏产生负性变时、负性传导及负性肌力作用。其有强烈兴奋迷走神经的作用，通过刺激迷走神经来抑制窦房结以及浦肯野纤维的自律性从而转复室上性心动过速；可减慢房室结的传导，同时对旁道几乎不产生影响，从而可有效的终止阵发性室上性心动过速。该药起效快，转复率高，对房室结折返性心动过速100%有效，可作为首选，但对于房室结未参与的阵发性室上性心动过速效果不佳。因其半衰期短，只有9秒，必须静脉快速加压给药，在2秒内快速静注0.04~0.05mg/kg，3~5分钟后加倍剂量重复用1~2次。仍无效者改用其他抗心律失常药物。不良反应为胸部有压迫感、呼吸困难、恶心、呕吐、面色潮红、窦性心动过缓、房室传导阻滞及心脏停搏等，由于其半衰期短，不良反应即使发生亦很快消失。

三磷酸腺苷不良反应发生率高，需要心电监护，备好拮抗药物。

e.钙离子拮抗剂。首选维拉帕米为Ⅳ类抗心律失常药。适用于房室结折返性心动过速和顺向传导型阵发性室上性心动过速。推荐剂量为首剂0.1~0.2mg/kg稀释后缓慢静脉推注，每分钟＜1mg，每次不超过5mg，常于静脉推注5分钟内起效，若无效隔30分钟再静脉推注。此药可致婴幼儿严重低血压及循环虚脱，故小于1岁的患儿不推荐使用维拉帕米。因其能加快房性冲动的顺向旁路传导，并引起心室颤动，故宽QRS心动过速，特别是合并预激综合征和房颤者禁用此药。该药疗效与普罗帕酮相近，但因其不良反应较大，目前儿童少用，但在其他抗心律失常药物无效时仍可使用。

f.β受体阻滞剂。索他洛尔，小剂量时，β受体阻滞明显，大剂量时表现为Ⅲ类抗心律失常药物作用。其不良反应主要是减慢心率，延长房室结传导时间及延长Q-T间期。每天2mg/kg，若无效，每2~3天可增加1~2mg/kg，最大剂量为8mg/（kg·d），治疗阵发性室上性心动过速疗效高达89%，不良反应小，持续用药可维持疗效，顺应性好，是一个值得在儿科推广和极具前景的药物。

③电学治疗

a.同步直流电击复律：其机制是应用电击造成瞬间心脏停搏，消除异位节奏点发出冲动的干扰，使窦房结重新控制心脏的起搏，从而恢复窦性心律。并发心力衰竭、心源性休克或心电图示宽QRS波不能与室性心动过速区别者首选。对个别药物疗效不佳者，除洋地黄中毒外可考虑用直流电同步电击转律。有条件者，可经食道心房调搏或静脉右房内调搏终止室上速。电复律起效快，疗效确切，较安全，电能量0.5~1.0J/（s·kg），如未复律，可加大量重复电击，一般不宜超过3次。

b. 心房起搏：该方法操作简便、安全、作用迅速、效果好，还可以对阵发性室上性心动过速的发病机制作初步诊断，为以后射频消融治疗奠定基础。但洋地黄中毒引起的阵发性室上性心动过速禁用。

④导管射频消融术

通过导管头端的电极释放射频电能，在导管头端与局部心肌膜之间电能转化为热能，达到一定温度后，使局部心肌细胞脱水、变性、坏死，从而消融局部兴奋灶，中断折返环而达到根治快速心律失常的作用。该法创伤小，不需全身麻醉，严重合并症少，在小儿阵发性室上性心动过速治疗中为一种成功率高、安全有效的方法。目前已成为根治阵发性室上性心动过速的首选方法。导管射频消融术主要适用于下面几种情况。

a. 发作时有血流动力学改变者，出现血压下降或心力衰竭。

b. 预激综合征合并房颤或逆转型房室折返性心动过速者。

c. 发作频繁者，用抗心律失常药控制不满意或不能耐受者。

3. 室性心动过速

（1）纠正水、电解质紊乱和代谢紊乱。

（2）直流电击复律

直流电复律是终止室性心动过速安全有效的措施，除由洋地黄中毒引起或正在应用洋地黄者外，可作为首选急救措施。能量为每千克体重1~2瓦秒/次，如未复律可加大能量重复电击，不超过3次。也可做超速心室起搏5~10秒，或短阵快速起搏2~3秒。

（3）置入型心脏复律除颤器

本类措施不仅对终止室性心动过速有效，而且为降低心脏猝死的最有效措施，慢性反复发作者宜安装埋藏式永久性起搏器或心内膜自动除颤器，但是价格昂贵。

（4）药物治疗

①利多卡因：对绝大多数的室性心动过速有较好的疗效，特别是折返性室性心动过速，可为首选药物。小儿使用时以1mg/kg静脉推注，如果无效可以5分钟后重复1~2次，以20~40μg/（kg·min）的速度给药可预防复发。本药对心功能无明显影响，但是在充血性心力衰竭、严重肝病及和其他抗心律失常药物联合应用时应适当减少用量。在使用中应注意其感觉、意识及心脏抑制等不良反应。

②普罗帕酮：目前已广泛地应用于对室性心动过速的治疗中。给药时1mg/kg稀释后静脉推注，无效时15分钟后可重复使用。用药时应注意心率、血压的变化，使用前应注意把握适应证及禁忌证，如病态窦房结综合征、高度或完全房室传导阻滞、严重心力衰竭、心源性休克时禁用。

③胺碘酮：目前本药已成为治疗室性心动过速的最常用药物之一，应用时以5mg/kg于30分钟内静脉注射，然后10mg/（kg·d）口服。

④苯妥英钠：洋地黄中毒引起的室性心动过速可做首选。给药时2~3mg/kg静脉注射，无效可在5~10分钟后重复使用。

⑤普萘洛尔：本药对大多数的室性心动过速有效，特别是对儿茶酚胺敏感型室性心动过速有显著疗效，对腺苷敏感型室性心动过速亦有较好疗效，有学者认为在特发性室性心动过速时本药可作为首选用药。

⑥维拉帕米：近年发现其对于较短配对间期的室性心动过速有显著疗效，但是本药对于预防室性心动过速及心脏猝死无效。

⑦其他：如索他洛尔、莫雷西嗪、恩卡尼等对室性心动过速均有不同疗效，但是目前对小儿的应用经验不多。

（5）导管射频消融术

目前本类措施仅对部分室性心动过速

有明显的疗效，如特发性室性心动过速。

（6）手术治疗

手术治疗儿童室速是罕见的，手术切除位于右室流出道的致心律失常病灶已获成功；致心律失常性右室发育不全和心脏肿瘤已可用手术进行切除治疗。

4. 房室传导阻滞

（1）Ⅰ度房室传导阻滞　应针对病因治疗，消除致病因素，对症处理，基本上不需要特殊治疗，预后较好。

（2）Ⅱ度房室传导阻滞　应针对原发疾病进行治疗。当心室率过缓、心脏搏出量减少时，可用阿托品、异丙肾上腺素治疗。预后与心脏的基本病变有关。Ⅱ度Ⅰ型房室传导阻滞无须治疗。Ⅱ度Ⅱ型心室率较慢者，可用药物提高心率同完全性房室传导阻滞的治疗。

（3）Ⅲ度房室传导阻滞

①定期随访：心室率在 60 次 / 分以上者不需治疗，应定期随访。

②提高心率：a. 阿托品。每次 0.01~0.03mg/kg，3~4 次 / 天，口服或皮下注射。b. 麻黄碱。每次 0.5~1mg/kg，3 次 / 天。c. 异丙肾上腺素。每次 5~10mg 含服，3 次 / 天。如仅在入睡后心率减慢，可在睡前服药。

③治疗合并症：出现心力衰竭或阿-斯综合征，可先静脉滴注异丙肾上腺素每分钟 0.1~0.25μg/（kg），提高心率，改善心功能，然后安置永久性起搏器。并同时对症治疗、供氧、升压及纠正酸中毒等。

④放置起搏器：适应证为心力衰竭；阿-斯综合征；心室率持续缓慢，婴儿 < 55 次 / 分，如有先天性心脏病则 < 65 次 / 分，儿童 < 45 次 / 分；频发室性期前收缩或室性心动过速；阻滞部位在希氏束以下，QRS 波时间增宽；运动耐力中度或重度受限；新生儿期并发呼吸窘迫综合征时可应用临时起搏器；急性心肌炎或心内手术后，发生严重完全性房室传导阻滞，采用临时起搏

治疗，如 2 周后仍未恢复，则需要安置永久起搏器。

⑤治疗先天性完全性房室传导阻滞：胎儿发生宫内窒息或胎儿水肿，应紧急剖宫产，并做好安置起搏器及抢救心力衰竭的准备工作，出生后立即治疗。

⑥治疗后天性完全性房室传导阻滞：治疗应消除病因。心内手术避免损伤房室传导系统。感染性或病毒性心肌炎可加用静脉滴注氢化可的松或氟米松，以消除传导组织水肿及炎症反应。药物中毒者，立即停药，并予相应治疗。

（三）辨证治疗

1. 辨证论治

（1）风热犯心证

治法：清热解毒，宁心复脉。

方药：银翘散加减。

组成：金银花、连翘、淡豆豉、板蓝根、贯众、虎杖、太子参、麦冬。

加减：邪毒炽盛者加黄芩、石膏、栀子清热泻火；胸痛胸闷者加丹参、红花、郁金活血化瘀；心悸、脉结代者加五味子、柏子仁养心安神；腹痛泄泻者加木香、扁豆、车前子行气化湿止泻。

（2）痰热扰心证

治法：清心凉血，解毒复脉，养阴生津。

方药：清宫汤加减。

组成：玄参、麦冬、连翘、竹叶、水牛角、莲子心。

加减：咽喉肿痛者，加板蓝根、射干；咳嗽者，加桑白皮、北杏仁、浙贝母；关节肿痛者，加威灵仙、忍冬藤；痰火上逆者可用清气化痰汤加减；伴有大便秘结加大黄、枳壳；心悸多啼加珍珠母、琥珀粉。

（3）心阳不振证

治法：温振心阳，益气定悸。

方药：桂枝甘草龙骨牡蛎汤加减。

组成：桂枝、甘草、龙骨、牡蛎、人参、附子。

加减：下肢浮肿者加猪苓、牛膝；阳气暴脱，宜温振欲亡之元阳，宜用四逆汤加减。

（4）心肾阳虚证

治法：温肾散寒，振奋心阳。

方药：真武汤加减。

组成：附子、茯苓、生姜、白术、桂枝、人参。

加减：若咳者，加五味子、细辛、干姜；下利者，去芍药，加干姜；呕者，重用生姜；肢肿腹胀者，加防己、大腹皮、泽泻。

（5）气血两虚证

治法：补益气血，调复心脉。

方药：炙甘草汤加减。

组成：炙甘草、党参、大枣、生地黄、麦冬、阿胶、火麻仁、生姜、桂枝。

加减：心悸明显者加龙骨、牡蛎、柏子仁；兼纳呆便溏者，去生地黄、麦冬、阿胶、火麻仁，加茯苓、木香、制苍术、焦山楂、炒谷芽、炒麦芽；早搏较多者，重用炙甘草、党参等；胸闷者，加瓜蒌皮、枳壳、郁金等。

（6）阴虚火旺证

治法：滋阴降火，养心安神。

方药：天王补心丹加减。

组成：生地黄、玄参、天冬、麦冬、丹参、当归、党参、茯苓、酸枣仁、五味子、柏子仁、远志、桔梗。

加减：心悸明显者，加百合、苦参、磁石；潮热盗汗者，加青蒿、地骨皮。

2.外治疗法

（1）针刺治疗 主穴为心俞、厥阴俞、内关、膻中。配用穴为关元、气海、足三里、三阴交、阳陵泉、太溪、合谷，每次选2~4穴，中强手法针刺或温和灸，每日1~2次。心悸明显者加内关、神门、心俞

穴；心率快者配间使；心率慢者配通里；昏厥者取水沟、十宣、涌泉穴。

（2）水针治疗 取内关、郄门、心俞、厥阴俞穴。采用丹参注射液注入上述穴位，每次1~2穴，每穴注射0.5~1 ml，每日或隔日1次，10次为1个疗程。用于治疗心悸、胸闷、心痛等。

（3）耳针 按心律失常的类型不同，所取耳穴亦有所不同，一般取穴如下。①房、结、室性早搏取心穴、冠状动脉穴（位于耳轮脚末端和对耳屏外侧外缘）、毛细血管穴（位于耳甲艇和耳甲腔交界处，呈人字形，分别斜向两腔的内上和内下方）和前列腺穴。②第Ⅰ、Ⅱ度房室传导阻滞取房室结穴（位于耳舟下方内侧和耳轮内侧相当对耳轮下脚水平处）、肾上腺穴和迷走穴（位于对耳轮下脚内侧下方和耳背根部中央部位）。③阵发性心动过速取心穴、小肠穴、颈动脉窦穴（位于耳垂第三区内下方和耳屏上缘内侧）和迷走穴。取坐位，用药丸如咽喉丸或王不留行籽进行耳穴压丸治疗。双耳取穴，每日按压丸4次，每日各穴压40~60下。每3~4日更换1次，10次为1个疗程。

（4）推拿治疗 取内关、通里、神门、少海、心经、肾经、小天心、脾经、心俞、脾俞、肾俞、肝俞、脾经、乳根、乳旁、足三里等。运用揉、推、运等手法。操作手法如下。①胸腹部：患儿仰卧，分推胸阴阳3分钟，按揉乳根、乳旁各50~100次，摩腹2分钟（实证顺时针摩、虚证逆时针摩）。②四肢部：清心经、补肾经、补脾经各300~500次，运内八卦、揉小天心、按揉通里、神门、少海各100~300次，按揉内关300次，按揉双侧足三里各100~200次。③背部：患儿取坐位或俯卧位，用掌揉法沿足太阳膀胱经，轻揉背部肌肉，重点按揉心俞、脾俞、肾俞、肝俞各50~100次，捏脊10~20遍。心悸气短，五心烦热，盗汗

自汗者，加揉三阴交、涌泉各 100~300 次；咳吐黄痰，大便秘结者，加清大肠 300~500 次，推下七节骨、揉丰隆各 50~100 次。

3. 成药应用

参附注射液 0.5~1.5ml/（kg·d）加入 5% 葡萄糖注射液 50~100 ml 中静脉滴注，1 次/天。用于心阳虚衰，阳气欲脱所致的房室传导阻滞。

4. 单方验方

（1）人参（病态窦房结综合征者宜红参）3~5g。水煎服，饮汤食参。亦可用人参片适量嚼服，每日 1~2 次。用于各种心律失常。[《中国继续医学教育》2018]

（2）灵芝末 1.5~3g。蜂蜜拌匀后开水送服，每日 2~3 次。用于早搏、房颤、房室传导阻滞。[《中国继续医学教育》2018]

（四）医家诊疗经验

1. 王阶

王教授在临证应用上，秉承《伤寒论》"观其脉证，知犯何逆，随证治之"的原则，处方用药可因患者症状表现不同，随症用药。如疲惫、短气患者，用补中益气汤加减，用党参、黄芪等以益气升提；舌尖红、心烦患者，加用小剂量黄连清心经实热；纳呆、痞满患者，加用木香、砂仁、陈皮一类以理气醒脾；失眠患者，联用酸枣仁汤加减或增用酸枣仁、柏子仁一类安神药物；神疲、腰膝酸软患者，加用巴戟天、肉苁蓉、淫羊藿等补肾药；自汗患者，加用浮小麦清虚热而止汗；胸痛患者，加用延胡索、蒲黄等中药活血止痛。也可因患者辨证差异在处方加减中有所侧重，如合并虚羸少气、自汗、盗汗、舌光、少苔、脉细数等心阴阳两虚证者可联用炙甘草汤；合并神疲、气短、自汗、乏力、少气懒言、咽干、口渴等气阴两虚证者可联用生脉散；合并胆怯、心惊、心烦、恶心、呕吐、呃逆、纳呆、多梦、苔腻等胆郁痰扰证者可联用温胆汤等。还可因患者合并基础病的情况调整用药加减，如针对合并冠心病的患者，联用瓜蒌薤白半夏汤、丹参饮等宽胸活血；针对合并高血压病的患者，联用天麻钩藤饮、龙胆泻肝汤、五苓散等平肝利水，或加补肾活血中药；针对合并房颤的患者，加苦参、琥珀粉等中药复律；针对合并高脂血症患者，加用焦三仙降脂化浊。[李洪峥，赵鑫.基于中医传承辅助平台的王阶教授治疗频发室性早搏用药经验传承.中国实验方剂学杂志.]

2. 孙远岭

孙老师通过长期临床实践，认为调整全身气血阴阳，可改善症状，如果联合西药共同使用，可以增效减毒。孙远岭老师根据患儿情况，给予相应西药，同时将病毒性心肌炎并室性心律失常辨证分为一个主型：热毒扰心型。两个次型：气阴两虚型和痰瘀互结型。治疗以清热解毒为主，兼配益气养阴、化瘀祛痰安神之品，同时佐健脾益胃消食之物，每获良效。孙远岭老师依据"治病求本"的原则，对于"感染天地四时不正之邪"者，采用清热解毒的金银花、杭菊花、蒲公英、淡竹叶、板蓝根、牛蒡子、紫花地丁、大青叶、葛根等药；因"本虚是气阴两虚"者，使用益气养阴药物如生黄芪、生地、炙甘草；因"标实是血瘀痰阻"者，运用祛痰化瘀药如云茯苓、生薏苡仁、瓜蒌皮、紫丹参等，同时强调顾护胃气的重要性，使用莱菔子、焦山楂、炒谷芽、炒麦芽、鸡内金等[王凤，孙远岭.孙远岭教授中西医结合诊疗小儿病毒性心肌炎并室性早搏经验初探.中国中西医结合杂志.]

五、预后转归

1. 期前收缩

影响小儿期前收缩预后的因素，一般来说主要有 2 个。第一，主要取决于患儿有无心脏器质性病变以及病变的严重程度。如暴发性心肌炎，当患儿出现期前收缩，尤其是呈联律性、成对性期前收缩者预后一般较差，随时有可能进展为室性心动过速、心室颤动，甚至引发心脏猝死，因此对暴发性心肌炎患儿应进行心电实时监护，一旦发现有室性期前收缩须高度重视，并应及时给予利多卡因或胺碘酮等抗心律失常药物静脉滴注，以防发生恶性心律失常。但无器质性心脏病变的患儿发生期前收缩，包括呈联律性、成对性期前收缩，预后一般多良好。由于联律性、成对性期前收缩有时延续多年，病程已长者若病情稳定可停药观察，并嘱定期复诊，随访变化。第二，通常室性期前收缩要比房性、交界性期前收缩更易对机体产生影响，因此相对重要。同时病理性期前收缩的预后相对较差，而功能性（良性）期前收缩的预后多良好，一般不会发生恶性心律失常而危及生命，且常随患儿年龄的增长而逐渐减少并最后消失。

2. 阵发性室上性心动过速

无并发症的阵发性室上性心动过速小儿，绝大部分经合理的药物治疗后可恢复正常，尤其婴儿。婴儿期首发阵发性室上性心动过速者大部分会随年龄的增长而自然消失，推测可能与原发病的治愈和心脏传导系统的不断成熟有关。部分反复发作的患儿多见于预激综合征者，药物的治疗效果差，可通过射频消融术以达到根治的目的；对伴器质性心脏病的阵发性室上性心动过速患儿，在抗心律失常的同时应积极治疗原发心脏疾病，才能有效控制阵发性室上性心动过速。

3. 室性心动过速

室性心动过速的预后与原发疾病的严重程度、室速的类型、室速发作的持续时间、造成的严重血流动力学变化和是否及时采取积极有效的治疗措施有关。单纯性室速一般预后较好。

4. 房室传导阻滞

本病预后不一，非手术引起的后天性者，预后与心脏病的严重程度有关。由心肌炎或心脏病术后引起者一般可完全恢复。两型中以文氏型预后较好，莫氏Ⅱ型常可发展为高度或完全性房室传导阻滞。手术引起者预后较差。先天性Ⅲ度房室传导阻滞，尤其是不伴其他先天性心脏病者，预后较好。无论何种病因引起的房室传导阻滞，只要是Ⅱ度Ⅱ型以上，且心室率小于50次/分者，均应密切观察，出现阿-斯综合征、心力衰竭或进行性运动耐受力下降者应安装人工心脏起搏器。

六、预防调护

（一）预防

注意孕期保健，合理喂养，调摄寒温，开展体育锻炼，增强体质，预防感冒，积极治疗原发病，慎用各种影响心律的药物。

（二）调护

1. 注意消除患儿疑虑，使其精神愉悦。
2. 症状重者需避免过度劳累，注意卧床休息，减少活动量，重症患儿应绝对卧床休息，以减少心脏的负担。
3. 注意季节、时令、气候的变化。因为寒冷、闷热的天气，以及对疾病影响较大的节气，如立春、夏至、立冬、冬至等，容易诱发或加重心律失常，应提前做好防护，分别采取保暖、通风、降温等措施；
4. 注意患儿神色、呼吸、心率、心律、脉搏、血压等变化。若患儿早搏频发，呈二、三联律及突然面色青灰、四肢厥冷、大汗淋漓、脉细数欲绝，应及时抢救。

七、专方选要

小儿复脉汤颗粒

组成：桂枝 3g、炙甘草 3g、龙骨 9g、牡蛎 9g、太子参 6g、麦冬 6g、黄芩 6g、五味子 3g、甘松 6g、瓜蒌皮 6g。

用法：餐后温水冲服，连续服用 4 周。＜6 岁患儿每次服用半包，每日 2 次；≥6 岁患儿每次服用 1 包，每日 2 次。

适应证：儿童室性早搏，证属心阳不振者。

方解：方中桂枝温通心阳，麦冬养阴清心，两者一阳一阴，共奏益阴扶阳，安神定悸之功。臣药以甘草辛甘化阳，兼顾脾胃，使气血化生有源；龙骨、牡蛎重镇安神，固阴潜阳。佐以太子参、五味子，配合君药之麦冬，一补一敛一清，益心气养心阴；黄芩清热养阴；瓜蒌皮、甘松宽胸理气化痰，使益气养血的同时，不致气血壅滞，又因甘松性温，能佐制黄芩之寒凉以免伤及患儿脾胃。桂枝与瓜蒌相配伍，更能起到通阳行气、开胸散结的作用。全方合用，共奏扶阳益阴、养心定悸之功效。小儿复脉汤能够有效减少室性早搏次数，疗效与普罗帕酮相当，改善中医症状作用优于普罗帕酮。［姜永红，周冬雪，赵鹏军．小儿复脉汤治疗儿童室性早搏疗效观察．现代中西医结合杂志．］

八、研究进展

（一）病因病机

近些年有学者对本病的病因病机做出补充。杨传华认为此病责之在心，心阴虚、心火旺而致心神不安、心脉失调是本病的主要病机。仇玉平等认为李东垣"阴火"学说和快速性心律失常有着非常密切的关系，提出阴火上冲则心悸不安、燥热阵作，阴火浮越则怔忡闷乱、恶心欲吐。史大卓认为阵发性快速心律失常的主要病机为气血失调、血脉不和、脉气不相顺接，肝风内动、上扰心神是引起脉气不相顺接的一个重要原因，提出以调和血脉、宁心安神为主，燮理阴阳、柔肝息风为辅，将其作为治疗阵发性快速心律失常的辨治原则。高才达认为该病在发生、发展过程中极易形成气阴亏虚、血脉瘀滞的状态，虚实错杂为多见。

缓慢性心律失常病因较为复杂。目前对于本病病机的认识尚不统一，近些年有学者在前人经验总结的基础上将其归纳为虚损为本，邪实为标，虚实夹杂。虚损涉及气、血、阴、阳等，其中以心气虚为本病的起始阶段，心气虚可发展为心阳虚，进一步发展为心肾阳虚。母病及子，心气虚致脾气虚，也可因子盗母气，脾气虚而致心气虚，心脾两虚，脾为后天之本，不能化气生血，导致心阴渐耗而成气阴两虚。阴阳互根，阴损及阳，阳损及阴，后期往往出现阴阳两虚。邪实包括血瘀、痰浊、气滞、热毒、水气、寒邪等，既作为虚损的病理产物，同时又可作为一个直接致病因素作用于心脏而发病。如：冠心病之瘀阻、肺心病之痰浊、心肌炎之湿热、热毒等。虚实夹杂既有前面所述的因虚致实之病因，亦有因实致虚的病理结果，二者相互作用，恶性循环，出现虚实夹杂的复杂病机。

（二）辨证分型论治

近些年对儿童心律失常的辨证论治经验逐渐完善、丰富，沈秋生针对心律失常痰火扰心证的治疗进行了总结，强调了痰火在致病环节的重要地位，指出清火化痰、宁心安神是治疗该病证的主要方法，同时说明了中药治疗相对于常规西药治疗有不良反应小的优势。马良梅等总结了李平教授使用清心化痰法治疗室性早搏的经验，李平教授在"心主血脉—神明论"的指导下，在温胆汤的基础上自拟"连夏宁心方"，该方对室性早搏二联律、三联律作用明显，同时也从现代药理的角度分析了连夏宁心方的作用机制，指出其主要是从调节自主神经功能出发而治疗心律失常的。于晓晗等对连夏宁心方的疗效进行了评价，证明其对冠心病心律失常痰热证的有效性，同时探究了其可能的机制：其是通过抑制Notch1信号通路，抑制心肌成纤维细胞的生成，减少神经生长因子的分泌，进而抑制心脏自主神经的异常重构，最终达到控制心律失常的目的。杨阳发现连夏宁心颗粒也可以通过抑制环氧化酶-2的生成，来降低心交感神经的张力和异常分布，从而达到抑制心律失常的目的。在临床疗效方面，目前不乏相关的RCT研究。杨晓正和睢勇探究加味栀子合剂和安神定悸膏治疗心律失常痰热证的效果，发现其有效率超过90%，安全性高，几乎无不良反应发生。此外大部分的临床研究都是针对某一种心律失常进行试验。在室性早搏痰热证方面，大部分研究集中在温胆汤系列和陷胸汤系列上。大量研究表明黄连温胆汤在治疗室性早搏痰热证方面疗效确切，曹杰还同时探究了黄连温胆汤对心率震荡的影响，说明黄连温胆汤联合西医基础治疗可以有效改善心率震荡的异常，降低心血管事件发生的概率；在安全性方面，总体评价较高，但在试验组和对照组中都偶有胃部不适、恶心发生，对症治疗后均有好转。也有对柴芩温胆汤进行的疗效研究，用酒石酸美托洛尔作对照，发现在有效性方面无显著差异，但在改善症状方面疗效明显高于对照组，同时无不良反应发生，肯定了柴芩温胆汤治疗室性早搏痰热证的疗效。也有研究对生脉陷胸汤进行疗效评价的，发现其对室性早搏气虚痰热证患者疗效显著，此外张莹莹、曾文军等还发现生脉陷胸汤

可以有效改善冠心病室早气虚痰热证患者的心功能。

（三）中药研究

膜片钳与电生理技术的发展、完善及广泛应用，为中药研究提供了新的现代科研技术，使得人们对中药抗心律失常作用的活性成分有了更为直接深入的研究，众多的研究表明中药活性成分大多可以同时作用于多个靶点，可同时调节钠离子通道、钙离子通道以及钾离子通道等多种离子通道，可延长动作电位时程及有效不应期，从而起到抗快速性心律失常的作用，是理想的抗心律失常药物。付国通等通过动物实验证明虎杖苷对乌头碱、毒毛旋花苷、氯化钡和冠脉结扎诱导的室性早搏、室速、室颤等快速性心律失常模型均有拮抗作用，说明虎杖苷可通过阻滞心肌细胞膜钠离子、钙离子内流，保护质膜钠泵或促进钾离子外流来发挥抗快速性心律失常的作用。现代药理研究表明，甘草中的有效成分甘草总黄酮可通过抑制交感神经兴奋性，发挥抑制心律失常的作用。地黄具有增加冠脉供血、调节自主神经功能的作用。

主要参考文献

[1] 石盘棋，周博，孙晓燕，等. 甘草黄酮苷元甘草素的研究及其应用 [J]. 解放军医药杂志，2020，32（5）：108-112.

[2] 温万春. 冠心病心律失常患者采用炙甘草汤加减方法治疗的效果评价 [J]. 中西医结合心血管病电子杂志，2018，6（1）：143-145.

[3] 程煜，高峰. 归脾益心膏治疗快速性心律失常的临床研究 [J]. 中医临床研究，2017，9（23）：10-12.

[4] 刘志超，唐倩，王保和. 参松养心胶囊抗心律失常作用机制研究进展 [J]. 中国中医急症，2018，27（5）：923-926.

[5] 曲思颖,李文杰.加味黄连温胆汤治疗频发室性早搏痰火扰心型临床研究[J].陕西中医,2018,39(9):1167—1170.

[6] 陈靖,肖珉,李攀等.黄连温胆汤加减治疗心悸(室性早搏)痰火扰心证的中医证候改善及预后分析[J].四川中医,2021,39(1):54—57.

[7] 王冕,刘勤社,郭颖强,等.黄连温胆加减方联用酒石酸美托洛尔治疗频发室性期前收缩(痰火扰心证)的临床研究[J].中国中医急症,2020,29(1):230-232.

[8] 马良梅,朱国东,赵利,等.李平教授清心化痰法治疗功能性室性心律失常经验[J].环球中医药,2017,10(3):313—315.

[9] 仇玉平,郭伟星.快速性心律失常从"阴火"论治[J].中医学报,2017,32(6):975-977.

第五节　心力衰竭

心力衰竭(简称心衰),是由多种原因导致的心脏结构和(或)功能异常改变,使心室收缩和(或)舒张功能发生障碍,心输出量不能满足机体的需求,同时引起神经内分泌调节障碍,对心脏及全身各器官造成影响的一组复杂临床综合征。心衰是儿科临床常见的急危重症之一,也是导致儿童死亡的重要原因之一。心力衰竭按起病急缓,分为急性和慢性心力衰竭;按受累部位,分为左心、右心及全心衰竭;按心输出量,分为高输出量及低输出量衰竭;因心脏收缩或舒张功能损伤,分为收缩功能衰竭和舒张功能衰竭。

一、病因病机

(一)西医学认识

心衰发生于胎儿期或儿童期任何年龄段,病因呈高度异质性,可为先天性或者获得性,不同年龄段病因亦不相同,小儿时期心衰以1岁以内发病率最高,其中尤以先天性心脏病引起者最多见,心肌炎、心肌病、严重心律失常和代谢性疾病在任何年龄段均可导致心衰。感染、运动、贫血、电解质紊乱和酸中毒等是诱发心衰的常见原因。

当心脏发生心肌病损或长期负荷过重,心肌收缩就逐步减退。早期通过加快心率、增厚心肌和扩大心脏等进行代偿,调整排血量,以满足机体的需要,这个阶段为心功能代偿期,临床上不出现症状。后期心功能进一步减退,当上述代偿措施已不能维持足够的心排血量时,则出现静脉回流受阻、体内水分潴留、脏器淤血等心衰的病理现象。

(二)中医学认识

中医古代文献中虽无心力衰竭的病名,但类似心力衰竭的一些证候及治疗早已有详细记载。属"心悸""怔忡""水肿""痰饮"等范畴。心力衰竭的症状描述最早见于《素问·逆调论篇》云:"夫不得卧,卧则喘者,是水气之客也。"又《灵枢·胀论》云:"心胀者,烦心,短气,卧不安。"汉代张仲景《金匮要略·水气病脉证并治》曰:"心水者,其身重而少气,不得卧,烦而燥,其人阴肿。"《素问·灵兰秘典论篇》中有:"心,君主之官,神明出焉……主不明则十二官危,使道闭塞而不通,形乃大伤。"又如《仁斋直指方》曰:"人以气为主,一息不运则机缄穷,一毫不续则穿壤判,阴阳之所以升降者,气也,血脉之所以流行者,亦气也……盛则盈,衰则虚。"

本病以心阳虚衰为主,若患儿禀赋不足,先天心脉缺损,或病邪犯心,或心脏之疾日久,或他脏之疾累及心脉,皆可耗损心气,累及心阳,发为心阳虚衰。心阳虚衰，诸脏失养，致五脏同病。心阳虚衰，血瘀内阻，留滞肺络，肺气闭而不宣，则呼吸浅促、咳喘难卧。肝藏血，心阳虚衰，气滞血瘀，则胁下癥块。心阳虚衰，致脾阳不振，累及于肾，脾肾阳虚，不能温化水液，水液内停，化生痰饮，泛溢肌肤，则为水肿。

总之，本病病位在心，累及肺、脾、肝、肾，病机为心阳虚衰，血脉运行无力，水液停留。性质为本虚标实，心阳虚衰为本，痰饮瘀血内阻为标。

二、临床诊断

（一）辨病诊断

1.临床表现

（1）年长儿心衰症状与成人相似，主要表现为运动后气促、乏力、食欲减退、腹痛及咳嗽。安静时心率增快，呼吸表浅，颈静脉怒张，肝脏增大、有压痛，肝颈静脉回流征阳性。病情较重者尚有端坐呼吸，肺底部可听到湿啰音，并出现浮肿，尿量明显减少。心脏听诊除原有疾病产生的心脏杂音和异常心音外，常可听到心尖区第一音减低和奔马律。

（2）婴幼儿心衰临床表现有一定特点，常见呼吸快速、表浅，频率可达50~100次/分，喂养困难，体重发育落后，烦躁多汗，哭声低弱，肺部可闻及干啰音或哮鸣音，肝增大达肋下3cm以上。心脏增大，心率可增快达150~200次/分，心音明显低钝，多能听到奔马律。浮肿最先见于颜面、眼睑，严重时鼻唇三角区呈现青紫色。

2.相关检查

（1）胸部X线检查　见心影多呈普遍性增大，心搏动减弱，肺纹理增多，肺门或肺门附近阴影增加，肺部淤血。

（2）心电图　心房心室的肥厚程度及心律的变化。

（3）超声心动图　心衰时心室、心房的内径增大，心室的收缩时间延长，射血分数降低。

（4）心输出量　应用热稀释法测定心输出量（CO），按体表面积计算出心脏指数正常小儿心脏指数（CI）为$3.5~5.5L/（min·m^2）$。

（5）血浆脑利钠肽（BNP）及其前体氨基末端脑利钠肽（NT-proBNP）是重要的心肌标志物，可反映心衰的程度。但新生儿期、肥厚性心肌病、川崎病和肾功能不全时BNP也可以增高，应加以注意。

（二）辨证诊断

1.心肺气虚，血瘀痰阻

临床证候：心悸，胸闷气短，动则加剧，咳嗽，咳吐白痰，或咳血痰，神疲乏力。舌暗红，苔薄，脉结代。

证候分析：心主血，肺主气，心肺气虚，气不行血，心脉瘀阻，则心悸、胸闷气短；动则耗气，故活动后症状加剧；肺失宣降，痰饮阻肺，则咳嗽、咳吐白痰；血瘀肺络则咳血痰；子病及母，肺脾气虚则神疲乏力；舌暗红，苔薄，脉结代，均为心肺气虚，血瘀痰阻之征。

2.气阴两虚，心血内瘀

临床证候：心悸怔忡，稍活动即加剧，神疲乏力，头晕，自汗，盗汗，颧红，心烦失眠。舌质偏红，脉结代或细数。

证候分析：气阴两虚，气不行血，阴不化血，心血内瘀，心失所养，则心悸怔忡；气虚，则神疲乏力；血虚清窍失充，则头晕；阴虚内热，则盗汗、颧红；热扰心神，则心烦失眠。

3.心肾阳虚，血瘀饮停

临床证候：心悸，胸闷，喘急，咳嗽，咳白泡沫痰，畏寒肢冷，腰酸尿少，面色苍白或青紫，全身水肿。舌暗淡，苔白，脉沉细无力或促。

证候分析：心阳虚亏，心脉瘀阻，则

心悸胸闷、面色青紫；肾阳虚衰，肾府失养，则腰酸；寒凝血脉，则畏寒肢冷；水饮内停，上凌心肺，则喘急、咳嗽、咳白泡沫痰；下停膀胱，气化不利则尿少；泛溢肌肤，则全身水肿；舌暗淡，苔白，脉沉细无力或结促，均为心肾阳虚，血瘀水泛之征。

4. 阴阳俱虚，心阳欲脱

临床证候：心悸憋喘，面色青灰，尿少肢肿，烦躁不安，张口抬肩，大汗淋漓，四肢厥冷。舌质淡晦，苔白或苔少，脉沉细欲绝。

证候分析：心肾阳虚，心血瘀闭，水饮内停，则见心悸憋喘、面色青灰、尿少肢肿；阳损及阴，阴阳大衰，阴不潜阳，阳气欲脱，则见烦躁不安、张口抬肩、大汗淋漓、四肢厥冷；舌质淡晦，苔白或苔少，脉沉细欲绝，均为阴阳俱虚，心阳欲脱之征。

三、鉴别诊断

（一）西医鉴别诊断

毛细支气管炎、支气管肺炎

年长儿心力衰竭的典型表现与成人相似，一般诊断无困难。婴儿心衰应与毛细支气管炎、支气管肺炎相鉴别。轻度发绀、呼吸急促、心动过速、肝大是心衰和肺部感染的共性体征。婴儿心衰时，心脏病理性杂音可以不明显，尤其新生儿可无杂音，肺部有干啰音和喘鸣音，常影响心脏听诊效果。肺炎合并阻塞性肺气肿使横膈下降可出现肝下移，造成肝脏增大假象。肺部满布湿性音、胸片表现肺部有片状阴影者，支持肺部炎症改变，吸氧后发绀可减轻或消失，血氧分压升高，氧饱和度正常。必要时进行心脏超声检查可与之鉴别。

（二）中医鉴别诊断

喘咳

喘咳为心衰主症之一。但心衰之喘咳与中医"喘证"在病因病机及主症上既有相同之处，又有不同之处，鉴别如下。

相同点是病因基本相同，即外感与内伤，外感为六淫乘袭，内伤则是饮食、情志，或劳倦久病等。不同点是心衰多见水气凌心或水饮射肺，喘证多见肺气不畅或肾不纳气。病位上，心衰主要在心，涉及肺肾，喘证主要在肺，久病损伤脾肾。证候上，喘促虽为两病共有症状，但心衰多以心悸怔忡、气急胸闷、唇甲青紫、下肢水肿、脉结代为主症，喘证则以呼吸困难、张口抬肩、胸胀、鼻煽、痰多等为主症。

四、临床治疗

（一）提高临床疗效的要素

1. 病本属虚，宜益气养阴，温肾补心

本病发生之内因为体质虚弱，正气不足，外因为感受六淫之邪，及情志饮食劳倦所伤。病本属虚，以心、肺、脾、肾虚损居多。心气虚衰，无力鼓动阴血，致血流不畅留于心，则心悸怔忡，动则汗出；肾阳虚衰，不能蒸化水液，聚为痰饮，发为水肿；肺气不足，肃降失职，则呼吸急促，不能平卧。病因既明，则有的放矢。故治宜补气养心，益肺温肾，助阳滋阴。

2. 其标属实，宜活血祛瘀，化痰利水

久病不愈，累及他脏。心火既衰，胃阳虚，纳化失权，津液不布，水道不利，导致湿浊停滞，血瘀形成；水不涵木，肝气必虚，肝失疏泄，致瘀血过多，久成瘀为积。更因血瘀、饮停、气滞互为因果，多脏虚损，终致心肾阴阳耗竭之危象。此乃本虚标实，虚实夹杂之候。治当扶正祛邪，标本兼顾。须用益气温阳、活血祛瘀、化痰利水之法，方可收效。阳气虚脱者，则急以回阳固脱。

3. 中西结合，最佳选择

本病属危急重证，治疗时应采取综合措施。中西医在治疗本病上均有各自的特点与优势，若运用得当常能收到明显的治疗效果。西医一般通过去除病因、积极处理原发病、减轻心脏负荷、增加心肌收缩力及心肌细胞营养支持来控制病情。而中医主要是通过辨证来指导用药，如阳虚水泛，治宜温肾散寒，健脾利水，可选用真武汤治疗。现代药理研究证明，真武汤具有强心、改善血液循环及利尿作用，故临床运用中西医结合的方法治疗本病，是目前的最佳选择。

（二）辨病治疗

1. 一般治疗

（1）休息与镇静　平卧或半卧位，尽量避免患儿烦躁、哭闹，必要时可适当应用苯巴比妥或安定等镇静剂，但须警惕抑制呼吸，尤其是婴幼儿。

（2）饮食　给予易消化和富有营养的食物，每次进食应少量，婴儿喂奶宜少量多次。浮肿或年长儿应限制钠盐摄入量，每日一般应控制在0.5~1.0g以下。心衰控制后可改为低盐，每日不超过2.0~3.0g。

（3）容量管理　急性心衰患儿应进行动态液体评估和营养评估，短期内维持每日出入量的负平衡，控制输液速度。电解质则根据生理需要及血液中电解质浓度而定，于24小时内均匀补充。心衰常伴有酸中毒，应给予碱性药物纠正，一般应用常规计算量的一半即可。

（4）吸氧　患儿血氧饱和度（SaO_2）<0.95均应及时氧疗，可鼻导管或面罩吸氧，当SaO_2<0.90时，应启动无创或有创正压通气等呼吸支持治疗。

2. 病因治疗

若心衰由甲状腺功能亢进、重度贫血或维生素B缺乏以及病毒性或中毒性心肌炎引起，须及时治疗原发疾病；若为先天性心脏病所致，则内科治疗往往是术前的准备，且术后仍需要继续治疗一段时间。

3. 增强心肌收缩力

（1）洋地黄类药物　洋地黄能增强心肌的收缩力，减慢心率，从而增加心搏出量，改善体、肺循环，其疗效随病因和病理情况有所不同。一般对慢性心功能不全或心室负荷加重所引起的心衰，如先天性心脏病和慢性风湿性瓣膜病等疗效较好，而由贫血、心肌炎引起者疗效较差。小儿时期最常用的洋地黄制剂为地高辛，他既可口服，又能静脉注射，作用时间较快，排泄亦较迅速，因此，剂量容易调节，药物中毒时处理比较容易。如需迅速洋地黄化，除地高辛静脉注射外，尚可应用去乙酰毛花苷等药物。

①剂量及用法：基本原则是首先达到洋地黄化量，即心肌收缩达到最大疗效必需的剂量，然后根据病情需要继续用维持量来补充每天从体内消失的量以维持疗效。小儿常用剂量及用法如下（见表9-5-1）。a. 洋地黄化。如病情较重或不能口服者，可选用毒毛花苷或地高辛静脉给药，首次给洋地黄化总量的1/2，余量分2次，每隔4~6小时给予，多数患儿可于8~12小时内达到洋地黄化。能口服的患者，给予地高辛，首次给洋地黄化总量的1/3或1/2，余量分2次服，每隔6~8小时给予。对轻度慢性心衰者，也可连续用地高辛维持量5~7天，进行缓慢洋地黄化。b. 维持量。洋地黄化后12小时可开始给予维持量，使用长短视病情而定。病因能在数日内去除，如肺炎或急性肾炎合并心衰，往往不需用维持量或仅短期应用；短期难以去除病因者，如心内膜弹力纤维增生症或风湿性心瓣膜

表 9-5-1 洋地黄类药物的临床应用

洋地黄制剂	给药法	洋地黄化总量（mg/kg）	每日平均维持量	效力开始时间	效力最大时间	中毒作用消失时间	效力完全消失时间
地高辛	口服	< 2 岁 0.05~0.06 > 2 岁 0.03~0.05（总量不超过 1.5mg）	1/5 洋地黄化量，分2次	2 小时	4~8 小时	1~2 天	4~7 天
	静脉	口服量的 1/2~1/3		10 分钟	1~2 小时		
去乙酰毛花苷（西地兰）	静脉	< 2 岁 0.03~0.04 > 2 岁 0.02~0.04		10~30 分钟	1~2 小时	1 天	2~4 天

病，应注意随患儿体重增长及时调整剂量。小儿血清地高辛的有效血浓度为 1~3mg/ml 左右为宜。

②使用洋地黄注意事项：用药前应了解患儿在 2~3 周内洋地黄使用情况，以防药物过量引起中毒。患儿因各种病因引起心肌炎，对洋地黄耐受性差，剂量一般按常规量减去 1/3，且饱和时间不宜过快。未成熟儿和 < 2 周的新生儿因肝肾功能尚不完善，易引起中毒，洋地黄化剂量应偏小，可按婴儿剂量减少 1/2~1/3。钙剂对洋地黄有协同作用，故用洋地黄类药物时应避免用钙剂。此外，低血钾可促使洋地黄中毒，应予注意。

③洋地黄毒性反应：洋地黄的治疗量约为中毒量的 60%，心力衰竭越重，心功能越差，则治疗量和中毒量越接近，故易发生洋地黄中毒。肝肾功能障碍、电解质紊乱、低钾、高钙、心肌炎及大量利尿之后，均易发生洋地黄中毒。小儿洋地黄中毒最常见的表现为心律失常，如房室传导阻滞、室性早搏以及阵发性心动过速等；其次为恶心、呕吐等胃肠道症状；神经系统症状，如嗜睡、头昏、色视等较少见。

（2）肾上腺素能受体激动剂　主要应用于伴有体循环的心衰患儿，包括多巴胺5~10μg/（kg·min），必要时剂量可适当增加，一般不超过 30μg/（kg·min）和多巴酚丁胺 2.5~10mg/（kg·min），应用时均需从小剂量开始，然后结合临床予以调整。

4. 减轻心脏负荷

（1）应用利尿剂　本组药物可以有效地减轻心脏前负荷。在急性心衰时，通常采用作用迅速而强大的髓袢利尿剂。呋塞米每次 0.5~2.0mg/kg，每 6~24 小时 1 次，每日最大剂量 6mg/kg 口服或静脉推注。

（2）血管扩张剂　应用血管扩张剂以减轻心脏的前后负荷，从而改善心功能。近年来在顽固性心衰的治疗方面取得一定疗效。临床常用的有：①硝普钠，从小剂量0.5μg/（kg·min）开始，常用2.0~4.0μg/（kg·min），最大剂量 8.0μg/（kg·min），静脉持续滴注。②酚妥拉明，每次 0.5mg/kg，1~4 次 / 天，单次最大剂量为 10mg，静脉推注；或3~5μg/（kg·min），静脉持续滴注。③硝酸甘油，从小剂量 0.05μg/（kg·min）开始，常用 0.25~5.0μg/（kg·min），静脉持续滴注。

5. 急性左心衰竭肺水肿的抢救

（1）体位　患儿采取半卧位或坐位，两腿下垂，以减少静脉回流。

（2）吸氧　间歇高流量吸氧。在通氧的水封瓶中装入 50%~70% 乙醇，每次吸氧10~20 分钟，间隔 15~30 分钟。动脉血氧分压明显降低者应使用呼吸机。

（3）镇静　首选吗啡每次 0.1~0.2mg/kg 皮下或肌内注射。新生儿及休克、昏迷、呼吸衰竭者忌用，婴幼儿慎用。

（4）洋地黄和利尿剂　快速注射西地兰增强心肌收缩功能，利尿剂减轻体液潴留。

（5）解除支气管痉挛　应用肾上腺皮质激素，地塞米松（每日 2.5~5mg）或氢化可的松（每日 5~10mg/kg），加入到 10% 葡萄糖注射液内静脉缓滴。

（6）血管扩张剂　血压增高或血压正常的急性肺水肿，可选择硝酸甘油持续静脉滴注。

（三）辨证治疗

1. 辨证论治

（1）心肺气虚，血瘀痰阻

治法：补益心肺，化痰活血。

方剂：四君子汤合血府逐瘀汤。

组成：人参，白术，甘草，当归，桃仁，红花，川芎，赤芍药，生地黄，牛膝，柴胡，枳壳，桔梗。

加减：肢体浮肿者，加茯苓、防己利水消肿；神疲乏力甚者，可加黄芪、黄精补益元气；心前区痛者，加丹参、郁金、降香理气散结止痛。

（2）气阴两虚，心血瘀阻

治法：益气养阴，活血化瘀。

方剂：生脉散合炙甘草汤加减。

组成：人参，麦门冬，五味子，炙甘草，白芍药，桂枝。

加减：夜寐不安者，加柏子仁、煅龙骨宁心安神；便秘者，加麻子仁、瓜蒌仁、桑椹养血润肠。

（3）心肾阳虚，血瘀饮停

治法：温肾助阳，化气利水。

方剂：真武汤合苓桂术甘汤加味。

组成：淡附片，白芍药，生姜，炙甘草，茯苓，桂枝，人参。

加减：形寒肢冷者，加干姜、肉桂温阳散寒；肢体酸痛者，加独活、羌活祛湿通络。

（4）阴阳俱虚，心阳欲脱

治法：回阳固脱，益气复脉。

方剂：参附龙牡救逆汤加味。

组成：人参，附子，生龙骨，生牡蛎，白芍药，甘草，五味子，干姜，山茱萸。

加减：若喘甚，加五味子、蛤蚧纳气平喘；四肢厥冷，脉细微而迟，重用附子温阳。

2. 外治疗法

（1）体针治疗　主穴为内关、间使、通里、少府、心俞、神门、足三里等。辨证取穴：如利水消肿取水分、水道；咳嗽痰多取尺泽、丰隆；腹胀取中脘；镇静安眠取内关、间使、少府、曲池；止咳平喘取肺俞、少府、膻中、天突。每次选部分主穴并辨证取穴 4~5 个穴位，平补平泻，留针 15~20 分钟，每日 1 次，5~7 日为 1 个疗程，休息 3~5 日，再行下 1 个疗程。

（2）耳针治疗　取穴心、皮质下、交感、神门、肺、肾等。每次取 2~3 穴，毫针浅刺，每日或隔日 1 次，5~7 日为 1 个疗程。

（3）推拿治疗　推攒竹，揉百会，补脾经，推三关，推揉膻中，揉五指节。每日 1 次，5~7 次为 1 个疗程。

3. 成药应用

（1）黑锡丹　小儿每次 1~6g，每日 2 次。用于抢救重症心衰的患儿。

（2）生脉注射液　每次 1~5ml 静脉注射，每日 1~2 次，适用于气阴两虚者。

4. 单方验方

（1）葶苈子末　每次 1~2g，每日 3 次饭后服，疗程 2~3 周，婴幼儿剂量酌减。具有利尿强心之功效，可用于心衰水肿的治疗。

（2）万年青　每日 10~15g，水煎分 3

次服，儿童用量酌减。具有强心利尿、活血通脉之功效，适用于各种心衰的治疗。风湿性心脏炎所致者忌用。

（四）其他疗法

1. 药物治疗

心衰时心肌缺氧，有明显的代谢异常，辅加改善心肌代谢药可能有益，近年应用以下药物。

（1）辅酶Q_{10}　有增强心肌细胞线粒体功能、改善心肌代谢、稳定细胞膜和抗氧自由基作用，从而保护心肌。用辅酶Q_{10}对防治阿霉素心肌损伤有益。用量1mg/（kg·d），分2次服。长期治疗，患儿在3个月内显效。

（2）1,6-二磷酸果糖（FDP）　可改善心肌线粒体能量代谢，稳定细胞膜，抑制中性粒细胞产生氧自由基，从而保护心肌。用量：每次100~250mg/kg，静脉注射，7~10天为一疗程。慢性心衰者也可用口服制剂。

2. 非药物治疗

（1）心室辅助装置（VAD）　主要用于难治性、Ⅲ级心衰，作为等待心脏移植的过渡方法。

（2）主动脉内球囊反搏（IABP）　用于心肌炎、心肌病和心脏手术后心衰药物不能控制者。但婴儿因主动脉顺应性较好，故IABP的效果较差。

（3）体外膜肺氧合（ECMO）　应用于治疗心衰的指征与VAD相似，但同时也适用于肺部病变导致严重呼吸功能障碍者。

（4）心脏移植　心衰死亡率高，部分患儿最终需进行心脏移植。近年由于免疫抑制治疗的改进，心脏移植的存活率明显提高。手术指征：心肌病终末期治疗无效，复杂先天性心脏病手术危险极高和部分先天性心脏病术后心功能不全治疗无效者。心脏移植术后主要死亡原因有感染、排异

反应、移植冠状动脉病、肺动脉高压等。

五、预后转归

充血性心力衰竭是小儿时期最常见的急危重症，可发生于多种心血管疾病以及其他系统疾病过程中，如能及时正确地予以救治，大多数病儿可转危为安，预后良好。若失治误治，则可使病情逐渐加重，最后导致循环衰竭，从而引起死亡。

六、预防调护

（一）预防

重视病因治疗是预防心力衰竭发生的关键。如先天性心脏病并发肺炎，极易发生心衰，需及早应用强心药（如洋地黄），并尽可能手术根治；各种心肌炎、心肌病、维生素B缺乏及急性肾炎等也容易合并心衰，必须及时治疗。同时有必要让患儿及家长了解预防心衰的相关知识，远离诱发因素。应避免情绪激动和过度活动；关注气温变化，随时增减衣服，防止受凉感冒；注意饮食卫生，防止肠道感染等。

（二）调护

发生心力衰竭之后必须重视调护。患儿应绝对安静卧床休息，半卧位，饮食宜少量多餐，无盐或低盐饮食，限制摄入量，必要时给予氧气吸入，密切观察病情变化，详细记录出入量，如应用洋地黄类药物，注意观察有无洋地黄中毒反应。

七、专方选要

通脉饮

组成：桂枝、赤芍药、桃仁、川芎、益母草、红花、丹参、麦冬、黄芪、甘草。

功效：活血化瘀，益气通脉。

主治：虚实相杂，血气瘀滞的慢性心衰。症见胸闷气急，心悸咳嗽，颧红唇绀，

舌质暗或有瘀斑、脉细弦带涩。

方解：方中桂枝通阳化气，是活血通络的要药。赤芍药、桃仁、川芎、益母草、红花、丹参活血化瘀；麦冬养阴清心，可制其燥；黄芪益气，补胸中之气，气旺则气滞者行，血瘀者痛减，痰浊者化；甘草调和诸药，和中健脾。诸药合用，共奏活血化瘀，益气通脉之效。（本方为国家级名老中医朱锡祺教授的效验秘方。）

八、研究进展

1. 单味药的研究

本病是由于心脏泵功能减退，致静脉血瘀，动脉血液灌注不足，心脏不能充分排出足够血量满足机体需要而出现的一系列病理改变。实验研究表明，人参有升压和增强心肌收缩作用，使心脏排血量加强；附子的有效成分消旋去甲乌药碱有类异丙肾上腺素的兴奋效应，可加强离体心脏的心肌收缩力和心排血量，减少外周阻力，具有强心、扩张血管和利尿的作用；川芎、当归、红花、赤芍药等活血化瘀药有增加冠状动脉血流量、扩张血管、改善心肌缺血等作用，对治疗气血瘀滞型心力衰竭有良好效果。

2. 复方及注射液的研究

（1）生脉散治疗小儿心肌炎并发心力衰竭有不同程度的症状好转，动物实验证明其能延长心脏缺血的动物存活时间，降低心肌耗氧量，对冠状动脉与周围血管有明显扩张作用。

（2）强心灵浸膏（山东中医药大学附属医院）主要成分为人参、黄芪、制附子、北五加皮、丹参、川芎、麦冬、五味子、葶苈子、泽泻、猪苓。功效为温阳益气，化湿利水。主治心力衰竭。每日3次口服，连服2周。

（3）参附注射液（四川雅安制药厂）主要成分为红参、附片。功效为回阳救逆，益气固脱。药理研究证实，该药能延长低温下的动物存活时间，有一定的抗炎作用，对过敏的免疫反应有一定的抑制作用，还具有稳定的升压作用。行肌内注射静脉注射应以葡萄糖注射液稀释。

主要参考文献

［1］琚玮. 现代中医儿科诊疗全书［M］. 上海：第二军医大学出版社，2005：178-227.

［2］张奇文. 实用中医儿科学［M］. 北京：中国中医药出版社，2016：736-785.

［3］江载芳、申昆玲、沈颖. 诸福棠实用儿科学［M］. 北京：人民卫生出版社，2014：1354-1508.

［4］中华中医药学会儿科分会心血管学组. 儿童心力衰竭诊断和治疗建议（2020年修订版）［J］. 中华儿科杂志，2021，59（2）：84-94.

［5］桂永浩，薛辛东. 儿科学（第3版）［M］. 北京：人民卫生出版社，2015：274-278.

［6］中华中医药学会慢性心力衰竭中医诊疗指南项目组. 慢性心力衰竭中医诊疗指南（2022年）［J］. 中医杂志，2023，64（7）：743-756.

第十章 泌尿系统疾病

第一节 急性肾小球肾炎

急性肾小球肾炎简称"急性肾炎"，广义上是指临床上表现为急性起病，以血尿、蛋白尿、水肿、高血压和肾小球滤过率下降为特点的肾小球疾病，故也常称为急性肾炎综合征。本病是小儿时期常见的一种肾脏病，以3~8岁多见，2岁以下罕见。男女比例约为2∶1。

中医学无急性肾小球肾炎的病名记载，根据其临床表现，多属"阳水""阴水""风水""尿血"等范畴。

一、病因病机

（一）西医学认识

1.病因

急性肾小球肾炎是由A组β溶血链球菌感染后引起的一种免疫复合物性肾小球肾炎。可由多种病因引起，概括为感染性和非感染性两大类。

（1）感染性

①急性链球菌感染后肾小球肾炎

②非链球菌感染后肾小球肾炎。a.细菌性感染：葡萄球菌、肺炎球菌、感染性心内膜炎、伤寒等。b.病毒感染：乙型肝炎、巨细胞病毒、EB病毒。c.其他：梅毒、疟疾、丝虫、弓形虫、血吸虫、钩端螺旋体等

（2）非感染性

多系统疾病：系统性红斑狼疮、过敏性紫癜、血管炎、肺出血肾炎综合征等。

原发性肾小球肾炎：IgA肾病、系膜增生性肾炎、膜增生性肾炎等。

2.发病机制

发病机制尚未完全明确，目前认为所有链球菌肾炎菌株均有共同的致肾炎抗原性，机体对链球菌的某些抗原成分（包括菌壁上的M蛋白链球菌素和"肾炎菌协同蛋白"）产生抗体，抗原抗体复合物引起肾小球毛细血管炎性病变，包括循环免疫复合物和原位免疫复合物形成学说。此外，某些链球菌株可通过神经氨酸苷酶的作用或其产物如某些菌株产生的唾液酸酶，与机体的免疫球蛋白结合，改变其免疫原性，产生自身抗体和免疫复合物而致病。另有人认为，链球菌抗原与肾小球基底膜糖蛋白间具有交叉抗原性，可使少数病例呈现抗肾抗体型肾炎。

3.病理生理

肾小球毛细血管的免疫性炎症使毛细血管腔变窄甚至闭塞，并损害肾小球滤过膜，可出现血尿、蛋白尿及管型尿等；并使肾小球滤过率下降，发生水钠潴留，继而引起细胞外液容量增加，因此临床上有水肿、尿少、全身循环充血状态如呼吸困难、肝大、静脉压升高等。本症的高血压，目前认为主要是由于血容量增加所致。在疾病的早期，呈毛细血管内增生性肾小球肾炎改变；在疾病恢复期可见系膜增生性肾炎表现。

（二）中医学认识

中医学认为，本病发病的外因是感受风邪、水湿、热毒之邪，内因是小儿先天禀赋不足或者素体虚弱。感染外邪后，由于正气不足，邪伏于内，伤及脏腑，使肺脾肾功能失调，经1~4周后发病。肺为五脏之华盖，外合皮毛，为水之上源；脾为

中土，主运化水湿，制水生金；肾为水脏，主一身之水液，司膀胱气化，泌别清浊。三脏配合共同完成水液的气化和排泄。若肺气郁遏，不能通调水道；脾气困阻，不能转输水湿；肾气虚衰，不能化气行水；另三焦决渎功能不全，膀胱气化失司，则发为水肿。湿热下注，伤及下焦肾络而致尿血，脾失升清降浊之能，肾失封藏之职则尿浊。此外若湿热毒邪上扰清阳，可引起头晕、目眩，甚至湿热毒邪化火动风，内陷心肝引起惊厥、神昏。若水邪泛滥阻滞气机，上凌心肺，可致喘促、心悸、胸闷、烦躁，甚则发绀等水气上凌心肺之症状。若水湿壅塞三焦，气机升降失调，水无出路则可见尿少、尿闭、头晕、恶心呕吐，甚则昏迷等水毒内闭证。总之，本病的发生，一为感受外邪，二为正气虚弱，脏腑失调，其病理机制与肺脾肾三脏关系最为密切，肾主水为本，肺通调水道为标，脾主运化为制，故说："其本在肾，其标在肺，其制在脾。"

二、临床诊断

（一）辨病诊断

依据疾病前驱病史、临床表现及实验室检查可诊断该病。临床上表现轻重悬殊，轻者为亚临床型，即除实验室检查异常外，并无具体临床表现；重者并发高血压脑病、严重循环充血和急性肾衰竭。

1. 临床表现

（1）前驱感染和间歇期　前驱感染常为链球菌感染所致的上呼吸道感染，或者皮肤感染，包括脓疱疮、疖肿等。我国北方以呼吸道感染为主，故冬春季节多见，南方地区不少患儿发病于脓疱疮之后，多见于夏季。由前驱感染至发病有一无症状间歇期，呼吸道感染引起者约10天，由皮肤感染引起者为20天左右。

（2）典型的临床表现　表现为水肿、血尿、高血压及程度不等的肾功能受累。伴有全身不适、乏力、食欲缺乏、发热、头痛、头晕等。水肿是最常见的症状，出现率为70%~90%，一般水肿多不十分严重，表现为下行性、非凹陷性，初仅累及眼睑及颜面，晨起严重，称为"肾炎水肿"；重者2~3天波及全身，少数可伴有胸腹腔积液。大部分患儿在2~4周内自行消肿。半数患儿有无痛性肉眼血尿，镜下血尿几乎见于所有病例。肉眼血尿的尿色可呈洗肉水样或者鲜红色，其颜色的不同和尿的酸碱度有关。严重时可伴有排尿不适甚至排尿困难，但无典型的尿路刺激症状。通常肉眼血尿1~2周后即转为镜下血尿，少数持续3~4周，也可因感染、劳累而反复。镜下血尿持续1~3个月，少数延续半年或者更久，但绝大多数均可恢复。血尿经常伴有程度不等的蛋白尿，一般为轻至中度，少数可达肾病水平，此时尿FDP常增多。尿量减少并不常见，但真正发展到尿少或者无尿者为少数，一般1~2周后尿量渐增，肾功能恢复。高血压见于30%~80%的病例，系因水钠潴留、血容量扩大所致，一般为轻或中度增高。如血压150/108mmHg，要注意高血压脑病和心力衰竭的可能性。利尿消肿后大多数于1~2周血压降至正常，若持续不降应考虑慢性肾炎急性发作的可能，应及早治疗。

（3）非典型病例表现

①无症状急性肾炎：可无全身水肿、高血压、肉眼血尿，仅于链球菌感染流行时，或与急性肾炎患儿密切接触后行尿常规检查时，发现镜下血尿。

②肾外症状性肾炎：临床表现为水肿、高血压，或者有严重循环充血及高血压脑病，而尿中改变轻微，此类患儿血补体C3呈急性期下降，有助于诊断。

③表现为肾病综合征的急性肾炎：尿

蛋白及水肿重，甚至与肾病近似，部分患儿还可有血浆蛋白下降及高血脂病。与肾病综合征不易区别，症状持续时间长，预后较差。

（4）急性期的主要并发症　主要并发症为严重的循环充血、高血压脑病和急性肾衰竭。

①循环充血状态：因水钠潴留、血容量扩大、循环负荷过重表现为循环充血、心力衰竭直至肺水肿。多发生于急性肾炎起病后的1~2周，临床表现为气急、不能平卧、胸闷、咳嗽、肺底湿啰音、肝大压痛、奔马律等左右心力衰竭症状，应用洋地黄类强心剂效果不佳，而利尿剂常能使其缓解。当临床出现呼吸急促，肺部出现湿啰音的时候，应警惕循环充血的可能性。

②高血压脑病：指血压骤然急剧升高引起的急性脑功能障碍的一种综合征。一般儿童较成年人多见。多由于脑血管痉挛，导致缺血、血管渗透性增高而发生。多发生于急性肾炎病程早期，其主要表现为剧烈头痛、头晕、恶心、呕吐、烦躁不安、视力障碍、黑矇、意识模糊、抽搐，甚至昏迷，也可以出现暂时性的言语不能、偏瘫等。任何类型的高血压、任何原因引起的血压急剧过度升高均可引起高血压脑病，及时降压治疗可使症状消失，否则病情迅速发展，可导致死亡。

③急性肾衰竭：急性肾衰已成为急性肾炎死亡的主要病因。临床上分为少尿期、多尿期以及恢复期。少尿期主要症状有少尿或者无尿等，多尿期主要表现为多尿，恢复期患者的尿量逐渐恢复正常。若持续数周仍不恢复，则预后严重，病理上可能有大量新月体形成。

2. 相关检查

（1）尿液检查　尿蛋白通常为+~++，多属非选择性，且与血尿的程度平行，约有1/4患者的24小时尿蛋白定量＞3.5g，

尿中纤维蛋白降解产物增加。血尿几乎见于所有患者，尿红细胞呈多形性，常伴有肾小管上皮细胞、白细胞、透明或颗粒管型。尿常规一般在4~8周内大致恢复正常。

（2）血常规　红细胞及血红蛋白可稍低，系因血容量扩大，血液稀释所致。白细胞计数可正常或者增高，血沉增快，2~3个月内可恢复正常。皮肤感染的患儿ASO升高不明显。

（3）血生化及肾功能检查　肾小球滤过率呈不同程度的下降，滤过分数常减少。临床常见一过性氮质血症，血尿素氮和肌酐增高，内生肌酐清除率降低。肾小管功能正常。血浆蛋白可因血浆稀释而轻度下降。蛋白尿达到肾病水平者，血白蛋白明显下降，并可伴有一定程度的高脂血症。持续少尿无尿者，血肌酐升高，内生肌酐清除率降低，尿浓缩功能也受损。

（4）细菌学和血清学检查　咽拭子或皮肤培养常见 A 组 β 溶血性链球菌，阳性率约为30%，早期接受青霉素治疗者不易检出。血清抗链球菌溶血素 "O" 抗体常在链球菌感染后2~3周出现，3~5周滴度达高峰，50% 患儿半年内恢复正常。

（5）血补体测定　在疾病早期，90%以上病例血清总补体及C3均下降，6~8周恢复正常。规律性变化为本病的典型表现。若低补体血症持续8周以上，应考虑其他类型肾炎的可能。如膜增生性肾炎、冷球蛋白血症或者狼疮肾炎等。

（二）辨证诊断

急性肾小球肾炎可按照急性期和恢复期进行分期治疗。急性期，邪盛为主，病位主要在肺脾，治疗以发汗、利水为主，祛邪外出；恢复期正虚邪少，病位主要在脾肾，治疗多以扶正祛邪为法，不可过早补益，祛邪不伤正。

1. 急性期

常证

（1）风水相搏证

临床证候：水肿自眼睑和面部开始迅速波及全身，以头面部肿势为著，皮色光亮，按之凹陷，随手而起，尿少色赤，微恶风寒或发热汗出，喉核红肿疼痛，口渴或不渴，鼻塞，咳嗽，气短，舌质淡、苔薄白或薄黄，脉浮紧或浮数。

证候分析：外感风邪，内停水湿，风水相搏，溢于肌肤，故肌肤浮肿；风性向上，善行数变，故浮肿首见于头面，渐及四肢，继而全身浮肿，且来势迅速；邪气犯肺，水道通调失常，故小便短少；水肿按之即起，为风水之象；若夹有湿热，蕴于下焦，血络受损，故有血尿；风邪犯于肺卫，肺失清肃，则见微恶风寒或发热汗出、喉核红肿疼痛、鼻塞、咳嗽、舌质淡、苔薄白或薄黄、脉浮紧或浮数。

（2）湿热内侵证

临床证候：小便短赤，甚则尿血，水肿或轻或重，烦热口渴，口苦口黏，头身困重，倦怠乏力，恶心呕吐，脘闷纳差，大便黏滞不爽或便秘，近期有疮毒史，舌质红，苔黄腻，脉滑数。

证候分析：湿热浸淫，流注三焦，水道通调失职，水湿泛于肌肤而成水肿；湿热流注膀胱，故小便黄赤短少；热伤血络则见尿血；湿热疮毒未愈，故皮肤仍见脓疮；舌质红、苔黄、脉滑数为湿热内侵之象。

变证

（1）邪陷心肝证

临床证候：面浮肢肿，头痛眩晕，视物模糊，烦躁不安，口苦，恶心呕吐，甚至惊厥、抽搐、昏迷，小便短赤，血压高，舌质红，苔黄糙，脉弦数。

证候分析：本证多见于病程早期，血压明显增高者尤易出现。热毒湿邪郁于肝经，耗损肝阴，使肝气横逆，厥阴之脉上巅顶而络目系，肝阳上亢，故头痛、眩晕、视物模糊；肝主筋，筋脉失养，筋脉拘急，可致抽搐；湿毒之邪内陷厥阴，故可有昏迷。舌质红、苔黄糙、脉弦数皆为热毒内犯之候。

（2）水凌心肺证

临床证候：全身明显水肿，频咳气急，胸闷心悸，烦躁不宁，不能平卧，面色苍白，易汗出，甚则唇甲青紫，舌质暗红，舌苔白腻，脉沉细无力。

证候分析：水气上逆，凌心射肺，心失所养，肺失所降，故咳嗽气急、心悸胸闷；气为血帅，气滞则血瘀，故指甲发绀、口唇青紫；心阳虚衰，则悸动不安、脉沉细无力、水湿泛滥、舌苔白腻。

（3）水毒内闭证

临床证候：全身水肿，尿少或尿闭，色如浓茶，头晕头痛，恶心呕吐，神疲乏力，嗜睡，甚则昏迷，舌质淡胖，苔垢腻，脉滑数或沉细数。

证候分析：肾气不足，开合不利，浊邪壅塞三焦，气机升降失常，水毒内闭，致水湿泛滥，故全身浮肿、少尿、尿闭；全身气化不利，中焦格拒，上下不通，湿浊阻塞上焦，则恶心呕吐、口中气秽；水毒上蒙清窍，则头痛甚，或昏迷。

2. 恢复期

（1）阴虚邪恋证

临床证候：神倦乏力，头晕，手足心热，腰酸盗汗，或有反复乳蛾红赤，镜下血尿持续不消，水肿消退，尿色赤，大便干结，舌红，苔少，脉细数。

证候分析：若素体阴虚，或急性期曾热毒炽盛伤阴，则见手足心热、腰酸盗汗、舌红苔少、脉细数等肾阴不足表现。

（2）气虚邪恋证

临床证候：身倦乏力，面色萎黄少华，纳少便溏，自汗，易感冒，或见血尿持续不消，浮肿轻或无，舌淡红，苔白，脉缓弱。

证候分析：患儿素体肺脾气虚，肺主皮毛，肺气虚则乏力、自汗出，容易感冒；脾主运化，脾气虚则乏力纳少、便溏或大便不实。

三、鉴别诊断

（一）西医鉴别诊断

1.急进性肾炎

起病与急性肾炎相同，病情常在 3 个月内持续进展恶化，血尿、高血压、急性肾衰竭伴有少尿或无尿持续不缓解，病死率高。

2.IgA 肾病

上呼吸道感染后 1~2 天内即以血尿起病者多见，表现为反复发作性的肉眼血尿，通常不伴水肿和高血压。一般无补体下降，有时有既往多次血尿发作史，鉴别需要做肾活检。

（二）中医鉴别诊断

癃闭

癃闭以排尿困难、小便量少，甚至点滴俱无为特征。该病乃风邪、水湿、热毒之邪为患所致，血尿、蛋白尿、水肿、尿少是常见症状，临床实证居多而虚证较少。

四、临床治疗

（一）辨病治疗

本病治疗关键在于积极控制感染、防止复发、防止肾功能损害。

1.一般治疗

（1）休息　患儿病初 2 周应卧床休息，待浮肿消退、血压正常、肉眼血尿及循环充血症状消失后，可以下床轻微活动并逐渐增加活动量，但 3 个月内仍应避免重体力活动，血沉正常才可上学。尿沉渣细胞绝对计数正常后方可恢复体力劳动。

（2）饮食　一般患儿在水肿、少尿、高血压期间，应适当限制水、盐、蛋白质摄入。食盐 60mg/（kg·d），蛋白质 0.5g/（kg·d）。尿量增多、氮质血症消除后应尽早恢复蛋白质供应，以保证小儿生长发育的需要。水分一般以不显性失水加尿量计算供给，同时给予易消化的高糖、低盐、低蛋白饮食，尽量满足热能需要。

（3）清除感染灶　存在感染灶时应给予青霉素或其他敏感抗生素治疗 10~14 天。经常反复发生炎症的慢性感染灶如扁桃体炎、龋齿等应予以清除，但须在肾炎基本恢复后进行。本病不同于风湿热，不需要长期药物预防链球菌感染。

2.对症治疗

（1）水肿、少尿、循环充血　适当限制钠盐摄入，应用利尿剂，经控制水盐摄入量仍水肿少尿者可口服氢氯噻嗪，每次 1~2mg/（kg·d），每日 1~2 次，有利尿降压作用。尿量增加时可加用螺内酯 2mg/（kg·d）口服。重症患者如少尿及有明显循环充血者可静脉给予呋塞米强力利尿剂，每次 1~2mg/kg，每日 1~2 次，再视情况酌增，静脉注射剂量过大可有一过性耳聋。

（2）高血压　凡经休息、控制水盐、利尿而血压仍高者均应给予降压药。可根据病情选择钙通道阻滞剂（硝苯地平）和血管紧张素转换酶抑制剂（ACEI）等。硝苯地平 0.25~0.50mg/kg，8 小时给药 1 次，能有效控制患儿的高血压（A，I 级）；治疗高血压伴有水肿时呋塞米［1~2mg/（kg·d）］效果优于利血平［每次 0.07mg/kg，每天 2~3 次（A，I 级）］。ACEI 如卡托普利［02~1.5mg/（kg·d）］较呋塞米［2mg/（kg·d）］联合利血平（0.02mg/kg），能更好地控制仰卧位和站立位的高血压（A，I 级）。ACEI 有降低肾小球滤过率和引起高钾血症的不良反应。

（3）高血压脑病　出现脑病征象应快

速给予镇静、扩血管、降压等治疗，可选择以下药物：①硝普钠，可直接作用于血管平滑肌，使血管扩张，血压在1~2分钟内迅速下降，同时能扩张冠状动脉及肾血管，增加肾血流量。开始以每分钟1μg/kg速度静脉滴注，严密监测血压，随时调节药物滴入速度（每分钟不宜超过8μg/kg），防止发生低血压。本品曝光后药物分解变成蓝色时即不能使用，故必须重新配制，输液瓶及输液管均用不透光的纸包裹以避光。②肼苯哒嗪，肌肉或缓慢静脉注射，每次0.1~0.25mg/kg，4~6小时可重复注射。

（4）严重循环充血及肺水肿　应卧床休息，严格限制水、钠摄入，并降压。尽快利尿，可静脉注射呋塞米。烦躁不安时给予血管扩张剂如哌替啶1mg/kg、吗啡0.1~0.2mg/kg皮下注射。明显肺水肿者可给予血管扩张剂如硝普钠（用法同高血压脑病）、酚妥拉明（0.1~0.2mg/kg加入葡萄糖10~20ml中静脉缓慢注射）可降低及减轻肺水肿。上述处理无效者尽早进行持续性血液净化治疗。目前认为洋地黄制剂易引起中毒，故多不主张应用。

（5）肾功能不全和肾病水平的蛋白尿　急性（急进性）肾功能不全、严重的体液潴留（对利尿剂反应差）、难以纠正的高钾血症，应予以持续性血液净化治疗；小儿急性肾注球肾炎表现为肾病综合征或肾病水平的蛋白尿，给予泼尼松治疗有效。

（二）辨证治疗

1. 辨证施治

（1）急性期

常证

①风水相搏证

治法：疏风宣肺，利水消肿。

方剂：风寒偏重用麻黄汤合五苓散加减；风热偏重用麻黄连翘赤小豆汤合越婢加术汤加减。

组成：麻黄、桂枝、连翘、苦杏仁、茯苓、白术、车前子（包煎）、陈皮、生姜皮、甘草。

加减：咳嗽气喘者，加葶苈子、紫苏子、射干；咽喉肿痛者，加山豆根、玄参、桔梗；骨节酸痛者，加羌活、防己；发热、汗出、口干、苔薄黄者，加金银花、黄芩；血压升高者，去麻黄，加浮萍、钩藤（后下）、牛膝、夏枯草；血尿者，加小蓟、大蓟、茜草、仙鹤草。

②湿热内侵证

治法：清热利湿，凉血止血。

方剂：五味消毒饮合小蓟饮子加减。

组成：金银花、野菊花、蒲公英、紫花地丁、生地黄、大蓟、小蓟、滑石（先煎）、淡竹叶、通草、蒲黄（包煎）、甘草。

加减：小便赤涩者，加白花蛇舌草、石韦、金钱草；口苦、口黏者，加苍术、黄柏、黄连；皮肤湿疹者，加苦参、白鲜皮、地肤子；便秘者，加生大黄（后下）。

变证

①邪陷心肝证

治法：平肝泻火，清心利水。

方剂：龙胆泻肝汤合羚角钩藤汤加减。

组成：龙胆草、栀子、黄芩、通草、泽泻、车前子（包煎）、柴胡、当归、地黄、羚羊角粉（冲服）、钩藤（后下）、菊花、白芍、甘草。

加减：便秘者，加生大黄（后下）、玄明粉（冲服）；头痛眩晕者，加牡蛎（先煎）、石决明（先煎）、夏枯草；恶心呕吐者，加姜半夏、胆南星；昏迷抽搐者，加服牛黄清心丸或安宫牛黄丸。

②水凌心肺证

治法：泻肺逐水，温阳扶正。

方剂：己椒苈黄丸合参附汤加减。

组成：防己、椒目、葶苈子、大黄（后下）、人参、附子（先煎）。

加减：轻症加用白芥子、紫苏子、莱菔子；面色苍白、四肢厥冷、汗出脉微者，重用人参、附子（先煎），加龙骨（先煎）、牡蛎（先煎）。

③水毒内闭证

治法：通腑泄浊，解毒利尿。

方剂：温胆汤合附子泻心汤加减。

组成：姜半夏、竹茹、枳实、陈皮、茯苓、附子（先煎）、大黄（后下）、黄芩、黄连、生姜、甘草。

加减：呕吐频繁者，加服玉枢丹；抽搐明显者，加服羚羊角粉（冲服）、紫雪丹。

（2）恢复期

①阴虚邪恋证

治法：滋阴补肾，兼清余热。

方剂：知柏地黄丸合二至丸加减。

组成：知母、黄柏、熟地黄、山药、山茱萸、泽泻、牡丹皮、茯苓、墨旱莲、女贞子。

加减：血尿者，加仙鹤草、茜草；舌质暗红者，加三七、琥珀粉（冲服）；反复咽红或乳蛾肿大者，加玄参、山豆根、板蓝根。

②气虚邪恋证

治法：健脾益气，兼化湿浊。

方剂：参苓白术散加减。

组成：党参、黄芪、茯苓、白术、白扁豆、陈皮、山药、砂仁（后下）、薏苡仁、甘草。

加减：血尿持续不消者，加三七、当归；舌质淡暗或有瘀点者，加丹参、桃仁、红花、泽兰；汗多者，加白芍、煅龙骨（先煎）、煅牡蛎（先煎）；纳少者，加焦山楂、焦六神曲；便溏者，加苍术、炮姜。

2. 外治疗法

（1）体针 取肺俞、列缺、合谷、阴陵泉、水分、气海、肾俞、三焦俞、复溜、合谷、偏历。初起主要选用三焦俞、肾俞、水分、气海、复溜、肺俞、列缺、偏历、合谷，针刺平补平泻。咽痛配少商，面部肿甚配水沟，血压高配曲池、太冲。恢复期加用脾俞、足三里、阴陵泉，针刺用补法。1次选用3~7穴，隔日1次，10次为1个疗程，休息7天，再重复治疗。

（2）耳针 耳穴取肺、肾、脾、膀胱、交感、肾上腺、内分泌、屏间、脑、腹。每次选2~3穴，轻刺后可埋针24小时，1日1次或隔日1次，两耳轮换使用，10次为1个疗程。

3. 灌肠疗法

取大黄10g、黄柏10g、芒硝10g、柴胡10g、车前草10g、益母草10g、黄芪10g、龙骨10g、牡蛎10g，每日2剂，浓缩成100~150ml，保留灌肠。日2次，7天为1个疗程。用于水毒内闭证。

4. 成药应用

①肾炎舒片：每次0.3片/（kg·d），最大量<18片/天，分3次。具有益肾健脾，利水消肿的功效。用于急性期风水相搏证、湿热内侵证。

②肾炎康复片：<3岁1片/次，3次/天，3~6岁1.5片/次，3次/天，>6岁2片/次，3次/天。具有益气养阴、补肾健脾、清解余毒的功效。适用于恢复期气虚邪恋证、阴虚邪恋证。

③银黄口服液：<3岁每次5ml，3~6岁每次10ml，>6岁每次10ml，3次/天。具有清热疏风，利咽解毒的功效。用于急性期风水相搏证、湿热内侵证。

④蓝芩口服液：<1岁3ml，1~5岁5ml，>5岁10ml，3次/天。具有清热解毒，利咽消肿的功效。用于急性期风水相搏证、湿热内侵证。

⑤黄葵胶囊（黄蜀葵花）：<3岁3粒/次，3~6岁4粒/次，>6岁5粒/次，3次/天。具有清利湿热，解毒消肿的功效。用于湿热内侵证、恢复期气阴两虚证。

⑥六味地黄口服液：＜6 岁 5ml，≥ 6 岁 10ml，2 次／天。用于恢复期阴虚邪恋证。

⑦知柏地黄丸：＜3 岁每次 1g，3 次／天，3~6 岁每次 2g，3 次／天，＞6 岁每次 3g，3 次／天。具有滋阴补肾的功效。用于恢复期阴虚邪恋证。

4. 单方验方

①鱼腥草 15g，半枝莲 15g，益母草 15g，车前草 15g，白茅根 30g，灯心草 10g，具有清热利水、活血解毒作用。用于治疗急性肾炎之浮肿、高血压、蛋白尿、血尿诸症。

②鲜茅根 250g，水煎服，1 日 1 剂，适用于急性肾炎血尿显著者。

③玉米须 60g，水煎服，适用于急性肾炎浮肿者。

④白茅根 60g（或鲜品 120g），水煎 1 小时后取白茅根水煮大米粥，分次口服，用于急性期水肿、血尿者。

［何文兵，刘光陵. 急性肾小球肾炎中医诊疗指南. 中医儿科杂志，2011，7（2）：1-3.］

（三）医家诊疗经验

1. 刘乔峰

刘乔峰自拟十味肾炎汤方辨证治疗小儿急性肾小球肾炎 40 例，方中连翘、蝉蜕疏风宣肺，鱼腥草、败酱草清热解毒，茯苓、泽泻、车前草利水消肿，丹参、益母草活血化瘀，琥珀凉血利尿。研究证明此方可以增加肾血流量，改善肾循环，另一方面可降低胆固醇，改善血黏度。40 例中无 1 例有不良反应，治疗效果明显。［刘乔峰. 中西医结合治疗急性肾小球肾炎 40 例. 内蒙古中药，2015（6）：65］

2. 杨六凤

杨六凤治疗急性肾小球肾炎 57 例，对照组为常规西药治疗，观察组在西药的基础上加用清热解毒利湿中药，如金银花、连翘、赤小豆、车前草等，观察组总有效率达到 96.55%，明显高于对照组的 82.14%，证明采用中西医结合治疗肾小球肾炎确有一定效果。［杨六凤. 小儿急性肾小球肾炎的临床治疗及预防分析. 临床医药文献杂志，2015，2（18）：36-57.］

五、预后转归

小儿急性肾小球肾炎的预后良好。20 世纪 90 年代住院患儿病死率可高达 5%（死于肺水肿、高血压脑病、急性肾衰竭和感染）。近年来随着诊治水平的提高，住院患儿病死率已下降至 0.5% 以下。绝大多数患儿 2~4 周内肉眼血尿消失，通过利尿消肿，血压逐渐恢复，残余少量蛋白尿及镜下血尿多于 6 个月内消失，少数迁延 1~3 年，但其中多数仍可恢复。极少数转为慢性肾炎。

六、预防调护

（一）预防

防治链球菌感染是预防急性肾炎的根本，锻炼身体，提高抗病能力，避免或者减少呼吸道感染和皮肤感染，可降低急性肾炎的发病。应注意以下几点。

1. 健康宣教，劳逸结合，起居规律。

2. 适当锻炼，增强体质，提高抵抗力。

3. 加强个人卫生，预防各种感染，已患感染性疾病者及时彻底治疗，建议于感染后 2~3 周随访尿常规。

4. 预防或慎用肾毒性药物。

（二）调护

1. 病初应注意休息，尤其水肿、肉眼血尿、尿少、高血压明显者应卧床休息，待症状缓解或消失后逐渐增加活动。

2. 彻底清除呼吸道、皮肤、口腔、中耳等部位感染，水肿期应保持皮肤洁净。

3. 水肿期及血压增高者，应控制水、

盐的摄入量；高度水肿者和明显高血压者，应忌盐，严格控制水入量。尿少、尿闭时应限制高钾食物。

4.急性期，尤其有水肿、尿量减少、氮质血症者，应控制蛋白质摄入量。

5.注意能量、矿物质、维生素的供给。

6.水肿期应每日准确记录24小时出入液量，急性期应每日监测血压，以预防高血压脑病。

主要参考文献

[1]张春晖，王霞，刘静.肾炎舒对小儿急性肾小球肾炎血清白细胞介素 –10和肿瘤坏死因子 a 水平的影响 [J].吉林医学，2014（35）：7795–7796.

[2]张观刚.辨证分型联合西药治疗急性肾炎随机平行对照研究 [J].实用中医内科杂志，2014，28（1）：102–104.

[3]王波，苏梅浩，陈凤媚，等.肾炎康复片佐治儿童急性肾小球肾炎的疗效评价 [J].广东医学，2008，29（6）：1048–1049.

[4]贺余，陈文兵.小蓟饮子联合丹参注射液治疗肾性血尿随机平行对照研究 [J].实用中医内科杂志，2013，27（2）：77–78.

[5]洪云霞.急性肾小球肾炎临床治疗分析 [J].中国伤残医学，2015，23（13）：125–126.

第二节　慢性肾小球肾炎

慢性肾小球肾炎（CGN）是病变开始自肾小球或主要在肾小球，临床上呈持续的和（或）进展恶化的一组疾病。根据我国小儿肾脏病科研协作组的建议，将病程超过一年、伴有不同程度的肾功能不全和（或）持续性高血压、预后较差的肾小球肾炎称为"慢性肾小球肾炎"，简称慢性肾炎。

慢性肾小球肾炎的临床特点是病程长、进展缓慢、反复急性发作、有不同程度的蛋白尿、伴有尿沉渣异常如血尿、高血压和肾小球滤过率（GFR）下降、伴高血压、并多以慢性肾衰竭为最终结局。多数患者可伴有浮肿，部分患者可有腰痛。国内有资料表明，在引起终末期肾衰的各种病因中，慢性肾炎占64.1%，居于首位。本病可有多种病理类型，如系膜增殖性肾炎、局灶节段硬化性肾炎、膜增殖性肾炎、膜性肾炎、增生硬化性肾小球肾炎等。根据原因分为原发性、继发性（继发于全身性疾病例如过敏性紫癜、系统性红斑狼疮、糖尿病等）和遗传性疾病（Alport综合征、甲髌综合征等）三类。本章节主要介绍原发性肾小球肾炎。

一、病因病机

（一）西医学认识

1.病因病机

大多数慢性肾炎的病因不清，少数慢性肾炎是由急性肾炎发展所致。其发病机制主要与免疫炎症损伤有关。多数肾炎为免疫介导疾病。血液循环内可溶性免疫复合物沉积于肾小球，或由抗原（外源性种植抗原或肾小球固有抗原）与相应抗体在肾小球局部形成，激活补体等炎症介质，从而引起组织损伤。循环免疫复合物的特性和浓度、红细胞转运能力、补体C3b化对免疫沉淀的抑制、单核巨噬系统清除能力决定了循环免疫复合物是否在肾小球系膜区和（或）内皮下沉积和其程度。抗体沉积可通过多条途径引起组织损伤，例如单克隆免疫球蛋白可通过经典和旁路途径造成其和补体的沉积，导致肾损伤。补体活化过程中产生C5a，属于炎症反应趋化因子，可趋化中性粒细胞和血小板，中性粒细胞介导的炎症反应是产生蛋白尿的关键。同时过敏毒素C5a是肾脏病的促纤化因子，可促进肾小管间质纤维化。T 辅助细胞不同类的活化可造成不同的组织损伤。T 细胞介导的免疫功能紊乱可引起微小病变型肾病。Th1 在严重的新月体肾炎中占主导地位。Th1 细胞能分泌干扰素 a、IL-2、肿瘤坏死因子等，促进巨噬细胞的活化，辅助 B 细胞产生补体等，从而介导免疫调理和吞噬。Th2 细胞能产生 IL~4.IL~5 等，辅助 B 细胞产生补体等，Th1 细胞主要与肾小球增殖病变和膜性病变相关。肾脏固有细胞包括肾小球上皮细胞、内皮细胞、系膜细胞、肾间质成纤维细胞、肾小管上皮细胞等，肾脏固有细胞活化时，不仅能产生多种细胞因子、生长因子等参与疾病的发展过程，还可直接产生细胞外基质（ECM）并产生蛋白酶等调节的代谢。内皮细胞主导细胞炎症细胞向组织损伤和感染部位聚集，释放细胞因子和生长因子。活化的肾小球系膜细胞能产生 IL-1、IL-6 等炎性介质。系膜细胞生成与降解的失衡导致系膜基质积聚、肾小球硬化。肾小管间质病变程度是决定各种肾脏疾病预后的重要因素，缺氧、蛋白尿及多种炎症、细胞因子等可使肾小管上皮细胞活化、增殖。肾小管上皮细胞的损伤和损伤反应可进一步加重肾间质炎症、纤维化，是慢性肾脏病持续发展的重要因素。肾小球滤过率的下降与肾小管萎缩程度密切相关。

肾炎相关的炎症介质有补体、血管活性肽、活性氧、细胞黏附因子等。启动或促进肾组织的炎症和损伤的细胞因子有 IL-6、TNF-a、IL-1 等。β 趋化因子 W 作用于单核细胞、淋巴细胞等，诱导他们迁移和功能活化。趋化因子可促进白细胞的聚集。免疫炎症激活内源性、外源性凝血途径而产生肾小球纤维蛋白沉积，纤维蛋白沉积又可诱发和促进炎症，加重肾损害。血管活性化中的内皮素（ET-1）能刺激肾脏细胞增殖及细胞外基质合成，趋化单核

细胞，从而加速肾脏损害的进展。

2. 病理

慢性肾炎是一组临床疾病的总称，其病理类型及程度不一在小儿时期致成慢性肾炎基础病变，常为各种增生性肾炎（如系膜增生性肾炎、膜增生性肾炎、毛细血管外增生性肾炎等）或非增生性肾小球疾病（如膜性肾病、局灶节段性硬化等）。当上述病变持续进展，系膜细胞和系膜基质则在原病变基础上增生，纤维母细胞增生机化使部分肾小球破坏而导致全小球性硬化，从而呈增生硬化性肾炎改变；再进一步发展则肾组织进一步破坏即呈硬化性肾小球肾炎改变。此时肉眼观两肾呈颗粒性萎缩肾状态，光镜下见萎缩硬化之肾单位与代偿肥大之肾单位相间存在，可见大量硬化、玻璃样变之肾小球及其相关的肾单位萎缩、间质纤维化，间有代偿肥大和扩张之肾单位。

（二）中医学认识

本病属于中医学的"风水""肾风""水肿"范畴，亦可归属"虚劳""腰痛"等范畴。《素问·水热穴论篇》云："勇而劳甚，则肾汗出，肾汗出逢于风，内不得入于脏腑，外不得越于皮肤，客于玄府，行于皮里，传为胕肿，本之于肾，名曰风水。"即是说卫气出于下焦，肾虚则卫气不固，易感外邪，现劳甚而汗出，风水相搏故发为肿。风为百病之长，"风寒""风湿""风热"诸邪侵袭人体，迁延日久可化热生毒，"热毒"可乘虚而伤及人体组织器官，肾是诸毒排出的主要器官，所以最易受风邪热毒的侵袭而受损伤。内风与外风同气相求，内扰于肾，蒸腾气化失司，致水湿无以运行而出现局部或全身性水肿；风邪侵袭，则太阳膀胱及肾气化失常。张仲景的《金匮要略》中有水气病专篇，并记载有"皮水""里水""肾水"等病名。如《灵枢·水

胀》曰："水始起也，目窠上微肿，如新卧起之状……足胫肿，腹乃大，其水已成矣。"《金匮要略·水气病脉证并治》曰："肾水者，其腹大，脐肿腰痛，不得溺，阴下湿如牛鼻上汗，其足逆冷，面反瘦。"所论述均与肾病水肿症状相似。根据近年的理论成果，可将本病的病因归纳为内因、外因及在此基础上形成的病理产物作用。在内责之于七情、饮食、房劳，在外多为风、寒、湿、热、毒等邪气。本病以内因所致的亏虚为基础，常由感受外因之中的邪气而诱发，内因是基础，外因是条件。其中饮食、外感等因素通常也是致使疾病复发的诱因。本病病程漫长，在此过程中常常夹杂湿浊、湿热、瘀血等病理产物，这些病理产物又在病程中继续使疾病发展。本病病机复杂，但总属本虚标实，虚实夹杂之证。本虚责之于肺、脾、肾三脏亏虚及精、气、血、阴、阳不足。

二、临床诊断

（一）辨病诊断

1. 临床表现

（1）水肿　在慢性肾炎的整个疾病过程中，多数患者有不同程度的水肿，轻者仅见于面部、眼睑等组织疏松部位，晨起比较明显，进而发展至足踝、下肢，重者全身水肿，并可有腹（胸）水。

（2）高血压　部分患者以高血压为首发症状，高血压的程度差异较大，轻者仅140~160mmHg/95~100mmHg，重者达到或超过200mmHg/110mmHg。持续高血压容易导致心功能受损，加速肾功能恶化，其程度与预后关系密切。高血压在临床上常表现为头涨、头痛、眩晕、眼花、耳鸣、失眠多梦、记忆力减退等症状。尿异常改变是慢性肾炎的基本标志。水肿期间尿量减少，无水肿者，尿量接近正常；常有夜尿

及低比重尿，尿比重（禁水 1~2 小时）不超过 1.020；至尿毒症期即可出现少尿（每天 < 400ml）或无尿（每天 < 100ml）；有不同程度的尿蛋白，一般每天 1~3g，也可呈大量蛋白尿（每天 > 3.5g）；蛋白尿多呈非选择性；尿沉渣可见颗粒管型和透明管型；不同程度的血尿，在急性发作期可出现镜下血尿甚至肉眼血尿。

（3）贫血　患者呈现中度以上贫血，表明肾单位损坏及肾功能损害已严重，发展到终末期出现严重贫血。如果患者无明显营养不良，其贫血多属正细胞、正色素型。患者可有头晕、乏力、心悸、面色苍白、唇甲色淡等症状体征。

（4）肾功能不全　主要表现为肾小球滤过率（GFR）下降，肌酐清除率（Ccr）降低。轻中度肾功能受损患者可无任何临床症状，当 Ccr 低于每分钟 10ml，临床上可见少尿或者无尿、恶心呕吐、纳呆、乏力、嗜睡、皮肤瘙痒等症。

2. 相关检查

（1）尿液检查　尿常规检查有尿蛋白，镜下血尿及（或）管型尿；尿比重降低，圆盘电泳以中分子型蛋白尿为主，红细胞形态为变（畸）形红细胞。

（2）血常规检查　轻度贫血常见，肾衰竭时出现较严重贫血。

（3）肾功能测定　肾功能不同程度受损，血尿素氮、血肌酐升高，内生肌酐清除率下降，浓缩稀释功能异常。

（4）影像学检查B超　双肾可缩小，双肾实质病变。肾活检病理检查诊断不明确时，可行肾活检确诊。

3. 分级标准

病情的轻重主要从尿蛋白、肾功能、水肿、高血压等方面判断。凡具备下列任何 1 项即可确定。

重度：尿蛋白检查持续（+++）~（++++），或 24 小时尿蛋白定量在 2.1~3.5g

之间，血清白蛋白低于 30g/l。肾功能不正常（血肌酐 ≥ 133~442μmol/l）。明显浮肿及高血压。有明显淤血表现。①面色黧黑或晦暗。②腰痛固定或呈刺痛，肌肤甲错或肢体麻木。③舌色紫暗或有瘀点、瘀斑。④脉象细涩。⑤尿纤维蛋白降解产物（FDP）含量增高。⑥血液流变学检测全血黏度、血浆黏度升高。凡具备上述 3 项表现者即可确定血瘀证。尿蛋白检查持续（++）~（+++），或 24 小时尿蛋白定量持续在 1~2g 之间，肾功能正常。浮肿可轻可重，可有高血压。有血瘀证的临床表现。凡具备上述 2 项血瘀证表现者即可确定。

轻度：尿蛋白持续（+）~（++），或 24 小时尿蛋白定量持续在 1g 以下，肾功能正常。浮肿不明显或无，血压正常。有或无血瘀证的临床表现。

（二）辨证诊断

慢性肾炎的中医病机特点为本虚标实，虚实相兼。肺、脾、肾虚为本；风寒湿热浊毒侵袭、瘀血交阻为标。脏腑虚损与外邪侵袭为本病的中心环节，故慢性肾小球肾炎的治疗，以治本和治标相兼为原则。脏腑虚损以脾肾两脏气虚为主，故以培补脾肾、温阳化气为基本治疗大法。

1. 本证

（1）脾肾气虚证

临床证候：腰膝酸痛，疲倦乏力，纳少或脘腹胀满，或浮肿，大便溏薄，尿频或夜尿多，舌质淡红，有齿痕，舌苔薄白，脉细。

证候分析：腰为肾之府，肾主骨，肾气不足，不能温养腰府及骨骼，则腰膝酸痛；脾气不足，运化失健，消化迟缓，输布精微乏力，致水湿内生，故疲倦乏力，纳少，脘腹胀满；水液内停，溢于肌肤而发浮肿；水湿不化，流注肠中，故大便溏薄；肾气不足，膀胱失约，故尿频或夜尿

多；舌质淡红、有齿痕，舌苔薄白，脉细均为脾肾气虚的征象。

（2）肺肾气虚证

临床证候：颜面浮肿或肢体肿胀，疲倦乏力，少气懒言，易感冒，腰脊酸痛，面色萎黄，舌淡、苍白、润，有齿痕，脉细弱。

证候分析：肺脾气虚，中阳不足，水湿内停，流溢肌肤，则可见颜面浮肿或肢体肿胀；中气不足，全身功能减退，故可见疲倦乏力、少气懒言；肺气虚，防御功能下降，易受外邪侵袭而患感冒；肾主骨，肾气不足，可见腰脊酸痛；面色萎黄，舌淡、苍白、润，有齿痕，脉细弱为肺肾气虚的征象。

（3）脾肾阳虚证

临床证候：全身浮肿，畏寒肢冷，腰脊冷痛或酸痛，纳少便溏，或泄泻，或五更泄，胫酸腿软，食少纳呆，精神倦怠，足跟作痛，面色苍白，舌质淡胖，边有齿痕，脉沉偏细或沉迟无力。

证候分析：脾阳不足，内生水湿，流溢肌肤，则全身浮肿；脾阳不足，不能温煦肌肤，则见畏寒肢冷；腰背失于温养，则腰脊冷痛或酸痛；水湿之气内盛，水湿不化，流注肠中，故纳少便溏；命门火衰，肾阳不足，脾失健运，则见泄泻或五更泄泻；骨骼失肾气之温养，故胫酸腿软，足跟作痛；阳气不足，心阳无力振奋，故可见精神倦怠；面色苍白，舌质淡胖，边有齿痕，脉沉偏细或沉迟无力均为脾肾阳虚的征象。

（4）肝肾阴虚证

临床证候：目睛干涩或视物模糊，头晕耳鸣，五心烦热，或手足心热，口干咽燥，腰脊酸痛，遗精，滑精，或月经失调，舌红少苔，脉弦细或细数。

证候分析：肝阴不足，不能上滋头目，则目睛干涩或视物模糊，头晕耳鸣；虚热

内蒸，则五心烦热，或手足心热；阴液亏虚不能上润，则见口干咽燥；肾阴不足，髓减骨弱，骨骼失养，可见腰脊酸痛；君火不宁，扰动精室，而致遗精、滑精；妇女以血为用，阴亏则经血来源不足，所以月经失调；舌红少苔，脉弦细或细数均为肝肾阴虚的征象。

（5）气阴两虚证

临床证候：面色无华，少气乏力，或易感冒，午后低热，手足心热，腰痛或浮肿，口干咽燥或咽部暗红，咽痛，舌质红或偏红，少苔，脉细或弱。

证候分析：脾气不足，肢体失养，中气不足，可见面色无华，少气乏力；肺气不足，防御功能下降，易受外邪侵袭而患感冒；阴液亏虚，机体失养，津不上承，阴虚生热，故午后低热、手足心热、口干咽燥；咽部暗红、咽痛、舌质红或偏红、少苔、脉细或弱为气阴两虚的征象。

2. 标证

（1）水湿证

临床证候：颜面或肢体浮肿，口淡乏味，胸痞腹胀，小便不利，舌苔白或白腻，脉细或沉细。

证候分析：肺为上焦，宣发受阻，水液停滞，故颜面浮肿或者肢体浮肿；水湿困脾，湿蕴中焦，不能腐熟水谷，故口淡乏味；中焦健运失常，则胸痞腹胀；脾虚不能温运水湿，导致膀胱气化失司，可见小便不利；舌苔白或白腻，脉细或沉细为水湿证的表现。

（2）湿热证

临床证候：皮肤疖肿、疮疡，咽喉肿痛，小便黄赤、灼热或涩痛不利，面目或肢体浮肿，口苦或口黏，胸闷纳呆，口干喜热饮，舌苔黄腻，脉濡数或滑数。

证候分析：湿热郁于肌肤，凝聚成痰，则见皮肤疖肿、疮疡；湿热循经上熏，气血壅滞，可见咽喉肿痛；热盛伤津，小便

化源不足，则小便黄赤、灼热或涩痛不利；湿热内蕴脾胃，外溢肌肤，可见面目或肢体浮肿；肝胆互为表里，肝热传胆，胆经循经上溢，则口苦或口黏；脾胃运化失职，升降失常，故胸闷纳呆；热盛伤津，故口干喜热饮；舌苔黄腻，脉濡数或滑数均为湿热证的征象。

（3）血瘀证

临床证候：面色黧黑或晦暗，腰痛固定或呈刺痛，肌肤甲错或肢体麻木，舌色紫暗或有瘀点瘀斑，脉细涩。

证候分析：瘀血内阻，气血运行不利，肌肤失养，则面色黧黑或晦暗；瘀阻下焦，运行不畅，堵塞肌肤脉络，可见肌肤甲错或肢体麻木；舌色紫暗或有瘀点瘀斑，脉细涩为血瘀证的征象。

（4）湿浊证

临床证候：纳呆，恶心或呕吐，口中黏腻，脘胀或腹胀，身重困倦，精神萎靡，舌淡红苔腻，脉缓。

证候分析：湿浊内侵，中阳受困，脾胃被遏，运化失司，故脘胀或腹胀，纳呆；胃气上逆，故恶心或呕吐；湿为阴邪，阴不伤津，故口中黏腻；湿浊泛溢肌肤，可见身重困倦；心阳振奋无力，故精神萎靡；舌淡红、苔腻、脉缓为湿浊证的征象。

三、鉴别诊断

西医鉴别诊断

1. 慢性肾盂肾炎

此类患儿常有反复尿路感染病史，尿沉渣检查及细菌培养常可提供阳性证据，其肾功能损伤多以肾小管功能受损为主，在相当时间内其氮质血症相对轻、进展慢。常继发于反流性肾病，此时静脉肾盂造影、核素检查（包括肾图及肾扫描等）如发现两侧肾损伤不对称有助于肾盂肾炎诊断。

2. 慢性肾炎病程中的急性发作与急性肾炎鉴别

慢性肾炎急性发作时常与急性肾炎相混淆，但前者常有既往肾脏病史，多于感染后的 1~2 日内即出现临床症状，且多有较重的贫血及持续性高血压，故常伴有心脏、眼底改变，尿比重固定，尿中有时可见宽大的肾衰颗粒。B 超检查有时可见肾脏体积缩小。而急性肾炎患者既往无肾脏病史，常于感染链球菌后 1~3 周出现血尿、水肿、高血压，尿常规检查有肾小球形红细胞、红细胞管型、不同程度蛋白尿，血中补体 C3 降低。

3. 原发性高血压继发肾损害

慢性肾炎有些为隐匿性，可以不出现肾脏病的表现，或仅有轻度的尿检异常。突出表现为血压升高，而易被误诊为原发性高血压。此时必须详细询问病史、年龄、发生高血压与肾功能损害的时间顺序、视网膜病变与心肌梗死的性质，病史尤其重要。慢性肾炎多发生在青壮年，高血压继发肾损害发生较晚。是高血压在先，还是蛋白尿在先，对鉴别诊断起主要作用。高血压继发肾损害者，无原发性肾脏病的证据，尿蛋白的量常较少，罕见有持续性血尿和红细胞管型，但小管间质损害较明显。肾穿刺活检常有助于两者的鉴别。

4. 慢性肾炎肾病型或普通型与红斑狼疮肾炎的鉴别

红斑狼疮肾炎的临床表现及其肾组织学改变均与慢性肾炎相似，而红斑狼疮女性好发，且为一系统性疾病，常伴有发热、皮疹、关节炎等，血细胞下降，免疫球蛋白增加，并有狼疮细胞和抗核抗体，血清补体水平下降，肾脏组织学检查可见免疫复合物于肾小球各部位广泛沉着，复合物中 IgG 免疫荧光染色呈强阳性，即"满堂亮"表现。

四、临床治疗

（一）提高临床疗效的要素

1. 扶正固本，勿忘祛邪治标

慢性肾炎以脾肾亏虚为主要病机，因此，在治疗慢性肾炎时扶正固本是取得较好疗效的关键。必须牢记祛邪治标，而湿热、邪毒才是引起慢性肾炎长期不愈的主要原因，因此临床上应选用清热解毒药和化湿利水药同用，以扶正固本。

2. 利水勿伤阴，滋补勿碍胃

水肿是本病临床常见的表现，但临床应用利水药时，一定要中病即止，且不可过用。另外临床上肝肾不足表现往往比较明显，故滋补肝肾是常用的治疗方法，滋补肝肾之品多厚味滋腻，易助湿伤中，故临床应用滋补药时注意勿碍脾胃，或加用健脾开胃之品。

（二）辨病治疗

治疗原则是去除已知病因、保护肾脏、避免和预防诱发因素、对症治疗。使用激素和免疫抑制剂的方法，应视其病理改变而异。

1. 避免感染和过劳

虽然感染和过劳常可导致病情加重，但不宜预防性长期应用抗生素，药物选择上应注意避免用肾毒性药物。

2. 饮食摄入

显著水肿和严重高血压时应短期限制水、盐摄入。低盐 1~2g/d，蛋白质摄入 1.5~2g/（kg·d），以高生物效价的动物蛋白为宜。

3. 控制高血压

近年来研究证实，24 小时持续、有效地控制高血压，对保护靶器官、降低靶器官损害具有重要作用。尤其是控制肾内毛细血管高血压是延缓慢性肾衰竭进展的重要措施。有研究表明，CGN 合并高血压者，分别用常规剂量 160mg/d 和高剂量 320mg/d 的缬沙坦治疗时，常规剂量和高剂量缬沙坦对 CGN 合并高血压均有疗效，但高剂量缬沙坦可有效控制血压和蛋白尿的排泄，对肾脏具有较好的保护作用，并能延缓肾功能的恶化。

4. 减少尿蛋白

目前临床减少尿蛋白主要有以下几类药物：血管紧张素转换酶抑制剂（ACEI）、血管紧张素 II 受体拮抗剂（ARB）、肾上腺糖皮质激素以及免疫抑制剂。临床运用缬沙坦，一种非肽类血管紧张素 II 受体拮抗剂，可有效控制血管紧张素 II 生物活性，起到降压作用，并且缬沙坦能直接作用于病灶，调节机体免疫机制，降低炎性因子水平。同时加用阿托伐他汀能直接对肾小球系膜细胞中转化生长因子 -β1（TGF-β1）表达有效抑制，延缓肾小球硬化。近几年来，使用免疫抑制剂联合糖皮质激素治疗慢性肾小球肾炎也取得了满意的疗效。来氟米特是一种小分子量免疫抑制剂，具有抗增殖活性、抗炎的作用，减少患者体内的炎症抗体以及炎症因子，以达到免疫调节的目的。来氟米特负荷量 3 天，后改为维持量 20mg/d，完全缓解后用 10mg/d，一直服用 6 个月，同时加用泼尼松 0.5mg/（kg·d）为起始剂量，6~8 周开始逐渐减量，疗程 6 个月。来氟米特近年来主要用于类风湿关节炎、狼疮性肾炎等，其是安全有效的免疫抑制剂，而且基本上没有肾毒性，加上小剂量使用糖皮质激素，避免了大剂量使用糖皮质激素带来的不良反应。泼尼松联合来氟米特，通过免疫调节减少炎症因子，治疗慢性肾小球肾炎效果确切。

5. 改善肾脏的微循环

前列地尔是目前临床应用比较广泛的一种药物。慢性肾小球肾炎的发病其中一个原因是前列腺素 E_1 在肾组织中的浓度失衡，前列地尔能够通过补充外源性的前列腺素 E1 改善患者的肾组织血液流变学指标。同时，前列地尔是一种微血管保护剂，注射液中的前列腺素 E_1 可增加肾血流量，有效扩张肾血管，减少蛋白尿。

（三）辨证治疗

1. 辨证治疗

本证

（1）脾肾气虚证

治法：健脾益肾。

方药：补脾益肾方加减。黄芪、制何首乌、丹参、山药、党参、杜仲、益母草、当归、淫羊藿、泽泻。

加减：纳差，加谷芽、麦芽、鸡内金；咽痛者，加南沙参、北沙参、百合。

（2）肺肾气虚证

治法：补益肺肾。

方药：防己黄芪汤加减。防己、黄芪、白术、枇杷叶、桑白皮、金樱子、菟丝子、玉米须。

加减：畏冷，舌质淡，加桂枝；面、唇、爪甲紫暗，舌质暗红，舌下脉络迂曲，加桃仁、红花、川芎。

（3）脾肾阳虚证

治法：温补脾肾，行气利水。

方药：黄芪补中汤或真武汤加减。黄芪、党参、山药、附子（先煎）、白术、茯苓、猪苓、泽泻、陈皮、肉桂。

加减：夹有瘀血，加益母草、丹参、当归、川芎、泽兰；浮肿少尿，加车前子（包煎）、大腹皮、胡芦巴。

（4）肝肾阴虚证

治法：滋补肝肾，滋阴清热。

方药：杞菊地黄丸合大补阴煎加减。熟地黄、龟甲（先煎）、黄柏、知母、生地黄、山药、茯苓、牡丹皮、泽泻、山茱萸、枸杞子、菊花。

加减：头痛头晕剧烈，加川芎、益母

草、葛根、防己；失眠，加酸枣仁、生铁落；耳鸣，加磁石（先煎）。

（5）气阴两虚证

治法：益气养阴，调补肾气。

方药：六味地黄汤合生脉散加减。生地黄，山药，茯苓，牡丹皮，泽泻，山茱萸，北沙参，麦冬，五味子。

标证

（1）水湿证

治法：健脾益气，行气化湿。

方药：参苓白术散加减。莲子，薏苡仁，砂仁（后下），桔梗，白扁豆，白茯苓，人参（单煎），甘草，白术，山药。

加减：兼湿热，脘闷纳呆，口干不思饮，小便黄赤，灼热或涩痛不利，舌苔黄腻，脉濡数或滑数，加黄连、半枝莲、白花蛇舌草、土茯苓、蒲公英。

（2）湿热证

治法：清利三焦湿热。

方药：三仁汤加减。杏仁，薏苡仁，豆蔻（后下），厚朴，法半夏，竹茹，滑石，通草。

加减：痞满腹胀，加黄连温胆汤；尿频，尿急，尿灼热，加八正散；热毒较甚，咽喉肿痛，加银蒲玄麦甘桔汤。

（3）血瘀证

治法：活血化瘀。

方药：肾炎化瘀汤加减。黄芪、益母草、丹参、泽泻、当归、赤芍、川芎、红花。

加减：兼气虚，合用四君子汤，组成为人参（单煎）、白术、茯苓、甘草；耳鸣，加磁石（先煎）；水肿明显，加防己；腰酸，加杜仲、桑寄生、川牛膝。

（4）湿浊证

治疗：温阳泄浊。

方药：温脾汤加减。制大黄，人参（单煎），干姜，附子（先煎），甘草。

加减：呕吐较甚，加姜半夏、陈皮、姜竹茹；血肌酐、尿素氮升高明显，加六月雪，或配合大黄、蒲公英、煅龙骨（先煎）、煅牡蛎（先煎），煎汤过滤，保留灌肠。

2.外治疗法

（1）体针　取穴水分、水道、三焦俞、委阳、阴陵泉、肾俞、京骨。脾虚为主者，加脾俞、足三里、三阴交；肾虚为主者，加灸肾俞、关元、足三里。针用平补平泻或补法。

（2）灸法　灸三焦俞、肾俞、命门、水分、中极、阴陵泉、三阴交、复溜、水泉、太溪，每次3~5穴，每日1次。

（3）耳针　取穴脾、肺、肾、三焦、膀胱、皮质下、腹，每次3~4穴，毫针中度刺激，也可埋针或王不留行贴压。

（4）穴位注射　用板蓝根注射液或者鱼腥草注射液1ml，选足三里或肾俞等穴，两侧交替进行穴位注射，1日1次，10次为1个疗程，对减少尿蛋白有一定疗效。

3.成药应用

①无比山药丸，口服，＜3岁0.3丸/次，3次/天；3~6岁0.5丸/次，3次/天；＞6岁1丸/次，3次/天。具有健脾补肾的功效。用于脾肾两虚。

②参苓白术丸（散），口服，＜3岁每次2g，3次/天；3~6岁每次4g，3次/天；＞6岁每次6g，3次/天。具有健脾、益气的功效。用于脾肾气虚型。

③人参归脾丸，口服，＜3岁每次2g，2次/天；3~6岁每次4g，2次/天；＞6岁每次6g，2次/天。具有益气补血，健脾养心的功效。用于气阴两虚型。

④金水宝胶囊，口服，＜3岁1粒/次，3次/天；3~6岁2粒/次，3次/天；＞6岁3粒/次，3次/天。具有补益肺肾、补精益气的功效。用于肺肾两虚型。

⑤济生肾气丸，口服，＜3岁0.3丸/次，3次/天；3~6岁0.5丸/次，3次/天；

> 6岁1丸/次,3次/天。具有温肾化气,利水消肿之功效。主治肾阳不足,水湿内停。

⑥胃苓丸,口服,<3岁每次2g,2次/天,3~6岁每次3g,2次/天;>6岁每次6g,2次/天。具有消胀利水的功效。用于脾肾阳虚型。

4.单方验方

绿豆附子汤:绿豆30g,附子15g,水煎,煮熟后食豆,次日仍可再加绿豆30g,煮熟后食豆,第3日则另用附子与绿豆同煮如前,忌生冷、盐、酒60日,用于慢性肾炎水肿偏于阳虚者。

玉米须煎剂:玉米须(干)60g,洗净,水煎服,连服6个月,用于慢性肾炎轻度水肿而尿蛋白不消者。

(四)医家诊疗经验

全红

全红自拟健脾益肾汤(黄芪、桂枝、白术、茯苓、丹参等)联合西药雷公藤多苷片治疗脾肾气虚型慢性肾炎,治疗后患者的血肌酐、尿素氮、24小时尿蛋白定量、尿红细胞计数均较前下降,临床症状也得到一定程度的改善。[全红,李秀英.自拟健脾益肾汤加减联合雷公藤多贰片治疗脾肾气虚型慢性肾小球肾炎的临床研究.中医药信息,2017,34(6):102-104.]

五、预后转归

慢性肾炎临床以病程长、进行性恶化为特点,部分患者可在较短时间内或数年内进展成尿毒症,有资料显示慢性肾炎占我国尿毒症病因之首位,但据临床观察,不少慢性肾炎患者即使尿素氮、肌酐已有不同程度的升高,但经过一段时间的治疗后肾功能可明显改善,并可在相当长时间内保持良好。但决定其时间长短的因素比较复杂,主要和最初的病理类型、有无诱发因素、治疗方法等方面有关。

六、预防调护

(一)预防

积极防治急性肾炎等肾小球疾病,避免不彻底治疗,是防止急性肾炎迁延导致某些慢性肾炎的主要措施。

平时要锻炼身体,增强体质,避免劳累。及时治疗外感疾病,消除口腔、手、耳鼻喉等处的感染灶。

(二)调护

对于慢性肾炎患儿,一定要合理安排生活,避免过劳,防止各种感染。选用药物时注意避免肾毒性药物的应用,如氨基糖苷类、磺胺类药物等。另外许多药物从肾脏代谢,故使用时应注意用量。

1.休息

一般要合理安排生活,避免过劳,过度激动等。因慢性肾炎是长期慢性疾病,故除了慢性肾炎急性发作需要绝对卧床休息外,一般不要求绝对卧床,但剧烈的体力活动可暂时加重肾缺血,诱发蛋白尿、血尿加重,故应避免。另外,应使患者充分认识到保持乐观情绪的重要性,在思想上树立起与疾病做斗争的勇气。

2.饮食

慢性肾炎急性发作的饮食主要是针对水肿、高血压及肾功能。因为过量的蛋白质、盐不仅可加重水肿,还可加重高血压,增加肾排泄含氮代谢物的负担,且导致肾小球局部血流动力学改变,即出现高流量、高灌注、高滤过的现象而加速肾小球硬化,加速肾功能恶化。故对伴有水肿、高血压者适度限盐。当有肾功能不全时应对膳食中蛋白质给予控制。食疗方如下。

山药粥:山药30g,粳米适量,加水煮成粥,加适量白糖。具有健脾补肾之功,用于慢性肾炎水肿不甚而尿蛋白持续不消者。

桑白皮鲫鱼汤：桑白皮 10g，赤豆 20g，鲫鱼 1 条（约 250g），油、盐、姜等调料适量。鲫鱼去鳞，剖腹去内脏，洗净，加上料酒腌渍片刻；赤豆加水煮至六成熟；桑白皮用水浸泡 30 分钟左右。锅内加油烧热，放入鲫鱼、赤豆、桑白皮、姜片、葱，大火煲沸后转小火煲 2 个小时即可。本品适合于慢性肾炎水肿较甚者。

双叶饭：新鲜车前叶 20g，淡竹叶 12g，粳米 200g，油、盐、姜等调料适量。将车前叶、淡竹叶煎煮取汁，与粳米共煮成饭。适用于湿热内郁引起的慢性肾炎。

［孙丽红. 慢性肾炎的膳食调养，上海中医药报，2021］

七、专方选要

（一）滋肾泄浊通络汤

组成：土茯苓 10g，山茱萸 10g，熟地黄 12g，醋鳖甲 6g，黄芪 12g，太子参 10g，白茅根 12g，地榆 10g，萆薢 10g，生地黄 8g，蝉蜕 6g，炒僵蚕 6g。

功效：泄浊通络，益气养阴。

主治：慢性肾小球肾炎，属气阴两虚型。

方解：熟地黄，甘，微温，滋阴，补血。张景岳称赞熟地黄乃"精血形质中第一纯厚之药"，可"大补血衰，培补肾水，填骨髓，益真阴"。《医学衷中参西录》中称黄芪补气之功最优，与熟地黄为君药，共奏益气滋阴之效。山茱萸可补益肝肾，涩精固脱。熟地黄与山茱萸相合，滋阴补肾，填精益髓。太子参又称孩儿参，其性平和，可益气健脾、生津润肺，二者为臣药。《本草纲目》称土茯苓："食之当谷不饥，调中止泄。健脾胃，强筋骨，去风湿，利关节，止泄泻，治拘挛骨痛，恶疮痈肿。"《药性

论》云醋鳖甲："主宿食、癥块、痃癖气、冷瘕、劳瘦，下气，除骨热，骨节间劳热，结实壅塞。治妇人漏下五色羸瘦者。"生地黄增其清热养阴之效。配以萆薢泄浊利湿、祛风除痹。白茅根性甘味寒，有凉血止血、清热利尿之效，历代医家常用治疗热证出血、水肿尿少等症，与地榆相配可增其凉血止血之功。肾络迂曲细小，易滞易瘀、易入难出、易积成形，久病则肾络瘀阻，加入虫类药如蝉蜕、炒僵蚕可搜风通络化瘀，助其药力。［张子微，张守琳. 赵振昌治疗慢性肾小球肾炎. 长春中医药大学学报，2021，37，（1）：54-56.］

（二）健脾补肾利湿化瘀方

组成：黄芪 25g，山药 20g，山茱萸 20g，萆薢 20g，石韦 20g，白术 15g，太子参 15g，生地黄 15g，五味子 15g，川牛膝 15g，麦冬 10g，蝉蜕 10g，三七粉 5g。

功效：健脾补肾，利尿通淋，逐瘀通经。

主治：慢性肾小球肾炎，属脾肾两虚、湿热证。症见腰酸痛，疲乏，水肿，纳少，尿多，尿频，大便溏薄。

方解：黄芪、太子参为君药，可补气固表，益气健脾，生津润肺。五味子、山茱萸、山药、白术为臣药，五味子可益气生津、补肾宁心；山茱萸可补益肝肾、收涩固脱；山药可健脾、补肺、固肾、益精；白术可健脾益气、燥湿利水。其他药材为佐药，萆薢可利湿去浊、祛风除痹；石韦可利尿通淋；生地黄可清热生津、凉血除痹；川牛膝可逐瘀通经、利水通淋；麦冬可养阴生津；蝉蜕可疏散风热；三七粉可化瘀止血。诸药合用可共奏健脾补肾、利尿通淋、逐瘀通经之功。［方建勇. 健脾补肾利湿化瘀方治疗慢性肾小球肾炎的疗效观察. 内蒙古中医药，2021，40（4）：51-52.］

八、研究进展

（一）辨证思路

1.扶正祛邪，标本兼顾

慢性肾炎始终呈现本虚标实状态，故扶正祛邪，标本兼顾是治疗本病的主要原则。李寿山认为正气尚未大伤时，应抓紧时间清利湿热、活血化瘀，湿邪去则正复。至正气已衰时仍应逐邪为主，泻七补三，祛邪与扶正兼顾，临床常用金匮防己黄芪汤、当归贝母苦参丸化裁为清化益肾汤治之。

2.注重活血化瘀

诸多医家认为慢性肾炎患者之血瘀是疾病缠绵难愈的很重要原因，因此，临床上多提出用活血化瘀的方法治疗本病，如林鹤和在强调津血同源的基础上，加用活血化瘀药物多取得较好的疗效。许多医家也采用古方加减治疗，而每获良效。

（二）治法探讨

朱崇安等通过针灸下三皇（天皇、地皇、人皇）可减少慢性肾炎患者的蛋白尿，减轻肾小球硬化程度。[朱崇安，罗云波.针灸董氏奇穴"下三皇"治疗慢性肾炎蛋白尿临床对照研究.中国针灸，2015，35（4）：335-338.]

张超等通过温针灸双脾俞、双肾俞、命门、双足三里等穴位，发现其具有降低尿蛋白、血尿，改善肾功能及临床症状的功效。[张超，张春艳，吉勤，等.温针灸治疗慢性肾小球肾炎脾肾阳虚型临床观察.新中医，2015，47（4）：240-242.]

梁白冰等观察滋肾方联合肾炎贴敷贴（双肾俞、三阴交）治疗慢性肾炎疗效可观。[梁白冰，远方.中医二联疗法治疗肾小球肾炎50例回顾性分析.湖北中医杂志，2015，37（11）：15-17.]

（三）中药复方研究

复方猪苓汤具有利湿清热以及化瘀的效果，能够显著改善患者的临床症状，研究组治疗总有效率明显高于对照组患者，治疗后研究组患者的各项临床指标明显优于对照组，且不良反应发生率较低（$P < 0.05$）。对慢性肾小球肾炎疾病采取复方猪苓汤治疗，效果理想，且不良反应发生率低。[陈菁，王彤复方猪苓汤应用于慢性肾小球肾炎治疗的效果研究，中国处方药，2021，16（10）：103-104.]

（四）外治疗法

穴位敷贴是一种中医外治方法，选用的药物为细辛、肉桂、附片、川芎及大黄，将诸多中药调制成中药贴，并对患者的阴陵泉、脾俞、肾俞、足三里等穴位进行贴敷，能有效发挥补肾健脾、活血化瘀、清热利湿的作用，从而最大程度地改善患者的临床症状。但是值得注意的是，因研究标本量少、研究周期短等限制，导致研究依旧存在一定的不足，故针对穴位敷贴在慢性肾小球肾炎中的应用效果，仍然需进行进一步研究，以获取更为全面的观察数据，从而为临床提供更为准确的参考。[陈娟娟，杨洋.穴位敷贴在慢性肾小球肾炎中的干预效果与护理满意度，光明中医，2021，36（8）：1317-1319.]

（五）评价与展望

目前中医对于慢性肾炎的认识已经逐渐完善，在病名、病因病机方面都有了大量的文献研究，在治疗方面，通过我国中医的中药煎剂、中成药、针灸等治疗手段都能够很好地改善患者症状，延缓肾功能进展，然而文献综述、临床调研虽多，但是并没有将中医诊治慢性肾炎进行系统化、规范化。因此，我们应继续坚持以中医的方法诊治慢性肾炎，坚持因人而异，辨证论治，并借助西医学的各项检测手段完善诊治过程中的不足，以期达到将中医诊治慢性肾炎系统化、规范化的目的，为我国中医药事业做出更多奉献。

主要参考文献

[1] 巩振东. 从肺论治慢性肾小球肾炎 [J]. 中国中医药信息杂志，2017，24（11）：115-117.

[2] 徐达，吴颖昕. 从气阴两虚论治慢性肾炎蛋白尿 [J]. 中国中医基础医学杂志，2017，23（5）：714-716.

[3] 原艳玲，李伟. 中医外治法治疗慢性肾小球肾炎研究进展 [J]. 世界中西医结合杂志，2017，12（5）：738-740.

[4] 李雯雯，沈沛成. 从风论治慢性肾小球肾炎研究进展 [J]. 中医学报，2017，33（5）：864-867.

[5] 赵琛，高俊虹，占永立，等. 肾性蛋白尿发生机制及治疗现状的中西医研究 [J]. 中国中医基础医学杂志，2012，18（2）：191-193.

[6] 周建华. 蛋白尿的发生机制研究进展 [J]. 中国实用儿科杂志，2016，31（11）：808-812.

[7] 韩晓文. 前列地尔治疗慢性肾小球肾炎的临床研究 [J]. 临床医药文献电子杂志，2017，4（2）：341-342.

第三节　肾病综合征

肾病综合征（NS）是一组由多种原因引起的肾小球滤过膜通透性增加，导致血浆内大量蛋白质从尿中丢失的临床综合征。

NS 在小儿肾脏疾病中的发病率仅次于急性肾炎。NS 按病因可分为原发性、继发性和先天遗传性三种类型。本节主要论述原发性肾病综合征（PNS）。PNS 约占小儿时期 NS 总数的 90%，是小儿常见的肾小球疾病。国外报道小儿 NS 年发病率为（2~4）/10万，患病率为 16/10 万，我国部分省、市医院住院患儿统计资料显示，PNS 占儿科泌尿系疾病住院患儿的 21%~31%。男女比例约为 3.7：1。发病年龄多为学龄前儿童，3~5 岁为发病高峰期。

一、病因病机

（一）西医学认识

1. 病理生理

（1）蛋白尿　最主要的病理生理改变。其主要组成为中分子白蛋白，一般每日丢失量 > 2g，可多达 10g。蛋白尿的直接后果是低白蛋白血症。蛋白尿的形成除与肾小球滤过膜的静电屏障作用和分子屏障作用受损有关外，近年来还注意到蛋白尿对肾脏本身还有不良影响。有的学者认为，肾小囊囊腔中和系膜区的白蛋白由于胞饮作用可能对肾小球细胞有毒害作用，从而导致肾小球进行性病变；同时肾小管上皮细胞重吸收原尿中蛋白后，分解代谢也增加，可导致肾小管上皮细胞功能受损。长时间持续大量蛋白尿，常伴继发性肾小管上皮细胞退行性改变。

（2）低白蛋白血症　是肾病综合征病理生理变化中关键一环，多方面影响体内各种物质的代谢及其内环境的稳定，导致血浆胶体渗透压下降，血容量减少，继之因其代偿性分泌变化、抗利尿激素与醛固酮分泌增加、肾小球滤过率下降、利尿激素降低等，发生水钠潴留以及脂代谢的紊乱。此外血浆中其他蛋白成分也可由尿中丢失，造成一系列相应后果，如血清铁蛋白丢失，产生小细胞性贫血；铜蓝蛋白、锌结合蛋白丢失，致铜、锌缺乏；甲状腺结合球蛋白丢失，导致 T_3、T_4 降低；维生素 D_3 结合蛋白丢失影响血钙及骨代谢；IgG、IgB 因子及补体成分丢失导致易感染；

抗凝血酶Ⅲ、Ⅹ、Ⅺ、Ⅻ因子以及前列腺素结合蛋白丢失导致血栓形成等。

（3）水肿　传统认为肾病水肿是由于低蛋白血症时血浆胶体渗透压下降，引起机体一系列变化，发生水钠潴留，从而形成的。但近年来研究表明：①肾病使血容量可减少、正常或增高，减少者仅30%。②不少病例虽有显著水钠潴留但肾素活性和醛固酮水平正常。③肾病患儿输注血浆或白蛋白后水肿并无明显减轻，加用利尿剂利尿作用明显，说明有排钠功能障碍。肾病水肿的发生是多种因素综合作用的结果，不同患儿、不同时期或不同程度的水肿，其发生机制可能不完全一致，但多数学者认为肾病本身排钠障碍是形成肾病水肿的主要因素。

（4）高脂血症　肾病使血浆中胆固醇、三酰甘油、低密度脂蛋白和极低密度脂蛋白均增高，其主要原因是由于肝脏代偿性合成增加，血脂与低蛋白血症呈负相关；其次是由于脂蛋白的分解代谢障碍。高脂血症的主要危害是增加心血管病的发病率。此外，高脂血症可引起系膜细胞增殖和系膜基质增加，进而导致肾小球硬化。

2. 发病机制

PNS肾脏损害使肾小球通透性增加导致蛋白尿，而低血症、水肿和高胆固醇血症是继发的病理生理改变。PNS的病因及发病机制目前尚不明确。微小病变者主要是滤过膜电荷屏障的丧失，致分子量小、带负电荷的白蛋白自尿中丢失，表现为高选择性蛋白尿，可能与T细胞功能紊乱有关。非小病变者可能还有滤过膜结构屏障的改变，在非微小病变者的肾组织内常可检测到免疫球蛋白和（或）补体沉着，故提示有免疫复合物、局部免疫病理过程而损伤滤过膜的结构屏障，从而引发蛋白漏出。但近年来的研究已证实下列事实：①肾小球毛细血管壁结构或电化学的改变可导致

蛋白尿。实验动物模型及人类肾病的研究发现微小病变时，肾小球滤过膜多阴离子的丢失，致静电屏障破坏，使大量带阴电荷的中分子血浆白蛋白滤出，形成高选择性蛋白尿。分子滤过屏障的损伤，则尿中丢失大中分子量的多种蛋白，形成低选择性蛋白尿。②非微小病变型肾内常见免疫球蛋白和（或）补体成分沉积，局部免疫病理过程可损伤滤过膜的正常屏障作用而发生蛋白尿。③微小病变型肾小球未见以上沉积，其滤过膜静电屏障损伤原因可能与细胞免疫失调有关。肾病患者外周血淋巴细胞培养上清液经尾静脉注射可致小鼠发生大量蛋白尿和肾病综合征的病理改变，表明T淋巴细胞异常参与本病的发病。

近年来肾脏病学领域的一个突破性进展为遗传性肾病综合征相关基因的发现，目前至少有18个与遗传性肾病综合征有关的基因已经被克隆、定位，这些基因的编码蛋白大多为肾小球裂孔膈膜蛋白分子（如NPHS1、NPHS2、KIRREL）或者足细胞分子（如ACTN4、CD2AP、TRCP6）；一些基因编码的蛋白为肾小球基底膜结构分子（如LAMB2、ITGB4）；还有一些基因编码蛋白是与正常足细胞功能和发育所必需的转录因子或酶（如WT1、LMX1B、PLCE1GLA）；另一些基因编码产物为溶酶体（SCARB2）、线粒体（COQ2、PDSS2、M1TL1）蛋白或DNA核小体重组调节子（SMARCAL1）。明确这些不同基因突变所致遗传性肾病综合征的新近研究进展有助于根据不同致病基因做出遗传性肾病综合征的诊断以及进一步的分子分型，从而在临床工作中做出正确诊断，并制订有针对性的治疗方案。

3. 并发症

（1）感染

肾病患儿极易罹患各种感染。常见的感染有呼吸道、皮肤、泌尿道等处的感染

和原发性腹膜炎等，其中尤以上呼吸道感染最多见，占 50% 以上。呼吸道感染中病毒感染常见。结核杆菌感染亦应引起重视。另外肾病患儿的医院感染不容忽视，以呼吸道感染和泌尿道感染最多见，致病菌以条件致病菌为主。

（2）电解质紊乱和低血容量

常见的电解质紊乱有低钠、低钾、低钙血症。患儿可因不恰当长期禁盐或长期食用不含钠的食盐代用品、过多使用利尿剂，以及感染、呕吐、腹泻等因素致低钠血症。在上述诱因下可出现厌食、乏力、懒言、嗜睡、血压下降甚至出现休克、抽搐等。另外由于低蛋白血症，血浆胶体渗透压下降、显著水肿而常有血容量不足，尤在各种诱因引起低钠血症时易出现低血容量性休克。

（3）血栓形成

NS 高凝状态易致各种动、静脉血栓形成。①肾静脉血栓形成常见，表现为突发腰痛，出现血尿或血尿加重，少尿甚至肾衰竭。②下肢深静脉血栓形成，两侧肢体水肿程度差别固定，不随体位改变而变化。③皮肤血管血栓形成，表现为皮肤突发紫斑并迅速扩大。④阴囊水肿呈紫色。⑤顽固性腹水。⑥下肢动脉血栓形成，出现下肢疼痛伴足背动脉搏动消失等症状体征。股动脉血栓形成是小儿 NS 并发的急症状态之一，如不及时溶栓治疗可导致肢端坏死而须截肢。⑦肺栓塞时可出现不明原因的咳嗽，咯血或呼吸困难而无明显肺部阳性体征，其半数可无临床症状。⑧脑栓塞时出现突发的偏瘫、面瘫、失语，或神志改变等神经系统症状。在排除高血压脑病、颅内感染性疾病时要考虑颅内血管栓塞。血栓缓慢形成者其临床症状多不明显。

（4）急性肾衰竭

5% 微小病变型肾病可并发急性肾衰竭。当 NS 临床上出现急性衰竭时，要考虑以下原因：①急性间质性肾炎，可由使用合成青霉素、呋塞米、非类固醇消炎药引起。②严重肾间质水肿或大量蛋白管型致肾内梗阻。③在原病理基础上并发大量新月体形成。④血容量减少致肾前性氮质血症或合并肾静脉血栓形成。

（5）肾小管功能障碍

NS 时除了原有肾小球的基础病可引起肾小管功能损害外，由于大量尿蛋白的重吸收，可导致肾小管，主要是近曲小管功能损害。临床上可见肾性糖尿或氨基酸尿，严重者可呈 Fanconi 综合征。

（6）动脉粥样硬化

持续高血脂患儿偶可发生。累及动脉时可有胸闷、心绞痛、心电图改变，甚至猝死。

（二）中医学认识

肾病综合征临床以浮肿为主要症状，中医学根据其临床主要表现，分别归入"水肿""肿满""阴水"等证的范畴。

中医学认为肾病综合征发病多由禀赋不足，脾肾素亏，或久病体虚所致。其病位在肺脾肾三脏，但三者之间又有主次之分，总的来说，肾为关键，尤其在疾病后期，肾阳虚尤为突出。病理机制为肺脾肾三脏亏损，功能失调，气化失司，三焦壅滞，水道不通，水湿泛滥，酿成水肿。纵观历代医家对本病的论述，其病因病机可概括为：①本病的发生以内因占主导地位，即脾肾素亏是发病的根本所在，故无论早期、后期，均应牢记补虚治本这一要旨。脾主运化，若脾虚不能运化，谷反为滞，水反为湿，水湿内聚，则积而为水，故肾病中轻证多从脾论治。若由脾及肾，肾气虚弱不能温化水湿，则水无所主，阴气弥漫，可致水肿反复发作。②风寒湿邪侵袭是本病的主要外在诱因。正气不足，风寒湿邪则乘虚侵袭人体，循经而入，影响肺之宣肃功能，致水液代谢紊乱而发为本病。③水湿、瘀血是主要病理产物。水湿内停，阻于经络，经络不通，则气血随之阻滞而留血成瘀。瘀血的形成又可加重水肿，水湿瘀血积聚日久，又可滋生湿热。④气阴两虚是本病的后期表现。由于本病病程较长，迁延难愈，久病则湿郁化热，灼伤肾阴；或素体阴虚，水湿不化；或过用温燥之品，而阳气未复，又见阴虚之证。儿童肾病综合征瘀血病机复杂，临证遣方谨守病机，不可偏执于一法，须做到法随证立、方随法转。

二、临床诊断

（一）辨病诊断

1. 临床表现

（1）单纯型肾病具备典型的四大特征。①大量蛋白尿：蛋白定性 ≥ +++，24 小时蛋白定量 ≥ 50mg/kg（国际）。②低白蛋白血症：血浆白蛋白 ≤ 25g/L。③高胆固醇血症：血浆胆固醇 ≥ 5.72mmol/L。④不同程度的水肿。其中以大量蛋白尿及低蛋白血症为必备条件。

（2）肾炎型肾病除具备以上四大特征外，应具备以下四项中之一项或多项。①尿检红细胞超过 10 个 /HP，（指分散在 2 周内的 3 次以上离心尿检查）。②反复出现的高血压，学龄前儿童 ≥ 17.3/12.0kPa（130/90mmHg），并排除皮质类固醇激素所致者。③持续性氮质血症，尿素氮超过 10.7mmol/L，并排除由于血容量不足所致者。④血总补体或补体 C_3 持续降低。

2. 病理诊断

肾病综合征按肾脏病理可分为微小病变肾病综合征（MCNS）、系膜增生性肾小球肾炎（MsPGN）、局灶节段性肾小球硬化（FSGS）、膜增生性肾炎（MPGN）、膜性肾病（MN）、毛细血管内增生性肾炎（EnPGN）等。其病理诊断需肾脏活组织病理检查确定。通常对 1~8 岁，且呈典型表现的小儿肾病并不行肾脏活检，临床诊断确立即可开始皮质激素治疗，但下列情况应考虑行肾活检做出病理诊断以指导治疗：①皮质激素耐药或依赖，以及某些复发病例。②不典型病例，如先有一较长时间蛋白尿后发展至 NS 者、肉眼血尿和（或）显著血压高者、肾功能衰退者。③发病于 1 岁以前或大于 8 岁者。④血补体低下者。⑤病程中肾功能有急剧下降，而血液动力学改变无法解释者或疑伴间质性肾炎及新月体形成者。⑥缓慢的肾功能减退者。⑦对皮质激素疗效不满意，拟加用免疫抑制剂或环孢霉素治疗者。

3. 临床分型

（1）依据临床表现可分为以下两型。①单纯型 NS。②肾炎型 NS。

（2）按糖皮质激素反应（简称激素）可分为以下 3 型。

①激素敏感型 NS（SSNS）：以泼尼松足量 [2mg/（kg·d）或 60mg/（m²·d）] 治疗 ≤ 4 周尿蛋白转阴者。

②激素耐药型 NS（SRNS）：以泼尼松足量治疗 > 4 周尿蛋白仍阳性，除外感染、遗传等因素所致者。

③激素依赖型 NS（SDNS）：激素敏感，但连续两次减量或停药 2 周内复发者。

（二）辨证诊断

本疾病性质多属"本虚标实"，以扶正培本为主，重在益气健脾补肾，调理阴阳，同时注意配合宣肺、利水、清热、活血化瘀、化湿降浊等祛邪之法以治其标。在具体治疗时应掌握各个不同阶段的表现，解决主要矛盾。但临床辨证分型均以病机为依据，故辨证诊断合而论之。本病在临床治疗中一般分本证和标证进行辨证论治。

1. 本证

（1）肺脾气虚证

临床证候：全身浮肿，以面目为著，小便减少，面㿠身重，气短乏力，纳呆便溏，自汗出，易感冒，或有上气喘息，咳嗽，舌淡胖，脉虚弱。

证候分析：本证多见于病程的早期或激素维持治疗阶段。肺虚通调失职，脾虚不能制水，故水气盈溢，不能正常气化，渗液皮肤，故见全身浮肿，尿量减少；肺气虚，腠理疏松，卫外不固，宣发肃降功能失调，故见自汗出，易感冒，上气喘息，咳嗽；脾虚水谷不化，见纳呆便溏。舌质淡胖、苔薄白、脉虚弱为肺脾气虚之征。

（2）脾虚湿困证

临床证候：全身浮肿，以肢体为著，面色萎黄，倦怠乏力，纳少便溏，小便减少，或兼腹胀，胸闷，四肢欠温，舌淡胖，苔薄白，脉沉缓。

证候分析：本证多见于大量蛋白尿时期。脾虚不能运化水湿，湿邪困阻肢体，水湿泛滥而见全身明显浮肿，以肢体为著；湿邪困阻脾胃，可见面色萎黄，倦怠乏力，纳少便溏；舌质淡胖或有齿痕、苔白滑、脉沉细无力，均为脾虚湿困之征象。

（3）脾肾阳虚证

临床证候：全身明显浮肿，按之深陷难起，腰腹下肢尤甚，面色㿠白，畏寒肢冷，神疲倦卧，小便短少不利，可伴有胸水、腹水，纳少便溏，恶心呕吐，舌质淡胖或有齿印，苔白滑，脉沉细无力。

证候分析：本证多见于大量蛋白尿持续不消，病情加剧者。脾虚不能运化水湿，肾虚不能化气行水，水湿泛滥而见全身明显浮肿、按之凹陷难起、小便短少不利、胸水、腹水、面色无华、畏寒肢冷、纳少便溏、舌质淡胖或有齿痕、苔白滑、脉沉细无力，均为脾肾阳虚之征象。

（4）肝肾阴证

临床证候：浮肿或重或轻，头痛头晕，心烦躁扰，口干咽燥，手足心热或有面色潮红，目睛干涩或视物不清，痤疮，失眠多汗，舌红苔少，脉弦细数。

证候分析：本证多见于素体阴虚，过用温燥或利尿过度，尤多见于大量使用激素者，水肿或轻或无。真阴不足，水不济火，相火妄动，故头痛头晕、心烦躁扰、口干咽燥、手足心热、面色潮红、痤疮；肝阴不足，不能上滋于目，故见目睛干涩或视物不清；舌红苔少、脉弦细数为虚热之征象。

（5）气阴两虚证

临床证候：面色无华，神疲乏力，汗出，易感冒或有浮肿，头晕耳鸣，口干咽躁或长期咽痛，咽部暗红，手足心热，舌稍红，苔少，脉细弱。

证候分析：本证多见于病程较久，或反复发作者，或长期、反复使用激素后，水肿时有反复者。肺气不足，不能上荣于面，固护于外，则面色无华、神疲乏力、汗出、易感冒；肾阴虚，虚热上扰，则出现头晕耳鸣、口干咽燥、手足心热；舌质稍红，舌苔少，脉细弱为气阴两虚之象。

2. 标证

（1）外感风邪证

临床证候：发热，恶风，无汗或有汗，头身疼痛，流涕，咳嗽，或喘咳气急，或咽痛乳蛾疼痛，苔薄，脉浮。

证候分析：本证可见于肾病的各个阶段，尤多见于肾病的急性发作之始，或缓解期复发之初。此乃气虚卫表不固，加之长期使用激素或细胞毒药物，使免疫功能、卫外功能低下，易于感受风邪而致。外感风邪，邪滞肌腠，卫表失和，则见发热、恶风、无汗或有汗、头身疼痛；风邪犯肺，肺失宣肃，则见流涕、咳嗽；风热上扰咽喉，则见咽痛、乳蛾肿痛；舌苔薄、脉浮为外感风邪之征象。

（2）水湿证

临床证候：全身广泛浮肿，肿甚者可见皮肤光亮，可伴见水鼓腹胀，辘辘有声，或见胸闷气短，心下痞，甚有喘咳，小便短少，脉沉。

证候分析：脾虚不能运化水湿，肾虚不能化气行水，水湿中阻，外溢肌肤，则见全身浮肿、水鼓腹胀、小便短少；水湿中阻，脾虚运化无力，则胸闷气短、心下痞满；水湿内停，饮邪上逆，肺失宣降，则咳喘；舌质淡、苔白腻、脉沉皆为水湿内停之象。

（3）湿热证

临床证候：皮肤有脓疱疮、疖肿、疮疡、丹毒等；或口黏口苦，口干不欲饮，脘闷纳差等；或小便频数不爽、量少、有灼热或刺痛感、色黄赤混浊，小腹坠胀不适，或有腰痛、恶寒发热、口苦便秘；舌红苔黄腻，脉滑数。

证候分析：湿热为肾病患儿最常见的兼夹证，可出现于病程各阶段，尤多见于足量长期使用激素或大量服用温阳药之后。外感湿热之邪，或水湿内蕴化热，则见皮肤脓疱疮、疖肿、疮疡、丹毒等；水湿中阻，运化失司，则口干不欲饮、脘闷纳差；湿阻中焦，则口苦口黏，湿阻下焦，则小便频数不爽、量少；舌质红、苔黄腻、脉滑数皆为湿热之象。

（4）血瘀证

临床证候：面色紫暗或晦暗，眼睑下发青、发暗，皮肤不泽或肌肤甲错，有紫纹或血缕，常伴有腰痛或胁下有癥瘕积聚，唇舌紫暗，舌有瘀点或瘀斑，苔少，脉弦涩等。

证候分析：血瘀证也为肾病综合征常见的标证，可见于病程的各阶段，尤多见于难治病例或长期足量用激素之后。肾亏不能化气行水，水停则气阻，气滞则血瘀；阳气虚衰，无力推动血液运行，血行瘀阻，或脾肾阳虚，温煦无能，日久寒凝血滞，可导致血瘀，见面色紫暗或晦暗、眼睑下青暗、皮肤不泽或肌肤甲错、有紫纹或血缕；唇舌紫暗、舌有瘀点或瘀斑、舌苔少、脉弦涩皆为血瘀之象。

（5）湿浊证

临床证候：纳呆，恶心或呕吐，身重困倦或精神萎靡，水肿加重，舌苔厚腻。

证候分析：水肿日久不愈，水湿浸渍，脾肾衰竭，水毒潴留，湿浊水毒之邪气上逆，则出现纳呆、恶心或呕吐、身重困倦或精神萎靡；舌苔厚腻、脉滑皆为湿浊之象。

三、鉴别诊断

（一）西医鉴别诊断

1.急性肾炎

急性肾炎表现为水肿、血尿、高血压及程度不等的肾功能受累，主要的并发症有严重的循环充血状态、高血压脑病和急性肾衰竭，可根据临床表现及实验室检查进行鉴别诊断。

2.紫癜性肾炎

紫癜性肾炎的病人具有腹痛及便血等过敏性紫癜性特征，又有血尿，蛋白尿，高血压及水肿等肾小球肾炎的特点，如果皮损较轻，腹痛及关节痛不明显，或先出现血尿，蛋白尿及水肿，易误诊为原发性NS，在疾病早期往往有血清IgA增高，皮损处做皮肤活检，可见到毛细血管壁有IgA沉积，肾活检多数为增殖性肾小球肾炎，少数病人在皮损消退后数月或更久才发生肾炎性NS症状，因此必须详细追溯既往病史。

3.狼疮性肾炎

狼疮性肾炎多见于20~40岁妇女，其中20%~50%呈现NS的临床表现，病人多有发热、皮疹及关节痛，尤其是面部蝶形红斑最具诊断价值。血清抗核抗体、抗双链 DNA 抗体及抗 Sm 抗体阳性。血中可找到狼疮细胞，血清蛋白血电泳 α2 及 γ 球蛋白增高，免疫球蛋白检查主要为 IgG 增高，皮肤狼疮带试验阳性。

（二）中医鉴别诊断

鼓胀

鼓胀以腹部胀大，甚至腹大如鼓为主要临床表现。初期腹部胀大但按之尚柔软，逐渐坚硬，以致脐心突起，四肢消瘦。如脾肾阳虚，水湿过盛，后期可见四肢浮肿；如肝脾血瘀者，可见腹部脉络显露，颈部可出现血痣或血缕，并发生衄血、吐血。湿热盛者，可出现两目及皮肤发黄。水肿初起，大都从眼睑部开始，可延及头面四肢以至全身，后期病势严重可见腹胀满、胸闷和气喘不得平卧等症。

四、临床治疗

（一）提高临床疗效的要素

1. 治病求本，重在健脾补肾

肾病综合征属于"水肿"范畴，其病因与肺脾肾功能失调有关，尤其以脾肾为关键，因此治疗时应以健脾补肾为其根本治疗。但临床上要注意两者又有主次之分，一般认为，轻证常从脾论治，小儿多从脾论治，但总的来说，仍以肾为关键。如《诸病源候论》所言："水病者，由脾肾俱虚故也，肾虚不能宣通水气，脾虚不能制水，故水气盈溢，渗液皮肤，流通四肢，所以通身肿也。"说明脾肾两虚是肾病发病的关键，故健脾补肾药是治疗肾病综合征的首选药物。

2. 标本兼顾，勿忘扶正祛邪

水湿、血瘀是肾病发病中的主要病理产物。水湿内停，阻于经隧，经络不通，则气血随之阻滞而留血成瘀，瘀血的形成又可加重水肿，所谓"血不利则为水"，水湿瘀血积聚日久，又可滋生湿热。如《素问·调经论篇》云："孙络血溢，则经有留血。"现代医家吴康健也提出本病在虚弱的基础上，多兼有外邪、水湿、瘀血。因此肾病综合征的治疗在健脾补肾的基础上应根据辨证，施以清热利湿、活血化瘀等治法。

3. 分期辨证，配合激素治疗

肾上腺皮质激素已被认定为治疗肾病综合征的首选药物，同时采用中药分期辨治，协同治疗后，提高了临床效果，如按病程分水肿期、蛋白尿期、激素亢奋期、虚证期等，分别选用五苓散、萆薢分清饮、六味地黄丸、金匮肾气丸合真武汤治疗等。或按中医基本辨证分型，同时对激素治疗不同阶段分期辨证。如初期大剂量激素治疗阶段滋阴降火，清热解毒；激素维持治疗阶段温肾化气，去浊分清；激素撤减阶段温补肾阳，填补精髓；而激素停用阶段为防止复发，以补肾固土为主。

（二）辨病治疗

1. 一般治疗

（1）休息　水肿显著、有大量蛋白尿，或有严重高血压者均需卧床休息。病情缓解后逐渐增加活动量。在校儿童肾病活动期应休学。

（2）饮食　显著水肿和严重高血压时应短期限制水钠摄入，病情缓解后不必继续限盐。活动期病例供盐每天 1.2~1.8g/kg 即可。并应供给乳、蛋、鱼、瘦肉优质蛋白等。在应用激素过程中食欲增加者应控制食量，足量激素时每日应给予维生素 D 400 IU 及钙 800~1200mg。

（3）防治感染。

（4）利尿　对激素耐药或使用激素之前，水肿较重伴尿少者可配合使用利尿剂，但需密切观察出入水量、体重变化及电解质紊乱。

（5）心理治疗　肾病患儿多具有内向、情绪不稳定性或神经质个性倾向，出现明显的焦急、抑郁、恐惧等心理障碍，应配合相应心理治疗。

2. 激素敏感型 NS（SSNS）的治疗

（1）诱导缓解阶段　足量泼尼松（或泼尼松龙）60mg/（m²·d）或 2mg/（kg·d）（按身高的标准体重计算），最大剂量每天 60mg，先分次口服，尿蛋白转阴后改为每晨顿服，疗程至少 4 周，若 4 周内尿蛋白转阴，则转阴后至少巩固 2 周开始减量；若治疗 4 周内尿蛋白转阴，则转阴后 2 周再用药 8 周，最长不超过 12 周。目前结合国外循证医学，以治疗 4 周尿蛋白未转阴为激素抵抗标准，可考虑肾穿明确病理类型及加用第二种免疫抑制剂，提倡诱导缓解阶段激素，总疗程为 4~6 周。

（2）巩固维持阶段　该阶段涉及激素减量方法较多，目前结合国外的循证医学，提出可直接减量，指隔日晨顿服 1.5mg（最大剂量 60mg/d），共 6 周，若蛋白持续阴性，然后每 2~4 周减量 2.5mg~5mg 维持，至 0.5~1mg/kg 时维持 3 个月，以后每 2 周减量 2.5~5mg 至停药。根据全国儿肾学组 2000 年 11 月珠海会议制定的原发性肾病综合征的治疗方案，巩固维持阶段以泼尼松原足量两天量的 2/3 量，隔日晨顿服 4 周，如尿蛋白持续阴性，然后每 2~4 周减量 2.5~5mg 维持，至 0.5~1mg/kg 时维持 3 个月，以后每 2 周减量 2.5~5mg 至停药。此方案仍然是可行的。

激素治疗的不良反应：长期超生理剂量使用糖皮质激素可见以下不良反应：①代谢紊乱，可出现明显库欣貌，肌肉萎缩无力，伤口愈合不良，蛋白质营养不良，高血糖，尿糖，水钠潴留，高血压，尿中失钾，高尿钙，骨质疏松。②消化性溃疡和精神欣快感、兴奋、失眠甚至呈精神病、癫痫发作等；还可发生白内障、无菌性股骨头坏死，高凝状态，生长停滞等。③易发生感染或诱发结核灶的活动。④急性肾上腺皮质功能不全，出现戒断综合征。于小儿生长期中长期超量服用时身高可受影响。

3. 非频复发 NS 的治疗

（1）寻找诱因

积极寻找复发诱因，积极控制感染，少数患儿控制感染后可自发缓解。

（2）激素治疗

重新诱导缓解：足量泼尼松（或泼尼松龙）每日分次或晨顿服，直至尿蛋白连续转阴 3 天后，改为 40mg/m² 或 1.5mg/（kg·d）隔日晨顿服 4 周，然后用 4 周以上的时间逐渐减量。患儿在巩固维持阶段患上呼吸道感染时改隔日口服激素治疗为同剂量，每日口服，可降低复发率。

4. 频繁复发性肾病综合征（FRNS）/激素依赖性肾病综合征（SDNS）

（1）激素的使用

①拖尾疗法：同上诱导缓解后泼尼松每 4 周减量 0.25mg/kg，给予能维持缓解的最小有效激素量（0.5~0.25mg/kg），隔日口服，连用 9~18 个月。

②在感染时增加激素维持量：患儿在隔日口服泼尼松 0.5mg/kg 时出现上呼吸道感染时，改隔日口服激素治疗为同剂量每日口服，连用 7 天，可降低 2 年后的复发率。因肾上腺皮质功能减退患儿复发率显著增高，对这部分患儿可用促肾上腺皮质激素（ACTH）静滴来预防复发。对 SDNS 患儿可予 ACTH0.4U/（kg·d）（总量不超过 25 单位）静滴 3~5 天，然后激素减量。每次激素减量均按上述处理，直至停激素。

③更换激素种类：对泼尼松疗效较差的病例，可换用其他糖皮质激素制剂。

（2）免疫抑制剂治疗

①环磷酰胺（CTX）剂量：2~3mg/（kg·d）分次口服8周，或8~12mg/（kg·d）静脉冲击，每2周连用2天，总剂量200mg/kg，或每月1次静脉注射500mg/m²，共6次。不良反应有白细胞减少、秃发、肝功能损害、出血性膀胱炎等，少数可发生肺纤维化。最令人瞩目的是其远期性腺损害。病情需要者可小剂量、短疗程、间断用药，避免青春期前和青春期用药。

②其他免疫抑制剂：可根据相关指南分别选用①环孢素（CsA）。②他克莫司（FKS06）。利妥昔单抗（RTX）。④长春新碱（VCR）。

③免疫调节剂左旋咪唑：一般作为激素辅助治疗，适用于常伴感染的FRNS和SDNS。剂量2.5mg/kg，隔日服用12~24个月。左旋咪唑在治疗期间和治疗后均可降低复发率减少激素用量，在某些患儿中可诱导长期缓解。不良反应可有胃肠不适、流感样症状、皮疹、中性粒细胞下降，停药即可恢复。

5. 激素耐药性肾病综合征（SRNS）的治疗

中华医学会儿科学分会肾脏病学组制定的激素耐药肾病综合征诊治循证指南推荐采用激素序贯疗法。

（1）泼尼松2mg/（kg·d）治疗4周后尿蛋白仍阳性时，可考虑以大剂量甲泼尼龙15~30mg/（kg·d）治疗，每天1次，连用3天为1个疗程，总剂量不超过1000mg，冲击治疗。1个疗程后如果尿蛋白转阴，泼尼松按激素敏感方案减量；如尿蛋白仍阳性者，应加用免疫抑制剂，同时隔日晨顿服泼尼松2mg/kg，随后每2~4周减5~10mg，随后以较小剂量长期隔日顿服维持，少数可停用。注意事项：建议甲泼尼龙治疗时进行心电监护。下列情况慎用甲泼尼龙治疗：①伴活动性感染；②高血压；③有胃肠道溃疡或活动性出血者；

④原有心律不齐者。

（2）缺乏肾脏病理检查的情况下，国内外学者将环磷酰胺（CTX）作为SRNS的首选治疗药物。

6. 根据不同病理类型选用不同的治疗方案

病理类型为MCNS：①CTX静脉冲击：为首选药物。②环孢素（CsA）。③雷公藤多苷（TW）

病理类型为FSGS：①CsA为首选药物。②他克莫司（TAC）。③激素联合CTX治疗。其他：尚可以长春新碱（VCR）冲击、利妥昔单抗静脉滴注和吗替麦考酚酯口服等治疗。

病理类型为MsPGN：可参考选用CTX静脉冲击、CsA、TAC、TW等治疗。

病理类型为MPGN：可进展至终末期肾小球疾病，可选用大剂量MP冲击序贯泼尼松和CTX冲击，也可以考虑选用其他免疫抑制剂如CsA、TAC或MMF。

病理类型为MN：儿童原发性膜性肾病很少。成人MN治疗建议首选ACEI（或）ARB类药物，若大量蛋白尿、肾功能不断恶化或经上述治疗无明显好转，可选用CsA和低剂量泼尼松治疗，至少6个月，或咪唑立宾（MZR）、TAC治疗。

7. 重视辅助治疗

ACEI和（或）ARB是重要的辅助治疗药物，不仅可以控制高血压，而且可以降低蛋白尿并维持肾功能；有高凝状态或静脉血栓形成的患者应尽早使用抗凝药物，如普通肝素或低分子肝素；有高脂血症者重在调整饮食，10岁以上儿童可考虑使用降脂药物，如他汀类药物；有肾小管与间质病变的患儿可加用冬虫夏草制剂，其作用能改善肾功能，减轻毒性物质对肾脏的损害，同时可以降低血液中的胆固醇和甘油三酯，减轻动脉粥样硬化；伴有肾功能不全可应用大黄制剂。

8.抗凝及纤溶药物疗法

由于肾病往往存在高凝状态和纤溶障碍，易并发血栓形成，需加用抗凝和溶栓治疗。肝素钠 1mg/（kg·d），加入 10% 葡萄糖液 50~100ml 中静脉滴注，每日 1 次，2~4 周为一疗程。亦可选用低分子肝素。病情好转后改口服抗凝药维持治疗。尿激酶有直接激活纤溶酶溶解血栓的作用。一般剂量每天 3 万 ~6 万单位，加 10% 葡萄糖液 100~200ml 中，静脉滴注，1~2 周为一疗程。症状严重者可使用尿激酶冲击治疗。口服抗凝药双嘧达莫 5~10mg/（kg·d），分 3 次，饭后服，6 个月为一疗程。

9.血管紧张素转换酶抑制剂（ACEI）治疗

对改善肾小球局部血流动力学，减少尿蛋白，延缓肾小球硬化有良好作用。尤其适用于伴有高血压的 NS。常用制剂有卡托普利、依那普利、福辛普利等。

（三）辨证治疗

1.辨证论治

本证

（1）肺脾气虚证

治法：益气健脾，宣肺利水。

方药：防己黄芪汤合五苓散加减。黄芪、白术、防己、茯苓、泽泻、猪苓、桂枝。

加减：浮肿明显，加五皮饮，如生姜皮、陈皮、大腹皮等；伴上气喘息，咳嗽者加麻黄、杏仁、桔梗；常自汗出而易感冒者应重用黄芪，加防风、牡蛎，取玉屏风散之意，益气固表；若同时伴有腰脊酸痛，多为肾气虚之征，应加用五味子、菟丝子、肉苁蓉等以滋肾气。

（2）脾虚湿困证

治法：健脾利湿。

方药：防己茯苓汤合参苓白术散。黄芪、人参（或党参）、防己、桂枝、茯苓、白术、山药、薏苡仁、砂仁、甘草等。

加减：水肿明显，尿量少可加生姜皮、大腹皮、车前子；若腹胀胸闷者加厚朴、炒槟榔；脘闷纳呆者加枳壳、木香、陈皮；四肢欠温者加制附片；便溏腹泻者，桂枝改为肉桂。

（3）脾肾阳虚证

治法：温肾健脾，化气行水。

方药：偏肾阳虚用真武汤合黄芪桂枝五物汤加减；偏脾阳虚用实脾饮加减。制附子、干姜、黄芪、茯苓、白术、桂枝、猪苓、泽泻等。

加减：肾阳虚偏重者加用淫羊藿、仙茅、巴戟天、杜仲等；偏脾阳虚者常用制附子、干姜、黄芪、白术、茯苓、草果、厚朴、木香等；水湿重加五苓散，药用桂枝、猪苓、泽泻等；若兼有咳嗽胸满气促不能平卧者，加用己椒苈黄丸，药用防己、椒目、葶苈子等；兼有腹水者，加牵牛子、带皮槟榔；在温阳利水的同时，可加用木香、槟榔、大腹皮、陈皮、沉香等助气化，加强利尿。

（4）肝肾阴虚证

治法：滋阴补肾，平肝潜阳。

方药：知柏地黄丸加减。地黄、山药、山茱萸、牡丹皮、茯苓、泽泻、知母、黄柏、女贞子、墨旱莲等。

加减：肝阴虚突出者，加用沙参、沙苑子、菊花、夏枯草；肾阴虚突出者，加枸杞子、五味子、天门冬；阴虚火旺者重用生地黄、知母、黄柏；有水肿者加车前子等。对本证之阴虚火旺者，也可用生地黄、女贞子、枸杞子、地骨皮、知母、龟甲、鳖甲、泽泻、玄参为基本方加减治疗。对本证之虚阳上扰，见有高血压者，可用六味地黄丸加珍珠母、菊花、女贞子、墨旱莲、生龙骨、生牡蛎、茺蔚子等药治疗。

（5）气阴两虚证

治法：益气养阴，化湿清热。

方药：六味地黄丸加黄芪。黄芪、生地黄、山茱萸、山药、茯苓、泽泻、牡丹皮。

加减：气虚证突出者重用黄芪，加党参、白术；阴虚偏重者加玄参、怀牛膝、麦门冬、枸杞子；阴阳两虚者，应加益气温肾之品，如淫羊藿、肉苁蓉、菟丝子、巴戟天等以阴阳双补。

标证

（1）外感风邪证

治法：外感风寒，辛温宣肺祛风；外感风热，辛凉宣肺祛风。

方药：外感风寒用麻黄汤加减；外感风热用银翘散加减。外感风寒用麻黄、桂枝、杏仁、连翘、牛蒡子、蝉蜕、僵蚕、桔梗、荆芥等；外感风热常用金银花、连翘、薄荷、牛蒡子、荆芥、蝉蜕、僵蚕、柴胡、桔梗等。

加减：无论风寒、风热，如同时伴有水肿者，均可加五苓散以宣肺利水；若有乳蛾肿痛者，可加板蓝根、山豆根、冬凌草；若出现风邪闭肺者，属风寒闭肺用小青龙汤或射干麻黄汤加减；属风热闭肺用麻杏石甘汤加减。

（2）水湿证

治法：补气健脾，逐水消肿。

方药：防己黄芪汤合己椒苈黄丸加减。黄芪、白术、茯苓、泽泻、防己、椒目、葶苈子、大黄等。

加减：如脘腹胀满，加大腹皮、厚朴、莱菔子、槟榔；胸闷气短，喘咳者加麻黄、杏仁、苏子、生姜皮、桑白皮等。若水鼓，悬饮，胸闷腹胀，大小便不利，体尚实者，可短期应用甘遂、牵牛子攻逐水饮。此外，当纯中药不能奏效时，可配合西药利尿剂短期应用。

（3）湿热证

治法：上焦湿热，清热解毒。中焦湿热，清热解毒，化浊利湿。下焦湿热，清

热利湿。

方药：上焦湿热，五味消毒饮加减；中焦湿热，甘露消毒丹加减；下焦湿热，八正散加减。上焦湿热用金银花、菊花、蒲公英、紫花地丁、天葵子、黄芩、黄连、半枝莲；中焦湿热用黄芩、茵陈、藿香、厚朴、白豆蔻、滑石、薏苡仁、木通、猪苓等；下焦湿热用木通、车前子、萹蓄、滑石、栀子、连翘、黄柏、金钱草、半枝莲、大黄等。

（4）血瘀证

治法：活血化瘀。

方药：桃红四物汤加减。桃仁、红花、当归、生地黄、丹参、赤芍药、川芎、党参、黄芪、益母草、泽兰等。

加减：尿血者选加仙鹤草、蒲黄炭、墨旱莲、茜草、三七；瘀血重者加水蛭、三棱、莪术；血胆固醇过高，多从痰瘀论治，常选用泽泻、瓜蒌、半夏、胆南星；若兼有郁郁不乐、胸胁胀满、腹胀腹痛、暖气呃逆等气滞血瘀症状，可选加郁金、陈皮、大腹皮、木香、厚朴以行气活血。本证之高黏滞血症，可用水蛭粉装胶囊冲服，每日 1.5~3g 为宜。

（5）湿浊证

治法：利湿降浊。

方药：温胆汤加减。半夏、陈皮、茯苓、生姜、姜竹茹、枳实、石菖蒲等。

加减：若呕吐频繁者，加代赭石、旋覆花；若舌苔黄腻，口苦口臭，湿浊化热者，可选加黄芩、黄连、大黄；若肢冷倦怠、舌质淡胖，湿浊偏寒者，可选加党参、淡附片、吴茱萸、姜汁黄连、砂仁等；若湿邪偏重，舌苔白腻者，选加苍术、厚朴、生薏苡仁。本证若呕恶不甚，以口黏纳呆，便溏，舌苔白腻为主者，可选用藿香正气散加减（藿香、苏梗、大皮、陈皮、半夏、茯苓、白术、厚朴、扁豆、苍术）。对尿毒症阳虚浊气冲逆者，可采用温肾利水化浊

法，以附子、大黄各20g分多次服，常获较好疗效。氮质血症期，消化系统症状明显者，以温脾汤、旋覆代赭汤、左金丸等方综合加减治疗。

2.外治疗法

（1）针刺治疗　取肾俞、脾俞、太溪、足三里、三阴交、气海、水分。针刺均用补法。

（2）耳针　选穴脾、肾、皮质下、肾上腺、膀胱、腹。每次取2~3穴，双侧，用中等刺激，留针30分钟，或埋皮内针24小时，隔日1次，10次1个疗程。

（3）水针　选穴肾俞、三焦俞、足三里。用肾上腺皮质激素穴位注入，每日1次10次1个疗程，适用于激素敏感或激素依赖型肾病。

（4）推拿疗法　脾肾阳虚者，补肾3分钟，揉二马2分钟，揉丹田2分钟，揉神阙2分钟，推三关2分钟。肝肾阴虚者，平肝2分钟，补肾2分钟，揉二马2分钟，揉三阴交2分钟，清天河水2分钟，揉丹田1分钟。

（5）药浴法治疗　生麻黄、桂枝、细辛、红花各30~60g，羌活、独活各30g，荆芥、防风各30~50g，苍术、白术各15~30g。热象显著者加薄荷30g，柴胡30~60g，柳枝100g；血压高者加葛根、菊花各30g，用大锅煮沸20分钟后，令患者洗浴，保持水温，以周身出汗为宜，每次15~30分钟，2日1次，日1~2次。疗程以水肿消退为准。

（6）贴敷法

消水膏：大活田螺1个，生大蒜1片，鲜车前草1棵。将田螺去壳，用大蒜瓣和鲜车前草共捣烂成膏状，取适量敷入脐孔中，外加纱布覆盖，胶布固定。待小便增多，水肿消失时，即去掉药膏。

逐水散：甘遂、大戟、芫花各等量，共碾成极细末。每次1~3g置脐内，外加纱布覆盖，胶布固定，每日换药1次，10次为1个疗程，用于治水肿。

腹水糊：商陆100g，麝香1g，葱白或鲜姜适量。将商陆研粉纳末，每次取药末3~5g，葱白1茎，捣融成膏，再加凉开水适量，调成糊状，取麝香粉1g，放入神阙穴内，再将调好的药糊敷在上面，盖以纱布，胶布固定。每日换药1次，3~5日见效，7日为1个疗程。用于治腹水。

3.成药应用

①雷公藤多苷片：每日1~1.5mg/kg，分3次饭后服用（如大于60kg体重的成年人，1次2~3片，1日3次，饭后服用），具有祛风解毒、除湿消肿、舒筋通络的功效。另外，现代药理研究认为该药具有抗炎及抑制细胞免疫和体液免疫等作用。用于肾病的中医各证型。

②肾康宁片：<3岁1.5片/次，3次/天；3~6岁2.5片/次，3次/天；>6岁5片/次，3次/天。具有温肾，益气的功效。用于肾阳虚弱，瘀水互结之肾病综合征。

③肾炎消肿片：<3岁1片/次，3次/天；3~6岁2片/次，3次/天；>6岁4片/次，3次/天。具有健脾渗湿，通阳利水的功效。用于脾虚湿困型肾病综合征。

④香砂胃苓丸：7岁以上儿童每次6g，3~7岁儿童每次3g，日3次。具有祛湿运脾，行气和胃的功效。用于脾虚湿困型肾病综合征。

⑤济生肾气丸：大蜜丸<3岁0.3丸/次，3次/天；3~6岁1.5丸/次，3次/天；>6岁1丸/次，3次/天。具有温肾化气，利水消肿的功效。用于肾阳、肾气虚弱之肾病综合征。

⑥金匮肾气丸：<3岁1丸/次，2次/天；3~6岁2丸/次，2次/天；>6岁4丸/次，2次/天。具有温补肾阳，化气行水的功效。用于脾肾阳虚型肾病综合征。

⑦六味地黄丸：大蜜丸<3岁0.3丸/次，

2 次／天；3~6 岁 0.2 丸／次，2 次／天；＞6 岁 1 丸／次，2 次／天。具有滋阴补肾的功效。用于肝肾阴虚型肾病综合征。

⑧强肾片：＜3 岁 1 片／次，3 次／天；3~6 岁 2 片／次，3 次／天；＞6 岁 3 片／次，3 次／天。具有补肾填精，益气壮阳之功效。用于肾病综合征之阴阳两虚兼血瘀者。

4. 单方验方

①雷公藤生药：每日 5~10g，最大量不超过 15g，水煎服。用于肾病之各种证型。[胡德俊，彭泽燕，何东初．雷公藤的药理作用研究进展．医药导报，2018，37（5）：586-592．]

②黄芪 30~60g，益母草 15~30g，白茅根 30~60g，大枣 10 枚，水煎。每日 1 剂，分次服。用于肾病脾虚兼血瘀湿热者。[李彬彬．温阳消肿汤治疗肾病综合征疗效观察．辽宁中医药大学学报，2017，19（10）：175-177]

③玉米须 60g，水煎，分次服。用于肾病水肿、蛋白尿、高脂血症。[王艳，王其莉，盛丽先．盛丽先治疗儿童频复发肾病综合征经验采撷．浙江中医杂志，2019，54（6）：394-395．]

（四）医家诊疗经验

1. 刘晓鹰

刘教授将儿童难治性肾病综合征分为水肿期、肿退尿浊期、缓解期三期，指出阳虚是导致儿童难治性肾病综合征发生发展的体质基础，外感风邪是导致该病复发的诱因，水湿泛溢是导致儿童肾病综合征复发后水肿的主要病机。[刘洋．刘晓鹰教授"分段论治"法治疗儿童难治性肾病综合征的临床研究．武汉：湖北中医药大学，2020．]

2. 丁樱

丁教授认为，儿童肾病综合征发生的主要病机是本虚标实，在此基础上存在玄府开阖失常、气液代谢紊乱的微观病理变化，而久病邪气伤及肾脏阴络导致肾病综合征迁延难愈。[胡明格，李雪军，杜梦珂，等．基于"玄府——络脉"理论探讨儿童肾病综合征病机演变．中国中医药现代远程教育，2020，18（9）：36-39．]

3. 盛丽先

盛教授认为，肾病综合征的患儿体质正虚为本，具体表现为肺脾肾虚；邪实为标，表现为外感、湿浊、血瘀、湿热等。肺气不固则外邪侵袭，脾肾不足则水湿运化失常，日久化热致瘀，也即"因虚致实"，邪气耗伤正气，从而导致疾病迁延反复。[何莉娜，朱永琴，盛丽先．盛丽先分期治疗小儿频复发肾病综合征临床经验．浙江中西医结合杂志，2020，30（2）：94-95．]

4. 郑新

郑教授认为儿童肾病综合征的病机为虚实夹杂，虚即肺肾两虚，实即肺热、风湿、湿浊（热）、瘀血。[汪之玉，唐璟，熊维建．国医大师郑新治疗儿童难治性肾病综合征经验．河南中医，2020，40（1）：60-64．]

5. 张秋月

儿童肾病综合征临床证候虚实夹杂，表现为本虚标实。其本为五脏六腑功能失调，气血阴阳虚衰，其标为热、瘀，二者夹杂。治疗上应在兼顾虚实的基础上实现防治并举，同时强调在治疗儿童肾病综合征的全程中应用活血化瘀之法。他们将 60 例难治性肾病患儿随机分为对照组和治疗组，对照组予常规抗感染、抗凝、利尿等对症处理，且应用足量泼尼松诱导缓解。治疗组在对照组治疗方案的基础上加用益气化瘀清热方（黄芪、党参、蒲公英、黄芩、丹参、水蛭）加减。结果显示：治疗后，2 组的检验指标（ALB、活化部分凝血酶时间、凝血酶原时间）均高于同组治疗前，24 小时蛋白定量、总胆固醇、纤维蛋白原均低于同组治疗前，差异有统计学意义（$P < 0.05$）；且治疗组上述指标的改善程序均优于对照组，差异有统计学意义（$P < 0.05$）。[张秋月，翟文生，刘翠华，等. 益气化瘀清热方治疗小儿难治性肾病临床观察. 中国中西医结合儿科学，2019，11（3）：206-209.]

6. 魏磊

魏磊等将 68 例肾病综合征患儿随机分为 2 组，研究组采用糖皮质激素加温阳利水化瘀方（黑顺片、干姜、黄芪、茯苓、白术、桂枝、猪苓、泽泻、川芎、当归、丹参）治疗，对照组采用糖皮质激素加利尿剂治疗，2 周为 1 个疗程，治疗 2 个疗程。结果显示：研究组在治疗 1、2 个疗程后的临床指标（尿量、血肌酐、尿 N- 乙酰 -β-D- 氨基葡萄糖苷酶、尿 β2 微球蛋白、白蛋白、纤维蛋白原、D- 二聚体）均优于对照组，差异有统计学意义（$P < 0.05$）。[魏磊，刘翠华. 温阳利水化瘀方治疗儿童原发性难治性肾病综合征的临床研究. 中医药信息，2019，36（5）：66-70.]

五、预后转归

本病预后一般良好，少数重症患儿可死于肠出血、肠套叠、肠坏死或急性肾衰竭。病程约 1~2 周至 1~2 个月，少数可长达数月或 1 年以上。肾脏病变常较迁延，可持续数月或数年。大多自行缓解。部分病例有复发倾向。

六、预防调护

（一）预防

1. 尽量寻找病因。对原有的龋齿、慢性扁桃体炎等病灶要及时处理。

2. 防治感染呼吸道疾病及其他传染病。已发生感染者应积极治疗。

3. 平时多做户外活动，多接触阳光，增强机体抗病力。

（二）调护

1. 休息

除高度浮肿、并发感染或其他严重并发症者外，一般不需卧床休息。但一定注意限制活动量。

2. 饮食

水肿、高血压者可短期内忌盐。有高度浮肿和少尿者适当限水。鉴于尿中长期丢失蛋白、机体呈负氮平衡及小儿生长发育的需要，故饮食应提供足量蛋白质。但近年研究证实，在肾病状态未缓解时，过量蛋白的摄入并无助于提高血浆蛋白的水平，而只是尿中排出更多蛋白而已，且高蛋白饮食还有可能加速肾小球硬化。目前主张每日供蛋白 1.5~2.0g/kg 即可，并以高生物价的优质蛋白如蛋、乳、鱼、瘦肉等为宜。此外应补充足够的钙剂和维生素 D。在应用糖皮质激素过程中，患儿食欲异常亢进，往往过度摄食致体重猛增，并可能发现肝大、脂肪肝。故对此类患儿热量摄入应予适当控制。食疗方如下。

（1）黄芪杏仁鲤鱼汤　生黄芪 60g，桑白皮 15g，杏仁 15g，生姜 3 片，鲤鱼 1 尾（约 250g）。鲤鱼去鳞及内脏同上药一起煎煮至熟，去药渣，食鱼喝汤。用于脾虚湿困型肾病综合征。

（2）鲫鱼冬瓜汤　鲫鱼 120g，冬瓜皮 60~120g。先将鲫鱼去鳞，剖去肠脏，与冬瓜皮同煎，炖汤不放盐，喝汤吃鲫鱼。用于肾病综合征各型水肿及蛋白尿。

（3）薏仁绿豆粥　生薏苡仁、赤小豆各 30g，绿豆 60g。共煮粥食用，每日 1 次。用于肾病综合征之脾虚兼湿热水肿。

（4）黄芪山药粥　炙黄芪 60g，山药、茯苓各 20g，莲子、芡实各 10g。共煮为粥，送服五子衍宗丸。用于脾肾两虚型肾病综合征。

（5）黄芪炖母鸡 炙黄芪120g，嫩母鸡1只（约1000g）。将鸡去毛及内脏，纳黄芪于鸡腹中，文火炖烂，放食盐少许，分次食肉喝汤。用以益气利水消肿。

七、专方选要

（一）补肾健脾方

组成：黄芪12g，茯苓10g，白术10g，泽泻10g，牛膝10g，鸡血藤12g，龙骨15g，牡蛎15g，五倍子6g，桑螵蛸10g。

功效：补肾健脾，益气固涩。

主治：肾病综合征之脾肾气虚证。尿中有蛋白，全身水肿，腰膝酸软。

方解：黄芪、白术为君药，黄芪以补气升阳为主，白术以健脾益气为主，二者配合协同增效。茯苓，味甘、淡、性平，能渗湿利水，健脾和胃，宁心安神；泽泻性寒，味甘、淡，归肾、膀胱经，具有利水渗湿，泄热，化浊降脂的功效，二药共为臣药；鸡血藤，苦、甘、温，归肝、肾经，具有补血，活血，通络的作用。龙骨，甘、涩、平，有镇心安神，平肝潜阳，收敛固涩的功效；牡蛎性味咸、微寒，功效为重镇安神，潜阳补阴，软坚散结，二药为佐药，共奏收敛固涩之功效；五倍子、牛膝、桑螵蛸合用，具有补肾助阳，固精缩尿，降低尿蛋白的作用。[杨楠，曲艺平.补脾益肾固涩法治疗肾病综合征（脾肾气虚证）临床疗效分析.临床医药文献电子杂志，2019，6（64）：35.]

（二）补肾活血解毒方

组成：黄芪45g，太子参30g，山药20g，熟地黄15g，丹参20g，菟丝子15g，白术15g，茯苓15g，当归15g，莪术20g，五味子20g，赤芍20g，川芎20g，桃仁15g，红花10g，生大黄炭15g。

功效：补肾益气，活血解毒。

主治：肾病综合征后期，病程日久，脾肾气虚型兼有血瘀。症见面色黧黑，尿中有蛋白，血压高，血尿，高血脂。

方解：黄芪、山药为君药，治以益气固肾培元。太子参、菟丝子、熟地黄、丹参、当归为臣药，以助君药补肾固本，同时活血化瘀。白术、茯苓、莪术、五味子、赤芍、川芎、桃仁、红花、生大黄炭共为佐使药，佐以活血化瘀，清热利湿。上方诸药共奏补肾固本培元，解毒祛邪，活血化瘀，清热祛湿之效。[修婵.补肾活血解毒法治疗小儿肾病综合征的临床疗效观察.中国误诊学杂志，2019，14（5）：203-205.]

八、研究进展

（一）辨证思路

1. 健脾补肾，兼顾祛邪

本病与肺脾肾亏虚有关，尤其以脾肾为关键，因此治疗时应以健脾补肾为主要治法。吴康健认为本病以虚证为主，兼有外邪，如水湿、瘀血等方面。治疗重点应在扶正，培补脾肾，其次在于治标。丁樱教授认为在肾病的发病过程中，有两个突出的病理特点：一是"本虚"，指脏腑本身之虚，尤以脾、肾、肺的虚弱为突出。二是"标实"，是指在正虚的基础上，出现外感、水湿、血瘀等邪实之证。应以标本同治、扶正祛邪为原则。因此，本病在治疗过程中应健脾补肾以治其本，祛邪（清热、利湿、活血）以治其标。

2. 与激素有机配合

激素是治疗肾病综合征的首选药物，但其不良反应较多，且撤减过程中容易反复，因而临床上配合中药辨证施治，常常可减轻其不良反应，提高临床疗效。在应用激素早期，合用滋阴降火药如生地黄、知母，以缓解激素引起的库欣综合征；激素减量时合用温补肾阳药如附子、肉桂、淫羊藿、菟丝子等，以促进恢复肾上腺皮质的功能。

（二）中药研究

百令胶囊联合蒲参胶囊治疗小儿肾病综合征高脂血症的临床疗效中发现，对照组予激素及蒲参胶囊治疗，治疗组在对照组治疗方法的基础上配合百令胶囊，2 个月后治疗组在改善 24 小时尿蛋白、血胆固醇、血浆白蛋白、临床表现方面显著优于对照组（$P < 0.05$）；但在改善血肌酐方面，2 组比较，差异无统计学意义（$P > 0.05$）。[徐赛亚. 百令胶囊联合浦参胶囊治疗小儿肾病综合征高脂血症 56 例临床观察. 中医儿科杂志，2016，12（1）：24–27.]

杨丽萍等通过临床观察发现，在常规激素治疗的基础上加银杏叶提取物，总有效率（临床症状减轻、蛋白转阴）达 91.9%，与对照组（62.2%）相比，显示出了银杏叶提取物在治疗小儿肾病综合征方面独特的优势。[杨丽萍. 银杏叶提取物治疗小儿肾病综合征的临床疗效分析. 吉林医学，2011，32（6）：1124.]

（三）评价与展望

近年来，肾病综合征在中医领域内研究和治疗效果是肯定的，一般采用健脾补肾、益气养阴等治疗其本，同时配合清热、活血、利湿等药物治标，取得了较满意的疗效，特别是在降低复发率、提高缓解率等方面已得到了共识。另外，单味药及复方制剂在降低蛋白尿、降脂、降低血黏滞度等方面，同样取得了可喜的进展。但目前中医治疗多数采用中西医结合治疗的方法，其临床疗效经临床观察确比单用中药或西药为好。辨证论治是中医的核心，现在医家对本病的病证多从本证和标证入手，并且临床研究发现对于难治性肾病，其气

阴两虚证的比率较高。但无论如何，在健脾补肾、清热、活血、利湿等治法上已达成了共识。

但是，目前儿童肾病综合征中医研究方面存在以下问题：①中医临床分期、辨证分型以及疗效评价标准、诊疗规范不统一。②临床研究样本量偏少，缺乏后续随访观察，远期疗效不明确。③临床疗效报道较多，有效的实验研究较少。④儿童肾病综合征缺乏纯中医治疗，而仅作为西医治疗方案的辅助方法。针对以上问题，建议确定儿童肾病综合征的临床分期，统一疗效评价标准，开展多中心、大样本的纯中医治疗儿童肾病综合征的临床研究及相关药理疗效机制的实验研究。

主要参考文献

[1]王琳. 中医内科治疗原发性肾病综合征的临床观察[J]. 光明中医，2018，33（12）：1734–1735.

[2]方贺，范季蕊，王晓婷. 中医治疗原发性肾病综合征的临床观察[J]. 中国继续医学教育，2017，9（16）：192–194.

[3]胡明格，李雪军，杜梦珂，等. 基于"玄府—络脉"理论探讨儿童肾病综合征病机演变[J]. 中国中医药现代远程教育，2020，18（9）：36–39.

第四节　紫癜性肾炎

过敏性紫癜（HSP）是一种以皮肤紫癜、出血性胃肠炎、关节炎及肾脏损害为特征的综合征，基本病变是全身弥漫性坏死性小血管炎。伴肾脏损害者称为紫癜性肾炎（HSPN）。本病好发于儿童，据报道，HSPN 占年泌尿系疾病儿科住院 8%，仅次于急性肾炎和原发性肾病综合征，居第三位。男女儿童均可发病，男女比约 1.6：1。平均发病年龄 9.0 ± 2.8 岁，90% 以上患儿

年龄在 5~13 岁之间。四季均有发病，9 月~次年 3 月为发病高峰季节，发病率占全年发病的 80% 以上。农村患儿和城市患儿发病率无差别。

一、病因病机

（一）西医学认识

（1）病因与发病机制

①HSPN 多继发于上呼吸道感染。

②接种某些疫苗如流感疫苗、乙肝疫苗、狂犬疫苗、流脑疫苗、白喉疫苗、麻疹疫苗也可能诱发 HSPN，但尚需可靠研究证据证实。

③目前，HSPN 的发病机制尚不清楚，可能涉及免疫异常，如可能与体液免疫、细胞免疫以及炎症反应有关，同时关于遗传因素和凝血机制参与发病的研究也逐渐成为人们关注的焦点。HSPN 是一种免疫复合物介导的疾病，当循环中免疫复合物沉积在肾脏毛细血管壁时造成肾脏血管炎症和损伤，进而引起肾炎。HSPN 患儿血清中免疫球蛋白 A 明显升高，且以 IgA1 升高为主。在体液免疫方面，以 IgA1 为主导的免疫复合物沉积于全身小血管壁，在炎性细胞因子的参与下引起血管壁损伤。正常的 IgA1 分子枢纽区存在 O- 聚糖，通过一系列连续、特殊糖基化转移酶作用而高度糖基化。在细胞免疫方面，辅助性 T 细胞（Th）和调节性 T 细胞（T-reg）是 $CD4^+T$ 淋巴细胞来源的 Th 亚群，在机体特异性免疫和非特异性免疫中发挥重要作用。机体内控制自身免疫反应的细胞很多，$CD4^+$、$CD25^+$、T-reg 的数量和功能异常对体内免疫耐受及免疫抑制的调节作用尤为突出。在炎性细胞因子方面，既往有许多研究均已证实肿瘤坏死因子 $-\alpha$（TNF$-\alpha$）、IL-1 及黏附分子与 HSPN 发病密切相关。IL-17 由 Th17 分泌产生，通过诱导内皮细胞趋化因子的产生而引起多核中性粒细胞聚集，对血管炎的发生具有重要影响。有研究发现，IL-17 参与了 HSPN 的发病；还有研究发现，在病理Ⅳ级的 HSPN 患儿中，IL-17 和 IL-1β 蛋白表达水平最高，其次为病理Ⅱ、Ⅲ级的 HSPN 患儿，提示 IL-17 和 IL-1β 蛋白表达水平的增高可能与肾脏病理损伤的发展有关。

（2）病理改变级

HSPN 的主要病理改变为系膜增生性肾小球肾炎，伴有不同程度新月体形成。病理特征以肾小球系膜增生、系膜区 IgA 沉积以及上皮细胞新月体形成为主，可见到各种类型的肾损害。

光镜：肾小球系膜细胞增生病变，可伴内皮细胞和上皮细胞增生、新月体形成、系膜区炎性细胞浸润、肾小球纤维化，还可见局灶性肾小球坏死甚至硬化。间质可出现肾小管萎缩、间质纤维化等改变。

免疫荧光：系膜区和肾小球毛细血管伴有 IgA、IgG，C_3 备解素和纤维蛋白原呈颗粒状沉积。

电镜：系膜区有不同程度增生，系膜区和内皮下有电子致密物沉积。

（3）病理分级标准

按肾组织病理检查将其分为六级。Ⅰ级：轻微肾小球异常；Ⅱ级：单纯系膜增生；Ⅲ级：系膜增生伴肾小球 50% 新月体形成；Ⅳ级：系膜增生伴 50%~75% 肾小球新月体形成；Ⅴ级：系膜增生伴肾小球 75% 新月体形成；Ⅵ级：膜增生性肾小球肾炎。其中Ⅱ~Ⅴ级又根据系膜病变的范围程度分为局灶性和弥漫性。

（二）中医学认识

古代中医学典籍中并无儿童紫癜性肾炎的相关记载，根据患儿的临床症状体征，可散见于"发斑""血尿""水肿"及"紫斑"等范畴。风邪、热毒壅盛，热毒内伤，气血相搏，血行不畅，血溢于肌肤而发斑；热移下焦，损及阴络而尿血。《血证论》云："瘀血在身，不能加于好血……而阻断新血之化机，故凡血证，总以祛瘀为要。"南宋《小儿卫生总微方论·血溢论》言："小儿诸溢血者，由热成于血气也，血浮热则流溢……渗入小肠而下者为溺血"。李用粹在《证治汇补》中谓："热极沸腾发为斑，热则伤血，血热不散，里实表虚，出于皮肤而为斑。"尿血及紫斑的发生是由于热邪郁于皮肤，与气血相搏，血行失常，溢于脉外而致。陈实功于《外科正宗·葡萄疫》中写道："葡萄疫，其患多生小儿，感受四时不正之气，郁于皮肤不散，结成大小青紫斑点，色若葡萄，发在遍体头面。"《医宗金鉴》论："小儿水肿，皆因水停于脾、肺二经。"小儿生理有"肝常有余，脾常不足，心常有余，肺常不足，肾常虚"的学说，HSPN 出现水肿症状及反复发作、迁延难愈与肺脾肾三脏功能失调有关。

二、临床诊断

（一）辨病诊断

1. 临床表现

（1）肾脏症状

HSPN 主要表现为血尿、蛋白尿，亦可出现高血压、水肿、氮质血症，甚至急性肾衰竭。肾脏症状可出现于 HSPN 的整个病程，但多发生在紫癜后 2~4 周内，个别病例出现于紫癜 6 个月后，故尿常规追踪检查是及时发现肾脏损害的重要手段。目前，对肾损害较一致的看法是即使尿常规正常，但肾组织学已有改变。个别紫癜性肾炎患者，尿常规无异常发现，只表现为肾功能减退。

HSPN 临床分型为：①孤立性血尿型；②孤立性蛋白尿型；③血尿和蛋白尿型；④急性肾炎型；⑤肾病综合征型；⑥急进性肾炎型；⑦慢性肾炎型。临床上以①、②、③多见。

（2）肾外症状

典型的皮肤紫癜、胃肠道表现（腹痛，便血和呕吐）及关节症状为紫癜性肾炎肾外的三大主要症状，其他如神经系统、生殖系统、呼吸循环系统也可受累，甚至发生严重的并发症，如急性胰腺炎、肺出血、肠梗阻、肠穿孔等。

2. 相关检查

（1）血常规见白细胞正常或轻度增高，中性或嗜酸性细胞比例增多。

（2）尿常规可有血尿、蛋白尿、管型尿。

（3）凝血功能检查正常，可与血液病致紫癜相鉴别。

（4）毛细血管脆性试验急性期毛细血管脆性试验阳性。

（5）血沉、血清 IgA 及冷球蛋白血沉增快，血清 IgA 和冷球蛋白含量增高。但血清 IgA 增高对本病诊断无特异性。

（6）补体血清 C3、C1q、备解素多正常。

（7）肾功能多正常，严重病例可有肌酐清除率降低和 BUN、血 Cr 增高。

（8）血生化表现为肾病综合征者，有血清白蛋白降低和胆固醇增高。

（9）皮肤活检无论在皮疹部或非皮疹部位，免疫荧光检查均可见毛细血管壁有 IgA 沉积、血清 C3 补体。备解素多正常，此点也有助于和除 IgA 肾病外的其他肾炎做鉴别。

（10）肾穿刺活组织检查有助于本病的诊断，也有助于明了病变严重度和评估预后。

3. 诊断标准

在过敏性紫癜病程 6 个月内，出现血尿和（或）蛋白尿诊断为 HSPN。其中血尿和蛋白尿的诊断标准分别如下。血尿——肉眼血尿或镜下血尿；蛋白尿——满足以下任一项者。①1周内3次尿常规蛋白阳性；②24小时尿蛋白定量＞150mg；③1周内3次尿微量白蛋白高于正常值。极少部分患儿在过敏性紫癜急性病程6个月后，再次出现紫癜复发，同时首次出现血尿和（或）蛋白尿者，应争取进行肾活检，如为IgA系膜内沉积为主的系膜增生性肾小球肾炎，则亦应诊断为HSPN。

（二）辨证诊断

紫癜性肾炎多属于中医"发斑""血尿""水肿"及"紫斑"等范畴，紫癜急性期即邪实期以风热与血热为主，其病机为风热毒邪浸淫腠理，深入营血，燔灼营阴；或素体阴虚，热伏血分，复感风邪，与血热相搏，壅盛成毒，致使脉络受损，血溢脉外。因小儿体质稚嫩，腠理不密，易感风邪，故此病多发于小儿。小儿脾肾相对不足，发病时常见消化道及肾脏受累，如出现便血、尿血等症；因风性善变，游走不定，窜至关节，故可见关节肿痛症状。但后期若出现肾脏损害则使病程迁延而由实转虚，以肝肾阴虚、脾肾阳虚为主要病机，病位主要在肝脾肾。整个病程中瘀血作为病理产物及病理因素，可致瘀血阻络，血不归经，反复出现皮肤紫癜，这是迁延不愈的关键所在。

1. 热伤血络证

临床证候：起病急，皮肤紫斑，颜色鲜红，弥漫四肢、躯干部；肉眼血尿或镜下血尿、蛋白尿；可伴发热，口渴，咽痛，关节痛，腰痛，腹部疼痛，或见黑便。舌质红，苔黄，脉数有力。

证候分析：热毒内伏，日久化火，灼伤血络，迫血妄行，血液不循常道，外渗肌肤则为紫癜；热结下焦，损伤血络则可见肉眼血尿或镜下血尿、蛋白尿；热邪伤津，可见发热、口渴；熏蒸咽喉，可见咽痛；夹湿流注关节则关节疼痛；热邪聚于下焦，可见腰痛、腹部疼痛；舌质红，苔黄，脉数有力为热伤血络的征象。

2. 脾肾气虚证

临床证候：皮肤紫癜反复，蛋白尿、血尿，倦怠乏力，气短懒言，口淡不渴，食少纳呆，脘腹胀满，大便不实，下肢浮肿。舌淡有齿痕，苔白，脉沉细。

证候分析：禀赋不足则紫癜反复发作，耗伤气血，气虚统摄无权，血不循常道，溢于脉外，留于肌肤、脏腑之间，则紫癜屡发而色淡，有蛋白尿、血尿；气虚血亏则倦怠乏力、气短懒言；脾肾阳虚，水湿中阻，运化无力，则食少纳呆、脘腹胀满、大便不实、下肢浮肿。舌淡有齿痕，苔白，脉沉细均为脾肾气虚的征象。

3. 肝肾阴虚证

临床证候：皮肤紫癜反复，血尿、蛋白尿，腰膝酸软，头晕耳鸣，口干咽燥，手足心热，大便干燥。舌红少苔，脉细数或沉细。

证候分析：患儿素体阴虚，或久病失血伤阴，阴血耗损，肝肾阴亏，虚火上炎，血随火动，离经妄行，致紫癜反复；虚火灼伤肾络，则有血尿、蛋白尿；真阴不足，水不济火，相火妄动，则见腰膝酸软、头晕耳鸣、口干咽燥、手足心热；热结阳明，则见大便干燥。舌红少苔，脉细数或沉细均为阴虚内热之象。

4. 脾肾阳虚证

临床证候：皮肤紫癜反复，蛋白尿、血尿，畏寒肢冷，面色㿠白，神疲乏力，面浮肢肿，纳差，尿少便溏。舌体胖，边有齿痕，苔白，脉沉细或弱。

证候分析：久病气耗及阳，肾阳虚衰，不能温煦脾土，脾不摄血，血溢脉外，则皮肤紫癜反复，蛋白尿、血尿；脾肾阳虚，肌表肢体失于温煦，则畏寒肢冷，面色㿠白、神疲乏力；阳气亏虚，湿困上焦及肢体，则面浮肢肿；脾阳亏虚，纳运失职，则纳少便溏。舌体胖，边有齿痕，苔白，脉沉细或弱为脾肾阳虚的征象。

5. 兼证

（1）湿热证

临床证候：口干口苦，纳差腹胀，身重困倦，大便不畅或秘结，尿短赤涩痛。舌质红，舌苔黄腻，脉濡数。

证候分析：湿热内扰少阳，胆液外泄，胃气上逆而溢于口，引起口干口苦；湿困中焦，脾阳受损，则见纳差腹胀、身重困倦、大便不畅或秘结：湿热下注下焦，可见尿短赤涩痛。舌质红、苔黄腻、脉滑数为湿热内盛之征象。

（2）瘀血证

临床证候：面色黧黑，皮肤瘀斑，肢体麻木，腰痛固定，肌肤甲错。舌质紫暗或有瘀斑，脉（细）涩。

证候分析：阳气虚衰，无力推动血液运行，血行瘀阻，或脾肾阳虚，温煦无能，日久寒凝血滞，可导致血瘀，见面色黧黑、皮肤瘀斑、肌肤甲错；气血不能正常运行，皮肉筋脉失养，则见肢体麻木；瘀血阻于腰部，凝滞不前，可见腰痛固定；舌质紫暗或有瘀斑，脉（细）涩皆为血瘀之象。

三、鉴别诊断

（一）西医鉴别诊断

1. 急性肾炎

大多急性起病，以血尿、蛋白尿、水肿、高血压和肾小球滤过率下降为特点，咽拭子或皮肤培养常见 A 组 β 溶血性链球菌，血尿几乎见于所有患者，尿常规提示尿红细胞呈多形性，常伴有肾小管上皮细胞、白细胞、透明或颗粒管型。尿蛋白通常为 +～++。

2. 特发性血小板减少性紫癜（ITP）

多为散在针尖大小出血点，不高出皮

面，无血管神经性水肿，血小板减少。

3. 风湿性关节炎

有关节症状者需与风湿性关节炎鉴别，后者无出血性皮疹，并常伴有心脏炎等临床表现，可资鉴别。

4. 感染性疾病

应与败血症、脑膜炎双球菌感染、亚急性细菌性心内膜炎等皮疹鉴别，这类疾病中毒症状重，起病急，皮疹为瘀斑、瘀点，不伴有血管神经性水肿。

5. 狼疮性肾炎

是一种累及多系统、多器官的具有多种自身抗体的自身免疫性疾病。可表现为发热、皮肤黏膜症状、关节症状、肌肉骨骼症状、多发性浆膜炎、血液系统和心血管系统损害，也有肝脏、肺脏、中枢神经系统症状，甚至出现急性危及生命的狼疮危象。

（二）中医鉴别诊断

1. 时疫发斑

其特点为起病急骤，病情凶险，传染性强。症见高热烦躁，头痛如劈，频发呕吐，神昏谵语，四肢抽搐，斑点遍布全身，大小不等，分布不均，或红赤或紫暗。相当于西医学之"流行性脑脊髓膜炎"。

2. 阴证发斑

指斑之属虚寒者。以斑色淡红，隐而不显，或仅胸腹四肢见有少量，或斑色紫暗为特点，伴见手足不温，口不渴，下利清谷，神疲气弱，舌淡苔白或舌胖苔灰黑而滑，脉象虚大无力或沉细微弱。相当于西医某些血液病，如"再生障碍性贫血""白血病"等后期综合征属虚寒者。

四、临床治疗

（一）提高临床疗效的要素

明确本病治疗的目的是缓解症状，防止肾损害进一步加重。

1. 详细询问病史和进行仔细的体格检查，全面掌握患者的病情特点。

2. 完善相关检查，明确病因，控制感染，清除感染病灶。

3. 及时复查相关指标，预防疾病复发，尤其在激素减量治疗过程中，注意病情反复。

4. 中西医结合治疗，西医学对症治疗，中医学辨证施治。二者合用更能增强治疗效果。

5. 鼓励患者清淡饮食，严密观察紫癜的部位、颜色及消退时间，保持皮肤清洁干燥。

（二）辨病治疗

急性期有发热、消化道和关节症状显著者，应注意休息，进行对症治疗。

1. 饮食控制

目前尚无明确证据证明食物过敏是导致 HSP 的病因，故仅在 HSP 胃肠道损害时需注意控制饮食，以免加重胃肠道症状。HSP 腹痛患儿若进食可能会加剧症状，但是大部分轻症患儿可以进食少量少渣易消化食物。呕血严重及便血者，应暂禁食，给予止血、补液等治疗。严重腹痛或呕吐者可能需要营养要素或肠外营养支持。

2. 抗感染治疗

有明确的感染或病灶时应选用敏感的抗生素，但应尽量避免盲目的预防性用抗生素。

3. 肾损害的治疗

（1）孤立性血尿或病理 I 级仅对过敏性紫癜进行相应治疗。应密切监测患儿病情变化，建议至少随访 3~5 年。

（2）孤立性蛋白尿、血尿和蛋白尿或病理 II a 级建议使用血管紧张素转换酶抑制剂（ACEI）和（或）血管紧张素受体拮抗剂（ARB）类药物，有降蛋白尿的作用。国内也有用雷公藤多苷片进行治疗者，疗程 3 个月，但应注意其胃肠道反应、肝功能损伤、骨髓抑制及可能的性腺损伤的不良反应。非肾病水平蛋白尿或病理 II b、III a 级用雷公藤多苷片，疗程 3~6 个月。也可激素联合免疫抑制剂治疗，如激素联合环磷酰胺治疗、联合环孢素 A 治疗。肾病水平蛋白尿、肾病综合征或病理 III 级该组患儿临床症状及病理损伤均较重，现多采用激素联合免疫抑制剂治疗，其中疗效最为肯定的是糖皮质激素联合环磷酰胺治疗。若临床症状较重、病理呈弥漫性病变或伴有新月体形成者，首选糖皮质激素联合环磷酰胺冲击治疗，当环磷酰胺治疗效果欠佳或患儿不能耐受环磷酰胺时可更换其他免疫抑制剂。

急进性肾炎或病理 IV、V 级这类患儿临床症状严重、病情进展较快，现多采用三至四联疗法，常用方案：甲泼尼龙冲击治疗 1~2 个疗程后口服泼尼松＋环磷酰胺（或其他免疫抑制剂）＋肝素＋双嘧达莫。亦有甲泼尼龙联合尿激酶冲击治疗＋口服泼尼松＋环磷酰胺＋华法林＋双嘧达莫治疗。

4. 肾外症状的治疗

治疗关节痛患儿通常应用非甾体类抗炎药，能很快止痛。口服泼尼松 [1mg/（kg·d），2 周后减量] 可降低 HSPN 关节炎患儿关节疼痛程度及疼痛持续时间。

糖皮质激素治疗可较快缓解急性 HSPN 的胃肠道症状，缩短腹痛持续时间。腹痛明显时需要严密监测患儿出血情况（如呕血、黑便或血便），必要时需行内镜检查。严重胃肠道血管炎，应用丙种球蛋白、甲泼尼龙静滴及血浆置换或联合治疗。

急性胰腺炎的治疗予对症、支持疗法，应卧床休息，食少蛋白、低脂、少渣、半流食物，注意维持水电解质平衡，并监测尿量和肾功能。

肺出血的治疗应在强有力支持疗法的基础上，排除感染后早期使用甲泼尼龙静脉冲击，并配合使用环磷酰胺，加强对症治疗，如贫血严重可予输血，呼吸衰竭时及早应用机械通气，并发DIC可按相关诊疗指南治疗。

（三）辨证治疗

1.辨证论治

（1）热伤血络证

治法：清热凉血。

方药：犀角地黄汤或清营汤加减。水牛角（先煎）、生地、丹皮、玄参、赤芍、黄芩、黄连、竹叶心、丹参、麦冬、金银花、连翘、白茅根、小蓟、生甘草等。

加减：皮肤瘙痒者，加用地肤子、浮萍、赤小豆、蝉蜕；便血者，加用木香、苦参；关节肿痛者，加用防己、牛膝、制乳香、没药。

（2）脾肾气虚证

治法：健脾益肾。

方药：六君子汤合六味地黄汤加减。人参、白术、茯苓、陈皮、法半夏、熟地黄、山茱萸、山药、泽泻、丹皮、炙甘草等。

加减：皮肤紫斑量多者，加用藕节炭、地榆炭、三七粉。

（3）肝肾阴虚证

治法：滋补肝肾。

方药：知柏地黄丸加减。知母、黄柏、生地黄、熟地黄、山茱萸、山药、丹皮、茯苓、龟甲（先煎）、女贞子、墨旱莲等。

加减：尿中红细胞久不消者，加用口服三七粉、琥珀粉。

（4）脾肾阳虚证

治法：温补脾肾。

方药：真武汤合补中益气汤加减。茯苓、炒白术、白芍、制附子（先煎）、黄芪、党参、当归、陈皮、升麻、柴胡、车前子（包煎）、生姜、炙甘草等。

加减：鼻衄量多不止者，加用白茅根、茜草炭等；便血者，加用地榆炭；便秘者，加用大黄。

（5）兼证

①湿热证

治法：清热除湿。

方药：三仁汤加减。薏苡仁、白豆蔻（后下）、杏仁、厚朴、通草、法半夏、滑石（包煎）、淡竹叶等。

加减：腹胀痞闷者，加用藿香、佩兰、木香；口苦胸胁满痛者，加用柴胡、郁金、香附、黄芩。

②瘀血证

治法：化瘀止血。

方药：桃红四物汤加减。桃仁、红花、生地黄、川芎、当归、赤芍、丹皮、小蓟、生蒲黄（包煎）等。

加减：血热甚者，加紫草、赤芍；尿血重者，加地榆、茅根、仙鹤草。

2.外治法

（1）中药敷贴疗法　对于体质偏阴虚的患者，选用滋阴、清热、化瘀、通络方药，碾末，姜汁调匀后制成药贴；对于体质偏阳虚的患者，选用温阳、益气、化瘀、通络方药，碾末，姜汁调匀后制成药贴。

方法为患者取坐位，穴位局部常规消毒后，取药贴于相应的穴位，每次4~6贴，每次敷药时间2~6小时，每日1次，7天为一疗程。常用穴位有肾俞、复溜、足三里、脾俞、气海等。

（2）中药离子导入　对腰痛明显者，可予中药辨证方离子导入患处，每日1次，每次20分钟。

（3）耳穴压豆　对失眠不寐者，可取耳穴心、肾、神门、皮质下等；对腰酸、腰痛者，可取耳穴腰骶、肾等。将王不留行籽或磁珠贴压，上述耳穴（单侧）分别各贴置一块，间隔1~2天后撕去，贴另一耳穴，反复交替。每次揉按各穴共20分钟左右，以加强刺激。

（4）中药保留灌肠 对大便干结者，可予中药辨证方，浓煎取汁约100~200ml，待温度至39~40℃时以灌肠器灌入肠道，保留30分钟后排出，每日1次。

（5）可根据患者具体病情选择应用中药熏蒸自控治疗仪、熏蒸床等设备进行治疗。

3. 成药应用

（1）雷公藤多苷片 按体重每1kg每日1~1.5mg，分3次饭后服用。用于风湿热壅，毒邪阻滞所致的病证。

（2）火把银花片 <3岁1片/次，3次/天；3~6岁2片/次，3次/天；>6岁5片/次，3次/天。饭后服用。一般连续用药不宜超过3个月。

（3）肾炎康复片 <3岁0.5片/次，3次/天；3~6岁1片/次，3次/天；>6岁2片/次，3次/天。用于恢复期气虚邪恋证、阴虚邪恋证。

（4）黄葵胶囊（黄蜀葵花） 口服剂量<3岁1.5粒/次，3次/天；3~6岁3粒/次，3次/天；>6岁5粒/次，3次/天。用于湿热内侵证、恢复期气阴两虚证。

4. 单方验方

（1）鱼腥草15g，半枝莲15g，益母草15g，车前草15g，白茅根30g，灯心草10g。具有清热利水，活血解毒作用。用于治疗HSPN出现浮肿、高血压、蛋白尿、血尿诸症。［高继宁. 孙郁芝教授治疗过敏性紫癜性肾炎的经验介绍. 光明中医，2010，25（8）：1340~1341.］

（2）鲜茅根250g，水煎服，1日1剂，适用于HSPN血尿显著者。［宁改梅. 生地白茅根汤治疗过敏性紫癜68例. 中国民间疗法，2009，17（3）：27.］

（3）玉米须60g，水煎服，适用于HSPN浮肿者。［陈欢. 小儿过敏性紫癜的中医辨治经验. 中医儿科杂志，2016，12（3）：35-36.］

（四）医家诊疗经验

1. 丁樱

丁教授认为儿童HSPN伴新月体病变时应当及时固培消癥、祛邪扶正。"消癥"当清热活血通络、逐痰消癥散结，"固培"当顾护肾中阴阳。HSPN伴新月体病变多是在肾阴虚的基础上湿热致瘀、湿瘀交阻产生的结果，故予养阴清热、化瘀止血治法，自拟清热止血方（生地黄、水牛角粉、知母、当归、墨旱莲、生蒲黄、虎杖、三七、甘草）。丁樱教授通过多年临床实践，观察到藤类药物可以有助于紫癜的消退，减少紫癜的复发，防治和减轻肾脏损害。雷公藤具有祛风湿、活血通络之功，为藤类药物的代表，通过配伍可应用于各类证型之中。现代药理研究表明，多数藤类药物有类似非甾体抗炎药的直接抗炎作用，又有免疫抑制作用，为藤类药物在过敏性紫癜中的应用提供了依据。［韩姗姗，陈文霞，相恒杰，等. 丁樱教授基于"肾络癥积"治疗儿童紫癜性肾炎伴新月体病变的中医思路，中医儿科杂志，2021，17，（4）：7-9.］

2. 何平

何教授对于过敏性紫癜的治疗注重辨证论治，认为瘀血贯穿整个病程，但又不能盲目地活血化瘀以免伤正而加重病情。拟祛浊汤（黄芪、防己、猪苓、小蓟、赤芍、仙鹤草、当归、土茯苓、茺蔚子、甘草等）以健脾益肾、益气生血、化瘀祛浊。［谷新远，郭奎廷，何平. 何平应用祛浊汤治疗紫癜肾经验，山西中医，2018，34，（1）：4-5.］

3. 王自敏

王教授等认为本病初期病位在肺胃，以邪实为主；后期病位在脾肾，以正虚为主，并依此分为五个证型：①风热挟瘀型，方选大连翘饮合清营汤加减；②阴虚内热型，方选知柏地黄丸合二至丸加减；③脾肾气虚型，方选香砂六君子汤合归脾汤加减；④气阴两虚型，方选参芪地黄汤加减；⑤肝肾阴虚型，方选杞菊地黄丸合血府逐瘀汤加减。[邢海燕，任永朋，王自敏. 王自敏教授辨证论治过敏性紫癜性肾炎的经验. 中国中医药现代远程教育，2015，13（05）：34-36.]

五、预后转归

该病的病理类型与预后有关，病理改变中新月体 < 50% 者，预后好，仅 5% 发生肾衰竭，而新月体 > 50% 者，约 30% 发生肾衰竭，而新月体超过 75% 者约 60%~70% 发生肾衰竭。按 ISKDC 分类法，Ⅱ级、Ⅲa级预后较好，Ⅲb、Ⅳ及Ⅴ级的预后差。且肾小管间质改变严重者预后差，电镜下见电子致密物沉积在上皮下者预后差。对 HSPN 患儿应加强随访，病程中出现尿检异常的患儿则应延长随访时间，建议至少随访 3~5 年。

六、预防调护

1. 饮食

以清淡为宜，忌辛辣、肥甘厚味及烟酒，避免进食诱发紫癜的食物。

2. 皮肤护理

严密观察紫癜的部位、颜色及消退时间，保持皮肤清洁干燥，避免接触诱发紫癜的异物。

3. 生活护理

起居有节，劳逸适度，预防外感。

4. 情志护理

保持心情舒畅，避免焦躁及抑郁等不良情绪。

5. 起居

合理安排休息，积极预防感冒，注意随季节变化及时增减衣被；冬季室温最好保持在 20℃左右，以免因室外温差过大而引起感冒或加重病情。

七、专方选要

（一）紫癜肾1号方

组成：党参 15g，薏苡仁 15g，生地黄 10g，墨旱莲 15g，女贞子 10g，小蓟 20g，白茅根 15g，连翘 10g，当归 10g，丹参 10g。

功效：清热利湿、养阴化瘀。

主治：过敏性紫癜之气阴两虚，清热凉血止血。

方解：党参、薏苡仁、生地黄益气健脾养阴，为君药；女贞子、墨旱莲滋阴清热，凉血止血；小蓟、白茅根、连翘清热利湿，凉血止血，共为臣药。丹参、当归养血活血。诸药合用，共奏清热利湿、养阴化瘀之功。皮肤紫癜反复者加紫草、茜草；蛋白尿较多者加芡实、金樱子；盗汗者加生龙骨、生牡蛎、白芍；咽红者加冬凌草、桔梗；反复感冒者加黄芪、防风、白术；纳差者加鸡内金；便溏者加山药、砂仁。

（二）消风祛毒汤

组成：紫草 15~30g，地肤子 6~12g，苦参 6~12g，白鲜皮 5~10g，防风 5~10g，生地 8~15g，丹皮 6~12g，赤芍 5~10g，桃仁 10~20g，蝉蜕 3~6g，全蝎 3~6g，荆芥穗 6~12g，徐长卿 5~10g，白茅根 6~12g，炒山栀 5~10g，蒲公英 6~12g，连翘 4~8g。

功效：凉血化瘀通络。

主治：过敏性紫癜之气滞血瘀型。

方解：以蝉蜕、全蝎、荆芥穗、防风、徐长卿、地肤子、白鲜皮祛风脱敏；紫草、生地、丹皮、白茅根凉血止血；赤芍、桃仁活血化瘀；苦参、蒲公英、炒山栀、连翘清热祛湿解毒。共奏除湿化瘀、消风祛毒之效。[陈美雪，乐原，王金凤，等. 自

拟消风祛毒汤治疗小儿过敏性紫癜性肾炎临床观察. 四川中医, 2018, 36（8）: 107-109.]

八、研究进展

（一）病因病机

于俊生等认为紫癜性肾炎与风、火、瘀相关，"风"为首要因素，其将本病分为急性发作期与恢复期，急性发作期风热毒邪壅盛，着重祛风清热凉血；而恢复期，由于毒邪积聚体内日久，导致气阴耗伤、脾肾亏损，需注重调补脏腑气血。[张静静, 于俊生. 于俊生从风、火、瘀相关论治过敏性紫癜性肾炎的经验. 中国中西医结合肾病杂志, 2016, 17（2）: 154-155.]

有些研究还发现患儿的情志活动在疾病发生、发展中起着重要作用。《温病条辨》中写道："小儿但无色欲耳，喜怒悲恐，较之成人，更专且笃，亦不可不察也"。HSPN患儿常因忌口、限制活动，以及某些家长粗暴的教育方式、焦虑的情绪等导致肝气郁结，进而肝木克脾土，出现肝脾二脏功能失调，肝失疏泄、脾不运化、肝不藏血、脾不统血4个方面均受影响，在疾病中后期为典型的肝郁脾虚证候。

（二）辨证及治疗思路

丁樱教授治疗小儿HSPN以"疏风清热、凉血通络、益气养阴、扶正祛邪"为基本原则，活血通络贯穿始终。将本病辨证为"风热夹瘀、血热夹瘀、阴虚夹瘀、气阴两虚夹瘀"四型。[许爽, 任献青. 从瘀论治紫癜性肾炎临证经验浅析. 中国中西医结合儿科学, 2018, 10（4）: 363-365.]

王自敏教授认为本病初期病位在肺胃，以邪实为主；后期病位在脾肾，以正虚为主，并依此分为五个证型：①风热夹瘀型，方选大连翘饮合清营汤加减。②阴虚内热型，方选知柏地黄丸合二至丸加减。③脾肾气虚型，方选香砂六君子汤合归脾汤加减。④气阴两虚型，方选参芪地黄汤加减。⑤肝肾阴虚型，方选杞菊地黄丸合血府逐瘀汤加减。[邢海燕, 任永朋, 王自敏. 王自敏教授辨证论治过敏性紫癜性肾炎的经验. 中国中医药现代远程教育, 2015, 13（5）: 34-36.]

（三）治法探讨

赵玉庸认为肾络瘀阻为紫癜性肾炎基本病机。素体肺脾肾虚，风热之邪入侵机体，深伏于肾之脉络，日久痼结难去，阻滞气血，气血津液不能正常运行输布，产生各种病变，导致络脉损伤，肾络瘀阻。[杨洪娟, 司秋菊, 潘莉, 等. 赵玉庸治疗儿童过敏性紫癜性肾炎经验. 中华中医药杂志, 2017, 32（6）: 2558-2561.]

王孟庸认为肺脾肾三脏禀赋不足为本病发生之根本。正气羸弱，易受虚邪贼风激扰，引起机体"亢盛"。脾肺虚则气虚不摄、气滞血瘀，导致血不循于脉内，加之感受风湿热邪等，邪气入里化热，伏于营分，迫血妄行，损伤肾络。[黄艳琼, 汪栋材, 赵恒侠, 等. 王孟庸治疗过敏性紫癜性肾炎经验管窥. 江苏中医药, 2018, 50（8）: 18-20.]

（四）评价与展望

目前，由于西医学对紫癜性肾炎发病机制研究的局限性，导致西医治疗一直未有突破性的进展，多年来仍采用糖皮质激素、免疫抑制剂治疗，虽起效较快，但用药单一、复发率高，对难治性紫癜肾炎效果有限，而中医药治疗HSPN优势显著且复发率较低，在很大程度上避免了单一使用激素或免疫抑制剂的不良反应，具有很大的临床实用价值。

中医学认为，HSPN的病因病机多为外感时邪、血热及血瘀，后期会出现气虚证、阴虚证，其中实证较多，虚证较少。辨证论治早期多以银翘散加减，中期用犀角地黄汤加减，后期以补益为主，全程辅以活血化瘀药物。相关临床研究有很多，证明了中医治疗该病确有疗效，可以改善患者免疫功能，减轻激素及免疫抑制剂使免疫功能受损的不良反应，减轻患者炎性反应，缓解患者高凝状态。但目前还存在如下问题：中医临床辨证分型及疗效评价标准的诊疗规范不统一；中药材品质不一；各家名医的疗效显著的方药，缺乏有力推广及深入研究；中成药的不规范使用；科研上单体、分子水平研究有待进一步深入，中医药科研缺乏符合自身特点的科学、恰当的实验设计，实验设计不严谨；病因病机、药物的作用机制等研究不系统。

主要参考文献

[1] 胡德俊，彭泽燕，何东初. 雷公藤的药理作用研究进展［J］. 医药导报，2018，37（5）：586-592.

[2] 薛雪，王小琴，邹新蓉，等. 过敏性紫癜性肾炎（紫癜肾）的中医药诊疗进展［J］. 四川中医，2017，35（11）：215-218.

[3] 张静静，于俊生. 过敏性紫癜性肾炎的中医药研究进展［J］. 内蒙古中医药，2015，34（10）：124-125.

[4] 郭婷，凌继祖，李宇宁. 儿童紫癜性肾炎的治疗进展［J］. 医学综述，2018，24（15）：3001-3006.

第五节　泌尿系统感染

泌尿系统感染（UTI）简称"尿感"，是由病原体直接侵入尿路而引起的炎症，是儿童时期常见的感染性疾病。感染可累及上、下泌尿道，上泌尿道感染多以全身症状明显，出现发热、寒战，可伴有腰痛及肾区叩击痛，同时伴有下尿路刺激症状。下泌尿系统感染以膀胱及尿路刺激症状为主。由于小儿时期局限于某一部位者少见，故统称为"泌尿系统感染"。

尿感是小儿时期常见病、多发病，在门诊中仅次于上呼吸道感染。本病可发生于小儿任何年龄。一般女孩发病较男孩多，3岁以前无明显性别差异，但新生儿期男孩发病比女孩多，随年龄增长，女孩发病又明显增多，可为男孩之3~4倍。

泌尿系统感染临床以尿频、尿急、尿痛、排尿困难等为主要症状，中医学虽无泌尿系统感染的病名，但根据其临床表现可归为"淋证"的范畴，但淋证的范围较广，而泌尿系统感染仅是淋证表现之一。

一、病因病机

（一）西医学认识

1. 病因

（1）生理特点　因婴儿使用尿布，尿道口常受粪便污染，加上外阴防卫能力差，易引起上行感染，女孩尿道短更是如此。婴儿机体抗菌能力差，易患菌血症，可导致下行感染。

（2）先天畸形及尿路梗阻　前者较成人多见，如肾盂输尿管连接处狭窄、肾盂积水、后尿道瓣膜、多囊肾、双肾盂均可使引流不畅而继发感染。神经源性膀胱、结石、肿瘤等可引起梗阻而造成尿液潴留，细菌容易繁殖而致感染。在较大医疗中心，伴尿道畸形者可占总尿路感染的25%~50%。

（3）膀胱输尿管尿液反流（简称尿反流）　婴幼儿期常见。国外报道患尿感的10岁以下小儿中，35%~60%有尿反流，但国内报道例数很少，可能与国内检查手段方法等因素有关，故需进一步观察。在正常情况下，输尿管有一段是在膀胱壁内走行，当膀胱内尿液充盈及排尿时，膀胱壁压迫此段输尿管使其关闭，尿液不能反流。在婴幼儿时期，由于膀胱壁内走行的输尿管短，许多小儿排尿时关闭不完全而致反流。细菌随反流上行引起感染。尿反流的危害在于导致反流性肾病及肾脏瘢痕形成，多发生在5岁以下小儿。且反流的程度与肾脏瘢痕成正比。轻度反流可随年龄增长而消失，但重度反流多需手术矫治。因此，对泌尿系感染患儿查明有无反流对明确诊断、指导治疗均有重要意义，且是再发性或慢性泌尿系感染的重要因素。

致病菌80%~90%来自肠道的革兰阴性菌。在首发的原发性尿感病例中，最常见的是大肠埃希菌，占60%~80%，少数为粪链球菌、金黄色葡萄球菌、铜绿假单胞菌等，很少由病毒、支原体或真菌引起。从急性肾盂肾炎的儿童分离出的大肠埃希菌90%以上是P伞状菌株，且认为P伞的黏着性是微生物上行的原因。

慢性泌尿系统感染主要是由于治疗不彻底或尿路结构异常，使细菌产生耐药性所致。有时由于抗生素的作用，细菌产生变异，细胞膜破裂，不能保持原有状态，但在肾脏髓质高渗环境中仍可继续生存，如停药过早，细菌可恢复原状仍可致病。且此菌在一般培养基中不生长，只在高渗性、有营养的培养基中才生长，故对慢性肾盂肾炎经治疗临床症状不见好转，而尿培养反复阴性者，应同时作高渗培养，明确病原。

2. 感染途径

上行感染是最常见和最主要的感染途径，多见于女孩；血行感染多发生在新生儿及婴儿，常见于脓疱疮、肺炎、败血症病程中；少数可由淋巴通路及邻接器官或组织直接波及所致；尿路器械检查也可成为感染途径。

3. 儿童泌尿系统感染特点

①新生儿期：70%~80%为男孩，以非特异性表现为主，60%的患儿可有生长发育停滞，部分患儿有抽搐、嗜睡、易激惹症状，故对新生儿原因不明的发热不退、可疑败血症者应尽早查尿。②婴儿期：仍以全身症状为主，发热、烦躁、喂养困难、腹泻、排尿时哭闹、尿布疹。③儿童期：典型的尿路刺激症状，可伴腹痛及一过性血尿，慢性者可有高血压及肾功能不全。在<6岁的儿童中，女童的累积发病率为6.6%，男童为1.8%，其中平均年发病率女童为0.9%~1.4%，男童为0.1%~0.2%；6~16岁年龄组中，女童发病率为0.7%~23%，男童为0.04%~0.12%。发热原因不明的婴儿和<2岁幼儿中，泌尿系统感染占5%，其中女童高于男童2倍以上，但新生儿期及婴儿早期，男童的发病率高于女童。虽然多数患儿在急性期可以得到有效控制，但患儿初患泌尿系统感染后6~12个月复发率高达30%，且存在比例的高危儿童，如30%的泌尿系统急性患儿以泌尿系统感染为首发表现，85%伴发热的患儿存在肾实质损害，其中10%~40%发生肾瘢痕，可致肾发育不良、反复肾盂肾炎、高血压和终末期肾脏病等。泌尿系统感染的有效诊断和治疗对于改善患儿预后至关重要。

（二）中医学认识

中医学无泌尿系统感染的记载，根据临床表现，归属于"淋证"范畴。中医学对尿路感染的认识是以临床表现为依据的，认为其发病的主要原因是感染湿热之邪。病位主要在膀胱，另外肾与膀胱相表里，故与肾脏也有密切关系。病理机制是湿热蕴结下焦，膀胱气化不利。

湿热之邪可由外感生成，也可由内生。外感湿热可因外阴不洁，秽浊之邪上犯膀胱或坐地嬉戏，湿热上熏膀胱，或皮肤疮毒，湿热内侵，流注膀胱所致。内生湿热多由恣食肥甘，脾胃运化失常，积湿生热流注膀胱所致。也可由心经热盛，移热小肠所致；或有肝胆湿热下迫膀胱而成。温热蕴结膀胱，膀胱气化不利，故见小便不爽，甚则出现尿频尿急，而发为"淋证"。

二、临床诊断

（一）辨病诊断

依据尿常规、尿培养等阳性结果，结合典型的症状体征，诊断尿感并不十分困难。

1. 症状

年长儿以尿频、尿急、尿痛，或伴发热、腰痛为特征。新生儿及婴幼儿以全身症状为主，如发热、吃奶差、呕吐、腹泻、腹胀等，部分患儿可有抽搐、嗜睡，有时可见黄疸。

2. 体征

尿道口红赤，输尿管压痛点压痛。

3. 实验室检查

尿常规可出现白细胞，部分患儿可有红细胞；中段尿培养及菌落计数是诊断的主要依据。另外尿培养结果对具体病原诊断及治疗有较大帮助。尿亚硝酸盐检测、白细胞含有特异的酯酶、尿液细菌学等检查也有助于泌尿系感染的诊断。

（二）辨证诊断

尿感多属于中医"热淋"的范畴，病情反复发作者可转化为虚证，可归为"虚淋"的范畴。病名诊断虽有不同，但辨证分型均以病机为据，故辨证诊断合而论之。

1. 湿热下注证

临床证候：起病较急，小便频数短赤，尿道灼热疼痛，尿液淋沥混浊，小腹坠胀，腰部酸痛，婴儿则时时啼哭不安，排尿时哭闹。常伴有发热、烦躁口渴、恶心呕吐，

舌质红，苔薄腻微黄或黄腻，脉数有力。

证候分析：湿热内蕴，下注膀胱，或湿热化火，见小便频数短赤、尿道灼热疼痛、尿液淋沥混浊、小腹坠胀、腰部酸痛；婴儿不能诉说，故常啼哭不安、排尿时哭闹；湿热郁蒸，营卫失和，故发热；火炎于上，热灼津液，故烦躁口渴；湿热内蕴，中焦受困，胃失和降，故恶心呕吐；舌质红、苔薄腻微黄或黄腻、脉数有力均为湿热俱盛之象。

2. 脾肾两虚证

临床证候：病程日久，小便频数，淋沥不尽，尿液不清，神倦乏力，面色萎黄，食欲不振，甚则畏寒怕冷，手足不温，大便稀薄，眼睑浮肿，舌质淡或有齿痕，苔薄腻，脉细弱。

证候分析：本病迁延日久，或起病缓慢，湿热未化，脾肾气虚，气不化水，故小便频数，淋沥不尽，尿液不清；阳虚不能上达眼睑，可见眼睑浮肿；脾气不足，健运失司，后天失调，故神疲乏力、面色萎黄、饮食不振；肾阳不足明显者，则见畏寒怕冷，手足不温，大便稀薄；舌质淡或有齿痕、苔薄腻、脉细弱均为肾气虚之象。

3. 阴虚内热证

临床证候：病程日久，小便频数或短赤，低热，盗汗，颧红，五心烦热，咽干口渴，唇干，舌红，舌苔少，脉细数。

证候分析：小儿素体阴虚，或久病伤阴，肾阴亏耗，虚热内生，热移下焦，故见小便频数短涩，伴低热、盗汗、颧红、五心烦热等症状；咽干口渴、唇干舌红、舌苔少、脉细数均为阴虚内热的表现。

三、鉴别诊断

（一）西医鉴别诊断

1. 急性肾小球肾炎

初期可有轻微尿路刺激症状，尿常规

检查红细胞增多，有少数白细胞，但多有管型及蛋白尿，且多伴浮肿及高血压。尿培养阴性有助鉴别。

2. 肾结核

有结核接触史及结核感染中毒症状，结核菌素试验阳性。如病变累及膀胱可出现血尿、脓尿及尿路刺激症状，尿液中可查到结核杆菌，静脉肾盂造影可见肾盂肾盏出现破坏性病变。

3. 高钙尿症

可表现为尿频、脓尿等，但尿钙/尿肌酐＞0.2，24小时尿钙＞4mg/kg及尿培养阴性有助鉴别。

（二）中医鉴别诊断

尿路感染乃湿热为患，尿频、尿急、尿痛是常见症状，据临床所见实证居多而虚证较少。临床需与以下疾病相鉴别。

1. 癃闭

癃闭以排尿困难，小便量少，甚至点滴俱无为特征。其排尿困难，每次小便量少与热淋相似。但热淋多有尿频而痛，每日尿总量正常，两者不难区别。

2. 石淋

石淋是淋证之一，也具有小便淋沥不尽之特点，但石淋具有小腹固急，小便不能卒出，溺时涩痛或绞痛，溺出砂石而痛止的特征。必要时可通过X线摄片及超声波检查协助诊断。

四、临床治疗

（一）提高临床疗效的要素

1. 分清虚实，活用清热利湿法

尿路感染不论虚证、实证，其病因均与湿热有关，如《诸病源候论》云"诸淋者，肾虚而膀胱热故也"，故清热利湿为其主要治疗大法。然湿热之邪相结，治疗难度较大。湿为阴邪，得温而化，得阳而宣，

故温振脾阳、舒畅气机为祛湿的关键，而过用苦寒必损伤脾胃，故清热药与利湿药的运用必须恰到好处。加之临床又有虚实之分，故临床上在清热利湿的同时多加用利尿通淋的药物，使湿热之邪由小便而去。此即"治湿不利小便，非其治也"。

2. 谨遵病机，辨证与辨病相结合

肾盂肾炎的病理变化可见肾盂肾盏黏膜充血、水肿，显微镜下可见肾间质因炎症而形成瘢痕。这些现象，在中医理论属"血瘀"范畴。因此，有些学者报道，在宏观辨证未见血瘀征象时，根据微观辨证，适当加入活血化瘀药物，可取得更加理想的效果。

3. 中西合璧，提高疗效

西医学可通过尿培养明确何种病原的感染，并针对细菌种类的不同，选择不同的药物。因此，临床治疗的过程中，在中医辨证的基础上，适当配合西医治疗可明显提高临床疗效。但对于临床症状反复发作者，一定要以中医药治疗为主，以减少反复或复发。

（二）辨病治疗

本病治疗关键在于积极控制感染、防止复发、纠正先天或后天尿路结构异常，尽可能减少肾脏损害。

1. 一般治疗

急性感染时应卧床休息，多饮水，勤排尿，减少细菌在膀胱内停留时间。女孩应注意外阴部清洁，积极治疗蛲虫病。

2. 抗菌疗法

早期在尿培养标本已经送检的情况下可积极应用抗菌药物治疗。

药物一般根据以下方面进行选择。①感染部位：对肾盂肾炎应选择血浓度高的药物，而下尿路感染则应选择尿浓度高的药物如呋喃类。②尿培养及药物敏感试验结果。③使用对肾损害少的药物。急性初

次感染经常规药物治疗后，症状多于 2~3 天内好转、菌尿消失。如治疗 2~3 天症状仍不见好转或菌尿持续存在者，多表明细菌对该药可能耐药，应及时调整，必要时可联合用药。

（1）磺胺药　因其对大多数大肠埃希菌有较强抑制作用，尿中溶解度高，不易产生耐药性，价格便宜，常为初次感染首选药物。常用制剂为磺胺甲基异噁唑。其剂量为甲氧苄啶 6~12mg/（kg·d），分 2 次服。为防止在尿中形成结晶应多饮水，肾功能不全时慎用。

（2）呋喃妥因片　抑菌范围广，对大肠埃希菌效果显著，不易产生耐药性。剂量为每日 8~10mg/（kg·d），分 3 次口服。易致胃肠反应，宜在饭后服用。

（3）诺氟沙星喹诺酮类广谱抗生素　对革兰阴性、阳性菌均有较强抗菌作用。可以作为治疗严重感染的二线药物。剂量每日 5~10mg/（kg·d），分 3~4 次口服。长期应用可导致软骨的损伤，使用时应注意。一般不用于幼儿。

（4）氨苄青霉素、羟氨等青霉素、头孢类抗生素，特别是二、三代头孢类药物如头孢曲松、头孢噻肟均有较好抗菌作用，常用于尿感的治疗。

3.疗程问题

急性感染时如所选用抗生素对细菌敏感，一般疗程为 10~14 天。痊愈后应定期随访 1 年或更长。因为多数复发是再感染所致，因此不主张对所有患儿均采用长疗程法。具体建议如下：①对不经常再发者，再发后按急性处理。②反复再发者，急性症状控制后可用呋喃妥因中的一种，以小剂量（治疗量的 1/3~1/4）每晚睡前服用 1 次，疗程可持续 3~6 个月。对反复多次感染或肾实质已有不同损害者，疗程可延长至 1~2 年。为防止耐药菌株产生，可联合用药或轮替用药，即每种药物用 2~3 周后轮换使用，以提高疗效。

4.积极查找及治疗尿路结构异常

小儿尿路感染约半数可伴有其他疾病，特别是慢性或反复再发的尿感，多同时伴有尿路结构异常，必须积极查找，尽早治疗，防止肾实质损害。

（三）辨证治疗

1.辨证论治

（1）湿热下注证

治法：清热利湿，通利膀胱。

方药：八正散加减。萹蓄、瞿麦、滑石、车前子、金钱草、栀子、大黄、甘草。

加减：发热恶寒者，加柴胡、黄芩；腹满便溏者，去大黄，加大腹皮、焦山楂；恶心呕吐者，加竹茹、藿香；小便带血，尿道刺痛，排尿突然中断者，常为砂石所致，可重用金钱草，加海金沙、鸡内金、大蓟、小蓟；口苦纳呆，胸胁苦满者，加龙胆草、黄芩、柴胡。

（2）脾肾两虚证

治法：温补脾肾，升提固摄。

主方：缩泉丸合参苓白术散加减。益智仁、乌药、党参、山药、白术、茯苓、薏苡仁、白扁豆、甘草、桔梗、莲子肉。

加减：夜尿增多者，加桑螵蛸、生龙骨；肾阳虚为主，症见面白无华，畏寒肢冷，下肢浮肿，脉沉细无力，可用济生肾气丸。

（3）阴虚内热证

治法：滋阴补肾，清热降火。

方药：知柏地黄丸加减。生地黄、山茱萸、山药、茯苓、知母、黄柏、牡丹皮。

加减：若有尿急、尿痛、尿赤者，加黄连、淡竹叶、萹蓄、瞿麦；低热者，加青蒿、地骨皮；盗汗者，加鳖甲、煅龙骨、煅牡蛎。

2.外治疗法

（1）针灸疗法

①急性期　主穴：委中、下髎、阴陵

泉、束骨。配穴：热重加曲池，尿血加血海、三阴交，少腹胀痛加曲泉，寒热往来加内关，腰痛取耳穴肾、腰骶区。

②慢性期　主穴：委中、阴谷、复溜、照海、太溪。配穴：腰背酸痛加关元、肾俞；多汗补复溜、泻合谷；尿频、尿急、尿痛加中极、阴陵泉；气阴两虚加中脘、照海；肾阳不足加关元、肾俞。

（2）推拿疗法

揉丹田200次，摩腹20分钟，揉龟尾30次。较大儿童可用擦法，横擦肾俞、八髎，以热为度。用于脾肾气虚证。

（3）耳穴压豆法

选穴：肾、膀胱、三焦、肝、脾、心、小肠。将王不留行置于0.5cm×0.5cm的胶布上，固定于上述穴位，轻者单侧，重者双侧，压贴3日更换1次，每日患儿可自行触压各穴6次，以增强疗效。适用于各证型。

（4）点穴疗法

以示指或拇指在穴位上点按30次左右，以得气为度，继而由轻到重，每次持续30分钟，每日1~2次。主穴：肾俞、膀胱俞、三阴交、关元。配穴：小肠俞、阴陵泉、大钟、复溜。适用于各证型。

（5）药物外洗

①金银花30g，蒲公英30g，地肤子30g，苦参20g，通草6g，水煎坐浴。每日1~2次，每次30分钟。用于湿热下注证。[刘茜，罗卓琼. 自拟蒲银膀胱冲洗液治疗截瘫患者慢性复杂性泌尿系感染的临床分析. 中国民康医学，2015，27（19）：71-72.]

②可用野菊花30g，金银花30g，黄柏15g，苦参15g，车前草30g煎汤，温洗，每日3次。适用于实证，见外阴部感染患儿局部红肿或溃烂者。[陈艳红，陈敏，潘庆敏，等. 中药坐浴治疗复杂性尿路感染98例. 河南中医，2015，35（8）：1989-1990.]

3. 成药应用

①八正片：＜3岁1片/次，3~6岁2片/次，＞6岁3片/次，每日3次，或遵医嘱，温开水送服。具有清热利湿的功效。用于膀胱湿热证。

②复方石韦片：1~4岁1片/次，4~9岁2片/次，9~14岁3片/次，每日3次，或遵医嘱，温开水送服。具有清热利湿的功效。用于膀胱湿热证。

③三金片：3~5岁1/2片/次，5~12岁1片/次，每日3~4次，或遵医嘱，温开水送服。具有清利湿热的功效。用于膀胱湿热证。

④知柏地黄丸：5~10岁15粒，10~16岁25粒，每日2次，或遵医嘱，温开水送服。具有滋阴补肾降火的作用。用于肝肾阴虚证。

⑤金匮肾气丸：大蜜丸，每丸重6g。＜6岁1/2丸，≥6岁1丸，每日2次，或遵医嘱，温开水送服。具有补益脾肾的功效。用于脾肾气虚证。

（四）其他疗法

蜡疗法是一种新的中医外治法，利用石蜡热容量大、导热系数低、保热时间长、能与皮肤紧密接触、透表达里、改善微循环的作用，达到通淋利湿、活血化瘀、消肿、解痉、止痛的目的，促进组织愈合。

（五）医家诊疗经验

王国斌

王教授采用宣肺祛风除湿、滋阴清热通淋之法，从祛风化湿入手，肺脾肾三脏同调，兼养血活血散瘀。临证选用消风散加减治疗尿感疗效佳。此法适用于湿热郁结型，尤其是对女性尿感的治疗，对男性尿感也有一定疗效。[何磊，李可，段倩倩，等. 王国斌运用消风散治疗泌尿系感染临床经验. 中国中医基础医学杂志，2020，

25（1）：108–109.]

五、预后转归

急性尿感经合理抗菌治疗，多能迅速恢复，但半数患儿可有复发或再感染。慢性病例可迁延多年发展至肾功能不全，特别对伴有先天尿路畸形或尿路梗阻者，如未及时矫治则预后不良。

因本病容易复发，且可无明显症状，定期随访非常重要。一般急性疗程结束后，每月随访 1 次，共 3 个月，如无复发可认为治愈。反复发作者，每 3~6 个月复查 1 次，共 2 年或更长。

六、预防调护

（一）预防

认真做好婴幼儿外阴护理，每次大便后应清洗臀部，尿布应常洗换，最好用开水烫洗，婴儿所用毛巾及盆应与成人分开，尽早不穿开裆裤等。在儿童期应加强教育，注意会阴卫生，如经常洗臀部，勤换内裤等。

（二）调护

1. 休息饮食

急性期患儿须卧床休息，尽量多饮水，发热患者饮食宜清淡，忌食辛辣刺激食品。

2. 食疗方

健脾利水粥：薏苡仁 30g，茯苓 20g，赤小豆 30~50g，鸡内金 10~15g，研末。制作时，先煮薏苡仁、赤小豆、茯苓，煮熟后将鸡内金末放入调匀即可。适用于脾虚兼湿热之淋证。

七、专方选要

清热利湿方

组成：党参 30g，车前子 20g，黄柏 20g，茯苓 20g，桂枝 20g，萹蓄 20g，瞿麦 20g，金银花 30g，连翘 20g，半枝莲 30g，白花蛇舌草 30g，通草 15g，鱼腥草 30g，鸡内金 20g，石韦 20g。

功效：清热利湿，兼理气补益。

主治：尿感之下焦湿热型。表现为排尿次数增多、尿道口不适、尿色异常、患病日久、虚实夹杂、疲乏、腰酸不适等虚证。

方解：本方集车前子、萹蓄、瞿麦、通草、半枝莲、白花蛇舌草等大量清热利湿药于一方。方取八正散之意以达利尿通淋之效；又集金银花、连翘、鱼腥草、马齿苋、重楼、半边莲等大量清热解毒药，针对性治疗尿感中尿色深赤、舌红苔黄、脉数等热象明显之症；同时应用党参、桂枝、茯苓，后两者为仲景五苓散之主药，意为益气温阳，以恢复膀胱气化功能正常，其中茯苓又可安神，针对夜间尿频起夜多引起的睡眠不佳亦有作用。[陈露露. 吕波. 王铁良. 余罗晓. 王铁良教授治疗泌尿系感染临床经验总结. 黑龙江中医药，2020，2：61–62.]

八、研究进展

（一）辨证思路

1. 分清虚实，活用清热利湿法

中医辨证分型与尿感的病程有密切的关系，综合各家报道，一般认为在急性期多为实证、热证，在慢性期多为虚中夹实证。湿热之邪多贯穿于疾病的始末，因此清热利湿是治疗尿感的主要大法。风五行属木，湿五行属土，风能胜湿，故从"风湿"治本病。祛风药大多味辛性燥，具有升发阳气、宣畅气机、辛香发散、善行走窜开泄等特性，以祛风为先，能化湿，故湿化则热清，湿化阳气始复。

2. 中西合璧，中医微观辨证与西医治疗相结合。真性菌尿是尿感确诊的基本条件，

也是治疗的关键。在辨证的基础上，加重清热解毒药物，如忍冬藤、连翘、紫花地丁、蒲公英、野菊花、败酱草、黄柏、栀子、黄连、苦参、土茯苓、半枝莲等，则菌尿转阴率可望明显提高，根据现代药理研究，上述药物对大肠埃希菌及副大肠埃希菌的致病性有不同程度的抑制作用。另外肾盂肾炎病理解剖所见的肾盂肾盏黏膜充血、水肿等在中医理论属血瘀范畴。因此有些学者认为，在宏观辨证的基础上，根据微观辨证，适当加入活血化瘀药物，可取得更加理想的效果。

（二）中药研究

细菌尿是尿感确诊的基本条件，所以抑制细菌生长也是治疗尿感的关键。临床研究发现，土茯苓、败酱草等治疗尿感效果较为理想。土茯苓解毒、除湿，据药理研究发现，土茯苓有抑制大肠埃希菌、副大肠埃希菌的作用，并有消除蛋白尿作用。其他如败酱草、萹蓄、瞿麦等也有较好的抑菌作用。

现代药理实验证明，对大肠埃希菌有抑制作用的中药有柴胡、黄芩、五味子、车前草、忍冬藤、知母、大叶桉、小叶桉、柳叶桉、黄连、大黄、连翘、紫菀、杭甘菊、瓜蒌、丹参、白芷、川芎、石榴皮、乌梅、皂角刺、地榆、狼毒、百部、鱼腥草、鬼针草、凤尾草、山楂、半枝莲等。

现代药理研究指出，清热解毒药具有抗病原微生物作用、解毒作用、解热作用、抗炎作用。黄芩、知母等在一定浓度时，能抑制金黄色葡萄球菌凝固酶，减弱其毒力，大大促进白细胞吞噬作用。黄芩、黄连、金银花、连翘、大青叶、石膏、知母、玄参、紫草、地骨皮、穿心莲等对革兰阴性杆菌等所致的发热有解热作用。许多清热解毒药都有抗实验性炎症作用。如金银花能抑制炎症渗出，又能抑制炎症性增生。

（三）评价与展望

虽然临床研究报道很多，但仅仅限于个人个案的报道，目前最突出的问题是缺乏严格的对照观察，而真正大样本、设计科学合理的临床观察较少，因此制定客观的观察指标，制定系统、全面、规范的研究方案是当务之急。试验研究表明，中药对抑制细菌生长有着明显的作用，但传统的汤剂给药限制了中药的临床应用，因此下一步的研究重点是对临床疗效比较确切的方剂进行剂型改革，使之适应临床应用。非药物治疗尤其有其独特的优势，特别是像熏洗等操作方便的新疗法应进一步被开发研究。

主要参考文献

[1] 翟文生．杨濛，袁斌．中医儿科临床诊疗指南·小儿泌尿道感染（修订）[J]．中国儿科杂志，2017，13（3）：5-9．

[2] 吕高荣，占永立．三金片联合左氧氟沙星治疗急性单纯性下尿路感染疗效观察[J]．中国医刊，2015，50（3）：105-107．

[3] 牛延峰．八正散加减联合左氧氟沙星治疗尿路感染87例[J]．光明中医，2015，30（2）：345-346．

[4] 廖晓红，张勇．"风能胜湿"理论探究[J]．内蒙古中医药，2014，33（29）：94-95．

第六节　急性肾损伤

急性肾损伤（AKI）简称"急性肾衰"，是由多种原因引起的特殊综合征。肾脏生理功能急剧下降，甚至丧失，导致代谢产物堆积，血尿素氮及血肌酐迅速升高并引起水、电解质紊乱及急性尿毒症症状。

急性肾损伤临床以少尿，甚至小便不通、恶心、呕吐为主要症状，故中医学多归属于"癃闭""关格"的范畴。

一、病因病机

（一）西医学认识

将急性肾衰分为肾前性、肾实质性和肾后性，其具体分述如下。

（1）肾前性 AKI　指任何原因引起的循环血容量减少，使肾血流量急剧下降，或心排出量降低，导致肾循环不良，从而出现少尿或无尿。如新生儿的失血、脱水、呕吐、腹泻、外科手术出血、烧伤等。

（2）肾性 AKI　系指各种肾实质性疾病发生不同病理改变的急性肾衰，他是急性肾衰中最常见的类型，也是儿科最常见肾衰原因。一般又分为以下几类。

①肾小球疾患：急性链球菌感染后肾炎、急进性肾炎、紫癜性肾炎、溶血尿毒综合征等。

②肾血管疾患：由于手术、大出血、休克持续时间较长，肾动脉特别是肾小动脉痉挛引起肾脏缺血，发生肾小管上皮坏死。毒性物质直接作用于肾脏，如氨基糖苷类抗血素、庆大霉素、卡那霉素、重金属（汞剂、砷剂）、磺胺及大量造影剂等可造成中毒性病变。此时若并发肾脏的血液灌流量不足，则会加剧肾小管的损害。肿瘤浸润肾脏或者尿酸结晶阻塞肾小管也可以引起肾衰。

③急性肾间质疾患：急性间质性肾炎，急性肾盂肾炎、药物过敏等。

确立肾性 AKI 后，必须对上述几类不同性质病变进行鉴别诊断，因为不同部位、不同病因和不同病理改变，其治疗方法有异。

（3）肾后性 AKI　系指各种原因尿路梗阻引起的急性梗阻性肾病。其中以输尿管结石梗阻最为常见，其他还有先天性尿路畸形、双侧输尿管连接部狭窄、肾结石，特别是孤立肾的肾结石突然嵌入输尿管，

肾结核、肿瘤压迫输尿管，磺胺结晶等。在分析小儿时期任何 AKI 原因时不要忘记先天发育异常，如先天肾不发育或者发育不全、多囊肾、尿路结构异常等。由于肾后性衰竭部分病因可以手术纠治，因此在诊断急性 AKI 时必须先排除肾后性 AKI。

有时病因难以明确，但是，我们仍要积极给予干预治疗，如肾灌注减少、急性肾小球肾炎、血管炎、间质性肾炎、血栓性微血管病和尿路梗阻等。因此，积极寻找 AKI 潜在的病因是很重要的。

（二）中医学认识

中医古籍书中无急性肾衰的记载，根据临床表现，多属于"癃闭"，也有部分患儿恶心、呕吐表现明显，可归属于"关格"的范畴。《景岳全书》说："小便不通是为癃闭，此最危急也。水道不通，则上犯脾胃而为胀，外侵肌肉而为肿，泛及中焦则为呕，再及上焦则为喘。数日不通，则奔迫难堪，必致危殆。"

急性肾衰竭发病机制主要是邪实与阴伤，病邪深入血分，进而血热相结，时间长则热度会深入下焦，于膀胱处内结，致使气化失常，水道阻滞；另外，热毒会对肾脏产生损害，进而致使肾脏气化不利，肾功能出现失调等，临床表现为尿闭、少尿等症状。本病的病位在肾，但涉及肺、脾胃、三焦、膀胱等多个脏器。主要病机为火热邪毒壅滞三焦，导致水道不利。因脾虚水湿失运，升降失常，谷气不能上升反而下降，导致水谷精微大量外泄，从而出现大量的蛋白尿；另一方面，水液不循常道，土不制水，水湿内停，泛滥肌肤，则为水肿，甚者出现胸水、腹水。脾虚还可导致气虚，气不行血则瘀滞。

二、临床诊断

（一）辨病诊断

临床诊断本病的诊断依据为既往无肾脏病史、急性起病、有致 AKI 因素，如氨基糖苷类抗生素的应用或手术及休克等。临床表现为少尿或无尿，水、电解质紊乱，血尿素氮及血肌酐升高，尿常规及其他检查异常，典型病例诊断不难。但由于本病临床表现复杂，症状多样且涉及多个系统，故把其临床表现详述于下。

1. 症状

（1）尿量的变化　尿量改变是本病的主要症状。起始期常表现为原发疾病的症状和体征。在少尿期，尿量少（< 250ml/m²)，甚至无尿 < 50ml/d），一般持续 10 天。持续时间因受损程度及病因而异。常伴有显著的水、电解质紊乱及酸碱平衡失调。少尿期主要存在的问题如下。①水潴留：肾脏排尿减少，大量水分存留体内，表现为全身水肿、胸水、腹水，严重者可发生心力衰竭、肺水肿、脑水肿，这是此期主要的死亡原因。②电解质紊乱：表现为三高三低，即高钾、高磷、高镁和低钠、低钙、低氯血症。③代谢性酸中毒。④氮质血症。⑤心力衰竭。⑥高血压。⑦易合并感染。

当尿量突然或逐日增加，5~6 天可达到利尿高峰，表示肾功能有所好转，排除体内积存水分。每日超过 400ml 时，即进入多尿期，多尿期每日尿量可多达 3000~5000ml 或更多，大约维持 2 周；此时需要注意低钠血症的发生、低钾血症；当尿量逐渐恢复正常，即每日尿量在 1500~2500ml 时，血尿素氮、肌酐等血生化恢复正常。但肾小管功能恢复相对延迟，常需数月后才能恢复。而非少尿型 AKI 则尿量改变不明显，每日尿量仍可达 600~800ml。其可由多种原因所致，但较常由肾毒性物质引起。其尿毒症症状、氮质血症程度多数较轻，持续时间较短，预后相对良好，但如果处理不当仍可有 26% 病死率，应引起注意。

（2）腰痛　多数患儿有不同程度的腰部胀痛、酸痛症状。

（3）消化道症状　食欲不振，恶心呕吐，腹胀便秘等。

（4）精神症状　精神不振，烦躁不安、嗜睡、意识模糊等。

（5）呼吸道症状　呼吸深大，呼气可有尿臭味，或胸闷气急。

（6）全身症状　面色苍白，软弱无力等，而出血热所致者可出现皮肤发红或出血。

2. 体征

腹胀、腹痛，肌肉颤动，心律失常，眼睑及下肢水肿，或见肌肉软弱无力。嗜睡，深大呼吸，神志淡漠，呼吸有尿臭味，进行性贫血，消瘦体倦等。

3. 实验室检查

轻中度贫血、氮质血症（血肌酐、尿素氮升高），少尿期电解质紊乱。尿路超声检查对排除泌尿系统梗阻和慢性肾功能不全很有帮助；必要时可行 CT 或 MRI 检查。肾活检是明确肾脏病理变化的最可靠手段。

另外应注意对非少尿性 AKI 及不典型或轻型病例的诊断。

（二）辨证诊断

急性肾衰竭是临床的急重症，治疗上必须争分夺秒。辨证分型均以病机为据。

1. 少尿期

（1）邪毒内侵证

临床证候：尿量急剧减少甚至闭塞不通，或发热不退，头痛身痛，烦躁不安，或神昏呕吐，口干欲饮，舌质绛红，舌苔厚腻，脉濡滑或细滑。

证候分析：本期多发生于急性肾衰竭期。病邪深入血分，进而血热相结，深入下焦，于膀胱处内结，致使气化失常，水道阻滞，故见尿量急剧减少甚至闭塞不通；邪实热盛，则见发热不退；邪热上蒙清窍，头失荣养，故见头痛身痛、烦躁不安；胃气上逆，内阻中焦，故可见神昏呕吐；津液受损，故口干欲饮；舌质绛红，舌苔厚腻，脉濡滑或细滑均为邪毒内侵的征象。

（2）热毒瘀滞证

临床证候：尿点滴而出，或尿闭、尿血，高热，神昏，谵语，吐血，衄血，斑疹紫黑或鲜红，舌质紫暗，苔黄焦或芒刺遍起，脉细数。

证候分析：热毒伤及营血，凝结膀胱，阻滞血脉，伤及血络，故可见尿点滴而出，或尿闭、尿血；邪热蕴结营血不解，则见高热；邪热内陷厥阴，闭阻心窍，引动肝风，则有神昏谵语；热入营血，伤及血络，邪毒炽盛，则见吐血、衄血、斑疹紫黑或鲜红；舌质紫暗，苔黄焦或芒刺遍起，脉细数均为热毒瘀滞的征象。

（3）瘀毒内阻证

临床证候：严重外伤及挤压伤之后出现血尿、尿少、尿闭、瘀斑累累，全身疼痛，恶心呕吐，舌质瘀紫，苔腻，脉涩。

证候分析：严重外伤及挤压伤之后体内出现急性血脉阻滞不通，血流不畅，故出现血尿、尿少、尿闭、瘀斑累累、全身疼痛；胃气上逆，则见恶心呕吐；舌质瘀紫、苔腻，脉涩均为瘀毒内阻的征象。

（4）津亏气脱证

临床证候：大汗大泻、大失血后血压下降，尿少或无尿，气微欲绝，或喘咳急促，唇黑甲青，进一步出现汗出肢冷，舌淡或淡白，脉微细欲绝。

证候分析：大汗大泻大出血后，出现气无所附，随液外脱，则血压下降，气微欲绝；津液不足，则尿少或无尿；气脱上逆，则喘咳急促；气脱推动无力，血行不畅，可见唇黑甲青；不能固摄津液，温固肌肤，则汗出肢冷；舌淡或淡白，脉微细欲绝均为津亏气脱的征象。

2. 多尿期

（1）气阴两虚证

临床证候：全身疲乏，咽干思饮，尿多清长，舌红少津，脉细。

证候分析：本病多为后期恢复期的证型。大量耗伤津液后，元气亏损，脏腑组织功能减退，故见全身疲乏；气虚不能温暖下焦，故见尿多清长；阴津不足，故咽干思饮；舌红少津，脉细为气阴两虚的征象。

（2）湿热余邪证

临床证候：神疲乏力，头晕心烦，纳呆，恶心，口中黏腻，舌质红，苔黄腻，脉实有力。

证候分析：湿热耗气，气虚不能上达头面，扰乱心神，可见神疲乏力、头晕心烦；湿热之邪蕴结脾胃，受纳运化失职，升降失常，故见纳呆、恶心、口中黏腻；舌质红，苔黄腻，脉实有力为湿热余邪的征象。

（3）肾阴亏损证

临床证候：腰酸疲乏，尿多不禁，口干欲饮，舌红，苔少，脉细。

证候分析：肾阴不足，髓减骨弱，骨骼失养，故腰膝酸痛；阴亏气不足，故可见尿多不禁；肾阴亏虚，虚热内生，则可见口干欲饮；舌红，苔少，脉细均为肾阴亏损的征象。

三、鉴别诊断

（一）西医鉴别诊断

1.急性肾小球肾炎

本病多有急性链球菌感染病史，常在感染后1~3周发病，起病急，病情轻重不一。尿常规可见蛋白尿、血尿、管型尿。临床常有水肿、高血压或短暂的氮质血症。

B超检查示肾脏无缩小，大多预后良好，一般在数月至一年内治愈。

2. 肾静脉血栓

本病可发生于肾病综合征患者，由血液凝固造成肾静脉栓塞。临床表现不一，急性症状多剧烈、急骤，突发腰疼、发热，血中白细胞升高，少尿、血尿、蛋白尿常见，部分患儿有血压升高，肾功能多有改变，腹部平片可见肾影增大，肾血管造影或放射性核素肾血管照相有助于本病的诊断。

（二）中医鉴别诊断

应与淋证、水肿、鼓胀等相鉴别。

1. 淋证

以小便频数短涩，滴沥刺痛，欲出未尽为特征。其小便量少，排尿困难，与癃闭相似，但尿频而疼痛，且每天小便总量正常。癃闭则无刺痛，每天排出的小便总量低于正常量，甚至无尿排出。

2. 水肿

指体内水液潴留，泛滥肌肤引起头面、眼睑、四肢，甚至全身浮肿的一种疾患，其小便量少，小便不利与癃闭相同，但癃闭也可不伴有水肿。两者临床上可以互相转化。

3. 鼓胀

是以腹胀大如鼓，皮色苍黄，脉络显露为特征的疾患，其每天的小便量明显减少，与癃闭相同，但鼓胀有腹部胀大、青筋暴露、面色青黄等症，临床易于区分。

四、临床治疗

（一）提高临床疗效的要素

1. 中西合璧，促进肾功能尽快恢复

AKI是临床急危重症，必须抓紧时间抢救，在抢救的过程中一定要注意中西药合用以提高临床救治率。

2. 发挥中药的优势，减轻病人痛苦

我国首创中西医结合治疗AKI，并且取得较大进展。众所周知，透析治疗费用大，痛苦多，故临床上应积极采用中药灌肠疗法，重视整体调节，此法简便易行，易于接受。但注意病情紧急时仍应积极采用透析治疗，以免耽误病情。

（二）辨病治疗

临床上重点在于对症治疗。对于已经确定的AKI，按以下方法治疗。

1. 少尿期治疗

（1）严格控制水分入量，"量出为入" 每日液量＝尿量＋不显性失水＋异常损失－食物代谢和组织分解所产生的内生水。不显性每日按$400ml/m^2$，儿童每日$10ml/（kg·d）$。补充不显性失水时用不含钠液体，经末梢输注可用10%~20%葡萄糖注射液，经中心静脉可用30%~50%葡萄糖注射液。异常丢失包括呕吐、腹泻、胃肠引流等用1/4~1/2低张液体补充。

每日应注意评估患者出水量，临床有无脱水或水肿；每日测体重，如入量控制合适，每日应减少10~20mg/kg，血钠不低于130mmol/L，保持血压稳定。

（2）热量和蛋白质入量 早期只给糖类，每日供给葡萄糖3~5mg/kg，静脉滴注可减少机体自身蛋白质分解和酮体产生。情况好转能口服时应及早给予基础代谢热量［儿童30卡（kg·d），婴儿50卡（kg·d）］，饮食可给低蛋白、低盐、低钾和低磷食物。蛋白质应限制在05~1.0mg/（kg·d）为宜，且应以优质蛋白质为主，鸡蛋、肉类、奶类为佳。为促进蛋白质合成可用苯丙酸诺龙25mg肌内注射，每周1~2次。对高分解状态或不能口服者，可考虑用静脉高营养。

（3）高钾血症的治疗 血钾＞6.5mmol/L为危险界限，应积极处理。

①重碳酸盐：每次可用5%碳酸氢钠

2~3ml/kg，在 5 分钟内静脉注射。如 EKG 未恢复正常，15 分钟后重复 1 次。钠溶液的作用迅速，但持续时间短，仅维持 30~90 分钟。

②葡萄糖酸钙：10% 葡萄糖酸钙 10ml 静脉滴注，一般 5 分钟后开始起作用，可持续 1~2 小时，每日可用 2~3 次，但用洋地黄者宜慎用。

③高渗葡萄糖和胰岛素：促进钾进入细胞内，每 3~4g 葡萄糖配 1 单位胰岛素，每次用 1.5mg/kg，糖可暂降低血钾 1~2mmol/L，15 分钟开始起作用，可能持续 12 小时或更长，必要时可重复。

以上 3 种疗法在高钾急救时可单独或联合使用。有一定疗效，但不能持久。因此在治疗同时可开始准备透析治疗。

（4）透析 血透及腹膜透析均有效，前者作用较快，能在 1~2 小时内使血钾从 7.5~8mmol/L 降到正常范围以内，腹透需 4~6 小时降至正常。

防治高钾血症要减少机体蛋白质的高分解代谢，供给足够热量，限制含钾较高的饮食和药物及不输库存血等。低钠血症一般不用高渗盐进行纠正。这会引起容量过大导致心衰。缺钠者当血钠 < 120mol/L，且又出现低钠综合征时，可适当补充 3%NaCl 1~2ml/kg 可提高血钠 1mmol/L，可先给 3~6ml/kg，可提高 2.5~5.0mmol/L。

（5）代谢性酸中毒轻症多不需治疗 当血 HCO_3^- < 12mmol/L 时，应给予碳酸氢钠。给碱性液可使血容量扩大和诱发低钙抽搐。

（6）高血压、心力衰竭及肺水肿多与血容量过大、血症有关，治疗应严格限制水分入量，限制盐及利尿。利尿可用呋塞米每次 1~2mg/kg，每日 2~3 次。如有高血压脑病可用硝普钠静脉滴注，可将硝普钠 10~20mg 加在 5% 葡萄糖注射液 100ml 内，根据血压调节滴数（每分钟 1~8μg/kg）使血压稳定在一定水平。扩张血管可用多巴胺及酚妥拉明各 10mg 加在葡萄糖 100ml 内静脉滴注，每日 1 次。连用 7 日。两药合用可扩张肾小动脉，改善肾血流量。

对于心力衰竭，由于心肌缺氧、水肿及少尿，对洋地黄制剂非常敏感，即使少量应用，也易产生中毒，应慎用。其主要治疗应以利尿、限盐、限水及扩张血管为主。如出现肺水肿，除利尿及扩张血管外，应加面罩给氧，吗啡 0.1~0.2mg/kg 皮下注射，放血或止血带扎四肢，必要时透析。

（7）低钙抽搐可静脉给 10% 葡萄糖酸钙 5~10ml，每日 1~2 次。可适当加镇静剂。

2. 多尿期治疗

（1）低钾血症矫治 尿量增多，钾从尿内排出易致低钾，可每日给钾 2~3mmol/kg 口服，如低钾明显可静脉补充，其浓度一般不超过 0.3%。随时检测血钾浓度或心电图改变，防止血钾过高。

（2）水和钠的补充 由于利尿水分大量丢失可致脱水，应注意水分补充，但如尿量过多应适当限制水分入量，以尿量 1/3~1/2 为宜，补液过多会延长多尿期。

（3）控制感染 可选择敏感抗生素，但应注意保护肾脏功能。

（4）透析治疗 早期透析可降低死亡率，根据具体情况可选用血透或腹透。以下为透析指征。

①血生化指标 BUN > 28.56mmol/L（80mg/dl）；Cr > 530.4mmol/l（6mg/dl）；血钾 > 6.5mmol/L 或心电图有高钾表现；COCP < 12mmol/L。

②临床有明显尿毒症症状，少尿 2~3 天，频繁呕吐，有周围神经或精神症状者。

③有明显水钠潴留表现。

④化学毒物或药物中毒。

（三）辨证治疗

急性肾衰是肾科的危急重症，治疗必

须争分夺秒。对于病情较轻的患者可采用中药口服加灌肠治疗，结合西药对症处理。对病情较重的患者，可在血液透析或腹膜透析过程中配合中药治疗，以减少并发症，促使病情迅速向好的方面转化。尤其是在多尿期和恢复期，重点使用中药辨证施治，能提高患者的康复进程。

1. 辨证论治

（1）少尿期

①邪毒内侵证

治法：通腑泄浊，解毒导滞。

方药：黄连解毒汤加减。黄连、黄柏、黄芩、金银花、虎杖、车前草、白茅根、大黄、蒲公英、丹参、甘草。

加减：水肿严重者加茯苓皮、泽泻以利水消肿；恶心呕吐者加法半夏、竹茹、陈皮以和胃止呕；大便不通者加厚朴、枳实以行气通便。

②热毒瘀滞证

治法：清热解毒，活血化瘀。

方药：清瘟败毒饮加减。生石膏、生地黄、栀子、虎杖、黄芩、知母、赤芍药、玄参、牡丹皮、丹参、大黄、甘草。

加减：神昏者加石菖蒲、郁金以清热开窍，严重者可加安宫牛黄丸灌服。

③瘀毒内阻证

治法：活血祛瘀，通腑泄毒。

方药：桃红四物汤加减。当归、生地黄、桃仁、红花、赤芍药、枳实、大黄、水蛭、牛膝、泽兰、白茅根、甘草。

加减：恶心呕吐者加法半夏、竹茹、陈皮以和胃止呕；有血尿者可加茜草根、大蓟、小蓟以凉血止血。

④津亏气脱证

治法：益气回阳，养阴固脱。

方药：参附汤合生脉饮加减。人参（另炖）、熟附子、太子参、黄芪、五味子、麦冬、石斛、丹参、泽兰、白茅根、玄参。

加减：瘀血明显者，加桃仁、红花；血虚者，加当归、熟地黄养血补血。

（2）多尿期

①气阴两虚证

治法：益气养阴。

方药：参芪地黄汤加减。太子参、黄芪、生地黄、麦门冬、五味子、茯苓、山药、石斛、玄参、丹参、白芍药。

加减：尿多甚或尿不自禁加桑螵蛸以固涩缩尿，加升麻以升举下陷之气。

②湿热余邪证

治法：清化湿热。

方药：黄连温胆汤加减。黄连、枳实、竹茹、法半夏、陈皮、茯苓、石菖蒲、车前子、丹参。

加减：尿频，尿涩痛，尿色黄者，加金钱草、石韦以清热利湿；便秘者加大黄（后下）以通腑泄浊。

③肾阴亏损证

治法：滋阴补肾。

方药：二至丸加味。女贞子、墨旱莲、生地黄、白芍药、何首乌、丹参、车前子。

加减：腰酸腿软者，加山茱萸、枸杞子以养阴滋肾；尿多不禁者，加五味子、生牡蛎（先煎）、桑螵蛸以固涩缩尿；五心烦热者，加鳖甲（先煎）、牡丹皮、知母以清泄虚火。

2. 外治疗法

（1）中药药浴疗法　用麻黄、生姜等药浴，每日1次，每次20分钟。除头部外全身浸入药液中，适用于少尿期各证型患者。

（2）针刺

①少尿期治法：化气利水。体针取穴：中极、膀胱俞、阴陵泉。耳针取穴：肾俞、交感、内分泌。方法：平补平泻。

②休克期治法：益气固脱。体针取穴：涌泉、足三里、人中、合谷。耳针取穴：升压点、肾上腺、皮质下、内分泌。方法：补法。

③多尿期治法：补肾益气。体针取穴：气海透中极、肾俞、大椎、三阴交、关元、足三里。耳针取穴：肾、膀胱、三焦、内分泌。方法：补法。

（3）灸法　先灸气海、天枢等穴，各3~7壮，然后用六一散等，以利小便。艾灸肾及脊角区，可增加尿量。

（4）外敷法　大蒜30g，芒硝15g，同捣成糊状，外敷肋脊角、肾区，可增加尿量。

3. 成药应用

（1）犀角地黄丸　口服。<3岁0.6丸/次，3次/天，3~6岁1丸/次，3次/天，>6岁2丸/次，3次/天。本方清营凉血，用于出血热所致急性肾功能损伤者。

（2）肾宁散　口服。<3岁4粒/次，2次/天，3~6岁6粒/次，2次/天，>6岁10粒/次，2次/天。本方清利湿热，通腑泻浊，用于急性肾损伤者。

（3）尿毒清　口服。<3岁每次3g，3次/天，3~6岁每次5g，3次/天，>6岁每次8g，3次/天。本方通腑泻浊，用于急性肾损伤者。

（4）九制大黄丸　口服。<3岁每次3g，3次/天，3~6岁每次5g，>6岁每次8g，3次/天。本方清热导滞，通腑降浊，用于急性肾损伤者少尿期。

（5）调胃承气片　口服。<3岁2片/次，3次/天，3~6岁3片/次，3次/天，>6岁4片/次，3次/天。本方泻热导滞，用于急性肾损伤者少尿期。

（6）大黄清胃丸　口服。<3岁0.3丸/次，3次/天，3~6岁0.5丸/次，3次/天，>6岁0.8丸/次，3次/天。本方清热泻下，用于急性肾损伤者少尿期。

（7）通脉口服液　<3岁每次3ml，3次/天，3~6岁每次5ml，3次/天，>6岁每次8ml，3次/天。适用于气阴两虚证者。

（8）清开灵注射液　<3岁，0.3支/次，2次/天，3~6岁半支/次，2次/天，>6岁1支/次，2次/天。成人每次1~2支，每日2~3次肌内注射，本方清热开窍，用于急性肾损伤患者。

（四）其他疗法

中药保留灌肠联合序贯腹膜透析治疗儿童急性肾损伤。中药灌肠液中大黄荡涤污浊、凉血行瘀，为主要药物。现代药理研究表明，大黄中含大黄酸、大黄酚、大黄素及其他蒽醌类成分，可用于导泻、减毒等，能够增加肾小球毛细血管的通透性，加速尿素循环，从而降低体内尿素氮、肌酐，改善肾功能。同时可减轻患儿血液透析治疗时的疼痛及恐惧心理，避免建立血管通路等损伤，减少血源性传播疾病的感染几率，提高儿童及患儿家属依从性。

五、预后转归

因病因而异，肾前性AKI如适当治疗多可恢复，肾性AKI患儿中以急性肾小球肾炎预后最好。非少尿型AKI预后较少尿或无尿好，年龄愈小预后愈差，尤其合并泌尿系严重畸形或先心病者。学龄儿童中以急进性肾炎者预后差。急性肾损伤的病死率可高达50%左右。

六、预防调护

（一）预防

积极治疗原发病，及早发现危险因素并加以迅速去除，是防止急性肾衰的关键。对于可引起急性肾损伤的原发病，如外伤、烧伤、严重感染等，应进行积极的治疗，立即清除坏死组织和感染灶。严重感染患者应使用大剂量抗生素，及时控制感染，但需避免使用肾毒性药物。

（二）调护

1. 生活护理

（1）注意气候的变化，特别是秋冬季节气温变化剧烈，应及时增添衣被，注意保暖，避免受寒，防止外邪诱发，加重病情。

（2）注意卧床休息。

2. 饮食

（1）少尿期

①营养治疗的原则为如下。a. 补充必需氨基酸和非必需氨基酸。b. 补充非蛋白热量，主要由葡萄糖提供。c. 补充维生素。d. 蛋白质用法用量见前述，尽可能选用高生物学价值的动物蛋白。高血钾时应严格限制食物中钾的摄入量，如瘦牛肉、橘子、香蕉、炒花生、海带、紫菜、土豆、豆类制品等含钾量高的食物。

②食疗方如下。

红萝卜荸荠白茅根甘蔗水：红萝卜100~150g，白茅根30~60g，荸荠5~10个，甘蔗250g，水约1000ml，煲熟代茶饮，频频口服，适用于急性肾损伤少尿期湿热蕴结证。

车前子粥：先将车前子包煎，再入粳米同煮成粥，适用于急性肾损伤尿少者服食。

（2）多尿期

①本期最初的1~3天后为防止脱水、低钾血症及低钠血症的发生，应根据病情及时补充营养，氮质血症在及时消除的条件下，可逐日增加蛋白质用量；并补充充足的热量，热量的主要来源为糖类、钠、钾及水分不限制，并可选用含钾量高的蔬菜、维生素B族及维生素C的食物；如患儿体质过于虚弱，而又不能增加口服食物时，可采用肠外高营养法。

②食疗方如下。

人参胡桃煎：人参3g，胡桃肉3g。两味加水同煎1小时，饮汤后将人参及胡桃肉食之。每日1剂，晨起或晚睡前饮服。适用于多尿期脾肾气虚或阳虚为主的患儿。

山莲葡萄粥：山药15g，莲子15g，葡萄250g。前两味煎煮饮汤，食葡萄。适用于多尿期小便频数，出现阴伤之证者服食。

（3）恢复期

①此期以中医中药食疗为主。临床多属脾胃虚弱兼肾气不固，治疗以健脾益气固肾为主。

②食疗方如下。

冬瓜扁豆薏苡仁汤：冬瓜150g，扁豆30g，薏苡仁60g，清水1000ml，煲熟，代茶频频饮服，适用于恢复期脾胃虚弱者。

胡桃肉蜂蜜饮：蜂蜜30g，胡桃肉10枚，加水适量，煮沸后煮15分钟，调入蜂蜜即可。每日1剂，长期服用。主治恢复期脾气不足，肾精不固之面色㿠白、神疲纳少、尿蛋白长期存在者。

乌豆圆肉大枣汤：乌豆50g，桂圆肉15g，大枣50g。3味加水3碗，武火煮沸，改文火煎至2碗。每日1剂，早晚分服。适用于恢复期脾肾阴阳两虚者。

③精神调理患者应避免精神刺激和过度劳累。因精神刺激、过劳均可加重病情。要树立起战胜疾病的信心。

七、专方选要

升降散合黄连解毒汤

组成：僵蚕10g、蝉蜕10g、片姜黄12g、酒大黄15g、黄连10g、黄芩15g、黄柏10g、炒栀子10g。

功效：宣解郁热、清热解毒。

主治：急性肾损伤之热郁火毒证。症见高热烦躁、口渴欲饮、小便点滴不通或量极少、尿道灼热、大便秘结、舌质红绛、苔燥黄、脉数等。

方解：方中僵蚕、蝉蜕清宣郁热，使热毒从体表而解，姜黄、大黄清泻热毒，使毒邪从二便而解，黄连解毒汤一派苦寒之品，可起到直折热毒的作用，二方合用可使热毒分消走泄。

加减：热结肠腑，大便干结者改用生大黄，加枳实；胃失和降，恶心呕吐者加姜半夏、陈皮、竹茹；烧伤患者加玄参、麦冬、生地、丹皮、白茅根；中毒患者加白花蛇舌草、半边莲、生甘草。［高彦彦，李连朝，卞树森. 升降散合黄连解毒汤治疗热郁火毒型急性肾衰竭疗效观察. 现代中西医结合杂志，2021，30（15）：1658-1662．］

八、研究进展

（一）治法探讨

采用连续性肾脏替代疗法进行治疗可以维持内环境的稳定，维持血流动力，由于24小时不间断地进行，可以在任何时刻排出多余体液，避免水肿的发生，精确控制血液含量，维持体液正常，避免病情加重。对急性肾损伤的患者采用连续性肾脏替代疗法治疗效果显著，有效地改善了患者肾功能，值得临床应用推广。［赵春秋，曹爱平. 急性肾功能衰竭的临床救治及分析. 临床医学专集，2015：545-548．］

血必净由王今达教授提出，主要成分为赤芍、当归、红花和丹参等，多项研究已证实血必净具有清除内毒素的作用。其主要作用机制是可拮抗内毒素诱导的单核巨噬细胞释放的内源性炎症介质，可以扩张血管，改善微循环和组织灌流，提高血流量，既减少了炎症介质对机体的损伤又保护了重要脏器。石氏研究显示，血必净注射液应用于临床急性肾损伤的治疗，疗效良好，与单纯西医治疗组比较，在改善患者的症状、缩短患者肌酐、尿素氮的降低时间、缩短蛋白转阴时间方面有良好作用，对肾小管的坏死具有保护作用。［石

慧珠. 急性肾功能衰竭患者的临床治疗方法及临床治疗体会，中国卫生标准管理，2021，132-133．］

（二）中药研究

黄连解毒汤复方具有抗内毒素、抗凝、调节免疫、抗炎、抗病毒等多重作用，其可有效提高组织器官的耐缺氧缺血能力，降低肌酐含量，抑制血管紧张素Ⅱ及炎性因子的表达，具有改善内皮依赖性、舒张血管作用，从而有效保护患者的肾功能。［刘杨，张方博，孙慧峰，等. 基于整合药理学策略的黄连解毒汤抗炎机制分析. 中华中医药杂志，2019，34（10）：431-434．］

大黄丹参汤治疗急性肾损伤，组方包括生大黄、丹参、蒲公英、煅龙骨、苍术、枳实、大腹皮、当归、杏仁、猪苓等，全方有健脾益气、除湿、改善肾脏血液循环、调理水液代谢紊乱、清除肾脏内的有害物质，恢复肾功能等作用。另外，本文提到自拟大黄丹参汤联合左卡尼汀治疗能够降低急性肾损伤患者SCr、BUN水平。［申伟丰，何永春. 大黄丹参汤联合左卡尼汀治疗急性肾功能衰竭对血肌酐、尿素氮水平影响，新中医，2016，48（4）：70-72．］

主要参考文献

［1］王明秋，翟文豪，朱子豪，等. 免疫炎症反应在对比剂急性肾损伤发病机制中的作用［J］. 现代免疫学，2018，38（3）：257-260.

［2］梁璐璐，梁艳，刘东伟，等. 基于临床诊断的急性肾损伤进展为急性肾脏病的危险因素分析［J］. 中华肾脏病杂志，2019，35（12）：922-928.

［3］李起丰，侯吉光，刘树军，等. 急性肾损伤患者临床及病理分析［J］. 中国老年学杂志，2018，38（3）：647-649.

［4］黄仁发，林业欣，高玉，等. 中医"肺肾

交互"理论的探讨及其在急性肾损伤诱导急性肺损伤的物质基础 [J]. 辽宁中医杂志，2019，46（2）：266-267.

[5] 张雯，孙鲁英，张笑笑，等. CCU 患者发生急性肾损伤的现状调查及中医证候研究 [J]. 中华肾病研究电子杂志，2018，7（3）：116-120.

第七节 遗尿

遗尿症（NE）俗称尿床。国际小儿尿控协会（ICCS）和世界卫生组织把 NE 定义为儿童 5 岁以后，每月至少发生 1 夜晚睡眠中不自主漏尿症状，且持续时间 > 3 个月。中国儿童遗尿疾病管理协作组采用美国精神障碍诊断统计手册第 5 版的定义将儿童 NE 定义为年龄 ≥ 5 岁儿童平均每周至少 2 夜晚不自主排尿，并持续 3 个月以上。NE 常影响儿童的身心发育，如果不予治疗，1%~2% 患儿可能终身遗尿。

一、病因病机

（一）西医学认识

NE 的病理生理学机制较为复杂，包括基因学改变、肾脏产生尿液昼夜节律异常、控尿机制发育异常、膀胱功能异常、中枢神经系统神经递质和受体异常等。

（1）睡眠觉醒障碍 多数单症状性遗尿（MNE）儿童伴有夜间唤醒困难，且唤醒后意识不清楚。针对觉醒困难的患儿进行觉醒治疗，可以明显提高 NE 的治愈率。究竟睡眠异常是 NE 的结果还是导致 NE 的病因仍然有争议。如严重 NE 儿童夜间多为浅睡眠，只是发生 NE 之前未觉醒。

（2）膀胱尿道功能发育异常 膀胱尿道发育异常主要包括功能性膀胱容量减少、逼尿肌过度活动（DO）、尿道不稳定等。伴有上述情况的 NE 患者多为非单症状性遗尿（NMNE）。NE 儿童中 15%~30% 发生过白天尿失禁。膀胱容量小（膀胱容量小于预期膀胱容量的 65%）可以分为真性小膀胱容量和假性小膀胱容量，前者是指膀胱容量本身发育较小，后者是指各种原因如残余尿量增多、膀胱输尿管反流等引起的功能性膀胱容量减小。小儿膀胱容量随着年龄的增加而增大，有研究显示膀胱容量的发育（增加）依赖于夜间膀胱的充盈容量。临床上顽固 NE 患者多存在膀胱容量小，从侧面证实了膀胱的发育延迟与 NE 有关。膀胱容量小是 NE 的发生原因之一，NE 反过来可以延迟膀胱容量的发育，二者相互影响。

（3）夜间多尿和内分泌异常 夜间多尿发生原因包括睡前饮水太多、抗利尿激素敏感性下降或者抗利尿激素分泌减少。腭扁桃体肥大也可导致 NE 原因可能是气道梗阻或睡眠呼吸暂停患儿胸腔持续负压，使抗利尿激素分泌减少。使用去氨加压素（DDAVP）后夜间膀胱受到的刺激及对大脑的反馈减少，大脑渐渐地恢复了正常的唤醒功能，或许这就是部分 NE 儿童停用去氨加压素后症状不再复发的原因之一。

（4）精神异常和行为异常 通常被认为是 NE 导致的结果而不是 NE 的病因。排尿控制的发育离不开以下 3 个步骤：膀胱容量的增加、尿道括约肌的自主控制和排尿反射的自主控制。任一方面出现问题都可发生 NE。蓝斑是一组位于上脑桥的神经元，控制睡眠的觉醒。他和位于脑桥的排尿中枢在功能和解剖上都有重叠。蓝斑有轴突与下丘脑细胞相连，后者产生垂体加压素。可见，这个脑干区域出现异常可能是 NE 发生的病理生理原因之一。据报道父母没有 NE 史的孩子患 NE 概率为 15%，父母一方有 NE 史家庭的孩子患 NE 概率为 44%，父母双方均有 NE 史家庭的孩子患 NE 概率为 77%。有研究报道，12 和 13 号染色体异常能引起 NE。然而，有学者认为基因在控制膀胱容量、夜间尿量中的作用并不相同，具体机制需要进一步研究。

（二）中医学认识

遗尿的文献记载，最早见于《内经》，如《灵枢·九针》："膀胱不约为遗溺。"明确指出遗尿是由于膀胱不能约束所致。《诸病源候论·小儿杂病诸候》亦云："遗尿者，此由膀胱虚冷，不能约于水故也。"以后历代医家多有阐述。

婴幼儿时期，由于经脉未盛，气血未充，脏腑未坚，智力未全，排尿的自控能力尚未完善；学龄儿童可因白天游戏玩耍过度，夜晚熟睡不醒，偶尔发生遗尿，均非病态。年龄超过5岁的儿童，睡中经常遗尿，轻者数夜1次，重者可1夜数次，则为病态。本病多见于10岁以下的儿童，男孩多于女孩，部分有家族遗传倾向。长期遗尿，可影响小儿身心健康发育。遗尿的病因责之先天禀赋不足，后天久病失调；肺、脾、肾功能不足；心肾不交、肝经湿热下注。其中尤以肾气不固、下元虚寒所致的遗尿最为多见。遗尿的病位主要在膀胱，与肾、脾、肺密切相关。病机为三焦气化失司，膀胱约束不利。

《素问·经脉别论篇》云："饮入于胃，游溢精气，上输于脾，脾气散精，上归于肺，通调水道，下输膀胱。"说明了饮食入胃，经消化后，其中精微布散到脾，由脾上输于肺，通过肺的宣发肃降，使水道通畅，而体内多余的水分，则下输至膀胱成为尿，然后排出体外，这是水液代谢的过程。《素问·灵兰秘典论篇》云："膀胱者，州都之官，津液藏焉，气化则能出矣。"又云："三焦者，决渎之官，水道出焉。"且肾主水，与膀胱互为表里，膀胱的气化有赖于肾气充足温煦。由此可见，尿液的生成与排泄，与肺、脾、肾、三焦、膀胱有

着密切关系。遗尿的发病机制虽主要在于膀胱失于约束，然与肺、脾、肾功能失调，以及三焦气化失司都有关系。其主要病因为肾气不固、脾肺气虚、肝经湿热。肾气不固是遗尿的主要病因，多由先天禀赋不足引起，如早产、双胎、胎怯等，使元气失充，肾阳不足，下元虚冷，不能温养膀胱，膀胱气化功能失调，闭藏失职，不能制约尿液，而为遗尿。脾肺气虚，屡患咳喘泻利，或大病之后，脾肺俱虚，脾虚运化失职，不能转输精微，肺虚治节不行，通调水道失职，三焦气化失司，则膀胱失约，津液不藏，而成遗尿。若脾虚失养，心气不足，或痰浊内蕴，困蒙心神，亦可使小儿夜间困寐不醒而遗尿。肝经湿热，或平素性情急躁，所欲不遂，或肥胖痰湿之体，肝经湿热蕴结，疏泄失常，且肝之经络环阴器，肝失疏泄，影响三焦水道的正常通利，湿热迫注膀胱而致遗尿。

二、临床诊断

（一）辨病诊断

1.临床表现

（1）主要症状　而反复发生无意识排尿行为不能从睡眠中醒来；睡眠较深，不易唤醒。发作频率：3~5岁，每周至少有5次遗尿，症状持续3个月；5周岁以上，每周至少有2次遗尿，症状持续3月，或者自出生后持续尿床，没有连续6个月以上的不尿床期。

（2）体格检查　详细的体格检查是诊断遗尿所必需的，可协助临床医师排除解剖学或神经源性等原因，包括一般检查（血压、体重及身高）、外生殖器检查（有无尿道下裂、包茎）、腰骶椎检查（有无皮肤凹陷、多毛、骶骨发育不良）、简单的神经系统检查（包括肌力、肌张力等）。腹部触诊有助于发现直肠团块和巨大膀胱。

2. 相关检查

（1）实验室检查　尿常规、尿细菌培养未见异常，泌尿系统B超或可见膀胱容量小，腰骶部核磁共振检查或X线检查或可见隐性脊柱裂。

（2）尿动力学检查　对疑似夜间遗尿合并下尿路症状（LUTS）的患儿，可常规测量残余尿量和尿流量，减少侵入性尿动力学检查。残余尿＞20ml（膀胱排空不全）可能提示NMNE。流出道梗阻或神经源性膀胱尿道功能障碍引起的功能障碍性排尿可通过测量残余尿量和尿流率来确定。对NMNE或规范治疗半年以上效果不佳的患儿，可选择影像尿动力学检查，以明确是否有膀胱逼尿肌和尿道括约肌协同失调、膀胱输尿管反流及膀胱尿道形态异常等，且对患者的治疗方案制订具有指导意义，如能否加用M受体阻滞剂等。

（3）其他检查　其他可能引起遗尿的潜在诱因的检查，如脑电图可排除癫痫；睡眠呼吸暂停综合征可通过睡眠呼吸监测诊断；对于椎管内异常常伴有LUTS和（或）下肢症状患者，建议完善磁共振成像检查。

（二）辨证诊断

中医古籍无本病病名，根据临床特点属于"遗溺"，大部分可归属于痰饮病范畴。其疾病性质多属"本虚标实"，以扶正培本为主，重在益气健脾补肾、调理阴阳，同时注意配合清热、化湿、活血等祛邪之法以治其标。在具体治疗时应掌握各个不同阶段，解决主要矛盾。但临床辨证分型均以病机为依据。

1. 下元虚寒证

临床证候：睡中经常遗尿，醒后方觉，天气寒冷时加重，小便清长，神疲乏力，面色少华，形寒肢冷，腰膝酸软，舌淡苔薄白或白滑，脉沉细或沉弱。

证候分析：肾气虚弱，膀胱虚冷，不能制约，则睡中经常遗尿；肾虚则真阳不足，命门火衰，故神疲乏力、面色少华、形寒肢冷；腰为肾府，肾主骨生髓，肾虚则腰膝酸软；下元虚寒，故小便清长、舌淡脉沉。

2. 肺脾气虚证

临床证候：睡中遗尿，日间尿频而量多，面色少华或萎黄，神疲乏力，纳少便溏，自汗，动则多汗，易感冒，舌淡苔薄白，脉弱无力。

证候分析：脾肺气虚，中气下陷，膀胱失约，故小便自遗；气虚不能固表，故自汗出，动则多汗，易感冒；脾肺气虚，输化无权，气血不足，故面色少华、神疲乏力、食少便溏等。

3. 心肾不交证

临床证候：梦中遗尿，寐不安宁，多梦易惊，烦躁叫扰，多动少静，记忆力差，或五心烦热，形体较瘦，舌红苔少，脉沉细数。

证候分析：心肾失交，水火不济，心火亢于上，则寐不安宁、烦躁叫扰、多梦易惊、多动少静；肾阴亏于下，膀胱失约，则梦中遗尿；水亏阴虚，骨髓不充，脑髓失养，则记忆力差；五心烦热、形体较瘦、舌红苔少、脉沉细数为水亏火亢之征象。

4. 肝经湿热证

临床证候：睡中遗尿，小便量少色黄，气味腥臊，性格急躁，夜卧不安，或梦语龋齿，甚者目睛红赤，舌红苔黄腻，脉滑数。

证候分析：湿热内蕴，郁于肝经，下迫膀胱，故睡中遗尿；热蕴膀胱，灼烁津液，则尿臊色黄、尿量短少；湿热郁结化火，肝火偏亢，故性情急躁，甚者目睛红赤；肝火内扰心神，则夜卧不安或梦语龋齿；舌红苔黄腻、脉滑数为湿热内蕴之象。

三、鉴别诊断

（一）西医鉴别诊断

1.急性肾盂肾炎

除有膀胱刺激症状外，还有寒战、高热和肾区疼痛等。

2.膀胱结核

呈慢性膀胱炎症状，对常规抗生素治疗的反应不佳，尿液中可找到抗酸杆菌，尿路造影显示肾输尿管有结核病变，晚期形成挛缩膀胱。

3.间质性膀胱炎

尿液清晰，极少脓细胞，无细菌，膀胱充盈时剧痛，膀胱镜活检可明确诊断。

（二）中医鉴别诊断

1.热淋

常伴有尿频、尿急和排尿痛，尿常规检查有白细胞或脓细胞。

2.尿失禁

尿液自遗而无论昼夜，不分寐寤，多为先天发育不全或脑病后遗症的患儿。

3.尿频

白天尿意频繁，但入睡后消失，尿常规、尿细菌培养均无异常。

四、临床治疗

（一）提高临床疗效的要素

1.治病求本，重在健脾补肾

其病因与肺脾肾三焦功能失调有关，尤其以脾肾为关键，因此治疗时应以健脾补肾为治疗根本。但临床上要注意两者又有主次之分，一般认为，轻证常从脾论治，小儿多从脾论治，但总的来说，仍以肾为关键。如《诸病源候论·水通身肿候》所言："水病者，由脾肾俱虚故也，肾虚不能宣通水气，脾虚不能制水，故水气盈溢，渗液皮肤，流通四肢，所以通身肿也。"说

明脾肾两虚是肾病发病的关键，故健脾补肾药是治疗肾病综合征的首选药物。

2.标本兼顾，勿忘扶正祛邪

水湿、血瘀是肾病发病中的主要病理产物。水湿内停，阻于经隧，经络不通，则气血随之阻滞而留血成瘀，血瘀的形成又可加重水肿所谓"血不利则为水"，水湿血瘀积聚日久，又可滋生湿热，所以水湿、血瘀是本病发展过程中的主要病理产物。如《素问·调经论篇》云"孙络血溢，则经有留血"。因此治疗遗尿应在健脾补肾的基础上根据辨证施以清热利湿、活血化瘀等治法。

（二）辨病治疗

1.基础治疗

国际小儿尿控协会推荐将教育和鼓励疗法以及对儿童的行为建议作为一线治疗方法。临床工作者应加强对患儿家长的教育，讲解关于遗尿症的基本信息，指导家长帮助患儿调整生活习惯，养成良好的排尿、排便习惯。家长应加强与孩子的沟通，减轻孩子的心理负担，树立战胜遗尿的信心。有研究发现，以上简单措施可实现15%~20%病例好转，且不需要进一步干预。

2.药物治疗

药物治疗包括DDAVP、抗胆碱药物和三环类抗抑郁药。

（1）DDAVP　抗利尿激素类似物。其结构上的改变增加了其抗利尿作用，并避免了升压作用。部分遗尿患儿抗利尿激素周期性分泌节律消失，夜间分泌量减少，DDAVP正是通过补充夜间抗利尿激素发挥作用。因此，在临床治疗遗尿症时，DDAVP应在睡前使用以发挥作用，并在服用前后限水，以避免药物性高血压的发生。DDAVP也是原发性遗尿症的一线治疗方法。Cochrane数据库系统综述报道，DDAVP可使约20%患儿连续14天不遗尿，而安慰剂

仅为 2%。与唤醒训练相比，DDAVP 起效更快，总有效率与唤醒治疗相似，但更易复发。通常认为，DDAVP 对夜间抗利尿激素分泌减少的患儿起作用，但有研究发现，DDAVP 对无夜间抗利尿激素分泌减少的遗尿症患儿同样有效，原因可能为 DDAVP 作用于中枢神经系统，改变睡眠深度利于唤醒遗尿患儿。DDAVP 不良反应主要为水中毒，应用 DDAVP 时，如过度饮水可导致低钠血症，引起脑水肿、惊厥等。但随机对照试验中没有相关不良反应的报道，也没有患儿因不良反应而停止治疗的报道，从而提示实际应用 DDAVP 的安全性。

（2）抗胆碱能药物 包括奥昔布宁、托特罗定、丙派维林等，具有松弛膀胱平滑肌作用，能够治疗因逼尿肌过度活跃以及膀胱容量不足而造成的日间尿失禁和夜间遗尿。难治性单一症状遗尿症患儿进行憋尿控制训练后，对其中膀胱容量增加少于 10% 的患儿加用奥昔布宁，结果 79.4% 的膀胱容量达到正常。但也有临床随机试验得出结论：单纯抗胆碱药不能增加憋尿训练容量或最大膀胱容量。抗胆碱能药物并非遗尿症治疗的一线药物，但对治疗抵抗者，抗胆碱能药物联合其他有效治疗可增加遗尿的缓解率。

（3）三环类抗抑郁药 丙咪嗪及其他三环类抗抑郁药对遗尿症治疗有效，与安慰剂相比能够将尿床次数降低至 1 次 / 周，但停药复发与安慰剂组无差别。三环类抗抑郁药具有多种严重不良反应，如心律失常、低血压、肝损害和中枢神经抑制、药物过量中毒等。因此，临床仅用于治疗药物抵抗的病例，并建议逐渐减量，在高剂量应用时应监测心电图。

3.去除影响因素

（1）便秘 便秘是治疗遗尿困难的影响因素，与遗尿症、下尿路症状密切相关，高达 22.5% 便秘儿童有夜间遗尿，纠正便秘有利于遗尿症的好转。

（2）心理疾病 遗尿儿童合并心理、行为问题的可能性增加是治疗遗尿困难的影响因素。ICCS 推荐遗尿症儿童家长应用问卷进行儿童心理评估。如有明显症状，则应进行全面评估，确诊行为或情绪问题，如注意缺陷多动障碍等，确诊后要进行专业咨询和治疗。

（3）睡眠呼吸障碍 睡眠中气道阻力增加，如习惯性打鼾和阻塞性睡眠呼吸暂停综合征均能增加遗尿风险，成功治疗这些呼吸道疾病后，遗尿可改善甚至治愈。因此，在遗尿治疗前，全面了解患儿夜间睡眠呼吸状况有利于遗尿症的治疗。

（三）辨证治疗

1.辨证论治

（1）下元虚寒证

治法：温补肾阳，固摄止遗。

方药：菟丝子散合桑螵蛸散加减。菟丝子、煅龙骨、煅牡蛎、肉苁蓉、附子、五味子、桑螵蛸、远志、石菖蒲、茯神、山茱萸。

加减：痰湿内蕴，因寐不醒者，加胆南星、半夏、麻黄；兼有郁热者，加炒栀子、黄柏。

（2）肺脾气虚证

治法：补肺健脾，固摄小便

方药：补中益气汤合缩泉丸加减。党参、黄芪、柴胡、山药、白术、太子参、乌药、陈皮、益智仁、升麻、当归、覆盆子、菟丝子、甘草。

加减：寐深难以唤醒者，加麻黄、石菖蒲；纳呆者，加鸡内金、焦山楂、焦神曲；多汗加煅龙骨、煅牡蛎。

（3）心肾失交证

治法：清心滋肾，安神固表。

方药：交泰丸合导赤散加减。黄连、肉桂、地黄、淡竹叶、通草、甘草。

加减：五心烦热者，加五味子、酸枣仁、牡丹皮、山茱萸；嗜寐难醒者，加石菖蒲、远志。

（4）肝经湿热证

治法：清利湿热，泻肝止遗。

方药：龙胆泻肝汤加减。龙胆、黄芩、栀子、柴胡、地黄、车前子、泽泻、通草。

加减：夜卧不宁，梦语显著者，加黄连、茯神；舌苔黄腻者，加黄柏、滑石；若湿热化火，上犯心神，下迫小肠，开合失司者，用黄连温胆汤。

2. 外治疗法

（1）针刺疗法

主穴：百会、神门、关元、气海、中极、三阴交、肾俞、膀胱俞。

操作方法：患儿首取仰卧位，浅刺百会、神门、关元、气海、中极、水道、三阴交，留针10分钟；次取俯卧位，针刺肾俞、命门、膀胱俞、三焦俞，方法同上。用于下元虚寒证。脾肾两虚证加足三里、脾俞，肺脾气虚证加肺俞，心肾不交证加内关、遗尿点。

（2）艾灸疗法

取穴：关元、中极、三阴交（双）。以艾灸条雀啄灸，每个穴位10分钟，以局部皮肤发红为度。隔日1次，连续3次，休息2日。治疗9次为1个疗程，疗程间隔2日，共艾灸2个疗程。用于各个证型。

（3）推拿疗法

补肾经、揉外劳宫各100~300次，按揉百会、揉丹田、揉关元、揉气海各1~2分钟，按揉肾俞（双侧）、按揉三阴交（双）各50~100次，捏脊3~5遍，最后擦腰骶部，以透热为度，上推七节骨100次。每日推拿1次，6次为1个疗程，连续治疗3个疗程。用于下元虚寒证。脾肾两虚证可加用补脾经、按揉足三里；肺脾气虚证可加用补肺经、推三关。

（4）穴位贴敷疗法

中药外敷神阙穴治疗。中药组方为五味子、桑螵蛸、补骨脂各40g，将药物研成粉末，用纱布覆盖制成敷贴，使用时用姜汁调匀，每次1贴，用辅料外敷脐部，晨起取下。每晚1次，连用7日，停2日，30日为1个疗程，共3个疗程。用于各个证型。

（5）行为疗法

膀胱锻炼：包括膀胱扩张和盆底肌锻炼法，即鼓励患儿白天多饮水，尽量延长2次排尿之间的时间间隔，训练增加膀胱贮尿量，同时日间鼓励患儿多做提肛运动或在排尿过程中中断1~10秒后再把尿排尽。但膀胱锻炼法不适用于有尿潴留患儿。

（6）反射训练

晚上临睡前让患儿排尿，夜间掌握患儿排尿规律，在膀胱涨满时唤醒排尿，鼓励患儿醒后自主排尿，以站起后主动排尿为目的，可帮助摆脱仰卧位睡眠中排尿的习惯。不能怕遗尿而多次叫醒患儿。接受治疗后，可以把叫醒时间后延。

3. 成药应用

（1）五子衍宗丸　用法用量：3~6岁，每服1.5~3g；6~14岁，每服4~6g，每日2次。具有温肾固摄的作用。用于下元虚寒证。

（2）缩泉丸　用法用量：3~6岁，每服1.5~3g；6~14岁，每服4~6g，每日3次。具有补脾益肾的功效。用于脾肾两虚证。

（3）醒脾养儿颗粒　用法用量：1~3岁，每服1袋（2g），3~6岁，每服2袋（4g），每日3次；6~14岁，每服3~4袋（6~8g），每日2次。具有补益脾肾的功效。用于脾肾两虚证。

4. 单方验方

五倍子、何首乌各3g，研末。用醋调敷于脐部，外用油纸、纱布覆盖，胶布固定。每晚1次，连用3~5次。用于遗尿虚证。［贾文群，崔燕. 缩泉丸合桂枝汤加耳

压治疗小儿遗尿症65例.河北中医,2008,30（10）：1052.]

（四）医家诊疗经验

1.丁樱

丁教授治疗小儿遗尿，重在温补下元、固涩止遗，兼以补益脾肺之气、清心降火、疏肝理气，其在五子衍宗丸的基础上，结合遗尿患儿的临床具体病症随症加减药物；此外，遗尿患儿有难以唤醒的特点，故丁教授在治疗时注重开窍醒神，擅用石菖蒲、郁金、远志，临床疗效果显著。[王龙，丁樱，高敏，等.丁樱教授辨治小儿遗尿症经验浅析.中国中西医结合儿科学，2017，99（3），269-270.]

2.李士懋

李教授以脉诊为主要辨证方法来论治小儿遗尿，他通过脉诊的有力、无力判定遗尿的寒热虚实，脉有力者为实，脉无力者为虚，力正常或力减者可为虚实夹杂，并结合兼夹数、弦、滑、涩脉等具体辨别，选用不同的方药；此外，李教授还谨遵"脉变证变，脉不变，证亦不变，治法不变"的原则，根据脉象的动态变化，及时把握、调整遗尿的证型和治法。[扈有芹，李玉昌，刘社涛，等.平脉动态辨证治疗遗尿.江西中医药，2017，48，（417）：26-28.]

3.王晓燕

王教授认为，小儿遗尿症的本质为水液输布失常。肺为水之上源，肾为水之下源，脾主运化水湿，故肺、脾、肾三脏与小儿遗尿症的关系最为密切。并且小儿脏腑成而未全，全而未壮，临床多以虚证为主，故治宜补肺健脾、温肾固涩，王教授常予六君子汤合缩泉丸加减。另外，临证不可一味温补和收敛固涩，而要辨证施治、固本塞源，据此提出了开窍醒神法、交通心肾法、开宣肺气法、疏肝理气法和清利

湿热法的治遗五法。[王立彪.王晓燕教授治疗小儿遗尿症经验.中医儿科杂志，2021，14（4）30-32.]

4.向希雄

向教授结合其多年临床经验，认为肾阳虚衰、下元不固是小儿遗尿症的最根本病因。在对小儿遗尿症进行治疗时，当"温补脾肾、固精缩尿"以治本，兼采用"疏肝解郁、清热利湿"之法以治其标。运用"自拟小儿止遗方"对小儿遗尿症进行治疗。具体方药组成如下：益智仁、桑螵蛸、柴胡、黄芩、山药、乌药、滑石、车前草、炒山栀子、金樱子、炙麻黄、炙甘草。[崔荣华，肖侃，向希雄.向希雄教授治疗小儿遗尿临证经验，中国民族民间医药，2020，29（20）93-95.]

5.何平

何教授治疗本病多从脾肾辨证，遣方多从补益脾肾之气入手，常常温煦肾阳，用药有其独到之处。乌附止遗散方主要由乌药、川附片、益智仁、怀山药、金樱子、桑螵蛸、黄芪、升麻、白果仁、陈皮、茯苓、白术、生甘草等药物组成，具有温肾健脾、化气止遗之效。[潘静巧，罗曾明，尹璐，等.何平治疗小儿遗尿症经验，湖南中医杂志，2020，36（9）：32-33.]

五、预后转归

本病预后大多良好。部分患者随着年龄增长可自愈，另外大部分患者经过综合治疗，临床症状会得到一定程度的改善，治愈率在20%~60%。但药物治疗终有效果不佳时，可行手术治疗。

六、预防调护

（一）预防

1.避免过度疲劳及精神紧张，临睡前不宜过分兴奋。

2. 晚餐建议不吃西瓜、葡萄、甜瓜及小米稀饭等利尿食品。

3. 晚间入睡前2小时，不饮水或进食液体食物。

4. 养成良好的卫生习惯，去除局部刺激因素。

（二）调护

（1）在孩子遗尿后，切忌恐吓责骂，而应安慰宽容，鼓励患儿消除怕羞、紧张情绪，建立战胜疾病的信心；若孩子未遗尿，则予以口头表扬或物质奖励。

（2）避免食用含茶碱、咖啡因的食物或饮料，中药汤剂白天服完。

（3）建议多食用纤维素丰富的食物，每日定时排便，对有便秘的患儿应积极治疗便秘。

（4）避免受凉，尤其注意足部和腰腹部的保暖。

七、研究进展

麻黄汤类方成为治疗小儿遗尿新的热点，尤其是麻黄这味中药。麻黄，辛散温通，入肺与膀胱经，上能开启上源，通调水道；下能温化州都，使气化得行。中医学认为麻黄善于开宣肺气，肺气得宣，则水之上源得清，肃降之能得复，津液不得妄泄，从而不会发生小便自遗的情况。同时，药理学研究表明麻黄碱能兴奋大脑皮层和皮层下中枢，使人兴奋从而改善患儿夜间不易唤醒情况；能对自主神经系统兴奋交感神经起作用，如抑制皮质排尿中枢功能而达到储存尿液的目的。

主要参考文献

［1］文建国. 遗尿症的发病机制及诊断和治疗新进展［J］. 郑州大学学报（医学版），2017，52（6）：661-667.

［2］袁慧，丁桂霞. 儿童遗尿症诊治进展［J］. 医学综述，2019，25（9）：1776-1781.

［3］王仲易，杜可，李晨，等. 中医儿科临床诊疗指南. 小儿遗尿症（修订）［J］. 中医儿科杂志，2018，14（1）：4-8.

［4］王爱华，廖鸣慧，刘小梅，等. 遗尿症儿童情绪状态及其影响因素分析［J］. 中华实用儿科临床杂志，2016，31：136-139.

第十一章 造血系统疾病

第一节 营养性贫血

营养性贫血是指因机体生血所必需的营养物质如铁、叶酸、维生素 D 等物质相对或绝对地减少，使血红蛋白的形成或红细胞的生成不足，以致造血功能低下的一种疾病。轻者表现为皮肤、黏膜苍白或苍黄，以口唇、牙床、眼睑、指甲等部位更为明显。严重贫血者可见头晕、全身乏力、烦躁不安、食欲不振等，患儿往往伴有营养不良。贫血过久，可导致生长发育障碍。

一、病因病机

（一）西医学认识

1. 分类

西医学把本病分为缺铁性贫血及巨幼细胞贫血两种。

（1）缺铁性贫血 也叫细胞性贫血，多发于 6 个月至 1 岁的婴儿。主要由于婴儿生长发育快，需铁量多，而人乳和牛乳含铁量低不能满足婴儿的生长需要，此时若未及时添加含铁的辅食，就会发生缺铁性贫血。

（2）巨幼细胞贫血 也叫大细胞性贫血，多发生于 2 岁以下的小儿，主要是由于小儿饮食中的维生素 B_{12} 与叶酸的含量不足，或肠道细菌合成量不足，使红细胞成熟的因素缺乏而发病。

2. 发病机制

（1）缺铁性贫血

①铁的需要量增加而摄入不足 早产、双胎或多胎以及生长快速的婴幼儿，铁的需要量增多，如果饮食中缺少则易致缺铁性贫血。在婴幼儿阶段，人乳、牛乳、谷物中含铁量比较低，如果不及时添加含铁较多的辅食，很容易发生缺铁性贫血。

②铁的吸收不良 食物搭配不合理可影响铁吸收。比如慢性腹泻不仅使铁的吸收不良，而且从粪便中排出的铁也会增加。

③失血 尤其是慢性失血，是缺铁性贫血最多见、最重要的原因。消化道出血如溃疡病、钩虫病、肠息肉等可引起慢性出血，婴幼儿牛奶过敏可导致肠出血，溶血性贫血伴含铁血黄素尿或血红蛋白尿等均可引起缺铁性贫血。

缺铁性贫血的发生是在一个较长时间内逐渐形成的。铁耗竭期，贮存铁耗尽，血清铁蛋白减低，此时并无贫血，若缺铁进一步加重。贮存铁耗尽，血清铁蛋白和血清铁下降，总铁结合力增高，出现缺铁性贫血。

（2）巨幼细胞贫血

①摄入不足 维生素 B_{12} 主要存在于动物食品中，肝、肾、肉类较多，奶类含量甚少。叶酸以新鲜绿叶蔬菜、肝、肾含量较多。婴儿每日维生素 B_{12} 需要量 0.5~1mg。叶酸的生理需要量为每日 6~20ug。如单纯母乳喂养、未按时添加辅食、人工喂养不当、年长儿长期偏食，易发生维生素 B_{12} 或叶酸的缺乏。

②吸收和利用障碍 慢性腹泻、小肠切除、局限性回肠炎、肠结核等皆可影响维生素 B_{12} 与叶酸的吸收，肝脏病、急性感染、胃酸减少或维生素 C 缺乏，皆可影响维生素 B_{12} 与叶酸的代谢或利用。

③需要量增加 新生儿及婴儿期生长发育迅速。造血物质需要量相对增加，如摄入不足，则易缺乏。反复感染时，维生素 B_{12} 及叶酸消耗增加，从而需要量增多而

易导致缺乏。

④先天贮存不足　胎儿可通过胎盘，将获得的维生素 B_{12}、叶酸贮存在肝脏中，如孕妇患维生素 B_{12} 或叶酸缺乏时，则新生儿贮存少，易发生缺乏。

（二）中医学认识

中医认为气血、津液是人体生命活动的物质基础。心主血，肝藏血，脾统血，肾主骨生髓，故血液的生成、储存、循环及在脉管内正常的流动与心、肝、脾、肾四脏的关系十分密切。血液的主要功能是营养全身，凡皮肤、筋骨、经络、脏腑等一切组织器官，都需要血液供应营养，才能进行生理活动。中医学认为营养性贫血的形成与饮食失调、喂养不当、禀赋不足、脾胃虚弱、久病不愈、脏腑虚损、亡血失血、感染诸虫等因素有关。如果脾胃虚弱或受损，受纳、运化功能失常，化生气血不足，不能运化水谷精微，气血生化之源不足，则产生贫血。血虚五脏失养，便可出现心血不足，肝肾两亏等证。根据此病的临床症状，中医学可分属"血虚""虚劳""脾胃虚弱""不仁"及"痹证"范畴。

二、临床诊断

（一）辨病诊断

1.缺铁性贫血

（1）临床表现

①一般表现：可见皮肤苍白、面色无华、唇甲色淡、乏力疲倦、头晕、记忆力衰退、思想不集中等症状。

②神经系统症状：5%~50% 患者有精神、行为方面的异常，例如注意力不集中，易激动、精神迟滞和异食癖。原因是缺铁不仅影响脑组织的氧化代谢与神经传导，也能导致与行为有关的线粒体单胺酸氧化酶的活性降低。

③消化系统症状：可有口腔炎、口角炎、萎缩性舌炎、胃酸缺乏、食欲不良、腹泻及胃肠道出血。

④造血器官表现：由于骨髓外造血反应，肝脾和淋巴结轻度肿大，年龄越小贫血越严重，病程越长，肝脾肿大越明显，但肿大程度不超过中度。

⑤心血管系统表现：明显贫血时可伴有心率增快、心悸、气促，甚至心脏扩大，发生充血性心力衰竭。

⑥其他表现：皮肤干燥、角化和萎缩、毛发发黄稀疏、毛发易折与脱落；指甲不光整，出现扁平甲、反甲和灰甲。

（2）相关检查

①外周血象：血红蛋白降低比红细胞数减少明显，呈小细胞低色素性贫血。外周血涂片可见红细胞大小不等，以小细胞为多，中央淡染区扩大。平均红细胞容积（MCV）< 80fl，平均红细胞血红蛋白量（MCH）< 26pg，平均红细胞血红蛋白浓度（MCHC）< 310g/L。网织红细胞数正常或轻度减少。白细胞、血小板一般无改变。

②骨髓象：呈增生活跃状态，以中、晚幼红细胞增生为主。各期红细胞均较小，胞质少，染色偏蓝，显示胞质成熟程度落后于胞核。粒细胞和巨核细胞系一般无明显异常。

③有关铁代谢检查

血清铁蛋白（SF）：可较敏感地反映体内贮存铁的情况，因而是诊断铁减少期（ID 期）的敏感指标。其放射免疫法测定的正常值：< 3 个月婴儿为 194~238μg/L，3 个月后为 18~91μg/L。< 12μg/L，提示缺铁。由于感染、肿瘤、肝脏和心脏疾病时 SF 明显升高，故当缺铁合并这些疾病时其 SF 值可不降低，此时测定红细胞内碱性铁蛋白有助诊断。

红细胞游离原卟啉（FEP）：红细胞内缺铁时 FEP 不能完全与铁结合成血红蛋白，

血红蛋白减少又反馈性地使 FEP 合成增多，未被利用的 FEP 在红细胞内堆积，导致 FEP 值增高，当 $FEP > 0.9\mu mol/L$（500μg/dl）即提示细胞内缺铁。如 SF 值降低、FEP 升高而未出现贫血，这是红细胞生成缺铁期（IDE 期）的典型表现。FEP 增高还见于铅中毒、慢性炎症和先天性原卟啉增多症。

血清铁（SI）、总铁结合力（TIBC）和转铁蛋白饱和度（TS）：这 3 项检查反映血浆中的铁含量，通常在缺铁性贫血期（IDA 期）才出现异常，即 SI 和 TS 降低，TIBC 升高。SI 正常值为 12.8~31.3μmol/L（75~175μg/dl），< 9.0~$10.7\mu mol/L$（50~60μg/dl）有意义，但其生理变异大，并且在感染、恶性肿瘤、类风湿关节炎等疾病时也可降低。TIBC $> 62.7\mu mol/L$（350μg/dl）有意义，其生理变异较小，在病毒性肝炎时可增高。TS $< 15\%$ 有诊断意义。

④骨髓可染铁：骨髓涂片用普鲁士蓝染色镜检，细胞外铁减少，观察红细胞内铁粒细胞数，如 $< 15\%$，提示贮存铁减少（细胞内铁减少），这是一项反映体内贮存铁的敏感而可靠的指标。

2. 巨幼细胞贫血

（1）临床表现

①贫血表现：轻度或中度贫血占大多数，面色蜡黄、疲乏无力、口唇指甲苍白，可伴有轻度黄疸。头发稀疏、虚胖呈泥膏样，肝、脾、淋巴结肿大。

②精神神经症状：表情呆滞、嗜睡、对外界反应迟钝、少哭或不哭、智力发育和动作发育落后，甚至倒退，如原来已会认人、会爬等，病后又都不会，此外尚有不协调和不自主的动作，肢体、头、舌甚至全身震颤、肌张力增强，腱反射亢进，踝阵挛阳性，浅反射消失，甚至抽搐。

③消化系统症状：有食欲不振、舌炎、舌下溃疡、腹泻等。

（2）相关检查

①血常规：呈大细胞性贫血，MCV $> 94fl$，MCH $> 32pg$。血涂片可见红细胞大小不等，以大细胞为多，易见嗜多色性和嗜碱点彩红细胞，可见巨幼变的有核红细胞，中性粒细胞呈分叶过多现象。网织红细胞、白细胞、血小板计数常减少。

②骨髓象：增生明显活跃，以红系增生为主，粒系、红系均出现巨幼变，表现为胞体变大、核染色质粗而松、副染色质明显。中性粒细胞的胞质空泡形成，核分叶过多。巨核细胞的核有过度分叶现象，出现巨大血小板。

③血生化检查：血清维生素 B_{12} 含量测定，正常值为 200~800mg/L。如 $< 100mg/L$ 提示维生素 B_{12} 缺乏。血清叶酸含量测定，正常值为 5~6mg/L，$< 3mg/L$ 提示叶酸缺乏。

（二）辨证诊断

营养性贫血由心、肝、脾、肾四脏虚损所致，其中尤与脾胃关系最为密切。故以脏腑辨证为主，兼用气血阴阳辨证。按"形之不足，温之以气；精之不足，补之以味"的原则，运用调理脾胃，阴阳双补，脾胃并调之法，使阳生阴长，精血互生。

1. 脾胃虚弱证

临床证候：面色萎黄，唇甲色淡，形体消瘦，神疲乏力，食欲不振，大便不调，舌质淡，苔薄白，脉细无力。

证候分析：脾胃主受纳运化，输送水谷精微，濡养五脏，化生气血而上荣于面，故面色萎黄。小儿脾胃运化功能尚弱，过饱则伤胃，过饥则伤脾，脾胃易伤，运化升降失调，故食欲不振、大便不调；水谷精微化生不充，气虚血少，不能濡养四肢，故神疲乏力、形体消瘦；口唇爪甲色淡，脉细弱或指纹淡红均为脾胃虚弱、气血不足之征。

2.心脾两虚证

临床证候：面色萎黄，唇甲苍白，发黄稀疏，心悸怔忡，夜寐不安，气短懒言，语声不振甚至低微，头晕目眩，神疲纳呆，舌质淡胖，苔薄白，脉细弱。

证候分析：脾为后天之本，气血生化之源。脾虚则运化无力，中气不足，故见气短懒言、语声不振甚至低微、神疲纳呆；水谷精微化生不足，不能上奉于心，化赤为血，致使心血亏虚，血不华于面，则面色萎黄，甚则苍白无血色、口唇黏膜苍白、爪甲色淡；发为血之余，血虚则发失所养，故见发黄稀疏易脱；心失所养，则见夜寐不安、心悸气短；心脾两虚，气血不充，不能上营于脑，故见头昏目眩；舌淡胖，苔薄，脉虚细乃心脾两虚、气血不足之证。

3.肝肾阴虚证

临床证候：面色苍白，颧红盗汗，毛发干枯，甲白易脆，耳鸣目涩，腰膝酸软，发育迟缓，口舌干燥，肌肤不泽，甚则四肢震颤抽动，舌红少苔或光剥，脉细数。

证候分析：肾为元气之根，藏精生髓主骨，肾精充足，则可化而为血。肝肾同居下焦，母子相生。肾精不足，肝失所养，不能上荣于面，故面色苍白；阴精亏损，水不制火，虚火上炎，则见两颧嫩红、口燥咽干、潮热盗汗；腰乃肾之府，精亏失养，则腰酸腿软；肝失阴精濡养，则肝阳上扰清窍，故目涩耳鸣；爪为筋之余，筋为肝所主，肝肾阴虚，筋失所养，则指甲枯脆。舌红少苔或光剥、脉细数、皆为阴虚之证。

4.脾肾阳虚证

临床证候：面白虚浮，口唇苍白，发黄稀少，精神萎靡，畏寒肢冷，纳呆便溏，或完谷不化，消瘦或浮肿，少气懒言，发育迟缓，舌淡胖嫩，苔白，脉沉细无力。

证候分析：脾阳不振，中气虚寒，不能运化水谷，则生化无源，营血不足，故见面白，甚则苍白如蜡、口唇苍白；阳气衰微，内不能温养脏腑，外不能温煦肢体，故见畏寒肢冷、少气懒言、精神萎靡；肾阳虚衰，命火不足，犹如釜底抽薪，不能蒸化腐熟水谷，故纳呆便溏，或完谷不化；脾肾阳虚，水液运化失调则见浮肿或面虚浮；舌淡胖嫩、脉沉细无力皆为脾肾阳虚之证。

三、鉴别诊断

（一）西医鉴别诊断

1.慢性感染性贫血

本病主要为小细胞性贫血，但本病低色素不明显，骨髓中铁粒幼红细胞减少，而骨髓外铁增高。血清铁虽降低，但血清总铁结合力不增高，且铁剂治疗无效。

2.地中海贫血

本病比较少见，多有家族遗传史。血涂片可见较多的靶形红细胞及有核红细胞，血清铁及骨髓可染铁增多，血红蛋白电泳异常。

3.铁粒幼红细胞性贫血

本病表现为小细胞低色素性贫血或双型性贫血，多为进行性贫血。骨髓红系增生，铁染色见较多的环形铁粒幼红细胞，血清铁增高，铁剂治疗无效。

4.脑发育不全

表现为智力低下，精神神经发育落后，与维生素B_{12}缺乏所致营养性巨幼细胞贫血容易混淆。但前者上述症状多自生后即逐渐出现，无倒退现象。结合外周血象及骨髓象不难鉴别。

（二）中医鉴别诊断

黄疸

营养性贫血属于中医"萎黄"范畴。萎黄应与黄疸相鉴别，两者的区别应从病因病机及临床主症加以鉴别。萎黄的病因多为小儿脾常不足，或偏食、少食，或病后失调，或母乳清稀不足，未能及时添加辅食，或虫积食滞等，使脾胃虚弱，不能濡养肌肤，导致肌肤萎黄无光泽。而黄疸的病因为感受湿热邪毒，从表入里，脾失健运，不能疏泄湿热之邪，湿热交蒸于肝胆，不能外泻，以致肝失疏泄，胆汁外溢，浸淫肌肤，出现皮肤发黄；或素体脾胃阳虚，湿从寒化，阻滞中焦，胆液被阻，溢于肌肤而发黄。以皮肤、巩膜发黄为特点，有别于贫血引起的皮肤萎黄。

四、临床治疗

（一）提高临床疗效的要素

1. 审证求因，辨证施治

临证首先应辨明病因，区别脏腑、气血、阴阳虚损的主次，抓住病机本质，分清轻重缓急。贫血轻者，应进行补血方药治疗或改善、调整饮食；若明显血虚，多责于脾胃失调，运化失健，治疗应健脾和胃；若贫血时间长，影响生长发育，或早产儿先天不足，多脾肾两虚，当宜补肾填精，培元固本。对于虚实夹杂者，当先祛实后补虚，或扶正祛邪兼顾。

2. 辨证治疗，注重脾胃

脾胃为后天之本，气血生化之源，小儿脾常不足，因此运用滋腻补血药时，要时时顾护脾胃，以补而不滞，补不碍胃为安。补血同时兼以益气，补阴同时注意补阳，使气血阴阳相互资生而源泉不竭，不可拘于血虚而补血。

3. 合理用药纠正贫血

缺铁性贫血的特效药是补充铁剂，巨幼细胞贫血的特效药物是维生素 B_{12} 和叶酸。若用药合理，贫血纠正快，但铁剂对胃肠道有明显的刺激作用，在临床上可配合健脾益气的中药，改善胃肠道功能，减轻铁剂对胃肠道的不良反应，促进铁剂的吸收，提高疗效。

（二）辨病治疗

治疗应同时采用缺铁性贫血和巨幼细胞贫血的治疗措施。在治疗的同时，要注意营养指导。

1. 一般治疗

（1）加强护理，预防感染，保证充分休息。

（2）改善饮食，对缺铁性贫血的患儿适当增加富含铁质的食品，如瘦肉、蛋黄、豆制品等。对巨幼细胞贫血的患儿适当增加富含维生素 B_{12}、叶酸的食物，如肉类、肝、蛋黄、绿叶菜等。有偏食习惯者要纠正。

（3）应去除病因，如治疗慢性失血、驱除钩虫等。

2. 特效治疗

缺铁性贫血宜补充铁剂；巨幼细胞贫血宜补充维生素 B_{12} 或（和）叶酸；混合性贫血则应同时采用上述两种治疗措施。

（1）铁剂的应用　尽量采用口服法给药，最常用铁剂为硫酸亚铁，亦可用富马酸亚铁、葡萄糖酸铁等。对口服不耐受或胃肠道疾病影响铁的吸收者，可用右旋糖酐铁静脉注射［静脉注射铁量＝体重（kg）×（期望的 Hb 值－实际 Hb 测定值，g/L）×0.24+500mg（储存铁）］。将总量分为数次，每 1~3 日注射 1 次，首次先用小量，如无不良反应再逐渐加量，可加至每次 50mg，儿童最大量不超过 100mg。

（2）维生素 B_{12} 及叶酸的应用　维生素 B_{12} 采用肌内注射，每次 25~100μg，每周 2~3 次，连用 2~4 周，或至血象正常为止。或用 500μg 1 次肌内注射亦可。叶酸每次 5mg，每日 3 次口服，连用 2~3 周可减量至每日 1 次，共用 4~5 周可酌情停药。

3. 其他药物

在铁剂或维生素 B_{12} 和叶酸治疗的同时，给予维生素 C 口服。神经系统症状明

显者加用维生素 B_6 口服。

4. 输血

对严重贫血和伴有心力衰竭或感染的患儿可予输血。贫血愈重每次输血量应愈少，以免加重心脏负担。一般每次输血量以 5~10ml/kg 为宜。亦可少量多次输注浓集红细胞，每次 2~3ml/kg。

（三）辨证治疗

本病的治疗重在调补脾肾，益气养血。根据临床不同的证候类型审证论治。在治疗过程中，要注意脏腑之间的协调作用、气血阴阳的资生关系，注意整体的调整。在补血的同时要考虑到益气，在补阴的同时要适当结合温阳。并针对病因，适当选用行之有效的单验方以增进疗效。

1. 辨证论治

（1）脾胃虚弱证

治法：健脾益气，补血养血。

方药：参苓白术散加减。党参、茯苓、黄芪、山药、白扁豆、炒白术、砂仁、陈皮、大枣、甘草等。

加减：腹泻加炒扁豆、莲子肉；食少加焦三仙、佛手；口臭，手足心热，积滞化热者加胡黄连、连翘；便秘者，加决明子、火麻仁；腹胀者，加槟榔、木香。

（2）心脾两虚证

治法：补脾养心，益气生血。

方药：归脾汤加减。黄芪、党参、茯苓、陈皮、当归、黄精、白芍、酸枣仁、龙眼肉、白术。

加减：心悸加五味子、炒枣仁；食少便溏去当归加砂仁、山药；纳呆者，加焦山楂、鸡内金、陈皮；活动后多汗者，加浮小麦、煅牡蛎固涩敛汗。

（3）肝肾阴虚证

治法：滋养肝肾，调补精血。

方药：左归丸加减。熟地黄、山药、枸杞子、山茱萸、牛膝、菟丝子、鹿角胶、龟甲胶等。

加减：潮热盗汗加鳖甲、知母；手足震颤加白芍、生石决明；智力迟钝加益智仁。

（4）脾肾阳虚证

治法：温补脾肾，益气养血。

方药：右归丸加减。淫羊藿、鹿角胶、熟地、菟丝子、补骨脂、仙茅、山药、炙附子、肉桂等。

加减：腹泻者减熟地黄加炒白术、山药；畏寒肢冷者，可将附子、肉桂剂量适当加大；下肢浮肿者，加薏苡仁、茯苓、猪苓；气虚乏力者加党参、黄芪、白术。

2. 外治疗法

（1）针刺治疗

取膈俞、足三里、隐白、三阴交为主穴，配气海、命门。采用补法，每日针1次，针后加灸。对较小患儿可单用灸法。10天为1个疗程。

（2）贴敷法

用党参、白术、苍术、黄芪、丹参、补骨脂、丁香、肉桂、陈皮等中药研末，制成药膏。贴敷于足三里、三阴交、血海、脾俞、肾俞等穴，每穴敷药直径约1cm，隔2~3天换药1次，10次为1个疗程。

（3）推拿疗法

推补脾经、推三关、补心经、分手阴阳、运内八卦、揉足三里、摩腹、揉血海、捏脊。每日推拿1次，10次为1个疗程，每疗程后休息3~5天继续治疗。

3. 成药应用

（1）健脾生血颗粒 1岁以内每次2.5g，1~3岁每次5g，3~5岁每次7.5g，5~12岁每次10g，每日3次。具有健脾和胃，养血安神的功效。用于脾胃虚弱证、心脾两虚证。

（2）小儿生血糖浆 1~3岁每次10ml，3~5岁每次15ml，＞5岁每次20ml。每日2次。具有健脾养胃，补血生津的功效。用于脾胃虚弱型贫血。

（3）升血颗粒　1岁以内每次5g，1~3岁每次10g，3岁以上每次15g，每日3次。具有补气养血，消积理脾的功效，用于缺铁性贫血气血两虚证。

（4）复方阿胶浆　1~3岁每次10ml，3~6岁每次15ml，6岁以上每次20ml，1日3次，具有补气养血的功效，用于心脾两虚证。

4.单方验方

（1）仙鹤草30g、制黄芪10g，水煎，分2次服用，每日1剂，用于气血两虚型贫血。

（2）鸡血藤3~6g，水煎，分2次服用，每日1剂，用于肝肾阴虚型贫血。

（3）桂圆500g，薏苡仁300g，熬取浓汁，加入阿胶（烊化）150g，浓缩成膏，每次15g，每日3次。用于脾肾虚弱型贫血。

（四）医家诊疗经验

钟新林

钟教授认为缺铁性贫血患者多见心脾两虚型，应当重视心脾两脏的补健。脾为气血生化之源，水谷精微上奉于心化赤为血，进而濡养机体的各个脏腑。因而脾胃运化正常，心化赤为血之力旺盛，则气足血旺。心主血生血，心强健则血液化生有力；若心脏功能亏虚，使得水谷精微化赤为血无力，进而引起血虚。脾为后天之本，生化之源，脾气健运，生气充足，则一身之气旺盛，气可生血；气能摄血，则可统领一身之血。若脾气亏虚，则生气无源，气不生血，则血液亏虚；气不摄血，则可发为出血，进而引发或加重贫血。故当治以"健脾益气，养心补血"。健脾益气则脾胃运化有常，气血生化有源；养心补血则血液生成增多，改善贫血。同时嘱咐患者多进食富含营养的食物，原料充足，则气血自生。

临床常用归脾汤为主方临证加减，既

能够促进患者的血红蛋白升高，缓解症状，也同样避免了西药的不良反应。[吴鹏飞，钟新林. 钟新林教授治疗心脾两虚型缺铁性贫血经验. 中国中医药现代远程教育，2021，19（3）：87-88.]

五、预后转归

本病预后良好，经过制定合理、科学的治疗方案，一般可痊愈。给予早期干预，改善饮食，去除病因，可有效预防贫血的发生，最大限度地促进了儿童的健康成长。对于长期贫血的患儿，会导致抵抗力下降，易合并继发感染，甚至死亡。对于贫血较重治疗较晚的患儿，贫血后期得到纠正，仍有可能在体格发育和智力发育方面受到影响。

六、预防调护

（一）预防

1.孕期及哺乳期加强母亲营养和疾病的预防，合理膳食，保证婴儿健康。

2.提倡母乳喂养，4~6个月龄就可添加营养丰富、富含铁剂的辅食，早产儿、低体重儿于出生2~4周即可给予铁剂预防。合理膳食结构，纠正不良饮食习惯。

3.防止寄生虫感染，养成良好的卫生习惯，在钩虫病流行区避免小儿赤脚，避免尿布、玩具、食具被钩虫污染。

4.及时治疗原发病。

（二）调护

1.加强患儿生活调理，讲究卫生，注意休息，及时治疗各类传染病、消化道疾病等，谨慎用药，加强病期护理。

2.重症贫血患儿加强护理，尽量卧床休息，减少活动，密切观察病情变化，早期发现虚脱、出血等危症，及时抢救。

3.贫血病患儿需加强营养，缺铁性贫血的婴儿应添加含铁多的辅食，如蛋黄、肝、瘦肉、豆制品、菠菜等。大细胞性贫血的婴儿应多喂新鲜绿叶蔬菜、动物的肝、肾、瘦肉等。

4. 营养不良性贫血导致的冠心病、心绞痛、心律失常并非少见，应引起人们的重视。所以要注意营养平衡，切忌饮食单调，以免导致贫血性心脏病或其他营养不良性疾病的发生。

七、专方选要

补血益胃汤

熟地黄 6g、焦山楂 10g、川芎 6g、鸡内金 3g、白芍 10g、当归 10g、焦神曲 10g、太子参 10g、山药 10g、炒麦芽 10g、白术 10g。

功效：健脾和胃，益气养血。

主治：营养性缺铁性贫血脾胃虚弱型。临床可见面黄少华或淡白，食欲不振，唇甲色淡，形体消瘦，神倦乏力，大便不调，舌质淡，苔薄白，脉细弱无力，指纹淡红。

方解：熟地黄味甘，性微温，入心、肝、肾经，为补血之要药，为血中之血药，有补肾填精，滋养阴血之功。当归味甘、辛，性温，入心、肝、脾经，为补血良药，为血中之气药，故可活血，因其性味具有发散作用，故使补而不滞，行而不伤。一个为血中之血药，其性长守，补肾益气，养肝补血，一个为血中之气药，其性可窜可守，补血活血，二药参合，取长补短，相辅相成，补血之功倍增。白芍味苦、酸，性微寒，入肝经，炒制不但不伤胃，还可增强养血敛阴之效，长于治疗血虚引起的汗证、痛证及肝阴不足引发的烦躁易怒。川芎入肝、胆、心包经，因其性味辛温香窜，故走而不守，濡养四肢筋脉，支撑脏腑生理功能。白术其味甘苦，微辛，性温。入脾、胃经。为健脾之要药，有补脾益气之效，善治脾胃虚弱而致的消化不良、呕吐腹泻、食欲减退、神疲体倦等；

白术因其有渗利水湿之功，故又有固表敛汗之效，本品惯用炒品，可以使燥性不过，又可增强健脾化滞的功用。鸡内金味甘，性平，入脾、胃、小肠、膀胱经，能健脾益胃，消食化积。山药味甘，性平，入脾胃、肺、肾经，为平补要药，可补脾气，养脾阴，培土生金，善调肺气。太子参味甘，性温，入心、脾、肺三经，为清补之品，具有补气健脾生津之效。麦芽、山楂、神曲具有健脾开胃消积之功。[张多. 补血益胃汤治疗营养性缺铁性贫血的临床观察. 长春：长春中医药大学，2019：1-34.]

主要参考文献

[1] 熊梦颖，肖韵，周可，等. 调脾散结合点刺四缝治疗小儿缺铁性贫血 30 例临床观察 [J]. 中医儿科杂志，2017，13（2）：77-79.

[2] 唐延红. 右旋糖酐铁联合双歧杆菌三联活菌治疗小儿营养性缺铁性贫血的临床研究 [J]. 中国现代药物应用，2019，13（22）：200-201.

[3] 朱丹，李学臣. 儿童营养性维生素 D 缺乏性佝偻病合并缺铁性贫血的临床治疗分析 [J]. 中国现代医生，2019，57（9）：

[4] 孙霞. 小儿营养性贫血的发病特点及其预防、膳食调理原则 [J]. 临床医药文献杂志，2017，4（18）：3415，3418.

[5] 陈海燕，程勇，刘文. 中药食疗对儿童生长发育的影响 [J]. 海峡药学，2019，31（12）：122-123.

第二节　再生障碍性贫血

再生障碍性贫血（AA），简称"再障"，是由多种病因、多种发病机制引起的以骨髓有核细胞增生减低和外周两系或三系（全血）血细胞减少为特征的骨髓衰竭性疾病，属于骨髓造血衰竭综合征（BMF）的一种。是儿童期较为常见且严重的血液病之一。

一、病因病机

（一）西医学认识

再生障碍性贫血是由多种原因引起的临床综合征，其发病机制尚未完全阐明，一般认为原发性再障多无诱因可寻，有的可有家族发病史，与先天性基因异常、常染色体显性或隐性遗传有关，目前认为其发病主要涉及以下三个方面。

（1）多能造血干细胞缺乏或缺陷　患儿 $CD34^+$ 细胞数量明显减少，造血干细胞增殖能力下降。再障患儿的造血干细胞对造血生长因子（HGFs）反应性降低。部分患者端粒酶活性明显降低。

（2）造血微环境缺陷　造血微环境包括骨髓的微循环和基质。正常骨髓微环境是维持正常造血的必要条件。基质细胞可分泌许多细胞生长因子，如干细胞因子（SCF）、Flt3、IL-3、IL-11 等，它们具有刺激造血细胞增殖、分化等功能。再障患儿可能存在造血微环境的缺陷。

（3）免疫紊乱　细胞免疫紊乱导致造血细胞增殖调节异常。

（二）中医学认识

中医古籍中并没有关于再生障碍性贫血的记载，但根据其临床表现，可将其归属于"虚劳""骨劳""热劳""血虚""血证""血枯""髓枯"等范畴，现代中医学将其命名为"髓劳"，认为其病变部位主要在骨髓，涉及脾、肾、肝。髓代表病位，劳代表病性。其病因病机为先后天不足、精血生化乏源，或因有毒药物及理化因素伤正，邪毒瘀阻，新血不生。以出血、血虚及合并发热等全血细胞减少、感染邪毒为主要表现的劳病类疾患。临床常见面色、眼睑、口唇、指甲苍白、头晕、心悸等气血亏虚贫血表现，以及皮肤紫斑、齿衄、鼻衄甚至便血等气不摄血、热迫血行等出血表现，另外，感染邪毒后还可出现不同程度的发热及感染部位相关症状等。慢性再障表现以贫血为主，急性再障病势急，以出血、发热并发症多见，中医又称"急劳髓枯"。

二、临床诊断

（一）辨病诊断

1. 临床表现

出现贫血、出血、感染等血细胞减少的相关临床表现。一般无肝、脾、淋巴结肿大。

2. 相关检查

（1）血常规检查　红细胞、粒细胞和血小板减少，校正后的网织红细胞 < 1%。至少符合以下 3 项中的 2 项：①血红蛋白 < 100g/L；②血小板 < 100×10^9/L；③中性粒细胞绝对值 < 1.5×10^9/L（如为两系减少则必须包含血小板减少）。

（2）骨髓穿刺检查　骨髓有核细胞增生程度活跃或减低，骨髓小粒造血细胞减少，非造血细胞（淋巴细胞、网状细胞、浆细胞、肥大细胞等）比例增高；巨核细胞明显减少或缺如，红系、粒系可明显减少。

（3）骨髓活检　骨髓有核细胞增生减低，巨核细胞减少或缺如，造血组织减少，脂肪和（或）非造血细胞增多，无纤维组织增生，网状纤维染色阴性，无异常细胞浸润。如骨髓活检困难可行骨髓凝块病理检查。

（4）除外检查　必须除外先天性和其他获得性、继发性 BMF。

3. 临床分型

根据病程与病情一般可分为急性与慢

性两型。

（1）急性型 起病急，贫血、出血等临床症状进行性加重，常有感染发热，外周血白细胞明显减少，中性粒细胞绝对值、血小板、网织红细胞＜1%，或骨髓多部位增生减轻，三系造血细胞明显减少，非造血细胞增多。如增生活跃，应有淋巴细胞、非造血细胞增多，巨核细胞明显减少。

（2）慢性型 起病缓慢，贫血、出血等症状较轻，病情进展较慢，且常有波动，网织红细胞、白细胞、中性粒细胞及血小板值常较急性型为高。骨髓三系或两系细胞减少，至少1个部位增生不良。如增生良好，红细胞系中常有晚幼红细胞（炭核）比例增多，淋巴细胞、非造血细胞、脂肪组织增多及巨核细胞明显减少，胎儿血红蛋白常增高。

（二）辨证诊断

1. 温毒髓枯证

临床证候：起病急骤，持续高热，汗出热不退，口渴烦躁，口腔溃疡，齿衄鼻衄，皮下大片紫癜，尿血、便血，心悸气短，面色苍白，神疲乏力，舌淡无津，苔黄腻，脉浮数无根。

证候分析：本证多见于急性再障，以感染发热及出血为主要症状。贫血由轻到重，日益显著。邪热是发病的外因，但由于其势炽盛，故持续高热、汗出热不退、烦躁不安、口腔溃疡；邪毒化火，迫血妄行而见齿衄、鼻衄、皮下大片紫癜、尿血、便血。邪毒炽盛而正气衰败，因而出现面色苍白、心悸气短、神疲乏力诸症。

2. 气血两虚证

临床证候：起病缓慢，多见于慢性再障早期，面色苍白或萎黄，口唇爪甲淡白，神疲乏力，心悸气短，头晕眼花，少寐，或肌衄、齿衄、鼻衄，舌淡，苔薄滑，脉虚细。

证候分析：本证多为慢性再障的早期或轻型病例，仅见气血两虚证候，故可见面色苍白或萎黄，口唇爪甲淡白，神疲乏力，心悸气短，头晕眼花，少寐。由于气为血之帅，血为气之母，血由气生，气由血化，气虚不能统血而行则血溢于络脉之外，故见肌衄、齿衄、鼻衄，血虚精无以化生而骨髓有枯竭之势。

3. 肾阴虚衰证

临床证候：面色苍白，口唇爪甲淡白，头晕目眩潮热，或低热久羁，五心烦热，两颧潮红，夜间盗汗，口干咽燥，夜眠不安，皮肤紫斑，齿鼻衄血，或尿血、便血，舌红无津，苔少，脉细数或弦数。

证候分析：本证多见于慢性再障初起阶段，也可见于急性再障。由于肾精不足，阴虚则阳亢，水亏则火旺，虚火上炎，血为气逼迫而溢于脉外，可见皮肤紫斑、齿鼻衄血，或尿血、便血。

4. 肾阳虚衰证

临床证候：面色㿠白，口唇爪甲淡白，畏寒肢冷，夜尿频多，自汗纳呆，便溏，肌衄，齿衄，鼻衄，舌淡胖嫩，齿痕舌，苔白滑，脉弱。

证候分析：此证多由肾阴虚衰转化而来，也可见于素体肾阳不足者。肾阳虚则阴精化生不足，髓海空虚，气血乏源，虚寒内生，见面色㿠白、畏寒肢冷；阳气虚，夜尿频多，温运统摄无权，血液散漫，流失无穷，难以止遏，则肌衄、齿衄、鼻衄。

5. 阴阳两虚证

临床证候：面色苍白，口唇爪甲淡白，畏寒肢冷，五心烦热，自汗盗汗，渴而不欲饮，精神倦怠，动则气短，纳呆便溏，皮下紫斑，齿鼻衄血，舌胖色淡白，脉虚弱细微。

证候分析：本证多系小儿先天禀赋虚亏，肾精失充，肾髓空虚，肾阳虚不能温阳脏腑，肾阴虚不能滋养脏腑，致使气血无以化生，气血失养，故见面色苍白、口唇爪甲淡白；脾肾不足，不能温养脏腑，故见畏寒肢冷、精神倦怠，动则气短。舌胖淡，脉虚弱细微均为虚象。

三、鉴别诊断

（一）西医鉴别诊断

1.急性白血病

也有全血细胞减少，若单纯根据症状很难与急性再障鉴别。但再障贫血一般无脾肿大，不伴胸骨压痛，末梢血液检查无幼稚细胞，骨髓检查有助于鉴别。

2.阵发性睡眠性血红蛋白尿症

可出现全血细胞减少，但反复尿检可发现血红蛋白尿，感染较少，出血现象轻微，网织红细胞大都高于正常值或波动较大，糖水试验、酸溶血试验，以及尿中含铁血黄素试验均呈阳性。

3.巨幼细胞贫血

因缺乏维生素 B_{12}、叶酸，或两者同时缺乏所引起的一种大细胞性贫血。其特点是红细胞数减少比血红蛋白降低明显，红细胞胞体变大，骨髓中出现巨幼红细胞，用维生素 B_{12} 或叶酸治疗有效。

4.骨髓增生性全血细胞减少症

其特点是周围血中红细胞、白细胞及血小板均减少，但骨髓中各系增生正常或超过正常。

5.脾功能亢进

可出现一种或多种血细胞减少，骨髓相应增生活跃，脾肿大，脾切除后血象与骨髓象恢复正常，可资区别。

（二）中医鉴别诊断

再障和营养性贫血均属于中医的"虚劳"范畴，再障初期临床表现为面色萎黄、口唇爪甲淡白、神疲乏力，与营养性贫血的症状有相似之处，在临床上易混淆。但再障与营养性贫血病因病机不同，再障多因禀赋薄弱，肾精亏损，感受温毒，直伤骨髓精气；而营养性贫血多为饮食不当，脾胃虚弱，气血生化不足所致，多因久病致虚，气血虚在前，肾精亏损在后。

四、临床治疗

（一）提高临床疗效的要素

1.辨标本缓急，急则治标，缓则治本

急性再障发病急，进展迅速，短期内出现严重贫血、出血与感染三大证候；慢性再障起病进展大多缓慢，除贫血为主要表现外，出血多不严重，感染也较轻。

急性再障首先要解除出血与感染，应采用清热解毒，凉血止血法为主以治其标，稳定后再补益脾肾，滋养气血以治其本；或标本兼顾，固本与解毒并进。慢性再障重在补肾填精，壮骨生髓，补益气血，化瘀生新。

2.辨脏腑病位，注重脏腑辨证

本病的发生与发展与五脏虚损有关，尤当责之于脾肾。脾虚生化无源，肾虚精血枯竭是本病之根本；倘若出现血行缓慢而瘀滞时当责之于心气虚损，鼓动无力；频频感染发热者当责之于肺卫失固，邪毒入侵；出血不止散漫无稽者又当责之于肝失所藏，阴虚火旺，脾不统血。

3.协同阴阳，阳中求阴，阴中求阳

小儿有"肾常虚"的生理特点，尤以肾阴未充为著，开始多见阴虚证候，后期多见阴阳两虚证，或以阳虚证为主。不论阴虚还是阳虚，抑或阴阳两虚，其治疗均应根据"阴为阳之基""阳为阴之统""阴阳互根""阴生阳长"的理论，或补阴，或补阳，或阴阳双补。其治疗当以张景岳"善补阳者，必从阴中求阳，则阳得阴化而生化无穷；善补阴者，必从阳中求阴，则阴

得阳助而源泉不竭"为原则。临证时根据阴虚阳虚孰轻孰重，权衡用药。阳虚为主者重在补肾阳，以振奋命门，刺激骨髓生血；阴虚为主者，重在滋养肾阴，为骨髓造血提供物质基础，缓和病情，改善机体虚弱状况。

4.壮骨生髓，刺激造血

根据现代研究，再障是骨髓造血功能衰竭而导致的全血细胞减少，骨髓细胞的损害是在多功能干细胞。根据中医学"肾主骨生髓""精血同源"的理论，应用补肾药物可促使血液化生。所以，以补肾为主治疗再障为目前各种治法中最有效的方法。尤其是补肾温阳之剂，能刺激骨髓造血功能。

5.活血化瘀，改善循环

现代研究认为干细胞分化需要有一个完整无损的骨髓微环境（包括微循环与基质）。免疫复合物沉着于骨髓血窦和血管引起血管炎，这与中医学中的血瘀证相关。活血化瘀治则有助于改善骨髓微循环和调节免疫功能，借以解除"髓海瘀阻"，从而有利于干细胞的增长，特别是在运用补法治疗效果不著而又无明显出血倾向时，在辨证的基础上适当加用活血化瘀药物，能提高疗效。

6.鼓舞中气，滋养化源

小儿脾常不足，消化负担重而营养需求大，若脾失健运，虚不受补，药效就难以发挥功用。故必须鼓舞脾胃之气，使精血生化有源，促使内服药物能充分吸收利用。现代研究认为再障与免疫有关，而健脾药物有调整免疫功能的作用。因此，补脾治则在再障治疗中也不能忽视。

7.长期守方，中西医结合

再障的治疗，疗程较长，一般掌握在6个月~3年，取效后应守方长期应用，决不能因短期无效而放弃治疗。此外，慢性再障若单用中药治疗4个月以上无效者，应

考虑中西医结合治疗。急性再障尤应开展中西医结合治疗。

（二）辨病治疗

临床上重点在于对症处理。

1.去除病因

对一切可疑的致病因素，均应立即停止接触、应用。

2.防治感染

急性再障预后凶险，病死率可高达80%，死亡的主要原因之一是严重感染。病人应隔离保护，输注新鲜血浆、丙种球蛋白等，以增加患儿对感染的抵抗力。一旦出现感染，应及早使用强力有效的抗生素。

3.防止出血

颅内出血或其他脏器严重出血是本病致死的另一重要原因。当血小板计数下降至 $20 \times 10^9/L$ 时，出血的机会则大大增加，应积极输注足量的血小板或新鲜全血。

4.纠正贫血

当血红蛋白 < 70g/L，应输注红细胞悬液。但如病情进展迅速，血红蛋白 < 40g/L 时，有可能出现贫血性心功能衰竭和组织缺氧的表现，应紧急输血，但输血速度宜缓慢，以防促进心功能衰竭。

5.免疫抑制剂治疗

（1）抗胸腺细胞球蛋白/抗淋巴细胞球蛋白（ATG/ALG） 临床上 ATG 的应用相对比 ALG 更多，但疗效因动物来源和品牌的不同而存在差异。药物均应用生理盐水稀释后缓慢静脉滴注，连用 5 天为 1 个疗程。ATG/ALG 治疗 SAA 疗效可达50%~70%。若首次应用 ATG/ALG 无效，可改用另一剂型再次治疗，但同一患儿不能再次接受同一动物来源的 ATG/ALG，以免发生极其严重的过敏反应甚至死亡。作为异种蛋白，ATG/ALG 的主要不良反应为类过敏反应、血清病、免疫损伤血小板、抑制免疫功能。

（2）环孢素 A（CsA）口服起始剂量为 5mg/（kg·d）。服药 2 周后监测 CsA 血药浓度，建议全血谷浓度维持在 100~200μg/L，在保持谷浓度的前提下尽量将峰浓度维持在 300~400μg/L。疗效达平台期后 12 个月方可减量。应按原剂量的 10%~20% 递减，每 3 个月减量 1 次。减量期间密切观察血象，如有波动需慎重减量。一般 CsA 总疗程应在 2~3 年，减量过快可能增加复发风险。

（3）大剂量丙种球蛋白　剂量 1.0g/（kg·d）（首剂可加倍），静脉滴注，每 3~4 周 1 次，共 6 次。与 CsA、ATG/ALG 等联合使用，除有免疫协同作用外，尚能提供免疫保护，是组成联合免疫抑制治疗的基本药物。丙种球蛋白治疗中偶见过敏反应，尚未见治疗再障时出现其他明显不良反应。

（4）其他免疫抑制剂　①抗 T 细胞单克隆抗体（McAb-T）：常用抗 -CD3 和抗 -CD8 单克隆抗体，用药剂量 5mg/（kg·d），静脉滴注连续 5 天。②大剂量环磷酰胺（HD-CTX）：CTX 45mg/（kg·d）+CSA 5mg/（kg·d）或 CTX 45mg/（kg·d），静脉滴注连续 4 天；或 CTX50mg/（kg·d），静脉滴注连续 5 天。③他克莫司（FK506）：新近资料显示部分不能耐受环孢菌素 A 或环孢菌素 A 治疗失败的病例用他克莫司可取得良效。

6. 雄性激素

如司坦唑醇片，儿童每日 1~4mg，1~3 次分服。

7. 肾上腺皮质激素治疗

泼尼松每日 10~15mg，严重出血时可用大剂量甲泼尼龙，剂量 20~30mg/（kg·d），静脉输注，每连用 3 天减量一半，疗程 21~30 天。

8. 促进造血功能的细胞因子

如重组人粒 - 巨噬细胞集落刺激因子及粒细胞集落刺激因子等。

9. 异基因造血干细胞移植

适用于重型再障，病程早期进行移植，成活率极高。

10. 脾切除术。

（三）辨证治疗

1. 辨证论治

（1）温毒髓枯证

治法：清热泻火，凉血解毒。

方药：凉血解毒汤加减。羚羊角（冲）、水牛角、丹皮、生地、麦冬、茜草、板蓝根、黄芩、贯众、苍耳子、地肤子、生龙骨、生牡蛎、三七粉（冲）、琥珀粉（冲）等。

加减：感冒咳嗽者加冬桑叶、菊花、银花、连翘，一般不用辛温解表药，以防汗出过多或伤络动血；痰中带血者加阿胶；呕血者加藕节、云南白药；大便出血者加地榆、槐花炭；小便出血者加大小蓟、白茅根；神昏抽搐者可鼻饲安宫牛黄丸或至宝丹。

（2）气血两虚证

治法：补益气血，壮骨生髓。

方药：人参养荣汤加减。党参（或红参）、黄芪、当归、白术、熟地、白芍、陈皮、茯苓、麦冬、五味子、鸡血藤、川芎、炙甘草、红枣等。

加减：血小板明显减少，出血较著者，加仙鹤草、参三七、花生衣、血余炭、鱼鳔胶等；红细胞明显减少者酌加阿胶；血白细胞降低明显者加鸡血藤、虎杖、补骨脂、鹿角胶等；若见动则发热者多为气虚所致，宜甘温除热，可用补中益气汤加减。

（3）肾阴虚衰证

治法：益肾填精，清热凉血。

方药：大菟丝子丸加减。菟丝子、制首乌、巴戟天、枸杞子、桑椹、女贞子、黄精、熟地等。

加减：潮热颧红，盗汗甚者加青蒿、鳖甲、白薇、地骨皮；感受外邪高热者加金银花、连翘、蒲公英；气虚者加黄芪、玉竹；出血明显者加茜草、阿胶、仙鹤草、白及、白茅根等；口腔感染者局部涂锡类散；肺部感染者加生石膏、黄芩、败酱草、鱼腥草、苇茎；颅内出血者加服安宫牛黄丸或至宝丹。

（4）肾阳虚衰证

治法：温壮肾阳，化阴生精。

方药：温阳益精汤加减。熟地、鹿角胶（烊化）、补骨脂、肉苁蓉、巴戟天、当归、肉桂、黄芪等。

加减：阳虚明显者加鹿茸、制附片；兼气虚者加红参；出血明显者酌加仙鹤草、藕节炭、血余炭等。

（5）阴阳两虚证

治法：培补阴阳，滋精填髓。

方药：右归饮加减。熟地、何首乌、枸杞子、山茱萸、山药、鹿角胶（烊化）、仙茅、淫羊藿、补骨脂、肉苁蓉、肉桂等。

加减：虚热明显者加青蒿、地骨皮、鳖甲；出血不止者加三七粉、阿胶、仙鹤草；精血大损者，兼服龟鹿二仙胶。

2. 外治疗法

（1）针灸疗法

①针刺治疗：取大椎、脾俞、肝俞、关元、曲池、气海、足三里、箕门、地机、血海。每次5~6穴，每穴灸3~5壮，或悬针15分钟左右，每日1次，15次为1个疗程。

②耳针：皮质下、肾上腺、肝、肾、脾、肠、内分泌、脊柱，每次3~4次，每日1次，10日为1个疗程。

（2）穴位贴敷

①慢性再障肾俞阳虚贴：肉桂、鹿角胶、白及、当归、阿胶、三七粉，研末，并按照一定比例（4：4：2：2：2：1）均匀混合，使用时用蒸馏水调和成糊状膏剂，贴于双侧肾俞穴位，贴敷持续6~8小时，每日1次，28天为一疗程。

②慢性再障肾俞阴虚贴：熟地、龟甲胶、白及、三七、当归、阿胶、三七粉，研末，并按照一定比例（4：4：2：2：2：1）均匀混合，使用时蒸馏水调和成糊状膏剂，贴于双侧肾俞穴位，贴敷持续6~8小时，每日1次，28天为一疗程。

3. 成药应用

（1）再障生血片 每次5片，每日3次，小儿酌减，具有补肝益肾的功效，用于气血两虚所致的慢性再障。

（2）乌鸡白凤丸 每次1丸，每日2次，小儿酌减，具有补气养血，调经止带的功效，用于气血两虚证。

（3）河车大造丸 每次1丸，每日2次，小儿酌减，具有滋阴清热，补肾益肺的功效，适用于肝肾阴虚之急慢性再障。

4. 单方验方

（1）牛骨髓、生山药各250g，冬虫夏草、胎盘粉各30g，蜂蜜250g，共捣入瓷罐中，再放到锅中炖30分钟。每次10ml，每日2次，用于肾阴虚型。[江育仁. 实用中医儿科学. 上海科学技术出版社，1995：527.]

（2）羊胫骨敲碎250g，红枣20枚，糯米100g煮成粥，1日分2次服完，半个月为1个疗程。用于肾阳虚型。[汪受传. 中医儿科学. 北京：人民卫生出版社，1998：800.]

（3）虫草15g，牛骨髓250g，生山药250g，蜂蜜250ml，胎盘粉30g，将上述诸品共捣匀，同蜂蜜共入瓷罐中，放锅内炖30分钟，每服2汤匙，每日2次。[刘弼臣. 中医儿科治疗大成. 石家庄：河北科学技术出版社，1998：448.]

（4）猪肚1具，党参15g，山药20g，大枣5枚，莲子20g，陈皮6g，粳米50g。先将猪肚洗净，再将党参、山药、大枣、莲子、陈皮为粗末，纳入肚中缝口，加水适量，将猪肚煮熟，取汁同粳米共煮

成粥。调味吃粥。[刘弼臣. 中医儿科治疗大成. 石家庄：河北科学技术出版社，1998：448.]

（四）其他疗法

自体脐血干细胞移植

脐血中含有大量造血干细胞和多种造血刺激因子，免疫原性较弱，竞争性造血重建能力强，自体脐血干细胞移植治疗儿童重型再生障碍性贫血的疗效确定、安全，避免了异基因移植排异的风险，可作为此类重症再障的治疗选择，联合间充质干细胞移植可能会促进更快速稳定的造血恢复，对再障的治疗有独特的优势。[刘芳，王书春，陈霞，等，自体脐血干细胞移植成功治愈儿童重型再生障碍性贫血. 临床血液学杂志，2021，34（3）：188-191.]

（五）医家诊疗经验

1. 孙伟正

孙教授认为再障以"肾虚髓枯为本证，气血虚弱为表证"，创"补肾填精"法，拟"补髓生血"方剂，并潜心研究数十年，总结临床疗效，探索效应机制提出慢性髓劳病"阳虚易治，阴虚难调"特点，治疗应先凉润滋阴缓解症状，后温热补阳改善造血功能，其研究成果被国家中医药管理局"中医血液病重点专科诊疗方案与诊疗路径"所引用。[中华中医药学会血液病分会. 中医治疗血液病名家学术观点撷菁. 北京中医药，2021，40（5），466-469.]

2. 梁冰

梁冰认为儿童再生障碍性贫血系因外感邪毒、喂养不当、先天禀赋不足等所致，脏腑阴阳受损之虚劳病，以虚劳血虚概括诊断，并从肾之阴阳辨证，以补肾固本为则，同时注意儿童特殊性，临床上以参芪仙补汤加减（方药组成：黄芪，太子参，生地黄，天门冬，黄连，砂仁，鸡血藤，黄精，鹿角胶，柴胡，麸炒白术，枳壳，三七粉，山药，巴戟天，甘草）治疗儿童慢性再生障碍性贫血，取得较佳疗效。[袁秋全，代喜平，李琤，等. 梁冰治疗儿童慢性再生障碍性贫血经验. 中医药导报，2019，25（20）：137-138，141.]

五、预后转归

再障的预后与骨髓衰竭的程度，即临床类型、患病年龄、治疗方法及治疗时间等因素有关。急性再障预后较差，其中30%的患者于一年内死亡，而慢性再障常可生存多年，患儿疗效往往优于成人。此外，反复感染，白细胞过低，血小板过低，出血倾向显著者，也常因合并感染、败血症或脑出血而死亡。

六、预防调护

（一）预防

1. 加强营养，锻炼身体，增强体质。

2. 积极预防感染，如流行性感冒、水痘、麻疹、病毒性肝炎，如已被传染，应及时治疗，尽快控制。

3. 对造血系统有损害的药物，如氯霉素、氮芥、环磷酰胺、6—巯基嘌呤、阿糖胞苷、甲氨蝶呤和阿霉素等，应慎用，必须用时应定期检查血常规。

4. 尽可能避免接触化肥、染料和杀虫农药等。

（二）调护

1. 严重贫血和出血明显者，应多卧床休息，少活动，以免出血加重。

2. 鼻衄者可令其仰卧，头低位，鼻额部置冷毛巾或冰袋，也可向鼻中隔方向压迫鼻翼以止血。若血仍不止，可用干棉球蘸黑山栀粉或云南白药，或用明胶海绵压迫出血部位以止血。血仍不止者，可用油纱条填塞以压迫止血，但放置时间不可过久，一般 2 天即当取出。

3. 做好口腔护理，牙龈糜烂或口腔溃疡者，先予金银花甘草汤漱口，而后在溃疡处涂敷鸡蛋油或锡类散。

4. 密切注意观察病情变化，如体温、呼吸、血压、脉象及出血情况，若患儿突然剧烈头痛项强，烦躁或昏睡，瞳孔不等大，喷射性呕吐等，可能为颅内出血；若出血量多，面色苍白，盗汗，语言低微，脉沉细或洪大，为气随血脱现象，均应做好抢救工作。

七、专方选要

参芪四物汤

黄芪 30g，党参 20g，当归、川芎各 15g，熟地黄、白芍各 10g。

功效：健脾益气，养血活血，填精益髓

主治：慢性再生障碍性贫血，属肾虚型，可见心悸，气短乏力，面色晦暗或苍白，伴有出血，腰膝酸软，或畏寒肢冷，或低热盗汗、烦渴多饮。

方解：方中黄芪补气升阳，益卫固表；党参补中益气，健脾益肺，养血生津；当归活血养血，调经止痛；川芎活血化瘀，理气止痛；熟地黄滋阴补血，养阴生精；白芍养血敛阴，柔肝止痛。诸药合用，共奏养血活血、补肾填精之效。

辨证加减：慢性再生障碍性贫血在发病初期以肾阴虚型为主，加用水牛角具有滋阴补肾、凉血止血之效。中期以肾阴阳俱虚型为主，可加入制何首乌以滋阴济阳、补肾生血；后期以肾阳虚型为主，加用鹿角胶可温补肾阳、填精益髓。[杨旭，杨讯，许词，等. 参芪四物汤治疗慢性再生障碍性贫血临床研究. 新中医，2021，53（3）：25-27.]

八、研究进展

（一）辨证分型论治

有研究者提出了"凉–温–热"的分阶段论治观点，在抗胸腺细胞球蛋白（ATG）治疗前即初期予清热解毒、凉血止血、滋阴降火之品；若感染得到控制，热毒已清，虚火归元，出血倾向缓解，呈气阴两虚之象时，可加用健脾补肾之品以益气养阴填精；待病情稳定，元阴渐复，阳虚之象显现时，则加用温肾壮阳之品以促进骨髓造血。

（二）中药研究

1. 单药研究

（1）黄芪、当归：黄芪、当归可作用于 144 个靶标，主要是调控 PI3K-Akt 信号通路和 VEGF 信号通路，黄芪具有调节机体免疫、增加骨髓造血的作用；当归可以减少细胞凋亡，改善造血微环境，从而发挥促进造血的作用。黄芪、当归可通过降低 IFN 和 TNF 的表达活性来治疗慢性再生障碍性贫血。

（2）三七：西医学指出三七总皂苷能够通过促进骨髓粒系、红系造血祖细胞的增殖，改善骨髓造血组织增生，从而促进血细胞的生成。有学者在慢性再障的治疗中以三七活髓行血，促进再生障碍性贫血骨髓脂肪化，重建造血微环境，有利于正常造血细胞的生长、增殖、分化和成熟。

2. 复方研究

三黄三仙汤：黄芪 30g，黄精 15g，黄芩 15g，仙鹤草 30g，淫羊藿 20g，仙茅 20g。该方为国家级名老中医魏克民教授在长期的临床实践中推出的经验方，名"三黄三仙汤"，取其"健脾补肾，益气养血"之功效，可以提高 AA 治疗有效率，方中黄芪补气，补气以生血、行血、摄血，仙鹤草补虚止血，两者收敛补虚，共同增强人体正气；仙茅、淫羊藿性热，为温肾壮阳之品，肾得温煦则精血可生，研究表明，淫羊藿能促进再生障碍性贫血小鼠骨髓间充质干细胞的分化增殖；黄精益气养阴、平补脾肾；加黄芩清热止血，佐制仙茅、淫羊藿之温燥。全方补中有泻，补泻兼施。有学者采用三黄三仙汤治疗再生障碍性贫血小鼠骨髓间充质干细胞的作用研究显示，三黄三仙汤能提高模型小鼠的外周血细胞的计数。现代药理学研究证实，黄芪、黄精、仙茅、淫羊藿等均具有刺激骨髓造血及提高机体免疫功能的作用。临床上常以此方为基础，加减应用，发现三黄三仙汤治疗肾阴阳型 AA 患者效果显著，能长期改善患者生存质量。

主要参考文献

［1］中华中医药学会血液病分会. 中医治疗血液病名家学术观点撷菁［J］. 北京中医药，2021，40（5）：466-469.

［2］丁泽琳，杨营，王树庆，等. 王树庆教授辨治慢性再障的用药经验总结［C］. 2019年中国中西医结合学会血液病专业委员会学术年会暨浙江省中西医结合学会血液病专业委员会学术年会，2019：132-138.

［3］王天有. 儿童再生障碍性贫血诊疗规范（2019 年版）［J］. 全科医学临床与教育，2019，17（11）：965-969.

［4］中华医学会儿科分会血液学组，《中华儿科杂志》编辑部. 儿童获得性再生障碍性贫血诊疗建议［J］. 中华儿科杂志，2014，52（2）：103-106.

［5］付蓉，刘春燕. 再生障碍性贫血诊断与治疗中国专家共识（2017 版）解读［J］. 临床血液学杂志，2017（6）：6-10.

［6］朱逸东，甘欣锦. 再生障碍性贫血的中医治疗进展［J］. 湖北中医杂志，2020，42（7）：60-63.

［7］杨志文，何靖，刘增慧，等. 基于网络药理学探究"黄芪-当归"治疗慢性再生障碍性贫血的作用机制［J］. 中国中医基础医学杂志，2021，27（2）：253-259.

［8］蒋玉霞，苏传勇，陶叠宏，等. 三黄三仙汤对肾阴阳两虚型非重型再生障碍性贫血的临床观察［J］. 中国现代医生，2020，58（36）：126-129.

第三节 免疫性血小板减少症

免疫性血小板减少症（ITP）既往又称特发性血小板减少性紫癜（ITP），是小儿最常见的出血性疾病。临床表现主要以皮肤黏膜自发性出血、外周血小板减少、出血时间延长和血块收缩不良，以及骨髓巨核细胞成熟障碍为特征，严重出血少见。

一、病因病机

（一）西医学认识

ITP 是一种异质性自身免疫性疾病，其发病机制包括体液免疫和细胞免疫紊乱。患儿在发病前常有病毒感染史。目前认为病毒感染不是导致血小板减少的直接原因，而是由于病毒感染后使机体产生相应的抗体，这类抗体可与血小板膜发生交叉反应，使血小板受到损伤而被单核-巨噬细胞系统所清除。此外，病毒感染后，体内形成的抗原-抗体复合物可附着于血小板表面，使血小板易被单核-巨噬细胞系统吞噬和破坏，使血小板的寿命缩短，导致血小板减少，患者血清中血小板相关抗体（PAIgG）含量多增高。免疫性血小板减少症的发生可以是原发性或继发于其他病症。继发性常见于下列情况：疫苗接种、感染（CMV、Hp、HCV、HIV 等）、抗磷脂综合征、SLE、免疫缺陷病、药物、淋巴增殖性病变、骨髓移植的并发症等。

（二）中医学认识

免疫性血小板减少症据其临床表现，可归属于中医学中的"血证""发斑""衄血""肌衄""紫斑""葡萄疫""虚劳"等范畴。《外科正宗·葡萄疫》曰："葡萄疫，其患多生小儿，感受四时不正之气，郁于皮肤不散，结成大小青紫斑点，色若葡萄，发则遍体头面，乃为腑证。自无表里，邪毒传胃，牙根出血，久则虚人，斑渐方退。"

小儿素体正气亏虚是发病之内因，外感风热时邪及其他邪气是发病之外因。病位在心、肝、脾、肾。病机为外感风热邪毒及其他邪气之邪，蕴阻肌表血分，迫血妄行，外溢肌肤；或素体心脾气血不足，气阴亏损，虚火上炎，血不归经，外溢肌肤，发为本病，表现以虚证为主。

1. 感受外邪

小儿为稚阴稚阳之体，气血未充，卫外不固，外感六淫之邪，六气皆易从火化，蕴郁皮毛肌肉之间；或者接触异气，引动伏热；或饮食失节蕴生内热。风热、湿热或其他邪气与气血相搏，热伤血络，迫血妄行，溢于脉外，渗于皮下，发为紫癜。火热属阳，其性上行，血随火升，上出轻窍，则见鼻衄；若邪热循经下移，灼伤肠络或肾与膀胱直落，则见便血、尿血。

2. 气阴不足

血生于脾，藏于肝，源于肾而主在心，血之运行赖心之推动、脾之统摄、肝之储藏。若心、肝、脾功能受损，血行不循常道而溢于脉络之外，发为紫癜，重则吐衄便血。若小儿先天禀赋不足，或疾病迁延日久，耗气伤阴，病情由实转虚，或虚实夹杂。气虚则统摄无权，气不摄血，血液不循常道而溢于脉外；阴虚火炎，血随火动，渗于脉外，可致紫癜反复发作。

二、临床诊断

（一）辨病诊断

1. 临床表现

以自发性皮肤和黏膜出血为突出表现，多为针尖大小的皮内或皮下出血点，或为瘀斑和紫癜，少见皮下血肿。分布不均匀，通常以四肢为多，在易于碰撞的部位更多见。常伴有鼻出血或齿龈出血，胃肠道大出血少见，偶见肉眼血尿。青春期女性患者可有月经过多。少数患者可有结膜下和视网膜出血。颅内出血少见，一旦发生，则预后不良。出血严重者可致贫血，一般无肝脾大，淋巴结不肿大。部分患儿病程中没有任何出血表现。

2. 相关检查

（1）外周血象　血小板减少至 $100 \times 10^9/L$（至少2次）以下，出血轻重与血小板高低成正比，血小板 $< 50 \times 10^9/L$ 时可见自发出血，$< 20 \times 10^9/L$ 时出血明显，$< 10 \times 10^9/L$ 时出血严重。急性出血时期或反复多次出血之后，红细胞及血红蛋白常减少，白细胞增高，网织红细胞于大出血后可增多。慢性患者可见血小板形态大而松散，染色较浅。

（2）骨髓象　临床表现不典型或对治疗反应差时，骨髓检查是必要的，典型骨髓象改变常提示骨髓增生活跃，巨核细胞增多及成熟障碍。建议在激素治疗前进行此项检查。

（3）血小板抗体检查　主要是血小板表面 IgG（PAIgG）增高，阳性率为66%~100%。如同时检测 PAIgG、PAIgM、PAIgA 可提高检测阳性率。PAIgG 增高并非本病特异性改变，在其他免疫性疾病亦可增高。

（4）其他　血小板减少使毛细血管脆性增加，束臂试验阳性。出血时间延长，凝血时间正常，当血小板数量明显减少时血块收缩不良。血清凝血酶原消耗不良。慢性 ITP 患者的血小板黏附和聚集功能可以异常。

（二）辨证诊断

1. 血热妄行证

临床证候：起病较急，全身皮肤出现瘀点或瘀斑，大小不等，斑色鲜红或深红。从清窍而出则伴鼻衄；热邪循胃之络脉上扰，则见齿衄；下注大肠或膀胱则见便血、尿血。多伴有身热烦渴，面色红赤，便干尿赤，舌质红，脉数有力。

证候分析：外感热毒壅盛，内舍血分，灼伤血络，迫血妄行，则皮肤瘀点瘀斑密集成片，红润鲜明，或有衄血；火热上蒸头目，则面色红赤；火热扰心，则心烦不宁；热盛伤津，则口干欲饮，便干尿赤。本证多见于急性型，也可见于慢性期急性发作时，日久血热伤阴，易转为阴虚火旺证。

2. 气不摄血证

临床证候：紫癜反复出现，久病不愈，瘀点斑色淡紫，可见面色无华，神疲乏力，食欲不振，头晕心慌，口唇色淡，舌淡胖，脉沉细无力，常伴有鼻出血、齿龈出血。

证候分析：病久气虚，气不摄血，血溢脉外，发为阴斑，则皮肤瘀斑瘀点反复出现，瘀点斑色淡紫，伴衄血；久病气血亏虚，肌肉失于濡养，颜面失荣，则面色无华，苍白或萎黄，神疲乏力，食欲不振，气短懒言；脾气亏虚，运化失职，则纳少；气血亏虚，元神及心神失于濡养，则头晕心悸。本证多见于病程迁延或慢性者，因反复发作而现虚象。

3. 虚火灼络证

临床证候：紫癜时发时止，鼻衄、齿衄或尿血，血色鲜红，手足心热，低热盗汗，心烦少寐，大便干燥，小便黄赤，舌红，苔少，脉细数。

证候分析：病久火热之邪耗伤阴液，导致肝肾阴虚，虚火内旺，灼伤血络，迫血妄行，则皮肤瘀点瘀斑时发时止，以下肢多发，或伴衄血；阴虚不能制阳，虚热内盛，则低热颧红，手足心热；虚热蒸津外泄，则盗汗；阴液亏虚，口咽失润，则口干咽燥。本证多见于病程迁延或慢性期，在肾上腺皮质激素治疗过程中亦多见此证。

4. 脾肾阳虚证

临床证候：紫癜反复出现，久病迁延，皮肤散在瘀斑，色暗，以下肢多发，或伴有鼻衄、齿衄，精神倦怠，头晕气短，心悸乏力，畏寒肢冷，手足不温，面目虚浮或㿠白，腰膝酸软，夜尿频繁，纳少便溏，舌淡胖边有齿痕，苔薄白，脉沉细。

证候分析：久病气耗及阳，肾阳虚衰，不能温煦脾土，脾不摄血，血溢脉外，则皮肤散在瘀斑、色暗，或伴衄血；脾肾阳虚，肌表肢体失于温煦，则畏寒肢冷、手足不温、面目虚浮或苍白；阳气亏虚，不能运血上荣，元神之府失养，则头晕；胸阳不振，气机窒塞，则气短；阳气衰微，阴寒内盛，精神失于振奋，则精神困倦；肾阳虚，则腰膝酸软、夜尿频繁；脾阳亏虚，纳运失职，则纳少便溏。

三、鉴别诊断

（一）西医鉴别诊断

1. 再生障碍性贫血

表现为发热、贫血、出血三大症状，肝、脾、淋巴结不大，与特发性血小板减少性紫癜伴有贫血者相似，但一般贫血较重，白细胞总数及中性粒细胞多减少，网织红细胞不高。骨髓红、粒系统生血功能降低，巨核细胞减少或极难查见。

2. 急性白血病

ITP 特别需与白细胞不增高的白血病鉴别，血涂片中可见各期幼稚白细胞及骨髓检查可确诊。

3. 过敏性紫癜

为对称性出血性斑丘疹，以下肢为多见，血小板正常，一般易于鉴别。

4. 红斑性狼疮

早期可表现为血小板减少性紫癜，有怀疑时应检查抗核抗体及狼疮细胞。

5. Wiskortt-Aldrich 综合征

除出血及血小板减少外，合并全身广泛湿疹并易于感染，血小板黏附性减低，对 ADP、肾上腺素及胶原不发生凝集反应。属一种少见的 X- 连锁隐性遗传性疾病，男婴发病多于 1 岁内死亡。

6. 血栓性血小板减少性紫癜

见于任何年龄，基本病理改变为嗜酸性物栓塞小动脉，以前认为是血小板栓塞，后经荧光抗体检查证实为纤维蛋白栓塞。这种血管损害可发生在各个器官。临床上表现为血小板减少性出血和溶血性贫血，肝脾肿大，溶血较急者可发热，并有腹痛、恶心、腹泻甚至出现昏迷、惊厥及其他神经系统症状。网织红细胞增加，周围血象中出现有核红细胞。血清抗人球蛋白试验一般阴性。可显示肾功能不良，如血尿、蛋白尿、氮质血症、酸中毒。预后严重，肾上腺皮质激素仅有暂时缓和作用。

7. 继发性血小板减少性紫癜

严重细菌感染和病毒血症均可引起血小板减少。各种脾肿大疾病、骨髓受侵犯疾病、化学和药物过敏和中毒可直接破坏血小板或抑制其功能导致血小板减少，应注意鉴别。

（二）中医鉴别诊断

温病发斑

温病发斑起病急骤，病情凶险，具有传染性，多为感染温热疫邪，病邪由表入营血，热伤络脉，迫血妄行可发斑，一般

发热甚，可伴有神志的改变比如神昏谵语或抽搐等症，斑疹多在温病后期出现。结合临床辅助检查一般可鉴别。

四、临床治疗

（一）提高临床疗效的要素

1. 中西医结合，扬长避短

西医认为本病为自身免疫性疾病，治疗上仍以肾上腺皮质激素为首选药物，但长期激素可产生许多不良反应，如库欣综合征、免疫功能低下等。因此配合中药进行辨证施治，可减轻西药不良反应，同时可调节人体免疫力，巩固疗效。采用中西医结合治疗本病，可达到扬长避短，相得益彰的作用。

2. 止血是关键

本病为出血性疾病，止血也是治疗的关键环节。急则治其标，出血明显严重者，应采取紧急止血。待病情缓解后，根据临床表现、出血程度、紫癜颜色等，辨明虚实、寒热因人因时进行辨证施治。

3. 发挥中医药抗病毒的作用

本病的发生与病毒感染有一定的相关性，急性期重在清除病毒。具有清热解毒的中药，经西医学研究具有抗病毒作用，中药在这方面独具优势，要发挥中医药治疗紫癜抗病毒的作用。

4. 灵活应用活血化瘀药物

血液离经即可成为瘀血，瘀血不去则新血不生，出血不止。因此在临床中如果发现瘀点瘀斑、舌质紫暗、脉涩者，可在治疗基础上加用活血化瘀药物，比如三七、赤芍、川芎等。西医学研究发现活血化瘀药物有抗变态反应及抑制抗体形成的作用，通过调整免疫功能及抗炎作用达到消除外源性致病因素，降低毛细血管通透性，从而提高临床疗效。

（二）辨病治疗

1. 一般疗法

急性出血期间以住院治疗为宜，尽量减少活动，避免外伤，明显出血时应卧床休息。积极预防和控制感染，避免服用影响血小板功能的药物（如阿司匹林等）。给予足量液体和易消化的软食，避免口腔溃疡出血。局部出血者，可压迫止血。

2. 肾上腺皮质激素

为 ITP 治疗的一线用药，其主要药理作用为降低毛细血管通透性；抑制血小板抗体产生；抑制单核－巨噬细胞系统破坏有抗体吸附的血小板。常用泼尼松，剂量为 1.5~2mg/（kg·d），分 3 次口服，血小板正常后缓慢减量、停药。激素治疗 2~3 周无反应者，应迅速减量、停药，查寻病因。出血严重者可用冲击疗法：地塞米松 0.5~2mg/（kg·d），或甲泼尼龙 20~30mg/（kg·d）静脉滴注，连用 3 天，症状缓解后改口服泼尼松。用药至血小板数回升至接近正常水平即可逐渐减量，疗程一般不超过 4 周。停药后如有复发，可再用泼尼松治疗。国外学者推荐肾上腺皮质激素应用的指征为血小板 $< 30 \times 10^9$/L，或伴有明显出血症状患者。国际上推荐用量：儿童慢性型 ITP，泼尼松 4~5mg/（kg·d），分 3 次服用，连用 3~4 天，2~3 周为 1 个疗程，可连续 4~5 个疗程。

3. 血小板输注

因患儿血液循环中含有大量抗血小板抗体，输入的血小板很快被破坏，故通常不主张输血小板；只有在发生颅内出血或急性内脏大出血危及生命时才输注血小板，并需同时予以肾上腺皮质激素，以减少输入血小板的破坏。

4. 大剂量丙种球蛋白静脉滴注

为 ITP 治疗的一线用药，对重度以上出血者，亦可静脉滴注输入大剂量丙种球蛋白，约 0.4g/（kg·d），连用 5 天。

70%~80% 的患儿可提高血小板计数，特别对慢性患者有暂代切脾手术的倾向。

5. 脾切除

为 ITP 治疗的二线治疗，现多主张采用腹腔镜脾切除术。脾切除有效率约为 70%，适用于病程超过 1 年，血小板持续 $< 50 \times 10^9$/L（尤其是 $< 20 \times 10^9$/L）、有较严重的出血症状、内科治疗效果不好者，手术宜在 6 岁以后进行。10 岁以内发病的患者，其 5 年自然缓解机会较大，尽可能不做脾切除。术前必须做骨髓检查，巨核细胞数减少者不宜做脾切除。术前 PAIgG 极度增高者，脾切除的疗效亦较差。

6. 利妥昔单抗

为 ITP 治疗的二线药物，目前主要用于治疗慢性 ITP 和难治性 ITP。剂量为 375mg/m²，静脉滴注，每周 1 次，共 4 次。一般在首次注射 4~8 周内起效。

7. TPO 和 TPO 受体激动剂

为 ITP 治疗的二线治疗措施，目前主要用于治疗难治性 ITP。重组 TPO 每日 1μg/kg，连用 14 天，不良反应轻微。血小板生成素拟肽，首次应用从 1μg/kg 开始，每周 1 次皮下注射，根据血小板计数每周增加 1μg/kg，最大剂量 10μg/kg。若持续 2 周 PLT $\geq 200 \times 10^9$/L，开始每周减量 1μg/kg。PLT $\geq 400 \times 10^9$/L 时停药。若最大剂量应用 4 周，血小板计数未见上升，视为无效，停药。

8. 免疫抑制剂

为 ITP 治疗的三线治疗措施，目前主要用于治疗慢性 ITP。环孢素 3~5mg/（kg·d），分 2 次口服，开始治疗剂量可稍大，应根据血药浓度调整剂量，疗程 3~4 个月，主要不良反应是肝肾功能损害。其他如长春新碱每次 0.75~1mg/m²，加 0.9% 氯化钠溶液静脉注射，每周 1 次，可连续用 4~6 次；环磷酰胺每次 300~400mg/m²，加 5% 葡萄糖溶液静滴，每 1~2 周 1 次，可连续用 3~4 次。

亦可用硫唑嘌呤 1.5~2.5mg/（kg·d），口服 8~12 周，观察疗效。

9. 其他药物

近年来国内外试用达那唑，人工合成雄激素，治疗顽固性慢性 ITP 患者，即刻效果尚好，维持效果时间较短，故对准备切脾手术而需血小板暂时上升者有一定价值。剂量为 10~15mg/（kg·d），分次口服，连用 2~4 个月。干扰素 –a2b 对部分顽固病例有效，剂量为每千克体重每次 5 万 ~10 万单位，皮下或肌内注射，每周 3 次，连用 3 个月。

（三）辨证治疗

1. 辨证论治

（1）血热妄行证

治法：清热解毒，凉血止血。

方药：犀角地黄汤加味。

组成：水牛角、地黄、牡丹皮、赤芍、紫草、甘草等。

加减：若出血倾向较重，内热之象明显者，加用生石膏、知母以清阳明经热；齿衄、鼻衄者，加用白茅根、知母、栀子以凉血解毒；尿血，加藕节、大蓟、小蓟清利膀胱；便血者，加地榆炭、槐花炭凉血安络；腹痛者，加用白芍、甘草以缓急止痛；若出血过多，突然出现面色苍白，四肢厥冷，汗出脉微者，为气阳欲脱，急用独参汤或参附汤回阳固脱；若气阴两衰者，则用生脉散以救阴生津，益气复脉。

（2）气不摄血证

治法：健脾养心，益气摄血。

方药：归脾汤加减。

组成：党参、黄芪、白术、当归、龙眼肉、茯神、酸枣仁、远志等。

加减：若出血严重者可加仙鹤草、茜草炭、血余炭、三七粉等；若血瘀气滞者加红花、桃仁、丹参、蒲黄活血化滞；若伴白细胞下降者，可用黄芪建中汤加淫羊

藿、补骨脂；伴贫血，宜加重黄芪、当归用量。

（3）虚火灼络证

治法：滋阴清热，凉血化瘀。

方药：大补阴丸加减。

组成：生地黄、龟甲、黄柏、知母、牡丹皮、牛膝、白芍等。

加减：若阴虚明显者可加鳖甲、地骨皮、银柴胡滋阴清热；盗汗明显者加煅龙骨、煅牡蛎、浮小麦固表止汗；鼻衄、齿衄者加焦栀子、白茅根、牡丹皮、乌梅凉血止血；兼有腰膝酸软者加二至丸补益肾阴。若因长期服用大量激素呈阴虚火旺之象，可用知柏地黄汤滋阴降火。

（4）脾肾阳虚证

治法：温补肾阳，健脾止血。

方药：右归丸加减。

组成：附子、肉桂、鹿角、熟地黄、山茱萸、枸杞子、山药、菟丝子、杜仲等。

加减：若气虚者加黄芪、茯苓、白术补气健脾；阳虚者加巴戟天、肉苁蓉、鹿茸温补肾阳；血瘀者稍佐三七、牡丹皮、赤芍活血化瘀；脾虚纳呆者酌加焦山楂、茯苓、砂仁等健脾消食。

2. 外治疗法

（1）针法　主穴：曲池、足三里。备穴：合谷、血海。先刺主穴，必要时加刺备穴。血小板低于 $100 \times 10^9/L$ 时针法应慎用。

（2）灸法　取穴八髎、腰阳关。艾炷隔姜灸。每穴灸 45 分钟，1 日 1 次，半个月为 1 个疗程。用于气不摄血证、脾肾阳虚证。

（3）洗法　生地、牡丹皮、白芍、黄芩、黄柏、水牛角煎汤，浸洗皮肤，每日 1 剂。用于血热妄行之紫癜。

3. 成药应用

（1）血宁糖浆　1 次 10~20ml，每日 3 次，小儿酌减。具有止血的功效。用于气不摄血证。

（2）云南白药　1次0.25~0.5g，每日4次（2~5岁按1/4剂量服用；6~12岁按1/2剂量服用）。具有化瘀止血，活血止痛、解毒消肿的功效，用于血小板减少性紫癜鼻衄、齿衄，为血瘀证者。

（3）知柏地黄丸　1次8丸，每日3次，小儿酌减。具有滋阴降火的功效，用于阴虚火旺证候，也可以应用于激素治疗出现阴虚症状者。

（4）归脾丸　1次8丸，每日3次，小儿酌减。具有益气健脾，养血安神的功效，用于气不摄血证。

4. 单方验方

（1）水牛角　把水牛角30g削成薄片，加水煮2小时，分2~3次服。本方清热凉血止血，适用于血热妄行型血小板减少性紫癜。

（2）二鲜饮　鲜茅根150g（切碎），鲜藕200g（切片）。煮水常饮，每日4~5次。本方有凉血养阴，消瘀止血之功，适用于血热妄行鼻出血者效佳。

（3）刺地菜饮　鲜刺儿菜适量捣汁，和入少许黄酒，每次1小杯，日2~3次。本方有凉血止血之功。

（4）藕柏饮　生藕节500g，侧柏叶。捣烂取汁，加温开水服用，每日3~4次。本方有凉血化瘀，收敛止血之功。

（5）阿胶、黄酒、赤砂糖适量。将少量黄酒和水加入阿胶，置锅上炖，溶化后，调入赤砂糖。每日2次分服，连服7天。本方滋阴降火，适用于阴虚内热所致的血小板减少性紫癜。

（四）医家诊疗经验

1. 丁樱

国家名老中医丁樱教授基于伏邪理论，从血论治儿童免疫性血小板减少症，采用清血中伏毒、祛瘀活血、凉血宁血、补血养血之法进行治疗。她认为伏邪是免疫性血小板减少症反复发作的主要原因，治疗应以清血中伏毒为要，且应贯穿疾病治疗的始终，常用的凉血解毒药物有重楼、板蓝根、生地黄、玄参、金银花、连翘。另外，久病致虚，血运无力而致瘀，难治性血小板减少性紫癜常服用激素，致阴虚阳亢，加重血液黏稠度，而致瘀血，因此祛瘀活血必不可少，常用药物有红花、桃仁、三七。此外，重用滋阴凉血之药制约妄动之火，以恢复脉道宁静，常用药物有生地黄、玄参、麦冬。该病常煎熬血液致阴血亏耗，丁教授善用鸡血藤和当归补血养血，具有补而不滞、温润而不燥的特点。[秦亚丹，代彦林，等. 丁樱教授从血论治儿童免疫性血小板减少症经验. 中医儿科杂志，2020，16（3）：5-7]

2. 周郁鸿

国家级名老中医周郁鸿认为治疗慢性ITP除应恢复中焦气血生化功能外，还应调理脾胃的阴阳和中焦气机的升降。"脾胃同治"乃中医治疗慢性ITP的治本之法，他结合多年临床经验，依据该观点自拟益气滋阴养胃方，组方为党参10g，白术15g，木香3g，陈皮10g，柴胡6g，茯苓15g，升麻6g，砂仁3g，山药18g，玉竹15g，麦冬12g，玄参12g，梅花15g，炙甘草6g，枳实10g，浮小麦12g，麦芽15g。本方由滋阴养胃的益胃汤合补脾升阳的补中益气汤化裁而成，全方共奏益气滋阴、调和脾胃之效，旨在补脾升阳，防止血随阳升而出血，恢复脾之统血功能。[李朗，邵科钉，刘琪，等. 周郁鸿益气滋阴养胃方治疗慢性免疫性血小板减少症的经验. 浙江中医药大学学报，2021，45（5）：501-503，517.]

3. 刘松山

四川省名中医刘松山教授致力于中医药防治血液疾病的研究，对慢性免疫性血小板减少症有丰富临床经验，其治疗采用急治标，缓治本，标本兼顾的思想，认为慢性 ITP 当从标本两方面入手治疗，治本以热、瘀、虚、湿为辨治要点，治虚在治本的基础上，进行各证型加减化裁，以控制出血风险为要点，自拟经验方（生黄芪、生白术、制首乌、牡丹皮、麦冬、茯苓、仙鹤草、水牛角）治疗本病，形成了较好的治疗特色，为慢性 ITP 的中医诊疗提供新的思路。[杨思航，曾滟，赵冰洁，等. 刘松山教授治疗慢性免疫性血小板减少症经验探析. 四川中医，2021，39（6）：7-9.]

4. 丘和明

广州中医药大学教授丘和明教授认为 ITP 的主要病机为本虚标实，以五脏亏虚为本，火热妄行为标。临证借鉴清代唐容川《血证论》的学术思想，将其中的治血四法"止血、消瘀、宁血、补血"用于 ITP 的治疗。提出止血为先，以收敛止血、凉血止血治之；辨因消瘀，忌用破血之品；宁血即去因，重在宁心肝肺；补血即补五脏，重在补肝脾肾。自创滋阴止血方（主要由熟地黄或生地黄、山药、山茱萸、仙鹤草、地稔、小蓟、连翘、荆芥穗、甘草等组成）为基本方，随症灵活加减，可有效改善患者临床症状及血小板计数水平，使患者逐渐摆脱激素依赖。[王礼琼，陈鹏，等. 古学奎丘和明基于《血证论》治血四法论治特发性血小板减少性紫癜经验. 广州中医药大学学报，2021，38（7）：1481-1485.]

五、预后转归

儿童 ITP 预后良好，80%~90% 的病例在 12 个月内血小板计数恢复正常，10%~20% 发展为慢性 ITP，约 30% 的慢性 ITP 患儿仍可在确诊后数月或数年自行恢复。尽管大多数患儿在病程中出现血小板计数明显降低，但是发生严重出血的比例很低，颅内出血的发病率为 0.1%~0.5%。约 3% 的儿童慢性 ITP 为自身免疫性疾病的前驱症状，经数月或数年发展为系统性红斑狼疮、类风湿病或 Evans 综合征等。

六、预防调护

（一）预防

1. 参加必要的体育活动，注意环境和饮食卫生，增加机体抵抗力。

2. 积极预防感染，注意预防呼吸道感染、麻疹、水痘、风疹等疾病，以免诱发或者加重病情。

3. 应避免使用引起血小板减少和损害血小板功能的药物。慎用可减少血小板的药物，如磺胺药、解热镇痛药、奎尼丁、异丙嗪、地高辛等。慎用抑制血小板功能的药物，如双嘧达莫、阿司匹林、右旋糖酐、保泰松、对氨基水杨酸钠、利福平、氯噻嗪、洋地黄、头孢菌素等。慎用抗凝药物如普通肝素、低分子肝素等。

（二）调护

1. 本病急性型和慢性型急性发作期患者应卧床休息，限制活动，并消除其恐惧紧张心理。

2. 避免外伤跌仆碰撞，以免引起出血，特别要注意保护头颅，不使其受震荡或摔伤，以免颅内出血。

3. 注意安排正常作息时间，避免熬夜、用力过度、劳累等。避免用力大便。

4. 住院患者应仔细观察病情，注意出血部位、出血量、贫血程度等，特别要注意有无烦躁、头痛、嗜睡、昏迷、抽搐等颅内出血症状。

5. 本病慢性期应防止各种创伤，皮肤黏膜应保持清洁，切忌搔抓皮肤，衣服以宽松柔软为宜，切忌粗糙紧束的服装摩擦皮肤，以免加重紫癜。

6. 饮食宜清淡，富有营养，易于消化。急性期忌硬食及粗纤维食物；忌辛辣刺激食物。血小板减少的患儿平素可多吃带衣花生仁、红枣等。

七、研究进展

1. 单药研究

（1）泰山紫草　泰山名药之一，有活血、凉血、清热解毒等功效。阴祖旺、李明亮等建立了ITP小鼠模型，通过泰山紫草汤灌胃治疗，发现泰山紫草汤能有效提高外周血血小板数量，改善血小板减少的症状，降低血小板代偿性增殖程度，表明泰山紫草汤对ITP有治疗作用。

（2）白芍　具有养血调经、敛阴止汗、柔肝止痛、平抑肝阳的功效。研究发现白芍可通过调节Th1/Th2的平衡，发挥对特发性血小板减少性紫癜的治疗作用，且经过麸炒以后，调节Th1/Th2平衡的作用更强，且具有多靶点，不良反应少等特点，为ITP的治疗提供新的思路。

2. 复方研究

（1）紫癜汤　水牛角30g，生地黄20g，赤芍15g，丹皮15g，茜草30g，仙鹤草30g，紫草20g，墨旱莲20g，小蓟20g，蒲黄15g，鸡血藤30g，卷柏20g，陈皮15g，甘草15g，虎杖15g。该方为辽宁中医药大学附属医院协定方，用于治疗应用激素无效的阴虚火旺证ITP患者。紫癜汤具有养阴降火、清热凉血的功效，即可清血中虚热，又凉血止血不留瘀。该方能够改善凝血功能，一定程度上增加血小板计数，并在止血方面有双重调节作用。

（2）扶正解毒方　炙黄芪15g，白花蛇舌草20g，当归10g，盐菟丝子10g，生地10g，丹皮10g，仙鹤草20g，川芎10g，煅龙骨20g，炙甘草6g。该方为北京中医药大学东直门医院儿科余惠平教授经验方，全方扶正、解毒并行，既扶助正气使外邪不易侵犯，又清热解毒，祛瘀生新，脾肾双补，气血同调。临床研究发现其可改善持续性或慢性免疫性血小板减少症气不摄血

证患儿的临床症状，升高血小板计数，且安全性高。

主要参考文献

［1］童勇，冯春，杜飞，等.不同剂量利妥昔单抗注射液治疗难治性免疫性血小板减少症的疗效及对凝血指标的影响［J］.中国医学创新，2018，15（10）：13-16.

［2］阴祖旺，李明亮，毛双双，等.泰山紫草对免疫性血小板减少性紫癜的治疗作用研究［J］.医学信息，2021，34，（15）：76-78.

［3］奚赛飞，成志，金璐.白芍不同炮制品对特发性血小板减少性紫癜的作用［J］.中华中医药杂志，2020，35（11）：5503-5507.

［4］夏芸芸，马立明，陈苏宁.紫癜汤治疗糖皮质激素无效的阴虚火旺证ITP临床观察［J］.实用药物与临床，2021，24（1）：53-57.

第四节　儿童急性白血病

白血病是由于造血干细胞增殖分化异常而引起的恶性增殖性疾病，它不仅影响骨髓及整个造血系统，并浸润身体其他器官。主要表现为贫血，皮肤、牙龈、鼻腔等出血或便血、尿血，反复感染及白血病细胞浸润各组织、器官可引起相应症状，如浸润皮肤可引起结节、肿块，侵犯到中枢神经系统出现头痛、呕吐、视力模糊，浸润到睾丸则睾丸肿大。白血病为小儿常见的恶性肿瘤（占第一位）。儿童时期以急性淋巴白血病为主，约占儿童白血病的75%，急性髓细胞白血病约占20%，慢性粒细胞白血病仅占3%~5%，其他特殊类型白血病在儿童中少见甚至罕见。

一、病因病机

（一）西医学认识

1.病因

白血病病因尚未完全明了，可能与下列因素有关。

（1）病毒感染

多年研究已证明属于 RNA 病毒的逆转录病毒（又称人类 T 细胞白血病病毒，HTLV）可引起人类 T 淋巴细胞白血病。

（2）物理和化学因素

电离辐射能引起白血病。小儿对电离辐射较为敏感，在曾经放射治疗胸腺肥大的小儿中，白血病发生率较正常小儿高 10 倍；妊娠妇女照射腹部后，其新生儿的白血病发病率比未经照射者高 17.4 倍。苯及其衍生物、氯霉素、保泰松、乙双吗啉和细胞毒药物等均可诱发急性白血病。

（3）遗传素质

白血病不属遗传性疾病，但在家族中却可有多发性恶性肿瘤的情况；少数患儿可能患有其他遗传性疾病，如 21—三体综合征、先天性睾丸发育不全症、先天性再生障碍性贫血伴有多发畸形（Fanconi 贫血）、先天性远端毛细血管扩张性红斑症（Bloom 综合征）以及严重联合免疫缺陷病等，这些疾病患儿的白血病发病率比一般小儿明显增高。此外，同卵孪生儿中一个患急性白血病，另一个患白血病的几率为 20%，比双卵孪生儿的发病率高 12 倍。以上现象均提示白血病的发生与遗传因素有关。

2.发病机制

尚未完全明了，下列机制可能在白血病的发病中起重要作用。

（1）原癌基因的转化

人类和许多哺乳动物的染色体基因组中存在原癌基因（又称细胞癌基因），在正常情况时，其主要功能是参与调控细胞的增殖，分化和衰老死亡。当机体受到致癌因素的作用下，原癌基因可发生突变、染色体重排或基因扩增，转化为肿瘤基因，从而导致白血病的发生。

（2）抑癌基因畸变

近年研究发现正常人体存在着抑癌基因，当这些抑癌基因发生突变、缺失等变异时，失去其抑癌活性，造成癌细胞异常增殖而发病。

（3）细胞凋亡受抑

细胞凋亡是在基因调控下的一种细胞主动性自我消亡过程，是人体组织器官发育中细胞清除的正常途径。当细胞凋亡通路受到抑制或阻断时，细胞没有正常凋亡而继续增殖导致恶变。研究发现，急性白血病时抑制凋亡的基因（如 Bcl-2、Bcl-XL 等）表达高，而促进凋亡的基因（如 P53、Fas、Bax 等）表达降低或出现突变。此外，特异染色体易位产生的融合基因也可抑制细胞凋亡（M3 中的 PML/RARα 融合基因）。由此可见，细胞凋亡受抑在白血病发病中起重要作用。

（二）中医学认识

白血病是造血干细胞异常克隆增生而形成的恶性肿瘤性疾病，临床上以高热、贫血、出血、不同程度的脏器浸润以及肝脾淋巴结肿大为主要特征，归属中医"温病""急劳""热劳""血证""虚劳"等范畴。《圣济总录》记载："论曰急劳……缘察受不足，忧思气结，荣卫俱虚，心肺奎热，金火相刑，藏气传克，或感受外邪，故烦躁体热，颊赤心松，头痛盗汗，咳嗽咽干，骨节酸痛，久则肌肤销铄，咯涎唾血者，此其候也"。《普济方·热病附论》曰："夫热病者，由心肺实热，伤于气血骨节酸痛，深思昏沉，多卧少起，或时盗汗，热毒攻注骨髓……"中医认为白血病多属邪气盛而正气不虚，或正气不足，邪乘虚而入。该病发病前多有感受风寒、过度疲劳、情志不畅等因素，导致机体免疫力下降，同时感受热毒、温毒，或疫毒，从而发病。由于热毒重灼，耗气伤血，而致气虚不摄，血不得循经流注荣养百脉，反而溢出脉外而致各种出血症状。该病病机缓解期以本虚邪伏为主，多为气阴两虚和气血双亏。《医宗必读·虚劳》曰："夫人之虚，不属于气，即属于血五脏六腑，莫能外焉。而独举脾肾者，水为万物之元，土为万物之母，二藏安和，一身皆治，百疾不生。"可见脾肾二脏虚损与该病发生发展密切相关，为疾病的重要因素。

二、分类和分型

急性白血病的分类或分型对于诊断、治疗和提示预后都有一定意义。根据增生的白细胞种类的不同，可分为急性淋巴细胞白血病（急淋，ALL）和急性非淋巴细胞白血病（急非淋，ANLL）两大类，前者在小儿中发病率较高。目前，常采用形态学（M）、免疫学（I）、细胞遗传学（C）和分子生物学（M），即MICM综合分型，更有利于指导治疗和提示预后。

（一）急性淋巴细胞白血病

1. 形态学分型（FAB分型）

根据原淋巴细胞形态学的不同，分为3种类型：①L1型：以小细胞为主，其平均直径为6.6μm，核染色质均匀，核形规则；核仁很小，1个或无；胞质少，胞质空泡不明显。②L2型：以大细胞为主，大小不一，其平均直径为8.7μm，核染色质不均匀，核形不规则；核仁1个或多个，较大；胞质量中等，胞质空泡不定。③L3型：以大细胞为主，细胞大小一致，核染色质细点状，均匀，核形规则；核仁1个或多个；胞质量中等，胞质空泡明显。上述3型中以L1型多见，占80%以上；L3型最少，占4%以下。

2. 免疫学分型

应用单克隆抗体检测淋巴细胞表面抗原标记，一般可将急性淋巴细胞白血病分T、B淋巴细胞两大系列。

（1）T系急性淋巴细胞白血病（T-ALL）　占小儿ALL的10%~15%。具有阳性的T淋巴细胞标志，如CD1、CD3、CD5、CD7、CD8和TdT（末端脱氧核糖核酸转换酶）阳性。

（2）B系急性淋巴细胞白血病（B-ALL）　占小儿ALL的80%~90%。此型又分为4种亚型。①早期前B细胞型（early PreB-ALL）：HLA-DR、CD79a、CD19和（或）CyCD22（胞浆CD22）阳性；其他B系标志阴性。②普通B细胞型（C-ALL）：CD10、CD19、CyCD22及HLA-DR阳性；CyIg（胞浆免疫球蛋白）SmIg（细胞膜表面免疫球蛋白）阴性。③前B细胞型（Pre B-ALL）：CyIg阳性；SmIg阴性；其他B系标志及HLA-DR阳性。④成熟B细胞型（B-ALL）：SmIg阳性；CyIg阴性；其他B系标志及HLA-DR阳性。

（3）伴有髓系标志的ALL（My⁺-ALL）　本型具有淋巴系的形态学特征，以淋巴系特异抗原为主，但伴有个别、次要的髓系特异抗原标志，如CD13、CD33、CD14等阳性。

3. 细胞遗传学改变

急性淋巴细胞白血病的染色体畸变种类繁多，主要有：①染色体数目异常，如≤45条的低二倍体，或≥47条的高二倍体。②染色体核型异常，如12号和21号染色体易位，即t（12;21）；t（9;22）及t（4;11）等。

4. 分子生物学分型

ALL发生及演化中的特异基因主要有：

（1）免疫球蛋白重链（IgH）基因重排。

（2）T淋巴细胞受体（TCR）基因片段重排，尤以γ、δ基因重排特异性高。

（3）融合基因，如EFV6—CBFA2、BCR—ABL、MLL—AF4、TEL—AML、E2A—PBXl等。

5. 临床分型

国内外一般按临床特点将儿童ALL分为3型，但不同地区的具体分型标准略有差别。现综合德国柏林–法兰克福–蒙斯特（Berlin–Frankfurt–Munster，BFM）和美国儿童肿瘤治疗协作组（COG）的临床分型标准。

（1）低危型急性淋巴细胞白血病（LR-ALL） ①泼尼松7天反应佳，第8天外周血幼稚细胞 $< 1.0 \times 10^9$ /L；②年龄 ≥ 1 岁，< 10 岁；③ WBC $< 50 \times 10^9$ /L；④诱导化疗第15天骨髓M1（原淋＋幼淋 $< 5\%$）或MRD $< 0.1\%$；⑤诱导化疗第33天骨髓MRD $< 10^{-4}$。

（2）中危型急性淋巴细胞白血病（IR-ALL） ①泼尼松反应佳，第8天外周血幼稚细胞 $< 1.0 \times 10^9$ /L；②年龄 < 1 岁，≥ 10 岁；③ WBC $\geq 50 \times 10^9$ /L；④诱导化疗后+15天骨髓M1或M2（MRD为 $0.1\%\sim10\%$）；⑤诱导化疗后+33天骨髓MRD $10^{-4}\sim10^{-2}$；⑥ T-ALL； ⑦ t（1；19）（E2A-PBX1）；⑧ CNSL或（和）睾丸白血病。

（3）高危型急性淋巴细胞白血病（HR-ALL） 至少符合以下一点：①诱导化疗后+15天骨髓M3或MRD $\geq 10\%$；②泼尼松反应差，+8天外周血幼稚细胞 $\geq 1.0 \times 10^9$ /L；③ +33天骨髓未缓解/虽然缓解但MRD为 $\geq 10^{-2}$；④ t（4；11）（MLL/AF4）或其他MLL基因重排（MLLr）异常；⑤低二倍体（染色体 ≤ 44）；⑥ iAMP21。

（二）急性非淋巴细胞白血病

1.FAB分型

（1）原粒细胞白血病未分化型

（M1） 骨髓中原粒细胞 $\geq 90\%$，早幼粒细胞很少，中幼粒以下各阶段细胞极少见，可见Auer小体。

（2）原粒细胞白血病部分分化型（M2） 骨髓中原粒和早幼粒细胞共占 50% 以上，可见多少不一的中幼粒、晚幼粒和成熟粒细胞，可见Auer小体；M2b型即以往命名的亚急性粒细胞白血病，骨髓中有较多的核、浆发育不平衡的中幼粒细胞。

（3）颗粒增多的早幼粒细胞白血病（M3） 骨髓中颗粒增多的异常早幼粒细胞占 30% 以上，胞质多少不一，胞质中的颗粒形态分为粗大密集和细小密集两类，据此又可分为两型，即粗颗粒型（M3a）和细颗粒型（M3b）。

（4）粒–单核细胞白血病（M4） 骨髓中幼稚的粒细胞和单核细胞同时增生，原始及幼稚粒细胞 $> 20\%$；原始、幼稚单核和单核细胞 $\geq 20\%$；或原始、幼稚和成熟单核细胞 $> 30\%$，原粒和早幼粒细胞 $> 10\%$。除以上特点外，骨髓中异常嗜酸性粒细胞增多。

（5）单核细胞白血病（M5） 骨髓中以原始、幼稚单核细胞为主。可分为两型：①未分化型，原始单核细胞为主，$> 80\%$；②部分分化型，骨髓中原始及幼稚单核细胞 $> 30\%$，原始单核细胞 $< 80\%$。

（6）红白血病（M6） 骨髓中有核红细胞 $> 50\%$，以原始及早幼红细胞为主，且常有巨幼样变；原粒及早幼粒细胞 $> 30\%$。外周血可见幼红及幼粒细胞；粒细胞中可见Auer小体。

（7）急性巨核细胞白血病（M7） 骨髓中原始巨核细胞 $\geq 30\%$；外周血有原始巨核细胞。

（8）原粒细胞微分化型（MO） 骨髓中原始细胞 $> 90\%$，无Auer小体。

2. 免疫学分型

急性非淋巴细胞M1~M5型可有CD13、

CD14、CD15、MPO（抗髓过氧化物酶）等髓系标志中的1项或多项阳性，也可有CD34阳性。其中CD14多见于单核细胞系，M6可见血型糖蛋白A阳性，M7可见血小板膜抗原Ⅱb/Ⅲa（GPⅡb/Ⅲa）阳性和（或）CD41、CD68阳性。

3. 细胞遗传学改变

染色体数目异常以亚二倍体为主，超二倍体较少；常见的核型改变有 t（9；22）、t（8；21）、t（15；17）、t（11q）、t（11；19）和16号染色体倒位等。

4. 临床分型

国际多个协作组只分非高危和高危。非高危：FAB 分型的 M3、M4Eo、带 Auer 小体的 M1 或 M2，同时以标准化疗方案诱导第 15 天骨髓原始细胞 ≤ 5%（M3 除外），其余归入高危。有下列预后良好核型者为非高危：t（8；21）、t（15；17）、t（9；11）、t（16；16）。

（三）特殊类型白血病

如多毛细胞白血病、浆细胞白血病、嗜酸性粒细胞白血病等，在儿科均罕见。

三、临床诊断

（一）辨病诊断

1. 临床表现

小儿白血病起病时多为一般症状，如苍白、乏力、不明原因发热等，血液系统症状、体征往往不明显。有些患者以骨关节痛起病，似急性风湿病；有的因局部出血，如鼻出血、牙龈出血、紫癜或淋巴结肿大而引起注意；偶有以中枢神经系统症状，如头痛、呕吐为早期症状；个别病例可起病突然，有高热，酷似严重感染。各型急性白血病的临床表现基本相同，主要表现如下。

（1）起病 大多较急，少数缓慢。早期症状有面色苍白、精神不振、乏力、食欲低下，鼻衄或齿龈出血等；少数患儿以发热和类似风湿热的骨关节痛为首发症状。

（2）发热 多数患儿起病时有发热，热型不定，可低热、不规则发热、持续高热或弛张热，一般不伴寒战。发热原因之一是白血病性发热，多为低热且抗生素治疗无效；另一原因是感染，多为高热。

（3）贫血 出现较早，并随病情发展而加重，表现为苍白、虚弱无力、活动后气促等。贫血主要是由于骨髓造血干细胞受到抑制所致。

（4）出血 以皮肤和黏膜出血多见，表现为紫癜、瘀斑、鼻衄、齿龈出血，消化道出血和血尿。偶有颅内出血，为引起死亡的重要原因之一。出血的主要原因：①骨髓被白血病细胞浸润，巨核细胞受抑制使血小板生成减少和功能不足；②白血病细胞浸润肝脏，使肝功能受损，纤维蛋白原、凝血酶原和第Ⅴ因子等生成不足；③感染和白血病细胞浸润使毛细血管受损，血管通透性增加；④并发弥散性血管内凝血。在各类型白血病中，以 M3 型白血病的出血最为显著。

（5）白血病细胞浸润引起的症状和体征

①肝、脾、淋巴结肿大：白血病细胞浸润而发生肝、脾肿大，急性淋巴细胞白血病尤其显著。肿大的肝、脾质软，表面光滑，可有压痛。全身浅表淋巴结轻度肿大，但多局限于颈部、颌下、腋下和腹股沟等处，其肿大程度以急性淋巴细胞白血病较为显著。有时因纵隔淋巴结肿大引起压迫症状而发生呛咳、呼吸困难和静脉回流受阻。

②骨和关节浸润：小儿骨髓多为红髓，易被白血病细胞侵犯，故患儿骨、关节疼痛较为常见。约 25% 患儿以四肢长骨、肩、膝、腕、踝等关节疼痛为首发症状，其中部分患儿呈游走性关节痛，局部红肿现象

多不明显，并常伴有胸骨压痛。骨和关节痛多见于急性淋巴细胞白血病。骨痛的原因主要与骨髓腔内白血病细胞大量增生、压迫和破坏邻近骨质以及骨膜浸润有关。骨骼 X 线检查可见骨质疏松、溶解、骨骺端出现密度减低横带和骨膜下新骨形成等征象。

③中枢神经系统浸润：白血病细胞侵犯脑实质和（或）脑膜时即引起中枢神经系统白血病（CNSL）。由于近年联合化疗的进展，使患儿的寿命得以延长，但因多数化疗药物不能透过血脑屏障，故中枢神经系统便成为白血病细胞的"庇护所"，造成 CNSL 的发生率增高，这在急性淋巴细胞白血病中尤其多见。浸润可发生于病程中任何时候，但多见于化疗后缓解期。他是导致急性白血病复发的主要原因。常见症状为颅内压增高，出现头痛、呕吐、嗜睡、视乳头水肿等；浸润脑膜时，可出现脑膜刺激征；浸润脑神经核或神经根时，可引起脑神经麻痹；脊髓浸润可引起横贯性损害而致截瘫。此外，也可有惊厥、昏迷。检查脑脊液可以确诊，指标为脑脊液色清或微浊，压力增高；细胞数 $> 10 \times 10^6$/L，蛋白 > 0.45g/L；将脑脊液离心沉淀做涂片检查可发现白血病细胞。

④睾丸浸润：白血病细胞侵犯睾丸时即引起睾丸白血病（TL），表现为局部肿大、触痛，阴囊皮肤可呈红黑色。由于化疗药物不易进入睾丸，在病情完全缓解时，该处白血病细胞仍存在，因而常成为导致白血病复发的另一重要原因。

⑤绿色瘤：是急性粒细胞白血病的一种特殊类型，白血病细胞浸润眶骨、颅骨、胸骨、肋骨或肝、肾、肌肉等，在局部呈块状隆起而形成绿色瘤。此瘤切面呈绿色，暴露于空气中绿色迅速消退，这种绿色素的性质尚未明确，可能是光紫质或胆绿蛋白的衍生物。绿色瘤偶由急性单核细胞白血病局部浸润形成。

⑥其他器官浸润：少数患儿有皮肤浸润，表现为丘疹、斑疹、结节或肿块；心脏浸润可引起心脏扩大、传导阻滞、心包积液和心力衰竭等；消化系统浸润可引起食欲不振、腹痛、腹泻、出血等；肾脏浸润可引起肾肿大、蛋白尿、血尿、管型尿等；齿龈和口腔黏膜浸润可引起局部肿胀和口腔溃疡，这在急性单核细胞白血病中较为常见。

2.相关检查

（1）外周血象

红细胞及血红蛋白均减少，大多为正细胞正色素性贫血。网织红细胞数大多较低，少数正常，偶在外周血中见到有核红细胞。白细胞数增高者占 50% 以上，其余正常或减少，但在整个病程中白细胞数可有增、减变化。白细胞分类示原始细胞和幼稚细胞占多数。血小板减少。

（2）骨髓象

骨髓检查是确立诊断和评定疗效的重要依据。典型的骨髓象为该类型白血病的原始及幼稚细胞极度增生、幼红细胞和巨核细胞减少。但有少数患儿的骨髓表现为增生低下。

（3）组织化学染色　常用以下组织化学染色以协助鉴别细胞类型。

①过氧化酶：早幼阶段以后的粒细胞为阳性；幼稚及成熟单核细胞为弱阳性；淋巴细胞和浆细胞均为阴性。各类型分化较低的原始细胞均为阴性。

②酸性磷酸酶：原始粒细胞大多为阴性，早幼粒细胞以后各阶段粒细胞为阳性；原始淋巴细胞弱阳性，T 细胞强阳性，B 细胞阴性；原始和幼稚单核细胞强阳性。

③碱性磷酸酶：此酶的活性在急性粒细胞白血病时积分极低或为 0，在急性淋巴细胞白血病时积分增加，在急性单核细胞白血病时积分大多正常。

④苏丹黑：此染色结果与过氧化物酶染色的结果相似。原始及早幼粒细胞阳性；原淋巴细胞阴性；原单核细胞弱阳性。

⑤糖原：原始粒细胞为阴性，早幼粒细胞以后各阶段粒细胞为阳性；原始及幼稚淋巴细胞约半数为强阳性，余为阳性；原始及幼稚单核细胞多为阳性。

⑥非特异性酯酶（萘酚酯 NASDA）：这是单核细胞的标记酶，幼稚单核细胞强阳性，原始粒细胞和早幼粒细胞以后各阶段细胞为阳性或弱阳性，原始淋巴细胞阴性或弱阳性。

⑦溶菌酶检查：血清中的溶菌酶主要来源于破碎的单核细胞和中性粒细胞，测定血清与尿液中溶菌酶的含量可以协助鉴别白血病细胞类型。正常人血清含量为 $4\sim20mg/L$；尿液中不含此酶。在急性单核细胞白血病时，其血清及尿液的溶菌酶浓度明显增高；急性粒细胞白血病时中度增高；急性淋巴细胞白血病时则减少或正常。

（二）辨证诊断

白血病临床证候复杂，除疾病本身的临床证候外，治疗（化疗）的相关因素也可致临床证候演变。多以发病不同阶段、急慢性以及是否有兼证进行分型。

1. 毒热炽盛证

临床证候：起病急骤，壮热不退，烦躁欲饮，鼻衄、齿衄，皮肤紫癜、瘀斑，或便血，关节肿痛，胸骨叩痛，肝脾肿大，严重者神昏谵语，小便黄赤，舌红绛、苔黄或黑，脉数或弦数。本证多见于急性白血病的初期。

证候分析：邪毒侵袭，犯卫气，陷营血，损及脏腑，耗血动血，血不循经，而致鼻衄、齿衄，皮肤紫癜、瘀斑，或便血；热毒亢盛，蕴而不解，则壮热不退，口渴烦躁欲饮，严重者神昏谵语；痰热互结，入髓伤血，引起血瘀，故见肝脾大及关节肿痛、胸骨叩痛。

2. 痰热蕴结证

临床证候：发热不退，腹部胀满，肝脾淋巴结肿大，肌肤瘀斑，倦怠乏力，不思饮食，口苦咽干，舌质红，苔黄腻，脉滑数。本证多见于急性白血病的初期。

证候分析：本证系邪热内盛，痰热互结所致。痰热蕴结不去，故见发热不退；痰热郁结中焦，故不思饮食、腹部胀满；痰阻经络，气血瘀阻，故肝脾及淋巴结肿大。舌苔黄腻，脉滑数为痰热之象。

3. 毒热伤阴证

临床证候：低热持续，五心烦热，盗汗，咽干思饮，纳呆食少，关节酸痛，全身乏力，时有出血，皮肤瘀斑，大便干结，舌红少苔，脉细数。本证多见于急性白血病化疗中。

证候分析：本证系毒热蕴结，伤津耗血所致。阴虚则内热自生，故见低热、五心烦热、盗汗、咽干。阴虚火旺，虚火伤及脉络，故见出血、皮肤瘀斑；阴虚肠燥，则大便干结。舌红少苔，脉细数为虚热之象。

4. 气血两亏证

临床证候：面色苍白或苍黄，唇甲色淡，精神倦怠或萎靡，心悸气短，自汗或盗汗，食欲不振，大便不调，或见低热，毛发枯脆或脱落，舌淡苔白，脉沉细数无力。本证多见于急性白血病大剂量化疗后。

证候分析：本证系邪毒久羁，伤及气血所致。气虚则精神倦怠或萎靡、乏力多汗；血虚不能荣润全身，故见面白发枯或苍黄、唇甲色淡；血不养心则心悸气短。舌淡苔白，脉细数均为气血虚弱之象。

5. 邪毒攻脑证

临床证候：临床表现复杂，可出现口眼歪斜、失语、瘫痪，也可以出现头痛剧烈，恶心呕吐，神昏抽搐，颈项强直，或可以无临床表现，脑脊液检查异常。本证

肿痛、胸骨叩痛。

多见于急性白血病但合并脑膜白血病。

证候分析：本证系邪毒入髓伤脑所致。脑为髓海，邪毒入髓，伤及脑络，故见口眼歪斜、失语、瘫痪，也可见头痛呕吐；邪毒亢盛，阻遏清阳，故视物不清；毒火亢奋，则见神昏抽搐，颈项强直，甚至昏迷。

6. 邪毒入睾证

临床证候：睾丸肿痛而硬，痛引少腹，或见发热、小便黄赤。本证多见于急性白血病合并睾丸白血病。

证候分析：本证系邪毒郁滞肝经所致。邪毒日久不去，循经下行，郁滞肝经，肝经循于阴器，故发睾丸肿痛。

7. 瘀血内阻证

临床证候：形体消瘦，面色苍黄，皮肤瘀斑，体倦乏力，时有低热，纳呆食少，可见腹胀、痰核、舌质暗红有瘀点，苔白厚，脉沉细。本证多见于慢性白血病。

证候分析：本证系邪毒入髓伤血，血瘀阻滞所致。瘀血内阻，气血运行不畅，故见肝脾肿大。瘀血停滞，新血不生，故见面苍黄消瘦。舌质暗红有瘀点为血瘀之象。

四、鉴别诊断

（一）西医鉴别诊断

1. 再生障碍性贫血

出血、贫血、发热和全血细胞减少的再障与白细胞减少的急性白血病很相似，但再障肝、脾、淋巴结不肿大。骨髓有核细胞增生低下，无幼稚白细胞增生。

2. 传染性单核细胞增多症

本病肝、脾、淋巴结常肿大，白细胞数增高并出现异型淋巴细胞，易与急性淋巴细胞白血病混淆。但本病病程经过一般良好，血常规多于1个月左右恢复正常；血清嗜异性凝集反应阳性；骨髓无白血病改变。

3. 类白血病反应

为造血系统对感染、中毒和溶血等刺激因素的一种异常反应，以外周血出现幼稚白细胞或白细胞数增高为特征。当原发疾病被控制后，血常规即恢复正常。此外，该病血小板数多正常；白细胞中有中毒性改变，如中毒颗粒和空泡形成；中性粒细胞碱性磷酸酶积分显著增高，可与白血病区别。

4. 风湿性关节炎

有发热、关节疼痛症状，轻度贫血，白细胞增多，脾脏轻度肿大，与白血病相似，但血小板不减少，骨髓象可明确诊断。

（二）中医鉴别诊断

1. 发热时应该与外感发热鉴别

外感发热多伴有咳嗽、流涕、打喷嚏等症状。

2. 羸瘦应与小儿疳积鉴别

小儿疳积指小儿脾胃虚弱，运化失常，脏腑失养，气液干涸导致的形体羸瘦的一类病证。

五、临床治疗

（一）提高临床疗效的要素

1. 扶正祛邪、标本兼顾

本病的发生主要是正气不足，外感温热邪毒，入髓伤血，损及脏腑所致，其病理本质正虚邪实，本虚表实。因此，合理把握好扶正祛邪，标本兼顾，辨病与辨证相结合，才能提高临床疗效。

2. 根据不同阶段、急慢性及体质辨证施治

中医辨证应从疾病的不同阶段、白血病的不同时期、患儿的年龄体质的差异等多方面进行考虑辨证施治。西医化疗目前为治疗白血病的首选。化疗初期，易合并

感染，中药以预防感染祛邪为主；化疗诱导缓解期，骨髓抑制，机体免疫力降低，中药配合培土扶正，健脾和胃，提高免疫力，减轻化疗的不良反应；巩固治疗期患儿正气虚衰，中药以扶正为主，降低复发，提高存活率。

3.祛邪贯穿始终

本病属"邪毒为患"，故治疗时，清热解毒治疗原则贯穿治疗始终，初期热毒炽盛或继发感染时应以清热解毒为主，缓解期表现为脏腑虚损，以扶正为主，清热解毒为辅。

4.活血化瘀、顾护阴液

中药活血化瘀能改善骨髓的造血功能，减轻化疗中的骨髓抑制，提高化疗药物的治疗效应，因此，可以加以合理应用。此外，白血病属于温热病，温热病邪最易伤津耗液，在热性病中，津液的存亡是决定预后的重要饮食。"津回则生，津亡则亡"。因此，治疗时顾护津液，慎用燥热伤津之品。

（二）辨病治疗

1.支持治疗

（1）防治感染　在化疗阶段，保护性环境隔离对防止外源性感染具有较好效果。适当用抗生素预防细菌性感染，可减少感染性并发症。并发细菌性感染时，应根据不同致病菌和药敏试验结果选用有效的抗生素治疗。长期化疗常并发真菌感染，可选用抗真菌药物如制霉菌素、二性霉素B或氟康唑等治疗；并发病毒感染者可选用抗病毒药物如阿昔洛韦、更昔洛韦等治疗；怀疑并发卡氏囊虫肺炎者，应及早采用复方磺胺甲恶唑。

（2）成分输血　明显贫血者可输红细胞；因血小板减少而致出血者，可输浓缩血小板。有条件时可酌情静脉输注丙种球蛋白。

（3）集落刺激因子　化疗期间如骨髓抑制明显者，可予以G—CSF、GM—CSF等集落刺激因子。

（4）高尿酸血症的防治　在化疗早期，由于大量白血病细胞破坏分解而引起高尿酸血症，导致尿酸结石梗阻、少尿或急性肾衰竭，故应注意水分补充。为预防高尿酸血症，可口服别嘌呤醇。

（5）其他　在治疗过程中，要加强支持疗法，增加营养。有发热、出血时应卧床休息，采取保护性环境隔离。要注意口腔卫生，防止感染和黏膜糜烂。并发弥散性血管内凝血时，及时予相应治疗。急性诱导期采取保护性环境隔离，积极预防皮肤、呼吸道、消化道的感染。

2.化学药物治疗

目的是杀灭白血病细胞，解除白血病细胞浸润引起的症状，使病情缓解，以至治愈。急性白血病的化疗通常按下述次序分阶段进行。

（1）诱导治疗

诱导缓解治疗是患儿能否长期无病生存的关键，需联合数种化疗药物，最大程度地杀灭白血病细胞，从而尽快达到完全缓解。柔红霉素（DNR）和左旋门冬酰胺酶（L—ASP）是提高急性淋巴细胞白血病（ALL）完全缓解率和长期生存率的两个重要药物，故大多数ALL诱导缓解方案均为包含这两种药物的联合化疗。而阿糖胞苷（Ara—c）则对治疗急性非淋巴细胞白血病（ANLL）至关重要。

（2）巩固治疗

强力的巩固治疗是在缓解状态下最大限度地杀灭微小残留病（MRD）的有力措施，可有效地防止早期复发，并使在尽可能少的MRD状况下进行维持治疗。ALL一般首选环磷酰胺（C）、Ara-c（A）及6-巯基嘌呤（M），即CAM联合治疗方案；ANLL常选用有效的原诱导方案1~2个疗程。

（3）预防髓外白血病

由于大多数药物不能进入中枢神经系统、睾丸等部位，如果不积极预防髓外白血病，CNSL 在 3 年化疗期间的发生率可高达 50%~70%；TL 的发生率在男孩中亦可有 5%~30%。CNSL 和 TL 均会导致骨髓复发、治疗失败，因此有效的预防髓外白血病是白血病，特别是急性淋巴细胞白血病患儿获得长期生存的关键之一。ALL 通常首选大剂量甲氨蝶呤——四氢叶酸钙（HDMTX+CF）方案，配合甲氨蝶呤（MTX）、Ara-c 和地塞米松（Dex）三联药物鞘内注射治疗。ANLL 也选用三联药物鞘内注射。

（4）维持治疗和加强治疗

为了巩固疗效，达到长期缓解或治愈的目的，必须在上述疗程后进行维持治疗和加强治疗：对 ALL 一般主张用 6- 巯基嘌呤（6-MP）或 6- 硫鸟嘌呤（6-TG）+MTX 维持治疗，维持期间必须定期用原诱导缓解方案或其他方案强化，总疗程 2.5~3.5 年；ANLL 常选用几个有效方案序贯治疗，总疗程 6~8 个月。

3. 中枢神经系统白血病（CNSL）的防治

CNSL 是造成白血病复发或者死亡的重要原因之一，在治疗过程中一定要重视 CNSL 的防治。

（1）预防性治疗

常用方法有以下 3 种，依据白血病的类型和病情选择应用。

①三联鞘内注射法（IT）：常用 MTX、Ara-C、Dex 3 种药物联合鞘内注射（剂量见表 11-4-1）。不同类型白血病的用法稍有不同，参阅各型的治疗部分。

表 11-4-1　不同年龄三联鞘内注射药物剂量（毫克 / 次）

年龄（月）	MTX	Ara-c	Dex
< 12	5	12	2
12~23	7.5	15	2
24~35	10	25	5
≥ 36	12.5	35	5

②大剂量甲氨蝶呤—四氢叶酸钙（HDMTX-CF）疗法：多用于 ALL，每 10 天为 1 个疗程。每疗程 MTX 剂量为 2~5g/m²，其中 1/6 量（< 500mg）作为突击量，在 30 分钟内快速静脉滴入，余量于 12~24 小时内匀速滴入；突击量 MTX 滴入后 0.5~2 小时内行三联鞘内注射 1 次；开始滴注 MTX 36 小时后开始 CF 解救，剂量为每次 15mg/m²，首剂静脉注射，以后每 6 小时口服或肌内注射，共 6~8 次。HDMTX 治疗前后 3 天口服碳酸氢钠 1.0g，每日 3 次，并在治疗当天给 5% 碳酸氢钠 3~5ml/kg 静脉滴注，使尿 pH > 7。用 HDMXT 当天及后 3 天需水化治疗，每日液体总量 3000ml/m²。在用 HDMTX 同时，每天口服 6—MP 50mg/m²，共 7 天。

③颅脑放射治疗：多用于 > 3 岁的 HR-ALL 患儿，凡诊断时白细胞数 > 100×10⁹/L，或有 t（9；22）或 t（4；11）核型异常，或有 CNSL，或因种种原因不宜 HDMTX-CF 治疗者，均应进行颅脑放射治疗。通常在完全缓解后 6 个月时进行，放射总剂量为 18Gy，分 15 次于 3 周内完成；或总剂量为 12Gy，分 10 次于 2 周内完成。同

时每周鞘内注射 1 次。放疗第 3 周用 VDex 方案，VCR1.5mg/m² 静脉注射 1 次；Dex 每日 8mg/m²，口服 7 天。

（2）中枢神经系统白血病（CNSL）的治疗

初诊时已发生 CNSL 者，照常进行诱导治疗，同时给予三联鞘内注射（见表 11-4-1），第 1 周 3 次，第 2 和第 3 周各 2 次，第 4 周 1 次，共 8 次。一般在鞘内注射化疗 2~3 次后，CSF 常转为阴性。在完成诱导缓解、巩固、髓外白血病防治和早期强化后，做颅脑放射治疗，剂量同上。颅脑放疗后不再用 HDMTX-CF 治疗，但三联鞘内注射必须每 8 周 1 次，直到治疗终止。完全缓解后在维持巩固期发生 CNSL 者，也可按上述方法进行，但在完成第 5 次三联鞘注后，必须做全身强化治疗以免骨髓复发，常用早期强化治疗的 VDLDex 和 VP16+Ara-C 方案各一疗程，然后继续完成余下的 3 次鞘内注射。紧接全身强化治疗之后应做颅脑放射治疗。此后每 8 周三联鞘内注射 1 次，直到终止治疗。

4. 睾丸白血病（TL）治疗

初诊时已发生 TL 者，先诱导治疗到完全缓解，双侧 TL 做双侧睾丸放射治疗，总剂量为 24~30Gy，分 6~8 天完成；单侧者可行切除术，亦可做睾丸放射治疗；与此同时继续进行巩固、髓外白血病防治和早期强化治疗。在缓解维持治疗期发生 TL 者，按上法予以治疗，紧接着用 VDLDex 和 VP16+Ara-C 方案各一疗程。

5. 造血干细胞移植

造血干细胞移植法不仅可提高患儿的长期生存率，而且还可能根治白血病。随着化疗效果的不断提高，目前造血干细胞移植多用于 ANLL 和部分 HR-ALL 患儿，一般在第 1 次化疗完全缓解后进行，其 5 年无病生存率为 50%~70%；SR-ALL 一般不采用此方法。

6. 分子靶向药物治疗

随着对基因表达谱、DNA 拷贝数变化及表观遗传学改变的高通道全基因组分析的到来，以及最新一代全基因组与转录本测序技术为白血病发生与耐药、新白血病亚型的识别带来了新的视野，并将为治疗带来新靶点。某些亚型白血病治愈率的显著提高只有通过发展新药来实现，一些现有药物的新制剂可提高疗效同时减轻毒性。对于 ALL 患儿来说，新的核苷类似物，如氯法拉滨和奈拉滨，现在已经成为治疗白血病的化疗药物之一。此外，研究发现，利妥昔单抗、奥英妥珠单抗、吉妥单抗靶向药可提高白血病的缓解率及总体生存率。

7. 细胞免疫治疗

近年来，利用基因工程技术表达靶向嵌合抗原受体（CAR）T 细胞的过继免疫治疗在复发难治 B-ALL 中取得突破性进展。嵌合型抗原受体 T（CAR-T）细胞治疗是一种具有特异性杀伤功效、不良反应可控的抗肿瘤免疫治疗新技术，是目前除了放化疗以外可选择的杀伤肿瘤的方法。但该疗法一个潜在的长期不良作用是发生慢性 B 细胞缺乏。目前 CAR-T 细胞治疗已经应用于临床难治复发白血病，但随着技术的改进、不良反应的降低，有望进入一线治疗。针对 AML 的 CD123、CD33 等的 CAR-T 细胞免疫治疗虽然还处于临床试验阶段，但为难治复发的儿童 AML 提供了一种有效的治疗手段。

（三）辨证治疗

1. 辨证论治

（1）毒热炽盛证

治法：清热解毒，凉血止血。

方药：清瘟败毒饮合清营汤加减。

组成：生石膏、知母、地黄、牡丹皮、连翘、白花蛇舌草、玄参、竹叶、甘草等。加减出血严重者加仙鹤草、侧柏叶；神昏者配合安宫牛黄丸；肝脾肿大者配合水蛭、桃仁、红花、三七。

（2）痰热蕴结证

治法：清热解毒，活血化瘀。

方药：犀角地黄汤合桃红四物汤加减。

组成：水牛角、生地黄、赤芍药、牡丹皮、桃仁、红花、川芎、当归、丹参、鸡血藤等。

加减：痰核明显者加猫爪草、牡蛎、海藻；肝脾肿大者加水蛭、莪术。

（3）毒热伤阴证

治法：清热解毒，养血凉血。

方药：青蒿鳖甲汤加减。

组成：青蒿、鳖甲、知母、牡丹皮、地黄、银柴胡、白花蛇舌草、甘草等。

加减：贫血严重者加阿胶、龟甲胶、熟地黄、何首乌；纳呆者加炒谷芽、神曲、鸡内金、石斛；大便干者加玄参、天花粉；衄血者加仙鹤草、白茅根、侧柏叶。

（4）气血两亏证

治法：补益气血，佐以清热解毒。

方药：人参养荣汤合犀角地黄汤。

组成：党参（或西洋参、太子参、人参）、黄芪、当归、白术、熟地、白芍、陈皮、茯苓、鸡血藤、川芎、炙甘草、牡丹皮、龟甲、水牛角等。

加减：出血者加大蓟、小蓟、仙鹤草、侧柏叶；痰核者加猫爪草、蒲公英、鳖甲、土鳖虫。

（5）邪毒攻脑证

治法：解毒通络，开窍息风。

方药：大秦艽汤合羚角钩藤汤加减。

组成：秦艽、独活、当归、川芎、地黄、赤芍、地龙、僵蚕、丝瓜络、羚羊角、茯神、钩藤、石决明等。

加减：神昏抽搐者加安宫牛黄丸，口眼歪斜者加牵正散，痰浊者加局方至宝丹。

（6）邪毒入睾证

治法：解毒消肿，活血散瘀。

方药：龙胆泻肝丸加减。

组成：龙胆草、黄芩、栀子、夏枯草、地黄、荔枝核、柴胡、车前子、甘草、木通等。

加减：睾丸硬肿加红花、川芎。

（7）瘀血内阻证

治法：活血化瘀，解毒散结，佐以益气养阴。

方药：大黄䗪虫丸加减。

组成：大黄、黄芩、甘草、桃仁、杏仁、芍药、水蛭、干漆等。

加减：气阴两虚者可加太子参、黄芪、麦冬、地骨皮、鳖甲。

2. 外治疗法

（1）穴位贴敷　①当归10g、血竭4.5g、附片10g、干姜10g、冰片3g，研细末，取适量敷脐，每日1次，每次24小时，适用于化疗后骨髓抑制。②丁香、厚朴、郁金、苏梗、枳实等份，研细末，取适量敷脐，每日1次，每次24小时。该方可以减轻化疗引起的呕吐、食欲减退、厌油腻等不良反应。

（2）灸法　①灸关元、足三里、气海，每次2小时以上，可升白细胞。艾灸肾俞、脾俞、关元、膈俞、血海穴，每次2小时以上，可以升红细胞；艾灸肾俞、肝俞、脾俞、中脘、足三里，每次2小时以上，可以升血小板。适用于化疗后骨髓抑制期。②灸百会、大椎、神阙，每次1小时，适用于白细胞低下或者白血病引起的低热。

3. 成药应用

（1）槐杞黄颗粒　1~3岁1次半袋，每日2次，3~12岁1次1袋，每日2次。具有益气养阴的功效，用于白血病气阴不足者。

（2）人参养荣丸　1次1丸，1日2次，小儿酌减。具有温补气血的功效，用于白血病气血两亏型。

（3）复方青黛片　1次4片，1日3次，

小儿酌减。具有清热解毒，消斑化瘀的功效，用于毒热炽盛型白血病。

4. 单方验方

（1）青黛、雄黄按照9∶1的比例研末，可用于白血病慢性期瘀血热毒内结者，诱导缓解剂量为每日14g，分3次饭后服，维持缓解剂量为每日3~6g，分2~3次饭后服。现代研究发现青黛中的靛玉红具有明显的缩脾作用，雄黄可促进肿瘤细胞凋亡。（出自当代名医周霭详经验方）

（2）壁虎适量，烘干研细末，每次服用2~3只，日服用3次，开水送服，对治疗急性淋巴细胞白血病（轻型）有一定的辅助作用。［钟丽英. 治白血病单方. 民族医药报，2005（5），27.］

（四）医家诊疗经验

1. 梁冰

梁冰认为邪毒内蕴贯穿白血病疾病始终，诱导化疗阶段攻伐太过，极易伤及正气，正虚不能制邪，则残留的白血病细胞会死灰复燃，卷土重来，造成白血病复发。所以治疗应遵循固本澄源的基本原则，其中尤以固本为主，佐以澄源，从而控制残留，避免复发。方选自拟参芪杀白汤，以扶助正气，清除余毒。常用药包括黄芪30g，党参30g，三七10g，天门冬15g，茯苓15g，莪术10g，红景天12g，黄芩10g，白花蛇舌草10g，山慈菇15g，女贞子10g，墨旱莲10g，锁阳15g，全蝎5g，僵蚕5g，灵芝5g等。全方以扶正为主，扶正与祛邪并用，共奏固本澄源之效。［林波，代喜平，梁冰，等. 梁冰固本澄源法辨治微量残留白血病. 中医药导报，2019，25（24）：15-17.］

2. 孙伟正

孙教授在多年临证基础上认为本病多为痰瘀所致，而辨证的关键则在于首先分清是寒痰还是热痰，及瘀之虚实。其次根据临床症状及正邪的盛衰判断是实证还是虚证，这样治疗才可以有的放矢，不可一味攻邪大伤其正，亦不可不论邪之盛衰即扶助正气。孙教授严守"邪之所凑，其气必虚"的医理，临证之时常常四诊合参，根据患者具体情况灵活掌握，或以攻邪为主，兼以扶正；或以扶正为主兼以攻邪。孙教授在多年临证之中对慢性淋巴细胞白血病的治疗形成了自己独特的诊疗思路并自拟经验方，多年临床应用疗效颇佳，该方主要由黄芪、天门冬、西洋参、五味子、甘草、当归、猪苓、白花蛇舌草、半枝莲、半边莲、山慈菇、重楼、龙葵、黄药子、生薏苡仁、半夏、浙贝、土茯苓、夏枯草、炙鳖甲组成。该方以化痰散结，清热解毒为主，同时兼顾机体气血阴阳虚实变化。［王金环，闫津豪，孙伟正. 孙伟正教授诊疗慢性淋巴细胞白血病经验. 时珍国医国药，2021，32（1）：200-201.］

3. 周郁鸿

周教授提出白血病治疗应遵循"病为中心，病证结合，扶正祛邪，分期论治"这一原则。周教授常强调辨证施治的同时应选用现代药理证实并经反复临床验证有效的中药，体现白血病治疗的"专病－专药－专方"特色。如对于白血病邪毒内蕴为主型，周教授常清热解毒、兼以益气生津，拟"抗白延年汤1号方"加减治疗，主要药物有：白花蛇舌草、半边莲、猫人参、败酱草、苦参、穿心莲、藕节、白及、浙贝母、山药、白芍、白鲜皮和甘草；对于白血病为气阴两虚为主型，周教授常健脾益气、养阴生津，兼以清热祛邪治之，方拟"抗白延年汤2号方"加减，主要药物有：熟地黄、生地黄、黄芪、白术、麦冬、五味子、补骨脂、陈皮、豆蔻、当归、苦参和白花蛇舌草。［徐玲珑，潘琦，吴迪炯，等. 周郁鸿治疗白血病经验拾萃. 中华中医药杂志，2017，32（3）：1101-1103.］

六、预后转归

近十年来由于化疗的不断改进，急性淋巴细胞白血病已不再被认为是致死性疾病，5年无病生存率达70%~80%；急性非淋巴细胞白血病的初治完全缓解率亦已达80%，5年无病生存率为40%~60%。

七、预防调护

（一）预防

1. 患儿尽量不要到公共场所，减少外源性感染。

2. 讲究饮食卫生，保持饮水及食品清洁，饭前便后要洗手，食具要消毒，预防肠道感染。

3. 避免吃硬性食物，防止口腔黏膜损伤及感染。避免碰撞外伤引起出血。

4. 气候寒冷应及时增添衣物，转暖时及时减少衣物，冷暖适宜，避免感冒。

（二）调理

1. 注意休息

白血病患儿常有活动无耐力现象，需卧床休息，但一般不须绝对卧床。长期卧床者应常更换体位，预防褥疮。

2. 预防感染

感染是导致白血病患儿死亡的重要原因之一。白血病患儿免疫功能减低，化疗药物对骨髓抑制常致成熟中性粒细胞减少或缺乏，使免疫功能进一步下降。粒细胞减少或缺乏和免疫功能下降是发生感染的危险因素。粒细胞减少持续时间越久，感染的威胁愈大。预防感染可采取以下措施。

（1）保护性隔离　白血病患儿应与其他病种患儿分室居住。以免交叉感染。粒细胞及免疫功能明显低下者，应置单人病室，有条件者置于超净单人病室、空气层流室或单人无菌层流床。普通病室或单人病室需定期进行紫外光照射、戊二醛熏蒸。限制探视者的人数及次数，工作人员及探视者在接触患儿之前要认真洗手。

（2）注意个人卫生　保持口腔清洁，进食前后用温开水或复方氯己定含漱液漱口。宜用软毛牙刷，以免损伤口腔黏膜引起出血和继发感染。如有黏膜真菌感染可用氟康唑或依曲康唑涂擦患处。勤换衣裤，每日沐浴有利于汗液排泄，减少发生毛囊炎和皮肤疖肿。保持大便通畅，便后用温水或盐水清洁肛门，以防止肛周脓肿形成。

（3）观察感染的早期表现　每天检查口腔及咽喉部，有无牙龈肿胀、咽红、吞咽疼痛感，皮肤有无破损、红肿，外阴、肛周有无异常改变等，发现感染先兆时，及时处理。对合并感染者可针对病原选用2~3种有效抗生素口服。肌内注射或静脉滴注。

（4）严格执行无菌操作技术　进行任何穿刺前，必须严格消毒。各种管道或伤口敷料应定时更换，以免细菌生长。

3. 化疗是不良反应非常大的治疗

在化疗期间一定要保证孩子足够的营养摄入。选用新鲜食品，另外热量要够，要有高蛋白质、高维生素、低脂肪的饮食。注意饮食卫生。食品食具应消毒，水果应洗净、去皮。在生活中，应该让孩子心情舒畅，要讲究绿色食品，远离辐射，注意环保。

4. 消除心理障碍

白血病的发病率还是很低的，家长不要过分担心。我们热切地期待着在不久的将来谈起白血病时不再沉重，治疗他有如治疗感冒一样轻松。让患儿认识生命的重要意义，建立起战胜疾病的信心。家长应了解儿童白血病的预后已有很大改善。目前已公认白血病不再被认为是致死性疾病。化学药物治疗是治疗白血病的重要手段。家长应了解所用的化疗药物、剂量、不良反应（如合并感染、出血、血尿、脱发等）。了解定期化验（血常规、骨髓、肝、肾功能、脑脊液等）的必要性，以及患儿所处的治疗阶段。使患儿能积极接受治疗，使治疗方案能有效进行。患儿家长之间应相互交流护理、治疗配合的经验，明白不坚持治疗带来的危害。新老患儿家长交流体会。让初治者看到已治愈者的健康状况，从而增加治愈的信心。

5. 缓解后的护理

白血病完全缓解后，患儿体内仍有残存的白细胞，这是复发的根源，患儿还需坚持化疗。化疗间歇期可出院，按医嘱给药及休养。停药两年以后，可以查一下免疫功能恢复情况，如果免疫功能恢复正常，可以接种疫苗。化疗间歇阶段，要注意锻炼身体。病情稳定，处于缓解状态的患儿基本上可以过正常的生活。冬季呼吸道感染特别多的时候可以在家里休息不要到学校去。适当地进行一些活动，比如说天气很好、气候比较温和的时候可以进行散步等活动，但是还是要避免剧烈的体育活动。要定期进行一些化验检查，根据具体出现的各种问题进行及时地处理。

6. 保留脐血

家长可以把废弃的脐血保留下来，给需要做移植的患儿提供很好的资源。

八、专方选要

益气养阴方

太子参、黄芪、生地黄、白花蛇舌草各30g，半枝莲、麦冬、白术、茯苓各15g，牡丹皮、黄精各10g，女贞子20g，甘草6g。

功效：清热解毒、凉血活血、益气养阴。

主治：白血病属气阴两虚型，临床表现为面色苍白或苍黄，唇甲色淡，精神倦怠或萎靡，心悸气短，自汗或盗汗，食欲不振，大便不调，或见低热，毛发枯脆或脱落，舌淡苔白，脉沉细数无力。

方解：太子参补益脾肺、益气生津；黄芪补气升阳、益卫固表；牡丹皮、生地黄清热养阴、活血凉血；白花蛇舌草、半枝莲清热解毒、消肿利湿；麦冬滋阴润肺、生津止渴；白术益气生血、补脾燥湿；茯苓健脾安神、利水渗湿；黄精滋阴益气、润肺除湿；女贞子滋补肝肾；甘草调和诸药，全方共奏益气养阴、清热解毒的功效。现代药理研究表明，黄芪能够增强T细胞、树突状细胞等的吞噬功能，提高机体免疫力，促进肿瘤细胞凋亡；茯苓、牡丹皮、白术、甘草等能提高机体免疫力，促进T细胞增殖，增强巨噬细胞吞噬功能及自然杀伤细胞对AML细胞的杀伤能力，抑制肿瘤细胞增殖，促进骨髓造血祖细胞增殖、分化。［张羽，朱光荣，张如升. 益气养阴方治疗急性髓系白血病的疗效. 世界中医药. 2021，16（14）：2163-21666+2170.］

九、研究进展

（一）病因病机

白血病病机突出正气虚损与邪毒内侵并举，正邪相争，邪盛正衰，致脏腑气血功能失调而发病，亦体现了"毒"和"劳"的结合。发病过程涉及骨髓、气血、津液等方面，关键在骨髓造血功能的异常，后期浸润其他脏器，变生他症。从整个疾病转归，病机具有"毒""瘀""虚"三大特点。由于白血病等血液肿瘤疾病的特殊性，近来中医学对于白血病的新病机论如下。①毒损骨髓病机学说：白血病病变部位在骨髓，大量的临床研究证实，白血病的发病与自然界细菌或病毒感染、毒物诱发个体基因突变等密切相关。②肿瘤因于寒论：多指白血病或淋巴瘤等血液肿瘤的发生与血脉瘀阻、外邪侵袭、正气虚损、痰浊内生密切相关，说明白血病的发病与外邪侵袭、正气虚损有密切关系，寒邪凝滞于骨髓则见阳气亏虚，引发白血病。当寒邪凝滞在肌肤、腠理、筋膜、脏腑则见肿块，进而导致淋巴瘤的发生。③痰瘀互阻病机论：白血病患者多见面色苍晦、周身瘀斑、胸闷脘痞、舌质淡紫、舌苔厚腻、脉象弦滑等，其病程漫长、顽固缠绵、难治难愈。中医学者多认为这是痰、瘀二邪在体内相遇而交织的病理结果，痰阻可导致血瘀，瘀阻也可引起痰聚，或二者杂而合之构成白血病。

（二）治法探讨

西医学在白血病的治疗上一般予化疗、骨髓移植、靶向药物治疗或免疫疗法，中医学则以辨证论治进行综合治疗，化疗及靶向药物以攻邪为主，中医药以扶正、攻补兼施、提升机体抗病能力，进而达到治疗白血病为目的。目前治愈白血病的研究焦点集中在白血病干细胞（LSC），清除体内 LSC 是治愈白血病的关键，白血病细胞可以通过化疗清除，而白血病干细胞却不能。白血病干细胞静止于龛内，不仅耐药，而且逃避免疫杀伤，但他表现出造血干细胞的"干性""定向性"和"迁移性"是白血病复发的主要根源。基于这些共识中医从治则治法、中药复方及单药单体等多方面探索，提出解决 LSC 诸多科学方法。目前从白血病干细胞探讨中医中药治疗白血病的思路方法有以下几个方面。①中医药可以诱导 LSC 从 G_0 期进入细胞周期，再联合化疗药物将其清除；②中医药可以通过抑制 LSC 从 G_0 期进入细胞周期，阻止 LSC 增殖分化，延缓白血病进展；③中医药诱导白血病干/祖细胞分化凋亡，清除因分化障碍致病的 LSC；④中医药抑制 LSC 产生免疫耐受，不利于抗原提呈细胞识别及固有免疫清除；⑤中医药抑制 LSC 产

生多药耐药，提高化疗及靶向药物疗效；⑥中医药抑制 LSC 迁移，阻止白血病髓外病变发生；⑦中医药调控白血病干细胞龛，从而调控 LSC 的活性；⑧中医药调控 LSC 龛环境，间接调控 LSC，达到控制白血病疾病发展变化的目的。基于这些共识中医中药研究应重新认识白血病细胞多药耐药和白血病复发，探求有效的白血病中医治疗新方法和新思路。

（三）中药研究

1. 单药研究

蒲公英：蒲公英通过阻滞 G_1 期细胞周期进程和诱导外源性或受体介导的细胞凋亡，对急性早幼粒细胞白血病、急性淋巴细胞白血病、慢性粒单核细胞白血病等多种白血病细胞发挥抑制作用，可以有效遏制白血病的发展与恶化。此外，蒲公英复方制剂对肛周脓肿、尿道炎等白血病合并症也有很好的疗效。

半枝莲：半枝莲中含有黄酮类、多糖类、二萜类等主要抗肿瘤作用成分，其作用机制主要包括抑制肿瘤细胞增殖、侵袭、转移与分化，诱导肿瘤细胞自噬和凋亡，调节机体免疫功能，抗肿瘤血管生成等。半枝莲水提取物可抑制血管内皮生长因子（VEGF）的分泌、下调 VEGF mRNA 的表达水平，从而抑制白血病 K562 细胞的增殖。

2. 复方研究

复方浙贝颗粒由浙贝母、汉防己、川芎（配伍比例 4∶3∶3）组成。其中，浙贝母性味苦寒，有清化痰热，散结解毒的作用，与常规化疗方案合用，可提高化疗药物对急性白血病细胞的杀伤作用；汉防己性味苦寒，具行水、泻下焦湿热、健脾胃、化痰的功效，汉防己能明显增强对抗人早幼粒白血病细胞 HL_{-60} 的生长，使细胞内 ADR 积聚增加。此外，非细胞毒剂量能显著增强柔红霉素和长春新碱对白血病

细胞的杀伤作用并呈一定的剂量依赖关系。川芎性味辛温，有行气开郁、祛风燥湿、活血止痛的效用，可下调MRP阳性表达率、降低骨髓幼稚细胞百分率，提高白血病临床缓解率，与化疗药物合用有明显增效作用。三药同用，共奏化痰祛湿，活血化瘀之功。研究发现复方浙贝颗粒辅助化疗方案在提高难治性急性白血病患者临床缓解率的同时，具有较好的改善症状与体征作用。对于改善难治性急性白血病的常见的三种证型疗效有差别。其中，对气血两亏，痰瘀互阻型与气阴两虚，痰瘀互阻型疗效较好。

浙贝黄芩汤是根据"复方浙贝颗粒"加具有清热燥湿、泻火解毒作用的黄芩而成的（方剂组成：浙贝母、川芎、汉防己、黄芩。配伍比例：4:3:3:4），具有"化痰活血解毒"功效。研究结果显示治疗组治疗后中医证候积分低于治疗前，浙贝黄芩汤能明显改善患者面色暗淡、肌肤甲错、骨骼疼痛、瘀斑瘀点、疲乏无力等临床表现。浙贝黄芩汤联合化疗可提高痰瘀互阻、热毒夹湿证急性髓系白血病患者PTEN表达，降低P13K表达。

主要参考文献

［1］庄海峰. 急性白血病中医病机探讨［J］. 江西中医药，2019，50（434）：15-16.

［2］刘彦权，周华蓉，付海英，等. 白血病的传统中医临床诊疗研究进展［J］. 中国医药指南，2020，18（12）：30-33.

［3］李慧，庄海峰. 中医辨治急性白血病的理论集萃浙江中西医结合杂志［J］. 2021，31（5）：478-479，494.

［4］陈玉，蔡恩照，张隽瑜，等. 从"毒"论治急性白血病初探［J］. 中国中医急症，2020，29（5）：916-918.

［5］赵佳琪，宋玉国. 蒲公英抗白血病作用机制及其临床应用［J］. 吉林医药学院学报，2021，42（2）：148-150.

［6］石锐，郭素青，刘珊，等. 半枝莲对白血病K562细胞VEGF表达的影响［J］. 中国实验血液学杂志，2016，24（5）：1339-1342.

［7］牛淑睿，石芸. 半枝莲化学成分的抗肿瘤作用研究进展［J］. 中国药房，2021，32（15）：1915-1920.

［8］林楠，张雅月，张坤. 浙贝黄芩汤对急性髓系白血病患者P1. EN、P13K调控作用研究［J］. 环球中医药，2019，12（6）：850-853.

第十二章 神经系统疾病

第一节 细菌性脑膜炎

急性细菌性脑膜炎也称为化脓性脑膜炎，临床常简称"化脑"，是由各种化脓性细菌引起的脑膜炎症，部分患者病变可累及脑实质。本病是儿科，尤其是婴幼儿时期较常见的中枢神经系统感染性疾病。临床上以急性发热、呕吐、惊厥、意识障碍、颅内压增高和脑膜刺激征阳性及脑脊液脓性改变为特征。随着脑膜炎球菌及流感嗜血杆菌疫苗、肺炎链球菌疫苗的接种和对本病诊断治疗水平不断提高，本病发病率和病死率明显下降。

不同病原菌引起的化脓性脑膜炎，其临床表现基本相似，共同特点为高热、头痛、呕吐、神志改变及脑膜刺激征阳性等。病情重者有瞳孔不等大、对光反射迟钝、呼吸不规则等脑疝症状，或血压下降、脉搏细弱等休克症状。2岁以下婴儿患者临床表现常不典型，脑膜刺激征可不明显，脑脊液检查对本病的诊断有决定意义。

一、病因病机

（一）西医学认识

常见病原菌随年龄而异，新生儿期细菌性脑膜炎与大龄儿童、成人的细菌性脑膜炎在致病菌等诸多方面存在差异，其主要致病菌包括大肠埃希菌等革兰阴性杆菌、B族溶血性链球菌（GBS）、单核细胞增多性李斯特菌、脑膜炎双球菌。1~3个月婴儿以革兰阴性杆菌（如大肠埃希菌和铜绿假单胞菌等）和金黄色葡萄球菌多见，而早期新生儿，大肠埃希菌、GBS和其他革兰阴性杆菌是常见致病菌，其中GBS常见于

足月儿，大肠埃希菌常见于早产儿；3个月~3岁婴幼儿以流感嗜血杆菌、肺炎链球菌和脑膜炎双球菌多见，学龄前和学龄期儿童以脑膜炎双球菌、肺炎链球菌、流感嗜血杆菌和金黄色葡萄球菌多见。机体免疫功能低下或血-脑屏障功能受损更易发生感染，免疫缺陷患儿可发生表皮葡萄球菌、白色葡萄球菌和铜绿假单胞菌等条件致病菌感染。

化脑的发病机制主要是由体内感染灶中的致病菌经血行播散至脑膜所致。致病菌可通过多种途径侵入脑膜。

（1）最常见的途径是通过血流。致病菌大多由上呼吸道或皮肤等化脓菌感染灶入侵血流（即菌血症），经血液循环抵达脑膜微血管。当儿童免疫防御功能降低时，细菌通过血脑屏障到达脑膜，而后大量迅速繁殖，引起软脑膜、蛛网膜和表层脑组织炎症性病变。新生儿常由皮肤、胃肠道黏膜或脐部感染导致。

（2）少数由邻近组织器官感染，如中耳炎、乳突炎等扩散波及脑膜。

（3）直接通道波及颅腔，如颅骨骨折、神经外科手术、皮肤窦道或脑脊膜膨出，细菌可因此直接进入蛛网膜下腔。

在细菌毒素和多种炎症相关细胞因子作用下，形成以软脑膜、蛛网膜和表层脑组织为主的炎症反应。急性期病变以软脑膜为主，早期为充血、少数浆液性渗出及局灶性小出血点，后期则有大量纤维蛋白、中性粒细胞及细菌出现，脑脊液中有大量中性粒细胞，蛋白值增高，糖降低，呈化脓性改变。化脓性脑膜炎的主要病变在脑膜，以大脑两半球表面及颅底为重。由于化脓性病变和颅底脓性粘连压迫，可引起

视神经、动眼神经、外展神经、面神经和听神经等颅神经损害。炎症也可沿血管侵入脑实质，致充血、水肿、灶性出血及中性粒细胞浸润。暴发型脑膜脑炎，以脑膜和脑实质病变为主，有明显的充血和水肿，颅内压增高显著，水肿的脑组织向枕大孔或天幕裂孔突出，形成脑疝。慢性患者由于脑室孔阻塞和脑脊液循环障碍，而形成脑积水。除脑脊髓膜外，其他脏器可有迁徙性化脓性病灶，包括心内膜炎、心包炎、化脓性关节炎、眼球炎等。肺炎多为原发性，也可为迁徙性。

脑膜炎双球菌侵袭皮肤血管可引起栓塞、坏死、出血及细胞浸润，产生瘀点、瘀斑，脑膜炎双球菌所致的败血症及内毒素血症，可引起弥散性血管内凝血，全身小血管可有血栓形成，血小板减少，内脏可广泛出血，肾上腺可有出血、坏死等严重病变，形成暴发型脑膜炎双球菌败血症。

（二）中医学认识

中医学虽无化脓性脑膜炎的命名，但按发病季节和不同病理阶段的主要临床表现，可归入"春温""风温""瘟疫"的范畴。中医学认为本病主要是感受瘟疫毒邪所致。若人体正气不足，难以抵御瘟疫邪毒，即可发病。小儿因其脏腑娇嫩，气血未充，更易感邪。瘟疫之邪从口鼻而入，首先犯及肺卫，则见恶寒发热、咳嗽、咽喉肿痛等症状，若不再传，温邪清解而愈；若温邪入里化热，盛于气营之间，气分热盛，则壮热烦渴；热邪燔灼太阳经脉，则头痛如劈、颈项强直；邪热犯胃，胃气上逆则呕吐，甚至夺口而出；热陷营分则肌肤斑疹红艳；肝经邪热横窜，引动肝风，风火相煽，则手足抽搐、双目上视；热扰心包，则昏昏欲睡，甚至昏迷；热陷营分，则壮热不已，甚至出血；热闭心包，则见热毒内陷、正气欲脱之危症。本病后期，邪热渐衰，病邪得去，病渐痊愈。若见低热缠绵，肌痛不舒、神倦纳少、动则汗出，则为气阴两虚之表现。

二、临床诊断

（一）辨病诊断

1. 临床表现

90%的化脓性脑膜炎患儿为5岁以下儿童，2岁以内发病者约占75%。流感嗜血杆菌引起的化脓性脑膜炎多集中在2个月至2岁儿童。一年四季均有化脓性脑膜炎发生，但肺炎链球菌以冬、春季多见，而脑膜炎球菌和流感嗜血杆菌引起的化脓性脑膜炎分别以春、秋季发病多。大多急性起病。部分患儿发病前有数日上呼吸道或胃肠道感染病史。脑膜炎球菌和流感嗜血杆菌引起的化脓性脑膜炎有时伴有关节痛。

（1）感染中毒及急性脑功能障碍症状　包括发热、烦躁不安和进行性加重的意识障碍。随病情加重，患儿逐渐从精神萎靡、嗜睡、昏睡、昏迷到深度昏迷。约30%的患儿有反复的全身或局限性惊厥发作。脑膜炎双球菌感染常有瘀点、瘀斑和休克。

（2）颅内压增高表现　包括头痛、呕吐，婴儿则有前囟饱满、张力增高、头围增大等。合并脑疝时，则有呼吸不规则、突然意识障碍加重及瞳孔不等大等体征。

（3）脑膜刺激征　以颈项强直最常见，其他如Kernig征和Brudzinski征阳性等。

年龄小于3个月的婴儿和新生儿化脓性脑膜炎表现多不典型，主要差异：体温可高可低或不发热，甚至体温不升；颅内压增高表现可不明显，婴儿及新生儿不会诉头痛，可能仅有吐奶、尖叫或颅缝分离；惊厥症状可不典型或不明显，如仅见面部、肢体轻微抽搐，或呈发作性眨眼、呼吸不规则、屏气等各种不易发现及确定的发作。

2.相关检查

（1）脑脊液检查 是确诊本病的重要依据。脑脊液检查是诊断本病的重要依据，流脑发病初期仅颅内压升高，脑脊液外观澄清，细胞数、蛋白数及糖含量皆正常，进入脑膜炎后期，颅内压明显升高（腰穿时针芯不要全部拔出，缓慢放出少量脑脊液，必要时脱水后再行腰穿，术后应平卧6小时左右，以免诱发脑疝），脑脊液外观呈米汤或脓样。白细胞总数显著增多，$1000 \times 10^6/L$，但有20%的病例可能在$250 \times 10^6/L$以下，分类以中性粒细胞为主。糖含量常有明显降低（需要有同期血糖进行对比），蛋白含量显著增高。确认致病菌对明确诊断和指导治疗均有重要意义，涂片革兰染色检查致病菌简便易行，脑脊液培养则是明确病原菌最可靠的方法。在患儿病情许可的情况下，尽可能在抗生素使用前采集脑脊液，并尽量在保温条件下送检，有利于提高培养的阳性率。细菌培养阳性者应做药物敏感试验。脑脊液的宏基因组测序有助于改善脑膜炎的病原体诊断。以乳胶颗粒凝集试验为基础的多种免疫学方法可以检测出脑脊液中致病菌的特异性抗原，对涂片和培养未能检测到致病菌的患者诊断有参考价值。

（2）其他

①血培养：对所有疑似化脓性脑膜炎的病例均应做血培养，以帮助寻找致病菌。

②皮肤瘀点、瘀斑涂片：是发现脑膜炎双球菌，诊断流行性脑脊髓膜炎重要而简便的方法。

③外周血象：白细胞总数大多明显增高，以中性粒细胞为主。但在感染严重或不规则治疗者，有可能出现白细胞总数减少。

④血清降钙素原：可能是鉴别无菌性脑膜炎和细菌性脑膜炎的特异和敏感的检测指标之一，血清降钙素原 > 0.5mg/ml 提示存在严重细菌感染或脓毒症。

⑤神经影像学：头颅 MRI 较 CT 更能清晰地反映脑实质病变，在病程中重复检查能发现并发症并指导干预措施的实施。增强显影虽非常规检查，但能显示脑膜强化等炎症改变。

（二）辨证诊断

1. 邪犯肺卫证

临床证候：发热，微恶寒，头痛，周身不适，鼻塞流涕，咽喉肿痛，舌尖红，苔薄白，脉浮数。

证候分析：时行邪毒由口鼻入侵，郁于肺卫，卫气被遏；正邪交争则发热、微恶寒、头痛、周身不适；肺气不宣，故鼻塞流涕；邪毒上攻则咽喉肿痛；邪在卫表，故舌尖红、苔薄白、脉浮。

2. 卫气同病证

临床证候：发热，恶寒或寒战，无汗或有汗，全身酸痛，头痛项强，恶心呕吐，口微渴，或见咳嗽、不乳、嗜睡，或烦躁不安，或精神不振，神志尚清，皮下斑疹隐隐，舌质略红或正常，苔微黄或黄白相间，脉滑数或弦数。

证候分析：时行邪毒入里化热，气分的热势已盛，故见口渴、发热、汗出；正邪交争剧烈则见恶寒或寒战，全身酸楚疼痛、头痛项强；而卫分证候未解，卫气同病则除前症外可见恶心呕吐、口微渴，或见咳嗽、不乳、嗜睡，或烦躁不安，或精神不振，神志尚清，皮下斑疹隐隐；舌质略红或正常，苔微黄或黄白相间，脉滑数或弦数，均为病邪在卫气流连不解之象。

3. 气营两燔证

临床证候：持续高热，头痛剧烈，其势如劈，频频呕吐，呈喷射状，烦躁不安，并可出现神昏谵语，颈项强直，手足抽搐，甚至角弓反张，全身斑疹密布，口渴唇干，大便干燥或秘结不通，舌红绛，苔黄燥，脉滑数或细数，婴儿可见前囟凸起，指纹红紫。

证候分析：感受疫疠之邪，邪毒传变迅速，故起病急骤；邪在气分，则持续高热，烦渴欲饮，头痛剧烈，其势如劈，频频呕吐，呈喷射状，烦躁不安；热迫心营，则神昏惊厥、颈项强直、手足抽搐，甚至角弓反张，全身斑疹密布，口渴唇干；阴津亏耗，故大便干燥或秘结不通。舌绛苔糙，脉数有力为气营两燔之象。

4. 热入营血证

临床证候：肌肤灼热，神识昏迷，躁扰不语，时有谵语，频频抽搐，角弓反张，皮肤大片斑疹，色紫红，或鼻衄吐血，唇燥口干，舌紫绛，少苔，脉细弦或细数。

证候分析：邪热入于血分，较热入营分更重，常见肌肤灼热；血热扰心，故神识昏迷、躁扰不语、时有谵语、频频抽搐、角弓反张；血分热极，迫血妄行，故见出血诸症；热炽甚极故神昏谵语而斑疹紫黑；血热炽盛，故舌质深绛或紫；耗伤阴液故见少苔、脉细弦或细数。

5. 热陷厥阴证

临床证候：高热，头痛剧烈，呕吐频繁呈喷射状，躁扰不安，四肢抽搐，甚则角弓反张，神志昏迷，谵语妄言，病情严重者见气息微弱，呼吸不匀，以至呼吸停止，舌质红绛，苔黄腻或黄燥，脉弦数。

证候分析：疫毒侵入心营，内陷心包，故见高热、神昏谵语或昏聩不语；疫毒炽盛，引动肝风则见头痛剧烈、呕吐频繁呈喷射状、躁扰不安、颈项强直、牙关紧闭、两目上视、手足抽搐甚则角弓反张、神志昏迷、谵语妄言。舌质红绛、苔黄腻或黄燥，脉弦数为营血邪热炽盛之象。

6. 毒陷正脱证

临床证候：起病急暴，高热神昏，惊厥，皮下瘀斑紫暗，迅速融合成片，突然体温骤降，大汗淋漓，面色苍白，四肢厥冷，唇甲发绀，呼吸不匀，血压下降，或初起神志尚清，旋即神迷而昏，烦扰躁动无力，舌质淡暗，苔灰黑而滑，脉伏而数或散乱无根，或脉微欲绝。

证候分析：病情进展迅速，邪毒内陷，高热神昏，热邪迫血妄行，故见皮下瘀斑紫暗；毒陷正脱，正虚气弱，气不摄津，故见突然体温下降、大汗淋漓、面色苍白、烦躁无力、脉微欲绝。

7. 肝肾阴虚证

临床证候：热势已退，或低热不退，手足心热，形体消瘦，神情倦怠，口唇干燥，或见手足瘛疭、颤抖、拘急，尿黄便干，舌红绛不鲜或干瘪，脉虚细。

证候分析：热病后期，热势已退，温热病邪耗伤肝阴及肾阴，阴虚内热，故可见低热流恋，午后热盛，手足心热；阴虚津亏，气阴两虚故见形体消瘦、神倦、口唇干燥、脉虚细数。阴虚风动或见手足瘛疭、颤抖、拘急；津液亏耗故见尿黄便干、舌绛不鲜或干瘪。

8. 气血不足，痰瘀阻络证

临床证候：肢体瘫痪，神情呆钝，目直神呆，耳聋、失明、失语，苔白腻，舌謇而缩，或吐舌弄舌，或舌瘪，色淡红或紫暗。

证候分析：热病后期，气阴耗损，真阴欲竭，不能荣养肢体经络故见肢体瘫痪；气血不足推动无力，痰瘀阻络故见神情呆钝、目直神呆、舌謇而缩、耳聋、失明、失语等。吐舌弄舌，或舌瘪，色淡红或紫暗均为气血不足，痰瘀阻络之象。

三、鉴别诊断

（一）西医鉴别诊断

1. 病毒性脑炎

根据流行病学资料，脑脊液中白细胞 $< 0.5 \times 10^6/L$，单核细胞增高，糖和氯化物

正常，蛋白正常或轻度升高，涂片革兰染色及细菌培养阴性，血清学试验及病毒分离可鉴别。

2. 结核性脑膜炎

脑脊液中白细胞 $< 10 \times 10^6/L$，分类以单核细胞为主，糖降低或消失，氯化物降低，蛋白增高，涂片抗酸杆菌阳性，培养结核菌阳性。

3. 真菌性脑膜炎

脑脊液白细胞 $< 10 \times 10^6/L$，以单核细胞为主，糖量降低，氯化物降低，蛋白增高，沉淀涂片墨汁染色可检出新型隐球菌，真菌培养阳性。

4. 脑脓肿

任何年龄均可以发生，但以儿童及青少年为多，临床表现特点为全身性感染症状、颅内压增高征及局限性脑部占位性体征；症状有发热、畏寒、持续进行性头痛、眩晕。当颅内炎症逐渐形成脓肿后，全身感染症状则不明显，但出现颅内高压、视神经乳头水肿、脉搏缓慢及瞳孔改变等。随后出现脑部占位性体征，根据脓肿的部位不同而异，如位于颞叶则有不同程度瘫痪或仅有轻度锥体束征；位于小脑可有眼球震颤、平衡障碍、共济失调及同侧肌张力减低等；部分患儿可出现局限性癫痫发作，及精神症状如淡漠、嗜睡及反应迟钝，感染来源最常见为耳源性，其次为血源性。血白细胞及中性粒细胞增高，脑脊液亦为化脓性改变，脑 CT 扫描、脑血管造影可鉴别。

5. 流行性乙型脑炎

有明显的季节性，多发生在 7~9 月，脑实质损害严重，昏迷惊厥较多见，皮肤无瘀点，脑脊液外观清亮或微混，其中白细胞数很少超过 $0.5 \times 10^6/L$，以单核细胞为主，糖和氯化物正常，细菌阴性，血清乙脑 IgG 抗体阳性，有助确诊。

6. 中毒性菌痢

发病在夏秋季，主要见于儿童；起病急、高热、惊厥、昏迷，很快发生休克或呼吸衰竭，而肠道症状轻，甚至无腹泻；皮肤无瘀点，脑脊液检查正常，用生理盐水灌汤可排出黏液便，大便镜检见大量白细胞，大便培养可有痢疾杆菌。

7. 脑肿瘤

慢性发病，进展慢，有一般脑部症状和体征，如颅内压增高，患儿头痛、呕吐、视神经乳头水肿，神经系统局限性占位症状和体征，视肿瘤所在部位而异。脑脊液检查压力异常增高，外观清亮，白细胞可正常，即使增高也很少，$> 0.2 \times 10^6/L$，以单核细胞为主，蛋白质可增高，糖及氯化物正常，细菌涂片及培养均阴性，可发现肿瘤细胞。头颅 B 超及脑 CT 扫描可鉴别。

8. 其他化脓性脑膜炎

其他化脓性脑膜炎发病不呈流行性，也无明显的季节性。瘀点或瘀斑少见，DIC 更是罕见，但主要鉴别要依靠脑脊液和血液的细菌学培养。

（二）中医鉴别诊断

感冒

本病早期须与感冒相鉴别，因温病早期，病邪客肺，常表现类似感冒的症状，因此在各种温热病的流行季节，应特别提高警惕。一般而言，感冒发热多不高或不发热，而温热病必有发热，甚至高热；感冒服解表药后，多能汗出身凉脉静，而温热病汗出后热虽暂降，但脉数不静，身热旋即复起，且可见传变入里的证候。

四、临床治疗

（一）提高临床疗效的要素

1. 预防为主

化脓性脑膜炎，尤其是其中的流行性

脑脊髓膜炎（流脑），起病急，病情重，发展快，预后差，故在临床中以预防为主。因脑膜炎球菌抵抗力很弱，在室温和干燥条件下，几小时内即可死亡，温度55℃，5分钟内被杀灭，1%碳酸1分钟，0.1HgCl立即被杀死，一般低于30℃不能生长，发病有明显的季节性和周期性，多以冬春季发病。这些因素对预防本病的发生提供了理论依据。由于广泛开展群众性预防工作及疫苗的广泛接种，流脑的发生率已明显下降，近三十年未发生过大范围流行，以散发为主，但儿童患病后病情往往进展迅速，症状较重，治疗难度较大，易留有后遗症。

2. 及早治疗以防传变

早发现、早诊断和早治疗，是防治化脓性脑膜炎及降低病死率的关键。对待肺炎球菌应及时治疗，以防转变为化脓性脑膜炎。对早期发现疑似流脑的病例，要及时采取隔离措施，并投以全程足量的高效、敏感、易于进入脑脊液的药物，以控制病情的发展。

3. 控制感染纠正休克

在治疗化脓性脑膜炎的全过程中，必须投以足量的对细菌敏感的抗生素，若有休克的发生，则应扩充血容量，纠正酸中毒，选用血管活性药物、强心剂、肾上腺皮质激素，以及使用抗凝等方法进行抗休克治疗。

4. 注意寻找发病内在因素

对于复发性化脓性脑膜炎应特别注意寻找发病内在因素，及早去除这些因素是防止复发的关键。

（二）辨病治疗

1. 抗生素治疗

（1）用药原则 化脓性脑膜炎预后较差，应力求用药24小时内杀灭脑脊液中的致病菌，故急性期要静脉用药，做到早用药、足剂量和足疗程。及早选用对病原菌

敏感且能较高浓度透过血-脑屏障的药物。

（2）病原菌明确前的抗生素选择 对于脑脊液检查已经完成，而细菌尚未确定的临床诊断为细菌性脑膜炎的患儿，包括院外不规则治疗者，应该先采用覆盖最可能病原菌的经验性抗生素治疗。出生后23周的早期新生儿，推荐氨苄西林加头孢噻肟，对于晚期新生儿，推荐万古霉素加头孢噻肟或者头孢他啶；对于生后1个月以上的患儿，推荐万古霉素加一种三代头孢菌素（头孢曲松或者头孢噻肟）作为初始治疗方案。对于存在穿通伤、神经外科手术后或者做完脑脊液分流术等其他因素的细菌性脑膜炎，经验性治疗推荐万古霉素加头孢他啶或头孢吡肟或者美罗培南，而对于基底骨折的患者推荐万古霉素加头孢曲松或者头孢吡肟。常用抗生素剂量为：氨苄西林200mg/（kg·d），头孢曲松80~100mg/（kg·d），头孢他啶100~150mg/（kg·d），头孢噻肟200~300mg/（kg·d），万古霉素60mg/（kg·d）（分成每6小时1次），美罗培南80~120mg/（kg·d）（分成每8小时1次）。

（3）病原菌明确后的抗生素选择 如有药物敏感性试验结果，应该优先根据此结果选择抗生素。

①肺炎链球菌：由于目前半数以上的肺炎链球菌对青霉素耐药，故应继续按上述病原菌未明确方案选药。仅当药物敏感试验提示致病菌对青霉素敏感时，可改用青霉素20万~40万U/（kg·d）。

②脑膜炎球菌：与肺炎链球菌不同，目前该菌大多数对青霉素依然敏感，故首先选用，剂量同前。少数耐青霉素者需选用上述第三代头孢菌素。

③流感嗜血杆菌：对敏感菌株可用氨苄西林。耐药者使用上述第三代头孢菌素联合美罗培南120mg/（kg·d），或选用氯霉素。

④B族链球菌（GBS）：一般对青霉素

和氨苄西林敏感。青霉素或氨苄西林联合 1 种三代头孢菌素，疗程 14~21 天。

⑤革兰阴性肠道菌：氨苄西林联合广谱头孢（头孢噻肟或者头孢他啶）。

⑥其他：致病菌为金黄色葡萄球菌者应参照药物敏感试验选用萘夫西林 200mg/（kg·d）、万古霉素或利福平 10~20mg/（kg·d）等。革兰阴性杆菌者除上述第三代头孢菌素外，可加用氨苄西林或美罗培南。

（4）抗生素疗程　对肺炎链球菌和流感嗜血杆菌脑膜炎，其抗生素疗程应是静脉滴注有效抗生素 10~14 天，脑膜炎球菌者 7 天，金黄色葡萄球菌和革兰阴性杆菌脑膜炎应 21 天以上。若有并发症或经过不规则治疗的患者，还应适当延长疗程。

2. 对症治疗

高热、头痛可用物理降温或服解热镇痛剂；烦躁不安或惊厥，可用镇静药、鲁米那、安定肌内注射或用 10% 水合氯醛灌肠；呕吐给予肌内注射氯丙嗪或甲氧氯普胺。

3. 并发症的治疗

（1）硬膜下积液　少量积液无须处理。如积液量较大引起颅压增高时，应行硬膜下穿刺放出积液，放液量每次、每侧不超过 15ml。有的患儿需反复多次穿刺，大多数患儿积液逐渐减少而治愈。个别迁延不愈者需外科手术引流。

（2）脑室管膜炎　进行侧脑室穿刺引流以缓解症状。同时，针对病原菌结合用药安全性，选择适宜抗生素脑室内注入。

（3）脑积水　主要依赖手术治疗，包括正中孔粘连松解、导水管扩张和脑脊液分流术。

（三）辨证治疗

1. 辨证论治

（1）邪犯肺卫证

治法：辛凉解表，泄热解毒。

方药：银翘散加减。

组成：金银花、银翘、豆豉、牛蒡子、薄荷、桔梗、荆芥穗、甘草、竹叶、鲜芦根。

加减：头痛加葛根、蔓荆子；咽痛加山豆根、射干。

（2）卫气同病证

治法：清气泄热，除烦生津。

方药：银翘散合白虎汤。

组成：金银花、连翘、豆豉、牛蒡子、薄荷、荆芥穗、桔梗、甘草、竹叶、鲜芦根、知母、石膏。

加减：头痛剧烈加钩藤、野菊花、龙胆草；呕吐频繁加姜半夏、藿香、竹茹；易惊加钩藤、葛根、蝉蜕、僵蚕；口渴甚时加芦根、白茅根、生地黄、玄参；斑疹较重加牡丹皮、生地黄、栀子、大青叶。

（3）气营两燔证

治法：清气凉营，泄热解毒。

方药：清瘟败毒饮。

组成：石膏、生地黄、犀角、黄连、栀子、桔梗、黄芩、知母、芍药、玄参、连翘、甘草、牡丹皮、竹叶。

加减：如有恶心呕吐，先宜冲服或鼻饲玉枢丹或鲜竹沥以降逆止呕；头痛剧烈加龙胆草、珍珠母、生石决明；斑疹成片，其色红紫者加大黄、紫草、大青叶，重用连翘、黄连；热盛动风、手足抽搐剧急，甚至角弓反张者，当配羚羊角、钩藤、地龙、全蝎、蜈蚣；大便秘结，腹胀、腹痛者加大黄、芒硝。

（4）热入营血证

治法：清营泄热，凉血解毒。

方药：清营汤合犀角地黄汤。

组成：犀角、生地黄、玄参、竹叶、金银花、连翘、黄连、牡丹、丹参、麦门冬、芍药。

加减：出血倾向严重可用化斑汤合犀角地黄汤加仙鹤草、侧柏炭、蒲黄炭；无效者用大剂量乌梅、五味子、白芍药、甘草；热毒甚而热势高者加大青叶、知母；神昏较重加安宫牛黄丸；痉挛抽搐加白僵蚕、地龙、全蝎、生石决明。

（5）热陷厥阴证

治法：清热解毒，息风开窍。

方药：羚角钩藤汤合安宫牛黄丸。

组成：羚羊角片、钩藤、桑叶、甘草、竹茹、茯神、牛黄、郁金、黄连、朱砂、冰片、珍珠粉（冲服）、栀子、黄芩、麝香。

加减：气分热甚重用石膏、板蓝根、龙胆草；营血分热盛加用玄参、竹叶；痰热蒙蔽，喉间痰声辘辘，痰涎壅盛加鲜竹沥、天竺黄、猴枣散；牙关紧闭用通关散；抽搐重者加全蝎、蜈蚣、地龙；神昏，手足清冷，冷汗自出，呼吸不均用独参汤。

（6）毒陷正脱证

治法：急予扶正固脱，继进开窍息风。

方药：扶正固脱用生脉散或参附汤。

组成：人参、麦门冬、五味子，或人参、附子。

加减：开窍息风用羚角钩藤汤合安宫牛黄丸或紫雪丹。

（7）肝肾阴虚证

治法：滋养肝肾，填补真阴。

方药：加减复脉汤。

组成：炙甘草、生地黄、白芍药、麦门冬、阿胶、麻仁。

加减：虚风内动，手足颤抖，甚或瘛疭者可加龟甲、牡蛎；手足拘急，肢体筋脉不利加鸡血藤、丝瓜络、地龙、伸筋草；低热不退加白薇、地骨皮、青蒿；夜热早凉可用青蒿鳖甲汤；心肾不交而虚烦不寐加黄连、黄芩、鸡子黄、夜交藤、莲心；便秘加麻子仁、柏子仁、玄参；汗多者，可用人参或党参、黄芪、大枣、浮小麦、麻黄根。

（8）气血不足，痰瘀阻窍证

治法：补益气血，祛痰化瘀通络。

方药：补阳还五汤合三甲散加减。

组成：黄芪、当归、赤芍药、地龙、川芎、红花、桃仁、鳖甲、穿山甲、龟甲。

加减：舌强不语加神仙解语丹（炮白附子、菖蒲、远志、天麻、全蝎、羌活、胆南星、木香）；耳聋为主加石菖蒲、远志等；失明为主加石决明、夜明砂等；瘫痪为主加络石藤、鸡血藤、桑寄生、广地龙、蜈蚣等。

2.外治疗法

（1）针刺治疗　呕吐时，针刺内关、气海、足三里；高热时，针刺大椎、曲池、合谷；烦躁抽搐针刺内关、大椎、神门、十宣；呼吸衰竭针刺水沟、会阴或膻中；昏迷刺水沟、涌泉、十宣、太冲。适用于细菌性脑膜炎急性期。

（2）灌肠法　黄柏、甘草各适量，将两药煎剂取汁，保留灌肠，每日2～3次，病愈止，治疗细菌性脑膜炎呕吐剧烈者。

（3）雾化吸入法　野菊花500g，先将野菊花用清水洗净，按1：2的比例煎煮0.5小时，浓缩至50g，即成50%煎液，采用雾化吸入法，成人每次2ml，儿童减半，每日1次，适用于防治流行性脑脊髓膜炎。

（4）鼻嗅法　麝香0.3g，梅片30g、胆矾60g，共研成细末，蘸药末用鼻吸微量，1日数次，病愈止，用于脑膜炎引起的头痛、昏迷、呕吐等。

（5）塞鼻法　绿矾5份、朱砂1份。合为细末，拌匀，密贮瓶中。同时，以消毒药棉包上药黄豆大小1份，上端开口，塞在一侧鼻孔内，每1小时换药1次，调换时塞另一鼻孔，共用3次，塞后不久，即有喷嚏、鼻涕，最后有血水流出，适用于流脑高热头痛、颈强、手足拘挛、呕吐、神昏者。

（6）敷贴法　吴茱萸9~15g，烧酒少许。将吴茱萸研末，用烧酒调和成膏。敷于患儿双足涌泉穴与双手劳宫穴，用布包好，每次敷1~2小时，每日敷1~2次，7日为1

个疗程，用于治疗流脑。

3. 成药应用

（1）双解素注射液　每次将注射液20~40ml加入10% 葡萄糖注射液500ml中，静脉滴注。适用于急性细菌性脑膜炎营卫同病者。

（2）清热解毒注射液　肌内注射，1次2~4ml，1日2~4次。用于轻型脑膜炎。

（3）清开灵注射液　肌内注射，1日2~4ml。重症患者静脉滴注，1日20~40ml，以10% 葡萄糖注射液200ml或氯化钠注射液100ml稀释后使用，日1次，7~10日为1个疗程。本品适用细菌性脑膜炎见神昏、中风偏瘫、神志不清者。

（4）醒脑静脉注射液　肌内注射，1次2~4ml，1日1~2次。静脉滴注，1次10~20ml，用5%~10% 葡萄糖注射液或氯化钠注射液250~500ml稀释后滴注，或遵医嘱。每日1次，10日为1个疗程。本品用于气血逆乱，脑脉瘀阻所致由于中风昏迷，偏瘫口㖞；外伤头痛，神志昏迷；酒毒攻心，头痛呕恶，昏迷抽搐。

4. 单方验方

羚羊角粉：每次0.3~0.9g，吞服，每日3次，用于化脑高热神昏者。[曹颖甫. 经方实验录. 中国中医药出版社]

（四）医家诊疗经验

周德生

重症感染性脑病治疗中当注重脑部病位特殊性，多法兼施，杂合用药。

（1）醒脑开窍法　神经感染性疾病及代谢性脑病无论有无神志障碍，都需要首先应用醒脑开窍法，选择醒脑静、清开灵、至宝丹、紫雪丹、安宫牛黄丸、苏合香丸、行军散（组成：姜粉、冰片、硼砂、硝石、雄黄、珍珠、牛黄、麝香）、安脑片（组成：人工牛黄、猪胆汁粉、朱砂、冰片、水牛角浓缩粉、珍珠、黄连、黄芩、栀子、雄黄、郁金、石膏、赭石、珍珠母、薄荷脑）、醒脑开窍丹（组成：天麻、牛黄、法半夏、石菖蒲、竹茹、胆南星、瓜蒌、黄连、熊胆、麝香、远志、益智仁）等，或者复方中配伍疏通玄府醒脑开窍药物，如石菖蒲、冰片、苏合香、麝香、牛黄、天竺黄、人工麝香、人工牛黄、人工天竺黄等，可透过血脑屏障以发挥其醒脑开窍功效。

（2）组合多种亚治法　由于毒邪的兼夹性，病位的广泛性，病情的复杂性，针对疾病发生发展的各个环节，必须组合多种亚治法，杂合以治。研究表明，抗病毒中药药性组合规律为寒温皆用，辛苦兼施；功效类别规律为多法共举，不拘清法；药性功效关联规律为药性为启，功效相承。针对毒症及毒症性脑病同时用药治疗，扶正祛邪与解毒排毒并用，既病防变，急治其标，一者补肾培本、健运脾胃，二者通泻浊毒、痰瘀同治。甚至配合中药灌肠、中药透析等，采用中西医结合治疗方式以提高疗效。药用山茱萸、杜仲、太子参、桂枝、陈皮、苍术、山药、大黄、土茯苓、萆薢、泽兰、小通草、玉米须、鬼箭羽、忍冬藤、络石藤等。[周德生，谭惠中. 基于毒邪理论辨治神经感染性疾病及代谢性脑病——中医脑病理论与临床实证研究（七）. 湖南中医药大学学报，2019，39（7）：815-821.]

五、预后转归

由于细菌性脑膜炎具有起病急、进展快、病情重的临床特点，尽管现代医疗技术日新月异，细菌性脑膜炎的预后不良发生率依然很高。严重影响患儿的生活质量，而且全球范围内细菌性脑膜炎仍是新生儿和儿童高病死率的重要原因之一。儿童细菌性脑膜炎若治疗不及时，其病死率可高达50%，出现后遗症的概率为

12.3%~35.3%。细菌性脑膜炎常见的神经系统后遗症为听力损伤、智力倒退、反复惊厥、精神运动发育迟缓等。临床救治工作中需注意以下情况：①患儿年龄较小＜2岁，尤其是＜6个月；②存在住院前12小时内瘀点、瘀斑迅速发展；③病情进展迅速，存在持续性昏迷和难以缓解的抽搐，或合并出现休克；④持续发热体温可达40℃以上；⑤相关检查提示白细胞持续减低，血小板明显减少或存在DIC。

六、预防调护

（一）预防

1. 流行性脑脊髓膜炎的预防

（1）流行期间做好宣传工作　放手发动群众，大力开展爱国卫生运动，搞好室内卫生，开窗通风，勤晒衣服，注意个人及环境卫生，儿童避免到拥挤的公共场所。

（2）管理传染源　早期发现患儿，及时隔离治疗。对于上感、鼻咽炎、皮肤出血点的疑似患者给予足量SD+TMP（或SMZ+TMP）治疗，疗程5日。对密切接触者、带菌者应加强管理，每日服SD 1g或SMZ 2~3片，连服3日。也可用利福平每日0.6g，连用2日。流行单位的人群，尤其是托幼机构、部队，应检疫，并用0.3%呋喃西林或1：3000度米芬喷喉。

（3）保护易感人群　药物预防同上，国内使用的流脑菌苗是A群多糖抗原菌苗，保护率可达66%~86%，不良反应较少，B群菌苗尚在研制中，一般15岁以下普通接种，剂量为40ug，注射后2周左右大多数受种者体内即可测出杀菌抗体。

2. 肺炎球菌脑膜炎的预防

（1）积极治疗原发病　肺炎链球菌脑膜炎一般可伴有肺炎、中耳炎、副鼻窦炎、乳突炎和颞骨岩部炎，故积极治疗这些原发病，可防止脑膜炎的发生。

（2）治疗结构缺损　手术治疗颅骨骨折的头部创伤、筛板创伤、筛板或镫骨的先天性缺损、有瘘管形成的皮肤窦，可阻止细菌进入颅脑而致病。在做脊髓造影和腰穿时，应严格遵守无菌操作规程，防止引入的细菌。

（3）积极治疗全身性疾病增强抵抗力。

3. 预防流感杆菌脑膜炎

尽早治疗由于流感杆菌引起的鼻咽炎等原发病，阻止感染的扩展，积极治疗流感杆菌侵入血循环引起的菌血症，防止病势的进一步发展。

（二）调护

（1）按神经内科一般护理常规护理。

（2）高热及昏迷患儿，按高热及昏迷常规护理。

（3）病情观察。注意患儿的体温、脉搏、呼吸、血压变化，尤其注意瞳孔的观察，以便及时发现脑疝发生的先兆。

（4）减轻脑水肿，嘱患儿行头高位。防止摔伤。抽搐及躁动不安的患儿应适当给予药物治疗并加床档保护，以防摔伤。

（5）保持室内空气新鲜。注意患儿呼吸道通畅，必要时给予氧气吸入。

（6）保持水电解质平衡。患儿因高热、呕吐及食欲不振，易引起水电解质紊乱，应鼓励患儿多饮水，每日保持其摄入量2000~2500ml左右，并准确记录出入量。

（7）检查及治疗。积极配合医师进行腰椎穿刺，留取脑脊液送检，亦可进行椎管内注射药物治疗。

七、专方选要

解毒开窍汤

组成：安宫牛黄丸3g，生地15g，生石膏30g，黄连、丹皮、僵蚕各5g，淡竹叶、大青叶、生大黄各10g，杏仁、桃仁各6g，甘草3g。

功效：清热泻火，解毒开窍。

主治：急性细菌性脑膜炎属脓毒积脑证者。症见高热持续不退或稍降复升，伴头痛，部分患者伴惊厥、颅内压升高及意识丧失，颈项强直，囟门凸起，舌紫绛，苔黄，脉滑数。

方解：方中安宫牛黄丸清热解毒生津、镇惊开窍，生地清热凉血、养阴生津，生石膏清热泻火、止渴清热，黄连解毒燥湿，丹皮清热凉血，白僵蚕祛风解痉、化痰散结，淡竹叶清热利尿通淋，大青叶清热解毒，生大黄攻积滞、清湿热、泻火、凉血、祛瘀、解毒，杏仁降气祛痰，桃仁活血祛瘀、润肠通便。

主要参考文献

[1] 中华医学会儿科学分会神经学组. 儿童社区获得性细菌性脑膜炎诊断与治疗专家共识 [J]. 中华儿科杂志. 2019, 57（8）: 584–591.

[2] 李金妞. 银翘散加减方与氨苄西林治疗小儿化脓性脑膜炎的疗效观察 [J]. 临床研究，2020，28（03）: 121–123.

第二节　病毒性脑炎

病毒性脑炎是由各种不同病毒引起的脑实质的炎症。如果仅脑膜受累被称为病毒性脑膜炎。实际上，凡造成脑实质炎症的病原体，也常侵犯脑膜，造成脑炎合并脑膜受累者称之为病毒性脑膜脑炎。2岁以内脑炎的发病率最高，主要发生于夏秋季节。病情差异巨大，轻者预后良好，重者可留有严重的后遗症，甚则可导致死亡。

本病以发热、头痛、呕吐、意识障碍或精神异常、颈项强直为主要临床表现。在中医温病、惊风等证中对其有相应描述和证治。

一、病因病机

（一）西医学认识

1.病因

很多病毒可引起脑膜炎、脑炎，常见的病毒有柯萨奇病毒、埃可病毒等肠道病毒；虫媒病毒；单纯疱疹病毒、EB病毒等疱疹病毒；麻疹病毒、流行性腮腺炎病毒等副黏病毒属病毒；原发性人类免疫缺陷性病毒（HIV）感染表现为亚急性脑炎，偶有呈急性脑炎者。

2.发病机制

病毒自呼吸道或胃肠道以及皮肤等途径进入人体，首先在淋巴系统和多个器官中增殖，而后进入血液，形成病毒血症，最后病毒通过血脑屏障，侵犯脑或脑膜组织，直接侵袭中枢神经系统，引起神经组织性坏死、炎症细胞浸润，以及胶质细胞增生，从而产生脑炎或脑膜炎。部分病毒进入人体后亦可侵入周围神经，经周围神经轴索向中枢神经侵入而致病。

（二）中医学认识

1.病因

（1）温热毒邪　温热类毒邪包括风热、暑热、燥热等毒邪，是本病的主要致病要素，一年四季皆可致病。其特点为发病急、热势高、变化快、热极易化火生风，且易耗气伤阴。或热毒内陷心肝，也易引动肝风，引发抽搐，常迅速危及生命。

（2）湿热毒邪　湿热类毒邪包括暑湿、湿热、伏暑等邪气，致病多见夏秋季。毒邪易犯脾胃，且在气分逗留。患者表现为身热不扬，热势缠绵。若湿热蕴蒸，蒙蔽清窍，患者表现为嗜睡、神识昏蒙等症。

2.病机

（1）病性病位　温热毒邪致病，多发病急骤，变化迅速；湿热毒邪致病，多起病较缓，热势不高。但两者均多为实热证，亦可见虚实夹杂证。急性期以标实为主，恢复期以正虚为主。病位在脑、心、肝、心包常同时受病，并可涉及脾肾。

（2）病机转化　若感受温热毒邪，病情常按"卫气营血"传变，但病理机制常不离痰、热、风之间的转化。而热是生风、生痰的原始动因，"热盛生风，风盛生痰，痰盛生惊"，热邪易炼液为痰，痰蒙清窍则神识昏蒙，火热生风，风火挟痰上扰清窍则出现高热、头痛、呕吐、昏迷、抽搐。或热毒内陷心肝，也易引动肝风，引发抽搐，常迅速危及生命。若感受湿热毒邪，缠绵难解，易化湿生痰。疾病后期则转化为邪恋、正虚、耗津伤阴，病及肝肾。

二、临床诊断

（一）辨病诊断

病毒性脑炎临床表现由于致病病毒不同，而病情表现不同。柯萨奇病毒、人疱疹病毒6型、腺病毒、EB病毒、巨细胞病毒、腮腺炎病毒和淋巴细胞脉络丛脑膜炎病毒等引起的脑炎，一般病情较轻，临床治疗效果良好，除新生儿、婴儿外，病死率极低。由虫媒病毒引起的脑炎，在我国主要为流行性乙型脑炎，近年由于疫苗的广泛接种及卫生环境的改善，病死率已降至10%。而单纯疱疹病毒性脑炎病情严重，若不及早给予有效的抗病毒制剂，其病死率多超过70%。而由狂犬病毒引起的脑炎，一经发病，幸存者极少。近些年来，因绿化面积的提升及森林环境的改善，由蜱虫叮咬导致的森林脑炎也越来越受到重视。

1. 临床表现

多急性起病，病前常有前驱或非特异性呼吸道消化道症状，而后出现神经系统的症状和体征。

①颅内压增高　表现为头痛、呕吐、血压增高等。婴儿表现为烦躁不安、易激惹、前囟饱满等，若出现呼吸节律不规则或瞳孔不等大，则考虑颅内高压并发脑疝的可能性。

②意识障碍　轻者无意识障碍，重者可出现不同程度的意识障碍、精神症状和异常行为。如躁狂、幻觉、失语，以及定向力、计算力与记忆力障碍等。

③惊厥　主要表现为全身或局部抽搐发作。

④病理征和脑膜刺激征　均为阳性。

⑤局灶性症状体征　如肢体瘫痪、失语、脑神经障碍等。一侧大脑血管病变为主者可出现小儿急性偏瘫；小脑受累明显时可出现共济失调；脑干受累明显时可出现交叉性偏瘫和中枢性呼吸衰竭；后组颅神经受累明显则出现吞咽困难、声音低微；基底神经节受累明显则出现手足徐动、舞蹈动作和扭转痉挛；肠道病毒EV-71易侵犯脑干背部，故常出现抖动、肌阵挛、共济失调、心率加快、血压改变、脑神经功能障碍等，重者由于迷走神经核严重受累可引起神经源性肺水肿、心功能障碍和休克。

因感染病毒不同，临床症状也各有特点，如单纯疱疹病毒脑炎可有口唇或角膜疱疹，柯萨奇病毒脑炎可伴有心肌炎和各种不同类型的皮疹，腮腺炎脑炎常伴有腮腺肿大。肠道病毒所致的脑炎可伴随手足口病或疱疹性咽峡炎。

2. 相关检查

（1）脑脊液检查　脑脊液压力正常或增高，外观清亮或微浊。白细胞总数正常或轻度增高以淋巴细胞为主。蛋白质轻中度升高，糖含量正常。涂片和培养均无细菌发现。

（2）病原学检查　发病早期收集脑脊液，进行相关病毒分离与鉴定，以明确病原。病毒性脑炎患儿的血清检测为病毒特异性 IgM 抗体阳性。恢复期血清特异性抗体滴度较急性期升高 4 倍以上有诊断价值。分子生物学技术可以从患儿呼吸道分泌物、血液、脑脊液中检测病毒 DNA 序列，从而确定病原。

（3）脑电图检查　主要为弥漫性高波幅慢波。有些患儿脑电图也可正常。

（4）影像检查　严重病例 CT 和 MRI 均可显示炎性病灶形成的大小不等、界限不清、不规则低密度或高密度灶影，但轻症病脑患儿和毒性脑炎的早期多不能发现明显异常改变。

（二）辨证诊断

1. 邪袭卫表证

临床证候：发热微恶风寒，无汗，头痛，项强，多寐，舌苔白或黄，脉浮数。

证候分析：风热之邪由口鼻入侵，郁于肺卫，卫气被遏，正邪交争则发热、微恶寒；邪郁肌表则无汗、头痛、项强、多寐；邪在卫表，故舌尖红、苔薄白、脉浮数。

2. 卫气同病证

临床证候：壮热或伴微恶寒，身痛，面红，头痛，项强，嗜睡，烦躁恍惚，恶风呕吐，口渴，心烦，汗出，舌红，苔薄黄或黄厚腻，脉浮数或洪数。

证候分析：病邪由表入里化热，气分的热势已盛，故壮热或伴微恶寒、口渴、身痛、头痛、面红、汗出；正邪交争剧烈则见壮热或伴微恶寒、身痛、面红、头痛、项强、嗜睡、烦躁恍惚；而卫分证候未解，卫气同病则除前症外可见恶风呕吐、心烦；舌质红，苔薄黄或黄厚腻，脉浮数或洪数，均为病邪在卫气不解之象。

3. 气营两燔证

临床证候：高热，头痛，项强直，呕吐，口渴，多汗烦躁惊厥，神识昏蒙，舌质红绛而干，苔黄或无苔，少津，脉滑数或洪大。

证候分析：感受疫疠之邪，邪毒传变迅速，故起病急骤；邪在气分，则持续高热，烦渴欲饮，头痛剧烈，其势如劈，频频呕吐，呈喷射状，烦躁不安；热迫心营，则神昏惊厥，颈项强直，手足抽搐，甚至角弓反张，全身斑疹密布，口渴唇干；阴津亏耗，故大便干燥或秘结不通。舌绛苔糙，脉数有力为气营两燔之象。

4. 痰火上扰证

临床证候：狂躁不安，似哭似笑，语无伦次，行走不稳或瘫痪，舌淡胖，苔白腻，脉滑数。

证候分析：素体痰盛，或脾失健运而痰湿内生，或风热之邪入里化火炼津为痰，火性上炎，挟痰扰清窍，神明逆乱，狂躁不安，似哭似笑，语无伦次；痰热阻络则行走不稳或瘫痪；苔白腻，脉滑数均为痰火上扰之象。

5. 风痰闭阻证

临床证候：低热或无热，时有发作性猝然昏仆，两目上视，抽搐口噤，磨牙流涎，发作后但见嗜睡或神情呆滞，舌淡胖，苔白腻，脉滑。

证候分析：脾胃受损，则易致精微不布，痰浊内聚，外风侵袭致痰浊或随气逆，或随火炎，或随风动，蒙闭心神清窍而有发作性昏仆、两目上视、抽搐口噤、磨牙流涎；风痰闭阻神窍故发作后嗜睡或神情呆滞；舌淡胖、苔白腻，脉滑，均为风痰阻窍之象。

6. 瘀血阻滞证

临床证候：低热缠绵或无热，头痛如刺而痛有定处，恶心呕吐，视物不清，或见肢体瘫痪，舌质紫暗或有瘀点，苔白，脉涩。

证候分析：瘀血内积，气血运行受阻，故低热缠绵或无热；不通则痛，故头痛有刺痛、固定、拒按等特点；瘀血阻滞脉络故视物不清；血行障碍，气血不能濡养经络故见肢体瘫痪；脉络瘀阻，则舌现斑点，脉涩等症。

7. 余热未清证

临床证候：低热汗出，纳呆乏力，神情呆滞。舌红，少苔，脉滑数。

证候分析：疾病后期，邪正两伤，邪气流连不解而正气不足故见低热汗出；气阴亏耗故见纳呆乏力、神情呆滞；舌红少苔，脉滑数均为邪气流连，余热未清，耗伤气阴之象。

8. 肝肾阴亏证

临床证候：四肢僵硬，手足拘挛，肌痿震颤或瘫痪，耳鸣、雀盲或眼干，视物昏花，低热或五心烦热，舌红，少苔，脉细数。

证候分析：疾病恢复期，邪去正虚，肝肾之阴亏耗无以荣养肢体经络耳目故见肢强拘挛、雀盲、耳鸣或眼干、视物昏花；阴虚内热则低热、午后热盛或五心烦热、舌红、少苔、脉细数。

9. 痰浊闭窍证

临床证候：神情呆滞，言语謇涩，吞咽困难，喉有痰鸣而流涎，舌红，苔腻，脉滑。

证候分析：疾病恢复期脾胃受损，则易致精微不布，痰浊内聚，痰浊闭阻神窍故神情呆滞，言语謇涩；痰浊阻络故见吞咽困难喉有痰鸣而流涎，舌淡胖，苔白腻，脉滑，均为痰浊闭窍之象。

三、鉴别诊断

（一）西医鉴别诊断

1. 化脓性膜炎

年龄不同，引起化脑的病原菌也不同。新生儿化脑的病原菌主要为大肠埃希菌，婴幼儿为肺炎球菌，3个月~3岁小儿为流感杆菌。其临床特点为起病缓慢，常于呼吸道感染后1~2周后出现发热、喷射性呕吐、头痛及脑膜刺激征等表现。本病脑脊液多数混浊，细胞数显著增高，分类以多核细胞为主，糖和氯化物降低，细菌学检查70%~80%（未经治疗者）可以检到细菌，且50%细胞培养阳性；经抗生素治疗者，15%~30%可以检到细菌，且50%细菌培养阳性。

2. 结核性脑膜炎

本病发病缓慢，患者常有精神不振、情绪淡漠、烦躁不安、食欲不振症状，数天后出现发热、头痛及脑膜刺激征，未经治疗者常很快进入昏迷。婴儿起病急，病情重，进展快。本病实验室检查可见血沉增快，脑脊液中细胞数中度增高，蛋白明显增高，分类以单核细胞为主，糖及氯化物降低。用抗酸染色和聚合酶链反应（PCR）方法可以检到结核杆菌。

3. 脑脓肿

本病主要有颅内感染、颅压增高及局灶性脑损害三大症状。急性期脑脊液改变与化脑相似；脓肿形成期细胞数轻度升高，以单核为主，蛋白明显增高，糖及氯化物无特殊改变，颅脑磁共振（MRI）检查对脑脓肿可提供可靠证据。

4. 隐球菌脑膜炎

本病多发生于长期应用抗生素及免疫制剂的患儿。其起病缓慢，开始为阵发性轻度头痛，以后逐渐加重，但可缓解，时轻时重，脑脊液改变与结核性脑膜炎相似，经墨汁染色可检出隐球菌，经真菌培养可以培养出真菌。

5.Reye 综合症

好发于4个月~5岁儿童，冬春季多见。病因与水杨酸类药物的应用有密切关系。其临床特点为病毒感染之后数日发病，出现反复呕吐、意识改变、发热、惊厥，重者可出现昏迷，病死率较高。实验室检查多数患儿的白细胞及中性粒细胞数增高；

脑脊液常规及生化检查正常，定量可随低血糖而减少；常有肝功能异常，凝血酶原时间延长；脑 CT 检查正常或脑室变窄。

（二）中医鉴别诊断

病毒性脑炎以发热、神昏、抽搐为本病主要症状，因此需与临床中出现发热、意识障碍、抽搐的其他疾病鉴别。

1. 癫痫

癫痫的发作表现多种多样。其中最为典型的症状为神昏、抽搐，且有突发突止，醒后如常的特点。癫痫可反复发作，脑电图可见痫性放电。病毒性脑炎患儿发作前常伴有突发高热或高热不退，体温在 38.5℃以上，重症病毒性脑炎常合并神昏及惊厥抽搐发作，后遗症易合并癫痫。癫痫患儿发作前体温常正常，亦有发作后体温升高者。根据病史及症状不难鉴别。

2. 脐风

脐风以唇青口撮、牙关紧闭、苦笑面容，甚至四肢抽搐、角弓反张为主症，与病毒性脑炎出现抽搐时有相似之处。但脐风多出现在生后 4~7 天，因断脐时处理不当，被秽邪风毒侵入所致，根据病史、发病年龄、典型症状等不难鉴别。

3. 厥证

厥证是由于阴阳失调，气机逆乱而引起的，以突然昏倒、不省人事、四肢厥冷为主要表现的病症。其鉴别要点在于厥证多出现四肢冷而无肢体抽搐或强直等表现。

4. 多发性抽动症

发作表现为面肌抽动、摇头、吸肚等，神志清醒，入睡后症状消失。抽动可受意识短暂控制，分散注意力亦可暂时缓解，但受精神紧张、感染和情绪等因素影响而加重。脑电图无痫性放电。

四、临床治疗

（一）提高临床疗效的要素

1. 以西医西药为主急诊处理

针对惊厥、高热、脑水肿及呼吸衰竭等危重急症，主要以西医对症及支持疗法为主，选用疗效肯定的止惊、降温、脱水药及呼吸兴奋剂，必要时给予重症患儿 PICU 监护治疗，合并呼吸衰竭的患儿给予呼吸机支持治疗。可配合中成药凉开"三宝"。

2. 以清热解毒中药为主对因治疗

由于目前尚无有效的抗脑炎病毒的西药问世，因此中药清热解毒类是对因治疗的首选，剂量大、用药早可以很快控制病情，减少并发症。

（二）辨病治疗

1. 一般治疗

（1）卧床休息，避免精神刺激。

（2）注意饮食，给予充分营养，对昏迷者应及时鼻饲流质饮食。

（3）保持水、电解质平衡，应用脱水剂者应记录出入水量。定时查血清电解质，防止液体过多或不足及电解质紊乱。

（4）昏迷患者保持侧卧位，每 2 小时翻身、拍背、吸痰 1 次。

（5）必要时给予白蛋白、复方氨基酸及输血，以提高机体抵抗力。

（6）注意口腔卫生及皮肤护理，防止发生肺炎、泌尿系感染、褥疮等。

2. 对症治疗

（1）对高热患者宜将室温降至 27~30℃，可用对乙酰氨基酚、布洛芬、阿司匹林等退热药，亦可用冷敷等物理降温。

（2）及时处理颅内压增高和呼吸循环功能障碍。对于颅内压明显增高的重症患儿，迅速稳妥地降低颅内压非常重要。一般选用 20% 甘露醇，0.5~1.5g/kg，每 4~8 小时 1 次，必要时再联合应用速尿、白蛋白、激素等。

（3）控制惊厥可适当应用止惊剂如安定、苯巴比妥等。

（4）危重症患儿合并呼吸衰竭及心力衰竭的应及时在 PICU 监护治疗。

3. 抗病毒治疗

目前尚无治疗病毒性脑炎的特效抗病毒药物，常用以下几种。

①无环鸟苷：用量 10mg/kg，稀释后静脉滴注，8 小时 1 次，疗程 10 天。可阻止病毒 DNA 合成，为重症水痘带状疱疹病毒感染的首选药物。

②阿糖腺苷：用量每日 10~15mg/kg，分次静脉滴注，疗程为 2~3 周，可阻止病毒 DNA 合成，病后早期应用对单纯疱疹病毒性脑炎有效。

③三氮唑核苷（病毒唑）：用量每次 10~5mg/kg，分次静脉滴注，每日 1 次，连用 3~5 天。具有广谱抗病毒作用。

④干扰素：同量为每日 100~300 万单位，疗程 3~7 天，可通过抑制病毒复制，提高机体免疫力而起抗病毒作用。与病毒唑联用能提高抗病毒疗效。

⑤阿昔洛韦：每次 10mg/kg，于 1 小时内静脉注射，每 8 小时用 1 次，疗程 1~2 周。对于疱疹病毒脑炎有效。

⑥流感病毒可试用奥司他韦：1 岁以下儿童推荐剂量：0~8 月龄，每次 3.0mg/kg，每日 2 次；9~11 月龄，每次 3.5mg/kg，每日 2 次。1 岁及以上年龄儿童推荐剂量：体重不足 15kg 者，每次 30mg，每日 2 次；体重 15~23kg 者，每次 45mg，每日 2 次；体重 23~40kg 者，每次 60mg，每日 2 次；体重大于 40kg 者，每次 75mg，每日 2 次。疗程 5 天，重症患者疗程可适当延长。帕拉米韦：小于 30 天新生儿 6mg/kg，31~90 天婴儿 8mg/kg，91 天~17 岁儿童 10mg/kg，静脉滴注，每日 1 次，1~5 天，重症患者疗程可适当延长。

4. 糖皮质激素的应用

急性期或重症病例应用可控制炎症反应，对于减轻脑水肿、降低颅内压，有一定疗效。甲基泼尼松龙每日 1~2mg/kg，或氢化可的松每日 3~5mg/kg，或地塞米松每日 0.2~0.5mg/kg，病情稳定后尽早减量或停用。

5. 抗生素的应用

对于重症婴幼儿或继发细菌感染者，应根据病原结果及药敏实验结果适当给予抗生素。

6. 丙种球蛋白的应用

注射丙种球蛋白是一种被动免疫疗法。他是把免疫球蛋白内含有的大量抗体输给受者，使之从低或无免疫状态很快达到暂时免疫保护状态。同时丙种球蛋白抗体可抑制炎症因子的分泌，降低免疫反应；可抑制吞噬细胞表面受体表达和自身抗体的杀伤功能，增强免疫杀伤细胞能力，降低病毒对机体的侵袭；提高胶体渗透压，降低颅内压。酌情应用，一般每日 200~300mg/kg，连续 2~3 日。危重症病例可大剂量使用，一般每日 1.0g/kg，连续 2~3 日。

7. 脑细胞活化剂的应用

急性期过后，无发热、惊厥、颅内高压时可应用神经节苷脂、脑苷肌肽、脑蛋白水解物、鼠神经生长因子等。

8. 康复治疗

对于重症恢复期患儿或留有后遗症者，应进行康复治疗。可给予功能训练、针灸、按摩、高压氧等康复措施，以促进各种功能的恢复。

（三）辨证治疗

1. 辨证论治证

（1）邪袭卫表证

治法：清热解毒透邪。

方药：银翘散加减。

组成：金银花、连翘、淡竹叶、薄荷、淡豆豉、牛蒡子、粉葛根、石菖蒲等。

加减：若腹痛便干，加大黄、玄明粉；头重脘痛，纳呆呕恶兼湿邪者，去牛蒡子、豆豉，加藿香、薏苡仁、茯苓、车前子等。

（2）卫气同病证

治法：清气泄热解毒。

方药：银翘散合白虎汤加减

组成：金银花、连翘、淡竹叶、芦根、肥知母、生石膏、生甘草、苦桔梗、牛蒡子、石菖蒲、薄荷等。

加减：若腹痛拒按者，加大黄、芒硝；腹胀呕恶者加藿香、佩兰、豆蔻仁、竹茹以祛湿浊；神昏惊厥者，加羚羊角、钩藤。

（3）气营两燔证

治法：清气凉营解毒。

方药：清瘟败毒饮加减。

组成：生石膏、知母、水牛角、生地黄、紫丹参、金银花、紫草、竹叶心、玄参、石菖蒲、板蓝根、甘草。

加减：若神昏抽搐者，加钩藤、僵蚕或安宫牛黄丸、紫雪丹、至宝丹之类；舌绛苔光剥者或干裂者，加麦门冬、石斛或梨汁、甘蔗汁之属；喉有痰鸣，昏谵息促者，加鲜竹沥、天竺黄、礞石或六神丸等。

（4）痰火上扰证

治法：清热涤痰开窍。

方药：黄连温胆汤加减。

组成：黄连、陈皮、制半夏、茯苓、胆南星、枳实、淡竹茹、石菖蒲、广郁金。

加减：肢体瘫痪者，加天麻、地龙、鸡血藤、白花蛇舌草、伸筋草息风通络；伴见抽搐者，加钩藤、防风、天麻、蝉蜕、僵蚕平肝息风；大便干结者加大黄、龙胆草清热泻火通便。

（5）风痰闭阻证

治法：息风化痰止痉。

方药：礞石滚痰丸加减。

组成：青礞石、淡黄芩、生大黄、沉香、广郁金、全蝎、白僵蚕、天麻、钩藤。

加减：若肢体瘫痪者，加地龙、鸡血藤、白花蛇舌草；头痛如刺者，加川芎、丹参、牛膝、防风、蜈蚣。

（6）瘀血阻滞证

治法：活血化瘀开窍。

方药：通窍活血汤加减。

组成：人工麝香、赤芍药、川芎、桃仁、红花、延胡索、全蝎、蜈蚣、天麻、钩藤、丝瓜络、石菖蒲。

加减；若肢体瘫痪者，加黄芪、地龙、鸡血藤、乌梢蛇；精神错乱，语无伦次者，加郁金、远志、浮小麦、珍珠母；指趾抽动或肌肤跳动者，加龟甲、鳖甲、生龙骨、生牡蛎、丹参。

（7）余热未清证

治法：益气养阴清热。

方药：竹叶石膏汤加减。

组成：生石膏、竹叶、西洋参、麦门冬、生甘草、生地黄、牡丹皮、青蒿、粳米。

加减：若肌肉颤动者，加钩藤、僵蚕；言语謇涩吞咽困难者，加石菖蒲、郁金；肢体瘫痪者，加天麻、地龙、鸡血藤、丝瓜络；小腿抽筋者，加木瓜、芍药、牛膝。

（8）肝肾阴亏证

治法：滋补肝肾，息风止痉。

方药：大定风珠加减。

组成：白芍药、生龟甲、生牡蛎、生鳖甲、阿胶、火麻仁、广地龙、炙甘草、五味子、生地黄、麦门冬、防风、钩藤、天麻。

加减：若五心烦热者，加青蒿、牡丹皮、栀子；目昏耳鸣者，加菊花、密蒙花、夜明砂、蝉蜕；语謇肢瘫者，加郁金、石菖蒲、鸡血藤、乌梢蛇。

（9）痰浊闭窍证

治法：清心开窍化痰。

方药：导痰汤加减。

组成：法半夏、茯苓、橘红、炙甘草、广郁金、天南星、枳实、淡竹叶、炙远志、莲子心、石菖蒲。

加减：若无故哭笑、语无伦次者，加浮小麦、炒枣仁、大枣；肢体瘫痪者，加天麻、丝瓜络、桑枝、乌梢蛇。

2. 外治疗法

急性期：取曲池、合谷、水沟穴，采用捻转泻法，每日 1 次；急性期高热合并神昏抽搐者可选大椎、十宣穴放血，每日 1 次。

康复期：失语者选哑门、廉泉、涌泉穴；智力障碍者选内关、心俞、百会、风府穴；口眼㖞斜者选合谷、颊车、太阳、水沟穴；肢瘫者加曲池、外关透内关、合谷透劳宫以及环跳、风市、委中、足三里、昆仑、太溪穴；吞咽困难者选天突、内庭、合谷穴，每日 1 次。

3. 成药应用

（1）板蓝根冲剂　每次 1 包，每日 3 次，冲服。用于病毒性脑炎早期，肺胃热盛所致的咽喉肿痛、口咽干燥；急性扁桃体炎见上述证候者。

（2）抗病毒口服液　每次 20ml，每次 20ml，每日 3 次。用于病毒性脑炎早期。

（3）清热解毒口服液　每次 20~60ml，每日 3 次，口服。用于病毒性脑炎早期，热毒壅盛所致的发热面赤、烦躁口渴、咽喉肿痛。

（4）安宫牛黄丸　1~3 岁每次 1/4 丸，4~6 岁 1/2 丸，7~9 岁 2/3 丸，10~14 岁 1 丸，每日 1 次。用于病毒性脑炎急性期痰热壅盛证。

（5）清开灵注射液　每次 20~40ml，适量液体滴注，每日 1 次，10 日为 1 个疗程。用于病毒性脑炎急性期。

（6）清开灵胶囊　每次 3~6g，每日 3 次。本品乃安宫牛黄丸化裁而成。用于病毒性脑炎急性期。

4. 单方验方

大青叶或板蓝根、蠮螉菊各 30g，加水 500ml，煎至 200ml 分 2 次服。连用 5~7 日。用于乙型病毒性脑炎的预防。[周小莉，牟艳杰. 中国中医药报. 2011.]

五、预后转归

大部分病毒性脑炎患儿在 1~2 周内康复，部分患儿病程较长。重症患儿可留下不同程度后遗症，如肢体瘫痪、癫痫、智力低下、失语、失明等。除肠道病毒 71 引起者外，其他肠道病毒性脑炎死亡率很低，后遗症也不多。但单纯疱疹病毒性脑炎和乙型脑炎死亡率仍在 10% 以上，且存活者后遗症发生率也高。

六、预防调护

（一）预防

由于风疹、麻疹、脊髓灰质炎、流行性乙型脑炎、流行性腮腺炎等减毒疫苗的广泛应用，使得这些病毒引起的脑炎已明显减少，但有些病毒（如埃可病毒、柯萨奇病毒）尚不能用疫苗预防，因此教育儿童加强体育锻炼、增强体质、开展爱国卫生运动、积极消灭蚊虫、保证饮食洁净等对预防病毒性脑炎有重要作用。

（二）调护

（1）密切观察患儿的病情变化，包括体温、呼吸、脉搏、血压、面色、神志、瞳孔等，以便必要时及时处理。

（2）对于昏迷、瘫痪患者需经常翻身、拍背，及时吸痰，保持呼吸道通畅；注意患儿皮肤的清洁，防止压疮发生。

（3）对留有后遗症者，可给予功能训练、针灸、按摩、高压氧等康复措施，以促进各种功能的恢复。

七、专方选要

（一）菖蒲郁金汤

组成：石菖蒲 12g，郁金 12g，天竺黄 6g，川牛膝 12g，天麻 10g，僵蚕 6g，全蝎 6g，蝉蜕 6g，远志 12g，石决明 15g，焦山楂 10g。

功效：清热化痰、平肝息风、止痉安神。

主治：病毒性脑炎属于肝风妄动、痰浊内蕴的患儿。症见不同程度的发热、呕吐、肌无力、惊厥、意识障碍等。

方解：石菖蒲辛开苦燥温通，芳香走窜，可以开窍宁心安神，且兼具化湿、豁痰、辟秽之效，开心窍、去湿浊、醒神志为其所长；郁金则辛散苦泄，能解郁开窍，且其性寒，兼有清心之功，二药相配，一温一寒，一开一清，相辅相成，具有醒神益智、化痰开窍、清心除烦的作用，共为君药。远志辛散、苦泄、温通，可以宁心安神，祛痰开窍；天竺黄甘寒，入心肝经，具有清热化痰、清心定惊的作用，二药配伍共同协助君药清热化痰、开窍醒神；天麻入肝，功能息风止痉，又平肝阳，且甘润不烈，作用平和，还具祛风通络的作用；蝉蜕甘寒，既能疏散外风，又可凉肝息风止痉；僵蚕息肝风、止痉挛抽搐，且可化痰；全蝎入肝经，既平息肝风，又搜风通络，兼具息风止痉及搜风止痉功能；磁石质重沉降，入心，可以镇惊安神，石决明咸寒清热，质重潜阳，专入肝经，具备平肝阳、清肝热作用，以上药物共为臣药，与君药配伍共具清心除烦、平肝潜阳、化痰开窍、镇惊安神、息风止痉的作用。焦山楂可以健脾消食，避免了重镇之品影响脾胃的运化功能，为佐药；牛膝能够活血祛瘀，并能引火下行，为佐使药。全方合用发挥了清热化痰、平肝息风、止痉安神

之功。

（二）羚角钩藤汤加减

组方：生石膏、生地黄、竹茹各 15g，白芍、僵蚕、栀子、川贝母、枳实、厚朴、茯神木各 6g，羚羊角粉（后下）、钩藤、菊花、桑叶、全蝎各 5g，甘草 3g。

功效：清热泻火、凉血解毒、凉肝息风、定惊止痉。

主治：症见高热不退，手足抽搐，肌肉眴动或萎软，精神萎靡，甚则神昏，易惊，烦闷躁扰，便秘，舌绛而干，苔黄腻或黄燥，脉弦而数，指纹紫滞。

方解：方中羚羊角可清泻肝热，有助于息风止痉；钩藤、菊花、桑叶可清热平肝，增强羚羊角息风之效；全蝎、僵蚕可息风定惊镇痉；生地黄、白芍可酸甘化阴，柔肝舒筋缓急；川贝母、竹茹可清热化痰；茯神木可宁心安神；枳实、厚朴可破气消积，燥湿化痰散痞；生石膏可清热泻火、解肌生津；栀子可清三焦之热；甘草可调和诸药。

辨证加减：高热不退者加金银花、连翘各 8g，复加生石膏 20g；热陷心包而致昏蒙者加安宫牛黄丸；呕吐、易惊者复加全蝎、僵蚕各 3g；咽喉干痛者加桔梗 6g；便秘者加生大黄、厚朴各 5g。

八、研究进展

以下白虎汤加味〔生石膏 20g，板蓝根 15g，黄芩、粳米、郁金、知母、连翘、金银花各 9g，黄连 6g，石菖蒲 5g，水牛角 6g，甘草 3g，薄荷（后下）6g〕联合神经节苷脂治疗小儿病毒性脑炎能降低外周血细胞因子的水平，促进脑脊液 SP-D 的表达，抑制脑脊液 Gal-9 的表达水平，维持免疫反应保持平衡稳定，缓解神经细胞的损伤，加快神经系统的恢复，值得临床推广。

主要参考文献

[1] 木其尔, 詹青, 陈伟. 重症脑病的中医药治疗进展 [J]. 世界科学技术 – 中医药现代化, 2020, 22 (11): 4025-4032.

[2] 梁爱红. 地塞米松与甲基强的松龙治疗儿童重症病毒性脑炎的临床对照 [J]. 河北医药, 2017, 39 (9): 1400-1402.

[3] 孙恒斌, 余天浩, 张宙. 连续性血液净化治疗在重症病毒性脑炎伴发癫痫持续状态患者的疗效观察 [J]. 临床神经病学杂志, 2016, 29 (5): 363-365.

第三节 癫痫

癫痫是小儿神经系统常见的疾病之一, 是由多种原因引起的慢性脑功能障碍, 导致脑内神经元群反复发作, 过度同步放电, 引起突发性、反复性、暂时性脑功能失常, 临床出现意识、运动、感觉、精神行为或自主神经功能障碍。癫痫的发病率为每年 (8.52~36.1) /10 万人, 儿童的惊厥性癫痫发病率是每年 35.0/10 万人。非惊厥性 SE 发病率约为每年 12.1/10 万人。癫痫发病率呈年龄双峰分布, 50 岁以上和 10 岁以下患病率高。是一种致残率高、病程长和临床反复发作为特点, 严重威胁患者身心健康的疾病。

一、病因病机

(一) 西医学认识

癫痫是常见的中枢神经系统慢性疾病, 患病率仅次于卒中, 因其致残率高、病程长, 成为世界卫生组织重点防治的五大神经精神疾病之一。癫痫反复发作会给患者个人、家庭和社会带来沉重负担, 亟须开展有效的诊疗策略以改善当前现状。在此背景之下, 目前许多国家和地区的权威机构均制定和推广了诸多与癫痫相关的临床指南, 并随着医疗水平的进步逐年更新。

1. 小儿癫痫的病因可分为三类

(1) 特发性 (原发性) 癫痫 是指与遗传因素有较密切关系的癫痫, 有分子遗传研究或家系研究的证据, 不排除环境因素的影响。

(2) 症状性 (继发性) 癫痫 有明确的脑部结构损害或代谢障碍。

(3) 隐源性癫痫 是指可能由遗传缺陷导致、某种尚未被认知的疾病导致或尚未找到病因者所致的癫痫。

2. 发病机制

癫痫的发病机制非常复杂, 其发病机制涉及神经、免疫、内分泌等多个方面。研究发现, 与神经细胞离子通道中 Na^+、Ca^{2+} 内流增多、中枢神经系统兴奋性氨基酸类递质 (EAAs) 和抑制性氨基酸类神经递质 (IAAs) 的平衡失调、脑内 NMDA 受体及即刻早期基因 (IEG) 的过度表达、免疫系统的紊乱、脑组织脂质过氧化物 (LPO) 含量的增高、星形胶质细胞异常激活等有密切关系。

(1) 离子通道功能异常

离子通道是体内可兴奋性组织兴奋性调节的基础, 其编码基因突变可影响离子通道功能, 从而导致某些遗传性疾病的发生。目前遗传学及分子生物学研究显示: 神经元细胞膜上编码离子通道的基因突变可导致特定的跨膜蛋白和相关的分子结构或功能改变, 这种改变与特发性癫痫的发病密切相关。目前钠离子、钾离子、钙离子通道与癫痫相关性的研究较为明确。

(2) 神经递质异常

癫痫性放电与神经递质关系极为密切。神经元膜稳定在正常情况下, 兴奋性与抑制性神经递质保持平衡状态。兴奋性神经递质过多或抑制性递质过少, 都能使兴奋与抑制间失衡, 使膜不稳定并产生癫痫性放电。

（3）神经胶质细胞异常

神经胶质细胞能填充神经元和血管之外的空间，并能分泌神经营养因子，有利于神经元的生长、发育、存活和功能的发挥，对维持神经元的生存环境起着重要的作用。神经元微环境的离子稳态是维持神经元正常兴奋性的基础。当神经胶质细胞反应性激活，其产生和释放的神经递质、细胞因子和毒性代谢产物，通过突触、缝隙连接和细胞间信号交流，在受体、离子通道、信使、基因转录等各个层面影响和调节神经元的兴奋性，同时其对谷氨酸或γ氨基丁酸的摄取能力也会发生改变，常导致癫痫的发生。另外，神经胶质细胞的过度增殖也会形成脑部肿瘤进而诱发癫痫。

（二）中医学认识

在中医学中癫痫是以突然仆倒、昏不识人、口吐涎沫、两目上视、肢体抽搐、惊掣啼叫、喉中发出异声、片刻即醒、醒后如常人为特征，具有反复发作性特点的一种疾病。本病主要指西医学癫痫强直－阵挛性发作。中医对癫痫病的认识，记载较早，最初在病名上常与癫病混淆，历代医家，每多议论，以至有"羊癫疯""羊角疯""痫证""痫疾""风痫""狂痫""五痫""癫痫"等诸多命名。

癫痫的发病原因颇为复杂，归纳起来，主要为先天因素、后天因素及相关促发因素三个方面。

1. 先天因素

先天因素为遗传缺陷或孕期缺氧，使胎儿受惊，气血逆乱，或肝阴不足，肝气上逆，神不守舍。常见于以下情况。

（1）胎禀不足 父母素有癫痫之疾，致使肾精亏虚，胎儿禀赋不足，易患痫疾；或胎儿先天元阴不足，肝失所养，肝阴不足，肝气上逆，克土伤心，神不守舍，出

生后亦可发为痫。如《慎斋遗书·羊癫门》所云："羊癫风，系先天之元阴不足，以致肝邪克土伤心故也。"

（2）调护失宜 孕期调护失宜亦可引发癫痫，如《诸病源候论·小儿杂病诸候·养小儿候》云："小儿所以少病痫者，其母怀娠，时时劳役，运动骨血，则气强，胎养盛故也。若侍御多，血气微，胎养弱，则儿软脆易伤，故多病痫。"

（3）胎产损伤 孕期胎儿在宫内位置不正，致使脐带绕颈、宫内缺氧；生产时难产，亦可损伤胎儿，发为癫痫。

（4）胎中受惊 儿在母腹之中，动静莫不随母，若母惊于外，则胎感于内，气血逆乱，势必影响胎儿，生后若有所犯，则引发痫证。如《素问·奇病论篇》所云："人生而有病癫疾者，病名曰何？安所得之？岐伯曰：病名为胎病，此得之在母腹中时其母有所大惊，气上而不下，精气并居，故令子发为癫疾也。"

2. 后天因素

后天因素常因儿童家庭或社会环境突变，日常生活调护失宜或外感疾病变证所致。常见于以下情况。

（1）脾虚痰伏 历代医家一致认为痰与痫疾的关系最为密切，如朱丹溪在《丹溪心法·痫》中指出："痫症有五…非无痰涎壅塞，迷闷孔窍。"沈金鳌在《幼科释谜·痫痉》中云："然诸痫证，莫不有痰。"楼英在《医学纲目·肝胆部》中说："痰溢膈上，则眩甚仆倒于地，而不知人，名之曰癫痫。"故有"无痰不痫"之说。而痰之所生，因小儿脾常不足，加之饮食所伤或他病影响，使脾胃受损，运化失常，水聚为痰，痰阻经络，上逆窍道，阻滞脏腑气机升降之路，致使阴阳气不相顺接，清阳被蒙而作痫。正如《幼幼集成·痫证》云："从前攻伐太过，致中气虚衰，脾不运化，津液为痰，偶然有触，则昏晕猝倒，良久

方苏。"

（2）外感致惊　外感瘟疫邪毒，化热化火，火生风，风盛生痰，风火相煽，痰火交结，可发惊风。惊风频作，未得根除，风邪与伏痰相搏进而扰乱神明，闭塞经络，脏腑气血滞涩，气机逆乱而致神明失主，遂发癫痫。如宋代陈无择在《三因极一病证方论·癫痫叙论》中曰："夫癫痫病，皆由惊动，使脏气不平，郁而生涎，闭塞诸经，厥而乃成。或在母胎中受惊，或幼小感风寒暑湿，或饮食不节，逆于脏气。"其由外环境影响而引起癫痫病发病。《证治准绳·幼科》曾有"惊风三发便为痫"之论，所谓三发是指惊风多次发作不愈而言，日后可致癫痫。

现代研究认为，有相当一部分癫痫是由高热惊厥（急惊风）移行而来。据报道，高热惊厥随访5年以上有9.9%~18.5%的患儿转为癫痫。反之，在癫痫病例中有5.1%的患儿曾有高热惊厥史。由此可知，高热惊厥是导致癫痫的病因之一。

（3）情志失调　主要责之于惊恐。惊吓是小儿癫痫的常见原因之。除上述胎中受惊之先天因素外，最常见的为后天受惊，与小儿生理特点有关。小儿神气怯弱，元气未充，尤多痰邪内伏，若乍见异物，卒闻异声，或不慎跌仆，暴受惊恐，可致气机逆乱，痰随气逆，蒙蔽清窍，阻滞经络，则发为癫痫。正如《素问·举痛论》曰"恐则气下""惊则气乱"由于突受大惊大恐，造成气机逆乱。肝脏易损，肝体阴而用阳，阴不敛阳而肝风内动。尤以小儿脏腑娇嫩，元气未充，神气怯弱，易惊恐而罹患本病。如《景岳全书·癫狂痴呆》篇指出："小儿痫证，有从胎气而得者，有从生后受惊而得者，盖小儿神气尚弱，惊则肝胆夺气而神不守舍，舍空则正气不能主而痰邪足以乱之。"

（4）颅脑外伤　脑为元神之府。由于跌仆损伤或出生时难产，或脑部疾病（包括颅内感染，脑血管意外，脑部退行性病变，颅脑肿瘤等）之后，均可导致颅脑损伤。使痰阻气滞或血络受损，血溢络外，瘀血痰浊停积，气机不畅，脑窍不通，以致精明失主，昏乱不知人，筋脉失养，抽搐顿作，发为癫痫。又或由某种诱因而致突然气机逆乱，神志蒙蔽，昏不知人，脉络不和，肢体抽搐，遂成癫痫。正如《普济方·婴孩一切痫门》论："大概血滞心窍，邪气在心，积惊成痫。"或因重金属中毒，药物、食物中毒，一氧化碳中毒，损伤颅脑，致肾精亏虚，脑髓失养，也会发为癫痫。

3. 促发因素

促发因素亦称诱发因素，癫痫发作可有明显的诱因，如视觉（阅读）刺激、听觉（异声）刺激、过度换气（大笑）、情感波动、饥饿或过饱，以及长时间玩电子游戏等。

综上所述，癫痫的病位在脑窍，涉及心、肝、脾、肾四脏。病性为邪实正虚。邪实者，以痰、瘀为主，风火、逆气助虐；正虚者，因反复发作，肝、脾、肾内亏，痰浊内生而不化。发作期以痰扰风动，邪实为主；休止期以气阴亏虚，痰浊内伏，正虚为重。

二、临床诊断

（一）辨病诊断

诊断癫痫依据的主要因素包括病史、体格检查、脑电图检查、神经影像学检查等。病史、脑电图检查是诊断小儿癫痫的主要依据，临床必须详细询问病史，了解发作时症状、发作持续时间、发作频率、有无先兆、诱因、发作后情况及发作规律等，详细询问既往史和家族史，患儿既往可有宫内窘迫、早产难产、产伤、缺氧窒息等围产期脑损伤病史，以及新生儿惊厥史、热性惊厥史、中枢神经系统感染、脑肿瘤和脑外伤、颅内出血、精神运动发育迟滞、中毒史、神经皮肤综合征、遗传代谢病等病史。家族中可有癫痫、热性惊厥、偏头痛、睡眠障碍、遗传代谢性疾病等病史。然后结合脑电图结果进行综合分析。在此应提出的是，部分癫痫患儿发作间期脑电检查正常，因此，不可因一两次脑电图正常而除外癫痫。体检、神经影像学检查有利于分析疾病，发现病灶，必要时可进行代谢病筛查及脑脊液、染色体、血生化等检查。

1.临床表现

（1）局灶性发作 神经元过度放电，起始于大脑一侧的某一部位，临床表现开始仅限于身体的一侧。

①单纯局灶性发作

a.运动性发作：多表现为一侧某部位的抽搐，如肢体、口角、眼睑等处。也可表现为旋转性发作、姿势性发作或杰克逊发作等。杰克逊发作是指异常放电沿着大脑皮层运动区扩展，其肌肉抽动扩展方式及顺序运动皮层支配的区域有关，如发作先从一侧口角开始，依次波及于手、臂、肩、躯干、下肢等。局灶运动性发作后，抽动部位可以出现暂时性瘫痪。

b.感觉性发作：表现为发作性躯体感觉异常或特殊感觉异常。

c.自主神经症状发作：发作时可有各种自主神经症状，如上腹不适、呕吐、苍白、潮红、出汗、竖毛、瞳孔散大、肠鸣或尿失禁等。这些症状常伴随其他的发作形式，单独自主神经发作性癫痫罕见。

d.精神症状性发作：可表现为幻觉、错觉、记忆障碍、认知障碍、情感障碍或语言障碍等，但精神症状性发作单独出现的很少，多见于复杂局灶性发作过程中。

②复杂局灶性发作：起源于颞叶或额叶内。该类发作都有不同程度的意识障碍，往往有精神症状，常伴反复刻板的自动症，如吞咽、咀嚼、舔唇、拍手、摸索、自言自语等。该类发作可先有局灶性发作症状，而后出现意识障碍，也可以发作开始即有意识障碍、而后出现自动症状等。

③局灶性发作演变为全面性发作：由简单局灶性或复杂局灶性发作转化为全面性发作，也可先由单纯局灶性发作发展为复杂局灶性发作，然后继发全面性发作。

（2）全面性发作 指发作一开始就有两侧半球同时放电，发作时常伴有意识障碍。

①失神发作：以意识障碍为主要症状。典型失神发作时起病突然，没有先兆，正在进行的活动停止，两眼凝视、持续数秒钟恢复，一般不超30秒，发作后常可继续原来的活动，对发作不能回忆。失神发作常发作频繁，每天数次至数次，甚至上百次。发作时脑电图示两侧对称、同步弥漫性3Hz的棘慢复合波，过度换气容易诱发。

非典型失神发作起止均较缓慢，肌张力改变较典型失神发作明显；脑电图示1.5~2.5Hz的慢棘慢波，且背景活动异常。多见于广泛脑损害的患儿。

②强直阵挛发作：又称大发作，主要表现是意识障碍和全身抽搐，典型者可分三期，即强直期、阵挛期和惊厥后期，但小儿发作常不典型。发作时意识突然丧失，全身肌肉强直收缩；也可尖叫一声突然跌倒、呼吸暂停、面色发绀、双眼上翻、瞳孔散大、四肢躯干强直有时呈角弓反张状态；持续数秒至数十秒钟进入阵挛期，出现全身节律性抽搐，持续30秒或更长时间逐渐停止。阵挛停止后患儿可有尿失禁。发作后常表现为头痛、嗜睡、乏力，甚至在完全清醒前可出现自动症，称之为发作后状态。脑电图在强直期表现为每秒10次或10次以上的快活动，频率渐慢，波幅渐高；阵挛期除高幅棘波外，间断出现

慢波。发作间期可有棘慢波、多棘慢波或尖慢波。

③强直性发作：表现为持续（5~20秒或更长）而强烈的肌肉收缩，使身体固定于某种特殊体位，如头眼偏斜、双臂外旋、呼吸暂停、角弓反张等。发作时脑电图为低波幅 9~10Hz 以上的快活动或快节律多棘波。

④阵挛性发作：肢体、躯干或面部呈节律性抽动。有时可呈持续状态。发作时脑电图为 10Hz 或 10Hz 以上的快活动及慢波，有时为棘慢波。

⑤肌阵挛发作：表现为某部位的肌肉或肌群，甚至全身肌肉突然快速有力地收缩，引起肢体、面部、躯干或全身突然而快速的抽动。可单个发生，也可为连续的发作。发作时脑电图为多棘慢波或棘慢、尖慢综合波。该类发作一般不伴意识障碍。

⑥失张力发作：发作时由于肌张力的突然丧失而引起姿势改变，表现头下垂、双肩下垂、屈髋屈膝或跌倒。脑电图在发作时为多棘慢波或棘慢波。

⑦痉挛发作：最常见于婴儿痉挛，发作时表现为点头、伸臂、弯腰、踢腿或过伸样动作。其肌肉收缩约持续 1~3 秒，持续时间比肌阵挛长，但比强直性发作短。

（3）癫痫持续状态　癫痫若一次发作持续时间超过 30 分钟，或多次发作时间超过 30 分钟，期间意识不恢复者，为癫痫持续状态。持续状态以癫痫大发作最多，有持续性强直或阵挛性抽动。复杂部分性癫痫可有非抽动性持续状态，如持续自动症、感情行为异常等，处于意识朦胧状态。癫痫持续状态在原有癫痫的患儿发生者中，多是由于不恰当地突然减停抗癫痫药物，以及药物中毒或其他诱发因素（如高热等）导致。在原无癫痫的患儿发生者中，则多由于各种因素导致脑部病变所致，高热惊厥也可发生持续状态。各种原发性全身性癫痫发生持续状态的几率较少。

2. 相关检查

（1）脑电图　尤其长程视频脑电监测或 24 小时动态脑电图可以相对准确地记录患者睡眠时和清醒时的脑电活动情况，可以捕捉更多癫痫样放电，若出现棘波、尖波、棘慢波、尖慢波及多棘慢波等痫性放电现象对诊断具有重要价值。但脑电图正常亦不能除外本病，必须结合临床是否有癫痫发作予以诊断。

（2）神经影像学检查　电子计算机 X 线体层扫描（CT）、磁共振成像技术（MRI）可发现脑结构异常，协助明确病因。单光子发射断层扫描（SPECT）和正电子发射断层扫描（PET）有利于病灶的定位。

（3）其他　血生化、脑脊液检查、遗传代谢病筛查等有助于鉴别诊断或寻找病因。

（二）辨证诊断

1. 惊痫证

临床证候：患儿平素胆小易惊，精神恐惧或烦躁易怒。起病前常有惊吓史，发作时惊叫吐舌、急啼、神志恍惚，面色时红时白，惊惕不安，如人将捕之状，四肢抽搐，夜卧不安，大便黏稠，舌淡红苔白，脉弦滑，乍大乍小，指纹色青。

证候分析：平时胆小易惊又复受惊吓，或遭遇较强的精神刺激。惊则气乱，气乱则逆气升而上巅顶，故见发作时惊叫吐舌、急啼、神志恍惚；气血失其调和，则心肝失养，心神失养则面色时红时白，惊惕不安，如人将捕之状；肝阴不足则肝风内动，故四肢抽搐、夜卧不安、大便黏稠、舌淡红苔白、脉弦滑、乍大乍小、指纹色青，具为惊痫之象。

2. 痰痫证

临床证候：患儿平素面色少华，口黏多痰，胸闷呕恶，发作时痰涎壅盛，喉间痰鸣，瞪目直视，神思恍惚，状如痴呆、失神，或仆倒于地，手足抽搐不甚明显，或局部抽动，智力逐渐低下，或头痛、腹痛、呕吐、肢体麻木、疼痛，骤发骤止，日久不愈，舌苔白腻，脉弦滑或指纹紫滞。

证候分析：本证多因平素脾胃虚弱，聚湿生痰，痰浊留滞，蒙蔽心窍而致，表现为抽搐较轻，但神识症状较重，如失神、平地摔倒、痴呆等，日久可致智力低下。部分患儿无神昏抽搐，仅见头痛、腹痛、呕吐、肢体疼痛，或骤发骤止，久治不愈者，此为痰气逆乱，扰腑阻络，致使气机阻滞，腑气不通所致。本证以发作时失神、痴呆、痰涎壅盛、抽搐不明显、舌苔白腻为特征。

3. 风痫证

临床证候：发作常由外感发热引起，发作时突然仆倒，神志不清，颈项及全身强直，继而四肢抽搐，两目上视或斜视，牙关紧闭，口吐白沫，口唇及面部色青，面红，舌红，舌苔白，脉弦或弦滑，或指纹浮。

证候分析：本证多由急惊风反复发作变化而来，初次发作多因外感高热引起，年龄在5岁以下，尤其是3岁以下的婴幼儿更为常见，以后逐渐发展为低热抽搐、无热抽搐。患儿由于外感热病耗伤气阴，肝阴不足，肝阳上扰，心神被蒙，则突然扑倒，神志不清；因肝风内动，走窜筋脉，则颈项及全身强直，继而四肢抽搐，两目上视或斜视，牙关紧闭，口吐白沫，口唇及面色青；肝火炽盛，故面色红赤；风痰上壅，故脉弦滑、苔白腻。

4. 瘀痫证

临床证候：既往有产伤史、脑外伤史或颅脑感染史；发作时间有周期性，发作时头晕眩仆，神识不清，单侧四肢抽搐，抽搐部位及动态较为固定，或肢体麻木，或头部刺痛，痛有定处，大便干硬如羊矢，面唇青紫，肌肤枯燥色暗，形体消瘦，舌红少苔或见瘀点，脉涩，指纹沉滞。

证候分析：本证常有明显的产伤或颅脑外伤病史，若因产伤发作者，初发年龄多在8个月之内，因颅脑外伤而致发作者，多在外伤后2个月之内。外伤产伤，络脉受损，瘀停脑内，故头部刺痛、痛处固定；血滞心窍，则头晕眩仆、神识不清；血瘀气结，肝脉不舒，则单侧或四肢抽搐，抽搐部位及动态较为固定，或肢体麻木；瘀血内停，肌肤失于润泽，则面唇青紫、肌肤枯燥色暗；痫证时发，耗伤正气，则形体消瘦；血瘀不行，肠失濡润，故大便干结硬如羊矢；舌红少苔或见瘀点、脉涩、指纹沉滞为瘀阻经络，血行不畅之象。

5. 脾虚痰盛证

临床证候：癫痫发作频繁或反复发作，平素体质较差，神疲乏力，面色无华，时作眩晕，食欲欠佳，大便稀薄，舌质淡，苔薄腻，脉细软或濡软，或指纹淡红。

证候分析：患儿平素脾胃虚弱，故食欲欠佳，大便稀薄；脾为生痰之源，痰浊阻络，滞而不去，病久难愈；又因癫痫反复发作，耗伤机体气阴故见体质较差、神疲乏力、面色无华、时作眩晕；舌质淡、苔薄腻、脉细软或濡软，或指纹淡红，均为脾虚痰盛之象。

6. 脾肾两虚证

临床证候：常表现为病理日久，屡发不止，发作时四肢瘛疭，时有眩晕，年长女孩发作往往与月经周期有关，月经逾期不行、行经前易发作；智力迟钝，腰膝酸软，神疲乏力，少气懒言，四肢不温，健忘失眠，大便稀溏，舌淡红，苔白，脉沉细无力或指纹淡红。

证候分析：抽搐日久，屡发不止，耗气伤阳，致使脾肾阳虚，故见发作时四肢瘛疭、神疲乏力、少气懒言；脾虚运化功能失调，津液水湿积聚成痰，痰湿上扰清窍，故时有眩晕、体质较差、大便稀溏；肾主骨生髓，肾虚脑髓失养，故智力发育迟缓、腰膝酸软、四肢不温、健忘失眠；舌淡红、苔白、脉沉细无力或指纹淡红均为脾肾两虚之象。

三、鉴别诊断

（一）西医鉴别诊断

1. 晕厥

常见于年长儿，多有晕厥家族史。由一过性脑血流灌注不足及脑缺氧引起，往往发生于体位性低血压、劳累、情绪激动、天气闷热、阵发性心律失常等，发作时先有出汗、面色苍白、视物模糊，继之意识障碍，全身肌张力丧失，严重者可见惊厥发作，一般无二便失禁，发作后有嗜睡及神经系统体征，脑电图正常。

2. 屏气发作

见于6个月~6岁小儿，高发年龄为6~18个月。发作多有诱因，如恐惧、生气等。发作时先大哭，随之呼吸暂停，面色青紫，重者意识丧失、躯体强直或抽动、面色苍白、失张力、心率减慢，持续1~3分钟缓解。与癫痫比较，屏气发作有明显的诱因，发作期及发作间期脑电图无癫痫波形，临床无须药物治疗，但应注意心理卫生，合理喂养。

3. 高热惊厥

高热惊厥是婴幼儿常见的病症，主要发生于6个月~3岁，4岁以后发病率明显下降，6岁以后较少见。惊厥大多数发生于体温上升的急骤高热开始的2小时内，一般发作时间较短暂，仅数秒到10分钟，个别可达30分钟以上。大多数患儿1次发热只抽搐1次，很少出现多次抽搐，惊厥停止后，神志即可恢复正常，不引起脑部损害，也查不到异常神经系统体征。发作期间脑电图可暂时出现慢波，热退一周后即可恢复

正常，日后也不引起癫痫的发作。若高热惊厥反复发作或发作的时间较长，或缓解后两周脑电图仍有异常者，则有可能继发癫痫。

4. 习惯性阴部摩擦

又称交叉擦腿发作、夹腿综合征等，因其发作时两腿交叉内收或互相紧贴，全身用力，目光凝视，症状类似癫痫，应注意鉴别。该病发作时面色红润，神志始终清楚，发作时全身用力或下肢摩擦，没有真正的抽动。分散注意力或床上抱起可终止发作。发作期间脑电图正常。

5. 癔症

癔症的发生与遗传因素、家庭环境、精神因素有关，常在引人注意的时间、地点发作。委屈、气愤、紧张、恐惧、突然遭受不幸之事，均可导致发作。周围有人时发作加重，暗示疗法可终止癔症发作。癔症多见于年长儿，与精神因素密切相关。癔症性昏厥常表现为缓慢倒下、不受伤、面色无变、瞳孔反射正常、发作后能记忆。癔症引发的抽搐，杂乱无规律，不伴有意识丧失和二便失禁。癔症发作时脑电图正常。

（二）中医鉴别诊断

鉴别癫痫一病时首先应分外感和杂病两类。外感必有感受温热邪气，以及卫气营血等温病的几个转变病史。本篇所述癫痫则主要指内伤引起，多无明显转变阶段。抽搐多突然发生，且常反复发作，包括风痰、痰火、血瘀、血虚等病理因素，需与痉证，破伤风，妊娠痫证，脐风，急惊风，慢惊风相鉴别。

1. 痉证

以项背强急、四肢抽搐甚至角弓反张为主要表现，常分为邪壅经络、热甚发痉、气血亏虚、瘀血内阻等证候类型。

2. 破伤风

古称伤痉、金疮痉，以牙关紧闭、苦笑面容、四肢抽搐、项背强急，甚则出现角弓反张，必见于创伤之后为特征。

3. 妊娠痫证

又称子痫、子冒，以妊娠 6~7 个月后，忽然眩晕仆倒、昏不知人、四肢抽搐、口噤、口吐白沫、目吊、移时自醒、反复发作、发病前常感眩晕心悸、下肢浮肿为特征。

4. 产后痉证

发于妇女产褥期中，以突然项背强直，四肢抽搐，甚则口噤，角弓反张为特点。常分血虚发痉与风邪发痉两个证候类型。

5. 脐风

为新生儿破伤风。以新生儿断脐后（多在 4~7 天内）见唇青口撮、牙关紧闭、面呈苦笑，甚则四肢抽搐、角弓反张为特征。

6. 急惊风

以小儿频繁抽搐、神识不清、病来急暴、实象毕具为特点，常分外感时邪、痰热食厥、惊恐痉厥等证候类型。

7. 慢惊风

以小儿频繁抽搐、神识不清、病来缓慢、虚象明显为特征，常分脾阳虚弱、脾肾阳衰、气阴两虚等证候类型。

四、临床治疗

（一）提高临床疗效的要素

1. 分期辨治，虚实兼顾

癫痫属慢性疾病，反复而缠绵，发作时多见风、火、痰、瘀互结之象，发作之后，方显出虚的本质，故临证治疗一般须分期进行，根据其综合表现辨证论治。邪实者，以攻邪为主；有虚象者，予以扶正。攻邪常用息风、泻火、化痰、活血等法。用药时观察其风、火、痰、瘀之偏重，

在突出主攻方向的前提下，适当照顾兼证。如火盛者，重点泻火，兼以化痰息风；痰盛者，重点祛痰，兼以息风、活血等。扶正，多采用健脾、养心、滋肝、益肾之法。但因本病多痰、瘀为患，故进补时应尽量避免滋腻之品，或同时兼用化痰活血药物，以免补虚不当而留邪。

2. 治痫必祛痰，有瘀当活血

在导致癫痫发作的诸多因素中，痰浊是中心环节。痰浊聚散无常，以致抽搐发无定时。故祛痰是治疗癫痫始终一贯的法则，应用时尚须注意：

（1）癫痫之痰与一般痰邪不同　癫痫之痰具有随风气聚散、胶固难化的特性，除运用石菖蒲、郁金、半夏、陈皮、茯苓等药外，宜加用开破散结之品，如胆南星、白附子、海浮石、白僵蚕等。

（2）痰之内生多责之于脾　脾虚转输失司，水谷精微失于运化，则聚而为痰发病。因此，理脾又是治痰的根本之法。临证宜分清标本，各有侧重。发作频繁时，以化痰开窍为主，兼以扶脾。缓解稳定阶段则以健脾为主，兼以化痰。此外，鉴于痰饮与水同源，应嘱患儿尽量少饮水：少喝汤（夏季汗多时例外），饮食菜肴坚持低盐，以免过咸而多饮以致水聚、湿凝、痰酿。可常吃一些萝卜，少吃油脂食品、花生米等。如患儿在不发作时常自觉头眩、头晕，亦可参用金匮泽泻汤，重用泽泻 25~30g，配用白术 10~21g，保持 5：2 的剂量。小便欠利者，加用玉米须、车前子、通草等药。

（3）力求痰有出路　咽中不适，兼有咳嗽的患儿，可用远志、桔梗、竹沥促其咳痰；大便不畅者，可用大黄、瓜蒌、牵牛子等荡涤痰浊，使之从肠腑下泄，其中大黄可生、熟间断用之，用量适当，保持大便 1 日 1~2 次，可加入车前子、通草、玉米须、泽泻等。因病久痰留气滞，颅脑外

伤、炎症、脑血管疾患皆有血瘀，可用石菖蒲、全蝎、炒川芎、桃仁、红花，如能加入少量麝香（吞服），其效尤良。若不用麝香，亦可用乳香、凌霄花等化瘀通窍之品。凌霄花可上行头脑，祛脑络之瘀。

3. 中西结合，科学用药

治痫的服药时间和方法是否得当，直接影响治疗效果。一般而言，从未服过西药的初诊患儿，可单独使用中药治疗。若已长期服用抗痫西药，但未能控制病情者，不可立即撤去西药，因中药尚未奏效，停药会引起频发和大发作，宜渐减量而后停药或服维持量，中西药并用时，其服药时间间隔30分钟左右。中药服用时间一般是上、下午各1次，每次相隔6~10小时，尽量固定时间。若患儿发作时间有一定规律，则服药时间应做特殊安排，如夜间发作者可在傍晚和寝前各服1次，上午则不必服药；固定傍晚发作者，可安排上午8时及下午3时各服1次。这样根据不同情况，规定不同服药时间，有利于药效的充分发挥。癫痫服药的特点是持久而不能轻易骤然停药，发作之后虽热平、痰降、风息、瘀化，但只是暂时的好转，尚需坚持服药。一般要在持续停发两年左右，而脑电图又同时好转的情况下，方可适当减少剂量；持续停发3年左右，可以再次减量1/3；持续停发4年左右，可考虑停药。对婴儿癫痫，应根据其年龄增长而相应增加服药剂量。

（二）辨病治疗

癫痫治疗的主要目的是尽量控制发作，提高患儿的生活质量，同时在控制癫痫发作的同时，应考虑抗癫痫药物的不良反应，并且应强调从治疗开始就应该关注患儿的远期整体预后，即最佳的有效性和最大的安全性的平衡。理想的目标不仅是简单的控制发作，而是在控制发作的同时使患儿达到其能够达到的最好的身心健康和智力

运动发育水平。因此，癫痫临床治疗中要充分考虑患儿的个体化差异，近些年癫痫的个体化的治疗越来越被重视。癫痫的常规治疗包括病因治疗、药物治疗和手术治疗等。

1. 病因治疗

有明确病因者应首先给予病因治疗，如颅内占位、代谢异常、寄生虫等应及时给予相应的治疗。

2. 药物治疗

（1）抗癫痫药物的使用原则　①39%癫痫患者有自发性缓解倾向，因而并非每个患儿都需要用药。一般来说，半年内发作两次以上者，癫痫诊断明确后应尽早给予抗癫痫药物治疗。但对于首次发作如症状不重、身体健康、智力正常、查体及影像学检查均无异常的患儿，可暂不用药，但需密切观察。②根据发作类型和综合征分类选择适宜的药物是治疗癫痫的基本原则（见表12-3-1），同时还需要考虑不良反应大小、药物来源、药物价格、共患病、共用药、患者的年龄及患者或监护人的意愿等进行个体化治疗。③如果合理使用一线抗癫痫药物仍有发作，需再次严格评估癫痫的诊断。④由于不同抗癫痫药的制剂在生物利用度和药代动力学方面有差异，为了避免疗效降低或不良反应增加，应推荐患者固定使用同一生产厂家的药品。⑤尽可能使用单药治疗，仅在单药治疗没有达一定效果时才推荐联合治疗。⑥如果选用的第一种抗癫痫药因为不良反应或仍有发作而治疗失败，应试用另一种药物，并加量至足够剂量后，将第一种用药缓慢地减量。如果第二种用药仍无效，在开始另一个药物前，应根据相对疗效、不良反应和药物耐受性将第一或第二个药物缓慢撤药。⑦如果联合治疗没有使患者获益，治疗应回归患者原来最能接受的方案（单药治疗或联合治疗），以取得疗效和不良反

表 12-3-1 根据发作类型和综合征分类选择抗癫痫药物

癫痫发作类型	一线药物	添加药物	其他可参考的药物	可能加重发作的药物
全面强直-阵挛发作	丙戊酸钠、拉莫三嗪、卡马西平、奥卡西平	氯巴占、拉莫三嗪、左乙拉西坦、丙戊酸钠、托吡酯、吡仑帕奈		如果同时存在失神或肌肉阵挛，或考虑为青少年肌阵挛性癫痫则以下药物慎用：卡马西平、加巴喷丁、奥卡西平、苯妥英钠、普瑞巴林、替加宾、氨己烯酸
强直或失张力发作	丙戊酸钠	拉莫三嗪	卢非酰胺、托吡酯	卡马西平、加巴喷丁、奥卡西平、苯妥英钠、普瑞巴林、替加宾、氨己烯酸
失神发作	乙琥胺、丙戊酸钠、拉莫三嗪	乙琥胺、丙戊酸钠、拉莫三嗪	氯巴占、氯硝西泮、左乙拉西坦、托吡酯、唑尼沙胺、吡仑帕奈	卡马西平、加巴喷丁、奥卡西平、苯妥英钠、普瑞巴林、替加宾、氨己烯酸
肌阵挛发作	左乙拉西坦、丙戊酸钠、托吡酯	左乙拉西坦、丙戊酸钠、托吡酯	氯巴占、氯硝西泮、吡拉西坦、唑尼沙胺、吡仑帕奈	卡马西平、加巴喷丁、奥卡西平、苯妥英钠、普瑞巴林、替加宾、氨己烯酸
局灶性发作	吡仑帕奈、卡马西平、拉莫三嗪、左乙拉西坦、奥卡西平、丙戊酸钠	吡仑帕奈、卡马西平、氯巴占、加巴喷丁、左乙拉西坦、奥卡西平、丙戊酸钠、托吡酯	醋酸艾司利卡西平、卢卡酰胺、加巴喷丁、苯巴比妥、苯妥英钠、普瑞巴林、替加宾、氨己烯酸、唑尼沙胺	
社区反复癫痫发作或惊厥性癫痫持续状态	直肠咪达唑仑、直肠地西泮、静脉推注劳拉西泮			
医院惊厥性癫痫持续状态	静脉推注劳拉西泮、静脉推注地西泮、直肠咪达唑仑	静脉推注苯巴比妥、苯妥英钠		
难治性惊厥性癫痫持续状态	静脉推注咪达唑仑、硫喷妥钠			

应耐受方面的最佳平衡。⑧每日给药次数应视药物的半衰期而定，要保证患儿规律服药，在用药5个半衰期后才能达到稳态血浓度。一般在控制发作后还要继续服药2~4年。⑨患儿停药前要有个缓慢减量的过程，一般要3~6个月以上，甚至1~2年，如突然停药易引起癫痫持续状态。如在停药期或停后复发，应重新开始抗癫痫药物治疗。⑩定期复查，注意观察疗效和药物不良反应（见表12-3-2）。在治疗过程中，特别是用药初期，应定期查血常规、尿常规、肝肾功能等。有条件时应酌情做血药浓度监

测。⑪对于儿童、妇女等特殊人群，用药需要考虑患者特点，具体参照《特殊人群药物治疗》。⑫对治疗困难的癫痫综合征及难治性癫痫，建议转诊至癫痫专科进行诊治。

（2）开始药物治疗的原则 ①抗癫痫药物治疗的起始需要与患者或其监护人进行充分的讨论，衡量风险和收益后再决定，讨论时要考虑到癫痫综合征的类型及预后。②通常情况下，第二次癫痫发作后推荐开始用抗癫痫药治疗，虽然已有两次发作，但发作间隔期在一年以上者，可以暂时推迟药物治疗。③以下情况抗癫痫药治疗在第一次无诱因发作后开始，并与患者或监护人进行商议：一是患者有脑功能缺陷；二是脑电图提示有明确的痫样放电；三是

表 12-3-2　国内儿科常用抗癫痫药物剂量及不良反应

	日维持用量	日最大剂量（mg）	每日使用次数	有效血药浓度（mg/l）	常见不良反应
卡马西平	10~20mg/kg	1000	2~3	8~12	低钠血症、过敏反应、白细胞减少、复视、头晕、恶心
氯硝西泮	0.1~0.2mg/kg	10	2~3		嗜睡、共济失调及行为异常
苯巴比妥	3~5mg/kg	180	1~3	15~40	嗜睡、共济失调、多动
苯妥英钠	4~8mg/kg	250	2~3	10~20	齿龈增生、多毛、头晕、乏力、共济失调、白细胞减少
丙戊酸钠	20~30mg/kg	2000	2~3 缓释片 1~2	50~100	肝功能损害、体重增加、震颤、血小板减少、胰腺炎
拉莫三嗪	1~15mg/kg（单药）1~5mg/kg（与丙戊酸合用）5~15mg/kg（与肝酶诱导剂合用）	单药：500 丙戊酸合用：200 肝酶诱导合用：700	1~2	5~18	过敏反应、肝肾衰竭、弥散性血管内凝血、疲倦、恶心、白细胞减少、易激惹
左乙拉西坦	20~60mg/kg	3000	2	10~40	易激惹、血小板减少
奥卡西平	20~46mg/kg（片剂）20~60mg/kg（混悬）	2400	2	12~24	过敏反应、低血钠、白细胞减少、头晕和嗜睡
托吡酯	单药：3~6mg/kg 添加治疗：5~9mg/kg	单药：1000 添加：1600	2	4~25	注意力受损、青光眼、低热、闭汗、找词困难、肾结石、体重减轻
唑尼沙胺	4~12mg/kg	600	1~3	7~40	皮疹、肾结石、少汗、困倦、乏力、运动失调、白细胞降低，肝功能损害
吡仑帕奈	2~8mg/d	12	1	暂无	头晕、嗜睡、头痛、疲劳、易怒、恶心和跌倒

患者或监护人认为不能承受再发一次的风险；四是头颅影像显示脑结构损害，虽为首次发作，但符合某些难治性癫痫综合征的诊断；五是并非真正的首次发作。④应尽可能依据癫痫综合征类型选择抗癫痫药物，如果癫痫综合征诊断不明确，应根据癫痫发作类型做出决定。

（3）停药原则　癫痫患儿在经过抗癫痫药物治疗后，大约有 70%~80% 的患儿癫痫发作可以得到有效控制，其中超过 60% 的患儿在完全停药后仍无发作。通常情况下，癫痫患者如果持续无发作 2 年以上，即存在减停药的可能性，但是否减停、如何减停，还需要综合考虑患者的癫痫类型（病因、发作类型、综合征分类）、既往治疗反应以及患者个人情况，仔细评估停药复发风险，确定减停药复发风险较低时，并且与患者或者其监护人充分沟通减停药与继续服药的风险与效益比之后，可考虑开始逐渐减停抗癫痫药物。在开始减停药后的两年内，约 30% 的患儿可能再次发作，减停药物时的注意事项如下。①脑电图对减停抗癫痫药物有参考价值，减药前须复查脑电图，停药前最好再次复查脑电图。多数癫痫综合征需要脑电图完全无癫痫样放电再考虑减停药物，而且减药过程中需要定期（每 3~6 个月）复查长程脑电图，如果减停药过程中再次出现癫痫样放电，需要停止减量。②少数超过患病年龄的癫痫综合征者并不完全要求减停药前复查脑电图正常。存在脑结构性异常或一些特殊综合征者应当延长到 3~5 年无发作再撤停。③单药治疗时减药过程应当不少于 6 个月，多药治疗时每种抗癫痫药物减停时间不少于 3 个月，一次只撤停一种药。④在减停苯二氮䓬类药物与巴比妥药物时，可能出现药物减停相关性综合征，或再次出现癫痫发作，减停时间应当不低于 6 个月。⑤如停药过程中再次出现癫痫发作，应当

将药物恢复至减量前一次的剂量并给予医疗建议。⑥停药后短期内出现癫痫复发，应恢复既往药物治疗并随访，在停药 1 年后出现有诱因的发作，可以诊查诱因，注意避免，可以暂不应用抗癫痫药物。如有每年 2 次以上的发作，应再次评估确定治疗方案。如遇青春期，最好持续到青春期后再开始停药，切忌骤停抗癫痫药物，以防止病情反复，甚至加重癫痫发作。

3. 手术治疗

主要适用于规范的药物治疗无效或效果不佳、频繁发作影响患儿日常生活且适于手术者。主要手术方法有癫痫灶切除、胼胝体部分切开、病变半球切除术等。局灶性癫痫，定位明确，切除癫痫灶不引起神经功能缺陷者手术效果较好，如颞叶癫痫。

4. 其他疗法

如生酮饮食、免疫治疗、迷走神经刺激、γ 刀等。

5. 癫痫持续状态的治疗

癫痫持续状态系指意识不恢复或一次癫痫发作时间持续 30 分钟以上者。癫痫持续状态多见于小儿，是儿科急重症，如不及时治疗可造成永久性脑损害后遗症，甚至危及生命。如发作超过 1 小时，体内环境的稳定性被破坏，将引发中枢神经系统许多不可逆损伤，一般认为，平均发作持续 13 小时多致死亡。

（1）急诊处理原则　①尽快控制发作状态。②保持呼吸道通畅。③保护脑和其他重要脏器功能，防治并发症。④病因治疗。⑤发作停止后，给予抗癫痫药物以防再发。

（2）急诊处理措施　①正在发作中的患儿不论是否持续 30 分钟或以上，即使仍有自主呼吸，也已存在缺氧。应立即供氧，有呼吸抑制者，以插管供氧为宜，同时应迅速及时吸痰，以保持呼吸道通畅。

②迅速的神经系统体格检查可明确是否存在颅内压升高及脑疝等。③迅速控制发作：a. 首选苯二氮䓬类快速止惊药。多用地西泮 0.25~0.5mg/kg，静脉注射（速度每分钟约 1mg，新生儿每分钟 0.1~0.2mg），必要时 20 分钟后再用，24 小时内可用 2~4 次。另外还可用氯硝西泮，每次 0.01~0.06mg/kg 或咪达唑仑 0.1~0.3mg/kg 缓慢静脉注射。此类药物可抑制呼吸，用时需注意。b. 苯妥英钠。可先给予负荷量 15~20mg/kg，分 2 次静脉注射（每分钟＜1mg/kg）；24 小时给予维持量每日 5mg/kg。c. 苯巴比妥。负荷量 20mg/kg，分次静脉注射（速度每分钟＜50mg）或肌内注射，24 小时后改为维持量 3~5mg/（kg·d）。d. 其他还可用 10% 水合氯醛（0.5mg/kg）稀释灌肠，也可用丙戊酸钠静脉注射。若仍不能控制，可在备好插管和辅助呼吸设备的情况下使用硫喷妥钠等麻醉药物。④必要的检查：血气分析、电解质、血常规等。确定并消除感染、发热、抗痫药的改变、低血糖、电解质失衡等促发因素。⑤纠正代谢平衡，防止全身性并发症，进一步治疗病因。

（三）辨证治疗

1. 辨证论治

（1）惊痫证

治法：镇惊安神。

方剂：镇惊丸加减。

组成：茯神、酸枣仁、麦门冬、朱砂（冲服）、远志、石菖蒲、牛黄、黄连、钩藤、珍珠、胆南星、天竺黄、水牛角、半夏、甘草等。

加减：癫痫发作严重者，加全蝎、蜈蚣、僵蚕息风止痉；心神不安者，加磁石、琥珀（冲服）、铁落花（先煎）镇惊安神；痰多胸闷者加川贝母、砂仁化痰宽胸；头痛甚者加天麻、菊花、白芍药、石决明平肝潜阳；口干，舌红者加生地黄、黄精、龟甲养阴清热。

请注意处方中的朱砂有毒，需注意用法用量，一般以 0.3 到 1g 冲服为宜，服药时间不应超过 1 个月，否则容易导致汞中毒。如朱砂不易购买也可以用珍珠末 0.6g 代替。

（2）痰痫证

治法：涤痰开窍。

方剂：涤痰汤加减。

组成：石菖蒲、胆南星、陈皮、清半夏、枳壳、沉香、川芎、神曲、朱砂（冲服）、天麻、青果、青礞石（先煎）等。

加减：眨眼、点头发作较频者加天竺黄、琥珀粉（冲服）、莲子心；头痛加菊花、苦丁茶；腹痛加延胡索、川楝子、白芍、甘草；呕吐加代赭石、竹茹；肢体疼痛加威灵仙、鸡血藤；表情淡漠、沉默寡言，悲欢无常者，服甘麦大枣汤、百合地黄汤。

本证由痰湿困脾、脾失健运所致，脾虚痰盛者可用香砂六君子汤（党参、白术、茯苓、砂仁、陈皮、半夏、藿香、薏苡仁、甘草）加减治疗。智力低下可选配杞菊地黄丸（益智仁、石菖蒲、龙骨、龟甲、山茱萸、熟地黄、山药、泽泻、茯苓、枸杞子、补骨脂、菊花）化裁应用。

（3）风痫证

治法：息风止痉。

方剂：定痫丸加减。

组成：天麻、全蝎、蜈蚣、川贝母、石菖蒲、远志、胆南星、半夏、青礞石（先煎）、陈皮、茯苓、朱砂（冲服）、琥珀（冲服）、川芎、枳壳、钩藤等。

加减：伴高热者加生石膏、连翘、羚羊角粉（冲服）；大便秘结加大黄、芒硝（冲服）、芦荟；烦躁不安加黄连、山栀、竹叶。久治不愈，出现肝肾阴虚，虚风内动之象，可加用白芍、龟甲、当归、生地黄。

（4）瘀痫证

治法：活血化瘀。

方剂：通窍活血汤加减。

组成：桃仁、红花、川芎、赤芍、葱、石菖蒲、天麻、羌活、黄酒、麝香等。

加减：抽搐频繁者加朱砂（冲服）、乌梢蛇；头痛剧烈、肌肤枯燥色紫者加三七、阿胶（烊化）、丹参、五灵脂；大便秘结加芦荟、火麻仁；频发不止者，加失笑散；伤阴者，加生地黄、玄参、白芍、当归；瘀血部位较大，或有肿瘤，保守治疗效果欠佳者，可行颅脑手术切除。

（5）脾虚痰盛证

治法：健脾化痰。

方剂：六君子汤加减。

组成：人参、白术、茯苓、甘草、陈皮、半夏、天麻、钩藤、乌梢蛇。

加减：若大便稀薄者加山药、白扁豆、藿香；纳呆食少者加焦山楂、焦神曲、砂仁。

（6）脾肾两虚证

治法：补益脾肾。

方剂：河车八味丸加减。

组成：紫河车（研粉，冲服）、生地黄、茯苓、山药、泽泻、牡丹皮、麦冬、五味子、肉桂、附子。

加减：抽搐频繁者加鳖甲、白芍；智力迟钝者，加益智仁、石菖蒲；大便稀溏者，加白扁豆、炮姜。

2. 外治疗法

（1）针刺疗法

主穴：水沟、太冲、百会、风池、内关、足三里。

方法：水沟、太冲用泻法，百会、风池、内关用平补平泻法，足三里用补法。留针30分钟，每10分钟行针1次。每日针刺1次，8日为1个疗程，休息2日后可进行第2个疗程。

配穴：风痫加风府、风门，瘀痫加三阴交，痰痫配丰隆，惊痫加神门。痫证昼发者加申脉，夜发者加照海。癫痫持续状态选内关、水沟、涌泉，用强刺激法。可配合电针治疗。

（2）埋线疗法

主穴：大椎、腰奇、翳风、丰隆、三阴交。

方法：无菌操作下，将羊肠线埋植在穴位的皮下组织（要注意检查羊肠线是否漏在皮肤外面，以便及时处理），针孔覆盖消毒棉球，用胶布固定。1个月后可以在原穴上继续埋植，3个月为1个疗程。

（3）耳针疗法

主穴：胃、皮质下、神门、枕、心、脑点、肝、肾、脑干。方法：每次选用3~5穴，留针20~30分钟，间歇捻针，或埋针3~7日；也可用王不留行籽按压刺激治疗。

（4）艾灸疗法

主穴：大椎、肾俞、足三里、丰隆、间使、腰奇。

方法：每次选1~2个穴位，采用化脓灸法，隔30日灸治1次，4次为1个疗程。以上各穴可交替使用。

（5）穴位贴敷疗法

①将生吴茱萸研细末，加冰片少许，取生粉适量，用凡士林调为膏状。贴敷时，先将吴萸膏涂在穴位上，覆盖纱布块，外用胶布固定（夏季纱布块宜小、透气好）。风痫者以吴萸膏敷神阙穴，痰痫者敷脾俞穴，惊痫者敷肝俞穴、其他或混合发作型以贴神阙穴为主，另可任选肝、脾俞穴之一。可根据症状适当加穴，痰多加膻中，夜晚多发加涌泉，热重加大椎。隔日1次，每次12小时（从晚8时至早晨时为佳）。治疗1个月为1个疗程，要求治疗12~16个疗程。

②白胡椒3g，硼砂1g，麝香0.05g。用法：共研细末，贴敷神阙穴。发作期3日换1次，发作控制后7日换1次，巩固3个月。

3. 成药应用

（1）医痫丸 <3岁每服1.0g，每日2次；3~6岁1.5g，每日2次；>6岁2g，每日3次。用于痰阻脑络所致的癫痫，症见抽搐昏迷、双目上吊、口吐涎沫。

（2）镇痫片 <3岁每服1片，3~6岁2片，>6岁3片，每日3次。适用于痰痫、惊痫证，症见癫狂心乱、痰迷心窍、神志昏迷、四肢抽搐、口角流涎。

（3）琥珀抱龙丸 每服1丸，每日2次；婴儿每服0.6丸。适用于惊痫、风痫、痰痫证，症见发热抽搐、烦躁不安、痰喘气急、惊痫不安。

（4）礞石滚痰丸 每服1~2瓶，每日1次。适用于痰痫、惊痫、风痫证，因痰火扰心致癫狂惊悸，或喘咳痰稠，大便秘结者。

（5）小儿抗痫胶囊 每服3~6岁5粒，6~13岁8粒，每日3次。适用于脾虚风痰闭阻之虚痫证，发作时症见四肢抽搐、口吐涎沫、两目上窜，甚至昏仆。

（6）羊痫疯癫丸 4~10岁每服1g，11~15岁1.5g，每日2次。适用于痰痫、风痫证，症见忽然昏倒、口角流涎、手足抽动。

4. 单方验方

（1）琥珀散 琥珀12g，硼砂30g，朱砂6g。制法：上药分别研细混合成散剂服用。用法：1~5岁，每次0.5g；6~9岁，每次服1g；10~15岁，每次服1.5g，每日服2次，服1个月为1个疗程，停药1周。不愈可连续2~4个疗程。服药期间停其他药物。主治：癫痫。[河南中医. 1989, 9（4）: 39.]

（2）愈痫丸 组成：甘遂、大戟、白芥子、天麻、全蝎、白僵蚕（各）10g，原蚕沙10g，麝香0.5g（可用冰片1.5g代替）。制法：共研细末，神曲糊制成绿豆大。用法：成人每日3次，每次1丸，空腹淡姜汤送下，小儿酌减。主治：癫痫。[中国医学文摘（中医）. 1985, 9（3）: 169.]

（3）白药汤 组成：白药根（青羊参）15g。用法：水煎服，每日1次。主治：本方具有镇静安神功放，主治痫证。临床药理证实，青羊参控制癫痫发作机制不同于苯巴比妥等对大脑的抑制作用。临床报道其治疗各类癫痫100例，抗惊厥率达80%，未发现不良反应。[《中国民族药志》编委会. 中国民族药志，四川民族出版社.]

（4）五虫丸 组成：全蝎、蜈蚣、乌蛇、僵蚕、土鳖虫各等分。制法：共研极细面，蜜为丸，每丸重5g。服法：小于5岁每次服5g，6~10岁10g，均每日服2次。用于15日为1个疗程，可以连续服用2~3个疗程。[江苏中医杂志. 1982，（3）.]

（5）紫河车1个，辰砂10g。紫河车焙干，与辰砂共为细末。每服2~4g，1日1~2次，白开水送服。用于各型癫痫伴体虚者。[朱平生. 当代妙方验方精粹，人民军医出版社.]

（四）其他疗法

1. 生酮饮食疗法

生酮成为抗癫痫药物治疗癫痫的有力替代品。越来越多的证据支持生酮饮食在治疗儿童癫痫中的抗癫痫功效、安全性以及可行性。此外，生酮饮食治疗可改善患儿的认知行为状况。经典生酮饮食近期和远期的疗效较好且平稳，且耐受性及安全性高，可能是治疗儿童难治性癫痫的最佳生酮饮食治疗方法。[王伟军、杨旭红、韩琪荣，等. 生酮饮食治疗儿童难治性癫痫的临床疗效Meta分析J. 癫痫杂志，2021，7（3）: 214—227.]

2. 经皮耳穴迷走神经刺激

中国中医科学院创新研究团队创造性地提出了"耳穴 - 迷走神经联系"理论，开展了"经皮耳穴迷走神经刺激"方法。

前期基础和临床研究已经表明，经皮耳穴迷走神经刺激不仅在治疗癫痫、抑郁症中取得良好的治疗效果，也在进行意识障碍、失眠、孤独症、阿尔茨海默病、偏头痛等脑重大疾病及其合并症中发挥重要的作用。［荣培晶，张悦，李少源，等. 经皮耳穴迷走神经刺激治疗脑及相关疾病的现状与展望. 世界科学技术－中医药现代化，2019，21（9）：1799-1804.］

（五）医家诊疗经验

1. 马融

马教授认为，癫痫的病理基础是痰伏脑络，促使癫痫发病的机制常为枢机不利、气机逆乱，而癫痫患者气机的异常逆乱可分为升降与出入的异常。对于气机逆乱发而为痫者，在临床治疗中当着手于气机的升降出入，而气机的出与入、升与降是互为相因的，治疗中不可顾此失彼，只升不降、只出不入等均不能恢复其常序，而着手调理枢机，可使升降有常、出入有序。出入之枢为少阳，结合邪气在六经的传变规律及少阳为半表半里、三阳之枢的特点，以和解少阳之法配合豁痰开窍，常使用柴桂龙牡汤等使邪退神清，控制发作；升降之枢为脾胃，考虑脾胃位处中央，是升降必经之道，若脾胃本身升降失常可生痰邪蒙蔽神志，因此从治疗上多以调补脾胃治之可保立苏汤、百合麦冬汤加减，及辛开苦降之泻心汤、葛根芩连汤、旋覆代赭汤等。［施茜馨，张馨心，戎萍，等. 马融运用调理枢机法辨治小儿癫痫. 中国中医基础医学杂志，2021，27（1）：152-154.］

2. 周仲瑛

周老根据多年临床实践经验指出，癫痫主要责之于风、火、痰、瘀、虚等病理因素，其中尤以风痰作祟最为关键，"风痰内闭、神机失用"是癫痫的核心病机。即使是癫痫休止期，虽然症状不显著，但是"风痰内闭"的夙根仍然存在。癫痫之所以反复发作，皆因积痰内伏，经风火触动、痰瘀互结、上蒙清窍而致。临床除用祛风化痰基本治法外，常与息风止痉、化痰祛瘀、清心平肝、滋养肝肾等法并用。临证依据病机证素主次，或病机兼夹、复合情况，配伍使用平肝潜阳、息风清火、凉血散瘀、补益心肾、健脾养心等法。周老辨治癫痫常用基本方：天麻10g，钩藤15g，白蒺藜10g，全蝎5g，广地龙10g，炙僵蚕10g，胆南星10g，法半夏10g，川芎10g，郁金10g，丹参12g，白薇15g，石菖蒲10g，牡蛎30g（先煎），生石决明30g（先煎），生地12g，知母10g，麦冬10g。临证根据病机主次，以基本方中药物为基础，随证加减治之。［李柳，叶放，夏飞，等. 周仲瑛从风痰辨治癫痫的临证思路与经验. 中国中医基础医学杂志，2021，27（2）：314-317.］

3. 都修波

都教授从事儿科临床三十余年，在小儿癫痫的诊治方面积累了丰富的经验，对该病病因病机的认识及治疗有独到见解，都教授认为癫痫频发日久则脏腑虚损，营卫失调，瘀血阻窍，冲气上逆，治疗上强调如下方面：①应重视瘀血的病理因素，注重活血化瘀药物的应用；②对自主神经性发作者，认为与奔豚气病类似，治疗上勿忘平冲降逆；③癫痫治疗不仅仅是控制发作，更重要的是改善患儿认知功能，提高其智力水平。［常琳琳，米雪，郑贵珍. 都修波治疗儿童癫痫经验介绍. 新中医，2020，52（7）：187-189.］

4. 郑绍周

郑教授认为，脾肾为先后天之本，两者亏虚，先天无以资后天、后天无以养先天，则人体正气不足以抗邪，邪气乘虚而入，是发病的内因；肺、脾、肾功能失常，气血津液运行障碍是痰瘀致病因素的生成基础。郑教授治疗癫痫的基础方：黄芪、人参、酒萸肉、巴戟天、清半夏、炒葶苈子、炒芥子、石菖蒲、水牛角粉、烫水蛭、全蝎、僵蚕、珍珠粉、硼砂、冰片、麝香、牛黄。人参、黄芪、酒萸肉、巴戟天补益人体正气；石菖蒲、清半夏、炒葶苈子、炒芥子、全蝎、僵蚕等化痰通瘀；珍珠粉、硼砂、冰片等重镇安神。因外伤或占位诱发者，侧重于活血化瘀；因先天不足者，则大量应用补益肝脾肾之药。方中所用芳香药物之麝香、牛黄乃画龙点睛之处，芳香类药物除能散、能行外，其气轻味薄，直达清窍，能散脑中瘀滞、化痰湿。《神农本草经》记载："麝香，味辛……痫痓……不梦寤魇寐。"《雷公炮制药性解》曰："麝香为诸香之最，其气透入骨髓，故于经络无所不入。"因本病诱发因素较多，须与患者及家属沟通，嘱其舒畅情志、调节饮食、避免劳累。[韩雨轩，赵铎. 郑绍周运用芳香开窍药物治疗癫痫经验. 中国中医基础医学杂志，2021，27（2）：314-317.]

五、预后转归

部分癫痫患者未经治疗可自行缓解，最终缓解率约为39%。有70%~80%的癫痫患儿经药物治疗后能完全控制发作，癫痫发作当下对生命危及很小，仅偶然导致意外损伤，如骨折、脱臼或严重跌伤。癫痫持续状态如不能及时控制，将引起脑水肿、酸中毒、电解质紊乱、肺部感染和循环衰竭，最终可危及生命。

对于反复发作能否控制，取决于癫痫发作类型、性质、病程长短和药物效能等多种因素。青年期失神发展成全面强直-阵挛发作的可能性较大，青年期肌阵挛癫痫易被丙戊酸控制，但停药后易复发。

六、预防调护

（一）预防

1. 加强孕期保健，孕妇宜保持心情舒畅，情绪稳定，避免精神刺激，避免跌仆或撞击腹部。

2. 孕妇应定期进行产前检查，注意防止跌仆损伤，产时注意保护胎儿，及时处理难产，使用产钳或胎头吸引器时要特别慎重，避免窒息，注意防止颅脑外伤。

3. 避免和控制发作诱因，如高热、紧张、劳累、惊吓及不良的声、光刺激等。

4. 积极治疗惊风诸疾，治疗必须彻底，除痰务尽，慎防留有痰湿阻络扰心等后遗症。

（二）调护

1. 注意饮食的调摄，不可过食，忌食牛羊肉、海鲜及生冷油腻品等。

2. 加强心理调适，树立患儿及家长的信心，积极调节患儿对周围环境的适应性。嘱咐患儿不要到危险处玩耍，或持用刀剪锐器，以免发生意外。

3. 抽搐时，切勿强力制止，使患儿侧卧，并用纱布包裹压舌板放在上下牙齿之间，保持呼吸道通畅，防止唇舌咬伤或发生窒息。

4. 抽搐后，往往疲乏昏睡，应保证患儿休息时间，避免噪音打扰，不宜急于呼叫，使其正气得以恢复。

七、专方选要

（一）抗痫煎剂

组成：柴胡10g，清半夏15g，党参15g，黄芩10g，浙贝母10g，胆南星6g，煅龙骨15g，煅牡蛎15g，天麻10g，川芎10g，石菖蒲15g，地龙10g，甘草6g。

功效：调肝理脾，化痰活血，息风

止痉。

主治：难治性癫痫证属肝脾失调，痰瘀互阻。症见抽搐反复发作，常规药物难以控制，常因情绪波动发作，四肢抽搐，双目呆滞，口吐涎沫，喉间痰鸣，可伴头痛，情绪急躁易怒，肢麻等症状。舌质暗苔白滑可伴见瘀斑，脉弦滑而涩。

方解：方中柴胡、天麻疏肝平肝，息风止痉；党参、石菖蒲益气健脾、化痰开窍，共为君药；煅龙骨、煅牡蛎、地龙镇肝清肝息风；陈皮、清半夏、甘草可加强党参益气健脾、燥湿化痰之功，共为臣药；胆南星、浙贝母、黄芩清化热痰，息风定惊，川芎活血化痰，引药上行是为佐药；甘草兼为使之用；调和诸药，以达标本兼治之旨。

辨证加减：惊惕不安者加磁石30g、琥珀0.5g（冲服），以镇静安神；肝风旺盛明显者加全蝎6g、蜈蚣1条，以息风止痉；痰涎壅盛者加青礞石30g、陈皮10g，以清热化痰；血瘀明显者加丹参15g、郁金10g；肾虚明显者加紫河车3g（冲服）、熟地黄15g；服药困难者加生山楂15g、甜叶菊2g进行矫味便于服用。

（二）抗痫合剂

组成：沉香9g，天麻20g，薄荷12g，红花9g，大黄15g，钩藤18g，蜈蚣10g，白矾6g，金礞石30g，皂角刺10g，天竺黄18g，桃仁15g，广郁金18g，白矾6g。

功效：泻火导滞，理气解郁，涤痰开闭，息风止痉。

主治：癫痫，证属瘀阻脑络。症见猝然昏仆，瘛疭抽搐，或单以口角、眼角、肢体抽搐，颜面口唇青紫，舌紫暗或有瘀点，脉弦或涩。

方解：方中大黄活血通瘀，泻火导滞；桃仁、红花活血化瘀；金礞石下气消痰，平肝镇惊；沉香、广郁金降逆行气，活血解郁；白矾燥湿祛痰，为治癫痫风痰壅盛之良药；皂角刺祛痰导滞，通窍开闭；钩藤、薄荷息风止痉，平肝潜阳，清利头目，理气行郁；天竹黄祛痰理气，清心镇惊；天麻平肝、息风、止痉；全蝎、蜈蚣活血通经、息风止痉。

八、研究进展

中药单药及复方制剂对癫痫均有较好的临床效果，如控制癫痫发作、提高患者生活质量、改善患者抑郁症状等。

1. 单药研究

（1）有学者研究了不同剂量藏红花成分——藏红花素对癫痫小鼠的影响。给药10天后，20mg/kg组能抑制小鼠海马癫痫发作等级（$P < 0.05$）和缩短放电持续时间（$P < 0.01$），10mg/kg或50mg/kg剂量组则无此作用，但100mg/kg或200mg/kg组则显示藏红花素能降低小鼠大发作概率和发作等级（$P < 0.01$），藏红花素具有控制癫痫形成过程和癫痫大发作的作用，并且表现为一定的剂量依赖性。

（2）有研究显示，中药天麻及中成药天麻胶囊可抑制大鼠的癫痫发作，其机制与降低P-糖蛋白表达、修复损伤细胞相关。

（3）柴胡主要成分为柴胡皂苷，陈力研究柴胡皂苷作用于对癫痫大鼠模型后海马区氨基酸、γ-羟基丁酸含量的变化。治疗4周及8周后，柴胡皂苷组癫痫发作次数明显减少、发作持续时间降低（$P < 0.05$），表明柴胡具有抗癫痫、保护神经元作用。柴胡皂苷可降低癫痫大鼠皮质和海马脑区兴奋性氨基酸水平，降低异常神经元兴奋性，减轻神经系统受损从而发挥抗癫痫作用。

（4）有研究报道，以下中药成分对癫痫相关信号通路有调控作用。①橘皮素、银杏内酯B等能通过激活磷脂酰肌醇3-激酶/蛋白激酶B（PI3K/Akt）信号通路，抑制凋亡及氧化应激反应。②黄芩苷、蛇床子素等能通过抑制雷帕霉素靶蛋白（mTOR）信号通路，抑制自噬。③灵芝多糖、黄芪甲苷等能通过抑制丝裂原活化蛋白激酶（MAPK）信号通路，减少细胞凋亡。④红景天苷、白藜芦醇等能通过激活核因子 E2 相关因子 2/ 抗氧化反应元件 / 血红素加氧酶 1（Nrf2/ARE/HO-1）信号通路，抗氧化应激反应及抑制凋亡。⑤姜黄素、黄芩苷等能通过抑制核转录因子 -κB（NF-κB）信号通路，降低炎症反应及减少凋亡。以上总结为中药治疗癫痫的深入研究提供参考依据，也为临床中药治疗癫痫提供新的思路。

2. 复方研究

有学者将 90 例原发性癫痫患儿随机分为三组：定风汤组、抗痫胶囊组、息风胶囊组。分别给予小儿定风汤（大黄 12g，干姜 12g，生龙骨 12g，生龙骨 12g，牡蛎 6g，桂枝 6g，生石膏 18g，寒水石 18g，滑石 18g，白芍 15g，赤石脂 18g，石菖蒲 12g，天麻 12g，当归 15g，甘草 6g），水煎服，日 2 次；抗痫胶囊（石菖蒲 7g，胆南星 5g，天麻 3g，太子参 5g，牡丹皮 5g，陈皮 3g，半夏 5g），每天 3 次，按年龄段分次服用；息风胶囊（紫河车 15g，天麻 5g，石菖蒲 15g，蜈蚣 5g，全蝎 5g 等），每天 3 次，按年龄段分次服用，观察周期为 12 个月。结果定风汤组总有效率为 86.67%，抗痫胶囊组总有效率为 70.00%，差异有统计学意义（$P < 0.05$），息风胶囊组总有效率 76.67%，与定风汤组差异无统计学意义（$P > 0.05$），与抗痫胶囊差异有统计学意义（$P < 0.05$）。清热镇静的小儿定风汤与益肾豁痰息风的息风胶囊治疗儿童原发性癫痫优于抗痫胶囊。

有学者等将 122 例癫痫合并抑郁患者随机分为对照组及治疗组，对照组口服盐酸帕罗西汀片（20mg/d），治疗组给予中药复方汤剂（陈皮 12g，柴胡 12g，川芎 9g，香附 9g，黄连 9g，半夏 9g，枳壳 9g，牡丹皮 9g，胆南星 6g，甘草 3g），口服汤剂，每天 1 剂，分 2 次服用，观察周期为 12 周。结果：治疗组中医证候分明显高于对照组（$P < 0.01$），汉密尔顿抑郁量表（HAMD）评分明显低于对照组（$P < 0.05$）。与对照组相比，生活质量评分 -31（QOLIE-31）较高（$P < 0.05$），表明中药治疗癫痫合并抑郁的患者效果优于盐酸帕罗西汀片。王倩选用 60 只大鼠观察加味柴胡龙骨牡蛎汤对戊四唑点燃型模型大鼠癫痫发作的影响，分为 5 组：加味柴胡龙骨牡蛎汤高剂量组、加味柴胡龙骨牡蛎汤低剂量组、丙戊酸钠组、模型对照组、正常对照组，每组 12 只。加味柴胡龙骨牡蛎汤由柴胡 10g、生龙骨 15g、生牡蛎 15g、黄芩 8g、茯苓 10g、大黄 6g、桂枝 8g、全瓜蒌 10g、石菖蒲 10g、远志 10g、丹参 15g、炙甘草 6g 组成，高、低剂量组给予加味柴胡龙骨牡蛎汤（6g/kg，2g/kg 灌胃，每日 3 次，连续给药 28 天）；阳性对照给予丙戊酸钠 400mg/kg，每日 3 次，连续给药 28 天；正常对照组和模型对照组均给予生理盐水 28 天，每日 3 次，每次 1ml。给药 28 天后，与模型组比较，中药组大鼠体重明显增加（$P < 0.01$），癫痫发作级别降低（$P < 0.05$），发作时间明显缩短（$P < 0.05$），表明该方具有一定的抗癫痫效果。

主要参考文献

［1］王卫平. 儿科学［M］. 第九版. 北京：人民卫生出版社，2018.

［2］中国抗癫痫协会. 临床诊疗指南——癫痫病分册［M］. 2023 修订版. 北京：人民卫生出版社，2023.

［3］张喜莲，马融，戎萍，等.《中医儿科临床诊疗指南·小儿癫痫》的多中心一致性评价［J］. 天津中医药大学学报，2020，39（5）：

532-535.

[4] 曾胜，许石隆，潘海珍，等. 中医药治疗癫痫的研究进展 [J]. 中医临床研究，2020，12（3）：57-59.

[5] 刘驰，刘瑶，史正刚. 中医药治疗小儿癫痫研究进展 [J]. 中医药临床杂志，2019，31（9）：1769-1772.

[6] 王桂玲，胡俊霞，张帆，等. 国医大师贺普仁癫痫辨治经验 [J]. 中华中医药杂志，2021，36（6）：3336-3338.

[7] 陈力. 柴胡皂苷对癫痫大鼠皮质和海马区谷氨酸、γ-羟基丁酸含量的影响 [J]. 中西医结合心脑血管病杂志，2018，16（16）：2320-2323.

[8] 张赛君，陈健，宣桂琪. 宣桂琪名老中医诊治小儿癫痫经验拾萃 [J]. 浙江中医药大学学报，2018，42（8）：595-597.

第四节 脑性瘫痪

脑性瘫痪（CP），简称脑瘫是一组持续存在的中枢性运动和姿势发育障碍、活动受限的症候群，这种症候群是由于发育中的胎儿或婴幼儿脑部非进行性损伤所致。脑性瘫痪的运动障碍常伴有感觉、知觉、认知、交流和行为障碍，以及癫痫和继发性肌肉、骨骼问题。

脑性瘫痪的发生率，在一些发达国家，占新生儿的 0.1%~0.3%，我国发生率为 0.18%~0.4%。是儿童时期一种主要的致残性疾病，迄今尚无特效的治疗方法。其中 70% 为痉挛型，15% 为手足徐动型；5% 为共济失调型；其他类型及混合型约占 10%。脑性瘫痪的病因很多，出生前、围产期及出生后的多种疾病均可导致本病。出生前因素主要有胚胎发育畸形、孕母早期严重营养缺乏、创伤、感染、中毒及其他理化损伤等；围产期因素主要有窒息、胆红素脑病、早产、产伤、低出生体重等；出生后因素包括新生儿期各种重症感染、窒息、外伤等。上述因素引起大脑相应病变，常见病理改变有大脑皮质萎缩，脑沟、脑池及蛛网膜下隙增宽等。神经元细胞数目减少，胶质细胞增生。病变可波及局部脑区，也可累及整个半球或双侧受累。皮质下白质萎缩，髓鞘形成不良，或有白质囊性变。胆红素脑病可引起苍白球及下丘脑的对称性脱髓鞘。

一、病因病机

（一）西医学认识

脑瘫的病因很多，既可发生于出生前，如各种原因所致的孕妇疾病，导致脑发育异常；也可发生于出生时，如脐绕颈所致的窒息，产钳所致的颅脑血肿、胎盘老化，延期生产的新生儿也多因缺氧引起脑损伤；还可发生于新生儿期，如新生儿缺氧缺血性脑病、胆红素脑病、新生儿脑炎、脑膜炎、新生儿败血症、先天性心脏病等。以上各种原因均可引起脑损伤。

1. 低体重儿（<2500g）

包括早产儿、足月小样儿低体重儿中 13.7% 有严重残疾，25.1% 轻度残疾，极低体重儿（<1500g）残疾率更高，可达 60%~70%。

2. 脑发育异常

由出生前各种原因引起的脑损害，病变以脑发育异常为主，可能合并脑积水、脑穿通畸形等变化。还有因脑泡演化发育障碍所致的全前脑畸形及神经细胞移行障碍所致的无脑回畸形、巨脑回畸形，以及小脑回畸形等。

3. 新生儿缺氧性脑病（HIE）

因围产期窒息而导致的脑缺氧性损害，发病机制迄今尚未明确，近年认为缺氧缺血后再灌流可导致脂质过氧化物（LPO）损伤，从而使自由基生成增多以及中枢神经细胞内钙浓度过高，参与并加重了脑部损伤。故凡能造成母体与胎儿间血液循环及气体交换障碍者，均可引起脑部缺氧缺血，造成大脑损伤而成脑瘫。

（二）中医学认识

脑性瘫痪以瘫痪为主症，严重者伴有智力低下，肢体抽搐及视觉、听力、语言障碍等表现。属中医"五迟""五软""痴呆""痿证"等范畴。中医学对本病的有关证候及成因自古即有论述。如在《古今医统·五软五硬》中便有"日月不足而生者，或服堕胎之剂不去，而竟成胎者，耗伤真气"的记载，其中对本病病因已有较清晰的认识。中医认为本病的发生，一般与先天禀赋不足与后天调护失养有关。先天不足多因母体虚弱，使胎儿在母体内未能得到气血充养，以致髓海不充；或因母孕之初，用药不当，药毒损伤胎气所致。后天调护失养多因外感六淫之邪或出生时吸入浊物，以致痰浊毒邪阻塞脑窍，瘀阻经络，致使气机运行不畅，脑窍不开，经络不通，筋脉失养而发病。因此，先天禀赋不足，后天失养是本病主要病机，而脏腑气血虚损则为其主要病理变化，病变累及脏腑以脾、肾为主，涉及心、肝、脑等脏腑。

二、临床诊断

（一）辨病诊断

1. 临床表现

（1）中枢性运动障碍持续存在 婴幼儿脑发育早期（不成熟期）发生抬头、翻身、坐、爬、站和走等大运动功能和精细运动功能障碍，或显著发育落后。功能障碍是持久性、非进行性，但并非一成不变，轻症可逐渐缓解，重症可逐渐加重，最后可致肌肉、关节的继发性损伤。

（2）运动和姿势发育异常 包括动态和静态，以及俯卧位、仰卧位、坐位和立位时的姿势异常，应根据不同年龄段的姿势发育而判断。运动时出现运动模式的异常。

（3）反射发育异常 主要表现有原始反射延缓消失和立直反射（如保护性伸展反射）及平衡反应的延迟出现或不出现，可有病理反射阳性。

（4）肌张力及肌力异常 大多数脑瘫患儿的肌张力是降低的；痉挛型脑瘫患儿肌张力增高、不随意运动型脑瘫肌张力变化（在兴奋或运动时增高，安静时减低）。可通过检查腱反射、静止性肌张力、姿势性肌张力和运动性肌张力来判断。主要通过检查肌肉硬度、手掌屈角、双下肢股角、腘窝角、肢体运动幅度、关节伸展度、足背屈角、围巾征和跟耳试验等确定。

2. 相关检查

（1）直接相关检查

①头颅影像学检查（MRI、CT和B超）：是脑瘫诊断有力的支持（1个Ⅰ级证据，1个Ⅱ级证据），MRI在病因学诊断上优于CT（1个Ⅰ级证据）。

②凝血机制的检查：影像学检查发现不好解释的脑梗死可做凝血机制检查，但不作为脑瘫的常规检查项目（1个Ⅲ级证据）。

（2）伴随症状及共患病的相关检查

脑瘫患儿70%有其他伴随症状及共患病，包括智力发育障碍（52%）、癫痫（45%）、语言障碍（38%）、视觉障碍（28%）、严重视觉障碍（8%）、听力障碍（12%），以及吞咽障碍等。

①脑电图（EEG）：合并有癫痫发作时进行EEG检查，EEG背景波可帮助判断脑发育情况，但不作为脑瘫病因学诊断的常规检查项目。

②肌电图：区分肌源性或神经源性瘫痪，特别是对上运动神经元损伤还是下运

动神经元损伤具有鉴别意义。

③脑干听、视觉诱发电位：考虑存在有听觉损害者，行脑干听觉诱发电位检查；疑有视觉损害者，行脑干视觉诱发电位检查。

④智力及语言等相关检查：有智力发育、语言、营养、生长和吞咽等障碍者进行智商／发育商及语言量表测试等相关检查。

⑤遗传代谢病的检查：有脑畸形和不能确定某一特定的结构异常，或有面容异常高度怀疑遗传代谢病者，应考虑遗传代谢方面的检查。

3. 临床分型

（1）痉挛型四肢瘫以锥体系受损为主，包括皮质运动区损伤。牵张反射亢进是本型的特征。有四肢肌张力增高、上肢背伸、内收、内旋，拇指内收，躯干前屈，下肢内收、内旋、交叉、膝关节屈曲、剪刀步、尖足、足内外翻，拱背坐，腱反射亢进、踝阵挛、折刀征和锥体束征等表现。

（2）痉挛型双瘫症状同痉挛型四肢瘫，主要表现为双下肢痉挛及功能障碍重于双上肢。

（3）痉挛型偏瘫症状同痉挛型四肢瘫，表现在一侧肢体。

（4）不随意运动型以锥体外系受损为主，主要包括舞蹈性手足徐动和肌张力障碍；该型最明显特征是非对称性姿势，头部和四肢出现不随意运动，即进行某种动作时常夹杂许多多余动作，四肢、头部不停地晃动，难以自我控制。该型肌张力可高可低，可随年龄改变。腱反射正常、锥体外系征 TLR（＋）、ATNR（＋）。静止时肌张力低下，随意运动时增强，对刺激敏感，表情奇特，挤眉弄眼，颈部不稳定，构音与发音障碍，流涎、摄食困难，婴儿期多表现为肌张力低下。

（5）共济失调型以小脑受损为主，以

及锥体系、锥体外系损伤。主要特点是由于运动感觉和平衡感觉障碍造成不协调运动。为获得平衡，两脚左右分离较远，步态蹒跚，方向性差。运动笨拙、不协调，可有意向性震颤及眼球震颤，平衡障碍、站立时重心在足跟部、基底宽、醉汉步态、身体僵硬。肌张力可偏低，运动速度慢、头部活动少、分离动作差。闭目难立征（＋）、指鼻试验（＋）、腱反射正常。

（6）混合型具有两型及以上的特点。

4. 临床分级

目前多采用粗大运动功能分级系统（GMFCS）。GMFCS 是根据脑瘫儿童运动功能受限随年龄变化的规律所设计的一套分级系统，完整的 GMFCS 分级系统将脑瘫患儿分为 5 个年龄组（0~2 岁；2~4 岁；4~6 岁；6~12 岁；12~18 岁），每个年龄组根据患儿运动功能从高至低分为 5 个级别（Ⅰ级、Ⅱ级、Ⅲ级、Ⅳ级、Ⅴ级）。此外，欧洲小儿脑瘫监测组织（SCPE）树状分型法（决策树）现在也被广泛采用。

（二）辨证诊断

1. 先天不足，肝肾虚损证

临床证候：智能低下，反应迟钝，行动笨拙，发育落后，抬头、翻身、坐、爬、立、行均明显落后于同龄儿，张口流涎，齿迟，语言迟慢，舌淡苔少，脉细无力。

证候分析：先天胎禀不足，肝肾虚亏，肾藏精，肝藏血，精血亏损而致以上证候，舌淡苔少，脉细无力均为肝肾亏虚之象。

2. 后天失养，脾肾亏虚证

临床证候：柱骨软弱，头项无力，腰脊无力，坐立不稳，口软唇弛，咀嚼困难，反应迟钝，言语不清，肌肉萎软，喜卧少动，神情淡漠，舌淡苔薄，脉沉无力。

证候分析：脾胃乃后天之本，脾主运化，胃主受纳，脏腑气血充足则肌肉充盈，体魄强健；运化不足，则气血生化不足致脏腑气血功能受损，肌肉萎废不用、喜卧少动、神情淡漠；加之先天禀赋不足，肾精亏虚脑髓失养故见天柱骨软、头项无力、腰脊无力、坐立不稳、口唇软弛、咀嚼困难、反应迟钝、言语不清；舌淡苔薄，脉沉无力均为后天失养，脾肾亏虚之象。

3. 痰瘀互结，脑窍闭塞证

临床证候：肢体拘急，关节不利，动作迟缓，脚尖着地，角弓反张，语言不利，失聪失语，或四肢抽搐，行为异常，智力低下，舌淡苔腻，脉弦滑。

证候分析：怪病多痰，痰阻脑络、经脉，全身气血运行阻塞，而致全身肢体拘急、关节不利、动作迟缓、脚尖着地、角弓反张；瘀血阻络脑窍，可致言语不利迟滞、失聪失语，或四肢抽搐、肢体肌肉挛缩，其则神智迟缓、智力低下、行为异常；舌淡苔腻，脉弦滑为痰瘀互结，脑窍闭塞之象。

4. 肝肾阴虚，虚风内动证

临床证候：步态不稳、动作笨拙，手足震颤，烦躁多动，言语不清，手足痉挛，姿势异常，肌肉瘦削，盗汗，五心烦热，舌红苔少或剥苔，脉细。

证候分析：肝藏血主筋，肝阴不足，肝血亏虚，则筋脉失其所养，关节屈伸障碍；肾精和肾气不足，则骨髓失充，骨骼肌肉生长不利，运动受限；肝肾阴虚，虚风内动，则手足震颤、烦躁多动、手足痉挛、姿势异常、肌肉瘦削、盗汗、五心烦热、舌红苔少或剥苔、脉细。

三、鉴别诊断

（一）西医鉴别诊断

1. 运动发育落后/障碍性疾病

（1）全面性发育落后（GDD）5岁以下处于发育早期的儿童，存在多个发育里程碑的落后，因年龄过小而不能完成一个标准化智力功能的系统性测试，病情的严重性等级不能确切地被评估，则诊断GDD。但过一段时间后应再次进行评估。发病率为3%左右。常见的病因有遗传性疾病、胚胎期的药物或毒物致畸、环境剥夺、宫内营养不良、宫内缺氧、宫内感染、创伤、早产儿脑病、婴幼儿期的中枢神经系统外伤和感染、铅中毒等。

（2）发育协调障碍 ①运动协调性的获得和执行低于正常同龄人，动作笨拙、缓慢、不精确；②这种运动障碍会持续而明显地影响日常生活和学业、工作甚至娱乐；③障碍在发育早期出现；④运动技能的缺失不能用智力低下或视觉障碍解释；也不是由脑瘫、肌营养不良和退行性疾病引起的运动障碍所致。

（3）孤独症谱系障碍 ①持续性多情境下，目前或曾经存在的社会沟通及社会交往的缺失；②限制性和重复性的行为、兴趣或活动模式异常。要求至少表现为以下4项中的2项，可以是现症，也可以病史形式出现：刻板或重复的运动动作、使用物体或言语；坚持相同性，缺乏弹性的或仪式化的语言或非语言的行为模式；高度受限的固定的兴趣，其强度和专注度方面是异常的；对感觉输入的过应或反应不足，或在对环境的感受方面有不寻常的兴趣；③症状在发育早期出现，也许早期由于社会环境的限制，症状不明显，或由阶段性的学习掩盖；④症状导致了患儿在很多社会重要活动中非常严重的功能缺陷；⑤缺陷不能用智力残疾或GDD解释，有时智力残疾和孤独症（ASD）共同存在时，社会交流能力通常会低于智力残疾水平。有些ASD患儿可伴有运动发育迟缓，易误认为GDD或脑瘫早期的表现。

2. 骨骼疾病

（1）发育性先天性髋关节脱臼 是由于遗传、臀位产等因素造成单侧或双侧髋关节不稳定，股骨头与髋臼对位不良的一种疾病。智力和上肢运动功能正常，站立困难，骨盆 X 线片、CT 和 MRI 均可诊断。

（2）先天性韧带松弛症　大运动发育落后，独走延迟、走不稳、易摔倒、上下楼费力，关节活动范围明显增大及过伸、内收或外展、肌力正常、腱反射正常、无病理反射、无惊厥、智力正常，可有家族史，随年龄增大症状逐渐好转。

3. 先天性甲状腺功能减退症

存在反应低下、哭声低微、体温低、呼吸脉搏慢、智力低下和肌张力低下等生理功能低下的表现，因运动发育落后易与脑瘫相混淆。特殊面容、血清游离甲状腺素降低、促甲状腺激素（TSH）增高和骨龄落后可鉴别。

（二）中医鉴别诊断

脑性瘫痪属中医学"五迟""五软"的范畴。临床均以运动功能障碍为主要症状，但根据临床所见，"五迟"是以立、行、发、齿、语的发育较正常儿迟缓为特征，"五软"是以头颈、口、手、足和肌肉软弱无力为特征。现从病因病机及主症方面做如下鉴别。

1. "五迟"发生的病因多由父精母血虚弱所致。胎元不足，先天肾气失充，则小儿生后可见五脏不坚之候；后天因素多与脾胃失调有关。"五软"的发病多因先天胎不足、发育失常及外感六淫邪毒，或久泻久吐及疳积失养而致。"五迟"可以累及五脏，也可见一脏二脏以及数脏亏虚；"五软"病变主要在脾，进而累及肝、肾。

2. "五迟"的临床症状有五迟之候俱见也可仅见数迟不等，同时尚可伴有五脏病变的其他表现；"五软"以四肢及头颈软而无力为主症，尚可见脾、肝、肾虚亏的其他兼症。

四、临床治疗

（一）提高临床疗效的要素

1. 早期发现，早期诊断

脑性瘫痪大多于婴儿时期即有临床表现，呈非进行性，若未能引起家长的重视及合理治疗干预，可使患儿运动功能障碍加重、运动模式固定，故早期发现、早期诊断十分重要，下列症状有助于脑瘫的早期诊断。

（1）小儿出生不久经常少哭、少动，哭声低或多哭、易激惹、易惊吓。

（2）生后喂养困难，如吸吮无力、吞咽困难、口唇闭合不全。

（3）运动不协调、不对称，随意运动少。

（4）经常出现肌张力异常，姿势异常等。

（5）运动发育落后。

2. 早期治疗，杂合以治

中枢神经细胞在出生后不再分裂、增殖。因此，脑瘫患儿的大脑病损是静止的，但所造成的神经缺陷却可通过综合康复治疗，获得不同程度的改善。因为小儿的中枢神经系统尚未发育成熟，可塑性较大，代偿能力较强，因此早期治疗是脑瘫康复的先决条件。

（二）辨病治疗

根据脑瘫的程度，患儿临床常见三种情况：①智力正常，瘫痪较轻。②智力不足，瘫痪较重。③智力不足，瘫痪严重。不论哪种情况，都需要综合治疗。因此，对脑瘫宜采用综合治疗技术，着重以运动康复为主。

1. 运动康复治疗原则

（1）对脑瘫患儿的运动障碍宜尽早进行恰当的治疗，采用运动康复为主的综合措施。

（2）根据生物力学、运动学原理以及神经生理学的原理和神经发育规律，改变肌张力及运动模式异常，促进肌肉、关节自主运动。

（3）按照婴儿运动发育规律，自上而下，由近而远，从简单到复杂，逐项训练。

（4）根据患儿的临床分型、病残程度制定康复计划，定期复查和修改计划。

（5）康复训练是一个长期、复杂的过程，要持之以恒，切勿中断。

2. 药物治疗

早期可运用改善脑细胞营养代谢的药物，如神经节苷脂、鼠神经生长因子、脑蛋白水解物、脑苷肌肽等；对于肌张力偏高患儿可予以肉毒素、氯苯氨丁酸、安定等减低肌张力的药物；对手足徐动症可用安坦或眠尔通；智力低下及运动障碍者可服用谷氨酸等。

3. 小儿脑瘫手术治疗的指征

手术治疗仅适用于痉挛型脑瘫，目的是矫正畸形，恢复肌力平衡。

（1）年龄　下肢手术在4岁以上，上肢手术在7岁以上。

（2）智力状况　要求智力较好，体现在患儿能懂人意，会讲话，对周围事物有反应，能主动控制大小便。

（3）术前瘫痪程度　痉挛程度相对较强，能获得满意的手术效果。

（三）辨证治疗

1. 辨证论治

（1）先天不足，肝肾虚损证

治法：滋补肝肾，强筋壮骨。

方剂：六味地黄汤加味。

组成：熟地黄、山茱萸、茯苓、山药、牛膝、菟丝子、龟甲胶、猪脊髓。

加减：若智力低下加益智仁、桑寄生，若夜眠不宁加丹参、牡蛎、朱砂。

（2）后天失养，脾肾亏虚证

治法：益气健脾，补肾壮骨。

方剂：补中益气汤加减。

组成：黄芪、党参、当归、陈皮、白术、补骨脂、鸡血藤、狗脊、石菖蒲、桑寄生。

加减：若智力明显低下加益智仁、鹿茸、枸杞子；若四肢无力明显加重黄芪、白术的用量；若烦躁或受惊者加生龙骨、生牡蛎、珍珠母。

（3）痰瘀互结，脑窍闭塞证

治法，活瘀化痰，通络开窍。

方剂：通窍活血汤加减。

组成：桃仁、红花、川芎、赤芍药、石菖蒲、丹参、全蝎、乌梢蛇、麝香。

加减：若惊痫加生龙骨、生牡蛎、石决明、珍珠母；若痰涎偏多加胆南星、白芥子、白附子；若前囟饱满，烦躁惊叫者加白僵蚕、琥珀、蜈蚣。

（4）肝肾阴虚，虚风内动证

治法：滋养肝肾，柔肝息风。

方剂：镇肝息风汤加减。

组成：生龙骨、生牡蛎、生龟甲、珍珠母、怀牛膝、全蝎、乌梢蛇、白僵蚕、鸡血藤、生白芍、生当归。

加减：若智力低下者加山茱萸、益智仁、桑寄生；若盗汗，五心烦热甚者加生地黄、牡丹皮；若肢体活动屈伸不利加炒杜仲、木瓜、伸筋草、五加皮、丝瓜络、地骨皮。

2. 外治疗法

（1）针灸疗法

①头针：选运动区、感觉区、足运感区、平衡区、语言区，百会透神聪，交替取穴，每日1次，留针30分钟，30次为1个疗程。

②体针：选穴肩髃、臂臑、曲池、手三里、合谷、髀关、伏兔、风市、足三里、委中、环跳、夹脊、肾俞、腰阳关、悬钟、

太冲透涌泉。若抽搐加水沟，若惊吓加神门，交替取穴，每次取10穴，隔日1次，不留针，30日为1个疗程。

③耳针：选穴神门、脑干、皮质下、心肝、肾、肾上腺、小肠，用揿针，留针胶布固定，留针18小时，左右耳交替，30次为1个疗程。

④穴位注射疗法：选四神聪、百会双侧顶旁1线，顶颞前斜线的上1/3，智力低下加神庭、本神。根据患儿具体情况穴选肩髃、曲池、外关或内关、合谷、秩边、风市、足三里、悬钟、委中。将鼠神经生长因子溶解于2ml灭菌注射用水中，注射于头穴及体穴，每穴0.3~0.5ml，每日1次，14次为1个疗程。

（2）推拿疗法

①头颈部：平推大椎至神庭，按、揉、摩、点风池、哑门、大椎、脑户、百会、后项、强间。施术时要意守、注气，有健脑益精、壮骨强筋、益智开窍的作用。

②腰背部：按揉足太阳膀胱经诸腧穴及至阳到命门的督脉诸穴，有补肾健脾、强筋壮骨的作用。

③四肢：捏、拿、揉、搓四肢阳经循行部位，以指法为主，柔和均匀，每次30分钟，隔日1次，30次为1个疗程。在按中府穴的基础上，拿、揉上臂前肌群；或在点肩井穴的基础上，拿、揉上臂后肌群；或在点曲池穴的基础上，拿、揉内收肌群。痉挛型，多用揉法、摩法，使内收肌屈肌肌群放松；剪刀步态者揉解剪穴（血海后1.5寸，上4.5寸）。迟缓型，多用拿法、提法、按法，以刺激肌群，提高肌张力。

通过推拿，以达舒筋活络、强筋壮骨的作用。

（3）导引疗法

在婴儿睡眠时操作，对于较大儿童，令其侧卧，意念背部或全身放松，均发放

外气点穴按摩，对头颈、脊柱、四肢特定穴发功。治疗大法：轻点穴，重放气，每次30分钟，30次为1个疗程。

（4）药浴疗法

药浴方：川牛膝30g、当归20g、透骨草30g、独活15g、红花20g、伸筋草30g，大火煮沸置于浴盆，患儿药浴浸泡，选择按、揉、点、扳、一指禅等手法对患儿进行按摩，活动关节。

3. 单方验方

鹿茸20g，云木香20g，羌活20g，益智仁10g，鸡内金50g，石菖蒲30g，茯苓30g，羚羊角粉2g。上药共为细末，每次3g，日服两次。适用于智力低下、语言落后的患者。[四川中医.1992,（3）：25.]

（四）其他疗法

机器人技术

机器人治疗技术以往虽主要为脑外伤、脑卒中等患者的康复治疗手段，但目前已逐渐应用于对脑瘫患儿的治疗中，他不仅是一种有前景的补充和替代治疗脑瘫的辅助手段，还可促进患儿运动功能与日常交流能力的恢复。实验结果表明，机器人可协助脑瘫患儿得到康复治疗，是一种有效且有前途的辅助治疗工具。利用人机交互（HCI）系统，通过表情和语音进行辨识匹配，可有效提高患儿的注意力，且有利于患儿在日常生活中识别表情和正常交流。[LINS A A, DE OLIVEIRA J M, RODRIGUES J J P C, et al. Robotassisted therapy for rehabilitation of children with cerebral palsy–A complementary and alternative approach.Computers in Human Behavior, 2018, 6：152–167.]

（五）医家诊疗经验

1. 王有鹏

王教授在国医大师贺普仁三原则基础上，结合补阳还五汤，以及当代儿科泰斗

董廷瑶、"东方小儿王"刘弼臣教授治疗脑瘫的常用药，再加上多年临床实践经验，化裁出创新成药——舒筋健脑颗粒，经临床试验证实舒筋健脑颗粒具有方便携带、口感优良、疗效确切的优势，可有效改善患儿肢体痉挛并提高日常生活能力。除中成药外，中药熏蒸、药浴及蜡疗等作为辅助疗法，在治疗脑瘫患儿上均有一定进展及疗效。[戚潇禹，杨曦，刘璐佳，等. 中西医疗法治疗痉挛型脑瘫研究进展. 陕西中医，2017, 38（7）: 981-982.]

2. 单海军

单海军等采用补肾祛痰开窍方治疗脑瘫，组方主要为菟丝子、紫河车、石菖蒲、鹿角胶、全蝎、升麻、益智仁、熟地黄、醋龟甲、制远志。经治疗后，患儿智力及语言发音水平较之前大有好转，此方由孔圣枕中丹加减而成。上述诸药合用，起到祛痰开窍、补髓填精的功效。[单海军，张英英，张璞，等. 补肾开窍祛痰方治疗脑瘫伴智力低下疗效观察. 中国中医药现代远程教育，2017, 15（1）: 78-80.]

3. 吕英

吕教授自拟的三界方（干姜、炙甘草、熟附子各30g，生山茱萸60g，黄芪30g~500g）结合功能训练治疗脑瘫粗大运动障碍，与单用功能训练比较，可明显提高患儿粗大运动的能力，该方大剂量用黄芪以补气行血，气血足则肢体得荣而能行，同时合用四逆汤温养元阳，增强生长原动力。[程婉，张作美，冯克久，等. 大剂黄芪为主治疗小儿脑瘫粗大运动障碍的疗效观察. 时珍国医国药，2016, 27（9）: 2192-2194.]

五、预后转归

脑瘫是儿童时期一种主要的致残性疾病，迄今尚无特效的治疗方法，但该病也并非全部都是不治之症，因该病是非进行性脑损伤，因此，经过较长时期康复治疗多能逐渐获得不同程度的功能恢复，轻者可以基本治愈，言语的恢复较显著，因此，对该病早期诊断，早期治疗，预后较好。

六、预防调护

（一）预防

该病在国内外都有一定的发病率，对家庭和社会影响较大，必须将小儿脑瘫的预防工作列入妇幼保健工作日程，主要措施有以下几个方面。

1. 产前保健

胎儿时期脑发育较迅速，如果母体感染有风疹病毒（妊娠早期）或弓形体、李司忒菌（妊娠晚期）、巨细胞病毒等都可致胎儿发生脑性瘫痪，因此在产前必须加强防范。同时注意避免早产。

2. 新生儿期的预防

新生儿脑发育很快，但易受到以下几种疾病的损伤：

（1）新生儿缺氧缺血性脑病。

（2）新生儿低血糖症。

（3）胆红素脑病。

（4）新生儿期的脑炎、脑膜炎、败血症，故新生儿期，应积极预防和治疗上述疾病，避免神经系统的损伤。

3. 早期发现，早期诊断

若患儿有导致脑瘫的危险因素存在，同时又出现了婴幼儿时期脑瘫的早期表现，家长们应引起重视，及时予以诊治，达到早期发现、早期诊断、早期治疗的目的。

（二）调护

对于脑瘫患儿的康复护理是脑瘫运动康复中不容忽视的措施之一。由于脑瘫患儿都有体位活动的限制，在教育方面不易全面发展，同时其出现感染的机会又较多，因而调护大多有一定的困难，常常影响其情绪和精神的发育，为了防止行为异常，需耐心地进行特殊教育。对于病情严重和不能保持坐位的患儿要帮助其翻身，移动体位。白天应尽量减少卧床时间；同时注意正确的抱儿姿势，以防止异常姿势的形成。饮食要注意合理营养，多食易于吸收的富含蛋白质、维生素及必需微量元素的食物。

七、专方选要

健脑益智方

组方：龟甲、全蝎各 12g，益智仁、海龙、鸡内金各 9g，人参、川芎各 6g，蜈蚣 1 条。

功效：益智醒脑、补肾益气。

主治：小儿脑瘫，症见肌张力及姿势异常、各项运动功能障碍等，还可能伴有行为异常、智力低下、感知异常等异常情况。

方解：方中的龟甲具有益肾健骨、滋阴潜阳、养血补心等功效；全蝎、蜈蚣具有散瘀通络、息风止痉等功效；益智仁具有益智暖肾、温脾等功效；鸡内金具有消食、健脾益胃等功效；海龙具有补肾健体等功效；川芎具有活血祛瘀、行气开郁等功效；人参具有大补元气、复脉固脱等功效。

八、研究进展

（一）病因病机

脑性瘫痪成因源于母体虚弱、感受邪毒，影响胎儿发育；或难产、外伤等引起后天损伤。主要病机转归为肝肾不足，元气不充，脉络不畅，肢体不用，脑髓空虚。病位涉及肾、肝、脾、心。近些年各临床医家将病因病机学逐渐完善，具体研究完善如下：

1. 先天不足

小儿先天肝肾虚亏，肾藏精，肝藏血，精血亏损而致先天禀赋不足，如《医宗金鉴·幼科心法要诀》记载："多因父母气血虚弱，先天有亏。"《幼科发挥·胎疾》提到"胎弱者，禀受于气之不足也"。可见肾气充足有助于小儿生长发育。

2. 后天失养

脾胃乃后天之本，脾主运化，胃主受纳，脏腑气血充足则肌肉充盈，体魄强健；运化不足，则气血生发不足导致脏腑气血功能受损，肌肉萎废不用，如《儿科萃精》曰："因大病或久病之后，忽见头项软者。"《保婴撮要·五软》记载："五软者，皆因禀五脏之气虚弱，不能滋养充达。"

3. 痰、虚、瘀、风

痰：怪病多痰，痰阻脑络、经脉，全身气血运行阻塞，而致全身关节疼痛、屈伸不利。虚：肾精和肾气不足，则骨髓失充，骨骼肌肉生长不利，运动受限；肝藏血主筋，肝血亏虚，则筋脉失其所养，关节屈伸障碍；心主神明，心气不足，则神志不清、语迟或失语。瘀：瘀血阻络及脑窍，可致言语不利、迟滞，肢体肌肉挛缩，甚则神智迟缓，久病入络，阻滞气血营养全身经脉，导致脑髓失其濡养，肢体关节屈伸不利，出现运动障碍。风：孕中受惊吓，可致肝风内动，引起肢体颤动，抽风惊厥，项背强硬反张。

（二）中药研究

1. 单药研究

远志根的提取物 PA（含寡糖）和 PS（含皂苷）能改善东莨菪碱对记忆的损害。石菖蒲水提取成分能拮抗大鼠脑皮质谷氨酸 NMDA 受体与配体的结合，提示石菖蒲有效成分可抑制兴奋性氨基酸毒性作用，从而发挥对脑损伤的保护作用，保护神经元、减少神经细胞凋亡。龟甲口服液能上调脑缺血再灌注后大鼠中脑神经元中 Nestin 的表达，刺激 Nestin 阳性细胞数量增加并促进其神经功能的改善。熟地黄能够缩短 D- 半乳糖衰老模型大鼠 Morris 水迷宫中找到平台时间，改善大鼠学习记忆能力。菟丝子对小脑神经元具有保护作用。益智仁中的原儿茶酸（PCA）能够显著降低 H_2O_2 诱导的 PC12 细胞损伤，能够提高老年大鼠的认知能力，减少体内脂质过氧化物含量，增加谷胱甘肽过氧化物酶和超氧化物歧化酶活力，说明 PCA 能够通过降低内源性抗氧化酶的活性、抑制体内自由基的形成来实现其良好的神经保护作用。

2. 复方研究

补肾开窍祛痰方颗粒：石菖蒲、制远志、醋龟甲、鹿角胶、熟地黄、紫河车、菟丝子、益智仁、升麻、全蝎，1.5~3 岁每日 2/3 剂，4~6 岁每日 1 剂。分 2 次服。2 个月 1 个疗程，2 个疗程后评价疗效。将入选的 68 例脑瘫患儿，随机分为对照组和中药组，每组 34 例，对照组采用常规康复治疗，中药组在常规治疗的基础上配合补肾开窍祛痰中药，治疗前及治疗 2 个疗程后进行智力及语言发育水平评估。康复治疗前 2 组患儿的智力及语言发育水平差异无统计学意义（$P > 0.05$）；2 个疗程后中药组患儿智力及语言发育水平明显优于对照组（$P < 0.05$）。补肾开窍祛痰方可改善脑性瘫痪患儿智力及语言发育障碍。

主要参考文献

［1］王嘉慧. 电针治疗小儿脑瘫的现代临床文献研究［D］. 广州：广州中医药大学，2018.

［2］施镇国. 电子灸长强、百会穴联合"靳三针"治疗小儿脑瘫的临床疗效研究［D］. 福州：福建中医药大学，2019.

［3］曾芸，黄肖群. 小儿脑瘫中西医结合疗法思路初探［J］. 按摩与康复医学，2018，9（14）：85-87.

［4］尹靖颖. 针刺治疗小儿脑瘫现代临床应用规律分析［D］. 济南：山东中医药大学，2018.

［5］姜娴荷，张建奎，马丙祥，等. 针刺、推拿督脉和夹脊穴在儿童脑性瘫痪中的应用［J］. 中医儿科杂志，2019，15（3）：82-86.

［6］王旭龙. 药浴联合推拿治疗小儿脑瘫粗大运动障碍的临床效果［J］. 实用临床医学，2019，20（5）：41-43.

［7］王佳，张迪，黄程程，等. 小儿脑性瘫痪中西医研究进展［J］. 辽宁中医药大学学报，2021，23（1）：66-69.

第五节　多发性抽动症

多发性抽动症又称抽动 - 秽语综合征、进行性抽搐、Tourette 综合征（TS），简称抽动障碍。抽动障碍（TD）是一种起病于儿童时期、以抽动为主要表现的神经精神疾病，通常共患各种精神和（或）行为障碍，如注意缺陷多动障碍、强迫行为（障碍）、焦虑障碍、抑郁障碍和睡眠障碍等。临床上以多发性运动性抽动伴不自主发声为主要特征。目前我国有 20% 以上的人群处于 0~18 岁年龄段，估算近 1000 万儿童和青少年罹患 TD。我国 TD 的 Meta 分析显示，短暂性 TD 男女患病率比例为（2.22~3.68）：1，慢性 TD 为（1.57~2.79）：1。抽动大多起病年龄在 18 岁之前，4~8 岁最多见，平均年龄约为 6 岁，在 10~12 岁最严重，然后逐渐减少，有些在青春后期和成年早期消退。在 TD 及其各种亚型中，男童较女童多见。

一、病因病机

（一）西医学认识

对本病的确切病因及发病机制目前尚

未十分清楚。既往认为精神因素、中枢神经递质代谢异常，特别是与多巴胺功能异常有关。但从临床观察未发现患儿有病前心理变态、心理矛盾或性格遗传等情况。约50%患儿有轻微的神经体征，如脑电图有非特异性的异常等。因抽搐对多巴胺拮抗剂氟哌啶醇有反应，因而假想多发性抽动症的发生与多巴胺过剩有关。但近年来随着遗传学、电生理学、神经药理学和生化等方面的研究，对该病的病因有了一些新的认识。认为其与中枢神经系统的器质性损伤、性激素和兴奋性神经递质的作用有关。最近研究认为，基底神经节和边缘系统的特殊部位发育异常可能与本病有关，而这些发育异常均在性激素的控制下，并间接地受兴奋性氨基酸（EAA）神经递质的影响。目前尽管对本病在病因病理及生化方面有着不少研究，但确切的病因尚不十分清楚，还需进一步探讨。

（二）中医学认识

中医文献中无此病名，根据其临床表现，与中医学的痰证、风证有相关之处，属"惊风""抽搐""瘛疭""筋惕肉瞤"等范畴。如宋代《小儿药证直诀》记载："凡病或新或久，皆引肝风，风动而止于头目，目属肝，肝风入于目，上下左右如风吹，不轻不重，儿不能任，故目连眨也。"且古人有"风胜则动"，"怪病多由痰作祟"之论点。上述这些对抽动症状的描述，与本病十分相似，为后世研究本病的病因病机及辨证治疗提供了理论依据。

中医学对多发性抽动症的认识是以发病过程及临床表现为依据的。如明代王肯堂《证治准绳》载"水生肝木、木为风化、木克脾土，胃为脾之腑，故胃中有风，瘛疭渐生，两肩微耸，两手下垂，时腹动摇不已……"一般认为有4个方面的因素：①肝郁气滞、情志所伤或五志化火。②风痰鼓动、痰火内扰或六淫引发。③肝肾阴虚，心肝血虚或气虚血瘀，肝失所养，肝风内动。④脾虚痰聚、肝脉失调。

病机常为五志化火或六淫侵袭以致风阳暴涨，肝亢风动，肝火暴涨，鼓动阳明痰热以致痰火扰神；或久病体质虚弱，脾虚生痰，风痰恋肺，上扰清窍；或肝心血虚，肝风内动，木旺生风，肝脉失调，火盛伤阴；或阴血内耗，以致水不涵木，阴虚风动；或由于小儿气血未盛，神气未充，易喜易怒；或加之外因风邪惊恐，内伤饮食，损及脾胃而致。

二、临床诊断

（一）辨病诊断

1. 临床表现

抽动秽语综合征表现为由面肌、眼肌、颈肌或上肢肌迅速、反复不规则的抽动起病，其后症状加重，出现肢体或躯干短暂的、暴发性的不自主运动。常于肌肉抽搐开始后2~4年内，发生各种怪声，如喉鸣声、咳嗽声、发哼声、猫狗怒吼声或吹口哨声等。症状呈波动性，抽搐的形式亦时时变动，60%患儿有秽亵言语。亦有模仿言语、模仿行为、重复言语或秽亵行为。抽动于注意力分散时减轻，入睡时消失，精神紧张时加重。意志努力可以短时减轻或抑制抽动，但过后无障碍，亦不发生癫痫样痉挛、波动性、多发性抽搐。每数周或数月可有变异。病程在半年以上。

2. 相关检查

可选择进行脑电图、头颅MRI、血铅、抗链球菌溶血素"O"（简称抗"O"）、铜蓝蛋白测定、神经系统体征检查等以利于鉴别诊断。可测耶鲁综合抽动严重程度量表（YGTSS）、多发性抽动综合量表（TSGS）等以了解抽动病情轻重程度；必要时可进行多动症量表、儿童行为量表、学习困难量表、智商测定量表等以了解共患病情况。

3.临床分型

根据疾病的临床特点和病程，本病分为3种类型，包括TS、慢性TD和短暂性TD。

TS：①同时有多种运动抽动和1种或多种发声抽动，但运动抽动和发声抽动不一定同时出现；②18岁前起病；③抽动首次发病后，抽动发作频率可增加或减少，抽动症状持续时间可超过1年；④抽动症状不由某些药物、物质或其他医疗事件引起。

慢性TD（既往称为持续性TD）：①1种或多种运动抽动或发声抽动，但不同时出现运动抽动或发声抽动；②18岁前起病；③首次抽动以来，抽动的频率可增多或减少，病程在1年以上；④抽动症状不由某些药物、物质或其他医疗事件引起；⑤不符合TS的诊断标准。

短暂性TD（又称暂时性TD）：①1种或多种运动抽动和（或）发声抽动；②18岁前起病；③抽动持续时间不超过1年；④抽动症状不由某些药物或物质或其他医疗事件引起；⑤不符合慢性TD或TS的诊断标准。

三种类型间有一定延续性，短暂性TD可发展为慢性TD，慢性TD也可过渡为TS；部分患者不属于上述类型，而属于其他TD，如成年期起病的TD或晚发期TD，以及任何其他未指明的TD。

难治性TD是近年来在儿科神经病学/精神病学中逐渐形成的一个新概念，目前尚无明确定义。当严重TS病例使用经典抗TD药物，如硫必利、氟哌啶醇或阿立哌唑治疗1年以上，但无满意疗效时，一般认为是难治性TD。

（二）辨证诊断

1.肝亢风动证

临床证候：有摇头、耸肩、皱眉、眨眼、噘嘴、喊叫、踢腿等不自主动作，频繁有力，伴以烦躁易怒，头痛头晕，咽喉不利，红赤作痛，或胁下胀满，面红目赤，大便干结，小便短赤，舌红，苔白或黄，脉弦实或洪大有力。

证候分析：情志失调，肝气郁滞，故见情志不畅、烦躁易怒，或胁下胀满；气郁化火，故见咽喉不利、红赤作痛、面红目赤、大便干结、小便短赤；火极生风，则见摇头、耸肩、皱眉、眨眼、噘嘴、喊叫、踢腿等不自主动作，脉弦或弦数均为肝气郁滞化火生风之象。

2.痰火扰神证

临床证候：起病急骤，头面、躯干、四肢不同部位的肌肉抽动，甚或骂人，喉中痰鸣，烦躁口渴，睡卧不安，舌红，苔黄或腻，脉弦滑。

证候分析：患儿平素情志失调，肝气郁滞，气郁化火，炼液为痰，痰盛生风，痰火挟风上扰清窍，阻滞经络、四肢，发为抽搐，故可见头面、躯干、四肢不同部位的肌肉抽动；痰火扰神故见秽语、喉中痰鸣、烦躁口渴、睡卧不安、舌红、苔黄或腻、脉弦滑。

3.脾虚肝亢证

临床证候：肌肉抽动无力，时发时止，时轻时重，精神倦怠，面色萎黄，胸闷气短，叹息胁胀，食欲不振，睡卧露睛，形瘦性急，喉中时有吭吭作响，声低力弱，大便溏薄，舌质淡，苔薄白，脉沉无力。

证候分析：饮食不节，或素体脾胃虚弱，故见食欲不振、睡卧露睛、形瘦性急、喉中时有吭吭作响、声低力弱、大便溏薄；兼之肝气郁结，甚至郁而化火，脾虚肝亢风动，故见肌肉抽动无力，时发时止，时轻时重，精神倦怠，面色萎黄，胸闷气短，叹息胁胀；舌质淡、苔薄白、脉沉无力均为脾虚肝亢风动之象。

4.阴虚风动证

临床证候：形体憔悴，精神疲倦，五

心烦热，两颧潮红，皱眉眨眼，耸肩摇头，肢体震颤，头晕眼花，性情急躁，口渴唇红，口出秽语，睡眠不安，时有喉中吭吭作响，大便干结，舌红或绛，苔光剥，脉细数无力。

证候分析：先天禀赋不足或热病久病之后致肝肾阴亏，故见形体憔悴、精神疲倦、五心烦热、两颧潮红；水不涵木，阴虚阳亢风动，故见皱眉眨眼、摇头耸肩、肢体震颤、头晕眼花、性情急躁、口渴唇红、口出秽语、睡眠不安、时有喉中吭吭作响；大便干结、舌红或绛、苔光剥、脉细数无力均为阴虚阳亢风动之象。

三、鉴别诊断

1. 肌阵挛癫痫

是癫痫的一种类型。表现为突发的触电样肌肉抽动。可累及一组肌肉或全身。每次发作时间短暂，发作较为频繁。常伴有明显的智力缺陷。发作有时，多于清晨或夜晚发作。发作部位多局限于某一肌群，发作形式较为单一。发病时经常因跌倒而摔伤，不伴发声抽动及刻板语言。脑电图可示棘慢波或多棘慢波等痫样放电。抗癫痫治疗有效。

2. 风湿性舞蹈病

本病不自主动作并非重复刻板，动作不能随意控制，女性较多见，舞蹈动作不规则、不重复，不伴发声抽动及刻板语言。肌张力减低，多有血沉、抗"O"及心脏的改变。

3. 习惯性抽搐

该病是因不良习惯、精神因素或模仿他人行动而造成的，抽动仅涉及单组肌群，且局限于该组肌群而不扩展，持续时间短暂，可自行消失，一般不发声，动作始终较刻板和单调，对氟哌啶醇无显效。

四、临床治疗

（一）提高临床疗效的要素

1. 遵循药物和心理并重的原则。对患儿应多关怀、多鼓励，不可妄加指责造成自卑心理。

2. 要针对患儿的具体情况采取个体化治疗。由于每个患儿的症状轻重、个性特点及所处环境有所不同，因此，治疗时要特别注意针对不同特点及时调整治疗方案，尽量减少药物不良反应。

3. 临床治疗上应谨守病机，在扶正祛邪总原则指导下，重用镇肝息风药物。对实证则应用清泻肝火、镇静息风，或清火涤痰、平肝宁神疗法；对虚实夹杂者，则治以缓肝理脾、强土制木，或潜阳息风、养血柔肝。另外，从肺论治，祛风除痰，消除病因，也是治疗本病的关键。

4. 心理、行为治疗及习惯训练等对于本病康复有重要作用。要针对家长、老师和同学进行有关本病特点和性质的宣传教育工作。良好的社会和家庭环境有助于消除患儿心理障碍，促进康复。

（二）辨病治疗

1. 药物治疗

（1）多巴胺受体阻滞剂

①硫必利：本药系典型抗精神病药。开始每日宜小剂量 50~100mg/d，分 3 次服用，以后渐增量，至第 10 日 100~600mg，待症状控制后 2~3 个月，酌减剂量。维持量每天 150~300mg（1.5~3 片）。不良反应小，无明显锥体外系不良反应，多见嗜睡，胃肠道反应。

②阿立哌唑：起始剂量和治疗剂量是 1.25~5.00mg/d，以后逐渐增加至 2.50~20.00mg/d，不受进食影响。用药 2 周内（药物达稳态所需时间）不应增加剂量，

2周后，可根据个体的疗效和耐受情况适当调整，但加药速度不宜过快。不良反应为嗜睡、体重增加、有胃肠道反应。

③匹莫齐特（哌咪清）：剂量范围为每日 4~60mg，平均每日为 8mg。由每日 2mg 开始，渐增量，约 2 周达治疗剂量。对氟哌啶醇疗效差或不能耐受，以及需长期服用者，宜选用此药。

④氟哌啶醇治疗宜从小剂量开始，逐渐增加。儿童每日 0.05mg/kg，分 2 次口服，每日 3 次。不良反应为嗜睡、视力模糊、疲乏、恶心。

（2）肾上腺素能神经 a2 受体兴奋剂

可乐定：口服，开始每日 0.15~0.3mg，分 2 次，5~10 日后可加至每日 0.6~2mg。不良反应为体位性低血压、早醒、头痛、腹痛及鼻出血，高血压患儿可伴发反跳性高血压而危及生命，逐渐缓慢撤药可避免。

（3）5-HT 摄取抑制剂

氯丙咪嗪：为专一的 5-HT 摄取阻滞剂。每日用量为 50~250mg，分 2~3 次口服，开始为小剂量，而后渐增量，2~3 周达治疗量。

（4）中枢神经抑制剂

γ-氨络酸：每日服 1.5~4.0g，开始为 0.5g，每日 3 次，渐增量，3~5 至治疗量。

（5）其他肌苷

为用于改善代谢的辅助治疗。每日 50~90mg/kg，分 3 次口服，2 周后有效者可逐渐减量。疗效不满意者可加服小剂量的氟哌啶醇（每日＜2mg）。该药无氟哌啶醇的不良反应，适合于对氟哌啶醇等药物不能耐受而又需长期服药的患儿。

2.心理行为治疗

这是改善抽动症状、干预共患病和改善社会功能的重要手段。轻症多发性抽动病患儿多数采用单纯心理行为治疗即可奏效。通过对患儿和家长的心理咨询，调适其心理状态，消除病耻感，采用健康教育指导患儿、家长、老师正确认识本病，淡化患儿的抽动症状。同时可给予行为治疗，包括习惯逆转训练、效应预防暴露、放松训练、阳性强化、自我监察、消退练习、认知行为治疗等。其中习惯逆转训练和效应预防暴露是一线行为治疗。

对其进行积极药物治疗的同时，对患儿的学习问题、社会适应能力和自尊心等方面予以教育干预。策略涉及家庭、学校和社会。鼓励患儿多参加文体活动等放松训练，避免接触不良刺激，如打电玩游戏、看惊险恐怖片、吃辛辣食物等。家长可以将患儿的发作表现拍摄记录下来给医师观看，以便于病情的判别。家长应与学校老师多沟通交流，并通过老师引导同学不要嘲笑或歧视患儿。鼓励患儿大胆与同学及周围人交往，增强社会适应能力。

（三）辨证治疗

1.辨证论治

（1）肝亢风动证

治法：清肝泻火，息风止痉。

方剂：泻青丸。

组成：羌活、防风、栀子、制大黄、当归、川芎、冰片，研末以汤剂冲之。

加减：加钩藤、菊花、全蝎、蜈蚣以息风通络，平肝镇痉；加大苦大寒之龙胆草直泻肝火，以平肝亢；加白芍可加强柔肝息风之力。

（2）痰火扰神证

治法：清火涤痰，镇静安神。

方剂：礞石滚痰丸。

组成：礞石（先煎）、黄芩、制大黄、沉香木。

加减：痰热闭窍，加石菖蒲、郁金、天竺黄以清热豁痰开窍；喉间痰鸣甚，加陈皮、半夏、竹沥水以增强化痰之功。

（3）脾虚肝亢证

治法：扶土抑木，缓肝理脾。

方剂：钩藤异功散。

组成：太子参、茯苓、白术、陈皮、钩藤、甘草。

加减：气虚甚者，加黄芪；抽动频繁，可加白芍配甘草酸甘化阴以柔肝息风；可加全蝎以制风动，即标本同治；纳差甚者，加焦三仙、香稻芽、炒鸡内金以助中焦运化。

（4）阴虚风动证

治法：滋水涵木，育阴潜阳。

方剂：三甲复脉汤。

组成：鳖甲、龟甲（先煎）、生牡蛎（先煎）、白芍、生地黄、阿胶（烊化）、麦门冬、麻仁、炙甘草。

加减：阴精亏损甚者，加鸡子黄；心神不宁，惊惕不安，加茯神、钩藤、炒枣仁以平肝宁心安神；潮热者，加青蒿、地骨皮清退虚热。

2. 外治疗法

（1）针灸疗法

针灸取穴分三组。

第一组：太阳、合谷、太冲、风池。

第二组：百合、水沟、间使、太溪、鸠尾。

第三组：大椎、筋缩、肝俞、肾俞。

方法：每日1组，交替使用，得气后以平补平泻手法，适用于本病各类型。

（2）推拿疗法

沿督脉由百会穴向下经风府穴至长强穴推拿，主要穴位为百会、风府、大椎、哑门、身柱、神道、灵台、脊中、命门、腰阳关、腰俞、长强等穴，用推、揉、按、摩4种手法交替配合使用，自上而下反复进行，每日中午、晚间睡前各1次，每次半小时，其中风府穴、长强穴推拿时间相对长一些。

3. 成药应用

（1）当归龙荟丸　1次6g，1日2次。具有清肝明目、泻火通便的功效，适用于肝火亢盛引起的多发性抽动症。

（2）九味息风颗粒　4~7岁，6g/次，1日2次；8~10岁，9g/次，1日2次；11~14岁，12g/次，1日2次。疗程六周。具有滋补肝肾、平肝息风、化痰宁神的功效，适用于本病症且喉中发出异常声音、神思涣散、注意力欠集中、小动作多、性情急躁等者。

（3）地牡宁神口服液　3~5岁1次5ml，6~14岁1次10ml，15岁以上1次15ml，1日3次。具有滋补肝肾、宁神益智的功效，用于肝肾阴亏，肝阳偏旺所致的小儿神思涣散、多动急躁、多语高昂、夜寐不安、舌红少苔、弦脉细数的多发性抽动症。

4. 单验方

（1）辛夷、苍耳子、玄参、板蓝根各10g，山豆根5g，木瓜、伸筋草、钩藤各10g，半夏6g，全蝎3g，蜈蚣1条，每日1剂，有息风化痰，开窍通窍之功效，适用于多发性抽动症，有风痰者。[中医杂志.2005，46（6）：417-418.]

（2）炒僵蚕6g，蝉蜕6g，广姜黄6g，制白附子3g，全蝎3g，生白芍12g，穿山甲9g，莲子心3g，生大黄3g，甘草6g。以上为5~7岁小儿用量，每日1剂，水煎服。用于多发性抽动症。临证用量可随年龄、视病情增减。[郑宏，郑攀. 郑启仲儿科疑难病临证心得. 中国中医药出版社.]

（四）其他疗法

脐针

由于脐部位特殊，古代医家多主张禁针，随着中医学的发展，研究发现脐针可增强免疫力，具有抗氧化、抗衰老作用。脐针主要是在脐壁、脐蕊和脐谷三个区域进针，脐壁是环绕脐孔周缘的壁组织，脐蕊是脐中心向外凸出的瘢痕组织，脐谷位于两者之间的凹陷处。神阙穴有调和脏腑的功效，脐针创始人齐永认为"先天之经是以脐带为中心的放射状网状结构"。腹针是以神阙布气学说为核心。神阙对人体的经络气血有着重要作用，使机体达到平衡。涂鹤松依据肝气过亢导致抽动的原理，选取患者肚脐9点和11点方向，即震、巽位，与肝胆表里关系相吻合，进针0.1~0.5寸，留针时间依据天地之数重法，每周治疗5次，连续3周为1疗程，总疗程为3~6周，其治疗效果明显优于对照西药组。[涂鹤松.脐针疗法治疗儿童抽动障碍35例.中医外治杂志，2019，28（4）：18-19.]

（五）医家诊疗经验

1. 王素梅

王教授认为小儿抽动障碍的发生主要责之于脾虚肝亢、风痰内扰。小儿生理上肝常有余，肝行其少阳之职，发挥其生发之功，表现为生机蓬勃。但现阶段独生子女居多，娇生惯养，冲动任性，一旦所欲不遂或受到责罚训斥，易出现肝气郁结，甚至郁而化火，火极生风，风阳循经上扰的病理状态。临床表现为挤眉眨眼、皱鼻咧嘴、甩头耸肩等一系列运动性抽动的症状。根据五行生克制化关系，肝脏气血阴阳失调，势必影响他脏功能。王教授认为，小儿"脾常不足"，加之饮食不知自节，恣食肥甘厚腻，或肝郁克于脾土，皆可致脾失健运，蕴湿为痰，久之化热，痰热互结，聚于咽喉则咽部不利、吭吭发声，甚至秽语不休；走窜经络则颜面、肢体频频抽动；痰火扰心则心神不宁、胆怯易惊。此外，《素问·灵兰秘典论篇》言："肝者，将军之官，谋虑出焉。"《难经》云："脾藏意与智。"说明脾、肝与情志思虑密切相关，故临床中部分患儿常伴有精神涣散、思维迟缓、失眠健忘、学习困难等症状。根据衰者补之，损者益之的原则，脾虚理应健脾，运脾以杜生痰之源；肝亢则须清肝、平肝以祛内外之风，王教授自拟健脾止动汤广

泛应用于临床，安全有效。方中以太子参为君药，健脾补肺，益气生津；茯苓健脾渗湿，令水湿从前阴下行；白术补气以复脾运，燥湿以除既生之痰湿，二药相须为用，辅助君药健脾益气；陈皮辛行温通，协白术健运脾气，合半夏燥湿祛痰，共为臣药。防风为风中之润剂，可祛内外之风；钩藤入肝经息风解痉；龙胆草泻肝息风；当归、川芎养血活血，血行而风灭，全方健脾以治其本，平肝息风以治其标。现代药理研究表明，钩藤不仅可通过抑制纹状体多巴胺（DA）释放而起到抗抽动作用，还能提高学习和记忆能力。[于文静，张雯.健脾止动汤对多发性抽动症血清脑源性神经营养因子含量的影响及疗效观察.中华中医药学刊，2019，37（2）：333-336.]

2. 马融

马教授认为多发性抽动症病机以肝为核心，可分三焦论治。风邪犯肺，外风引动肝风，头面部症状为主者从上焦（肺）论治，用银翘散，以宣肺开表，佐金平木；肝木乘土，土虚生痰，痰火风动，有四肢、腹部、精神症候群者从中焦（脾胃）论治，用二陈汤或天麻钩藤饮加减，肝脾同治；兼有注意力不集中者或症状反复者从下焦（肾）论治，用六味地黄丸合泻青丸加减，以滋肾养肝，息风止动。[戎萍，张喜莲，李亚平，等.马融运用三焦分治法治疗儿童多发性抽动症经验.中医杂志，2016，57（9）：734-735.]

五、预后转归

本病的病因迄今尚未完全明了。近年研究提示其病因及发病机制可能与遗传、生化代谢、服药不当及精神等多种因素有关。进一步的研究发现本病的发病还可能与脑内某些组织的功能异常有关。对于明确诊断的病例通常采用药物治疗及心理矫治为主。本病大多预后良好。一般到少年

后期大部分好转，但也有少数患儿症状迁延，甚至终身不愈。如处理不当，易发生多种心理行为异常，如自卑、暴躁、品行问题等，甚至发展为精神分裂症或其他精神疾病。

六、预防调护

（一）预防

1.注意生活调理

少食寒凉厚味食品，以免损伤脾胃。

2.注意心理治疗

开展心理咨询，行为教育，调整好情绪，减轻思想压力的精神心理学的治疗，预防精神过度紧张。

（二）调护

1.注意休息

患者的情绪波动与本病有密切关系，情绪紧张或疲劳过度均可使病情加重，故应强调休息。

2.综合评定

在治疗过程中要经常综合评定患儿的抽动症状、心理行为表现和社会适应情况以便及早干预。给予患儿良好的家庭环境及社会环境。爱护关怀患儿，给予正确的教育与管理，恰当启发鼓励，及时解除精神负担。

3.药物观察

药物治疗时除应观察疗效外，要注意不良反应，针对不同药物的特点及时采取措施。例如，氟哌啶醇常有引起肌张力不全等急性锥体外系反应的不良反应且症状较重，用药前即应交代清楚，以免引起家长及患儿的恐慌，加重心理负担，并应常规加用等量安坦以预防不良反应的发生；可乐定的常见不良反应有嗜睡、头晕、体位性低血压或心电图改变，在服药过程中应定期检查血压和心电图。

4.加强监护

对于严重病例，特别是伴有严重精神、行为障碍及自伤、伤人行为者应加强监护或住院治疗。

七、专方选要

（一）宣氏抽动方

组成：菊花、生龙齿、石决明、茯苓各10g，白芍、郁金、石菖蒲、生甘草各6g，全蝎2g。

功效：清肝泻火、息风止痉、宁心安神、疏肝解郁。

主治：多发性抽动症，证属气郁化火而致皱眉眨眼、张口歪嘴、摇头耸肩、面红耳赤、烦躁易怒、舌红、苔黄、脉弦数。

方解：方中菊花疏散风热、清肝明目，石决明平肝潜阳、清肝明目，二者合为君药，清肝泻火、平肝潜阳；白芍清心凉血、柔肝解郁，郁金疏肝解郁，二者合为臣药，既助君药清肝明目，又柔肝解郁，清心凉血；全蝎息风止痉、善治惊痫抽搐，石菖蒲开窍凝神、化痰和胃，茯苓健脾利饮、宁心安神，龙齿镇静安神、善除烦热，以上诸药合为佐药；甘草为使，缓和药性、调和诸药，诸药相合，共奏清肝泻火、疏肝解郁、息风止痉之功效。现代药理学研究表明全蝎中抗癫痫肽具有活性强、毒性低等特点，对咖啡因、贝美格引起的惊厥有明显抑制作用，其中对抗咖啡因惊厥作用最强。石菖蒲对中枢神经系统有兴奋、抑制双向调节作用，既可镇静安神、抗惊厥，还可醒脑开窍、抗抑郁，对脑组织和神经细胞有很好的保护作用。

（二）补脑柔肝健脾方

组成：炙龟甲10g，白芍10g，炒白术15g，生牡蛎15g，益智仁10g，当归10g，天麻10g，僵蚕10g，地龙10g，辛夷10g，白芷 10g，蝉蜕 10g，石菖蒲 10g，炙甘草 10g。

功效：补脑柔肝健脾。

主治：多发性抽动症，属肝虚脾旺而致运动抽动，发声秽语；急躁易怒，面色萎黄，胃纳不振；舌淡红，苔白或腻，脉细弦。

方解：其中炙龟甲归肝、肾两经，补先天之本，生精、髓，通于脑，又滋阴潜阳、益肾强骨、养血补心故为君。炒白术、白芍为臣，白芍味酸，性微寒，入肝脾经，能养血平肝，敛阴止痉，健脾和肝。生牡蛎、益智仁补肾补脑益髓；当归味甘、辛，性温，入心肝脾经，能养血补血；天麻、僵蚕合用，息风止痉，平抑肝阳，共奏息风止痉通络之效；地龙清热息风，通络止痉；僵蚕、蝉蜕共用以疏散风热，化痰散结，利咽，明目。

辨证加减：吸鼻缩鼻者加辛夷、白芷通鼻窍，止鼻动；喉中有痰，时发怪声者加蝉蜕清热利咽，且临床表明蝉蜕止痉效果显著；口出秽语者加石菖蒲开语窍，化痰浊；腹部挛急者加白芍、炙甘草酸甘化阴，止痛；眨眼频者加谷精草清肝明目；清嗓多者加生地黄滋阴养血、加牡蛎重镇安神。

八、研究进展

（一）辨证分型论治

1. 五脏辨证

黎欣等认为肝风内动为基本病机，基本治则应为平肝息风，自拟宁肝息风汤，效果良好，药用天麻、钩藤、白芍、僵蚕、蝉蜕、胆南星、郁金等，并根据舌象、抽动部位加减，如喉间发声，加玄参、射干、桔梗、枳壳；吸鼻者，加苍耳子、辛夷，以祛风利肺、通鼻窍；以眨眼、歪嘴等面部肌肉抽动为主者，加菊花、夏枯草、蒺藜、桔梗；以摇头、耸肩等肩颈部抽动为主者，加葛根、柴胡、伸筋草、羌活，以疏利经脉；以甩手、跺脚、弹指等四肢抽动为主者，加姜黄、川桐皮、伸筋草、桑枝、木瓜，以活血行气、舒筋活络。

李玉霞等认为儿童多发性抽动症病位多在心、肝，基本病机为痰火引动肝风，上扰心神。因此，基本治则为清热化痰、平肝息风、止痉安神。菖蒲郁金汤治疗小儿多发性抽动症起效快、复发率低，治疗3个月，总有效率达93.33%，并可以明显改善患儿的情志。

丘婧等亦认为多发性抽动症病源在肝、肺，由风、痰、火、气互相作用引起，主张从肝、肺、心论治本病，用银翘散方加减治疗，疗效明显。

王素梅认为本病应从肝脾论治，提出了扶土抑木的治疗方法：①健脾化痰法，常用二陈汤与六君子汤，用于纳差、面色不华、注意力不集中、舌苔白腻者；②益气健脾法，常用四君子汤，用于抽动不显著或处于缓解期的脾虚证患儿；③运脾消滞法，用枳实、枳壳、鸡内金、焦麦芽、焦山楂、焦神曲等药，用于抽动伴有纳呆、腹胀、腹痛、大便偏干、舌苔厚的患儿。其创制健脾止动汤由六君子汤合泻青丸加减而成，多发性抽动症模型大鼠实验表明其止动机制与抑制过度释放的兴奋性氨基酸递质 Glu 有关。

赖东兰等亦从肝脾同治本病，认为小儿若脾虚气血生化无源，则肝无"血液以濡之"，肝亢、筋脉失养可出现脾气急、摇头、挤眉弄眼等；脾气虚则可见注意力不集中等症，故治疗应抑木扶土兼顾心肾。

王春荣认为脾主肌肉，本病与脾有密切关系。①脾虚痰聚者，风痰上犯清窍，则挤眉眨眼。脾开窍于口，其华在唇，咧嘴、歪嘴等口唇症状责之于脾。方用香砂异功散合四君子汤理气健脾；②脾虚肝亢者，患儿以头颤肢摇、挺胸鼓肚、频繁眨眼、耸肩、脾气暴躁、身体瘦弱、食欲差等为特征。方用四逆散合六君子汤健脾化痰、疏肝息风；③脾胃积热者，患儿抽动以腹部为主，还有咧嘴弄舌、叩齿、秽语、甩手跺脚、口臭、易怒等特点，方用泻黄散合加味止痉散清热泻脾、息风止痉。方药组成为藿香、栀子、石膏、防风、全蝎、蜈蚣、蝉蜕、僵蚕。

于海波认为抽动症病位在肝，与五脏相关。小儿肝常有余，易出现肝气郁结，生风生热；小儿心常有余，易喜易怒易惊；小儿脾常不足，易生痰湿，久而化热，引动肝风；小儿肺常虚，肺失肃降，气机不利，郁而化热生风；小儿肾常虚，肾阴不足，肝阳失潜则引发抽动，其创于氏安神定志方：钩藤、蝉蜕、胆南星、地骨皮、莲子心、石膏、焦山楂、紫苏叶、防风、桂枝、大枣、龙骨、牡蛎、生甘草，以镇肝息风、兼清内热。

于文静等亦主张从五脏辨治抽动症，从肝辨治，常选用柴胡、郁金、钩藤、龙胆草、夏枯草、珍珠母等药物，以疏肝、平肝、清肝；从脾辨治，常用太子参、茯苓、陈皮、半夏、山药等，补而不滞，使脾健气行；从心辨治，除须平肝息风外，尚要益气养血、安神定志，常选当归、川芎、酸枣仁、磁石等；从肺辨治，刘弼臣认为本病"本源在肝，病发于肺"，常选用辛夷、苍耳子、山豆根、玄参、板蓝根等，以疏风宣肺、解表通窍；从肾辨治，可以增加补肾纳气、收敛固涩之品，如菟丝子、巴戟天、肉苁蓉、金樱子之类。

2. 分期辨证

杨旭东等对多发性抽动症进行分期论治，初期偏于五志过极，导致心火亢盛，或肝气郁结、风火上扰，治疗上予清热泻火、平肝定抽法，用平肝清心汤；中期木旺克土、虚风内动者，治疗以柔肝健脾、抑木扶土为法，以健脾养肝汤加减治之；后期肝阴不足、阴虚火旺、虚火引动肝风上扰者，治疗以滋阴降火、平肝息风为法，方选大定风珠加减。

陈文霞等认为多发性抽动症初期为风邪犯肺，抽动多在头颈面部且部位变换，治疗应从肺论治，兼顾肝脏，方用银翘散加减，以宣肺清热，疏风化痰，佐金平木。中期引动肝风，患儿以抽动频繁、喉中有痰、心烦、急躁、秽语为表现，治疗从肝胆论治，兼顾心脏。偏肝热风动者选天麻钩藤汤；偏肝经痰火者选温胆汤；偏肝风内动者选风引汤，重镇潜阳、息风止痉。后期病入心肾，病情易反复，兼有注意力不集中，则从心肾论治，兼顾脾脏，治以滋肾平肝，或理脾缓肝，或安神定志，方选滋水清肝汤、柴胡桂枝龙骨牡蛎汤合甘麦大枣汤加减。

3. 主症辨治

张涛从面部、肢体、秽语、多动等不同主症入手辨治小儿多发性抽动症。主症为面部症状者（摇头、挤眉、耸鼻、吸鼻、咧嘴、伸舌、吹气、耸肩、清嗓子、扭头），平素易感冒，突出从肺论治，宜疏外风以息内风，自拟清肺息风汤；主症为肢体抽动者（耸肩、甩手、鼓肚、踢腿），症状易反复，此消彼长，重视从肝论治，治当疏肝解郁，平肝息风，方用小柴胡汤合羚角钩藤汤加减；主症为吸鼻、清嗓子、咳嗽，或喉中痰鸣、吼叫，或发出"吭吭"声，或秽语、多动，治当清热涤痰，息风通络，方用黄连温胆汤合半夏白术天麻汤加减。

4. 体质辨证

中医认为体质的差异往往决定着某些致病因素的易罹性和倾向性。体质与先天因素及后天饮食、起居、环境等因素有关，抽动症的发病可能与某类型体质的小儿有一定的相关性。近些年陈立翠等调查 84 例多发性抽动症患儿的体质类型，发现以肺热阳盛质、阴虚燥红质者居多，并提出病前采取"因质论食"、病中辨证论治并以饮食调理体质、病后预防外感等一系列干预，以达到中医"治未病"效果。

李珉景等认为脾虚痰湿质宜健脾柔肝、行气化痰，方用温胆汤加减，辅以化湿祛痰、息风止痉药物，如葛根、木瓜、伸筋草、防风、荆芥等；阴虚内热质宜滋阴养血、柔肝息风，方选大定风珠加减，另加柴胡、白芍、地龙、谷精草、伸筋草等；气郁化火质治疗宜清肝泻火、息风止痉，方用清肝达郁汤加减，另加菊花、川芎、防风、木瓜、伸筋草等；脾虚肝旺质以六君子汤合泻青丸加减。

张扬菱亦将多发性抽动症患儿体质分为脾虚痰湿、气郁化火、阴虚内热、脾虚肝亢质，分别予十味温胆汤、清肝达郁汤、大定风珠、补脾泻肝方药。

（二）中药研究

1. 单药研究

羚羊角、珍珠粉具有一定的中枢抑制、镇静、修复神经细胞等作用。龟甲具有促进发育、保护中枢神经系统的作用。僵蚕对神经系统有营养保护作用，镇静抗惊，与蝉蜕、钩藤组成的复方在治疗多发性抽动症中有确切疗效。钩藤所含生物碱等成分，可作为多巴胺受体拮抗剂，介导中枢多巴胺能系统，发挥抑制作用，保护神经细胞、抗痉挛、抗肌肉抽搐等。白芍有去极化神经肌肉阻滞剂的作用，能改善学习和记忆。这些药理作用显然对控制多发性抽动症是有益的。

2. 复方研究

有学者根据小儿肝常有余、脾常不足的理论认为此病可采取佐金平木、健脾化痰等法。观察组采用佐金平木与健脾化痰法联合治疗（柴胡、钩藤、陈皮、半夏等），对照组采用口服氟哌啶醇，结果发现观察组神经递质多巴胺、5-羟色胺神经递质较对照组减低，NE、GABA较对照组增高，以上神经递质改善说明此方有良好的改善神经和肌肉功能的作用，可起到良好的治疗效果。肾藏精，主生长发育。西医学认为抽动障碍是神经递质分泌不足，中医学认为肾脑相济，因此从肾治疗有利于抽动障碍的康复。有研究认为抽动动作可受患者意识的控制，超出了单纯的肝风内动，认为抽动障碍主要是由肾志失于封藏引起，治疗以强志定意、安魂助勇为治疗法则，依据古方仁熟散，结合临床经验，自制强志定恐方，方中熟地黄、远志不仅可调节神经递质Glu、GABA，还可以改善记忆功能，茯神、党参、甘菊花均有助于安神，增强记忆力，治疗12周1个疗程之后与西药对照组进行比较，观察组治疗有效率更高。

主要参考文献

［1］巩克波，刘远昌，武志华. 清肝息风汤辅助治疗多发性抽动症临床研究［J］. 中国中医药现代远程教育，2019，17（23）：46-49.

［2］杨苑，张宁，段渠. 脐针疗法的临床应用与研究进展［J］. 云南中医中药杂志，2018，39（1）：88-90.

［3］梁冰雪，袁天慧，闫翠，等. 浅谈脐疗的中医内涵［J］. 中华中医药杂志，2018，33（10）：4329-4332.

［4］张馨心，马融，李亚平. 儿童抽动障碍的中医研究进展［J］. 中华中医药杂志，2020，35（12）：6241-6244.

第十三章 内分泌疾病及遗传代谢病

第一节 儿童糖尿病

糖尿病（DM）是由于胰岛素分泌绝对缺乏或者相对不足而造成糖、脂肪、蛋白质代谢紊乱的一组临床综合征，分为原发性和继发性。原发性糖尿病又可分为：1 型糖尿病、2 型糖尿病、青年成熟期发病型糖尿病和新生儿糖尿病。继发性糖尿病大多由一些遗传综合征（如 21- 三体综合征、Turner 综合征和 Klinefelter 综合征等）和内分泌疾病（如 Cushing 综合征、甲状腺功能亢进症等）引起。98% 的儿童糖尿病为 1 型糖尿病，是危害儿童健康的重大儿科内分泌疾病。2 型糖尿病甚少，近年来随儿童肥胖症的增多有增加趋势。

一、病因病机

（一）西医学认识

1. 病因和发病机制

1 型糖尿病的确切发病机制尚未完全阐明。目前认为是在遗传易感基因的基础上由外界环境因素的作用引起的自身免疫反应，导致了胰岛 β 细胞的损伤和破坏。当 90% 以上的 β 细胞被破坏后，其残存的胰岛素分泌功能即不足以维持机体的生理需要，则临床出现症状。遗传、免疫、环境等因素在 1 型糖尿病发病过程中都起着重要的作用。

（1）遗传易感性 根据对同卵双胎的研究，1 型糖尿病的患病一致性为 50%，说明本病病因除遗传因素外还有环境因素作用，属多基因遗传病。通过对人类白细胞抗原（HLA）的研究发现，HLA 的 D 区 II

类抗原基因（位于 6p21.3）与本病的发生有关，已证明与 HLA-DR3 和 DR4 的关联性特别显著。还有研究认为 HLA-DQβ 链上第 57 位非门冬氨酸及 HLA-DQ α 链上第 52 位的精氨酸的存在决定了 1 型糖尿病的易感性；反之 HLA-DQβ57 位门冬氨酸和 HLA-DQ α 52 位非精氨酸则决定 1 型糖尿病的保护性。但遗传易感基因在不同种族间有一定的差别，提示与遗传多态性有关。

（2）环境因素 1 型糖尿病的发病与病毒感染（如风疹病毒、腮腺炎病毒、柯萨奇病毒等）、化学毒物（如链尿菌素、四氧嘧啶等）、食物中的某些成分（如牛乳中的 α - 酪蛋白、β- 酪蛋白、乳球蛋白等）有关，以上因素可能会激发易感性基因者体内免疫功能的变化，产生 β 细胞毒性作用，最后导致 1 型糖尿病。

（3）自身免疫因素 约 90% 的 1 型糖尿病患者在初次诊断时血中出现胰岛细胞自身抗体（ICA）、胰岛 β 细胞膜抗体（ICSA）、胰岛素自身抗体（IAA）以及谷氨酸脱羧酶（GAD）自身抗体、胰岛素受体自身抗体（IRA）等多种抗体，并已证实这些抗体在补体和 T 淋巴细胞的协同作用下具有对胰岛细胞的毒性作用。新近证实，细胞免疫异常对 1 型糖尿病的发病起着重要作用，树突状细胞源性细胞因子白介素 -12 会促进初始型 $CD4^+$ 细胞（TH_0）向 I 型辅助性 T（TH_1）细胞转化，使其过度活化而产生 TH_1 细胞类细胞因子，引起大量炎症介质的释放，进而损伤胰岛 β 细胞。

2. 病理生理

胰岛 β 细胞大都被破坏，分泌胰岛素明显减少，而分泌胰高糖素的细胞和其他细胞则相对增生。人体有 6 种主要涉及能量代谢的激素：胰岛素、胰高糖素、肾上腺素、去甲肾上腺素、皮质醇和生长激素。其中唯有胰岛素是促进能量储存的激素，其余5种激素在饥饿状态下均可促进能量释放，称为反调节激素。正常情况下，胰岛素可促进细胞内葡萄糖的转运，促进糖的利用和蛋白质的合成，促进脂肪合成，抑制肝糖原和脂肪的分解。糖尿病患儿的胰岛素分泌不足或缺如，使葡萄糖的利用减少，而反调节激素如胰高糖素、生长激素、皮质醇等增高，又促进肝糖原分解和葡萄糖异生作用，使脂肪和蛋白质分解加速，造成血糖和细胞外液渗透压增高，细胞内液向细胞外转移。当血糖浓度超过肾阈值（10mmol/L 或 180mg/dl）时即产生糖尿。自尿中排出的葡萄糖可达到200~300g/d，导致渗透性利尿，临床出现多尿症状，每日约丢失水分 3~5L，钠和钾 200~400mmol，因而造成严重的电解质失衡和慢性脱水。由于机体的代偿，患儿呈现渴感增强、饮水增多；因组织不能利用葡萄糖，能量不足而产生饥饿感，引起多食。胰岛素不足和反调节激素增高促进了脂肪分解，使血中脂肪酸增高，肌肉和胰岛素依赖性组织即利用这类游离脂肪酸供能以弥补细胞内葡萄糖不足，而过多的游离脂肪酸进入肝脏，则在胰高糖素等生酮激素的作用下加速氧化，导致乙酰辅酶A增加，超过了三羧酸循环的氧化代谢能力，致使乙酰乙酸、β羟丁酸和丙酮等酮体在体液中累积，形成酮症酸中毒。酮症酸中毒时氧利用减低，大脑功能受损。酸中毒时 CO_2 严重潴留，为了排除较多的 CO_2，呼吸中枢兴奋而出现不规则的深快呼吸，呼气中的丙酮产生特异的气味（腐烂水果味）。

（二）中医学认识

中医学中无"儿童糖尿病"的确切记载，根据其临床和发病特点，本病应归于"消渴"等范畴，"消"指消瘦，"渴"指口干口渴。中医学认为糖尿病是素体五脏虚弱，饮食不节，情志失调，劳倦内伤等多种因素共同作用下，脏腑功能失衡，变生郁痰瘀浊，致使五脏六腑气血津液功能全面紊乱的一种疾病。对于儿童糖尿病则多从小儿"脾常不足，肾常虚"立论，认为小儿脏腑娇嫩，形与气皆不足，故先天肾精不足，脏腑虚弱为起病之源；后天脾运不健，致浊邪内生为发病之本。若小儿胎禀怯弱，肾精不足，脾气不充，运化失健，先后天之精气不能荣养五脏，五脏虚弱则易发消渴。

二、临床诊断

（一）辨病诊断

1. 临床表现

（1）典型症状为多饮、多尿、多食和体重下降（即"三多一少"）。但婴儿多饮、多尿不易被发觉，很快即可发生脱水和酮症酸中毒。年长儿还可出现消瘦、精神不振、倦怠乏力等体质显著下降症状。约40%糖尿病患儿常因急性感染、过食、诊断延误、突然中断胰岛素治疗等后，在就诊时即处于酮症酸中毒状态，多表现为起病急、进食减少、恶心、呕吐、腹痛、关节或肌肉疼痛、皮肤黏膜干燥、呼吸深长、呼气中带有酮味、脉搏细速、血压下降、体温不升，甚至嗜睡、淡漠、昏迷。

（2）少数患儿起病隐匿，以精神呆滞、软弱、体重下降等为主。体格检查时除见体重减轻、消瘦外，一般无阳性体征。酮症酸中毒时可出现呼吸深长，带有酮味，有脱水征和意识障碍。

病程较久，对糖尿病控制不良时可发生生长落后、智能发育迟缓、肝大，称为Mauriac综合征。晚期可出现蛋白尿、高血压等糖尿病肾病表现，最后致肾衰竭。还可出现白内障、视力障碍、视网膜病变，甚至失明。

（3）儿童糖尿病有特殊的自然病程。①急性代谢紊乱期。从出现症状到临床确诊，时间多在 1 个月以内。约 20% 患儿表现为糖尿病酮症酸中毒；20%~40% 为糖尿病酮症，无酸中毒；其余仅为高血糖、糖尿和酮尿。②暂时缓解期。约 75% 的患儿经胰岛素治疗后，临床症状消失、血糖下降、尿糖减少或转阴，即进入缓解期，也称"蜜月期"。此时胰岛 β 细胞恢复分泌少量胰岛素，对外源性胰岛素需要量减至 0.5U/（kg·d）以下，少数患儿甚至可以完全不用胰岛素。这种暂时缓解期一般持续数周，最长可达半年以上。此期应定期监测血糖、尿糖水平。③强化期。经过缓解期后，患儿出现血糖增高和尿糖不易控制的现象，胰岛素用量逐渐或突然增多，称为强化期。在青春发育期，由于性激素增多等变化，增强了对胰岛素的拮抗，因此该期病情不甚稳定，胰岛素用量较大。④永久糖尿病期。青春期后，病情逐渐稳定，胰岛素用量比较恒定，称为永久糖尿病。

2. 相关检查

（1）尿液检查

①尿糖：定性一般阳性。尿糖可间接反映糖尿病患者血糖控制的状况。在用胰岛素治疗过程中，可监测尿糖变化，以判断饮食及胰岛素用量是否恰当。在空腹状态下先排空膀胱，半小时后排尿为"次尿"，相当于空腹时血糖的参考，从餐后至下次餐前一小时的尿为"段尿"，作为餐后血糖水平的参考。所得结果可粗略估计当时的血糖水平，利于胰岛素剂量的调整。

②尿酮体：糖尿病伴有酮症酸中毒时呈阳性。

③尿蛋白：监测尿微量白蛋白，可及时了解肾脏的病变情况。

④管型尿：往往与大量蛋白尿同时发现，多见于弥漫型肾小球硬化症，大都属透明管型及颗粒管型。

⑤镜下血尿及其他：偶见于伴高血压、肾小球硬化症、肾小动脉硬化症、肾盂肾炎、肾乳头炎伴坏死或心力衰竭等病例中。有大量白细胞者常提示有尿路感染或肾盂肾炎，往往比非糖尿病者多见。有肾乳头坏死者有时可排出肾乳头坏死组织，为诊断该病的有力佐证。

（2）血液检查

①血糖：符合下列任一标准即可诊断为糖尿病。a. 有典型糖尿病症状并且餐后任意时刻血糖水平 ≥ 11.1mmol/L。b. 空腹血糖（FPG）≥ 7.0mmol/L。c. 2 小时口服葡萄糖耐量试验（OGTT）血糖水平 ≥ 11.1mmol/L。空腹血糖受损（IFG）时 FPG 为 5.6~6.9mmol/L；糖耐量受损（IGT）时口服 1.75g/kg（最大 75g）葡萄糖后 2 小时血糖在 7.8mmol/L~11.0mmol/L；IFG 和 IGT 被称为"糖尿病前期"。目前 OGTT 仍然是诊断糖尿病的金标准，空腹血糖受损和糖耐量异常及随机血糖 ≥ 7.8mmol/L 是 1 型糖尿病的危险因素。

②血气分析：酮症酸中毒在 1 型糖尿病患儿中发生率极高，当血气分析显示患儿血 PH ＜ 7.30，HCO_3^- ＜ 15mmol/L 时，即有代谢性酸中毒存在。

③糖化血红蛋白：血红蛋白在红细胞内与血中葡萄糖或磷酸化葡萄糖呈非酶化结合，形成糖化血红蛋白（HbAlc），其量与血糖浓度成正相关。HbAlc 可作为患儿在以往 2~3 个月期间血糖是否得到满意控制的指标。正常人 HbAlc ＜ 7%，治疗良好的糖尿病患儿应 ＜ 7.5%，HbAlc 7.5%~9% 提示病情控制一般，如 ＞ 9% 时则表示血糖控制不理想。

④C 肽测定：C 肽测定可反映内源性胰岛 β 细胞分泌功能，不受外来胰岛素注射影响，有助于糖尿病的分型。儿童型 1 型糖

尿病时C肽值明显低下。

3.葡萄糖耐量试验

本试验用于空腹血糖正常或正常高限，餐后血糖高于正常而尿糖偶尔阳性的患儿。试验方法：试验当日自0时起禁食；清晨口服葡萄糖（1.75g/kg），最大量不超过75g，每克加水2.5ml，于3~5分钟内服用完毕；口服前（0分钟）及口服后60分钟、120分钟和180分钟，分别测血糖。结果：正常人0分钟的血糖<6.7mmol/L，口服葡萄糖60分钟和120分钟后血糖分别低于10.0和7.8mmol/L；糖尿病患儿120分钟血糖值>11.1mmol/L。试验前应避免剧烈运动、精神紧张，停服双氢克尿噻、水杨酸等影响糖代谢的药物。

4.抗体检测

出现糖尿病相关自身抗体是胰岛β细胞启动特异性自身免疫的重要标志，提示发生T1DM的危险性增加。相关抗体主要包括胰岛素自身抗体（IAA）、谷氨酸脱羧酶抗体（GADA）、蛋白酪氨酸磷酸酶抗体（IA2A）和锌转运体8抗体（ZnT8A）等。IAA、IA2A或ZnT8A等自身抗体表达阳性或同时存在2种或以上种类自身抗体，罹患概率极高。出现自身抗体时年龄偏小，自身抗体滴度高，以及IAA和IA2A高表达等，均为进展为T1DM的明显危险标志。因此，对于具有明显遗传基础高危人群儿童，需要定期检测各类T1DM自身抗体。及时发现自身抗体，并动态观察自身抗体水平和种类变化，以预测罹患T1DM的可能性。也可与糖代谢相关实验检测指标相结合，以早期识别暂时处于亚临床型的高危患儿。

（二）辨证诊断

1.肺热津伤证

临床证候：烦渴多饮，口干舌燥，尿量频多，形体日渐消瘦，舌边尖红，舌苔薄黄，脉洪数。

证候分析：肺热炽盛，耗液伤津，故口干舌燥，烦渴多饮。肺主治节，燥热伤肺，治节失职，水不化津，直趋于下，故尿量频多，舌边尖红，苔薄黄，脉洪数，是内热炽盛之象。

2.胃热炽盛证

临床证候：多食善饥，大便干燥，形体消瘦，舌苔黄燥，脉滑实有力。

证候分析：胃火炽盛，腐熟水谷力强，故多食易饥。阳明热盛，耗伤津血，无以充养肌肉，故形体消瘦。胃津不足，大肠失其濡润，故大便干燥。舌苔黄燥，脉滑实有力是胃热炽盛之象。

3.肾阴亏虚证

临床证候：尿量频多，手足心热，或尿混浊如脂样，口干唇燥，甚或五心烦热，舌质红，脉沉细数。

证候分析：肾虚小便无以约束，失于固藏，故尿量频多。肾失固摄，水谷精微下注，故尿混浊如脂样。口干舌燥，五心烦热，舌质红，脉沉细数均是肾阴亏虚之证。

三、鉴别诊断

（一）西医鉴别诊断

典型的病例诊断并不困难。对有口渴、消瘦、遗尿症状的患儿；或有糖尿病家族史者；或有不明原因脱水、酸中毒的患儿都应考虑本病的可能性，避免误诊。本病应与下列情况相鉴别。

1.其他还原糖尿症

尿液中果糖和戊糖等其他还原糖均可使班氏试液呈色，用葡萄糖氧化酶法检测尿液可以鉴别。

2.非糖尿病性葡萄糖尿

有些先天性代谢病如Fanconi综合征、肾小管酸中毒、胱氨酸尿症或重金属中毒等患儿都可发生糖尿，主要依靠空腹血糖或葡萄糖耐量试验鉴别。

3. 婴儿暂时性糖尿

病因不明，可能与患儿胰岛 β 细胞功能发育不够成熟有关。多在出生后 6 周内发病，表现为发热、呕吐、体重不增、脱水等症状。血糖增高，尿糖及酮体阳性，经补液等一般处理或给予小量胰岛素即可恢复。对这类患儿应进行葡萄糖耐量试验和长期随访，以与 1 型糖尿病鉴别。

4. 其他发生酸中毒、昏迷的疾病

如尿毒症、感染中毒性休克、低血糖症、急腹症、颅内感染、重症肺炎等。

5. 应激性高血糖症

多见于高热、严重感染、手术、呼吸窘迫、头部外伤后等的患者，系由应激诱发的一过性高血糖，不能诊断为糖尿病，但应注意长期随访。

（二）中医鉴别诊断

口渴症

本病与口渴症相鉴别，后者多为热病津伤所致，古代文献中有将此类口渴称为"消渴"者，但本症起病急，兼有其他外感热邪的症状，且这类口渴亦无多饮、多食、多尿并见症状，与消渴不同。

四、临床治疗

（一）提高临床疗效的要素

1. 脾肾双补，化气充形

文献记载历代医家在治疗消渴时多从肾脏论治，如张仲景最早运用补肾法治疗糖尿病。《金匮要略》记载："男子消渴，小便反多，以饮一斗，小便一斗，肾气丸主之。"清代李用粹在《证治汇补·消渴》中亦指出："盖五脏之津液，皆本乎肾，故肾暖则气上升而肺润，肾冷则气不升而肺枯，故肾气丸为消渴良方也"。儿童 1 型糖尿病

病位主要在脾、肾，小儿先天不足，肾精亏虚，五脏失养，则脏腑虚弱，精微不藏；加之小儿脾常不足，无论生理还是病理均可致水谷精微化源不及，亦或摄入过多饮食水谷无力转化，化而为浊，壅塞脾胃，气阴耗伤，而致消渴内生。在临床中，从脾肾立法，遵消渴病机之本，循小儿脏腑娇嫩之理，补未充之形气，健不足之脾运，使先天得充，后天得养，则阴阳相合，消渴得平。

2. 内外合治，协同增效

分清标本缓急糖尿病酮症酸中毒，以胰岛素等西医治疗为主，同时可配合中药化瘀导浊解毒之品，出现昏迷时，在西医抢救措施的基础上，可加用中药醒脑开窍，中西医并重，以迅速截断病势，控制病情发展。发挥中医外治优势，补内治之不足，"外治之理即内治之理，外治之药即内治之药""治虽在外，无殊内治也"，外治可与内治并行，更能补内治之不及。

3. 综合干预，多学科管理

综合干预是在医生、护士、营养师及患儿和患儿家属共同参与配合下，进行定期随访、健康宣教、预防并发症、心理干预等。儿童糖尿病的治疗应由包括儿科糖尿病或内分泌医师、糖尿病专科护士、糖尿病教育工作者、营养师、药剂师及受过儿童糖尿病专业训练的心理/精神咨询专家、运动生理学家和儿科社会工作者等在内的人员共同参与。多学科协作诊治模式，对控制血糖、延缓并发症的发生，提高生活质量具有重要意义。

（二）辨病治疗

糖尿病是终生的内分泌代谢性疾病。治疗目的是消除高血糖引起的临床症状；积极预防并及时纠正酮症酸中毒；纠正代谢紊乱，力求病情稳定；使患儿获得正常生长发育，保证其正常的生活及日常活动；

预防并早期治疗并发症。

糖尿病治疗强调综合治疗，主要包括五个方面：合理应用胰岛素；饮食管理；运动锻炼；自我血糖监测；糖尿病知识的健康科普和心理支持。糖尿病治疗必须在自我监测的基础上选择合适的胰岛素治疗方案和饮食管理、运动治疗等才能达到满意的效果。

1. 糖尿病酮症酸中毒的治疗

酮症酸中毒（DKA）迄今仍然是儿童糖尿病急症死亡的主要原因。对糖尿病酮症酸中毒必须针对高血糖、脱水、酸中毒、电解质紊乱和可能并存的感染等情况制订综合治疗方案。密切观察病情变化、血气分析和血、尿液中糖和酮体的变化，随时采取相应措施，避免医源性损害。

（1）液体治疗　主要针对脱水、酸中毒和电解质紊乱。酮症酸中毒时脱水量约为 100ml/kg，一般均属等渗性脱水，应遵循下列原则输液。快速补液：输液开始的第 1 小时，按 20ml/kg（最大量 1000ml）快速静滴生理盐水，以纠正血容量、改善血液循环和肾功能。第 2~3 小时，按 10ml/kg 静滴 0.45% 氯化钠溶液。当血糖 < 17mmol/L（300mg/dl）后，改用含有 0.2% 氯化钠的 5% 葡萄糖液静滴。

传统补液疗法建议在开始的 12 小时内至少补足累积损失量的一半。在此后的 24 小时内，可视情况按 60~80ml/kg 静滴同样溶液，以供给生理需要量和补充继续损失量。

目前国际上推荐 48 小时均衡补液法，即 48 小时均衡补入累积损失量及维持液，总液体张力 1/2~2/3 张。补液中根据监测情况调整补液中的离子浓度及含糖液等。

患儿在输液开始前由于酸中毒、分解代谢和脱水的共同作用使血清钾浓度增高，但总的体钾储备可能被耗竭。随着液体的输入，特别是应用胰岛素后，血钾迅速降低。因此，在患儿开始排尿后即应在输入液体中加入氯化钾溶液，一般按每日 2~3mmol/kg 补给，输入浓度不得 > 40mmol/L（0.3g/dl），并应监测心电图或血钾浓度。

酮症酸中毒时的酸中毒主要是由于酮体和乳酸的堆积，补充水分和胰岛素可以矫正酸中毒。为了避免发生脑细胞酸中毒和高钠血症，对酮症酸中毒不宜常规使用碳酸氢钠溶液，仅在血 pH < 7.1，HCO$_3^-$ < 12mmol/L 时应用，开始可按 2mmol/kg 给予 1.4% 碳酸氢钠溶液静滴，先用半量，当血 pH ≥ 7.2 时即停用，避免酸中毒纠正过快加重脑水肿。

在治疗过程中，应仔细监测生命体征、电解质、血糖和酸碱平衡状态，以避免在酮症酸中毒治疗过程中发生并发症，如脑水肿等。其表现为头痛、意识不清、嗜睡、痉挛、视盘水肿或脑疝等。

（2）胰岛素治疗　糖尿病酮症酸中毒时多采用小剂量胰岛素静脉滴注治疗。

对有休克的患儿，在补液治疗开始、休克逐渐恢复后才可应用胰岛素，以避免钾迅速从血浆进入细胞内，导致心律失常。将胰岛素 25U 加入等渗盐水 250ml 中，按每小时 0.1U/kg，自另一静脉通道缓慢匀速输入。每小时复查血糖，并根据血糖情况调整胰岛素输入量。血糖下降速度一般为每小时 2~5mmol/L，胰岛素输注浓度一般不低于 0.05U/（kg·h）。小剂量胰岛素静脉输注应持续至酮症酸中毒纠正（pH > 7.3，血糖 < 12mmol/L），必要时可输入含糖的 1/3~1/2 张液体，以维持血糖水平为 8~12mmol/L。当血糖 < 17mmol/L 时，应将输入液体换成含 0.2% 氯化钠的 5% 葡萄糖液。只有当临床状况稳定后方可逐渐减少静脉输液，改为口服液体治疗，能进食后或在血糖下降至 < 11mmol/L、酮体消失时停用静脉注射胰岛素，改为胰岛素皮下注

射，每次 0.25~0.5U/kg，每 4~6 小时 1 次，直至血糖稳定为止。在停止滴注胰岛素前半小时即应皮下注射短效胰岛素 0.25U/kg。

（3）控制感染 酮症酸中毒常并发感染，应在急救同时采用有效抗生素治疗。

2. 长期治疗措施

（1）饮食管理 糖尿病的饮食管理是进行科学合理的饮食而不是限制饮食，其目的是维持正常血糖水平和保持理想体重。

①每日总热能需要量：食物的热量要适合患儿的年龄、生长发育和日常活动的需要，每日所需热能（千卡）为［1000+ 年龄 ×（80~100）］，对年幼儿宜稍偏高，而年龄大的患儿宜偏低。此外，还要考虑体重、食欲及运动量。全日热能分配为早餐 1/5，中餐和晚餐分别为 2/5，每餐中留出少量（5%）作为餐间点心。

②食物的成分和比例：饮食中能源的分配为蛋白质 15%~20%，糖类 50%~55%，脂肪 30%。蛋白质成分在 3 岁以下儿童应稍多，其中一半以上应为动物蛋白，因其含有必需的氨基酸。禽类、鱼类、各种瘦肉类为较理想的动物蛋白质来源。糖类则以含纤维素高者，如糙米或玉米等粗粮为主，因为他们形成的血糖波动远较精制的白米、面粉或土豆等制品为小，蔗糖等精制糖应该避免。脂肪应以含多价不饱和脂肪酸的植物油为主。蔬菜选用含糖较少者。每日进食应定时，饮食量在一段时间内应固定不变。

（2）胰岛素治疗 胰岛素是糖尿病治疗能否成功的关键，但胰岛素治疗需要个体化，方案的选择依据年龄、病程、生活方式（如饮食、运动时间、上学）和既往健康状况等决定。胰岛素的种类、剂量、注射方法都与疗效有关。

①胰岛素制剂：目前胰岛素制剂有速效胰岛素类似物、短效胰岛素（RI）、中效珠蛋白胰岛素（NPH）、长效的鱼精蛋白锌胰岛素（PZI）、长效胰岛素类似物（甘精胰岛素和地特胰岛素）以及预混胰岛素等。

甘精胰岛素是在人胰岛素 A 链 21 位以甘氨酸替代天门冬氨酸，B 链的羧基端加上两个精氨酸。地特胰岛素是去掉 B30 位的氨基酸，在 B29 位点连接上含有 14–C 的脂肪酸链。其结构的改变使得该胰岛素稳定性增强，在酸性环境中呈溶解状态，即清澈溶液，可直接皮下注射。一般 1~2 小时起效，作用时间维持 24 小时，每日只需注射 1 次。

②胰岛素治疗方案：胰岛素的治疗方案很多，常用的有如下方法。a. 基础 – 餐时大剂量方案即三餐前注射短效胰岛素或速效胰岛素类似物，睡前给予中效或长效胰岛素类似物。夜间的中长效胰岛素约占全日总量的 30%~50%（一般先按 30% 计算），余量以速效或短效胰岛素分成 3 次于每餐前注射。但若以速效胰岛素类似物做餐前注射，则夜间使用基础胰岛素的比例要高一些。b. 持续皮下胰岛素输注（CSII）。可选用短效胰岛素或速效胰岛素类似物。将全日的总量分为基础量和餐前追加量两部分，两者的用量按 1：1 的比例分配。将 24 小时划分为日间（07：00~21：00）和夜间（21：00~ 次日 07：00）两个阶段，日夜间基础量之比为 2：1。餐前追加量按三餐平均分配，于每次餐前输注。在治疗过程中根据血糖或动态血糖监测结果进行基础率或餐前胰岛素剂量的动态调整。c. 每日 3 次注射方案。早餐前用短效（或速效）与中效胰岛素混合剂，午餐前单用短效（或速效）胰岛素，晚餐或睡前用短效（或速效）与中效胰岛素混合剂注射，或其他类似的方案。d. 每日 2 次注射方案。即短效（或速效）胰岛素与中效胰岛素的混合剂分别于早餐前和晚餐前 2 次注射。其中，短效（或速效）胰岛素与中效胰岛素的比例大约为 1：2。早餐前胰岛素量为每日总量的 2/3，

晚餐前用量为总量的 1/3。目前已较少应用。

③胰岛素的剂量及其调整：胰岛素需要量婴儿偏小，年长儿偏大。新诊断的患儿，轻症患者胰岛素用量为每日 0.5~1.0U/kg；青春期前儿童一般为每日 0.75~1.0U/kg；青春期儿童每日用量通常 > 1.0U/kg。早餐前注射的胰岛素提供早餐和午餐后的胰岛素，晚餐前注射的胰岛素提供晚餐后及次日晨的胰岛素。应根据用药当天的血糖或尿糖结果，调整次日的胰岛素用量，每 2~3 天调整剂量 1 次，直至尿糖不超过（++）；血、尿糖稳定后，在相当时期中可不用再调整。

④胰岛素注射笔：是普通注射器的改良，用喷嘴压力和极细针头推进胰岛素注入皮下，可减少皮肤损伤和注射精神压力。所用制剂为短效胰岛素、长效胰岛素以及中效胰岛素，其成分和比例随笔芯的不同而不同。皮下注射部位应选择大腿、上臂和腹壁等处，按顺序轮番注射，1 个月内不要在同一部位注射 2 次，两针间距 2.0cm 左右，以防日久局部皮肤组织萎缩，影响疗效。注射部位参与运动时会加快胰岛素的作用，打球或跑步前不应在手臂和大腿注射，以免过快吸收引起低血糖。

⑤胰岛素泵：能模拟正常胰腺的胰岛素分泌模式，持续 24 小时向患者体内输入微量胰岛素，更利于血糖的控制。胰岛素泵一般使用短效胰岛素或速效胰岛素类似物，但胰岛素使用剂量低于一般治疗方案。长期佩戴胰岛素泵的患儿，应注意注射局部的消毒和保持清洁，并定期更换部位，以防感染。

⑥胰岛素长期治疗过程中的注意事项：a. 胰岛素过量。胰岛素过量可致 Somogyi 现象，是由于胰岛素过量，在午夜至凌晨时发生低血糖，在反调节激素作用下使血糖升高，清晨出现高血糖，即出现低血糖－高血糖反应。如未及时诊断，因日间血糖增高而盲目增加胰岛素用量，可造成恶性循环。故对于尿量增加，同时有低血糖出现或一日内血糖波动较大，胰岛素用量大于每日 1.5U/kg 者，应怀疑 Somogyi 现象，可测午夜后 1~3 时血糖，以及时诊断。b. 胰岛素不足。胰岛素不足可致黎明现象。因晚间胰岛素不足，在清晨 5~9 时呈现血糖和尿糖增高，可加大晚间注射剂量或将 NPH 注射时间稍往后移即可。胰岛素用量不足可使患儿长期处于高血糖状态，症状不能完全消除，导致生长停滞、肝脾大、高血糖、高血脂，容易发生酮症酸中毒。c. 胰岛素耐药。患儿在无酮症酸中毒情况下，每日胰岛素用量 > 2U/kg 仍不能使高血糖得到控制时，在排除 Somogyi 现象后称为胰岛素耐药。可换用更纯的基因重组胰岛素。

（3）运动治疗　运动时肌肉对胰岛素的敏感性增高，从而增强葡萄糖的利用，有利于血糖的控制。运动的种类和剧烈程度应根据年龄和运动能力进行安排。运动时必须做好胰岛素用量和饮食调节，运动前减少胰岛素用量或加餐，固定每天的运动时间，避免发生运动后低血糖。

（4）血糖监测　血糖监测记录有助于分析前期的治疗效果及分析和查找引起低血糖的原因，利于指导胰岛素调整以降低血糖波动水平，同时也有助于防止糖尿病急性并发症酮症酸中毒以及低血糖的发生。血糖监测包括日常血糖监测和定期总体血糖监测。日常血糖监测包括自我血糖监测和连续血糖监测（CGM）。自我血糖监测记录应包括：血糖水平、胰岛素剂量、影响血糖控制的特殊事件（患病、聚会、运动、月经等）、低血糖事件及其严重程度，以及潜在的日常生活习惯改变等。连续血糖监测（CGM）是指将含有传感器的导管或小塑胶片插入皮下，连续监测组织间液血糖，血糖传感器可将血糖水平数据传输至接收器或胰岛素泵。CGM 有助于了解饮食、胰岛素方案以及运动对血糖的影响，并及时指导其调整；可发现隐匿性高血糖/低血糖以及血糖异常持续的时间，有助于及时调整胰岛素治疗方案。定期总体血糖监测建议患者每3~6个月定期至医院进行糖化血红蛋白、肝肾功能等检查。HbA1c可反映过去2~3个月的平均血糖水平，但不能反映血糖波动程度和低血糖事件。

（5）预防慢性并发症　儿童青少年1型糖尿病作为终身性疾病，慢性并发症的早期筛查和预防非常重要，控制血糖、血压和血脂及改善微循环是控制慢性并发症的有效手段。青春期前发病的糖尿病患者，发病5年后，或满11岁，或至青春期，每年筛查一次糖尿病肾病、糖尿病视网膜病变等慢性并发症；青春期发病的糖尿病患者发病2年后每年筛查一次各项并发症，年龄达到12岁的患者应进行血脂的监测。

（三）辨证治疗

1. 辨证论治

（1）肺热津伤证

治法：清热润肺，生津止渴。

方剂：消渴方。

组成：天花粉、黄连、地黄、藕汁、葛根、麦冬。

加减：若脉洪数无力，烦渴不止，小便频数，可用二冬汤，方中重用人参益气生津，天冬、麦冬、花粉、黄芩、知母清热解渴；若苔黄燥，烦渴引饮，脉洪大，可用白虎加人参汤以清泄肺胃，生津止渴。

（2）胃热炽盛证

治法：清胃泻火，养阴增液。

方剂：玉女煎加减。

组成：知母、石膏、麦冬、地黄、牛膝等。

加减：若大便秘结不行，可用增液承气汤润燥通腑，待大便通后，再转上方治疗。

（3）肾阴亏虚证

治法：滋阴补肾。

方剂：六味地黄汤加减。

组成：熟地黄、山药、丹皮、茯苓、泽泻、山茱萸等。

加减：若肾阴不足，阴虚火旺，症见烦躁、失眠、舌红、脉细数者，可加黄柏、知母、龙骨、牡蛎、龟甲。若气阴两虚，伴困倦、气短、舌淡红者，宜酌加党参、黄芪等益气之品。

2. 外治疗法

（1）针刺

处方：主穴多取肺俞、脾俞、胰俞、肾俞、足三里、太溪；配穴按中医"消渴"病辨证，上消配少商、膈俞、心俞；中消配中脘、内关、三阴交、胃俞；下消配关元、复溜、水泉、命门等。

操作方法：采用中强度刺激，以得气为度。均针双侧，留针30分钟，每10分钟行针1次。每次选3~4穴，每日或隔日1次，10次为1个疗程。

适应证：1型糖尿病或2型糖尿病。

注意事项：患者应避免过饥或过饱时行针刺治疗，以防出现晕针情况。

（2）中频脉冲电治疗

处方：脾俞、期门、足三里、三阴交、关元。

操作方法：患者平躺于治疗床上，暴露相关穴位，操作者将磁疗贴敷于相应穴位，接通电源，调节治疗强度，治疗时间为32分钟，每日1次，14天为1个疗程。

适应证：1型糖尿病或2型糖尿病。

注意事项：注意根据患者适应性调整电流大小，避免产生不适。皮肤破损、有心脏疾患者禁用。

（3）耳穴埋豆法

主穴：胰胆、糖尿病点、内分泌、皮质下、缘中。

配穴：脾、胃、肝、肺、神门、肾上

腺、交感、渴点、饥点、三焦。

操作方法：主穴每次选取 3~4 穴，配穴选择 1~2 穴，进行耳穴探查，找出阳性反应点。以乙醇棉球轻擦消毒，左手手指托持耳郭，右手用镊子夹取割好的方块胶布，中心黏上准备好的药豆，对准穴位紧贴压其上，并轻轻揉按 1~2 分钟。每次以贴压 5~7 穴为宜，每日按压 3~5 次，隔 1~3 天换 1 次，两组穴位交替贴压。两耳交替或同时贴用。10 次为一疗程，疗程间隔 3~5 天。

适应证：1 型糖尿病或 2 型糖尿病及其并发症。

注意事项：①严重心脏病患者不宜用，更不宜采用强刺激。②严重器质性疾病及伴有高度贫血者禁用。③外耳患有显著的炎症，如湿疹、溃疡、冻疮破溃等情况禁用。

3. 成药应用

（1）六味地黄丸　药物组成：山药、山茱萸、熟地黄、泽泻、丹皮、茯苓。功用：滋阴补肾。用于肾阴亏虚证。用法：3~6 岁每次 2 丸，7~9 岁每次 4 丸，9 岁以上每次 6 丸，1 日 3 次。

（2）天麦消渴片　五味子、麦冬、天花粉等。功用：滋阴清热，生津止渴。用于气阴两虚证。用法：3~6 岁每次半片，7~9 岁每次 1 片，9 岁以上每次 2 片，1 日 2 次。

4. 单方验方

（1）三皮饮　桑白皮 10g、西瓜皮 20g、天花粉 10g、冬瓜皮 20g，清热润燥，用于肺热津伤证，症见：口干、多饮、多尿、平时容易躁动不安、舌尖红、舌边赤红、脉象洪数等。

（2）扁豆四味饮　扁豆 20g、山药 50g、黄芪 30g、薏苡仁 20g，清胃润燥，用于胃热证。症见：多食易饥、大便干燥、形体消瘦、舌苔黄燥、脉滑实有力。

（3）益肾鸽肉汤　鸽子半只（去皮毛及内脏）、山药 50g、玉竹 20g、黄精 30g、砂仁 5g，滋阴固肾，用于肾阴虚证。症见：发育迟缓、腰膝酸软，或尿混浊如脂样、尿量多且频数，甚或五心烦热，舌质红，脉沉细数。

（四）其他疗法

五音疗法

针对目前糖尿病前期患者生活方式干预依从性较差与个体化不足的现状，朱玲、富晓旭、李安石等提出采用中医五音疗法用于糖尿病前期的治疗，充分体现了中医学未病先防、因人制宜的学术思想。通过分析糖尿病前期（脾瘅）的中医病机，提出以宫调式为主的五音疗法。该法契合糖尿病前期人群的病证特点，且具有简单易行、安全有效、价格低廉的优势，能够令庞大的糖尿病前期患者群体获益，值得在医院、社区中推广应用。[朱玲，富晓旭，李安石，等. 中医五音疗法干预糖尿病前期的应用价值探讨. 光明中医，2018，33（15）：2304-2306.]

（五）医家诊疗经验

1. 岳仁宋

岳教授立足小儿"脾常不足，肾常虚"的理论，认为青少年及儿童糖尿病由脾肾不足，脏腑虚弱，浊邪内蕴而致，以补肾健脾为治法，予参芪地黄汤加减治疗，不仅能有效控制血糖，亦能减少降糖药物用量，效果颇佳。[刘天一，冯皓月，岳仁宋. 岳仁宋治疗青少年及儿童糖尿病经验. 湖南中医杂志，2020，36（6）：25~26.]

2. 林兰

林教授创立糖尿病三型辨证理论，将糖尿病辨证分为阴虚热盛、气阴两虚、阴阳两虚三型。三型辨证反映了糖尿病早、中、晚三个阶段，是对糖尿病三消辨证的进一步发展。其中阴虚热盛型包括肺胃热盛、心胃火盛、心火亢盛、肝阳偏亢 4 证，病程短、病情轻、并发症少而轻，是表现以胰岛素抵抗为主的早期阶段。气阴两虚型包括心肺两虚、心脾两虚、心肾两虚、心肝两虚、肺气阴两虚 5 证，病程较长、发病年龄较大、有诸多较轻并发症，是表现为胰岛素抵抗为主的中期阶段，为糖尿病病情转机的关键证型。阴阳两虚型包括肾阴阳两虚、脾肾阳虚、脾胃阳虚、心肾阳虚、心阳虚弱 5 证，病程长、年龄较大、并发症多且严重，是表现为胰岛功能衰竭的糖尿病晚期阶段。[史丽伟，倪青. 当代名医辨治糖尿病用药经验举隅. 河北中西，2018，40（2）：165~169.]

五、预后转归

糖尿病的预后取决于血糖控制良好与否。血糖水平长期高于治疗的理想范围者易发生各种慢性并发症，微血管病变是儿童时期糖尿病患儿成年后发展成严重并发症的主要原因。最常见是视网膜病和糖尿病肾病。对糖尿病病程超过 5 年或青春期发病病程超过 2 年均需做神经系统检查、尿微量蛋白测定及眼底检查，以早期发现糖尿病微血管并发症。治疗期间也可发生各种中期并发症，如脂肪萎缩和脂肪肥大，骨骼和关节异常、生长障碍。

六、预防调护

（一）预防

1. 空气清新

新鲜空气中的高负离子浓度，对 2 型糖尿病患者大有裨益。现在，在糖尿病的辅助治疗中，自然疗法很有作用，空气负离子，又称"负氧离子"，他对糖尿病患儿的血液、细胞都有调节作用，会在很大程度上，提高人体的自愈能力。

2. 远离烟酒

烟草中含有大量的尼古丁等有害物质，除了会导致糖尿病等慢性疾病外，还会引起支气管疾病以及癌症，无论从预防糖尿的角度还是保护青少年健康成长角度，远离烟酒都是非常重要的一步。

3. 饮食控制

低糖、低脂肪、高蛋白是健康食谱的标准制定原则。应该选择适量蛋白、高纤维素的食品，蔬菜和水果每天都必不可少。远离"垃圾食品"。培养孩子养成良好的饮食习惯。

4. 运动锻炼

让孩子养成热爱户外运动的习惯，每周至少应锻炼 4 天，每天至少锻炼 30 分钟，控制体重，增强体质，提高自身的抵抗力和自愈力是预防糖尿病等各种疾病的基础，是药物治疗所无法做到的。

（二）调护

1. 儿童糖尿病一般发病于小学或中学阶段，个别也有出生后两个月就得糖尿病的例子。由于孩子小，对糖尿病综合治疗有困难，这就必须要求家长和医生更加细心和耐心地帮助和指导他们对抗糖尿病。

2. 对患儿来说饮食受到限制是一个很难接受的事情。家长和医师应根据不同年龄儿童的特点给予指导，提出要求，并在饮食治疗方面提倡用计划饮食来代替控制饮食。

3. 孩子多爱玩好动，运动量难以控制，家长和医生应给予关怀，不要不运动，也不要过量运动。

4. 儿童糖尿病绝大多数是胰岛素依赖型糖尿病，要做长期打胰岛素的精神和物质准备，切勿听信"密医假药"的欺骗宣传而随意停用胰岛素，去试用所谓根治糖尿病的"祖传秘方"或"新医疗法"，以免酿成大祸。

5.和成年糖尿病患者一样，儿童糖尿病患者也需要经常做血糖检查，但儿童天天上学，采血比较困难。所幸的是，儿童的尿糖与血糖相符率较高，可以用监测尿糖的方法来观察病情的变化。

6.青春期是胰岛素依赖型糖尿病好发年龄，也是血糖波动和胰岛素需要量较大的时期，儿童自我控制能力弱，同时需兼顾生长发育，故维持正常血糖水平较成人困难，并发症发生率高，社会心理问题严重，远期还可出现认知障碍。患儿本人、家长、医生都应给予足够的重视。

七、研究进展

（一）探讨肠道菌群机制

儿童 T1DM 绝大多数是自身免疫性疾病。遗传及环境因素共同参与其发病过程，肠道菌群作为环境因素参与了其发病过程。当环境因素发生变化时，肠道菌群的结构分布失调，进而会影响肠道免疫肠道菌群的变化功能，改变肠黏膜屏障的通透性。肠黏膜通透性增加会增加抗原的吸收，从而触发免疫和炎症反应而损伤胰腺 β 细胞，导致 T1DM 的发生；那么是否可以干预人体肠道菌群来治疗糖尿病呢？动物实验的研究中，改变肠道菌群分布和应用益生菌可以预防和延缓 T1DM 的发病，但在人体中的相关研究报道很少。干预肠道菌群是否会预防、延缓儿童 T1DM 的发生尚需要进一步的研究，希望以肠道菌群为干预靶点为儿童 T1DM 的预防和治疗提供新的思路。

（二）深挖中医药治疗优势，进行中西医综合干预

中医药在糖尿病治疗过程中发挥着巨大的作用，可辅助降糖、改善临床症状、有效地预防和治疗各种并发症。根据患儿的症状、体征及舌脉进行辨证论治，选择合理的药物治疗，能有效地改善患者的临床症状。中医药在改善消渴病患者的临床症状方面有独特的优势。中医药治疗糖尿病方法多、治法多，在改善糖尿病患儿临床症状、防治糖尿病并发症方面效果显著。

国内外近 3~5 年来有关 T1DM 的基础与临床研究进展成果显著，对高危人群进行有效干预防范、自身抗体动态监测和早期诊断，均对临床具有显著指导意义和可操作性。如能制定和执行规范的高危人群合理防范和预警措施，尤其是开展多中心联合研究，同时较大规模开展流行病学调查，则必将显著促进我国儿童 T1DM 研究水平和临床诊治技术进步。

主要参考文献

［1］儿童青少年糖尿病营养治疗专家共识编写委员会．儿童青少年糖尿病营养治疗专家共识（2018）［J］．中华糖尿病杂志，2018，10（9）：569-576.

［2］李琳珊，苏芊，霍珊，等．肠道菌群与儿童 1 型糖尿病关系的研究进展［J］．中国微生态学杂志．2019，31（12）：1475-1482.

［3］龚凤娟．中西医结合治疗儿童 1 型糖尿病的临床疗效观察［J］．医药前沿，2017，7（18）：84-85.

［4］范言诗，谢晓恬．儿童 1 型糖尿病早期识别与诊断研究进展，中华实用临床儿科杂志，2017，32（20）：1595-1598.

第二节　性早熟

性早熟是小儿常见的内分泌疾病之一，随着时代的进步，性早熟的发病率逐年增高，国内外均呈现青春发育启动年龄提前。目前将女孩 7 岁半以前、男孩 9 岁以前出现第二性征的征象称为性早熟。按发病机制和临床表现分为中枢性（促性腺激素

释放激素依赖性，真性）性早熟和外周性（非促性腺激素释放激素依赖性，假性）性早熟、不完全性性早熟，以中枢性性早熟（CPP）最常见。性早熟可影响最终身高，导致心理问题。

一、病因病机

（一）西医学认识

中枢性性早熟具有与正常青春发育相似的下丘脑 - 垂体 - 性腺轴（HPGA）发动、成熟的程序性过程，直至生殖系统成熟；即由下丘脑提前分泌和释放促性腺激素释放激素（GnRH），激活垂体分泌促性腺激素使性腺发育并分泌性激素，从而使内、外生殖器发育和第二性征呈现。外周性性早熟是缘于各种原因引起的体内性甾体激素升高至青春期水平所致，故只有第二性征的早现，不具有完整的性发育程序性过程。

1. 中枢性性早熟

中枢性性早熟可由中枢器质病变引起，未发现原发病变的成为特发性中枢性性早熟，女孩中80%以上CPP为特发性CPP，男孩则反之。80%以上性早熟由中枢器质性病变引起，且发病年龄越小。发生器质性病变的可能性越大。

（1）特发性中枢性性早熟是由于各种原因导致的HPGA提前发动、功能亢进所致，按病情分为3种，特发性CPP快速进展型、特发性CPP缓慢变化型、特发性CPP相对迟缓型。

（2）继发性性早熟是由中枢神经系统器质性的病变所致。见于中枢肿瘤、感染、颅内高压、脑水肿、畸形、创伤、化疗、和放疗。

2. 外周性性早熟

按第二性征特征分类：提早出现的第二性征与患儿原性别相同时称为同性性早熟，与原性别相反时称为异性性早熟。

（1）女童 ①同性性早熟（女性的第二性征）：见于遗传性卵巢功能异常如McCune-Albright综合征、卵巢良性占位病变如自律性卵巢囊肿、分泌雌激素的肾上腺皮质肿瘤或卵巢肿瘤、异位分泌人绒毛膜促性腺激素（HCG）的肿瘤以及外源性雌激素摄入等。②异性性早熟（男性的第二性征）：见于先天性肾上腺皮质增生症、分泌雄激素的肾上腺皮质肿瘤或卵巢肿瘤，以及外源性雄激素摄入等。

（2）男童 ①同性性早熟（男性第二性征）：见于先天性肾上腺皮质增生症（较常见）、肾上腺皮质肿瘤或睾丸间质细胞瘤、异位分泌HCG的肿瘤，以及外源性雄激素摄入等。②异性性早熟（女性第二性征）：见于产生雌激素的肾上腺皮质肿瘤或睾丸肿瘤、异位分泌HCG的肿瘤以及外源性雌激素摄入等。

3. 青春期发育变异型

（1）单纯性乳房早发育 除乳房发育外，无其他第二性征出现及生长加速，病程呈自限性，在6个月~1年内自行消退。部分患儿可转化为CPP。

（2）单纯阴毛早发育 仅表现为阴毛早现（可伴腋毛同时出现）而无其他第二性征出现，多呈自限性。其原因是肾上腺皮质过早发育。

（3）单纯性早初潮 是指女孩在无其他任何第二性征发育情况下出现阴道出血，可在1~6年内反复，但其后在正常发育年龄开始正式青春发育，其病因暂未阐明。

（二）中医学认识

性早熟古籍中无明确记载，但在古文献中对性发育过程有详细描述。性早熟的发生原因有社会和环境因素，包括生活方式的改变、疾病的影响、过食某些营养滋补品，或误服某些药物，或情志因素，使阴阳平衡失调，阴虚火旺，相火妄动，或肝郁化火，从而导致"天癸"早至。其病变部位主要在肾、肝二脏。

二、临床诊断

（一）辨病诊断

1. 中枢性性早熟

（1）第二性征提前出现（符合定义的年龄），并按照正常发育程序进展。女童：乳房发育，身高突增，阴毛发育，一般在乳房开始发育2年后初潮。男童：睾丸和阴茎增大，身高突增，阴毛发育，一般在睾丸开始增大后2年出现变声和遗精。

（2）有性腺发育依据，女童依据B超影像判断，男童睾丸容积≥4ml。

（3）促性腺激素升高至青春期水平。

（4）可有骨龄提前，但无诊断特异性。

不完全性中枢性性早熟中最常见的类型为单纯性乳房早发育，表现为只有乳房早发育而不呈现其他第二性征，乳晕无着色，呈非进行性自限性病程，乳房多在数月后自然消退。

2. 外周性性早熟

（1）第二性征提前出现（符合定义的年龄）。性征发育不按正常发育程序进展。

（2）性腺大小处于青春前期水平。

（3）促性腺激素处于青春前期水平。

3. 相关检查

（1）基础性激素测定 基础促黄体生成激素（LH）有筛查意义，如LH < 0.1U/L提示未有中枢性青春发动，LH > 3.0~5.0U/L可肯定已有中枢性发动。依据基础值不能确诊时需进行激发试验。β-HCG和甲胎蛋白（AFP）应当纳入基本筛查，是诊断分泌HCG生殖细胞瘤的重要线索。雌激素和睾酮水平升高有辅助诊断意义。

（2）促性腺激素释放激素（GnRH）激发试验 方法：以GnRH2.5~3.0μg/kg（最大剂量100μg）皮下或静脉注射，于注射的0分钟、30分钟、60分钟和90分钟测定血清LH和FSH水平。判断：如用化学发光法测定，激发峰值LH > 3.3~5.0U/L是判断真性发育界点，同时LH/FSH比值 > 0.6时可诊断为中枢性性早熟。目前认为激发后30~60分钟单次的激发值，达到以上标准也可诊断。如激发峰值以FSH升高为主，LH/FSH比值低下，结合临床可能是单纯性乳房早发育或中枢性性早熟的早期，后者需定期随访，必要时重复检查。

（3）子宫卵巢B超 单侧卵巢容积≥1ml，并可见多个直径≥4mm的卵泡，可认为卵巢已进入青春发育状态；子宫长度 > 3.4~4cm可认为已进入青春发育状态，可见子宫内膜影提示雌激素呈有意义的升高。但单凭B超检查结果不能作为CPP诊断依据。

（4）骨龄 性早熟儿童其骨龄发育高于生活年龄。

（5）骨密度 中枢性性早熟患儿骨密度常高于同龄儿童。

（6）CT扫描 协助排除腹部及盆腔占位性病变。

（7）头颅MRI 6岁以下中枢性性早熟的女孩性成熟过程迅速或有其他中枢病变表现者和所有男孩均应作头颅MRI检查，以排除颅内占位性病变。

（8）颅骨及四肢X线摄片怀疑McCune-Albright综合征时行颅骨及四肢长骨X线摄片可协助诊断。

（二）辨证诊断

性早熟的共有症状为第二性征提前出现，临床主要辨别其虚实。虚者为肾阴不足，阴阳失衡，相火亢旺，症见第二性征提前出现，伴潮热盗汗，五心烦热，舌红少苔，脉细数；实者为肝郁化火，症见第二性征提前出现，伴心烦易怒，胸闷叹息，舌红苔黄，脉弦细数。

（1）阴虚火旺证

临床证候：女孩乳房发育及内外生殖器发育，或月经提前来潮；男孩生殖器增大，声音变低沉，或有阴茎勃起，伴颧红潮热、盗汗、头晕、五心烦热。舌质红、舌苔少、脉细数。

证候分析：本证是临床最常见的证候，因各种因素导致小儿肾阴不足，相火偏旺，第二性征提前出现。其他表现为阴虚证的特征。

（2）肝郁化火证

临床证候：女孩乳房及内外生殖器发育，或有月经来潮；男孩阴茎及睾丸增大，声音变低沉，面部痤疮，或有阴茎勃起和射精。伴胸闷不舒或乳房胀痛，心烦易怒，嗳气叹息，舌质红，苔黄或黄腻，脉弦数。

证候分析：肝藏血，主疏泄，肝失调达，肝经郁滞，日久化火，致“天癸”早至，第二性征提前出现。肝气郁结，则胸闷不舒或乳房胀痛，嗳气叹息；肝郁化火，湿热熏蒸，则面部痤疮，心烦易怒。舌质红，苔黄或黄腻、脉弦数。

（3）痰湿壅盛证

临床证候：女孩提前出现乳房发育，阴道分泌物增多，阴唇发育，色素沉着，月经来潮；男孩提前出现睾丸增大，阴茎增粗，可有阴茎勃起，有胡须，喉结，阴囊皮肤皱褶增加、着色，变声，甚至有夜间遗精。伴形体偏肥胖，胸闷叹息，肢体困重，口中黏腻，多食肥甘。舌质红、苔腻、脉滑数。

证候分析：小儿脾常不足，长期喜食肥甘厚味等滋腻之品，损伤脾胃，可致脾失健运，水液壅滞，日久成痰，痰湿阻络，气血运行不畅，冲任失调，引动“天癸”早至，第二性征提前出现。营养过剩，膏脂壅积，则形体肥胖；痰湿壅阻，气机不畅，则胸闷叹息，肢体困重；痰湿流注下

焦，伤及任、带，则带下增多。

三、鉴别诊断

1.McCune-Albright 综合征

本病患儿除性早熟征象外，尚伴有皮肤咖啡色素斑和骨纤维发育不良。

2. 中枢神经系统异常

多种中枢神经系统疾病，如下丘脑错构瘤病及具有内分泌功能的肿瘤或其他占位性病变，可导致或并发CPP。

3. 原发性甲状腺功能减退

甲状腺功能减退时，下丘脑分泌促甲状腺激素释放激素（TRH）增加，由于分泌促甲状腺激素（TSH）的细胞与分泌泌乳素、LH、FSH 的细胞具有同源性，TRH 不仅促进垂体分泌 TSH 增多，同时也促进泌乳素和LH、FSH 分泌。患儿可出现性早熟的临床表现，但不伴有线性生长加速及骨龄增长加快等。

四、临床治疗

（一）提高临床疗效的要素

1. 未病先防，既病防变

在中医治未病思想影响下，性早熟的切入点应在“未病先防”和“既病防变”，通过中医治未病综合管理措施，改善性早熟患儿的临床症状，并延缓第二性征的发育，从而改善患儿的成年身高。当孩子出现第二性征发育，家长要带孩子到生长发育专科门诊就诊，早诊断、早治疗。

2. 中西医结合，内外治并重

西医治疗性早熟效果明显，但价格昂贵、疗程长；中医治疗有效，不良反应小、价格低廉。中西医结合治疗能发挥更大的优势，各取自身疗法之优势，配合心理、运动辅助疗法、饮食控制，可为临床医生治疗性早熟提供新思路和新方案。

（二）辨病治疗

本病治疗应依据病因而定，如肿瘤引起者应手术摘除或进行化疗和放疗；甲状腺功能减退者给予甲状腺激素补充治疗；先天性肾上腺皮质功能增生者采用皮质激素制剂治疗。中枢性性早熟的治疗目的是控制或减缓第二性征发育，延迟性成熟过程；抑制性激素引起的骨成熟，防止骨骺早闭而致成人期矮身材；同步进行适当的心理和行为指导，保证儿童理想生长发育。单纯性乳房早发育多呈自限病程，一般不需药物治疗，但需强调定期随访。

1. 促性腺激素释放激素类似物（GnRHa）

作用原理是利用下丘脑激素类似物竞争性抑制自身分泌的 GnRH，可有效抑制 LH 分泌，使性激素的合成和分泌降低至青春期前水平。开始可按 80~100μg/kg 用药，每次最大剂量 3.75mg，每 4 周注射 1 次。已有初潮者首剂后 2 周宜强化 1 次。治疗剂量应个体化。年龄小且性发育快速进展，尤其是初诊时已呈快速线性生长加速的患儿，应及时采用 GnRHa 治疗。

2. 其他治疗

对于骨矿含量和骨密度低于同龄儿的性早熟患儿应及时给予足够的钙剂和维生素 D 治疗。青春期每天需元素钙 1200mg，维生素 D 400~500IU，因此对此种患儿每天应补充钙剂 500~600mg，维生素 D 200IU，其余部分可从日常饮食中摄入。

（三）辨证治疗

1. 辨证论治

（1）阴虚火旺证

治法：滋补肾阴，清泻相火。

方剂：知柏地黄丸加减。

组成：知母、黄柏、生地黄、牡丹皮、泽泻、茯苓、山茱萸、山药、女贞子。

加减：阴虚明显者，加玄参、龟甲（先煎）、天冬；盗汗者，加五味子、浮小麦；五心烦热，潮热者，加地骨皮、莲子心；君相火旺，心烦不宁者，加黄连、酸枣仁、百合、栀子；月经来潮者，加墨旱莲、仙鹤草、白茅根；伴口苦，心烦等肝火旺者，选加栀子、夏枯草、龙胆草。

（2）痰湿壅滞证

治法：滋阴降火、燥湿化痰。

方剂：知柏地黄丸合二陈汤加减。

组成：知母、黄柏、生地黄、山药、牡丹皮、茯苓、泽泻、法半夏、陈皮、枳壳、苍术。

加减：乳房硬结明显者，可加橘核、浙贝母、麦芽、山慈菇、皂角刺；阴道分泌物多者，加椿根皮、芡实；外阴瘙痒者，加地肤子、白鲜皮、椿根皮；本证日久，郁而化热，可成痰热互结证，湿重于热者，见大便稀溏，喜静懒言，带下清稀色白，舌质淡，加白术、白扁豆健脾渗湿；热重于湿者，见大便秘结，带下黄浊，口苦，面部痤疮，舌质红，加栀子、黄芩、薏苡仁、椿根皮清热燥湿。

（3）肝郁化火证

治法：疏肝解郁，清心泻火。

方剂：知柏地黄丸合丹栀逍遥散加减。

组成：生地黄、黄柏、牡丹皮、泽泻、茯苓、柴胡、当归、龙胆草、夏枯草、白芍、栀子、甘草。

加减：乳房胀痛者，加郁金、青皮；带下黄臭者，加黄芩、椿皮；热甚者，加黄连；便秘者，加决明子、火麻仁；肺中积热，面部痤疮者，加金银花、淡豆豉、大黄、黄芩。

2. 外治疗法

（1）体针 取穴三阴交、血海、肾俞，配关元、中极，针用补法，每周 2~3 次，用于阴虚火旺证。取穴肝俞、太冲，配期门，针用泻法，每周 2~3 次，用于肝郁化火证。

（2）耳穴贴压法 取交感、内分泌、

肾、肝、神门、脾。先将耳郭用 75% 乙醇消毒，以探棒找阳性反应点，然后将带有王不留行籽的胶布贴于阳性反应点处，手指按压，使耳郭有发热胀感。每日按压 5 次，每次 5 分钟，1 周换贴 1 次，两耳交替。用于阴虚火旺证、肝郁化火证。

3. 成药应用

大补阴丸：知母、黄柏、龟甲、熟地黄、脊髓。滋阴降火，用于阴虚火旺证。3~6 岁每次 2 丸，7~9 岁每次 4 丸，9 岁以上每次 6 丸，1 日 3 次。

（四）医家诊疗经验

1. 琚玮

单纯性乳房早发育为局部病症表现，多数患者全身症状并不明显，琚教授根据多年的临床观察及经验将辨经络病证方法应用于单纯乳房早发育的治疗，根据经络理论乳房与肝脾肾三脏及冲任二脉的相关性，处方用药时选用归肝脾肾三经及调理冲任的药物，如枸杞、菟丝子、当归、白芍等；根据经络生理病理，经络以通为用，故可选用路路通、王不留行、丝瓜络，辅以浙贝母、橘核、荔枝核等以软坚散结。配合中药移行减量的服药方法，最初嘱其连续服药 2 周，病情得到控制后停药 2~3 天，继予口服中药 1 周，如病情得到控制则停药 2~3 天；后每周停药 2~3 天。停药期间如有乳房发育反复、疗效欠佳现象则嘱其持续服药至乳房发育消退。并且琚教授提出移行减量服药法治疗本病，减轻了患儿服用中药的痛苦，增加了服药依从性，提高了中药的疗效，值得推广应用。［肖睿雪，王素婷，琚玮. 琚玮采用中药移行减量服药法治疗单纯性乳房早发育经验. 名医经验，2016，24（4）：9-10.］

2. 叶进

叶教授用滋阴泻火方治疗女童中枢性性早熟，该法可以控制临床症状、延缓骨龄进展、抑制过度亢进的骨转换，特别是对于成骨功能具有明显的抑制作用，从调控骨代谢层面展示了中药治疗性早熟的作用机制，为中药的临床应用提供一些循证医学证据。叶教授是江苏省名中医，江苏省中医院的膏方有 60 余年的历史，叶教授将经验方利用现代工艺，创制抗早 1 号膏、抗早 2 号膏，相较中药汤剂量大、味苦，中药膏方，存放时间长，便于携带，服用方便，能更好地服务于性早熟的患儿。［刘栋，李小玲，杨珂，等. 滋阴泻火方对性早熟女童骨代谢影响的临床研究. 天津中医药大学学报，2021，40（2）：205-210.］

五、预后转归

性早熟的病因多样，不同病因预后不同。特发性中枢性性早熟（ICPP）经积极治疗大多预后良好，不影响患儿的预测成年最终身高。大多单纯乳腺早发育可自然消退，部分患儿可转为中枢性性早熟，对单纯乳房早发育（IPT）的患儿应坚持临床随访，特别是对乳腺持续不消退、进行性增大或消退后复现者；促性腺激素释放激素激发试验 LH 峰值在 3.5~4.5IU/L 时，应注意定期随访，密切观察生长速率、骨龄、第二性征发育情况等，随访过程中，若出现其他性征发育、生长加速、骨龄超前、性激素水平升高等，则应及时评估和治疗。2 岁以内发病的 IPT 大多呈现良性转归。病程在 2 年内时，消退速度较快，其后随病程的延长，消退速度减慢，对于这类患者，建议至少随访 2 年。病程超过 2 年者建议随访至青春期。颅内肿瘤所致的性早熟患儿在病程早期仅有性早熟表现，后期始见颅压增高、视野缺损等，预后不良。

六、预防调护

（一）预防

1. 母亲孕期慎用含激素的食品及药物，哺乳期不服避孕药物。

2. 幼儿禁止服用含有性激素类的滋补品，如人参、鹿茸、蜂王浆、新鲜胎盘等，不食用含生长激素合成饲料喂养的禽畜类食物，以预防假性性早熟的发生。

3. 培养良好的生活方式，减少环境因素的影响。儿童不使用含激素的护肤品。

4. 控制和减少儿童使用电子产品频率。不看"少儿不宜"的影视作品。

5. 改善家庭养育环境，形成良好的教育氛围。

6. 加强女性性早熟的公众健康教育，改变传统错误的育儿观念。

（二）调护

1. 控制体重，进行适量有效的运动。

2. 对患儿及家长说明性早熟发生的原因，解除其思想顾虑。提醒家长注意保护儿童，避免遭受凌辱，造成身心创伤。

3. 对已有心理问题的性早熟患儿，由心理医生介入进行心理疏导。

七、专方选要

九味褚实方

组成：褚实子10g、知母10g、生地黄15g、黄柏10g、白芍10g、橘核10g、荔枝核10g、柴胡6g、郁金6g。

功效：滋阴降火，兼以疏肝解郁，软坚散结。

主治：性早熟之阴虚火旺型。症见有乳房增大，阴唇发育，色素沉着，阴道分泌物增多，出现阴毛、腋毛，月经提前来潮，伴形体消瘦，面红潮热，盗汗，五心烦热，舌质红，少苔或苔薄黄，脉细数。

方解：方中褚实子，性寒能清热，味甘，入肝、脾、肾经，具有滋肾清肝兼健脾之功；生地黄味甘而苦，归心、肝、肾经，具有清热凉血，养阴生津的作用，二者共为君药。知母苦、甘、寒，能清热泻火，滋阴润燥；黄柏苦寒，归肾、膀胱、大肠经，清实热、清虚热、坚阴，共起清泻肝火，滋养肾水之功；白芍性苦、微寒，能养血敛阴，柔肝止痛，加强滋补肝肾之功，助君药以柔肝、泻肝火、补肾阴；另有味苦性平之橘核，味苦性温之荔枝核，同归肝经，二者均可理气散结、消乳核。方中佐以少量苦寒之柴胡，以疏理肝气；郁金辛、苦、寒，芳香宣达，归肝、胆、心、肺、经，行气解郁，疏肝散结为使药，诸药合用攻补兼施，寒温得益，补而不滞。

辨证加减：若患儿乳房硬结、触痛明显，加夏枯草、昆布、山慈菇加强散结；若患儿肝郁火旺明显，加黄芩清泻肝火；佛手、香橼皮疏肝健脾；汗多者加浮小麦、煅龙骨、煅牡蛎、防风、黄芪等益气止汗。
[刘建忠，黄梦雪，张雪荣，等. 九味褚实方治疗阴虚火旺型女童性早熟18例临床观察. 湖南中医杂志，2017，33（8）：85-86.]

八、研究进展

性早熟的首发症状是乳房的早发育，临床上肥胖孩子的触诊有乳腺超声检查出现腺体及乳头后低回声区增大，可作为诊断女童性早熟的影像学诊断依据。

邹小秋等研究报道脾脏功能失调在性早熟发病中的重要地位，从脾脏本身、脾病及肾、脾病及肝三个方面说明性早熟的病因病机，并提出相应的治则治法及用药。强调在健脾化痰、清热利湿的基础上，根据患儿的不同伴随症状进行辨证，辅以必要的滋阴降火或疏肝理气之品。除中药治疗外，应嘱患儿家属注意调整患儿饮食，以清淡饮食为主，不盲目进补，从而在根本上去除性早熟的病因。突破中医在性早熟治疗方面多从肝肾论治的固有思维局限，能够更有针对性地改善性早熟患儿的临床症状，达到标本兼治的目的。

随着人们生活水平的提高，特别是外源性激素的刺激增多，近年来性早熟的患儿在不断增加，性早熟患儿常伴有骨龄的提前，骨骼成熟的加速可导致患儿成年后身材矮小。现在中医医家通过研究证明，中医药治疗性早熟可通过影响下丘脑-垂体-性腺轴而达到，中医药治疗性早熟有明确的临床疗效，随着近年来宣传力度的加大和患儿及家长越来越重视，中医药通过整体观念辨证论治干预后取得了显著疗效。中医药的价格优势显著，故得到了患儿及家长的青睐。中医与西医学联合治疗不断深入必将为患儿及家长带来更多福惠。

主要参考文献

[1] 中华预防医学会妇女保健分会青春期学组. 女性性早熟的诊治共识[J]. 中国妇幼健康研究，2018，29（2）：135-138

[2] 张婷，曹松霞. 特发性性早熟现代中西医治疗进展[J]. 中国医药导刊，2020，22（12）：857-860.

[3] 赵彤，白华，袁迎第，等. 知柏地黄丸治疗特发性性早熟症患儿的治疗效果[J]. 世界中医药，2021，16（11）：1726-1729.

[4] 蔡锶，黄钢花. 基于网络药理学的知柏地黄丸治疗性早熟机制研究[J]. 中国现代中药，2021，23（3）：475-484.

[5] 陈先锋，陆娴，黄佳. 乳腺超声在诊断性早熟中的应用价值[J]. 交通医学，2021，35（2）：195-197.

[6] 邹小秋，黄晓华，吉训超. 性早熟从脾论治探讨[J] 陕西中医，2021，42（7）：935-937.

第三节　肝豆状核变性

肝豆状核变性（HLD）又称 Wilsons 病（WD），是一种常染色体隐性遗传性疾病，临床上以肝细胞损害、脑退行性病变、急性血管内溶血、肾损伤、骨骼损伤、眼角膜 K-F 环为特征。

一、病因病机

（一）西医学认识

肝豆状核变性是由 13 号染色体上 ATP7B 基因突变，使细胞内转运铜离子的 P 型 ATP 酶功能受损，合成铜蓝蛋白减少，不能将多余的铜离子从胆汁中排出，沉积于各个组织、器官而发病。

铜（Cu）是人体所必需的微量元素之一，是体内氧化还原酶的辅助因子。铜代谢的主要器官是肝脏，铜蓝蛋白由肝细胞合成。铜的摄入主要来源于食物，以 Cu^{2+} 的形式参与代谢。细胞膜内外 Cu^{2+} 的转运体是 P 型 ATP 酶，即 ATP7A 和 ATP7B 两种酶。ATP7A 酶将主动吸收的铜与血中的蛋白结合，运至肝脏进一步代谢，缺乏 ATP7A 酶将导致铜缺乏，即 Menkes 病。ATP7B 酶主要将 Cu^{2+} 递交给铜蓝蛋白并使多余的铜经胆汁排泄。肝豆状核变性主要因 ATP7B 基因突变，铜蓝蛋白和铜氧化酶活性降低，铜自胆汁中排出锐减。但由于患者肠道吸收铜的功能正常，因此大量铜贮积在体内重要脏器组织，影响细胞的正常功能，而出现各种临床症状。ATP7B 基因定位于染色体 13q14.3~21.1 区域，含 21个外显子，cDNA 全长约 7.5kb，编码 1411个氨基酸。目前，在人类基因突变数据库（HGMD）中，收录的影响 ATP7B 基因功能的突变位点已达 900 多个。ATP7B 基因突变类型在不同种族地区存在明显差异，中国人的突变在外显子 8 较多，其中 R778L 突变最常见。

（二）中医学认识

本病归属于"肝风""积聚"等范畴。根据其有肢体震颤、手足蠕动、步履不正、言语含糊等表现，与禀赋不足、肝风内动密切相关。如《黄帝内经》云"诸风掉眩，皆属于肝"。另根据患者有肢体强直，行动迟缓，口角流涎，口苦口干，甚至面黄如橘，其色鲜明，目黄尿黄，腹大如鼓等症状、体征，可知本病的病位在肝、肾、脾、胃，以肝为主。病机属性以虚为主，关键病因病机为先天禀赋不足，肝肾亏虚，肝失疏泄，气机不畅，胆汁不能挟铜毒外出，终致铜毒蓄积。铜毒郁久，酿生湿热，肝络受损，脏腑失和，瘀血内结，湿热聚集，炼液成痰，痰瘀互结，壅塞肝络，结于胁下，日久成积。临床常见虚实夹杂之证。

二、临床诊断

（一）辨病诊断

1. 临床表现

（1）肝损害　各年龄均可见，但发病年龄愈小，出现肝损害的可能性愈大。常见症状是乏力、易疲劳、食欲差、发热等；以后可渐出现肝区痛、肝大、黄疸、脾大、肝硬化等。这些表现易与其他肝病（如肝炎等）混淆。

（2）神经症状　主要是锥体外系症状，常见表现有动作不协调、震颤、舞蹈、手足徐动、肌张力不全、语言含混，语速缓慢、吞咽困难、流涎、步态异常、共济失调等。可出现大脑皮质或丘脑受累的症状，如锥体束征、癫痫发作、肥胖、高血压等。

（3）精神症状　主要有情感淡漠、抑郁、强哭强笑、动作及行为异常。少数患者有妄想、幻觉及人格改变。以精神症状为首发或精神症状显著时易误诊为其他精神病。

（4）眼部症状　角膜色素环（K-F 环）系铜沉积于角膜后弹力层所致，呈金棕色、棕绿色、棕灰色或金黄色，早期需借助裂隙灯才能发现。角膜 K-F 环是诊断本病的重要依据。

（5）肾脏症状　近端肾小管和肾小球受累可出现肾小管重吸收障碍，出现肾性糖尿、氨基酸尿、蛋白尿、血尿等，或可出现 Fanconi 综合征。

（6）其他症状　少数患者可出现血液系统、骨骼系统及皮肤等处的受累，发生急性溶血、出血、骨质疏松、骨（软骨）变性、关节畸形等。

2. 相关检查

（1）血清铜蓝蛋白　小儿正常含量为 200~400mg/L，患者通常低于 200mg/L。

（2）血清铜氧化酶活性　铜氧化酶吸光度正常值为 0.17~0.57，患者明显降低。

（3）24 小时尿铜排出量增高　正常 $< 40\mu g$，患儿可高达 100~1000μg，伴有血铜浓度降低。

（4）K-F 环检查　在角膜边缘可见呈棕灰、棕绿或棕黄色的色素环，色素环宽约 1~3mm。K-F 环从角膜上缘开始出现，然后成为环状。早期需在眼科裂隙灯下检查，以后肉眼亦可见到。

（5）影像学检查　头颅 MRI 表现多呈对称性，常累及基底节、丘脑、外囊、脑桥和中脑，少部分可同时累积顶叶、颞叶、额叶等。肝脏超声均有弥漫性回声改变。

（6）基因学检测　WD 临床表现差异大，临床上误诊率高，对于达不到临床诊断标准的患者可进一步行 ATP7B 基因检测。

（7）肝穿刺活检　肝脏最早的组织学异常包括轻度脂肪变性（微泡型或者大泡型），肝细胞核淀粉样变以及局灶性肝细胞坏死。肝活检组织学特征可能类似典型的自身免疫性肝炎，伴有逐渐进展的实质破坏、纤维化以及随后的肝硬化。急性肝衰竭时可出现明显的肝细胞变性以及实质崩解，典型的伴有肝硬化表现，其显著特征是肝细胞凋亡。欧美国家已通过取肝活组织进行铜定量检测作为诊断肝豆状核变性的金标准。

（二）辨证诊断

1. 气滞血瘀证

临床证候：面色晦暗，皮肤黄染，色深不泽，鼻衄瘀斑，腹胀腹痛，胁肋下有积聚痞块，甚则肚腹鼓胀，腹壁青脉怒张，或肌肤鳞黑，言语不清，肢体僵硬、震颤等，食欲缺乏，神疲乏力，舌质紫，可有瘀点，苔薄黄，脉弦涩。

证候分析：气滞血瘀，经脉阻塞，积为痞块，可致小腹胀痛、肝脾大、面色晦暗；瘀血阻滞胆道，胆汁外溢，则见黄疸；积聚日久，气血壅滞更甚，脾失健运，肾失开阖，气、血、水、瘀积腹内，而为鼓胀，可见腹壁青脉怒张，伴见食欲缺乏、神疲乏力。舌质紫、瘀点，脉弦涩均是气滞血瘀之象。

2. 痰湿阻络

临床证候：言语不清，张嘴流涎，表情呆板，呈面具样，咳痰脘痞，纳差呕恶，饮水或进食时发呛，动作迟缓笨拙，肢体震颤，肌肉强直，甚至形成固定的奇特姿势，或见阵挛抽搐，舌苔腻，脉弦滑。

证候分析：小儿先天脾常虚，脾失健运，酿湿生痰，痰湿阻络，经脉运行不利，则肌肉僵直、行动迟缓笨拙、表情呆板、面具样表情；痰阻络脉，上扰舌根，则言语不清、张嘴流涎；痰浊动风，则见肢体震颤、肌肉强直，甚至形成固定的奇特姿势，或见阵挛抽搐。

3. 湿热内蕴

临床证候：四肢颤动或抽搐，行走艰难，肢体肌肉僵直挛缩，流涎不止，头目昏眩，胁肋疼痛，急躁易怒，哭闹不休，甚则狂妄不宁，幻觉妄想，冲动打人或有自伤行为，口苦或臭，纳谷不香，脘腹痞满，黄疸水鼓，尿黄便秘，舌质红，苔黄腻，脉滑数。

证候分析：小儿先天脾虚，脾失健运，水湿内停，郁久化热，热扰心神，心神不定，则见急躁易怒、哭闹不休、狂妄不宁，甚至冲动打人或有自伤行为等。

4. 土虚木亢证

临床证候：胁下痞块，腹中肠鸣，或腹大胀满，按之如囊裹水，四肢不温，大便溏薄。并见震颤、流涎、言语不清，或动作笨拙，肢体强直，形神疲惫，面色萎黄，食欲缺乏，舌质淡，苔薄白，脉沉弦无力。

证候分析：肝主疏泄，失于调达，横逆犯脾，脾失健运，水湿内停，壅塞气机，积聚不散，日久伤及脾胃，土虚木贼，肝亢生风，临床除见胁下痞块，腹中肠鸣，或腹大胀满，按之如囊裹水等症外，还可见手足震颤、肢体强直、流涎、搐搦无力等慢惊风证候。面色萎黄、食欲缺乏是脾虚之候。

5. 阴虚风动证

临床证候：虚烦疲惫，情绪不稳，或行为异常，面色潮红，低热起伏，手足心热，肢体震颤，吃饭、写字等精细动作困难，言语不清，构音障碍，大便干结，舌光无苔，舌绛少津，脉细数。

证候分析：先天禀赋不足，肾阴亏虚，水不涵木，肝失濡养，筋无所养，虚风内动，致筋脉挛急，肢体震颤，吃饭、写字等精细动作困难，言语不清，构音障碍等；阴虚则热，见面色潮红、低热起伏、手足心热等症。舌光无苔，舌绛少津，脉细数为阴虚之象。

6. 脾胃阳虚证

临床证候：腹大胀满，纳呆便溏，腹痛绵绵，喜温喜按，畏寒神倦，四肢不温，面色㿠白，遍身不泽，口淡不渴，肢体浮肿，小便短少，舌淡胖，苔白滑，脉沉迟无力。

证候分析：先天禀赋不足或铜毒久蕴伤及脾肾，脾阳不振则腹大胀满、纳呆便溏、腹痛绵绵、喜温喜按；肾阳虚衰则畏寒神倦、四肢不温、面色㿠白、遍身不泽；气化不利，水湿内蕴则口淡不渴、肢体浮肿、小便短少；舌淡胖，苔白滑，脉沉迟无力，均为脾肾阳虚之象。

三、鉴别诊断

（一）西医鉴别诊断

1. 肝型肝豆状核变性需与慢性活动性肝炎、慢性胆汁瘀滞综合征或门脉性肝硬化、肝脾大、腹水、肝衰竭、胆道梗阻等肝胆病鉴别。本病的肝区痛、肝大、黄疸、脾大、肝硬化与急慢性肝胆疾病有相似之处，但急慢性肝胆疾病无血清铜减低、尿铜增高、血清铜蓝蛋白和铜氧化酶显著降低等铜代谢异常，亦无角膜 K–F 环。

2. 肝豆状核变性需与特发性肌张力障碍、舞蹈症、原发性震颤、癫痫等具有锥体外系症状的疾病相鉴别。但特发性肌张力障碍、舞蹈症、原发性震颤、癫痫等均无铜代谢异常及角膜 K–F 环，可与肝豆状核变性区别。

（二）中医鉴别诊断

萎黄

本病与萎黄均有身黄，故需鉴别。萎黄以身面发黄且干萎无泽为特征，伴有明显的气血亏虚证候，如眩晕、耳鸣、心悸、少寐等。但萎黄无目睛发黄、肝脾大、震颤、语言困难等症状，且小便不黄，二者的鉴别以目黄的有无为要点。

四、临床治疗

（一）提高临床疗效的要素

1. 早期诊断、早期治疗是该病转归、预后的关键。欧洲儿童肝豆状核变性诊疗推荐意见简介建议对于 1 岁以上患儿出现无症状的转氨酶升高、肝硬化合并肝脾肿大或者腹水、急性肝衰竭等以肝病为表现者都应排除 WD 的可能。所以对于原因不明的肝病表现、神经症状（尤其是锥体外系症状）或精神症状患者均应考虑 WD 的可能性，以便早期干预，提高疗效改善预后。

2. 肝豆状核变性病程长，病情复杂多样，临床上单一的西药治疗很难起到显著的临床效果，中西医结合治疗的效果明显高于中医或西医单独治疗，不仅避免了西药的不良反应且不能长期服用的缺点，也弥补了中药起效慢、排铜力弱的缺点。尤其是脾切除术后患儿更需要结合中药进行长期的全面调理，充分发挥中医药治疗 WD 的优势，能更好地控制病情提高疗效。

（二）辨病治疗

治疗目的是防止或减少铜在组织内蓄积。一经诊断，应尽早治疗、终身治疗、定期随访、终身监测，中断治疗将很可能恶化为急性肝衰竭。根据患者的临床表现选择合适的治疗方案，神经精神症状明显的患儿在治疗前应先做症状评估和颅脑 MRI 检查。

1. 促进铜排泄的药物

主要有青霉胺，从小剂量开始，逐步加量，最大剂量为每日 20mg/kg，每日 2~3 次饭前半小时口服。首次服用应进行青霉素皮内试验，阴性才能使用，阳性者酌情脱敏试验后服用。青霉胺还可引起维生素 B_6 缺乏，每日应补充维生素 B_6 10~20mg，每日 3 次。服用青霉胺期间应定期监测血、尿常规和 24 小时尿铜等的变化。应该根据药理特点联合交替给药，选用含巯基多而不良反应小的药物。

2. 减少铜吸收的药物

常用锌制剂，服后大便排铜增加，可减少体内铜的蓄积。常用制剂为硫酸锌，儿童用量为每次 0.1~0.2g，每日 2~3 次口服。年长儿可增至每次 0.3g，每日 3 次。服药后 1 小时内禁食以免影响锌的吸收。重症患者不宜首选锌制剂。青霉胺与锌盐联合治疗可减少青霉胺的用量，青霉胺每日 7~10mg/kg，4~6 个月后可用锌盐维持治疗。轻症者单用锌盐也可改善症状。两药合用时最好间隔 2~3 小时，以免影响疗效。欧洲儿童肝豆状核变性诊疗推荐意见简介建议维持治疗的患儿，从药物安全性角度考虑，首选醋酸锌。

3. 低铜饮食

无论何种临床表现类型，确诊病例需终身低铜饮食，国内外多项研究表明，低铜饮食联合锌剂单药治疗可有效控制铜蓄积对靶器官的损害。应严格禁止摄入以下 5 大类高含铜食物：①动物内脏和血；②蕈类；③坚果类和豆类（果实）；④壳类海、河、水产品，如贝、螺、虾、蟹类；⑤巧克力。

4. 肝移植

暴发性肝衰竭患者及慢性失代偿性 WD 患者突发急性肝衰竭是肝移植的最佳适应证。

5. 康复及心理治疗

多数 WD 患儿经积极治疗后临床症状减轻，病情稳定，可正常上学或就业。部分患儿因肢体活动不够灵活、行走步态异常、语言障碍或情绪障碍等各种原因导致社会活动能力下降，应由神经、精神、康复和心理医生组成的多学科团队进行管理和治疗。

（三）辨证治疗

1. 辨证论治

本病的治疗以滋肝肾、息内风为基本治则。临床根据证候虚实及痰湿、热毒、瘀滞、肝风等病理因素，灵活采用活血化瘀、化痰通络、健脾祛湿、清热解毒、扶土抑木、柔肝息风等方法治疗。

（1）气滞血瘀证

治法：理气活血，祛瘀消痞。

方剂：金铃子散合失笑散加减。

组成：金铃子、延胡索、五灵脂、蒲黄、丹参、陈皮、郁金、柴胡、甘草等。

加减：痞块甚加三棱、莪术、穿山甲；大便秘结加生大黄；伴腹水加济生肾气丸；腹胀痛，时聚时散者，可用柴胡、郁金、丹参、当归、赤芍、金钱草等；若肌肤黧黑，震颤不已，积聚不著者，可用桃红四物汤为主活血通络。

（2）痰湿阻络证

治法：祛湿化痰，通络利脉。

方剂：涤痰汤加减。

组成：茯苓、半夏、胆南星、陈皮、枳壳、石菖蒲、郁金、竹茹、怀牛膝、木瓜等。

加减：腹胀便秘加厚朴、大黄；兼阵挛抽搐加天麻、钩藤。

（3）湿热内蕴证

治法：通腑泄热，泻火解毒。

方剂：泻心汤加减。

组成：大黄、黄连、黄芩、鱼腥草、半枝莲等。

加减：火热炽盛、肢体抽搐加栀子、钩藤、天麻。

（4）土虚木亢证

治法：健脾柔肝，扶土抑木。

方剂：缓肝理脾汤加减。

组成：党参、茯苓、白术、白扁豆、白芍、柴胡、枳壳、甘草等。

加减：瘕块明显加桃仁、红花、牛膝，腹水明显加车前子、牛膝，搐搦较甚加天麻、钩藤。

（5）阴虚风动证

治法：滋水涵木，养阴息风。

方剂：大定风珠加减。

组成：白芍、鸡子黄（冲服）、阿胶（烊化）、干地黄、麦冬、枸杞子、石菖蒲、天麻、钩藤、鸡血藤等。

加减：潮热加青蒿、地骨皮、银柴胡；口干欲饮加西洋参、石斛、玉竹；大便秘结加生大黄（后下）。龟甲、鳖甲、牡蛎、珍珠母等药物含铜量较高，本病宜慎用。

（6）脾肾阳虚

治法：温补脾肾，化气行水。

组成：济生肾气汤加减。干地黄、山茱萸、山药、制附子、肉桂、泽泻、茯苓、丹皮、川牛膝、车前子、白术、生大黄等。

加减：畏寒怕冷加补骨脂、枸杞子；水肿较甚加猪苓、茯苓皮、桑白皮、陈皮、大腹皮。

2.外治疗法

（1）体针　取风池、太冲、神门、三阴交。随证选穴组方针刺治疗，气滞血瘀加血海，痰湿阻络加丰隆，热毒内盛加合谷、外关，阴虚风动加肝俞、肾俞。每日1次。

（2）耳针　可选肝、肾、命门、神门及运动区，3天1次。

（四）医家诊疗经验

鲍远程

鲍老认为，肝豆状核变性的病机为先天禀赋不足，肝肾亏虚，铜毒内聚，湿热蕴结，痰瘀阻滞等，病位在肝肾。本病一般的特点为早期以肝肾不足、气血亏虚为主；中期以湿热内蕴、痰瘀互结为主；后期多虚实夹杂。鲍老认为，治疗应放在"排铜毒"上。病情发展的不同阶段，可产生不同的病理产物，如风、火、痰、湿、瘀等邪，而出现实证的突出表现，故应辨别轻重缓急，在保护肝肾的基础上，首先祛除为害最大之邪，减少其对正气的损伤。祛邪后，采取滋补肝肾、补精填髓之法，控制病情发展。针对不同病因病机，综合运用解毒、泻热、祛瘀、通络等治疗方法，有利于提高临床疗效。[沈斌，鲍远程.鲍远程辨证治疗肝风（肝豆状核变性）经验.河南中医，2017，37（2）：227-229.]

五、预后转归

肝豆状核变性是儿童期最为常见且又是为数不多的可治疗的常染色体隐性遗传病，若能早期诊断和早期启动终身低铜饮食和排铜治疗，可不发病，或实现疾病长期缓解，并可获得良好生活质量和接近正常人的生存期。

六、预防调护

"终身治疗"是大多数医家的共识，一旦确诊，首先应该告知家长，该病的可治疗性、需要终身低铜饮食和排铜治疗的重要性。严格禁止摄入高含铜食物：牛羊肉、马铃薯、糙米、黑米、海带、竹笋、芦荟、菠菜、茄子、香蕉、柠檬、荔枝、桂圆等。适宜食用的含铜量较低的食物：橄榄油、鱼类、鸡肉、瘦猪肉、精白米面、颜色浅的蔬菜、苹果、桃子、梨、银耳、葱等。建议高氨基酸或高蛋白饮食，如牛奶等。勿用铜制的食具及用具。

治疗期间建议患儿每6个月随访1次，以评估病情和依从性，并观察维持治疗的效果。复查24小时尿铜、血常规和肝功能等。

七、专方选要

肝豆汤

组成：生大黄（后下）6g，黄芩10g，黄连6g，绵萆薢15g，穿心莲15g，半枝莲

15g。

功效：疏肝利胆、清热利湿、解毒化浊。

主治：用于儿童肝豆状核变性吞咽功能障碍，属湿热内蕴者。症见吞咽功能障碍、面色晦暗、自觉口苦或口臭难闻、不欲饮食、腹胀腹满、小便短赤、大便秘结、舌红苔黄腻、脉滑数。

方解：生大黄、黄芩、黄连清泻湿热；半枝莲、穿心莲、绵草薢清热解毒，共奏疏肝利胆、清热利湿、解毒化浊之功。

主要参考文献

[1] 中华医学会神经病学分会神经遗传学组. 中国肝豆状核变性诊治指南 2021 [J]. 中华神经科杂志，2021，54（4）：310-319.

[2] 曹海霞，范建高. 欧洲儿童肝豆状核变性诊疗推荐意见简介 [J]. 实用肝脏病杂志，2018，21（4）：502-504.

[3] 中华医学会神经病学分会神经遗传学组. 中国肝豆状核变性诊治指南 2021 [J]. 中华神经科杂志，2021，54（4）：310-319.

[4] 肖倩倩，范建高. 肝豆状核变性的治疗进展 [J]. 中华肝脏病杂志，2021，29（1）：79-82.

[5] 周思敏，郭丽萍，蔡王锋，等. 肝豆状核变性的治疗现状 [J]. 临床肝胆病杂志，2020，36（1）：218-221.

第十四章 免疫性疾病

第一节 风湿热

风湿热（RF）是一种由咽喉部感染 A 组乙型溶血性链球菌后发生的急性或慢性的风湿性疾病，可反复发作，主要累及关节、心脏、皮肤和皮下组织，偶可累及中枢神经系统、血管、浆膜及肺、肾等内脏。临床表现以关节炎和心脏炎为主，可伴有发热、皮疹、皮下结节、舞蹈病等。本病好发年龄为 6~15 岁，3 岁以下罕见。

一、病因病机

（一）西医学认识

1. 病因

风湿热是 A 组乙型溶血性链球菌咽峡炎后的自身免疫性疾病，由该菌引起的咽峡炎患儿中约 0.3%~3% 在发病 1~4 周后发生风湿热。其他链球菌或细菌均证明与风湿热的发病无关。影响本病发生的因素有：

（1）链球菌在咽峡部存在时间　时间愈长，发病的机会愈大。

（2）特殊的致风湿热 A 组溶血性链球菌株　如 M 血清型（甲组 1~48 型）和黏液样菌株。

（3）患儿的遗传学背景　一些人群具有明显的易感性。

2. 发病机制

风湿热的发病与 A 组乙型溶血性链球菌的特殊结构成分和细胞外产物有关。A 组乙型溶血性链球菌的荚膜透明质酸与人体关节滑膜有共同抗原；细胞壁外层蛋白质中 M 蛋白和 M 相关蛋白、中层多糖中 N– 乙酰葡糖胺和鼠李糖均与人体心肌和心瓣膜有共同抗原；其细胞膜的蛋白与人体心肌肌膜和丘脑下核、尾状核之间亦有共同抗原。链球菌感染后，机体产生抗链球菌抗体，一方面可清除链球菌起保护作用，另一方面可与人体组织产生免疫交叉反应导致器官损害。链球菌抗原的分子模拟是风湿热发病的主要机制，链球菌抗原与抗链球菌抗体还可以形成循环免疫复合物在人体关节滑膜、心肌、心瓣膜等沉积，激活补体成分产生炎性病变。宿主的遗传易感性或免疫应答性改变在风湿热发病机制中起一定作用。

3. 病理分期

（1）急性渗出期　受累部位变性和水肿，淋巴细胞和浆细胞浸润；心包膜纤维素性渗出，关节腔内浆液性渗出。本期持续约 1 个月。

（2）增生期　本期特点为风湿小体（Aschoff 小体）的形成。Aschoff 小体是血管周围的局灶性胶原纤维素样坏死，外周有淋巴细胞、浆细胞和巨大的多核细胞（风湿细胞）的浸润。风湿小体广泛分布于肌肉及结缔组织，好发部位为心肌、心瓣膜、心外膜、关节处皮下组织和腱鞘，是诊断风湿热的病理依据，提示风湿活动。本期持续 3~4 个月。

（3）硬化期　风湿小体中央变性和坏死物质被吸收，炎症细胞减少，纤维组织增生和瘢痕形成。心瓣膜增厚形成瘢痕。二尖瓣最常受累，其次为主动脉瓣，很少累及三尖瓣。此期约持续 2~3 个月。此外，大脑皮质、小脑、基底核可见散在非特异性细胞变性和小血管透明变性。

（二）中医学认识

历代医籍中无明确的"风湿热"记载，根据其临床证候，属中医学的"痹证""历节""尪痹""顽痹"的范畴，历代医家对于痹证的研究源远流长，最早记载于《素问·痹论篇》中："风寒湿三气杂至，合而为痹也。"

二、临床诊断

（一）辨病诊断

1.临床表现

急性风湿热发生前 1~6 周常有链球菌感染后咽峡炎病史。有发热、咽痛、颌下淋巴结肿大、咳嗽等症状。风湿热多呈急性起病，亦可为隐匿性进程。风湿热有 5 个主要表现：游走性多发性关节炎、心脏炎、皮下结节、环形红斑、舞蹈病，这些表现可以单独或合并出现。发热和关节炎是最常见的主诉，皮肤和皮下组织的表现不常见，通常只发生在已有关节炎、舞蹈病或心脏炎的患儿中。

（1）一般表现　急性起病者发热在 38~40℃间，热型不规则，1~2 周后转为低热。隐匿起病者仅为低热或不发热。其他表现有精神不振、疲倦、胃纳不佳、面色苍白、多汗、关节痛和腹痛等，个别有胸膜炎和肺炎。如未经治疗，一次急性风湿热发作一般不超过 6 个月；未进行预防性治疗的患者可反复发作。

（2）心脏炎　40%~50% 的风湿热患者累及心脏，是风湿热唯一的持续器官损害。首次风湿热发作时，一般于起病 1~2 周内出现心脏炎的症状。初次发作时以心肌炎和心内膜炎最多见，同时累及心肌、心内膜和心包膜者，称为全心炎。

①心肌炎：轻者可无症状，重者可伴不同程度的心力衰竭；安静时心动过速，与体温升高不成比例；心脏扩大，心尖搏动弥散；心音低钝，可闻奔马律；心尖部可闻及轻度收缩期吹风样杂音，75% 的初发患儿主动脉瓣区可闻舒张中期杂音。X 线检查呈心脏扩大，搏动减弱；心电图示 P-R 间期延长，伴有 T 波低平和 ST 段异常，或有心律失常。

②心内膜炎：主要侵犯二尖瓣和（或）主动脉瓣，造成关闭不全。二尖瓣关闭不全表现为心尖部 Ⅱ~Ⅲ/Ⅳ 级吹风样全收缩期杂音，向腋下传导，有时可闻及二尖瓣相对狭窄所致舒张中期杂音；主动脉瓣关闭不全时胸骨左缘第三肋间可闻舒张期叹气样杂音。急性期瓣膜损害多为充血水肿，恢复期可渐消失。多次复发可造成心瓣膜永久性瘢痕形成，导致风湿性心瓣膜病。超声心动图检查能更敏感地发现临床听诊无异常的隐匿性心瓣膜炎。

③心包炎：可有心前区疼痛，有时于心底部听到心包摩擦音，可伴有颈静脉怒张、肝大等心包填塞表现。心包积液量很少时，临床上难以发现；积液量多时心前区搏动消失，心音遥远。X 线检查心影向两侧扩大呈烧瓶形；心电图示低电压，早期 ST 段抬高，随后 ST 段回到等电线，并出现 T 波改变；超声心动图可确诊少量心包积液。临床上有心包炎表现者，提示心脏炎严重，易发生心力衰竭。风湿性心脏炎初次发作有 5%~10% 患儿发生充血性心力衰竭，再发时发生率更高。风湿性心脏瓣膜病患儿伴有心力衰竭者，提示有活动性心脏炎存在。

（3）关节炎　占急性风湿热总数的 50%~60%，典型病例为游走性多关节炎，以膝、踝、肘、腕等大关节为主。表现为关节红、肿、热、痛，活动受限，每个受累关节持续数日后自行消退，愈后不留畸形，但此起彼伏，可延续 3~4 周。

（4）舞蹈病　占风湿热患儿的 3%~10%，

也称 Sydenham 舞蹈病。表现为全身或部分肌肉的不自主快速运动，如伸舌歪嘴、挤眉弄眼、耸肩缩颈、语言障碍、书写困难、细微动作不协调等，兴奋或注意力集中时加剧，入睡后即消失。患儿常伴肌无力和情绪不稳定。舞蹈病常在其他症状出现后数周至数月出现；如风湿热其他症状较轻，舞蹈病可能为首发症状。舞蹈病病程 1~3 个月，个别病例在 1~2 年内反复发作。少数患儿遗留不同程度神经精神后遗症，如性格改变、偏头痛、细微运动不协调等。

（5）皮肤症状

环形红斑：出现率 6%~25%。环形或半环形边界明显的淡色红斑，大小不等，中心苍白，出现在躯干和四肢近端，呈一过性，或时隐时现呈迁延性，可持续数周。

皮下小结：见于 2%~16% 的风湿热患儿，常伴有严重心脏炎，呈坚硬无痛结节，与皮肤不粘连，直径 0.1~1cm，出现于肘、膝、腕、踝等关节伸面，或枕部、前额头皮以及胸、腰椎脊突的突起部位，经 2~4 周消失。

2. 相关检查

（1）链球菌感染证据 20%~25% 患儿咽拭子培养可发现 A 组乙型溶血性链球菌，链球菌感染 1 周后血清抗链球菌溶血素 O（ASO）滴度开始上升，2 个月后逐渐下降。50%~80% 风湿热患儿 ASO 升高，如同时测定抗脱氧核糖核酸酶 B（anti-DNaseB）、抗链球菌激酶（ASK）、抗透明质酸酶（AH），阳性率可提高到 95%。

（2）风湿热活动指标 包括外周血白细胞计数和中性粒细胞增高、血沉增快、C 反应蛋白阳性、球蛋白和黏蛋白增高等，但仅能反映疾病的活动情况，对诊断本病并无特异性。

（3）血常规 风湿热活动期白细胞计数增高伴核左移，常有轻度贫血，血小板计数正常。

（4）免疫球蛋白及补体测定 IgG、IgA 升高，C3 可升高。

（5）ECG 可见 P-R 间期延长、Ⅱ度Ⅰ型房室传导阻滞、ST-T 变化、非阵发性结性心动过速、房室肥大等。

（6）X 线 胸片肺纹理可增加，心影正常或增大。

（7）超声心动图检查 确诊有无心包积液和心内膜炎心脏瓣膜损害，并可判断房室肥大、左室收缩和舒张功能。

（8）心肌核素检查 可检测出轻症及亚临床型心肌炎。

3. 诊断标准

（1）Jones 诊断标准

风湿热临床表现多种多样，迄今尚无特异性的诊断方法，此前临床上多沿用美国心脏协会（AHA）1992 年修订的 Jones 诊断标准（见表 14-1-1），2015 年 AHA 再次对 Jones 诊断标准进行了修订（见表 14-1-2）。该标准主要依据临床表现，辅以实验室检查。最新的标准将超声心动图和多普勒彩色血流图作为心脏炎的诊断工具，此外，将总体人群发病风险分为低风险人群和中高风险人群，单发性关节炎或多发性关节痛是判断中高风险人群的主要标准之一。新的标准提高了风湿热诊断的特异性，尤其是风湿热罕见的低风险人群。需要说明的是，目前临床上最常用的还是 1992 年 Jones 诊断标准，该标准只能指导诊断，不意味着他是"金标准"。

但对以下 3 种情况，又找不到风湿热病因者，可不必严格遵循上述诊断标准，即：以舞蹈病为唯一临床表现者；隐匿发病或缓慢发生的心脏炎；有风湿热史或现患风湿性心脏病，当再感染 A 组链球菌时，有风湿热复发高度危险者。

表 14-1-1　1992 年修订的 Jones 诊断标准

主要表现	次要表现	链球菌感染证据
1. 心脏炎 （1）杂音 （2）心脏增大 （3）心包炎 （4）充血性心力衰竭 2. 多发性关节炎 3. 舞蹈病 4. 环形红斑 5. 皮下小节	1. 发热 2. 关节痛 3. 急性期反应物（CRP、ESR）升高 4. 心电图：P-R 或 Q-T 间期延长	1. 咽拭子培养溶血性链球菌阳性 2. 快速链球菌抗原试验阳性 3. ASO 滴度升高或抗 DNA 酶 -B 升高

注：如有前驱的链球菌感染证据，并有 2 项主要表现或 1 项主要表现加 2 项次要表现者，高度提示可能为急性风湿热。如关节炎已列为主要表现，则关节痛不能作为 1 项次要表现，如心脏炎已列为主要表现，则心电图不能作为 1 项次要表现。

表 14-1-2　2015 年修订的 Jones 诊断标准

A 所有患者必须具备前驱的 GAS 感染证据 [a]	
初发风湿热	2 项主要表现或 1 项主要表现加 2 项次要表现
复发风湿热	2 项主要表现或 1 项主要表现加 2 项次要表现或 3 项次要表现
B 主要表现	
低风险人群 [b]	中高风险人群
1. 心脏炎（临床或亚临床上）[c]	1. 心脏炎（临床或亚临床上）
2. 关节炎（必须为多发性关节炎）	2. 关节炎
3. 舞蹈病	1）单发性关节炎或多发性关节炎
4. 环形红斑	2）多发性关节痛 [d]
5. 皮下结节	3. 舞蹈病
	4. 环形红斑
	5. 皮下结节
C 次要表现	
低风险人群	中高风险人群
1. 多关节痛	1. 单关节痛
2. 发热 ≥ 38.5℃	2. 发热 ≥ 38.0℃
3. ESR ≥ 60mm/h 和 / 或 CRP ≥ 3.0mg/dL	3. ESR ≥ 30mm/h 和 / 或 CRP ≥ 3.0mg/dL
4. 心电图：年龄调整后的 P-R 间期延长 [e]	4. 年龄调整后的 P-R 间期延长

注：[a] 前驱的 GAS 感染证据是指：（1）ASO 滴度或抗 DNA 酶 -B 升高；（2）咽喉拭子培养溶血性链球菌阳性；（3）快速链球菌抗原试验阳性。满足以上任何一条。

[b] 低风险人群是指风湿热的发病率在学龄儿童（5~14 岁）中小于 2/10 万人每年，或所有风湿性心脏病患病率小于 1/1000 人每年。

[c] 临床心脏炎是指听诊提示二尖瓣和主动脉瓣反流杂音。亚临床心脏炎是指瓣膜区听诊无反流杂音但超声心动图提示有心脏瓣膜炎。

[d] 关节表现不能同时列为主要表现和次要表现。

[e] 如心脏炎已列为主要表现，则心电图表现不能作为 1 项次要表现。

（二）辨证诊断

风湿热的辨证依据主要是辨病邪、辨虚实两者。

1. 湿热阻络证

临床证候：关节肿痛，局部灼热，发热恶风，汗出不畅，口渴喜饮，可有鼻衄，皮肤红斑，小便黄赤，大便秘结，舌质红，苔黄厚腻，脉滑数。

证候分析：邪热壅于经络、关节，气血郁滞不通，以致关节红肿灼热，关节疼痛不能屈伸。热伤血络，致血溢脉外，则见鼻衄，皮肤红斑；热盛津伤，故致发热恶风、口渴喜饮、小便黄赤、大便秘结。苔黄厚腻、脉滑数均为热盛之象。

2. 寒湿阻络证

临床证候：关节肿痛，局部不红，遇寒加剧，得暖痛减，气短乏力，心悸怔忡，舌质淡，苔白腻，脉濡缓。

证候分析：寒湿邪气闭阻经络，寒主收引，湿气凝滞，故关节肿痛；局部不红，寒为阴邪，遇寒较剧，得热则气血较为流畅，故其痛减。舌质淡，苔白属寒，苔腻属湿，脉濡缓为属寒、属湿之征。

3. 风湿浸心证

临床证候：发热不退，头重身困，关节疼痛呈游走性，心悸气短，疲乏无力，纳呆泛恶，舌质淡，苔腻，脉濡滑。

证候分析：感受风热之邪或风湿之邪，或因风寒湿痹郁久化热，见发热不退、头重身困；风邪散行，关节疼痛呈游走性；痹症迁延，波及脏腑，内舍于心，导致心脉痹阻，血不养心，出现心悸气短、疲乏无力、纳呆泛恶。

4. 心脾阳虚证

临床证候：心悸怔忡，动则气短，难以平卧，面色无华，浮肿尿少，手足不温，舌质淡胖，苔薄白，脉结代。

证候分析：久病入络，损伤阳气，致心脾阳虚，水液失于温化而泛溢周身，出现心悸怔忡，动则气短，面色无华，浮肿尿少，手足不温等。

5. 气虚血瘀证

临床证候：病程日久，神疲乏力，心悸气短，气短尤甚，面晦颧红，唇甲发绀，形体瘦弱，舌质紫暗，苔薄，脉细弱或结代。

证候分析：疾病日久，营血化生不足，气血亏虚，血行不畅，而成瘀血，见面色晦暗、唇甲发绀、舌质紫暗等，常常伴见神疲乏力、心悸气短等气虚表现。

三、鉴别诊断

1. 风湿性关节炎

（1）幼年特发性关节炎　常侵犯指（趾）小关节，关节炎无游走性特点。反复发作后遗留关节畸形，X线骨关节摄片可见关节面破坏、关节间隙变窄和邻近骨骼骨质疏松。

（2）急性化脓性关节炎　多为全身脓毒血症的局部表现，中毒症状重，好累及大关节，血培养阳性，常为金黄色葡萄球菌感染。

（3）急性白血病　除发热、骨关节疼痛外，多数伴有贫血、出血倾向，肝、脾及淋巴结肿大。周围血片可见幼稚白细胞，骨髓检查可予鉴别。

2. 风湿性心脏炎

（1）感染性心内膜炎　先天性心脏病或风湿性心脏病合并感染性心内膜炎时，易与风湿性心脏病伴风湿活动相混淆，贫血、脾大、皮肤瘀斑或其他栓塞症状有助诊断，血培养可获阳性结果，超声心动图可看到心瓣膜或心内膜有赘生物。

（2）病毒性心肌炎　单纯风湿性心肌炎病例与病毒性心肌炎难以区别。一般而言，病毒性心肌炎杂音不明显，较少发生心内膜炎，较多出现过早搏动等心律失常，实验室检查可发现病毒感染证据。

四、临床治疗

（一）提高临床疗效的要素

早期诊断有难度，临床医师应提高对风湿热的认识，重视该病的变化，借助辅助诊断，如超声心动图，争取及早诊断，正规治疗，避免造成心脏不可逆病变。

（二）辨病治疗

风湿热的治疗目标是清除链球菌感染，去除诱发风湿热病因；控制临床症状，使心脏炎、关节炎、舞蹈病及风湿热症状迅速缓解，解除风湿热带来的痛苦；处理各种并发症，提高患者身体素质和生活质量，延长寿命。

1. 休息

卧床休息的期限取决于心脏受累程度和心功能状态。急性期无心脏炎患儿建议卧床休息2周，随后逐渐恢复活动，于2周后达正常活动水平；心脏炎无心力衰竭患儿建议卧床休息4周，随后于4周内逐渐恢复活动；心脏炎伴充血性心力衰竭患儿则需卧床休息至少8周，在以后2~3个月内逐渐增加活动量。

2 清除链球菌感染

诊断风湿热时，无论是否出现咽炎症状，都要采用青霉素进行抗菌治疗。大剂量青霉素（每天480万~960万单位）静脉滴注，持续2~3周；青霉素过敏者可改用其他有效抗生素，如红霉素、头孢菌素等以彻底清除链球菌感染。在风湿热诊疗规范中提出，苄星青霉素仍被公认为是杀灭链球菌最有效药物。对初发链球菌感染，体重在10kg以下者可肌内注射苄星青霉素45万单位/次，体重在10~20kg之间者剂量为60万单位/次，体重在20kg以上者剂量为120万单位/次，每3周1次。对于无法肌内注射者，可口服苯氧甲基青霉素，儿童为15mg/kg（最大剂量为500mg），疗程为10天。

3. 抗风湿热治疗

心脏炎时宜早期使用糖皮质激素，泼尼松每日2mg/kg，最大量 ≤ 60mg/d，分次口服，2~4周后减量，总疗程8~12周。用药期间应进低盐饮食，预防感染。关节炎患儿可用水杨酸制剂。常用阿司匹林，每日80~100mg/kg，最大量 ≤ 3g/d，分次服用，症状控制后逐渐减至半量，疗程4~6周。应密切观察阿司匹林不良反应，如恶心、呕吐、消化道出血、酸碱失衡等。

4. 其他治疗

有充血性心力衰竭时应视为心脏炎复发，及时给予大剂量静脉注射糖皮质激素，如甲泼尼龙每日1次，剂量为10~30mg/kg。多数情况在用药后2~3天即可控制心力衰竭。应慎用或不用洋地黄制剂，以免发生洋地黄中毒。予以低盐饮食，必要时氧气吸入、给予利尿剂和血管扩张剂。舞蹈病时可用苯巴比妥、地西泮等镇静剂。关节肿痛时应予制动。

（二）辨证治疗

1. 辨证论治

初起以实证为多，以攻邪治标为主。根据感邪的不同，分别投以祛风、散寒、利湿、清热等法；久病耗伤气血，治疗当以扶正为先，或扶正祛邪并用。若病延日久内舍于心，则可出现心脉痹阻，脾虚水泛，耗伤气阴的证候，当明辨标本虚实的主次而治之。

（1）湿热阻络证

治法：清热利湿，祛风通络。

方剂：宣痹汤加减。

组成：防己、杏仁、滑石、连翘、栀子、薏苡仁、半夏、蚕沙、赤小豆。

加减：若热重，加生石膏、黄芩、板

蓝根以清热解毒；关节肿胀，加威灵仙、牛膝、丝瓜络以通络；关节痛剧，加乳香、没药、延胡索以活血止痛；皮肤红斑，加丹皮、紫草以凉血化斑；口渴，加麦冬、石斛以养阴生津；鼻衄，加仙鹤草、白茅根以凉血止血。

（2）寒湿阻络证

治法：散寒除湿，养血祛风。

方剂：蠲痹汤合独活寄生汤加减。

组成：羌活、独活、桂枝、秦艽、海风藤、桑枝、当归、川芎、乳香、木香、桑寄生、杜仲、牛膝、茯苓、防风、人参、白芍、生地、细辛。

加减：若关节肿胀，可加防己、木瓜、苍术以祛湿；肌肤麻木不仁，加海桐皮、豨莶草；疼痛剧烈，可加制附片。

（3）风湿浸心证

治法：祛风除湿，通络宁心。

方剂：大秦艽汤加减。

组成：川芎、独活、当归、白芍、石膏、甘草、秦艽、羌活、防风、白芷、黄芩、白术、茯苓、生地、熟地、细辛。

加减：若心悸肢冷，加桂枝、郁金以温经散寒；若纳呆泛恶，加法半夏、焦山楂，降逆止呕。

（4）心脾阳虚证

治法：温阳利水。

方剂：真武汤合金匮肾气丸加减。

组成：茯苓、白芍、生姜、白术、附子、熟地、山茱萸、泽泻、肉桂、丹皮、山药。

加减：如喘息不得卧，自汗出者，可加人参、五味子、煅龙骨、煅牡蛎等益气敛汗固脱；心悸甚，加人参、麦冬、炙甘草益气养阴复脉。

（5）气虚血瘀证

治法：养血活血，益气通脉。

方剂：补阳还五汤加减。

组成：黄芪、当归尾、赤芍、地龙、川芎、红花、桃仁。

加减：若纳呆食少，疲乏无力者，可酌加党参、茯苓、白术以健脾益气；若咳喘甚而有黏痰者，可酌加紫苏子、杏仁、白芥子、法半夏以祛痰宣肺平喘；若咳嗽咯血者，可加三七以散瘀止血。

2. 外治法

（1）针刺治疗　关节痛的常用穴位为肩髃、曲池、外关、后溪、环跳、阳陵泉、绝骨、足三里、膝眼等，每次取3~5穴，中强刺激，以泻法为主，适用于较大儿童；心脏炎常用穴位为间使、神门、郄门、心俞、膻中等。每日1次，10次为1个疗程。

（2）灸法　采用温和灸法，可用于寒湿性关节疼痛。选取足三里、关元、气海为主穴，上肢加曲池、合谷，下肢加三阴交、阴陵泉。在距离皮肤2~3cm处使用艾条施灸，以患者局部温热感为度，每穴灸15分钟，每日1次，1周5天，4周1个疗程。

（3）推拿疗法　发热重清天河水、开天门、推坎宫；上肢关节痛揉肩井、推三关、揉一窝风；下肢关节痛按揉足三里、掐膝眼、揉昆仑、拿委中。每日1次，10次为1个疗程。

3. 成药应用

四妙丸：苍术、黄柏、薏苡仁、牛膝。清热利湿，用于湿热阻络证。3~6岁每次2丸，7~9岁每次4丸，9岁以上每次6丸，1日3次。

五、预后转归

风湿热预后主要取决于心脏炎的严重程度、首次发作是否得到正确抗风湿热治疗以及是否正规抗链球菌治疗。心脏炎者易于复发，预后较差，尤以严重心脏炎伴充血性心力衰竭患儿为甚。

建议3~4周肌内注射苄星青霉素（长效青霉素）120万单位，预防注射期限至少

5年，最好持续至25岁；有风湿性心脏病者，宜做终身药物预防。对青霉素过敏者可改用红霉素类药物口服，每月口服6~7天，持续时间同前。

六、预防调护

1.控制链球菌感染和减少患儿咽部链球菌带菌率为原发预防（一级预防），一般预防期限不得少于5年，最好持续至25岁，确诊风湿热后，应长期使用抗菌药物预防链球菌咽峡炎。

2.改善生活环境，注意卫生，加强锻炼，增强体质，减少链球菌咽峡炎的发生。

3.早期诊断和治疗链球菌咽峡炎是预防风湿热初发和复发的关键。一旦确诊链球菌咽峡炎，应及早清除咽部的链球菌，应长期使用抗菌药物预防链球菌咽峡炎，有风湿性心脏病者，宜做终身药物预防。

4.风湿热或风湿性心脏病患儿，在拔牙或行其他手术时，术前、术后应用抗生素以预防感染性心内膜炎。

5.链球菌细胞壁M蛋白质疫苗的研制为开展风湿热预防工作开辟了新的途径。另外，遗传因素也可导致小儿风湿热的发生，因此采用遗传基因预防方法也将会取得显著的效果。

七、专方选要

白虎加桂枝汤加减

药物组成：知母30g、生石膏50g、炙甘草15g、糯米5g。

功效：清热，温通化湿，宣痹散寒。

主治：儿童急性风湿热。属风寒湿邪郁久化热所致者。

加减：有结节性红斑加丹皮、赤芍、蒲公英清热通络散结；下肢关节肿胀、疼痛加苍术、黄柏、木瓜，清热利湿消肿加地龙、蜂房祛风活络止痛；体质弱加人参；

久病伤阴加云参、生地、黄芩、麦冬。

主要参考文献

[1] 王卫平，孙锟，常立文. 儿科学［M］. 9版. 北京：人民卫生出版社，2018：154-157.

[2] 高慧琴，吴国泰，孙少伯，等. 秦艽不同配伍对风湿痹证模型大鼠血清炎症因子水平的影响［J］. 中医杂志，2013，54（9）：785-788。

第二节 幼年特发性关节炎

幼年特发性关节炎（JIA）是小儿时期常见的风湿性疾病。以慢性关节滑膜炎为主要特征，伴全身多脏器功能损害。是小儿时期残疾或失明的重要原因。该病命名繁多，如幼年类风湿关节炎（JRA）、Still病、幼年慢性关节炎（JCA）、幼年型关节炎（JA）等。

一、病因病机

（一）西医学认识

本病病因至今尚不明确，可能与多种因素有关。

1.感染因素

目前报道多种细菌（链球菌、耶尔森菌、志贺菌、空肠弯曲菌和沙门菌属等）、病毒（细小病毒B19、风疹和EB病毒等）、支原体和衣原体感染与本病发生有关，但尚未证实感染是本病发生的直接原因。

2.遗传因素

很多资料证实JIA具有遗传学背景，研究最多的是人类白细胞抗原（HLA），具有HLA-DR4（尤其是DR1 *0401）、DR8（其中如DRBl*0801）和DR5（如DRl*1104）位点者是JIA的易发患者群。其他与JIA发病有关的HLA位点为HLA-DR6、HLA-A2

等。也发现另外一些 HLA 位点与 JIA 发病有关。

3. 免疫学因素

有许多证明证实 JIA 为自身免疫性疾病：①部分患儿血清和关节滑膜液中存在类风湿因子（RF）和抗核抗体（ANA）等自身抗体；②关节滑膜液中有 IgG 和吞噬细胞；③多数患儿的血清 IgG、IgM 和 IgA 上升；④外周血 CD4$^+$、T 细胞克隆扩增；⑤血清炎症性细胞因子明显增高。

综上所述，JIA 的发病机制可能为：各种感染性微生物的特殊成分作为外来抗原，作用于具有遗传学背景的人群，激活免疫细胞，通过直接损伤或分泌细胞因子、自身抗体触发异常免疫反应，引起自身组织的损害和变性。尤其是某些细菌、病毒的特殊成分（如 HSP）可作为超抗原，直接与具有特殊可变区 β 链（Vβ）结构的 T 细胞受体（TCR）结合而激活 T 细胞，激发免疫损伤。自身组织变性成分（内源性抗原），如变性 IgG 或变性的胶原蛋白，也可作为抗原引发针对自身组织成分的免疫反应，进一步加重免疫损伤。

（二）中医学认识

幼年特发性关节炎以发热、皮疹、关节肿痛为主要特征。根据临床证候可归属于中医学"痹证"范畴。历代医家虽无对本病的专章论述，但对"痹证"的论述，记载丰富。如《素问·痹论》指出："风寒湿三气杂至合而为痹。……逆其气则病，从其气则愈。"专门记载小儿痹证的文献首推《儒门事亲》，其中提到："小儿风寒湿三气合而为痹，及手足麻木不仁，皮肤不仁，痹而不知痒痛……"

中医学认为，本病是内外因素相互作用的结果。内因主要是气血两虚、营卫不和、肌表腠理不固、禀赋不足及脏腑虚损；外因主要是感受风寒湿热之邪，导致经络气血运行不畅，气滞血瘀，肢体失于温养，湿浊、痰火、瘀血互结，日久内舍于肾，终使关节失养而挛缩。

本病初起为实证，表现为关节红肿发热疼痛；疾病迁延则表现为本虚标实，其本在肝肾，其标为风寒湿热之邪痹阻关节肌肤。

二、临床诊断

（一）辨病诊断

1. 临床表现

（1）全身型幼年特发性关节炎（systemic JIA） 任何年龄皆可发病，但大部分起病于 5 岁以前。每次发热至少 2 周，伴有关节炎，同时伴随以下 1~4 项中的一项或更多。

1）短暂的、非固定的红斑样皮疹。

2）淋巴结肿大。

3）肝脾大。

4）浆膜炎，如胸膜炎及心包炎。

同时应排除下列情况：①银屑病患者；②6 岁以上 HLA-B27 阳性的男性关节炎患儿；③家族史中一级亲属有 HLA-B27 相关的疾病（强直性脊柱炎、与附着点炎症相关的关节炎、急性前葡萄膜炎或骶髂关节炎）；④两次类风湿因子阳性，两次间隔时间至少为 3 个月。

本型的发热呈弛张高热，每天体温波动在 37~40℃之间。其皮疹特点为随体温升降而出现或消退。关节症状主要是关节痛或关节炎，为多关节炎或少关节炎，伴四肢肌肉疼痛，常在发热时加剧，热退后减轻或缓解。关节症状既可首发，又可在急性发病数月或数年后才出现。部分有神经系统症状，应警惕并发巨噬细胞活化综合征（MAS）。

（2）多关节型，类风湿因子阴性

发病最初的 6 个月有 5 个及以上关节受累，类风湿因子阴性。应排除下列情况：

①银屑病患儿；②6岁以上 HLA-B27 阳性的男性关节炎患儿；③家族史中一级亲属有 HLA-B27 相关的疾病（强直性脊柱炎、与附着点炎症相关的关节炎、急性前葡萄膜炎或骶髂关节炎）；④两次类风湿因子阴性，两次间隔时间至少 3 个月；⑤全身型 JIA。

本型任何年龄都可起病，但起病有两个高峰，即 1~3 岁和 8~10 岁。女孩多见。受累关节 ≥ 5 个多为对称性，大小关节均可受累。颞颌关节受累时可致张口困难，小颌畸形。约有 10%~15% 患者最终出现严重关节炎。

（3）多关节型，类风湿因子阳性

发病最初 6 个月有 5 个及以上关节受累，类风湿因子阳性。

应排除下列情况：①银屑病患儿；②6岁以上 HLA-B27 阳性的男性关节炎患儿；③家族史中一级亲属有 HLA-B27 相关的疾病（强直性脊柱炎、与附着点炎症相关的关节炎、急性前葡萄膜炎或骶髂关节炎）；④全身型 JIA。

本型发病亦以女孩多见，多于儿童后期起病。本型临床表现基本上与成人类风湿关节炎相同。关节症状较类风湿因子阴性型为重，后期可侵犯髋关节，未经规范治疗，约半数以上发生关节强直变形而影响关节功能。本型除关节炎表现外，可出现类风湿结节。

（4）少关节型关节炎

发病最初 6 个月有 1~4 个关节受累。疾病又分两个亚型。

1）持续型少关节型 JIA：整个疾病过程中关节受累均在 4 个以下。

2）扩展型少关节型 JIA：在疾病发病后 6 个月发展成关节受累 ≥ 5 个，约 20% 少关节型患儿发展成扩展型。

同时应排除下列情况：①银屑病患儿；②6岁以上 HLA-B27 阳性的男性关节炎患儿；③家族史中一级亲属有 HLA-B27 相关的疾病（强直性脊柱炎、与附着点炎症相关的关节炎、急性前葡萄膜炎或骶髂关节炎）；④两次类风湿因子阳性，两次间隔时间至少 3 个月；⑤全身型 JIA。

本型女孩多见，起病多在 5 岁以前。多为大关节受累，膝、踝、肘或腕等大关节为好发部位，常为非对称性。关节炎反复发作，可导致双腿不等长。20%~30% 患儿发生慢性虹膜睫状体炎而造成视力障碍，甚至失明。

（5）与附着点炎症相关的关节炎

关节炎合并附着点炎症，或关节炎，或附着点炎症，伴有以下情况中至少 2 项。

1）骶髂关节压痛或炎症性腰骶部及脊柱疼痛，而不局限在颈椎。

2）HLA-B27 阳性。

3）6 岁以上的男性患儿。

4）家族史中一级亲属有 HLA-B27 相关的疾病（强直性脊柱炎、与附着点炎症相关的关节炎、急性前葡萄膜炎或骶髂关节炎）。

应排除下列情况：①银屑病患儿；②两次类风湿因子阳性，两次间隔时间为 3 个月；③全身型 JIA。

本型以男孩多见，多于 6 岁以上起病。四肢关节炎常为首发症状，但以下肢大关节如髋、膝、踝关节受累为多见，表现为肿、痛和活动受限。

骶髂关节病变可于病初发生，但多数于起病数月至数年后才出现。典型症状为下腰部疼痛，初为间歇性，数月或数年后转为持续性，疼痛可放射至臀部，甚至大腿。直接按压骶髂关节时有压痛。随着病情发展，腰椎受累时可致腰部活动受限，严重者病变可波及胸椎和颈椎，使整个脊柱呈强直状态。在儿童常只有骶髂关节炎的影像学早期改变，而无症状和体征。

患儿还可有反复发作的急性虹膜睫状

体炎和足跟疼痛，这是由于跟腱及足底筋膜与跟骨附着处炎症所致。本型HLA-B27阳性者占90%，多有家族史。

（6）银屑病性关节炎

1个或更多的关节炎合并银屑病，或关节炎合并以下任何2项。

1）指（趾）炎。

2）指甲凹陷或指甲脱离。

3）家族史中一级亲属有银屑病。

应排除下列情况：①6岁以上HLA-B27阳性的男性关节炎患儿；②家族史中一级亲属有HLA-B27相关的疾病（强直性脊柱炎、与附着点炎症相关的关节炎、急性前葡萄膜炎或骶髂关节炎）；③两次类风湿因子阳性，两次间隔时间为3个月；④全身型JIA。

本型儿童时期罕见。发病以女童占多数。男女之比为1∶2.5。表现为一个或几个关节受累，常为不对称性。大约有半数以上患儿有远端指间关节受累及指甲凹陷。关节炎可发生在银屑病发病之前或数月、数年后。40%患者有银屑病家族史。发生骶髂关节炎或强直性脊柱炎者，HLA-B27阳性。

（7）未分类的关节炎

不符合上述任何一项或符合上述两项以上类别的关节炎。

2.相关检查

实验室检查的任何项目都不具备确诊价值，但可帮助了解疾病程度和除外其他疾病。

（1）炎症反应的证据

血沉明显加快，但少关节型患者的血沉结果多数正常。在多关节型和全身型患者中急性期反应物（反应蛋白、IL-1和IL-6等）增高，有助于随访时了解疾病活动情况。

（2）自身抗体

①类风湿因子（RF）：RF阳性提示严重关节病变。RF阴性中约75%患儿能检出隐匿型RF，对JIA患者的诊断有一定帮助。

②抗核抗体（ANA）：40%的患儿出现低中滴度的ANA。

（3）其他检查

①关节液分析和滑膜组织学检查：可鉴别化脓性关节炎、结核性关节炎、类肉瘤病、滑膜肿瘤等。

②血常规：常见轻-中度贫血，外周血白细胞总数和中性粒细胞增高，全身型JIA可伴类白血病反应。

③X线检查：早期（病程1年内）X线仅显示软组织肿胀，关节周围骨质疏松，关节附近呈现骨膜炎。晚期可见到关节面骨破坏，以手腕关节多见。

④其他影像学检查：骨关节彩超和MRI检查均有助于发现骨关节损害。

（二）辨证诊断

根据幼年特发性关节炎的临床表现不同，以高热皮疹为主要表现的可按温病的卫气营血辨证，以关节疼痛、屈伸不利为主的可按"痹证"辨证。由于风寒湿热邪气有所偏重不同，故临床表现各异。若风邪盛，风为百病之长，善行数变，关节疼痛游走不定，乃为"行痹"；若寒邪盛，则寒邪凝滞，郁阻经络而"不通则痛"，遇冷加重，为"痛痹"；若湿邪盛，因湿邪属阴，故沉着肿胀，表现关节沉重，肿胀明显，麻木，即为"着痹"；小儿为纯阳之体，风寒湿邪郁而化热，关节灼热，疼痛肿胀，此为"热痹"；正不胜邪，邪伤气血，肝血不足，肾则不能"主骨""生髓"，邪入骨骼，筋爪拘挛，出现鹤膝、梭形趾，骨骼变形，关节畸形，此为"骨痹"顽疾。

1.邪犯肺卫证

临床证候：发热恶寒，有汗或无汗，头疼身痛，鼻塞咽痛，口干口渴，舌质淡红，苔薄白，脉浮数。

证候分析：起病急，病程短，邪伤肺

卫，多见风热犯卫之象，发热恶寒，头疼身痛，鼻塞咽痛等。

2. 气营两燔证

临床证候：高热不退，大汗大渴，面红目赤，烦躁不安，斑疹隐隐或连而成片，小便黄赤，大便秘结，舌质红，苔黄糙，脉洪数。

证候分析：本病进展快，温病传入气分，出现高热、大汗、大渴、烦躁；热毒熏蒸气营，故斑疹隐隐或连而成片。

3. 湿热痹阻证

临床证候：手足关节微热或红肿灼热，疼痛较甚，触之加剧，活动不利，筋脉拘急，得热痛剧，得冷痛减，身重，体重乏力，纳呆欲呕，舌红，苔白干，或黄腻，或黄燥，脉滑数或沉数。

证候分析：湿热之邪侵袭肌表，热邪易灼伤血脉，见关节红肿灼热、疼痛较甚，得热痛剧，得冷痛减；湿邪偏盛，见身重、体重乏力、纳呆欲呕等。

4. 寒湿痹阻证

临床证候：起病缓慢，关节疼痛、肿胀、晨僵，得温或活动后症状减轻。寒胜者疼痛剧烈，遇寒冷疼痛加重；湿偏胜者肿胀明显，酸痛重着，舌质淡红或淡白，苔薄白或白腻，脉弦紧。

证候分析：寒湿之邪侵袭肌表，留滞关节，气血运行不畅，见关节疼痛、肿胀、晨僵。

5. 肝肾阴虚证

临床证候：痹证日久，关节肿胀畸形，不可屈伸，肢体活动不变，筋脉拘急，形体消瘦，潮热盗汗，持续低热，实质红，苔薄，脉细数无力。

证候分析：邪热久羁不去，耗伤阴津，肾水亏虚，水不涵木，肝肾之阴俱虚，关节筋脉失养，可见关节肿胀畸形，不可屈伸、筋脉拘急、形体消瘦等。

6. 阳气亏虚证

临床证候：病程较长，反复发作，关节僵硬，屈伸不利，遇冷加剧，喜温喜按，神疲倦怠，畏寒怕冷，面色淡白，小便清长，大便溏薄，舌体胖或有齿印，舌质淡，苔薄白，脉沉细。

证候分析：病程迁延，日久损耗阳气，阳虚则寒，则见关节僵硬，屈伸不利，遇冷加剧，喜温喜按，伴有畏寒怕冷、面色淡白症状。舌质淡、苔薄白、脉沉细是阳虚之候。

三、鉴别诊断

痿病证

肢节痹病久治不愈，因肢体疼痛，活动困难，渐见痿弱，而与痹证相似。其鉴别的关键在于痿证表现为肢体痿弱，羸瘦无力，行动艰难，甚至瘫软于床榻，但肢体关节多无疼痛。临床上也有既有肢体肌肉萎缩无力，又伴有肌肉关节疼痛者，是为痿痹并病，可按其病机特点，辨其孰轻孰重进行论治。其他如风湿热、膝眼风、痛风等病证，虽亦可见关节肌肉疼痛，但疼痛部位、性质及伴发症状，有各自的证候特点，临床辨证论治时要注意鉴别。

四、临床治疗

（一）提高临床疗效的要素

1. 综合治疗

目前该病尚无特效治疗，可选用中西医结合方式，并配合理疗、推拿等措施，以防止关节强直和肌肉萎缩。

2. 多种治法并用

本病病因复杂多样，往往寒热虚实错综复杂，治疗过程中应辨证论治。病初常常以清热、化湿、祛风、散寒、温阳、利关节之法治之，后期应注意久病多瘀、久病多虚、久病及肾的特点，重视化瘀、补虚、温肾，使疾病早日恢复。

（二）辨病治疗

治疗原则为控制病变的活动度、减轻或消除关节疼痛和肿胀、预防感染和关节炎症的加重、预防关节功能不全和残疾、恢复关节功能及生活与劳动能力。

1. 一般治疗

除急性发热外，不主张过多地卧床休息。鼓励患儿参加适当的运动，尽可能像正常儿童一样生活。定期进行裂隙灯检查以发现虹膜睫状体炎。心理治疗也重要，应克服患儿因慢性疾病或残疾造成的自卑心理，鼓励参加正常活动和上学；取得家长配合，增强他们战胜疾病的信心，使患儿身心健康地成长。

2. 药物治疗

（1）非甾体类抗炎药（NSAIDs） 如萘普生推荐每天 10~15mg/kg，分 2 次口服；或布洛芬，每天 50mg/kg，分 2~3 次口服，1~2 周内见效，病情缓解后逐渐减量，最后以最低临床有效剂量维持，可持续数月至数年。不良反应包括胃肠道反应，肝、肾功能损害，过敏反应等。近年由于发现长期口服阿司匹林的不良反应较多，已较少使用。其他 NSAID 如双氯芬酸钠、尼美舒利等使用逐渐增多，为避免严重胃肠道反应，一般多种 NSAIDs 药物不联合使用。

（2）缓解病情抗风湿药（DMARDs） 因为应用这类药物后至出现临床疗效之间所需时间较长，故又称慢作用抗风湿药（SAARDs）。近年来认为，在患者尚未发生骨侵蚀或关节破坏前及早使用本组药物，可以控制病情加重。

①甲氨蝶呤（MTX）：剂量为 7.5~10mg/m²，每周 1 次顿服。最大剂量为每周 15mg/m²，服药 3~12 周即可起效。MTX 不良反应较轻，有不同程度胃肠道反应、一过性转氨酶升高、胃炎和口腔溃疡、贫血和粒细胞

减少。对多关节型安全有效。长期使用注意监测肿瘤发生的风险。

②羟氯喹：剂量为 5~6mg/（kg·d），不超过 0.25g/d，分 1~2 次服用。疗程 3 个月~1 年。不良反应可有视网膜炎、白细胞减少、肌无力和肝功能损害。建议定期（6~12 月）眼科随访。

③柳氮磺吡啶：剂量为 50mg/（kg·d），服药 1~2 个月即可起效。不良反应有恶心、呕吐、皮疹、哮喘、贫血、溶血、骨髓抑制、中毒性肝炎和不育症等。

④其他：包括青霉胺、金制剂，如硫代苹果酸金钠，因不良反应明显，现已少用。

（3）肾上腺皮质激素 虽可减轻 JIA 关节炎症状，但不能阻止关节破坏，长期使用不良反应大。因此，糖皮质激素不作为首选或单独使用的药物，应严格掌握指征。临床应用适应证如下。

①全身型：非甾体类抗炎药物或其他治疗无效的全身型 JIA 可加服泼尼松 0.5~1mg/（kg•d）（总量 ≤ 60mg/d），一次顿服或分次服用。一旦体温得到控制逐渐减量至停药。如有多浆膜腔积液、风湿性肺病变，或并发巨噬细胞活化综合征（MAS）时，需静脉大剂量甲泼尼龙治疗。

②多关节型：对 NSAIDs 和 DMARDs 未能控制的严重患儿，加用小剂量泼尼松顿服，可减轻关节症状，改善生活质量。

③少关节型：不主张用肾上腺皮质激素全身治疗，可酌情在单个病变关节腔内抽液后，注入醋酸氢化可的松混悬剂局部治疗。

④虹膜睫状体炎：轻者可用扩瞳剂及肾上腺皮质激素类眼药水点眼。对严重影响视力患者，除局部滴注肾上腺皮质激素眼药水外，需加用小剂量泼尼松口服。对银屑病性关节炎不主张用肾上腺皮质激素。

（4）免疫抑制剂 可选择使用环孢素

A、环磷酰胺（CTX）、来氟米特和硫唑嘌呤（AZA）、雷公藤总苷。需根据 JIA 不同亚型选择使用，注意其有效性与安全性评价。

（5）生物制剂　治疗时机选择：①全身型 JIA 患儿临床上存在反复发热或关节炎症；②经 NSAIDs 及糖皮质激素（GC）治疗无反应，或缓解后出现病情反复，或 GC 减撤困难；③实验室检查存在持续高炎症指标等，建议尽早使用生物制剂治疗。常用生物制剂种类：首选 IL-6 受体拮抗剂托珠单抗（TCZ）（静脉注射。> 2 岁，体重 < 30kg 每次 12mg/kg，每 2 周 1 次；> 2 岁，体重 ≥ 30kg，每次 8mg/kg，每 2 周 1 次），其次可考虑 IL-1 受体拮抗剂阿那白滞素（皮下注射：初始剂量 1~2mg/（kg·d），总量 ≤ 100mg；若无反应，2 周后加至 4mg/（kg·d），总量 ≤ 200mg）或 IL-1β 单克隆抗体卡那单抗（皮下注射：≥ 2 岁每次 4mg/kg，每 4 周 1 次；最大单次剂量不超过 300mg）。其他生物制剂：针对部分病程较长，合并关节炎症状，或对 IL-6 及 IL-1 拮抗剂无反应全身型 JIA 患儿的治疗，可参照其他非全身型 JIA，选择肿瘤坏死因子-α 拮抗剂、选择性共刺激分子调节剂阿巴西普（ABA）以及小分子药物 Janus 激酶（JAK）抑制剂等。目前国内仅有 IL-6 受体拮抗剂获批可进行 2 岁以上全身型 JIA 治疗。值得注意的是，在应用生物制剂治疗前需清除感染，治疗中应警惕继发感染，尤其是特殊病原（如结核、真菌）感染，需要严格筛查；注意生物制剂导致的过敏反应、中性粒细胞减少及肝酶升高等不良反应，其中 TCZ 引起的中性粒细胞减少与感染并无明确相关；生物制剂应用过程中还需警惕巨噬细胞活化综合征（MAS）的发生，动态监测 MAS 相关实验室指标。

（6）其他药物治疗　大剂量静脉注射用免疫球蛋白（IVIG）治疗难治性全身型

JIA 的疗效尚未能得到确认。目前国内有报道中药提纯制剂白芍总苷治疗 JIA 有一定疗效。

3. 理疗　对保持关节活动、肌力强度是极为重要的。尽早开始保护关节活动及维持肌肉强度的锻炼，有利于预防关节残疾，改善关节功能。

（三）辨证治疗

1. 辨证论治

（1）邪犯肺卫证

治法：辛凉解表，清热解毒。

方剂：银翘散加减。

组成：金银花、连翘、板蓝根、芦根、蝉蜕、牛蒡子、薄荷、淡竹叶、甘草。

加减：发热较甚加石膏、黄芩；咽喉红肿加玄参、青果。本证为外邪之初感，可无关节症状，仅表现为恶寒发热。

（2）气营两燔证

治法：清热解毒，清营凉血。

方剂：清瘟败毒饮合犀角地黄汤加减。

组成：水牛角、丹皮、赤芍、生石膏、生地黄、黄芩、知母、大青叶、玄参、栀子。

加减：大便干结，热毒炽盛加大承气汤；斑疹密布成片加紫草、茜草；关节肿痛加木瓜、络石藤。

（3）湿热痹阻证

治法：清热利湿，通络止痛。

方剂：白虎加桂枝汤加减。

组成：生石膏、知母、桂枝、虎杖、忍冬藤、络石藤、防己、威灵仙、生甘草。

加减：偏于下肢痹痛者合四妙汤加减；偏上肢者，加桑枝、姜黄；偏下肢者，加川牛膝；大便秘结者，加大黄、芒硝；热盛伤津者，加玄参、生地黄、沙参。

（4）寒湿痹阻证

治法：祛风散寒，除湿通络。

方剂：蠲痹汤加减。

组成：羌活、秦艽、姜黄、当归、黄芪、赤芍、防风、茯苓、桑寄生、细辛、牛膝、甘草。

加减：寒邪较重，疼痛较甚者，加制川乌、制首乌；以关节窜痛为主加蜈蚣、全蝎；湿邪较重、关节肿胀为主者，加薏苡仁、苍白术。

（5）肝肾阴虚证

治法：补益肝肾，祛风除湿。

方剂：虎潜丸加减。

组成：牛膝、熟地黄、当归、白芍、锁阳、伸筋草、姜黄、威灵仙、秦艽、桃仁、红花、杜仲、桑寄生。

加减：潮热低热，五心烦热者，加龟甲、鳖甲；手足蠕动者，加僵蚕、地龙；上肢痛甚者，加羌活、桑枝；下肢痛甚者，加重牛膝、木瓜。

（6）阳气亏虚证

治法：温阳益气，散寒通络。

方剂：桂枝芍药知母汤加减。

组成：桂枝、附子、防风、麻黄、白术、芍药、知母、甘草、干姜。

加减：气虚自汗者，加黄芪、浮小麦、五味子；腰膝酸软者，加菟丝子、鹿角胶、巴戟天；寒湿较甚者，加苍白术、半夏。

2.外治疗法

（1）针灸疗法

①体针：以患部与循经取穴为主，亦可采用阿是穴。行痹、热痹用毫针泻法浅刺，并可用皮肤针叩刺；痛痹多灸，如疼痛剧烈的可兼用隔姜灸；着痹针、灸并施，或兼用温针、皮肤针和拔罐法。

②皮刺拔罐：用皮肤针重叩背脊两侧或关节局部，使叩处出血少许，并加拔火罐。

③穴位注射：采用当归、防风、威灵仙等注射液，注射于肩、肘、髋、膝部位，每穴 0.5~1ml。

④艾灸：在患病关节中央约 5cm 的部位用半个米粒大小艾灸 3~5 壮（直接灸），每日 1 次，10 次为 1 个疗程。用于晨僵较甚的寒湿痹阻证。

（2）热敷法

①艾叶 15g，生川乌 9g，生草乌 9g，白芷 9g，羌活 9g。上药共为细末，分为 2 份，各装入布口袋，封口放入水中煎煮，煮时加入鲜大葱 4~5 根，生姜 1 片，均捣碎，老酒 1 杯，煮沸 20 分钟后，取出 1 个口袋，将水压干，趁热，敷于痛处。两口袋药轮流使用，每次热敷 15 分钟，每日 2~3 次。热敷时注意不要当风，且要避免烫伤，注意保温，敷后擦干，适用于痛痹。

②荆芥 100g，防风 100g，苏叶 50g，麻黄 40g，羌活 100g，独活 100g，秦艽 60g，苍耳子 50g，葱白 300g，细辛 30g，苍术 100g，川芎 80g，白芷 40g。上药置于锅中煮沸 15 分钟，熏蒸患者的病变部位。每次 30~60 分钟，7 日为 1 个疗程，一般治疗 2~3 次。熏蒸时以满头大汗为度。适用于一切风寒湿痹证。

（3）擦药法

川乌 15g，乌梢蛇 15g，草乌 15g，乌梅 15g。将上药浸入 500ml 白酒中，浸泡 1 周则可使用，浸泡时间长更好。用时以棉花蘸药汁，外擦痛处，以擦之局部有痛感为度，每日 2~3 次。适用于寒湿痹证。

（4）敷贴法

川草膏：生川乌、生草乌、附片、当归、丹参、白芥子各 30g，生麻黄 15g，干姜 15g，桂枝 12g，木通 12g，细辛、乳香各 10g，三七 5g，葱白 4 根，白酒适量。诸药共研细末，马钱子散、虎力散掺入药中，再将葱白捣烂均匀和入后，加入白酒，调成稀糊状。将调好的药入锅内炒至不灼伤皮肤的温度为度。入麝香 0.25g 和匀，将药约 0.5 厘米厚摊于敷布上，趁热敷于患处，外以绷带固定。每剂可重复使用 5~7 次，每次重复使用时，须按上法将药随炒随用。

适用于寒痹证。

3. 成药应用

（1）小活络丹　药物组成：天南星、制川乌、制草乌、地龙、乳香、没药。功用：祛风散寒，活血通络。适用于病邪留滞不去，病程较长，寒湿显著者。用法：3~6岁每次2丸，7~9岁每次4丸，9岁以上每次6丸，1日3次。

（2）大活络丹　药物组成：乌梢蛇、麻黄、细辛、赤芍、两面针、僵蚕、豆蔻、藿香、天麻、乌药、骨碎补等。功用：益气活血，祛风通络。适用于风寒湿痹日久不愈，气血不足，风寒湿邪侵袭，变生诸证，症情错综者。用法：3~6岁每次2丸，7~9岁每次4丸，9岁以上每次6丸，1日3次。

（3）雷公藤多苷片　主要成分是雷公藤多苷。功用：祛风解毒，除湿消肿，舒筋活络，有抗炎及抑制细胞免疫和体液免疫等作用。适用于关节肿痛日久不消者。用法：每片10mg，按每日1~1.5mg/kg给药，每日3次，症状减轻后逐渐减停。

4. 单方验方

（1）龙蛇散　地龙25g，白花蛇舌草4~6条，乌梢蛇60g，蜂房60g，全蝎20g，上药烘干，共研细末，过筛后装入空心胶囊，每丸重25mg，每次50~75mg，每日2~3次，1个月为1个疗程，可单独使用，也可合煎剂使用。

（2）五加皮醪　五加皮50g洗净，加水适量泡透，煎煮，每30分钟取煎液1次，共取2次，再将煎液与糯米500g共同烧煮，做成糯米干饭，待冷，加酒曲适量拌匀，发酵成为酒酿。每日适量佐餐食用。

（3）蚂蚁制剂　用良种纯蚂蚁（蚁科大黑蚁的干体纯蚁粉）制成胶囊、口服液、蜜丸，或粉剂。每日2g，每日2~3次，3个月为1个疗程。有温肾祛寒，养肝柔筋，祛风通络之功。

（四）其他疗法

中国幼年特发性关节炎诊断及治疗临床实践指南（2023版）中提及，目前国外已批准托法替尼治疗≥2岁多关节炎型JIA。目前在儿童幼年特发性关节炎中的应用相对较少，因此在儿童中使用的安全性、有效性和耐受性证据有限。中国专家共识推荐用法用量为5~7kg每次20mg，每日2次；>7~10kg每次25mg，每日2次；>10~15kg每次30mg，每日2次；>15~25kg每次35mg，每日2次；>25~40kg每次40mg，每日2次；>40kg每次50mg，每日2次。

（五）医家诊疗经验

彭江云

彭教授认为，幼年特发性关节炎主要病因为小儿先天禀赋不足，阳气先虚，风寒湿邪气侵袭筋脉骨节。临床治疗注意结合小儿的生理特点，重视温扶阳气，顾护脾胃，采用补中桂枝汤治疗幼年特发性关节炎，疗效甚佳。本方由补中益气汤和桂枝汤化裁而来。补中桂枝汤全方相合，益气和中可使脾胃健运，气机得畅，发热得除，调和营卫以鼓舞太阳表气祛邪外出，又兼有祛风除湿、温经散寒的药物，可缓解关节肿胀、疼痛。组成有黄芪、党参、甘草、白术、当归、陈皮、升麻、桂枝、白芍、大枣、川芎、细辛、秦艽、独活、透骨草、牛膝等。[杨小黎，尹飞，王伟强. 彭江云教授运用补中桂枝汤治疗幼年特发性关节炎经验探析. 风湿病与关节炎，2020，10（6）：47-49.]

五、预后转归

JIA患儿总体预后较好，但不同亚型JIA的预后具有很强的异质性。并发症主要是关节功能丧失和虹膜睫状体炎所致的视力障碍。JIA病情极易反复，个别患儿在历经数年缓解后到成人期偶尔也会出现复发。有研究认为抗环瓜氨酸肽抗体（ACCP）以及IgM型RF阳性滴度越高预后越差。另外，本病可能发生致死性并发症，即巨噬细胞活化综合征（MAS），其临床表现主要以发热、肝脾淋巴结增大、全血细胞减少、肝功能急剧恶化、凝血功能异常以及中枢神经系统表现为特征，重者甚至发生急性肺损伤及多脏器功能衰竭。实验室检查有血清铁蛋白增高，转氨酶及血脂增高，血沉降低，白蛋白及纤维蛋白原降低等。骨髓穿刺活检可见吞噬血细胞现象。该病急性发病，进展迅速，死亡率极高，是风湿免疫科的危急重症之一。主要认为是由于T淋巴细胞和巨噬细胞的活化和不可遏制地增生，导致细胞因子过度产生所致。大多数MAS发生于全身型JIA，多关节及少关节型JIA也有少量报道。

六、预防调护

（一）预防

1.平时注意营养，使孩子得到充足的阳光和新鲜的空气，增强小儿体质，勿过度劳累，勿涉水冒雨，气候变化反常时，适时增减衣服，预防感冒，对预防本病有积极意义。

2.患病后注意自身功能锻炼，由简到繁，由易到难，循序渐进，持之以恒，使筋骨强健，缩短病程。

（二）调护

1.休息

急性期卧床休息1~2个月，伴有心肌受累者，则需2~3个月，以防发生心力衰竭。

2.注意保暖

若关节僵硬，活动明显受限者，应适当控制其活动量。关节疼痛剧烈，可用热敷，早晚2次，每次10~15分钟，以减轻疼痛。

3.心理调护

应做好患儿思想工作，增强患儿信心，保持乐观情绪。

七、研究进展

幼年特发性关节炎是一个涵盖不同亚型的病因不明的关节炎疾病的总称。临床表现差异大，病因尚不明确，可能发生严重的并发症，且具有致残性，这些因素均对JIA的诊治造成了挑战。关于生物学标记物的研究是JIA疾病研究中的热点，早期预测JIA复发或关节损害及骨侵蚀等远期预后不良的生物标志物的研究可为临床合理诊治JIA提供理论依据。血清S100蛋白、高迁移率族蛋白1（HMGB1）、软骨寡聚基质蛋白（COMP）、基质金属蛋白酶3（MMP-3）、维生素D、细胞因子相关标志物（IL-33、IL-17、IL-18）等有望成为关注重点。

主要参考文献

[1]袁铭崎.幼年特发性关节炎的诊治演变及进展［J］.西部医学，2020，32（6）：933-936.

[2]余怡凡，赵丽娜，田昕.幼年特发性关节炎生物学标记物研究进展［J］.中国实验诊断学，2019，23（8）：1449-1452.

[3]陈姣姣，唐雪梅.预测幼年特发性关节炎预后不良的生物学标志物研究进展［J］.国际免疫学杂志，2019，42（2）：224-228.

第三节　过敏性紫癜

过敏性紫癜（HSP）又称为亨-舒综合征，是儿童最常见的以小血管炎为主要病变的全身性血管炎综合征，以皮肤紫癜、关节肿痛、腹痛、便血、尿血、蛋白尿等症状为主要临床表现。临床特点是血小板不减少。多见于 2~8 岁儿童，男孩多于女孩。一年四季均有发病，春秋两季多见。

一、病因病机

（一）西医学认识

过敏性紫癜属于自身免疫性疾病，由于机体对某些过敏物质发生变态反应而引起毛细血管的通透性和脆性增高，导致皮下组织、黏膜及内脏器官出血及水肿。本病的病因尚未明确，虽然食物过敏（蛋类、乳类、豆类等）、药物（阿司匹林、抗生素等）、微生物（细菌、病毒、支原体、幽门螺杆菌、寄生虫等）、疫苗接种、麻醉、恶性病变等与过敏性紫癜发病有关，但均无确切证据。近年来学者们普遍认为过敏性紫癜是内因与外因共同作用的结果。内因是指遗传、免疫、精神、情绪等患者本身因素，外因则是环境、感染、饮食、药物，甚至饥饿、劳累或某些应激因素等。造成 HSP 可能的过程是：感染或其他因素作用于易感人群，触发机体免疫功能的紊乱（主要为 Th 细胞的功能失调，调节性 B 细胞功能异常，内皮细胞损伤），从而产生大量的炎性因子（IL-6、IL-8、TNF-α 等），介导 B 淋巴细胞过度分化为浆细胞，产生大量 IgA_1 抗体及 IgA_1 免疫复合物沉积于血管壁引起全身微小血管炎性反应，最终表现为 HSP 临床表现。

本病的基本病理变化为广泛的白细胞碎裂性小血管炎，以毛细血管炎为主，还可累及小动脉和小静脉。血管壁可见胶原纤维肿胀和坏死，中性粒细胞浸润，周围散在核碎片。间质水肿，有浆液性渗出，同时可见渗出的红细胞。内皮细胞肿胀，可有血栓形成、灶性坏死。病变累及皮肤、肾脏、关节及胃肠道，涉及心、肺、胸膜和颅脑血管，发生相应的病理变化。在皮肤和肾脏荧光显微镜下可见 IgA 为主的免疫复合物沉积。

（二）中医学认识

在古代医籍中并无"过敏性紫癜"的明确记载，但有类似的描述，多属于"肌衄""紫斑""葡萄疫""斑疹"及"血证"等的范畴。《医宗金鉴》："皮肤出血曰肌衄。"《医学入门》说："内伤发斑，轻如蚊迹疹子者，多在手足，初起无头痛身热。"《外科正宗》云："葡萄疫，其患多生于小儿，感受四时不正之气，郁于皮肤不散，结成大小青紫斑点，色若葡萄，发在遍身头面。"立小儿紫癜名为"葡萄疫"，《圣济总录 – 诸风门》谓："论曰紫癜风之状，皮肤生紫点，搔之皮起而不痒疼是也。"首次提及紫癜概念。陈实功《外科正宗》云："葡萄疫，其患生小儿，感受四时不正之气，郁于皮肤不散，结成大小青紫斑点，色若葡萄，发在遍体头面。"巢元方《诸病源候论》云："斑毒之病，乃热气入胃，而胃主肌肉，其热夹毒，蕴积于胃，毒气熏发肌肉，状如蚊蚤所螫，赤斑起，周匝遍体。"《证治准绳》曰："夫紫癜风者，由皮肤生紫点，搔之皮起，而不痒痛者是也。此皆风湿邪气客于腠理，与气血相搏，致营卫否涩，风冷在于肌肉之间，故令色紫也。"而李用粹在《证治汇补》中说："热则伤血，血热不散，里实表虚，出于皮肤而为斑。"

中医学认为，小儿素体正气亏虚是发病之内因，外感风热时邪及其他异气是发病之外因。病位在心、肝、脾、肾。病机为外感风热邪毒及异气之邪，蕴阻肌表血分，迫血妄行，外溢肌肤；或素体心脾气血不足，气阴亏损，虚火上炎，血不归经，外溢肌肤，发为本病，表现以虚证为主。

二、临床诊断

（一）辨病诊断

1.临床表现

多急性起病，首发症状多以皮肤紫癜为主，少数以腹痛、关节炎或肾脏症状首先出现。起病前1~3周常有上呼吸道感染史。

（1）皮肤紫癜 所有患儿都伴有皮疹。典型的皮疹具有诊断意义，其外观和分布很具特征性：对称性、大小不等、形态不一、高出皮面可触及的出血性皮疹（压之不褪色），重者可融合成片，皮疹中心可有水疱坏死。皮疹多见于双下肢和臀部，亦可出现于上肢、面部和躯干。

（2）胃肠道症状 50%~75%的患儿伴胃肠道症状，主要表现为腹痛、呕吐和便血。最常见的症状是腹痛，多无腹胀，腹部柔软，可有轻度压痛；其次为胃肠道出血，表现为黑便或粪隐血试验阳性。14%~33%的患儿典型皮疹出现前已有腹部症状，故易被误诊为外科急腹症，甚至行不必要的剖腹探查术。

（3）关节症状 约2/3的患儿出现膝、踝、肘、腕等大关节肿痛，活动受限，呈多发或单发，关节腔常有积液。关节症状消失较快，亦可持续数月消失。关节症状的轻重程度与活动有关，常在卧床休息后减轻，不留后遗症。

（4）肾脏症状 30%~60%的病例有肾脏损害，也是儿科最常见的继发性肾小球疾患，肾脏症状轻重不一，多数患儿出现血尿、蛋白尿和管型尿，伴血压增高及水肿，称为紫癜性肾炎，少数呈肾病综合征表现；肾脏症状多发生于起病1个月内，亦可出现在病程更晚期或其他症状消失后。大多数都能完全恢复，少数发展为慢性，死于慢性肾衰竭。肾脏病变进展的危险因素包括：大量蛋白尿、水肿、高血压及肾功能减退等。肾活检对了解肾脏病理改变及指导治疗很有帮助。

（5）其他表现 偶可发生颅内出血，导致惊厥、瘫痪、昏迷、失语，偶尔累及循环系统，发生心肌炎和心包炎，累及呼吸系统发生喉头水肿、哮喘、肺出血等

2.相关检查

（1）血常规 白细胞正常或轻度增高，中性和嗜酸性粒细胞比例增多；除非严重出血，否则一般无贫血；血小板计数正常甚至升高，出血和凝血时间正常，血块退缩试验正常，部分患儿毛细血管脆性试验阳性。

（2）尿常规 可有血尿、蛋白尿、管型尿；重者可有肉眼血尿。

（3）大便隐血试验 有消化道症状者多阳性。

（4）血液免疫学检查 血沉正常或增快；血清IgA和冷球蛋白含量增加，IgG、IgM正常，亦可轻度升高；C3、C4正常或升高；C1q、备解素多正常。抗核抗体及类风湿因子（RF）阴性；重症血浆黏度增高。

（5）肾功能 多正常，严重患儿可有肌酐清除率降低和尿素氮、血肌酐增高。表现为肾病综合征者，有血清蛋白降低和胆固醇增高。肾脏症状较重和迁延者可行肾穿刺，以了解病情并给予相应治疗。

（6）超声及影像学检查 腹部超声检查有利于早期诊断肠套叠；对有中枢神经系统症状者可予头颅MRI确诊。

（7）胃镜检查 有利于早期诊断本病，急性腹痛和消化道出血患儿，行胃镜检查可见紫癜样改变，主要表现为胃黏膜广泛出血、水肿、糜烂，并有孤立性出血性红斑，微隆起，也可伴有十二指肠黏膜改变。

（二）辨证诊断

本病辨证以八纲辨证为纲，辨病与辨证相结合。

首辨虚实：根据起病、病程、紫癜颜色等辨虚实。起病急，病程短，紫癜颜色鲜明者多属实；起病缓，病情反复，病程延绵，紫癜颜色较淡者多属虚。

再辨轻重：以出血量的多少及是否伴有肾脏损害或颅内出血等作为依据。凡出血量少者为轻证；出血严重伴大量便血、血尿、明显蛋白尿者为重证；头痛、昏迷、抽搐等则为危症。

辨病与辨证相结合：过敏性紫癜早期多为风热伤络，血热妄行，常兼见湿热痹阻或热伤胃络，后期多见阴虚火旺或气不摄血；免疫性血小板减少症急性型多为血热妄行，慢性型多为气不摄血或阴虚火旺。

1. 风热伤络证

临床证候：起病较急，全身皮肤紫癜散发，尤以下肢及臀部居多，呈对称分布，色泽鲜红，大小不一，或伴痒感，可有发热、腹痛、关节肿痛、尿血等，舌质红，苔薄黄，脉浮数。

证候分析：外感风热之邪，易于化火，蕴郁于皮毛肌肉之间，郁蒸血分，与气血相搏，灼伤脉络，血不循经，渗于脉外，溢于肌肤，发为紫癜；邪伤阴络，则尿血；损伤肠络，阻滞气机，则腹痛；夹湿流注关节则关节肿痛，屈伸不利；舌质红、苔薄黄、脉浮数皆为外感风热之表象。

2. 血热妄行证

临床证候：起病较急，皮肤出现瘀点瘀斑，色泽鲜红，或伴鼻衄、齿衄、便血、尿血，血色鲜红或紫红，同时见心烦、口渴、便秘，或伴腹痛，或有发热，舌质红绛，脉数有力。

证候分析：热毒内伏，日久化火，灼伤血络，迫血妄行，血液不循常道，外渗肌肤则为紫癜；从清窍而出则为鼻衄；热结阳明，损伤胃络则吐血、便秘；热邪循胃之络脉上扰，则为齿衄；下注大肠或膀胱则见便血、尿血。

3. 湿热痹阻证

临床证候：皮肤紫斑色暗，或起疮，多见于关节周围，伴有关节肿痛灼热，尤以膝、踝关节多见，四肢沉重，肢体活动受限，可伴有腹痛、纳呆、渴不欲饮、大便不调、便血、尿血，舌质红，苔黄腻，脉滑数或弦数。

证候分析：邪热与内湿相合，湿热邪毒浸淫腠理，郁于肌肤，流注四肢关节，阻滞经络，则关节肿痛屈伸不利；湿热邪毒损伤血络，血溢脉外，泛溢肌肤则出现紫癜，且多布于关节周围；舌质红、苔黄腻、脉滑数或弦数为湿热痹阻之征象。

4. 气不摄血证

临床证候：起病缓慢，病程迁延，紫癜反复出现，瘀斑、瘀点颜色淡紫，常有鼻衄、齿衄，面色苍黄，神疲乏力，食欲不振，头晕心慌，舌淡苔薄，脉细无力。

证候分析：禀赋不足或紫癜反复发作，病程迁延，耗伤气血，气虚统摄无权，血不循常道，溢于脉外，留于肌肤、脏腑之间，则瘀斑、瘀点屡发而色淡；气虚血亏则体倦乏力、面色不华；心脑失养则头晕心悸；脾虚运化失常则食少纳呆、便溏。

5. 阴虚火旺证

临床证候：紫癜时发时止，鼻衄、齿衄或尿血，血色鲜红，手足心热，低热盗汗，心烦少寐，舌光红，舌苔少，脉细数。

证候分析：患儿素体阴虚，或久病失血伤阴，阴血耗损，肝肾阴亏，虚火上炎，血随火动，离经妄行，则紫癜时发时止；虚火灼伤肾络，则尿血；手足心热、低热盗汗、舌红少津、脉细数均为阴虚内热之象。

三、鉴别诊断

（一）西医鉴别诊断

1. 特发性血小板减少性紫癜（ITP）

多散在针尖大小出血点，不高出皮面，无血管神经性水肿，血小板减少。

2. 风湿性关节炎

有关节症状者需与风湿性关节炎鉴别，后者无出血性皮疹，并常伴有心脏炎，临床表现等可资鉴别。

3. 感染性疾病

应与败血症、脑膜炎双球菌感染、亚急性细菌性心内膜炎等皮疹鉴别，这类疾病中毒症状重，起病急，皮疹为瘀斑、瘀点，不伴有血管神经性水肿。

（二）中医鉴别诊断

1. 时疫发斑

亦称温疫发斑，为瘟疫病重症。其特点为起病急骤、病情凶险、传染性强。症见高热烦躁，头痛如劈，频发呕吐，神昏谵语，四肢抽搐，斑点遍布全身，大小不等，分布不均，或红赤或紫暗。相当于西医学之"流行性脑脊髓膜炎"。

2. 阴证发斑

亦称阴斑。指斑之属虚寒者。以斑色淡红，隐而不显，或仅胸腹四肢见有少量，或斑色紫暗为特点，伴见手足不温，口不渴，下利清谷，神疲气弱，舌淡苔白或舌胖苔灰黑而滑，脉象虚大无力或沉细微弱。相当于西医某些血液病如"再生障碍性贫血""白血病"等后期属虚寒者。

四、临床治疗

（一）提高临床疗效的要素

在过敏性紫癜的治疗过程中，辨正邪消长贯穿始终，本病的治疗主要是祛因和消斑，标本兼治，症因兼顾。早期当以祛邪为主，迁延期则当顾护气阴为本，消除紫癜为标。实证以清热凉血为主，随证配用祛风通络、缓急和中法；虚证以滋阴降火、益气摄血为主。紫癜为离经之血，皆属瘀血，故活血化瘀贯穿整个治疗过程。因此，紫癜消退后若有肾脏损害者，仍应继续调治，方能获得远期疗效。患儿应避免接触各种过敏原，出血量多时，应限制活动；忌辛热饮食，有消化道出血时，应禁食；同时应防治感染，驱除体内寄生虫。

（二）辨病治疗

1. 一般治疗

急性期发热、消化道和关节症状明显者，应注意休息，积极寻找和去除可能存在的过敏原，有明确感染或病灶时，应选用敏感抗生素，尽量避免盲目地预防性应用抗生素。

2. 对症治疗

有荨麻疹或血管神经源性水肿时，应用抗组织胺药物和钙剂；腹痛时应用解痉剂，如山莨菪碱（654-2）；消化道出血时禁食，可静脉滴注西咪替丁 20~40mg/（kg·d），必要时输血；可用大剂量维生素 C 2~3g/d，以改善血管通透性。

3. 肾上腺皮质激素或免疫抑制剂

对急性期腹痛和关节肿痛可予缓解，但不能预防肾脏损害的发生，亦不能影响预后。可用泼尼松每日 1~2mg/（kg·d），分次口服，或氢化可的松每日 5~10mg/kg 静脉滴注，症状缓解后即可停药。重症紫癜性肾炎可酌情加用免疫抑制剂，如 CTX、AZA 或雷公藤多苷片等。

4. 抗凝治疗

阿司匹林 3~5mg/（kg·d），分次口服，或双嘧达莫（潘生丁）2~3mg/（kg·d）阻止血小板凝集。

（三）辨证治疗

1. 辨证论治

（1）风热伤络证

治法：祛风清热，凉血安络。

方剂：银翘散加减。

组成：金银花、连翘、牛蒡子、薄荷、荆芥、紫草、茜草、地黄、丹皮。

加减：皮肤瘙痒者，加白鲜皮、地肤子、蝉蜕；咳嗽者，加桑叶、菊花、前胡；便血者，加苦参、槐花炭；腹痛者，加木香、赤芍；尿血者，加藕节炭、白茅根、大蓟、小蓟；关节肿痛者，加秦艽、防己、牛膝。

（2）血热妄行证

治法：清热解毒，凉血止血。

方剂：犀角地黄汤加味。

组成：水牛角、地黄、丹皮、赤芍、紫草、甘草。

加减：皮肤紫斑多者，加丹参、荆芥、忍冬藤；便血者，加地榆、血余炭、槐花炭；腹痛者，加木香、白芍；尿血者，加大蓟、小蓟、白茅根；关节肿痛者，加忍冬藤、海风藤、牛膝；便秘者，加大黄；目赤者，加青黛、菊花。若出血过多，突然出现面色苍白，四肢厥冷，汗出脉微者，为阳气欲脱，急用独参汤或参附汤回阳固脱；若气阴两衰者，则用生脉散以救阴生津，益气复脉。

（3）湿热痹阻证

治法：清热利湿，化瘀通络。

方剂：四妙丸加味。

组成：黄柏、苍术、牛膝、薏苡仁、生白术、木瓜、紫草、桑枝、独活等。

加减：若关节肿痛，活动受限者，加赤芍、鸡血藤、忍冬藤、海风藤、牛膝；泄泻者，加葛根、黄连、马鞭草；尿血者，加小蓟、石韦、白茅根；腹痛较甚者，可配用芍药甘草汤缓急止痛。

（4）气不摄血证

治法：健脾养心，益气摄血。

方剂：归脾汤加减。

组成：党参、黄芪、白术、当归、龙眼肉、茯神、酸枣仁、远志。

加减：腹痛便血者，加乌梅、白芍、地榆；出血不止者，加鸡血藤、血余炭、阿胶；兼有风邪表证者，可酌加荆芥、防风、牛蒡子；神疲肢冷，腰膝酸软，面色苍白者，为肾阳亏虚，加鹿茸、肉苁蓉、巴戟天。

（5）阴虚火旺证

治法：滋阴清热，凉血化瘀。

方剂：大补阴丸加减。

组成：熟地、龟甲、黄柏、知母、丹皮、牛膝。

加减：若腰膝酸软甚者，加山茱萸、枸杞子、女贞子；鼻衄，齿衄者加白茅根、焦栀子；尿血色红者，冲服琥珀粉、三七粉；低热者，加银柴胡、地骨皮；盗汗者，加煅牡蛎、煅龙骨、五味子。

2. 外治疗法

（1）针灸疗法 取穴八髎、腰阳关。艾柱隔加刺三阴交、太冲、内关。用于过敏性紫癜。

（2）中药熏洗 苦参、枯矾、苏木、白鲜皮、鸡血藤、羌活、独活、地肤子、皂角刺、荆芥。功效：疏风通络、活血化瘀、解毒止痒、调理气机、平衡阴阳。熏洗方法：将上述中药用水煎煮取药汁 6000ml 倒入桶式木盆中，趁热先将双足和小腿放置药液上方熏蒸，待药液冷却至 42℃，将双足放入药液中，使药液浸泡至双膝下（如大腿和臀部有紫癜可坐浴，上肢有紫癜也可将上肢泡入药水中），如药水温度下降至 37℃可加适量热水再至 42℃，每次浸泡 30 分钟，每天 1 次，10 天 1 个疗程。

（3）中药熏蒸 中药熏蒸采用中药汽疗仪（单人露头式熏蒸床）进行治疗，药物同上。熏蒸舱温度在 38.4℃，每次 30 分钟，每日 1 次，10 天为 1 个疗程。

3. 中药成药

（1）口服中成药

①知柏地黄丸　药物组成：知母、黄柏、熟地、山茱萸、山药、丹皮、泽泻、茯苓。功用：滋阴降火，用于阴虚火旺证。用法：3~6 岁每次 2 丸，7~9 岁每次 4 丸，9 岁以上每次 6 丸，1 日 3 次。

②归脾丸　药物组成：白术、人参、茯神、远志、黄芪、当归、龙眼肉、酸枣仁、木香等。功用：益气补血、健脾养心。用于气不摄血证。用法：3~6 岁每次 2 丸，7~9 岁每次 4 丸，9 岁以上每次 6 丸，1 日 3 次。

（2）中药注射剂

①清开灵注射液 0.5ml/（kg·d），加入 5% 葡萄糖注射液 100~250ml 中静脉滴注，1 日 1 次，疗程 4 周。用于血热妄行证。

②复方丹参注射液（丹参）0.5ml/（kg·d），加入 5% 葡萄糖注射液 100~250ml 中静脉滴注，1 日 1 次，疗程 4 周。用于过敏性紫癜血热妄行证及各型紫癜性肾炎。

4. 单方验方

（1）鲜白茅根 500g，煎汤代茶饮。用于皮肤紫癜及尿血者。

（2）用鲜枇杷叶 50g（刷去毛）或干枇杷叶 30g，水煎酌加单晶糖少许，分次服，每日 1 剂。7 日为 1 个疗程。若服用 1 个疗程未痊愈者，可继服第 2 个疗程。[黄金丁. 枇杷叶治疗过敏性紫癜 38 例. 中国民间疗法，2005，13（1）：49.]

（四）医家诊疗经验

1. 汪受传

王江等通过梳理、归纳汪受传教授治疗小儿过敏性紫癜的文献、著作以及临床病案，总结汪老治疗过敏性紫癜的经验。汪受传教授认为小儿过敏性紫癜的病变部位主要在血分，病因多由外感风热或内伤饮食而发病，致病根本在于热盛伤络动血，根本治法为清热凉血活血法，常兼以疏风解表法、祛风通络法、清热化湿法、缓急止痛法、养阴清热法和益气养血法治疗，注重辨证与辨病相结合[王江、张骣. 汪受传治疗小儿过敏性紫癜经验拾撷. 陕西中医，2016，37（3）：335-337.]

2. 丁樱

丁教授依据过敏性紫癜的病机特点将本病划分为急性期和迁延期两个阶段进行辨证论治，即邪实阶段和正虚阶段。邪实阶段治疗重在权衡其风邪与热邪孰轻孰重而选择药物，治疗以疏风清热、凉血活血、祛邪安络为主；正虚阶段采用益气养阴清热之法，全程兼以活血化瘀；各个阶段均可酌情加用活血化瘀之品，喜用丹参、当归、赤芍、鸡血藤等[郭庆寅，张霞，朱庆军. 丁樱教授分期辨治儿童过敏性紫癜的经验. 黑龙江中医药，2020，49（5）：62-62.]

3. 翟文生

翟教授认为"热、瘀、湿、虚"与过敏性紫癜的病情变化有密切关系，从"湿、热、瘀、虚"四个方面着手辨证分析，治疗上利用不同药物特性来去除体内病邪，准确辨证施治，进而取得比较不错的临床疗效[张秋月，翟文生，张茂华. 翟文生教授治疗儿童过敏性紫癜经验分析. 中国中西医结合儿科学，2015，7（2）：180-182.]

五、预后转归

本病常可自愈，但少数可复发。紫癜在 2 周、4 周及大于 4 周消退者占 1/3，病程长者可达数年之久；病程长达 1 个月至数月以上者，易复发，复发间隔时间数周至数月不等。紫癜消失快慢与下列因素有关：①急性期严重程度；②内脏是否受累；③致病因素是否去除。本病一般预后良好，死亡率低于

5%，主要死亡原因为肾衰竭、中枢神经系统并发症、肠套叠及肠梗死等。消化道出血较重者如处理适当，一般尚易控制，发生颅内出血者少见。本病的预后主要与肾脏病变性质有关。部分病例迁延数年，但大多数有肾脏损害者都能逐渐恢复，少数重症可伴高血压脑病及慢性肾衰竭；后者多发生于出现肾炎后数年。

六、预防调护

1. 积极参加体育活动，增强体质，提高抗病能力，避免感冒。

2. 过敏性紫癜要尽可能找出引发的各种原因。积极防治上呼吸道感染，控制扁桃体炎、鼻窦炎、龋齿等慢性感染性病灶。驱除体内各种寄生虫，根据个人体质，避免进食引起过敏的食物及药物。

3. 急性期或出血量多时，要卧床休息，限制患儿活动，消除其恐惧紧张心理。

4. 避免外伤跌倒碰撞，以免引起出血。

5. 血小板计数低于 20×10^9/L 时，要密切观察病情变化，防治各种创伤与颅内出血。

6. 饮食宜清淡，富于营养，易于消化，忌肥腻。呕血、便血者应进半流质饮食，忌硬食及粗纤维食物，忌辛辣刺激食物。立即停用可能引起过敏的食物，如牛奶、鱼、虾、蟹、羊肉、海鲜等异种蛋白类，避免接触可疑过敏原；有腹痛、便血时尽量少用芹菜、油菜、笋、菠萝等，以免损伤胃肠黏膜，诱发或加重胃肠道出血。

七、专方选要

门氏保元汤

组成：黄芪、玄参、当归、金银花、甘草，酌加白茅根、茜草。

功效：益气养阴、活血化瘀。

主治：过敏性紫癜属气阴两虚、热瘀互结者。症见皮肤紫癜反复发作，瘀斑、瘀点颜色淡紫或色红，手足心热，乏力，舌淡红，舌边尖红，脉细。

方解：方中黄芪、当归益气养血，金银花、玄参清热养阴，甘草调和诸药，白茅根、茜草清热凉血。[王智深，门九章.从门九章教授辨治过敏性紫癜的经验管窥其学术思想.山西医药杂志，2021，50（5）：839-841.]

八、研究进展

过敏性紫癜的西医机制尚不明确，而中医对过敏性紫癜的认知、治疗思路更为清晰，治疗优势更为明显。诸多中医学者对过敏性紫癜的病因病机有新的阐述。任献青等从伏邪理论、伏邪成因、伏邪致病三个方面阐述伏邪在小儿过敏性紫癜发病中的影响。张亚楠等以叶天士的透热转气理论为指导，将透热转气具体治法归纳为宣通三焦以透热转气、养阴活血以透热转气，并论述这些治法在过敏性紫癜血热妄行重证治疗中的应用体会。朱珊教授以中医经典为依据、临床医案为依托，认为过敏性紫癜发生的主要原因为外感温邪，其病机为热伤血络、血溢脉外，其病程符合卫气营血传变的一般规律，故以温病学理论为指导，将其分为邪犯卫表期、邪入营血期及正虚邪恋期三期；其治疗上遵循叶天士之"在卫汗之可也，到气才可清气，入营犹可透热转气，入血就恐耗血动血，直须凉血散血"的治疗大法，分期论治，使邪去血宁人安。袁振华等认为过敏性紫癜病位在络，其发生、发展、转归与络病学说密切相关。小儿过敏性紫癜核心病机为伏邪潜内，新感触发，络脉受损。治疗采用通补结合的原则并以活血化瘀通畅络道贯穿治疗全程，早期以祛邪通络为主，迁延期以扶正养络为主，常用益气健脾荣络、滋阴降火安络等，固本以防伏邪再生。

主要参考文献

[1] 任献青, 张凯, 张博, 等. 基于伏邪理论探讨小儿过敏性紫癜的发病特点 [J]. 中医杂志, 2019, 60 (8): 660-663.

[2] 张亚楠, 黄岩杰, 秦蕾, 等. 透热转气理论在过敏性紫癜血热妄行重证治疗中的运用 [J]. 中医杂志, 2017, 58 (11): 933-935.

[3] 付海波, 刘亚, 霍秀云, 等. 朱珊教授从温病理论分期论治小儿过敏性紫癜经验 [J]. 中国医药导报, 2021, 18 (13): 129-132.

[4] 袁振华, 任献青, 丁樱, 等. 基于络病学说探讨小儿过敏性紫癜辨治规律 [J]. 中医杂志, 2021, 62 (1): 75-78.

第四节　川崎病

皮肤黏膜淋巴结综合征又称川崎病（KD），主要发生在 5 岁以下儿童和婴幼儿，以全身性中、小动脉炎性病变为主要病理特征。本病全身各个脏器可受累，但以心血管病变最严重，可致冠状动脉及全心病变。大多数患儿预后良好，急性心肌梗死和冠状动脉瘤破裂是本病的主要死亡原因。1967 年日本川崎富作医生首次报道。1975 年开始引起我国儿科医学界的重视。目前，世界各地都有川崎病的发病报道，发病率存在地区差异，以日本最高。男女发病比例约为 1.5 : 10。冠状动脉病变是影响患者预后最重要的因素，是儿童时期缺血性心脏病的主要原因。

一、病因病机

（一）西医学认识

1. 病因和发病机制

川崎病的病因目前尚不清楚。但大量流行病学和临床观察显示，川崎病发病与感染有关，但迄今无法确定微生物是致病的唯一原因。研究发现，川崎病患儿存在异常的免疫激活，提示其发病与免疫功能异常有关。在急性期，外周血的活性 T 细胞、B 细胞、单核 / 巨噬细胞的数量均上升；淋巴细胞及单核 / 巨噬细胞的活化伴随有细胞毒素分泌的增加、血循环中炎性介质（如 TNF、超氧自由基等）的增多，连同 B 细胞激活产生的抗内皮细胞自身抗体等可损伤血管内皮细胞，导致内皮功能失调、凋亡和坏死。这些免疫损伤过程可持续到川崎病的恢复期甚至更久，导致受损血管局部平滑肌细胞和胶原组织过度增生产生动脉狭窄。

2. 病理特点

本病基本病理变化可分为四期。

Ⅰ期：病程 1~9 天，小动脉周围呈现急性炎性改变，冠状动脉主要分支血管壁上的小营养动脉和静脉受到侵犯，同时可见心包、心肌间质及心内膜出现炎症反应，有中性粒细胞、嗜酸性粒细胞及淋巴细胞浸润。

Ⅱ期：病程 10~21 天，冠状动脉等中等大小的动脉全层血管炎，包括内膜、中膜及外膜均受炎性细胞浸润，伴坏死、水肿、弹力纤维和肌层断裂，可形成血栓和动脉瘤。

Ⅲ期：病程 28~31 天，动脉炎症逐渐消退，血栓和肉芽形成，纤维组织增生，内膜明显增厚，导致冠状动脉部分或完全阻塞。

Ⅳ期：逐渐愈合，心肌瘢痕形成，阻塞的动脉可能再通。

（二）中医学认识

川崎病属中医学温病范畴。中医学中无明确川崎病的描述，清代兴起的温病学，将发热和斑疹列为温病领域的重要内容。本病按卫气营血辨证施治，已取得较好的疗效。但若正气不足，证治失宜，尤其邪陷心包而病深者，多影响预后。本病为温热邪毒，从口鼻而入，犯于肺卫，蕴于肌腠，内侵入气及营扰血而传变，尤以侵犯营血为甚，病变脏腑则以肺胃为主，可累及心肝肾诸脏。

中医学认为川崎病为温热邪毒，从口鼻而入，犯于肺卫，蕴于肌腠，内侵入气及营扰血而传变，尤以侵犯营血为甚，病变脏腑则以肺胃为主，可累及心肝肾诸脏。温热邪毒初犯于肺卫，蕴于肌腠，酿生热毒。迅速入里，内入肺胃，炽于气分，熏蒸营血，动血耗血，见壮热不退、皮肤斑疹、口腔黏膜及眼结膜充血等症。

二、临床诊断

（一）辨病诊断

1. 临床表现

（1）发热　典型的发热通常起病急，热度高达 39℃以上，呈弛张热。如没有及时治疗，高热可持续 1~2 周，甚至更长。如果及时使用免疫球蛋白和阿司匹林，发热常在 1~2 天内缓解。

（2）皮疹　多形性皮疹发生于急性期，多见于躯干和四肢近侧端，最常见的是斑丘疹、猩红热样皮疹和多型性红疹也较多见。

（3）四肢末端变化　通常在起病后 3~5 天出现手掌及足底发红，双手足硬肿。病程 10~20 天后手足硬肿与泛红趋于消退，而指趾末端开始脱皮，可累及整个手掌与足底。起病后 1~2 个月，在指甲上可出现横沟（Beau 线）。

（4）双眼球结膜充血　在发热 24~48 小时后，常出现双侧结膜充血球结膜充血较睑结膜多见，一般没有分泌物。裂隙灯检查可发现前葡萄膜炎。

（5）口唇和口腔表现　口咽部的改变也见于热起后 24~48 小时。口唇干红皲裂、杨梅舌、口腔及咽部黏膜明显充血，但不伴有溃疡和分泌物。

（6）颈部淋巴结肿大　起病后 1~2 天出现、多见于单侧，一般直径不大于 1.5cm、触之柔软，但不可推动，无化脓。

（7）其他表现　患儿易激惹、烦躁不安，少数有颈项强直、惊厥、昏迷等无菌性脑膜炎表现；可有腹痛、恶心、腹泻、麻痹性肠梗阻、肝大、黄疸、血清转氨酶升高等消化系统表现；有咳嗽、关节痛和关节炎；心血管系统可出现心包炎、心肌炎、心内膜炎、心律失常、冠状动脉扩张、冠状动脉瘤、冠状动脉血栓甚至心肌梗死等。冠状动脉病变常在第 2~4 周出现。

2. 相关检查

（1）血液学检查　外周血白细胞增高，以粒细胞为主，轻 – 中度贫血，血小板早期正常，第 2~3 周增多；血沉明显增快，C 反应蛋白、ALT 和 AST 升高。

（2）免疫学检查　血清 IgG、IgM、IgA、IgE 和血循环免疫复合物升高。

（3）心电图　心电图早期示窦性心动过速，非特异性 ST-T 变化；心包炎时可有广泛 S-T 段抬高和低电压；心肌梗死时相应导联有 S-T 段明显抬高、T 波倒置及异常 Q 波。

（4）胸部 X 线平片　肺部纹理增多、模糊或有片状阴影，心影可扩大。

（5）超声心动图　急性期可见心包积液，左室内径增大，二尖瓣、主动脉瓣或三尖瓣反流；可有冠状动脉异常，如冠状动脉扩张（直径 > 3mm，≤ 4mm 为轻度；4~7mm 为中度）、冠状动脉瘤（≥ 8mm）、冠状动脉狭窄等。

（6）冠状动脉造影　超声波检查如有多发性冠状动脉瘤或心电图有心肌缺血表现者，应进行冠状动脉造影，以观察冠状动脉病变程度，指导治疗。

（7）多层螺旋 CT　可取代传统的冠状动脉造影。

3.不完全川崎病的诊断

发热 5 天或以上，仅有以下 2 项或 3 项临床指标。

（1）发病初期四肢末端改变，包括跖红斑，手足硬肿及恢复期指趾端出现膜状脱皮。

（2）双侧眼球结膜充血。

（3）口腔及口唇改变，包括皲裂、口唇干红、口腔和咽部弥漫性充血、杨梅舌等。

（4）多形性皮疹，但无水疱和结痂，皮疹主要分布在躯干部。

（5）颈部淋巴结非化脓性肿大，但心脏彩超或冠脉造影证明有冠状动脉瘤；或仅有以上 4 项临床特征，但可见冠状动脉壁辉度增强（此型冠状动脉扩张少见）。

（二）辨证诊断

1.邪在卫气证

临床证候：持续高热，微恶风，双目红赤，口唇泛红，口腔黏膜潮红，咽红或痛，手足微肿稍硬，手掌、足底潮红，皮疹显现，颈部臖核肿大，肛周皮肤发红，口渴喜饮，或伴咳嗽，纳差，舌质红，苔薄黄，脉浮数，指纹淡紫。

证候分析：感受温热邪毒，邪正相争，郁于卫表，腠理失疏，则持续高热、微恶风；温邪上受，侵袭咽、眼，则目赤咽红；温邪伤津，则口渴喜饮；热毒内蕴肌腠，流注经络，则见身起皮疹、手足微肿稍硬；温热邪毒搏结，痰阻脉络，则颈部臖核肿大；邪由口鼻而入，上犯于肺，肺气失宣，则咳嗽；舌质红、苔薄黄、脉浮数、指纹紫为温热之象。

2.气营两燔证

临床证候：壮热不退，昼轻夜重，斑疹遍布，斑疹多色红，唇赤干裂，口腔黏膜弥漫充血，双目红赤，手足硬肿潮红，指、趾端膜样脱皮，肛周皮肤发红或脱皮，颈部臖核肿痛，口干渴，或伴烦躁不宁，舌质红绛，状如草莓，苔黄，脉数，指纹紫滞。

证候分析：本证多见于极期，气营两燔，热炽三焦。偏气分热盛，可见壮热不退；偏营血分热盛，则可见发热昼轻夜重、肌肤斑疹、手足硬肿潮红；热毒上攻则双目红赤；热扰心神，则烦躁不宁；热毒炼液成痰，流注经络，则臖核肿痛；舌质红绛、草莓舌为热炽营血，化火伤阴之象。

3.气阴两伤证

临床证候：低热留恋或身热已退，指、趾端蜕皮或脱屑，斑疹消退，倦怠乏力，动辄汗出，手足心发热，咽干口燥，口渴欲饮，或伴心悸，纳少，盗汗，舌红少津，苔少，脉细弱不整，指纹淡。

证候分析：疾病恢复期，正虚邪退，气阴两虚，则热退汗出、倦怠乏力；胃气、胃阴亏虚，无力运化，则纳少；温热伤津，阴津亏虚，则咽干口燥、口渴欲饮；余热未尽，阴津耗伤，则指趾端蜕皮、潮红脱屑；心之气阴受损，则见心悸、脉细弱不整；舌红少津、指纹淡为气阴不足之象。

三、鉴别诊断

西医鉴别诊断

1.渗出性多形性红斑

该病的黏膜病变可累及眼、口腔及外生殖器，眼部及口唇可有脓性分泌物及伪膜形成，有化脓性眼结膜炎；皮疹可有渗出疱疹和溃疡，而 KD 无上述特征。

2.全身型幼年类风湿关节炎

该病也表现为持续发热、皮疹、关节肿胀、浅表淋巴结肿大，外周血白细胞总数增高、血沉和 C 反应蛋白均明显增高，且抗生素无效。但该病病程相对长，无眼结膜充血、口唇皲裂、杨梅舌及四肢末端表现，超声心动图检查无冠状动脉损伤的典型表现，且血清类风湿因子阳性。虽然如此，但不完全型 KD 与全身型幼年类风湿关节炎的鉴别有时会非常困难，往往在患儿出现明显的关节症状及对大剂量静脉注射免疫球蛋白治疗失败时才能明确诊断。

3. 脓毒症

发热、皮疹、外周血白细胞总数增高，且以中性粒细胞为主等特点与 KD 相同，金黄色葡萄球菌脓毒症时也可有杨梅舌。但脓毒症感染中毒症状重，无典型四肢末端表现，无冠脉改变，血培养阳性，抗生素有效。

4. 耶尔森菌感染

感染的某些征象符合川崎病的诊断条件，如发热、心脏超声显示冠状动脉病变，但常伴有腹泻等消化道症状，严重者可出现肾衰竭。粪便中可找到耶尔森菌，血清抗体效价有助确认。此菌对许多抗生素在实验室应用有效，但临床应用疗效不佳。

5. 结节性多动脉炎

是一种全身性坏死性中小动脉炎，以 9~11 岁为发病高峰年龄。常发生于肾、心、消化道和皮肤，受累血管可发生动脉瘤、形成血栓或狭窄，婴儿以冠状动脉病变最显著，与川崎病较难区别。其要点为患儿有多系统病变，出现沿血管分布的皮下结节、紫癜样皮疹。组织病理学检查是确诊的重要依据，但因病变呈节段性分布，皮肤和肌肉活检的阳性率不高。

6. 猩红热

患者也可表现为发热、皮疹、杨梅舌等特点。但其发病年龄较大，常有疾病接触史，口周有苍白圈，无眼结膜充血及典型四肢末端表现，超声心动图检查无冠状动脉损害，咽拭子培养 A 组链球菌阳性，抗链球菌溶血素"O"增高，青霉素或 β 内酰胺类药物治疗有效。

四、临床治疗

（一）提高临床疗效的要素

1. 中西医结合治疗

本病目前尚无特效疗法，西医主要采用对症、支持和抗凝疗法。阿司匹林具有非特异性抗炎作用，并可防止血小板聚集及血栓形成，故常作为首选药。中医治疗需要根据疾病的不同阶段辨证论治。中西医两法合用，对控制病情发展，减少并发症，具有良好效果。

2. 分阶段治疗

在急性期，西医治疗通常采用大剂量阿司匹林。中医治疗多以清热解毒之法。急性期过后，热势渐退，阿司匹林应减为小剂量维持。此时中药治疗应重视养阴活血，防止心脏损害及血液黏稠度增高。恢复期治疗应以中医治疗为主，进一步清除余邪，调整脏腑功能，促进机体恢复。

3. 重用活血化瘀药

活血化瘀药具有明显的抗凝作用，能增加冠脉血流量，降低血小板聚集性，改善微循环，防止血栓形成，有助于本病的病理恢复。因此，活血化瘀法应贯穿于本病治疗之始末。

4. 尽早治疗

明确诊断后尽早治疗，大剂量丙种球蛋白静脉注射应早期应用，原则上为病程 7 天之内。

（二）辨病治疗

川崎病急性期的标准治疗为大剂量丙种球蛋白静脉滴注（IVIG）和口服阿司匹林等。

1. 阿司匹林

每日 30~50mg/kg，分 2~3 次服用，热退后 3 天逐渐减量，2 周左右减至每日 3~5mg/kg，维持 6~8 周。如有冠状动脉病变时，应延长用药时间，直至冠状动脉恢复正常。

2. 静脉注射免疫球蛋白（IVIG）

剂量为 1~2g/kg，推荐剂量为 2g/kg，于 8~12 小时静脉缓慢输入，宜于发病早期（10 天以内）应用，可迅速退热，预防冠状动脉病变发生。应同时合并应用阿司匹林，剂量和疗程同上。部分患儿对 IVIG 输注后无效，可重复使用 1 次，或选择使用糖皮质激素。使用 2g/kg IVIG 的患者，11 个月内不宜接种麻疹、腮腺炎、风疹和水痘疫苗。因为在 IVIG 中的特异性抗病毒抗体可能会干扰活病毒疫苗的免疫应答延迟。

3. 糖皮质激素

糖皮质激素因可促进血栓形成，增加发生冠状动脉病变及冠状动脉瘤的风险，影响冠脉病变修复，故不宜单独应用。针对 IVIG 治疗无效，或存在 IVIG 耐药风险的患儿可考虑早期使用糖皮质激素，可与阿司匹林和双嘧达莫合并应用。醋酸泼尼松剂量为每日 1~2mg/kg，用药 2~4 周逐渐减量停药。

4. 其他治疗

（1）抗血小板聚集　除阿司匹林外，可加用双嘧达莫，每日 3~5mg/kg。如合并严重冠状动脉病变和血小板增多者可选择阿司匹林联合氯吡格雷加强抗血小板聚集。

（2）对症治疗　根据病情给予对症及支持疗法，如补充液体、保护肝脏、控制心力衰竭、纠正心律失常等，有心肌梗死时应及时进行溶栓治疗。

（3）心脏手术　严重的冠状动脉病变需要进行冠状动脉搭桥术。

5. IVIG 非敏感型 KD 的治疗

（1）继续 IVIG 治疗　首剂 IVIG 后 36 小时仍发热（体温大于 38℃）者，可再次应用足量 IVIG（2g/kg）可有效预防冠状动脉损伤。

（2）糖皮质激素联合阿司匹林治疗　针对 IVIG 非敏感型 KD，2017 美国心脏学会（AHA）在关于川崎病管理的新申明中强调，可以在 IVIG 使用基础上，早期使用糖皮质激素联合阿司匹林，有利于缓解疾病炎症状态，改善预后。

（三）辨证治疗

1. 辨证论治

（1）邪在卫气证

治法：清热解毒，辛凉透表。

方剂：银翘散加减。

组成：金银花、连翘、薄荷、板蓝根、牛蒡子、玄参、鲜芦根。

加减：高热烦躁，加石膏、知母；颈部瘰核肿大者，加浙贝母、僵蚕；手掌足跖潮红，加地黄、黄芩、牡丹皮；口渴唇干，加天花粉、麦冬；关节肿痛，加桑枝、虎杖。

（2）气营两燔证

治法：清气凉营，解毒化瘀。

方剂：清瘟败毒饮加减。

组成：水牛角、丹皮、赤芍、石膏、知母、黄芩、栀子、玄参、地黄。

加减：大便干秘结，加用大黄；热重伤阴，加麦冬、石斛、淡竹叶；腹痛泄泻者，加黄连、木香、苍术；颈部瘰核肿痛者，加夏枯草、蒲公英。

（3）气阴两伤证

治法：益气养阴，清解余热。

方剂：沙参麦冬汤加减。

组成：北沙参、麦冬、地黄、玄参、玉竹、天花粉、太子参、白术、白扁豆。

加减：纳呆者，加茯苓、焦三仙；低热不退，加地骨皮、银柴胡；大便硬结，加瓜蒌子、火麻仁；心悸、脉律不整，加丹皮、黄芪、甘草。

2. 外治疗法

针灸疗法　热在卫气者，取穴大椎、曲池、合谷、十宣，快针强刺激，泻法不留针；热在气营扰动心神，取穴心俞、神门、

内关，平补平泻法，留针 20 分钟。1 日 1
次，5 天为 1 个疗程。

3.成药应用

（1）双黄连口服液　药物组成：金银
花、黄芩、连翘等。功用：疏风解表，清
热解毒。用于邪在卫气证。用法：每服
5~10ml，每日 2~3 次。

（2）蒲地蓝消炎口服液　药物组成：
蒲公英、地丁、黄芩、蒲公英。功用：清
热解毒消肿。用于气营两燔证。用法：每
服 5~10ml，每日 3 次，3 岁以内小儿酌减。

（3）生脉饮口服液　药物组成：人参、
麦冬、五味子。功用：益气复脉，养阴生
津，用于气阴两伤证。用法：每服 5~10ml，
每日 3 次。

（四）医家诊疗经验

张涤

张教授认为川崎病病情变化复杂，在
诊治过程中，当以卫气营血辨证为纲，以
清热解毒为法。临证过程中，需依据体
质的强弱、病邪的深浅、病程的长短、病
势的急缓，灵活用药。一般来说，病之初
期，邪毒犯表，治以疏风散邪、清热解毒，
宣中寓清，以引邪外出，热去毒解，方用
银翘散加减；热毒炽盛，当以清气凉营解
毒，冀其透营转气，邪从外达，方用银翘
散合白虎汤临证加减；后期因温热邪毒伤
及阴分，治疗上予以养阴清热解毒，热邪
灼津成痰，凝阻经络，当以清气化痰。因
其温热毒邪易于化火伤阴，故在疾病的整
个过程中，当顾护阴液，用药切忌辛温升
散，以免化燥伤阴，内陷逆传。诚如吴鞠
通所云："留得一分津液，便有一分生机。"
亦不可猛进大剂寒凉，否则瘟疫毒邪郁伏
于内，无能外达，正气亦遭侵伐，且苦寒
之品易于化燥伤津，则内热更炽，必生变
证。［何炜星，张涤．张涤教授治疗川崎病
经验拾萃．湖南中医药大学学报，2019，39

（2）：218–221.］

五、预后转归

本病多数预后良好，1%~2% 患儿可再
发，未经治疗的患儿，并发冠状动脉瘤者
可达 20%~30%。近年来应用大剂量 IVIG
治疗本病，冠状动脉病变发生率明显降低。
根据冠状动脉病变情况对川崎病患儿进行
随访管理对改善预后十分重要，有冠状动
脉病变且病程一个月之后仍然存在者需终
身随访。川崎病为自限性病症，病程为 6~8
周左右，存在心血管症状时可以持续到数
年，发病 30 天后还可能出现心脏损害的后
遗症。冠状动脉损害是造成死亡的关键因
素，是成年后冠状动脉粥样硬化的危险要
素。川崎病的随访：在发病 60 天内，每间
隔 14 天随访 1 次，包含超声心动图检查以
及血小板检查，病程在 60 天 ~6 个月，每
次间隔 30~60 天，病程 6 个月 ~1 年，每 90
天 1 次。应用 IVIG 的患儿 11 个月内不宜
进行麻疹、风疹、腮腺炎等活疫苗的预防
接种。

六、预防调护

（一）预防

1.本病病因不明，可能与感染、环境污
染、遗传等因素有关，无特异性预防措施，
应积极防治各种感染性疾病。

2.密切观察病情变化，及时发现并
发症。

（二）调护

饮食宜清淡新鲜；补充足够水分；保
持口腔清洁；适度卧床休息。

七、研究进展

川崎病是一种自身免疫性血管炎性疾
病，主要累及中小动脉，尤其是冠状动脉，

冠状动脉损伤程度与川崎病的预后密切相关。他汀类药物在心血管疾病中的治疗作用已被证实，近年来研究发现他汀类药物在川崎病的治疗中也发挥重要作用，对川崎病急性期及恢复期阻止冠脉动脉瘤形成具有潜在价值。

随着各种心血管超声技术的兴起与不断地发展，超声成像技术为川崎病冠状动脉损害自身诊断、治疗、随访提供更完善、更可靠的信息。血管内超声成像（IVUS）不仅能评价冠状动脉管腔狭窄、管壁形态的情况，而且可指导冠状动脉介入术的实施，也是介入术后随访的一项重要检查手段。韦经蓉、郭盛兰等报道 IVIG 对一些难治病例的作用十分有限，且有部分患儿会发生耐药或冠状动脉损害。目前一些辅助疗法的药物研究均取得了一定进展，其中英夫利昔单抗和糖皮质激素是目前研究最多、使用经验最丰富的两种二线药物，但仍需要更多、更完善的研究来确定其作用。

主要参考文献

[1] 马锦，毛晨梅. 川崎病患儿冠状动脉病变相关危险因素分析［J］. 江苏医药，2018，44（2）：151-153.

[2] 易伦羽，张静. 他汀类药物在川崎病治疗中的研究进展. 中华实用临床儿科杂志［J］ 2021（5）：394-397.

[3] 韦经蓉，郭盛兰. 超声对川崎病冠状动脉损害诊治的研究进展. 广西医科大学学报［J］，2018（35）4：564-566.

[4] 隋坤鹏，孙一丹，王海燕，等. 川崎病治疗研究的新进展. 医学综述［J］，2021，27（1）：110-114.

第十五章　感染性疾病

第一节　麻疹

麻疹是由麻疹病毒引起的传染性极强的严重疾病，该病临床上以发热、上呼吸道炎症、结膜炎、口腔麻疹黏膜斑（柯氏斑）、全身斑丘疹及疹退后遗留色素沉着伴糠麸样脱屑为特征。在 1963 年引入麻疹疫苗之前，麻疹每年至少造成全球 260 万人死亡。目前尽管已有安全有效的疫苗，但麻疹仍是造成全球儿童死亡的主要原因之一。

一、病因病机

（一）西医学的认识

1. 病因

麻疹病毒为单股负链 RNA 病毒，属副黏病毒科，球形颗粒，有 6 种结构蛋白，仅存在一种血清型，抗原性稳定。电镜下呈球形或丝杆状，直径 100~250nm，由 6 种结构蛋白组成，即含 M、F 和 H 的包膜蛋白和 N、P 和 L 核衣壳蛋白。麻疹病毒在外界生存力弱，不耐热，对紫外线和消毒剂均敏感。随飞沫排出的病毒在室内可存活至少 32 小时，但在流通的空气中或阳光照射下 20 分钟即失去活力。麻疹患者是唯一的传染源。感染早期，病毒在患者呼吸道大量繁殖，含有病毒的分泌物经过患者的呼吸、咳嗽或喷嚏排出体外并悬浮于空气中，通过呼吸道进行传播，与患者密切接触或直接接触患者的鼻咽分泌物亦可传播。病后可产生持久的免疫力，大多可达到终身免疫。麻疹患者出疹前后的 5 天均有传染性，如有并发症，其传染性可延长至出疹后 10 天。以冬春季节发病为多。

2. 发病机制

当麻疹病毒侵入易感者的呼吸道黏膜和眼结合膜时，在其局部上皮细胞内增殖，然后播散到局部淋巴组织，病毒于感染后第 2~3 天释放入血，引起第 1 次病毒血症，继之病毒在全身的单核－巨噬细胞系统内增殖，于感染后第 5~7 天，大量病毒释放入血，引起第 2 次病毒血症。病毒在感染后 7~11 天播散至全身组织器官，但以口、呼吸道、眼结合膜、皮肤及胃肠道等部位为主，并表现出一系列的临床症状及体征。在此时期患儿全身组织，如呼吸道上皮细胞和淋巴组织内均可找到病毒，并出现在鼻咽分泌物、尿及血液中。由于患者免疫反应受到损害，常并发喉炎、支气管肺炎、脑炎或导致结核病复发，特别是营养不良或免疫功能缺陷的儿童，可发生重型麻疹，或因严重肺炎、脑炎等并发症而导致死亡。至感染后第 15~17 天，病毒血症逐渐消失，器官内病毒快速减少至消除。

3. 病理特征

感染部位形成两种类型的多核巨细胞，其一为网状内皮巨细胞，又称"华－佛细胞"，其二为上皮巨细胞。两者均系多个细胞融合而成。前者以及核内外均有病毒集落的嗜酸性包涵体，是麻疹的典型病理特征，主要见于皮肤、淋巴组织、呼吸道和肠道黏膜及眼结膜。真皮和黏膜下层毛细血管内皮细胞充血水肿、增生、单核细胞浸润并有浆液性渗出而形成麻疹皮疹和麻疹黏膜斑。由于皮疹处红细胞裂解，疹退后形成棕色色素沉着。麻疹病毒引起的间质性肺炎为 Hecht 巨细胞肺炎，继发细菌感染则引起支气管肺炎。亚急性硬化性全脑炎患者有皮质和白质的变性，细胞核及细胞质内均见包涵体。

（二）中医学认识

麻疹是感受麻疹时邪（麻疹病毒）引起的急性出疹性时行疾病，临床以发热、咳嗽、鼻塞流涕、泪水汪汪、口腔两颊黏膜可见麻疹黏膜斑、周身皮肤按序发红色斑丘疹，疹退时皮肤有糠麸样脱屑和棕色色素沉着斑为特征。因其疹点状若麻粒，故称"麻疹"，也称"麻子""痧子""疹子"。患病后若能及时治疗，合理调护，疹点按期有序而发，为顺证，预后良好。若邪毒炽盛，患儿年幼体弱，调治失当，邪毒内陷，可产生逆证，甚至危及生命，因此被列为古代儿科四大要证"麻、痘、惊、疳"之一，患病后一般可获得持久免疫。

麻疹的病因为感受麻疹时邪，病机为邪犯肺脾，肺脾热炽，外发肌肤。其病程中有顺、逆的变化。病变部位主要在肺脾，可累及心肝。

麻疹时邪从口鼻吸入，侵犯肺脾为麻疹顺证。早期邪犯肺卫，宣发失司，可见发热、咳嗽、喷嚏、流涕等肺卫表证，类似伤风感冒，此为初热期；毒邪由表入里，郁于肺脾，肺脾热炽，可见高热、口渴等症；正气与毒邪抗争，祛邪外泄，皮疹透发于全身，达于四肢末，疹点出齐，此为见形期；疹透之后，毒随疹泄，麻疹逐渐收没，热去津伤，可见低热、舌红少津等症，为收没期。

麻疹以外透为顺，内传为逆。若正虚不能托邪外出，或因邪盛化火内陷，均可导致麻疹透发不顺，形成逆证。如毒邪内陷，或他邪乘机袭肺，灼津炼液为痰，痰热壅盛，肺气闭郁，则形成邪毒闭肺证；毒邪循经上攻咽喉，疫毒壅阻，咽喉不利，而致邪毒攻喉证；若毒邪炽盛，内陷厥阴，蒙蔽心包，引动肝风，则可形成邪陷心肝证。少数患儿血分毒热炽盛，皮肤出现紫红色斑丘疹，融合成片；若患儿正气不足，毒邪内陷，正不胜邪，阳气外脱，可出现内闭外脱之险症。

二、临床诊断

（一）辨病诊断

根据流行病学资料、麻疹接触史、急性发热、畏光、眼鼻卡他症状等，可怀疑麻疹。皮疹出现以前，依靠柯氏斑可以确诊。疹退后皮肤脱屑及色素沉着等特点，可帮助做出回顾性诊断。麻疹病毒血清 IgM 抗体阳性、PCR 法检测麻疹病毒 RNA 阳性或分离到麻疹病毒可确诊。

1. 典型麻疹临床表现及分期

（1）潜伏期　大多 6~18 天（平均 10 天）。潜伏期末可有低热或全身不适。

（2）前驱期　常持续 3~4 天。主要有如下表现。①发热：多为中度以上，热型不一。②在发热的同时出现咳嗽、喷嚏、咽部充血等，特别是流涕、结膜充血、眼睑水肿、畏光、流泪等眼鼻卡他症状是本病特点。③麻疹黏膜斑：是麻疹早期的特异性体征，常在出疹前 1~2 天出现。开始时见于上下磨牙相对的颊黏膜上，如沙砾大小的灰白色小点，周围有红晕，常在 1~2 天内迅速增多，可累及整个颊黏膜并蔓延至唇部黏膜，于出疹后逐渐消失，可留有暗红色小点。④部分病例可有一些非特异性症状，如全身不适、食欲减退、精神不振等。婴儿可有呕吐、腹泻等消化道症状。偶见皮肤荨麻疹，隐约斑疹或猩红热样皮疹，在出现典型皮疹时消失。

（3）出疹期　多在发热 3~4 天后出现皮疹，此时全身中毒症状加重，体温可突然高达 40℃ ，咳嗽加剧，伴嗜睡或烦躁不安，重者有谵妄、抽搐。皮疹先出现于耳后、发际，渐及额、面、颈部，自上而下蔓延至躯干、四肢，最后达手掌与足底。

皮疹初为红色斑丘疹，呈充血性，疹间可见正常皮肤，不伴痒感。之后部分融合成片，颜色加深呈暗红。此期肺部可闻及干湿性啰音。

（4）恢复期　若无并发症发生，出疹3~4天后发热开始减退，食欲、精神等全身症状逐渐好转，皮疹按出疹的先后顺序开始消退，疹退后皮肤留有棕褐色色素沉着伴糠麸样脱屑，一般7~10天后消退。

2. 非典型麻疹

（1）轻型麻疹　多见于有部分免疫者，如潜伏期内接受过免疫球蛋白或 < 8 个月有母亲被动抗体的婴儿。主要临床特点为一过性低热，轻度眼鼻卡他症状，全身情况良好，可无麻疹黏膜斑，皮疹稀疏、色淡、消失快，疹退后无色素沉着或脱屑，无并发症。常需要靠流行病学资料和麻疹病毒血清学检查确诊。

（2）重型麻疹　主要见于营养不良、免疫力低下继发严重感染者。常持续高热，中毒症状重，伴惊厥、昏迷。皮疹密集融合，呈紫蓝色出血性皮疹者常伴有黏膜和消化道出血，或咯血、血尿、血小板减少等，称为黑麻疹，可能是弥散性血管内凝血（DIC）的一种形式。部分患者疹出不透、色暗淡，或皮疹骤退、四肢冰冷、血压下降，出现循环衰竭表现。此型患儿常有肺炎、心力衰竭等并发症，病死率高。

（3）异型麻疹　多见于接种麻疹灭活疫苗后4~6年，再次感染麻疹病毒者。表现为突然高热、头痛、肌痛或四肢浮肿，无麻疹黏膜斑；病后2~3天出疹，出疹顺序与正常顺序相反，从四肢远端开始，逐渐扩散到躯干、面部，皮疹呈多形性。

（4）无疹型麻疹　主要见于用免疫抑制剂的患儿。可无典型黏膜斑和皮疹，甚至整个病程中无皮疹出现。此型诊断不易，只能依赖前驱症状和血清中麻疹抗体滴度增高才能确诊。

3. 相关检查

（1）血常规　外周血白细胞总数和中性粒细胞减少，淋巴细胞相对增多。若白细胞总数增高，尤为中性粒细胞增加，提示继发细菌感染；如淋巴细胞严重减少，常提示预后不良。

（2）多核巨细胞检查　出疹前2天至出疹后1天，取患者鼻、咽分泌物或尿沉渣涂片，瑞氏染色后直接镜检，可见多核巨细胞或包涵体细胞，阳性率较高。

（3）血清学检查　酶联免疫吸附试验（ELISA）测定血清特异性 IgM 和 IgG 抗体，敏感性及特异性较好。IgM 抗体于病后5~20 天最高，故测定其是诊断麻疹的标准方法。IgG 抗体恢复期较早期增高4倍以上，也有近期感染的诊断意义。

（4）病毒抗原检测　用免疫荧光法检测患者鼻咽分泌物或尿沉渣脱落细胞中的麻疹病毒抗原，可早期快速帮助诊断。也可采用 PCR 法检测麻疹病毒 RNA。

（5）病毒分离　前驱期或出疹初期取血、尿或鼻咽分泌物接种人胚肾细胞或羊膜细胞进行麻疹病毒分离。出疹晚期则较难分离到病毒。

（二）辨证诊断

1. 顺证

（1）邪犯肺卫证（初热期）

临床证候：发热2~3日后在口腔两颊近白齿黏膜处可见麻疹黏膜斑，为0.5~1mm的白色小点，周围红晕，1~2日可累及整个颊黏膜。恶风，头身痛，鼻塞流涕，咳嗽，双目畏光、红赤，泪水汪汪，咽红肿痛，精神不振，纳食减少，舌边尖红，苔薄黄，脉浮数，指纹淡紫。

证候分析：毒邪由口鼻侵入，肺卫失宣，故见发热、咳嗽、鼻塞流涕；毒邪上熏苗窍，则见目赤畏光、泪水汪汪、麻疹黏膜斑。麻疹黏膜斑是麻疹早期诊断的依据。如接种过麻疹减毒活疫苗而发病者，其症状多较轻而不典型，病程亦较短。

（2）邪炽肺脾证（见形期）

临床证候：发热3~4日后于耳后、发际、颈项、头面、胸腹、四肢顺序出现红色斑丘疹、稠密、紫红，伴壮热、烦躁、咽红肿痛，咳嗽加重，目赤眵多，纳差、口渴欲饮，大便秘结，小便短赤，舌质红绛，苔黄腻，脉洪数，指纹紫滞。

证候分析：毒邪在肺卫不解，热毒炽盛，邪蕴肺脾，正邪交争，毒泄肌肤，故见高热不退、烦躁口渴；皮疹透发，始见于耳后、发际，继而头面、颈部、胸腹、四肢，最后手心、足底、鼻准部见疹即为麻疹透齐。肺热清肃失职，则咳嗽加剧。尿赤便秘、舌红苔黄、脉洪数或指纹紫滞，均为热毒炽盛之象。同时须注意观察各种逆证征象，早期发现，防止邪毒内陷。

（3）肺胃阴伤证（收没期）

临床证候：出疹后3~4日，皮疹按出疹顺序开始消退，皮肤有糠麸样脱屑和色素沉着，发热减退，神宁疲倦，纳食增加，口干少饮，咳嗽减轻，或声音嘶哑，大便干结，舌红少津，苔薄，脉细数，指纹淡紫。

证候分析：见于麻疹顺证后期及非典型麻疹患儿。正能抗邪，毒随疹泄，肺胃阴伤，故见皮疹依次渐回，发热已退，胃纳转佳，舌红少津，脉细数等邪退正复之象。

2. 逆证

（1）邪毒闭肺证

临床证候：壮热持续，烦躁，精神萎靡，咳嗽气喘，憋闷，鼻翼煽动，呼吸困难，喉间痰鸣，口唇发绀，面色青灰，不思饮食，皮疹融合、稠密、紫暗或见瘀斑，乍出乍没，大便秘结，小便短赤，舌质红绛，苔黄腻，脉滑数，指纹紫滞。

证候分析：此属麻疹过程中逆变重证之一，为合并肺炎喘嗽。邪毒闭肺，灼津炼液为痰，痰热阻肺，肺气郁闭，则壮热持续、咳喘、痰鸣、鼻扇；肺气郁闭，气滞血瘀，心血不畅，则见口唇发绀；邪毒内攻，则见疹出不畅；邪毒炽盛，则见疹密、紫暗或为瘀斑。病情进一步加重，易见心阳暴脱之危候。

（2）邪毒攻喉证

临床证候：高热不退，咽喉肿痛或溃烂，吞咽不利，饮水呛咳，声音嘶哑，咳声重浊，声如犬吠，喉间痰鸣，咳嗽气促，喘憋，呼吸困难，胸高胁陷，面唇发绀，烦躁不安，皮疹融合、稠密、紫暗或见瘀斑，舌质红，苔黄腻，脉滑数，指纹紫滞。

证候分析：本证为逆证中之危重症。热毒炽盛则身热不退，疹点稠密紫暗；热毒循经上攻咽喉则咽喉肿痛；热盛灼津为痰，痹阻气道，则见咳如犬吠、喉间痰鸣，甚则吸气困难；气滞血瘀，则面唇发绀。须防喉阻塞、肺气闭塞之危症。

（3）邪陷心肝证

临床证候：高热不退，烦躁不安，神昏谵妄，四肢抽搐，喉间痰鸣，皮疹融合、稠密、紫暗或见瘀斑，大便秘结，小便短赤，舌紫绛，苔黄燥起刺，脉弦数，指纹紫、达命关。

证候分析：本证为麻疹逆证中危重症之一，毒邪炽盛，内陷厥阴，故在麻疹疾病中出现高热不退、四肢抽搐、舌质红绛、脉象弦数等肝风内动及神识昏迷、烦躁谵妄等热闭心神证候；邪毒炽盛，入营动血，故见皮疹稠密，聚集成片，疹色紫暗。

三、鉴别诊断

1. 风疹（风痧）

呼吸道表现及全身中毒症状较轻，无口腔麻疹黏膜斑。常于发热1~2天后出疹，皮疹分布以面、颈及躯干为主，疹退后无脱屑及色素沉着。常伴有耳后及颈部淋巴结肿大。

2. 幼儿急疹

突然高热，持续 3~5 天，上呼吸道症状较轻，热骤降而出现皮疹，皮疹分布以躯干为主，1~3 天皮疹退尽。口热退疹出为本病特点。

3. 猩红热（丹痧）

发热、咽痛明显，1~2 天内全身出现针尖大小的丘疹，疹间皮肤充血，面部无皮疹，口周苍白圈，持续 3~5 天皮疹消退，1 周后全身大片脱皮，血内细胞总数及中性粒细胞明显增高。

4. 药物疹

近期有用药史，皮疹痒，伴低热或无热，停药后皮疹逐渐消退。血嗜酸性粒细胞可升高。

四、临床治疗

（一）提高临床疗效的要素

1. 典型麻疹根据流行病学史和各期临床表现进行诊断。如前驱期的麻疹黏膜斑；出疹期高热出疹特点、出疹顺序与皮疹形态；恢复期疹退脱屑和色素沉着等。非典型麻疹，需依赖于实验室的病原学检查。

2. 麻疹辨证重在辨顺证、逆证。顺证按病程辨证，逆证按脏腑辨证。如疾病按初热期、见形期、收没期演变，是为顺证，预后较好；若邪毒闭肺，邪毒攻喉，邪陷心肝，见面色青灰、四肢厥冷、脉微欲绝等，均属逆证，预后较差。

3. 根据麻疹时邪"麻不厌透""麻喜清凉"的特性，顺证以透、清、养为治疗原则。初热期宣肺透疹为主；见形期治以清热解毒，佐以透疹；收没期治以甘寒养阴清热为主。

4. 麻疹逆证的治疗以透疹、解毒、扶正为基本原则，分别采用宣肺开闭、利咽消肿、开窍息风等法。出现心阳虚衰之险证

时，当以回阳救逆，扶正固脱为先。对于麻疹逆证的重症患儿，应配合西医治疗。

（二）辨病治疗

麻疹没有特异性治疗方法，主要为对症治疗、加强护理和预防并发症。没有并发症的患儿大多在发病后的 2~3 周内康复。

1. 一般治疗

卧床休息，保持室内有适宜的温度、湿度，保持空气流通，避免强光刺激，保持皮肤、眼、鼻和口腔的洁净。鼓励患儿多饮水，给予易消化和营养丰富的食物。注意补充维生素，尤其是维生素 A 和维生素 D。WHO 推荐给予麻疹患儿补充大剂量维生素 A 20~40 万单位，每日 1 次口服，连服 2 剂可减少并发症的发生，有利于疾病的恢复。

2. 对症治疗

高热时可酌情使用小剂量退热剂，但应避免迅速退热，特别是在出疹期，切忌退热过猛引起虚脱。烦躁或惊厥可适当给予镇静剂。频繁剧咳可用镇咳剂或雾化吸入。此外还应保持水电解质及酸碱平衡。

3. 并发症的治疗

根据各种并发症的发生，及时给予相应的有效治疗。继发细菌感染可给予抗生素。抗生素无预防并发症的作用，故不宜滥用。

（三）辨证论治

1. 顺证

（1）邪犯肺卫证（初热期）

治法：辛凉透表，清宣肺卫。

方剂：银翘散加减。

组成：金银花、连翘、前胡、牛蒡子、防风、荆芥、薄荷、桔梗、升麻、葛根、浮萍、甘草。

加减：恶寒无汗，鼻流清涕者，加麻黄、苏叶；发热烦躁，咽红口干者，加蝉蜕；咳嗽痰多者，加杏仁、浙贝母。麻疹

欲透未出者，可加浮萍煎水外洗。

（2）邪炽肺脾证（见形期）

治法：清热解毒，透疹达邪。

方剂：清解透表汤（验方）加减。

组成：金银花、连翘、桑叶、菊花、西河柳、葛根、蝉蜕、牛蒡子、升麻、紫草。

加减：壮热不退，烦躁不安者，加石膏、知母；皮疹稠密，疹点红赤，紫暗成片者，加丹皮、赤芍、丹参；咳嗽气粗，喉间痰鸣者，加桑白皮、杏仁、浙贝母；壮热不退，四肢抽搐者，加羚羊角、钩藤；身热不起，皮疹未透，或疹稀色淡者，加黄芪、太子参。

（3）肺胃阴伤证（收没期）

治法：养阴益气，清解余邪。

方剂：沙参麦冬汤加减。

组成：南沙参、麦冬、天花粉、玉竹、桑叶、白扁豆、甘草。

加减：潮热盗汗，手足心热者，加地骨皮、银柴胡；神倦自汗，纳谷不香者，加炒谷芽、炒麦芽、鸡内金；大便干结者，加瓜蒌仁、火麻仁。

2. 逆证

（1）邪毒闭肺证

治法：清热解毒，宣肺开闭。

方剂：麻黄杏仁甘草石膏汤加减。

组成：麻黄、石膏、杏仁、甘草、黄芩、前胡、桔梗、芦根。

加减：频咳痰多者，加浙贝母、天竺黄、鲜竹沥；咳嗽喘促者，加葶苈子、苏子；皮疹稠密，疹色紫暗，口唇发绀者，加丹参、紫草。

（2）邪毒攻喉证

治法：清热解毒，利咽消肿。

方剂：清咽下痰汤（验方）加减。

组成：玄参、射干、甘草、桔梗、牛蒡子、全瓜蒌、浙贝母、荆芥。

加减：大便干结者，可加大黄、玄明粉泻火解毒。若出现吸气困难，面色发绀等喉阻塞时，应采取中西医结合治疗措施，必要时需做气管切开。

（3）邪陷心肝证

治法：平肝息风，清心开窍。

方剂：羚角钩藤汤加减。

组成：羚羊角、钩藤、桑叶、菊花、茯神、贝母、生地黄、白芍、甘草。

加减：痰涎壅盛者，加石菖蒲、胆南星、郁金、鲜竹沥；腹胀便秘者，加大黄、玄明粉；如心阳虚衰，皮疹骤没，面色青灰，汗出肢厥，脉细弱而数，则用参附龙牡救逆汤加味以固脱救逆。

3. 成药应用

（1）双黄连口服液　每次5~10ml，1日2~3次。用于邪犯肺卫证、邪炽肺脾证。

（2）儿童回春颗粒　1岁以下儿童/次1/4袋，1~2岁1次1/2袋，3~4岁1次3/5袋，5~7岁1次1袋，用于麻疹出疹期邪炽肺脾证。

（3）玄麦甘桔颗粒　1次10g，1日3次，用于麻疹收没期肺胃阴伤证。

（4）小儿羚羊散　1岁1次1/5包，2岁1次1/4包，3岁1次1/3包。1日3次。用于邪毒闭肺证、邪陷心肝证。

（5）安宫牛黄丸　小儿3岁以内1次1/4丸，4~6岁1次1/2丸，1日1次。用于邪陷心肝证。

4. 外治疗法

麻黄15g，芫荽15g，浮萍15g，黄酒60ml。加水适量，煮沸，让水蒸气充满室内，再用毛巾蘸取温药液，包敷头部、胸背。用于麻疹初热期、见形期，皮疹透发不畅者。

五、预后转归

本病虽为轻症但传染性较强，易夹杂其他病变，故临床不可淡然置之，应辨清轻重缓急，因势利导，透邪外出，则预后良好。古代医家虽列举方药颇多，但皆不可草率用之，可参古代医方，以方测证，审慎施治，力求确凿可据，切勿延误。麻疹的预后主要是与病情严重程度及是否有并发症有关，临床上发生麻疹的患儿，大多数是婴幼儿，或是体质较差、抵抗力较差者，这种时候发生麻疹，并发肺炎的比较多，尤其是并发严重的呼吸衰竭，死亡率较高。对于一般麻疹来说，大多患儿经过对症治疗可趋于痊愈且获得终身免疫。

六、预防调护

1. 主动免疫

按计划接种麻疹减毒活疫苗。我国免疫规划疫苗儿童免疫程序规定出生后 8 个月为麻疹疫苗的初种年龄，18~24 月龄儿童要完成第 2 次接种。此外，根据麻疹流行病学情况，还应在短时间一定范围内对高发人群开展强化免疫接种。

2. 被动免疫

在病毒流行期间有麻疹接触史者，可及时注射丙种球蛋白以预防麻疹的发病或减轻症状。被动免疫只能维持 3~8 周，以后应采取主动免疫。

3. 控制传染源

对麻疹患者要做到早发现、早报告、早隔离、早治疗。一般隔离至出疹后 5 天，合并肺炎者延长至出疹后 10 天。对接触麻疹的易感儿应隔离检疫 3 周，并给予被动免疫。

4. 切断传播途径

流行期间易感儿童避免到人群密集的场所去。患者停留过的房间应通风并用紫外线照射消毒，患者衣物应在阳光下暴晒。无并发症的轻症患儿可在家中隔离，以减少传播和继发医院内感染。

5. 加强麻疹的监测管理

麻疹监测的目的是了解麻疹的流行病学特征、评价免疫等预防控制措施的效果、为制订有效的麻疹控制策略提供依据。对麻疹疑似病例要注意进行流行病学调查和必要的实验室检查，及时报告疫情并采取针对性措施进行隔离观察，预防和控制疫情的发生和蔓延。

6. 日常起居注意

卧室空气流通，温度、湿度适宜，避免直接吹风受寒和过强阳光刺激。

7. 饮食宜忌

注意补足水分，饮食应清淡、易消化，出疹期间忌油腻辛辣之品。

8. 加强个人卫生

保持眼睛、鼻腔、口腔、皮肤的清洁卫生。对于重症患儿要密切观察病情变化，早期发现合并症。

七、专方选要

四逆汤

组成：炙甘草 6g、生附子 10g、干姜 6g。

功效：回阳救逆。

主治：心肾阳衰寒厥证。四肢厥逆，恶寒蜷卧，神衰欲寐，面色苍白，腹痛下利，呕吐不渴，舌苔白滑，脉微细。

方解：方中生附子大辛大热，温壮元阳，破散阴寒，回阳救逆，为君药。干姜，入心、脾、肺经，温中散寒，助阳通脉，为臣药。炙甘草之用有三：一则益气补中，以治虚寒之本；二则缓和干姜、附子峻烈之性；三则调和药性，使药力持久。故甘草为佐使药。

主要参考文献

[1] 王卫平. 儿科学［M］. 第 9 版. 北京：人民卫生出版社，2018：168-171.

[2] 孙玲，崔晓薇，等. 儿童麻疹合并重症肺炎死亡危险分析［J］. 河北医药，2021，43（2）：267-270.

第二节 风疹

风疹是由风疹病毒引起的一种急性呼吸道传染病，临床以低热、皮疹及耳后、枕后、颈部淋巴结肿大和全身症状轻微为特征。人类为风疹病毒的唯一宿主，患者从出疹前1周到出疹后1周均具有传染性。其鼻咽部分泌物、血、尿及粪便中均带有病毒。主要通过空气飞沫经呼吸道传播，多见于1~5岁儿童，一年四季均可发生，但以冬春季发病最高。病后可获持久免疫力。先天性风疹患儿在生后数月内仍有病毒排出，具有传染性。25%~50%感染者为无症状感染。

一、病因病机

（一）西医学认识

1. 病因

风疹病毒属披膜病毒科，其直径约60nm，核心为单股正链RNA，外有包膜，由脂蛋白等组成，目前所知只有一个血清型。不耐热，室温中很快灭活，但能耐寒和干燥。

2. 发病机制

病毒首先侵入上呼吸道黏膜及颈部淋巴结，并在其内增殖，从而导致上呼吸道炎症和病毒血症，临床表现为发热、皮疹及浅表淋巴结肿大。其皮疹是病毒直接损害真皮层毛细血管内皮细胞所致。若在妊娠早期（3个月内）感染风疹病毒，可通过胎盘感染胎儿，通过抑制细胞有丝分裂、细胞溶解、胎盘绒毛炎等引起胎儿损伤，导致各种先天畸形。

（二）中医学的认识

中医学认为风疹是由感受风疹时邪（风疹病毒）引起的急性出疹性时行疾病，临床以轻度发热、咳嗽、全身皮肤出现淡红色细小斑丘疹、耳后及枕部臖核肿大为特征。本病因感受风热时邪引起，其皮疹细小如沙，故称"风痧"。

唐代孙思邈《备急千金要方》中首次提出"风疹"病名，其曰"风邪客于肌肤，虚痒成风疹瘙疮"。宋代《太平圣惠方》记载为"瘾疹"，曰"夫风瘾疹者，由邪气客于皮肤，复遇风寒相搏，则为瘾疹"，书中亦有"赤疹""白疹"之分。清代雷丰《时病论》中记载的风痧与风疹的成因较为相似，书中言"温热发痧，由于风温者则为时痧，亦名风痧，俗称红斑痧，病虽传染而症轻"，并有"红斑痧"之称。清代郑玉坛《彤园医书》中将"奶麻子之白者"称为"风疹"，言"凡初生之儿或在月内忽然发热，遍身见出红点者，俗名奶麻子是也。亦有见出白点者，名曰风疹"。

二、临床诊断

（一）辨病诊断

1. 临床表现

典型风疹可根据流行病学史诊断，全身症状轻，出疹迅速，消退亦快，不留有色素沉着，耳后、枕后及颈部淋巴结肿大，有触痛的特点，临床诊断不难。对不典型风疹，可做病毒分离或血清学检测以明确诊断。

（1）获得性风疹

潜伏期：一般为14~21天。

前驱期：1~2天，症状多较轻微，有低热和卡他症状，耳后、枕部及后颈部淋巴结稍大伴轻度压痛。

出疹期：多于发热1~2天后出疹，最早见于面颊部，迅速扩展至躯干和四肢，1天内布满全身，但手掌及足底常无皮疹。皮疹初为稀疏红色斑疹、斑丘疹，面部及四肢远端皮疹较稀疏，以后躯干、背部皮疹融合。皮疹多于 3 天内迅速消退，疹退后不留有色素沉着。此期患儿耳后、枕部及后颈部淋巴结肿大明显，偶可并发肺炎、心肌炎及血小板减少等，个别不出现皮疹，仅有全身及上呼吸道感染症状，故称无皮疹风疹。

（2）先天性风疹综合征

妊娠早期患风疹的妇女，风疹病毒可传递至胎儿，使胎儿发生严重的全身感染，引起多种畸形，称之为"先天性风疹综合征"。先天畸形以先天性心脏病、白内障、唇腭裂、耳聋、头小畸形为特点，生后感染可持续存在，并可引起多器官的损害，如血小板减少性紫癜、进行性风疹全脑炎及肝脾肿大等。

先天性风疹综合征诊断标准是：①典型先天性缺陷，如白内障、青光眼、心脏病、听力丧失、色素性视网膜炎等。②实验室分离到病毒，或检出风疹 IgM 抗体，或血凝抑制抗体滴度持续增高等。如未见畸形而仅有实验室证据，称之为先天性风疹感染。

2. 相关检查

（1）血常规 白细胞计数正常或稍低，淋巴细胞相对增多，可见异型淋巴细胞。

（2）病毒分离 患儿咽部分泌物及血清中可分离出病毒。孕妇原发感染风疹病毒后，可采取羊水、胎盘绒毛或胎儿活检组织进行病毒分离和鉴定。

（3）血清学检测 风疹特异性 IgM 抗体阳性，或取急性期和恢复期双份血清，检查特异性抗体，4 倍以上升高者诊断为近期感染。

（二）辨证诊断

风疹辨证主要辨轻重，分卫气营血。轻微发热，精神安宁，疹色淡红，分布均匀，病程在 3~4 天之内者为轻症，病在肺卫。壮热烦渴，疹色鲜红或紫暗，分布密集，出疹持续 5~7 天才见消退，病程较长

者为重症，病在气营，临床少见。

1. 邪犯肺卫证

临床证候：发热恶风，喷嚏流涕，轻微咳嗽，精神疲倦，饮食欠佳，皮疹先起于头面、躯干，随即遍及四肢，分布均匀，疹点稀疏细小，疹色淡红，一般 2~3 日逐渐消退，肌肤轻度瘙痒，耳后及枕部淋巴结肿大触痛，舌质偏红，舌苔薄白，或薄黄，脉象浮数。

证候分析：风疹时邪自口鼻而入，侵犯肺卫，肺卫失宣，故见发热恶风，喷嚏流涕，轻微咳嗽；正邪交争，外泄肌肤，故见皮疹透发；邪毒阻滞少阳经络，故见耳后及枕部臀核肿大触痛。本证起病较急，病情较轻，多数患儿属于此证。

2. 邪炽气营证

临床证候：高热口渴，烦躁哭闹，疹色鲜红或紫暗，疹点稠密，甚至可见皮疹融合成片或成片皮肤猩红，小便短黄，大便秘结，舌质红赤，舌苔黄糙，脉象洪数。

证候分析：邪毒炽盛，内传气营，燔灼肺胃，气分热盛则高热、烦渴；营分热炽则见疹点密集、色鲜红或紫暗甚至融合成片；舌质红赤，苔黄糙，脉象洪数，均为邪炽气营之象。虽此证临床较少，但病情较重，值得注意。

三、鉴别诊断

1. 幼儿急疹

突然高热，持续 3~5 天，身热始退或热退后即出现玫瑰红色皮疹，以躯干、腰部、臀部为主，面部及肘、膝关节等处较少。全身症状轻微，皮疹出现 1~2 天后即消退，疹退后无脱屑及色素沉着斑。

2. 药疹

有用药过敏史，表现为弥漫性鲜红色斑，半米粒大至豆大。红色斑丘疹，密集对称分布，皮疹形态不一，如麻疹样或猩红热样，无淋巴结肿大。半数以上病例在

停药后 2 周完全消退。如未及时停药，可能发展成剥脱性，则预后不良。

3. 丹痧

起病急骤，发热数小时~1 天皮肤猩红，伴细小红色丘疹，自颈、胸、腋下、腹股沟处开始，2~3 天遍布全身，疹退有脱屑而无色素沉着。在出疹时可伴见口周苍白圈、皮肤线状疹、草莓舌等典型症状。

四、临床治疗

（一）提高临床疗效的要素

1. 本病西医无特效药物，做好对症及支持治疗。

2. 中医辨证主要辨轻重，分卫气营血，以疏风清解为治疗原则。

（二）辨病治疗

临床主要是对症治疗，体温过高，可适当给予少量退热剂，咳嗽可采取雾化吸入，惊厥者加用镇静剂防止抽搐发生，加强护理和适当的支持疗法。早期可予利巴韦林、干扰素等抗病毒治疗，有合并细菌感染者加用有效抗生素。

（三）辨证治疗

1. 辨证论治

（1）邪犯肺卫证

治法：疏风解热透邪。

方剂：银翘散加减。

组成：金银花、连翘、竹叶、荆芥、牛蒡子、薄荷、豆豉、桔梗、芦根、甘草。

加减：耳后、枕部瘰核肿胀疼痛者，加蒲公英、夏枯草、玄参；咽喉红肿疼痛者，加僵蚕、木蝴蝶、板蓝根；皮肤瘙痒不舒者，加蝉蜕、僵蚕；左胁下痞块肿大者，加丹皮、郁金。

（2）邪炽气营证

治法：清气凉营解毒。

方剂：透疹凉解汤（验方）加减。

组成：桑叶、甘菊、薄荷、连翘、牛蒡子、赤芍、蝉蜕、紫花地丁、黄连、藏红花。

加减：口渴多饮者，加天花粉、鲜芦根；大便干结者，加大黄、玄明粉；皮疹稠密，疹色紫暗者，加地黄、丹皮、丹参。

2. 成药应用

（1）小儿清咽颗粒　1 岁以内每次 3g，1~5 岁每次 6g，5 岁以上每次 9~12g，1 日 2~3 次。用于邪犯肺卫证。

（2）板蓝根冲剂　用于邪郁肺卫证。1~2 岁每次 1/4 袋，3~6 岁 1/3 袋，7~9 岁 1/2 袋，10~14 岁 1 袋，每日 2~3 次冲服。

（3）清开灵口服液　用于邪犯气营证。6 岁以内每次 10ml，7 岁以上 20ml，每日 2 次口服。

3. 针灸疗法

取穴曲池、合谷、血海、三阴交，外感风邪甚者加风池、风门、大椎。每次选用 3~5 穴，一般用泻法。留针 15~30 分钟。

4. 单方验方

清热消疹方：苍耳子 10g，荆芥 6g，桔梗 6g，菊花 6g，薄荷 6g，皂角刺 5g，连翘 5g，甘草 3g。每日 1 剂，水煎早晚各服 1 次。有疏风清热之功。

五、预后转归

风疹春季好发，有一定传染性，易在托幼机构中流行。病后可获持久免疫。一般症状较轻，少有合并症，预后良好。若孕妇在妊娠早期患此病，常可影响胚胎的正常发育引起流产、死胎，或导致先天性心脏病、白内障、脑发育障碍等。

六、预防调护

1. 保护孕妇，尤其在早期（妊娠 3 个月内），应避免与风疹患者接触，若有接触史者可于 5 天内注射丙种球蛋白。确诊为风疹的早期孕妇，应考虑终止妊娠。

2. 对儿童及易感育龄妇女，可接种风疹减毒活疫苗。

3. 小儿有与风疹患者密切接触史者，应注意早期发病。

4. 患儿在出疹期间不宜外出，防止交叉感染。一般隔离至出疹后 5 天。

5. 患儿应注意休息与保暖，避免复感外邪。多饮开水，饮食宜清淡、易消化，少食辛辣刺激之品。体温高者，可行物理降温。

6. 加强皮肤护理。皮肤瘙痒者，避免用手挠抓，防止损伤皮肤导致感染。衣服宜柔软宽松。

七、专方选要

透疹凉解汤

组成：桑叶 10g，甘菊 6g，薄荷 6g，连翘 10g，牛蒡子 6g，赤芍 6g，蝉衣 6g，紫花地丁 6g，黄连 6g，藏红花 3g。

功效：清热解毒。

主治：邪热炽盛，高热口渴，心烦不宁，疹色鲜红或紫暗，疹点较密，小便黄少，舌质红，苔黄糙。

方解：方中桑叶、菊花、薄荷、牛蒡子、蝉衣疏风清热；连翘、黄连、紫花地丁清热解毒；赤芍、红花凉血活血。热清毒解，风散血和，则上述诸证自退。

辨证加减：渴甚，加天花粉、鲜芦根清热生津；大便干结，加全瓜蒌润肠通便。

主要参考文献

[1] 刘雅菲，徐碧丹. 儿童和成人接种麻疹风疹联合减毒活疫苗的安全性及免疫原性评价 [J]. 中国生物制品学杂志，2021，01：64-68.

第三节 幼儿急疹

幼儿急疹是人类疱疹病毒（HHV）6 型和 7 型导致的婴幼儿时期常见的一种发疹性疾病，以持续高热 3~5 天，热退疹出为临床特点。本病多发于春秋季，多见于 6~18 个月小儿，3 岁以后少见。无症状的成人患者是本病的主要传染源，经呼吸道飞沫传播。

一、病因病机

（一）西医学认识

幼儿急疹主要是由 HHV-6B、HHV-7 病毒感染引起。HHV-6 与 HHV-7 病毒常存在于健康成人的唾液中。由于新生儿可以从母亲获得该病毒抗体，6 个月龄以后易于发生原发感染。

（二）中医学认识

中医认为本病感受幼儿急疹时邪，从口鼻而入，侵犯肺卫，邪正交争，故见高热。邪热蕴于肺胃，外泄于肌肤，则见皮疹。本病病位在肺脾。小儿正气充盛，邪正相搏，时邪从卫分而解，不致入里深入营血。因此，本病来势虽盛，但邪热能解，预后良好。幼儿急疹发病年龄、季节集中在 3~9 月龄、3~9 月份。

二、临床诊断

（一）辨病诊断

1. **临床表现**

本病多发生于 18 个月以下的婴幼儿。发热持续 3~5 天，体温多达 39℃ 或更高，但全身症状较轻；热退后皮肤出现红色斑丘疹，迅速遍布躯干及面部，皮疹呈向心性分布，躯干为多。2~3 天皮疹消失，无色素沉着及脱屑。

HHV-6 与 HHV-7 感染引起的幼儿急

疹临床表现相似。第一次幼儿急疹的病因多由 HHV-6 感染引起。HHV-7 感染所致的幼儿急疹约 30% 有既往幼儿急疹发作史，两次发作间隔几个月不等。

2. 相关检查

（1）病毒分离是确诊 HHV-6、HHV-7 型感染的方法。

（2）采用 ELISA 方法和间接免疫荧光方法测定 HHV-6、HHV-7 型是目前最常用和最简便的方法。

（3）采用核酸杂交方法及 PCR 方法可以检测 HHV-6、HHV-7DNA。

（二）辨证诊断

本病相当于中医的"奶麻"，因多发生于 18 个月岁以下的哺乳婴儿而得名。因其形似麻疹而又与麻疹有别，故又称"假麻"。辨证分型主要在于辨肺卫、肺胃。

1. 邪郁肌表证

临床证候：突然高热，多为 39~40℃，但精神如常，或略烦躁，食欲略差，尿黄，或见呕吐，腹痛，泄泻，咽红，舌红，苔薄黄，指纹浮紫。

证候分析：感受幼儿急疹时邪，从口鼻而入，侵犯肺卫，肺卫失宣，邪正交争，故见高热；邪蕴肺脾则见纳差、呕吐、腹痛。

2. 热透肌肤证

临床证候：热退身凉，周身出现红色小丘疹，从躯干延及全身，压之退色，1~2 天皮疹消退，或有口干、纳差，舌红，苔薄黄，指纹紫滞。

证候分析：邪热蕴于肺胃，正邪交争，外泄于肌肤，则见皮疹；胃气受损、胃阴不足则见口干、纳差。

三、临床治疗

（一）提高临床疗效的要素

可根据幼儿急疹典型的临床表现做出诊断。本病西医无特异性治疗方法，以对症治疗为主。中医治疗"以透为顺"，予以辛凉清热透疹。

（二）辨病治疗

对症处理，高热者可给予解热镇静药口服，并给予足够水分。

（三）辨证论治

1. 辨证论治

（1）邪郁肌表证

治法：辛凉解表。

方剂：银翘散加减。

组成：金银花、连翘、竹叶、荆芥、牛蒡子、薄荷、豆豉、桔梗、芦根、甘草。

加减：高热甚者，加用栀子、生石膏、羚羊角粉以增退热之功。

（2）热透肌肤证

治法：清热透疹。

方剂：化斑解毒汤加减。

组成：石膏、玄参、知母、连翘、牛蒡子、黄连、升麻、淡竹叶、甘草。

加减：口渴便干者，加天花粉养阴生津。

2. 成药应用

（1）银黄口服液　1 岁以下每次 1/2 支，1~2 岁 1 支，每日 3 次口服。用于邪郁肌表证。

（2）小儿紫草丸　1 岁以内每次 1/2 丸，1~2 岁 1 丸，每日 2 次口服。用于热透肌肤证。

3. 针灸疗法

体针：取穴大椎、曲池、合谷、足三里。对高热患儿用强刺激泻法，持续捻针

3~5 分钟，不留针。用于奶麻高热者。

4.推拿疗法

清肺金，揉小天心，清天河水，推板门，分阴阳，退六腑，捏大椎，按揉曲池、合谷，每日 1~2 次，连续 1~2 日。用于热蕴肺胃证。

四、预后转归

患儿大多能顺利出疹，一般预后良好，病后可获持久免疫。部分患儿在高热持续期间可发生高热惊厥，少数可并发中耳炎、下呼吸道感染、心肌炎、心功能不全等症。

五、预防调护

（一）预防

在婴幼儿集体场所，如托儿所、幼儿园等，发现可疑患儿应隔离观察 7~10 天。隔离患儿至出疹后 5 天。

（二）调护

婴幼儿患病期间，宜安静休息，注意避风寒、防感冒。饮食宜清淡、易消化、忌油腻，适当多饮水。对持续高热患儿可做物理降温，防止发生高热惊厥。食疗方如下。

（1）金银花 10g，粳米 50g。先将金银花加水煎汁，去药渣后加入粳米煮成稀粥，酌加食盐调味，每日 2~3 次，连续 2~3 日。用于热蕴肺胃证。

（2）蝉蜕 5g，粳米 50g。先将蝉蜕洗去杂质，晒干研细末，和粳米同煮成粥。亦可待粥将熟时，加入蝉蜕末煮沸即成。每日 1~2 次，连续 2~3 日。用于奶麻出疹烦躁不安者。

六、专方选要

羚角钩藤汤

组成：羚羊角 4.5g、霜桑叶 6g、川贝 12g、生地 15g、双钩藤 9g、滁菊花 9g、茯神 9g、生白芍 9g、生甘草 3g、淡竹茹 15g。

功效：凉肝息风，增液舒筋。

主治：肝热生风证。高热不退，烦闷躁扰，手足抽搐，发为痉厥，甚则神昏，舌质绛而干，或舌焦起刺，脉弦数。

方解：方中羚羊角咸寒入肝，清热凉肝息风；双钩藤甘寒入肝，清热平肝，息风解痉。两者合用，相得益彰，清热凉肝、息风止痉之功益著，共为君药。桑叶、菊花辛凉疏泄，清热平肝，助君凉肝息风，用为臣药。热极动风，风火相煽，最易耗阴劫液，故用鲜生地凉血滋阴，白芍养阴柔肝，二者与辛散之桑叶、菊花相伍，亦为肝体阴用阳之法，又白芍合甘草，酸甘化阴，养阴增液，舒筋缓急，与君药相配，标本兼顾，可增强息风解痉之效；邪热亢盛，每易灼津成痰，故用川贝、淡竹茹清热化痰；热扰心神，以茯神平肝宁心安神，俱为佐药。甘草兼和诸药，为使。诸药相配，共奏凉肝息风、增液舒筋之功。

辨证加减：若邪热内闭，神昏谵语者，宜配合紫雪或安宫牛黄丸以清热开窍；抽搐甚者，可配合止痉散以加强息风止痉之效；便秘者，加大黄、芒硝通腑泄热。本方清热凉血解毒之力不足，运用时可酌加水牛角、丹皮等。

主要参考文献

［1］马融. 中医儿科学［M］. 第 4 版. 北京：中国中医药出版社，2016.

［2］王雪峰，郑健. 中西医结合儿科学［M］. 第 3 版. 北京：中国中医药出版社，2016.

第四节 水痘

水痘是由水痘-带状疱疹病毒感染（VZV）引起的急性传染病，临床以斑疹、丘疹、疱疹和结痂的皮疹共同存在为特征。水痘患者或带状疱疹患者为主要传染源，通过空气飞沫或接触患者疱疹内的疱浆可传播，具有较强的传染性，以冬春季为多见，常呈流行性，发病年龄以 6~9 岁多见。水痘的潜伏期为 10~21 天，结痂后病毒消失，传染期为发病前 24 小时至病损结痂，约 10 天。

一、病因病机

（一）西医学认识

1. 病因

VZV 属疱疹病毒科 α 亚科，呈球形颗粒，直径 150~200nm，为双链 DNA 病毒。仅一种血清型，但与单纯疱疹病毒（HSV）抗原有部分交叉免疫。人是其唯一的自然宿主。该病毒在体外抵抗力弱，对热、酸和各种有机溶剂敏感，不能在痂皮中存活。

2. 发病机制

病毒通过呼吸道黏膜进入人体，在鼻咽部黏膜及淋巴组织内繁殖，然后侵入血液，形成病毒血症，如患者的免疫系统不能清除病毒，则病毒可到达单核-巨噬细胞系统内再次增殖后入血，引起各器官病变。主要损害部位在皮肤和黏膜，偶尔累及内脏。皮疹分批出现与间隙性病毒血症有关。皮疹出现 1~4 天后，产生特异性细胞免疫和抗体，病毒血症消失，症状随之缓解。

3. 病理

水痘的皮肤病变主要发生在皮肤和黏膜。病初皮肤表层毛细血管内皮细胞肿胀，血管扩张充血，表现为斑丘疹和丘疹。随后棘状细胞层的上皮细胞发生气球样退行性变，细胞液化后形成单房性水疱，内含大量病毒，疱疹内严重细胞渗出，浸润的多核巨细胞有嗜酸性病毒包涵体，疱内组织残片增多，病毒数量减少，最后结痂，下层表皮细胞再生。因病变变浅，多未侵犯真皮层，故愈后不留瘢痕。神经组织可见脑内静脉周围有神经脱髓鞘和神经细胞坏死等病变。

（二）中医学认识

本病为感受水痘时邪所致，主要病机为时邪经口鼻侵入人体，蕴郁于肺脾，与内湿相搏，透于肌表而发病。病位在肺脾。

二、临床诊断

（一）辨病诊断

1. 典型水痘

根据流行病学史、临床表现及皮疹特点，如向心性分布、分批出现、不同形态皮疹同时存在等可做出临床诊断。其潜伏期为 10~20 天，平均 14 天。临床分为前驱期和出疹期。

（1）前驱期　可无症状或仅有轻微症状，可见低热或中等程度发热、头痛、全身不适、乏力、食欲减退、咽痛、咳嗽等邪郁肺卫证候，持续 1~2 天即迅速进入出疹期。

（2）出疹期　皮疹特点：①初为红斑疹，数小时后变为深红色丘疹，再数小时发展为疱疹。位置表浅，形似露珠水滴，周围有红晕。疱液初透明，数小时后浑浊，若继发化脓性感染则成脓疱，瘙痒明显致患者烦躁不安。②皮疹向心性分布，先出现于头面、躯干，继为四肢，四肢远端、手掌及足底均较少。部分患者鼻咽、口腔、眼结膜及外阴等处黏膜可发疹，黏膜疹易破，形成溃疡而疼痛。③皮疹先后分批陆续出现，同一时期可见斑、丘、疱疹和结痂同时存在。④疱疹持续 2~3 天后开始结痂，经 1 周痂皮脱落，一般不留瘢痕，若继发感染则脱痂时间延长，甚至可能留有瘢痕。

2. 重症水痘

免疫功能低下者易形成播散性水痘，表现为高热及全身中毒症状重、皮疹多而密集，易融合成大疱型，或呈出血性或伴有血小板减少的暴发性紫癜。此外，重症水痘还可出现水痘肺炎、水痘脑炎、横贯性脊髓炎、水痘肝炎、心肌炎及肾炎等并发症。若多脏器受病毒侵犯，病死率极高。

3. 先天性水痘

妊娠早期感染水痘可能引起胎儿先天性畸形（如肢体萎缩、头小畸形、白内障等）；若发生水痘后数天时分娩亦可发生新生儿水痘。该型水痘易发生弥漫性水痘感染，呈出血性，并累及肺和肝，病死率高。

4. 辅助检查

（1）血常规　白细胞总数正常或稍低。

（2）疱疹刮片　刮取新鲜疱疹基底组织涂片，瑞氏染色可发现多核巨细胞，用苏木素－伊红染色可见细胞核内包涵体。

（3）血清学检查　水痘病毒特异性 IgM 抗体或双份血清抗体滴度 4 倍以上升高可协助诊断。

（4）病毒分离　将疱疹液直接接种于人胚纤维母细胞，分离出病毒再进一步鉴定。仅用于非典型病例。

（5）核酸检测 PCR 法　检测患儿皮损或疱液中的病毒 DNA 片段，是敏感、快速的早期诊断方法。

（二）辨证诊断

1. 邪伤肺卫证

临床证候：发热恶寒，或无发热，鼻塞流涕，喷嚏，轻咳，1~2 天后分批出现皮疹，初为斑疹、丘疹，继而疱疹、结痂，疹色红润，疱疹呈椭圆形，疱浆清亮，根盘红晕，分布稀疏，此起彼伏，以躯干为中心，呈向心性分布，伴有痒感，舌苔薄白，脉浮数。

证候分析：水痘时邪从口鼻而入，蕴郁于肺脾，肺卫失宣，故有发热恶寒、鼻塞咳嗽等肺卫表证。脾失健运，内湿与时邪相搏，透于肌表，故皮肤分批出现斑丘疹、疱疹。本证正盛邪轻，时邪只犯肺脾两经。

2. 毒炽气营证

临床证候：壮热不退，烦躁不安，口渴欲饮，面红目赤，大便干结，小便短黄，皮疹色紫暗，疱浆混浊，根盘红晕明显，分布密集，甚可见出血性皮疹、紫癜，皮疹呈离心性分布，舌红或绛，苔黄糙而干，脉数有力。

证候分析：感受水痘时邪较重，正胜邪实，邪毒炽盛，内传气营。气分热盛，致壮热、烦躁、口渴、面红目赤；毒传营分，与内湿相搏外透肌表，则致水痘密集、疹色暗紫、疱浆混浊。本证为水痘重症。若邪盛正虚，正不胜邪，则易出现变证。

三、鉴别诊断

水痘应注意与丘疹性荨麻疹和能引起疱疹性皮肤损害的疾病，如肠道病毒和金黄色葡萄球菌感染、虫咬性皮疹、药物和接触性皮炎等相鉴别。

1. 丘疹样荨麻疹

本病多见于婴幼儿，系皮肤过敏性疾病，皮疹多见于四肢。可分批出现，为红色丘疹，顶端有小水疱，壁较坚实，痒感显著，周围无红晕，不结痂。

2. 手足口病

本病 1~2 周前有手足口病接触史，疱疹出现的部位以口腔、臀部、手掌、足底为主，疱疹分布以离心性为主；水痘疱疹较手足口病的皮疹稍大，呈向心性分布，躯干、头面部多见，四肢少，疱壁薄，易破溃结痂。

3. 脓疱疮

好发于炎热夏季，以头面、颈项、四肢等暴露部位多见，躯干少见。病初为红斑丘疹，继而为水疱，疱浆混浊成脓疱，根盘红晕显著，壁薄易破溃，脓液干涸后结成黄绿色厚痂，痂落后不留瘢痕。脓疱疮成批出现。外周血检查白细胞升高，以中性粒细胞为主。疱液可培养出细菌。

四、临床治疗

（一）提高临床疗效的要素

1. 注意流行病学史的询问、临床表现及皮疹的观察，及时对症处理。

2. 辨别证的轻重。轻证多邪在卫分、气分，重证多邪在气营、营血分。以清热化湿解毒为基本治则。根据不同证型，分别治以疏风清热、利湿解毒、清气凉营、解毒渗湿。对邪陷心肝、邪毒闭肺之变证，治以清热解毒、镇惊开窍、开肺化痰，必要时应采取中西医结合抢救治疗。

（二）辨病治疗

1. 一般治疗

应早期隔离水痘患儿，直到患儿全部皮疹结痂为止。轻者给予易消化的食物，并注意补充水分，重者必要时可静脉输液。局部治疗以止痒和防止继发感染为主。皮肤瘙痒可局部涂擦润肤剂和内服抗组胺药物，继发感染可用抗生素软膏。发热患儿应卧床休息，并保持水、电解质平衡，因为发生水痘时使用阿司匹林与 Reye 综合征的发生有关，应避免使用阿司匹林。

2. 抗病毒治疗

阿昔洛韦是目前治疗水痘 – 带状疱疹病毒的首选抗病毒药物，每次 10mg/kg 静脉滴注，8 小时给药 1 次，疗程 7~10 天。一般应在皮疹出现 24 小时内开始应用。此外早期应用 α– 干扰素可促进疾病恢复。

3. 防治并发症

继发细菌感染时给予抗生素治疗。并发脑炎时应适当应用脱水剂。皮质激素对水痘病程有不利影响，可导致病毒播散，不宜使用。

（三）辨证治疗

1. 辨证论治

（1）邪伤肺卫证

治法：疏风清热，利湿解毒。

方剂：银翘散加减。

组成：金银花、连翘、竹叶、薄荷、荆芥、牛蒡子、桔梗、黄芩。

加减：发热，咽痛者，加桑叶、射干、玄参；咳嗽有痰者，加杏仁、浙贝母；皮肤瘙痒者，加防风、蝉蜕、地肤子；疱疹密集色红者，加蒲公英、车前子、六一散。

（2）毒炽气营证

治法：清气凉营，解毒化湿。

方剂：清胃解毒汤加减。

组成：升麻、黄连、丹皮、生地、黄芩、生石膏、赤芍、紫草。

加减：皮肤瘙痒，疱疹密集者，加蝉蜕、地肤子、白鲜皮；疱疹密集色红者，加蒲公英；口舌生疮、大便干结者，加大黄、全瓜蒌；津液耗伤，口唇干燥者，加麦冬、芦根。若邪毒炽盛，内陷厥阴，出现神昏抽搐者，加钩藤、羚羊角镇惊息风，或予清瘟败毒饮加减，配用紫雪丹清热息风开窍；若邪毒闭肺，出现高热咳嗽、气喘鼻煽、口唇青紫者，可予麻杏石甘汤加减以清热解毒，开肺化痰。

2. 成药应用

（1）苦参 30g，芒硝 30g，浮萍 15g。煎水外洗，每日 2 次。用于皮疹稠密、瘙痒明显者。

（2）青黛散麻油调后外敷，每日 1~2 次。用于疱疹破溃化脓者。

（3）锡类散、冰硼散、珠黄散，任选 1 种，每次适量，每日 2~3 次吹口。用于口腔黏膜水疱破溃成溃疡者。

（4）青黛 30g，煅石膏 50g，滑石 50g，黄柏 15g，冰片 10g，黄连 10g。共研细末，和匀，拌油适量，调搽患处。1 日 1 次。用于水痘疱浆混浊或疱疹破溃者。

3. 成药应用

（1）双黄连口服液　1次5~10ml，1日2~3次。用于邪伤肺卫证。

（2）清瘟解毒丸　1次1~2丸，1日2次。用于邪伤肺卫证、毒炽气营证。

（3）桑菊感冒片　每次1~2片，每日3次口服。用于邪伤肺卫证。

（4）清开灵口服液　6岁以内每次10ml，7岁以上每次20ml，每日2次口服。用于毒炽气营证。

（5）黄栀花口服液　2~3岁每次5ml，4~6岁10ml，7~10岁15ml，11岁20ml，1日2次。用于毒炽气营证。

五、预后转归

人群对水痘普遍易感，一般预后良好。但免疫缺陷者和患有恶性疾病者，罹患本病病情较重，甚至危及生命。感染水痘后可获得持久免疫力，但还会发生带状疱疹。

六、预防调护

（一）预防

1. 控制感染源

一般水痘患儿应在家隔离治疗至疱疹全部结痂；对患者呼吸道分泌物和被污染的用品进行消毒；幼托机构宜采用紫外线消毒；带状疱疹患者不必隔离，但应避免与易感儿及孕妇接触。

2. 主动免疫

进行水痘减毒活疫苗的接种有较好预防效果。

3. 被动免疫在

72小时之内用水痘–带状疱疹免疫球蛋白肌内注射，主要适用于有细胞免疫缺陷者、免疫抑制剂治疗者、患有严重疾病者（如白血病、淋巴瘤及其他恶性肿瘤等）或易感孕妇及体弱者，亦可用于控制、预

防医院内水痘暴发流行。

（二）调护

（1）水痘患儿应卧床休息，注意水分和营养的补充，不宜吃辛辣、肥腻的食物。

（2）应避免因抓伤而继发细菌感染。为了防止患儿搔抓皮疹发生皮肤感染，要剪短小儿指甲，同时还要保持衣被的清洁。

主要参考文献

［1］王卫平. 儿科学［M］. 第9版. 北京：人民卫生出版社，2018

［2］梁娟，崔伟红，朱董楠. 不同剂次水痘疫苗在学校和幼儿园水痘聚集疫情中的保护效力分析［J］. 保健医学研究与实践，2021（2）：35–38.

［3］王衡，王蕊，冉繁华. 水痘疫苗预防1~5岁儿童患水痘的效果评估分析［J］. 数理医药学杂志，2021（7）：1101–1102.

［4］刘盈. 突破性水痘及预防［J］. 中华儿科杂志，2021（1）：75–77.

第五节　手足口病

手足口病（HFMD）是由人肠道病毒引起的急性发疹性传染病，临床以发热和手、足、口腔等部位的斑丘疹、疱疹为特征。多见于夏秋季节，常见于学龄前儿童，尤以3岁以下小儿发病率最高。患者和隐性感染者均为传染源，主要通过消化道、呼吸道和密切接触等途径传播。手足口病是全球性传染病，世界大部分地区均有此病流行的报道，1957年新西兰首次报道，1958年分离出柯萨奇病毒，1959年正式命名为HFMD。HFMD分布广泛，流行无明显的地区性，全年均可发生，一般4~7月为发病高峰期。托幼机构等易感人群集中处可发生，暴发性肠道病毒传染性强、隐性感染比例高、传播途径复杂、传播速度快，

控制难度大，容易出现暴发和短时间内较大范围流行。人是人肠道病毒的唯一宿主，患者和隐性感染者为传染源。发病前数天，感染者咽部与粪便就可检出病毒，通常以发病后一周内传染性最强。本病在中医文献中无专门记载，但根据临床表现应属于中医学的"时疫""温病"等范畴。

一、病因病机

（一）西医学认识

1.病因

引起手足口病的病原体主要为单股线形小 RNA 病毒科，肠道病毒属的柯萨奇病毒 A 组（Cox A）的 2、4、5、7、9、10、16 型等，B 组（Cox B）的 1、2、3、4、5 型等；肠道病毒 71 型（EV71）；埃可病毒（ECHO）等。其中以 EV71 及 Cox A16 型较为常见。

2.发病机制

肠道病毒通过咽部或肠道侵入易感者体内，在其局部黏膜、淋巴结内增殖，然后释放入血，引起第一次病毒血症，继之病毒在全身淋巴结、肝脾内增殖，再次释放入血形成第二次病毒血症并引起临床症状。

重症病例大部分为 EV71 感染所致。EV71 是一种高度嗜神经病毒，脑干是最易被 EV71 感染的部位。一般认为 EV71 直接侵犯神经系统引起自主神经功能障碍，交感神经过度兴奋，儿茶酚胺类物质（肾上腺素、去甲肾上腺素）大量释放，体循环阻力血管收缩，体循环的血大量涌向肺循环，肺被动容量负荷加重，导致肺毛细血管床有效滤过压急剧增高，大量体液潴留在肺组织间隙，最终导致肺水肿、肺出血。也有研究提示 EV71 感染导致的肺水肿可能不是由毛细血管流体静力压增高引起的，而是肺血管通透性增高和 / 或全身炎症反应引起的。

（二）中医学认识

本病的病因包括内因和外因两个方面，内因责之于小儿腑脏娇嫩，卫外不固，外因责之于感受手足口病时邪。病机关键为邪侵肺脾，外透肌表。病位多可波及心肝。

二、临床诊断

（一）辨病诊断

1.临床表现

（1）在流行季节发病，常见于学龄前儿童，婴幼儿多见。

（2）发热伴手、足、口、臀部皮疹，部分病例可无发热。极少数重症病例皮疹不典型，临床诊断困难，需结合病原学或血清学检查做出诊断。

（3）无皮疹病例，临床不宜诊断为手足口病。

2.诊断标准

（1）肠道病毒（CoxA16、EV71 等）特异性核酸检测阳性。

（2）分离出肠道病毒，并鉴定为 CoxA16、EV71，或其他可引起手足口病的肠道病毒中和抗体有 4 倍以上的升高。

3.临床分类

（1）普通病例　手、足、口、臀部皮疹，伴或不伴发热，有流涕、口痛等症。

（2）重症病例　①重型：出现神经系统受累表现，如精神差、嗜睡、易惊、谵妄、头痛、呕吐、肢体抖动、肌阵挛、眼球震颤、共济失调、眼球运动障碍、无力或急性弛缓性麻痹、惊厥。体征可见脑膜刺激征、腱反射减弱或消失。②危重型：频繁抽搐、昏迷、脑疝、呼吸困难、发绀、血性泡沫痰、肺部啰音以及休克等循环功能不全表现。出现上述三种情况之一者为重症。

4. 相关检查

（1）血常规　白细胞计数正常或偏低，病情危重者白细胞计数可明显升高。

（2）血生化检查　部分病例谷丙转氨酶（ALT）、谷草转氨酶（AST）、肌酸激酶同工酶（CK-MB）轻度升高。重症病例可有肌钙蛋白、血糖升高。C反应蛋白一般不升高。

（3）脑脊液检查　在神经系统受累时可表现为外观清亮，压力增高，白细胞计数增多，多以单核细胞为主，蛋白正常或轻度增多，糖和氯化物正常。

（4）X线胸片　肺水肿患儿可表现为双肺纹理增多，呈网络状、点片状、大片状阴影，部分病例以单侧为主，快速进展为双侧大片阴影。

（5）磁共振　在神经系统受累时可有异常改变，以脑干、脊髓灰质损害为主。

（6）脑电图　部分病例可表现为弥漫性慢波，少数可出现棘（尖）慢波。

（7）心电图　无特异性改变，可见窦性心动过速或过缓，ST-T改变。

（8）病原学检测　①病毒核酸检测或病毒分离：咽及气道分泌物、疱疹液、粪便和脑、肺、脾、淋巴结等组织标本中肠道病毒特异性核酸阳性或分离到肠道病毒，如EV71、Cox A16或其他肠道病毒。②血清学检测：急性期与恢复期血清EV71、Cox A16或其他肠道病毒中和抗体4倍或4倍以上升高。

（二）辨证诊断

1. 常证

（1）邪犯肺脾证

临床证候：发热轻微，或无发热，流涕咳嗽，咽红疼痛，或纳差恶心，呕吐泄泻，1~2天后或同时出现口腔内疱疹，破溃后形成小的溃疡，疼痛流涎，不欲进食。随病情进展，手掌、足跖部出现米粒至豌豆大小的斑丘疹，并迅速转为疱疹，分布稀疏，疹色红润，根盘红晕不著，疱液清亮，舌质红，苔黄腻，脉浮数。

证候分析：时热邪毒从口鼻入侵，致肺气失宣，故见发热咳嗽、流涕、呕吐；邪毒从肌表透发则见口腔、手足掌心疱疹。本证正盛邪轻，时邪仅犯肺脾两经。

（2）心脾积热证

临床证候：手掌、足跖、口腔疱疹分布稀疏，疹色红润，根盘红晕不著，疱液清亮，心烦躁扰，口舌干燥，疼痛拒食，小便黄赤，大便干结，舌质红，苔薄黄，脉数有力。

证候分析：脾胃积热内伏，复受时邪疫毒侵袭，内外合邪，热从火化，内归心脾。手少阴心经通于舌，止于手部；足太阴脾经通于口，起于足部。心脾积热，上蒸口舌，外泄肌肤，则出现手掌、足跖、口腔疱疹，小便黄赤，大便干结等。

（3）湿热蒸盛证

临床证候：身热持续，热势较高，烦躁口渴，口腔、手足、四肢、臀部疱疹，分布稠密，或成簇出现，疹色紫暗，根盘红晕显著，疱液混浊，口臭流涎，灼热疼痛，甚或拒食，小便黄赤，大便秘结，舌质红绛，苔黄厚腻或黄燥，脉滑数。

证候分析：本证以年幼儿及感邪较重者多见，因体虚邪盛，湿热蕴结肺脾，故全身症状重、高热不退、烦躁口渴、便干尿赤；湿热外透，则手掌、足跖、口腔黏膜、四肢、臀部可见疱疹，疱疹稠密，疱液浑浊，根盘红晕显著；若正气不足，湿热内陷厥阴心肝，则嗜睡易惊、肢体抖动；若邪毒侵心，血行不畅，则喘憋发绀；心阳受损，心阳欲脱，则见汗出肢冷、脉微欲绝等危症。

（4）正虚邪恋证

临床证候：疱疹渐退，食欲不振，神疲乏力，唇干口燥，或伴低热，或肢体痿软无力，甚或瘫痪，舌淡红，苔少或薄腻，脉细。

证候分析：手足口病时邪为疫毒之邪，易于耗气伤津。发疹期虽毒随疹泄，气津亦伤，故后期常见气阴两伤之证。若湿热邪毒留恋，壅遏经脉，营卫受阻，筋脉失用，则肢体痿软无力，甚或瘫痪。本证见于手足口病恢复期，以疱疹渐退，全身症状好转为特征。偏于气虚者，神疲乏力、食欲不振、舌质淡、苔薄腻；偏于阴虚者，唇干口燥，或伴低热，舌红少苔。

2. 变证

（1）邪陷心肝证

临床证候：高热不退，烦躁谵语，疹点稠密，色浊紫暗，甚至神昏抽搐，舌暗红，苔黄起刺，脉数有力。

证候分析：若邪毒炽盛，则高热不退；热扰心神，则烦燥不安、呕吐、嗜睡神昏、四肢抽搐。本证多因湿热蒸盛发展而致。

（2）邪伤心肺证

临床证候：身热不退，频咳气急，胸闷心悸，烦躁不宁，手足厥冷，面色苍白，口唇发绀，可见粉红色或血性泡沫痰，舌质暗紫，苔白腻，脉沉细无力。

证候分析：若感邪之后，肺失宣肃，通调失司，水气上凌，闭阻肺气，损伤心阳，则出现咳嗽气急、胸闷心悸、烦躁不宁、手足厥冷、面色苍白、口唇发绀。

三、鉴别诊断

1. 水痘

由水痘病毒感染所致。疱疹呈向心性分布，躯干、头面多，四肢少，疱疹呈椭圆形，较手足口病疱疹大，且壁薄易破，瘙痒，疱浆清亮，且在同一时期、同一皮损区以斑丘疹、疱疹、结痂并见为其特点。

2. 疱疹性咽峡炎

由柯萨奇病毒感染所致，5岁以下多见，起病较急，常突发高热、流涕、口腔疼痛，甚或拒食，口腔以软腭、悬雍垂、舌腭弓、扁桃体、咽后壁等部位出现灰白色小疱疹多见，1~2天内疱疹破溃形成溃疡，很少累及颊黏膜、舌、眼、手足以及口腔以外部位皮肤，可资鉴别。

四、临床治疗

（一）提高临床疗效的要素

1. 分辨轻症病例和重症病例，对于重症病例高度警惕，及时给予退热、镇惊及降颅压等处理，分辨危重型病例。

2. 辨证主要辨常证及变证，辨病机及病位。病机关键为邪侵肺脾，外透肌表。病位主要在肺脾，可波及心肝。若出现变证，应息风开窍，或温阳扶正，或泻肺逐水，或活血通络，随证治之。疾病后期，宜以益气养阴、扶助正气为主，佐以清热化湿祛除余邪。

（二）辨病治疗

主要以对症治疗为主。

1. 普通病例治疗

（1）加强隔离　避免交叉感染，适当休息，清淡饮食，做好口腔和皮肤护理。

（2）对症治疗　发热、呕吐、腹泻等给予相应处理。皮肤瘙痒可局部应用炉甘石洗剂。应防止抓破后感染。

2. 重症病例治疗

（1）合并神经系统受累　①对症治疗：如降温、镇静、止惊（地西泮、苯巴比妥钠、水合氯醛等）；②控制颅高压：限制入量，给予甘露醇脱水，剂量每次0.5~1.0g/kg，每4~8小时给药1次，根据病情调整给药时间和剂量，必要时加用呋塞米；③静脉注射丙种球蛋白，酌情应用，一般1~2g/kg，可分次给予；④酌情使用糖皮质激素：甲基泼尼松龙每日1~2mg/kg，或氢化可的松每日3~5mg/kg，或地塞米松每日0.2~0.5mg/kg，病情稳定后尽早减量或停用。

（2）合并呼吸、循环系统受累　①保持呼吸道通畅，吸氧；②建立静脉通路，监测呼吸、心率、血压及血氧饱和度；③呼吸衰竭时及时气管插管，使用正压机械通气，根据血气分析随时调整呼吸参数。④必要时使用血管活性药物，如多巴胺、多巴酚丁胺、米力农等药物。

（三）辨证论治

1. 常证

（1）邪犯肺脾证

治法：宣肺解表，清热化湿。

方剂：甘露消毒丹加减。

组成：黄芩、薄荷、连翘、藿香、石菖蒲、金银花、板蓝根、射干、浙贝母、滑石、白豆蔻、荷叶。

加减：恶心呕吐者，加苏梗、竹茹和胃降逆；泄泻者，加泽泻、薏苡仁祛湿止泻；高热者，加葛根、柴胡解肌退热；肌肤痒甚者，加蝉蜕、白鲜皮祛风止痒。

（2）心脾积热证

治法：清热泻脾，泻火解毒。

方剂：清热泻脾散合导赤散加减。

组成：山栀、生石膏、黄连、生地、黄芩、木通、生甘草、竹叶。

加减：口渴甚加天花粉、芦根清热生津；大便干结加大黄、玄明粉通腑泄热。

（3）湿热蒸盛证

治法：清热凉营，解毒祛湿。

方剂：清瘟败毒饮加减。

组成：黄连、黄芩、栀子、连翘、石膏、知母、地黄、赤芍、丹皮、板蓝根、贯众、紫草。

加减：偏于湿重者，去知母、地黄，加藿香、滑石、竹叶清热利湿；大便秘结者，加生大黄、玄明粉泻热通便；腹胀满者，加枳实、厚朴理气除胀；瘙痒重者，加白鲜皮、地肤子祛风止痒。

（4）正虚邪恋证

治法：益气健脾，养阴生津。

方剂：生脉散。

组成：麦冬、五味子、人参。

加减：余邪留恋，低热反复者，加地骨皮、青蒿滋阴退热；食欲不振者，加焦山楂、焦神曲、炒麦芽和胃消食。若肢体痿软无力，甚或瘫痪，此为湿热余邪浸渍经络，络脉痹阻，筋脉失养所致，可加四妙散清热利湿，舒通经络，同时积极配合推拿、针灸等法治疗。

2. 变证

（1）邪陷心肝证

治法：凉营解毒，息风开窍。

方剂：清瘟败毒饮合羚角钩藤汤加减。

组成：生石膏、生栀子、桔梗、黄芩、知母、赤芍、玄参、连翘、竹叶、甘草、丹皮、黄连、羚角片、霜桑叶、川贝、生地、钩藤、菊花、茯神、白芍、竹茹。

加减：高热不退者，另服安宫牛黄丸清心开窍。

（2）邪伤心肺证

治法：泻肺逐水，温阳扶正。

方剂：己椒苈黄丸合参附汤加减。

组成：防己、椒目、葶苈、大黄、人参、附子。

加减：咯血者，加用青黛、栀子、阿胶清肺宁络。

3. 外治疗法

（1）金银花15g，板蓝根15g，蒲公英15g，车前草15g，浮萍15g，黄柏10g。水煎外洗手足疱疹处，适用于手足疱疹重者。

（2）西瓜霜、冰硼散、珠黄散、喉风散任选1种，适量，每日3次涂搽口腔患处。

（3）金黄散、青黛散、紫金锭任选1种，用适量麻油调，每日2次敷于手足疱疹患处。

4. 成药应用

（1）双黄连口服液 每次 5~10ml，每日 2~3 次口服。用于邪犯肺脾证。

（2）黄栀花口服液 每次 5~10ml，每日 2~3 次口服。用于心脾积热证。

（3）清胃黄连丸 每次 1 丸，每日 2 次口服。用于湿热蒸盛证。

五、预后转归

本病一般预后较好，少数重症患儿可合并脑炎、无菌性脑膜炎、急性迟缓性麻痹、神经源性肺水肿、心肌炎、循环衰竭等重症，多由 EV71 感染引起，致死原因主要为脑干脑炎及神经源性肺水肿。

六、预防调护

（一）预防

本病至今尚无特异性预防方法。加强监测、提高监测敏感性是控制本病流行的关键。各地要做好疫情报告，幼托单位应做好晨间检查，及时发现患者，采集标本，明确病原学诊断，并做好患者粪便及其用具的消毒处理，预防疾病的蔓延扩散。流行期间，家长应尽量少让孩子到拥挤的公共场所，减少感染的机会。医院应加强预防，设立专门诊室，严防交叉感染。密切接触手足口病患者的体弱婴幼儿可酌情注射丙种球蛋白。注意饮食起居，合理供给营养。保持充足睡眠，防止过度疲劳。加强锻炼，增强体质。

（二）调护

1. 给予清淡、无刺激、富含维生素的流质或软食，多饮开水。进食前后可用生理盐水或温开水漱口，清洁口腔，以减轻食物对口腔的刺激。

2. 注意保持皮肤清洁，切勿对皮肤疱疹挠抓，以防溃破感染。对已有破溃感染者，可用金黄散或青黛散麻油调后敷于患处。

3. 密切关注病情变化，及时发现重症病例并积极抢救。

主要参考文献

［1］汤洪洋. 手足口病研究进展和防控策略［J］. 应用预防医学，2021（3）：277-279+284.

［2］黄丹. 中医药治疗小儿手足口病研究进展［J］. 世界最新医学信息文摘，2019（92）：116-117.

［3］冯建山. 幼儿接种手足口疫苗对手足口病的预防效果与安全性研究［J］. 实用医技杂志，2020（11）：1486-1487.

［4］李庆华. 丙球蛋白在重症手足口病治疗中的应用价值分析［J］. 中国农村卫生，2020（22）：89.

［5］赵琳，徐钰，尚清. 早期大剂量甘露醇用于重症手足口病治疗临床效果评估［J］. 中国医学工程，2019（3）：44-46.

第六节　流行性腮腺炎

流行性腮腺炎是由腮腺炎病毒引起的急性呼吸道传染病。其临床特征为腮腺（包括颌下腺和舌下腺）的非化脓性肿胀、疼痛和发热，并可累及其他各种腺体及神经系统。传染性仅次于麻疹、水痘。预后良好，感染后可获持久免疫。多见于 3 岁以上儿童，尤以学龄儿童高发。人是流行性腮腺炎病毒的唯一宿主，可通过直接接触、飞沫、唾液污染食具或玩具等途径传播。一年四季均可发生，但以冬春季为高峰。人群对本病普遍易感，感染后可获持久免疫，仅有 1%~2% 的人可能再次感染。

一、病因病机

（一）西医学认识

1. 病因

腮腺炎病毒属于副黏病毒科副黏病毒

属的单链 RNA 病毒。抗原结构稳定，仅有一个血清型。病毒颗粒呈圆形，大小悬殊，约 100~200nm，有包膜。病毒表面有两个组分，血凝素 - 神经氨酸酶蛋白和溶解蛋白，对病毒毒力起着重要作用。该病毒对物理和化学因素敏感，来苏、甲醛溶液（福尔马林）等均能在 25 分钟内将其灭活，紫外线照射也可将其杀灭，加热至 56℃、持续 20 分钟即失去活力。

2. 发病机制

病毒首先侵犯口腔和鼻黏膜，在其局部上皮细胞增殖，并释放入血，形成第一次病毒血症。病毒经血液至全身各器官，首先累及各种腺体，如腮腺、颌下腺、舌下腺及胰腺、生殖腺等，并在其腺上皮细胞增殖，再次入血，形成第二次病毒血症，进一步波及其他脏器。病理特征为腮腺非化脓性炎症，包括间质水肿、点状出血、淋巴细胞浸润和腺泡坏死。腺体导管水肿，管腔内脱落的坏死上皮细胞堆积，使腺体分泌排出受阻，唾液淀粉酶经淋巴系统进入血液而使血、尿淀粉酶升高。此外，其他器官如胰腺、睾丸可有类似病理改变。

（二）中医学认识

中医称为痄腮，亦称"时行腮肿""温毒""蛤蟆瘟""鸬鹚瘟"等。本病为感受风温时邪，从口鼻而入，侵犯足少阳胆经，邪毒阻塞于足少阳经脉，与气血相搏，凝结于耳下腮部所致。

二、临床诊断

（一）辨病诊断

1. 临床表现

本病潜伏期 14~25 天，平均 18 天，多无前驱症状。起病较急，可有发热、头痛、咽痛、食欲缺乏、恶心及呕吐等，数小时至 1~2 天出现腮腺肿大，初为一侧，继之对侧也出现肿大。腮腺肿大以耳垂为中心，并向前、后、下发展，边界不清，局部表面热而不红，触之有弹性感并有压痛。当腮腺肿大明显时出现胀痛，咀嚼或进酸性食物时疼痛加剧。腮腺导管口（位于上颌第二磨牙旁的颊黏膜处）在早期常有红肿。患者可有不同程度发热，持续时间不一，短者 1~2 天，多为 5~7 天，亦有体温始终正常者。腮腺肿大 1~3 天达高峰，1 周左右消退，整个病程 10~14 天。

此外，颌下腺和舌下腺也可同时受累。常合并有脑膜炎、胰腺炎和生殖腺炎（多见睾丸炎）。不典型病例可无腮腺肿大，仅以单纯睾丸炎或脑膜炎的症状为临床表现。

根据流行病学史、接触史诊断。以耳垂为中心的腮部漫肿、疼痛为特点，诊断一般不困难。

2. 相关检查

（1）血、尿淀粉酶测定　90% 患儿发病早期有血清淀粉酶和尿淀粉酶增高，有助于该病的诊断。无腮腺肿大的脑膜炎患儿，血淀粉酶和尿淀粉酶也可升高。故测定淀粉酶可与其他原因引起的腮腺肿大或其他病毒性脑膜炎相鉴别。血脂肪酶增高，有助于胰腺炎的诊断。

（2）血清学检查　①抗体检查：ELISA 法检测血清腮腺炎病毒的 IgM 抗体，可作为近期感染的诊断依据，前提是一个月内未接种过腮腺炎减毒活疫苗。双份血清特异性 IgG 抗体效价 4 倍以上增高有诊断意义。②病原检查：近年来应用特异性抗体或单克隆抗体来检测腮腺炎病毒抗原，可作早期诊断。应用 PCR 技术检测腮腺炎病毒 RNA，有很高的敏感性。

（3）病毒分离　采集患儿唾液、血、尿或脑脊液，并及时接种鸡胚或人胚肾细胞进行病毒分离，阳性标本采用红细胞吸附抑制试验或血凝抑制试验进行鉴定。

（二）辨证诊断

本病辨证当以经络辨证为主，辨其病变部位，同时须辨常证、变证之轻重。

1.常证

（1）邪犯少阳证

临床证候：轻微发热、恶寒，一侧或两侧耳下腮部漫肿疼痛，咀嚼不便，或有头痛、咽红、纳少，舌质红，苔薄白或薄黄，脉浮数。

证候分析：邪毒初侵，表卫失和，则见发热、头痛；邪毒侵犯足少阳胆经，气滞血郁，则见腮部漫肿疼痛；邪阻经脉，关节不利，则见张口不利、咀嚼不便。

（2）热毒壅盛证

临床证候：高热，一侧或双侧耳下腮部漫肿疼痛，范围大，坚硬拒按，触之痛甚，张口咀嚼困难，或有烦躁不安，面赤唇红，口渴欲饮，头痛呕吐，咽红肿痛，颌下肿块胀痛，纳差，便秘溲赤，舌质红，舌苔黄，脉滑数。

证候分析：邪毒炽盛，则高热不退、烦躁口渴；热毒上乘咽部，则见咽红肿痛；热毒上扰清阳，则见头痛；热毒扰胃，胃气上逆，则见呕吐；热毒壅盛于少阳经脉，气血凝滞不通，则两侧腮部肿胀疼痛、坚硬拒按、张口咀嚼困难。

2.变证

（1）邪陷心肝证

临床证候：高热不退，耳下腮部漫肿疼痛，坚硬拒按，头痛项强，烦躁，呕吐剧烈，或神昏嗜睡，反复抽搐，舌质红，舌苔黄，脉弦数。

证候分析：邪毒炽盛，则高热不退；热扰心神，则烦躁不安；热毒上扰清阳，则头痛项强；胃气上逆，则见呕吐；邪陷心肝，闭窍动风，则嗜睡神昏、四肢抽搐；邪毒结于腮部不散，则腮部肿胀疼痛。

（2）毒窜睾腹证

临床证候：腮部肿胀或腮肿渐消时，男性多有一侧或两侧睾丸肿胀疼痛，女性多有一侧或两侧少腹疼痛，痛时拒按，或伴发热，小便赤，大便干结，舌质红，舌苔黄，脉弦。

证候分析：邪毒不清，内传足厥阴肝经，足厥阴肝经循少腹络阴器，邪毒蕴结睾腹，则见发热又起，睾丸肿痛，少腹疼痛。

三、鉴别诊断

1.化脓性腮腺炎

中医名为发颐。腮腺肿大多为一侧；表皮泛红，疼痛剧烈，拒按；按压腮部可见口腔内腮腺管口有脓液溢出；无传染性；血白细胞总数及中性粒细胞增高。

2.其他病毒性腮腺炎

流感病毒、副流感病毒、巨细胞病毒、艾滋病病毒等都可引起腮腺肿大，对再次发生腮腺炎的病例，应做抗体测定，如为阴性，应考虑其他病毒引起的腮腺炎，可依据病毒分离加以鉴别。

3.急性淋巴结炎

耳前、颈部、颌下淋巴结炎，有时易与腮腺炎、颌下腺炎相混淆，应注意鉴别。急性淋巴结炎属中医学的"痰毒"范畴，其部位不以耳垂为中心，以颌下瘰核肿大为主，肿胀的性质以边缘清楚、质地坚硬、红肿热痛、可化脓为主，有急性中耳炎、头面或扁桃体炎等原发感染病灶，腮腺管口无红肿，周围血常规白细胞总数及中性粒细胞增高。

四、临床治疗

（一）提高临床疗效的要素

1.本病为病毒感染的自限性疾病，西医无特异性治疗药物，主要为对症治疗。

2. 本病以经络辨证为主，应辨常证与变证。常证仅见发热、耳下腮肿，为邪犯少阳证；或见壮热不退、耳下腮肿、疼痛明显之热毒壅盛证。中医以清热解毒，软坚散结为基本治疗原则，同时配合外治法，可促进腮腺消退。

（二）辨病治疗

1. 对症治疗

高热时给予物理降温或口服阿司匹林等退热药；烦躁时可给予苯巴比妥等镇静药；呕吐频繁，不能进食应予输液，保证液体量和电解质平衡，口服甲氧氯普胺以止吐。

2. 并发症治疗

（1）脑膜（脑）炎　颅压高者，用20%的甘露醇每次0.25~0.5g/kg，静脉推注，待症状改善后逐步停用；惊厥者，用苯巴比妥钠每次5~8mg/kg，肌内注射，或地西泮每次0.2~0.3mg/kg，肌内注射或静脉注射；短期应用肾上腺皮质激素可改善症状。

（2）睾丸炎：应卧床休息，用棉花及T字条带托起阴囊，以减轻疼痛，局部冷湿敷或硫酸镁冷湿敷。肾上腺皮质激素可使睾丸肿痛在24小时后明显减轻，促进肿胀消退，如泼尼松每日0.5~1mg/kg，口服；或地塞米松每日0.5~1mg/kg，分2次静脉注射，肿痛消退后减量至停药。加用抗生素以预防局部继发细菌感染。

（3）胰腺炎：应禁食，对症治疗，补充液体和能量，注意水、电解质平衡。呕吐及腹痛剧烈者，给予山莨菪碱每次0.5~1mg/kg，静脉或肌内注射，每日2~3次。待症状缓解后，逐渐恢复流质或半流质饮食，同时加用抗生素预防继发感染。

3. 抗病毒治疗

目前尚缺乏抗腮腺炎病毒的特效药。静脉注射利巴韦林和干扰素，可取得一定效果。

（三）辨证治疗

1. 辨证论治

（1）变证

①邪犯少阳证

治法：和解少阳，散结消肿。

方剂：柴胡葛根汤加减。

组成：柴胡、葛根、黄芩、牛蒡子、桔梗、升麻、连翘、板蓝根、夏枯草、赤芍、僵蚕。

加减：腮腺明显者，加夏枯草清肝泻火，散结消肿；咽喉红肿者，加马勃、板蓝根、玄参清热解毒利咽；纳少呕吐者，加竹茹、陈皮降逆止呕。

②热毒壅盛证

治法：清热解毒，息风开窍。

方剂：普济消毒饮加减。

组成：柴胡、黄芩、黄连、连翘、板蓝根、升麻、牛蒡子、马勃、桔梗、玄参、薄荷、虎杖、陈皮、僵蚕。

加减：腮腺肿痛，硬结不散者，加夏枯草、昆布、海藻软坚散结；高热，烦躁者，加生石膏、知母清热泻火；便秘者，加大黄、芒硝通腑泄热；呕吐者，加竹茹清胃止呕。

（2）变证

①邪陷心肝证

治法：清热解毒，息风开窍。

方剂：清瘟败毒饮加减。

组成：栀子、黄连、连翘、生甘草、水牛角、生地、生石膏、丹皮、赤芍、竹叶、玄参、钩藤、僵蚕。

加减：神志昏迷者，另服至宝丹清热镇惊开窍；抽搐频作者，加紫雪丹以解毒平肝息风；头痛剧烈者，加龙胆草、石决明清肝泻火；恶心呕吐者，加竹茹、代赭石降逆止呕。

②毒窜睾腹证

治法：清肝泻火，活血止痛。

方剂：龙胆泻肝汤加减。

组成：龙胆草、栀子、黄芩、柴胡、川楝子、荔枝核、延胡索、桃仁。

加减：睾丸肿大明显者，可加橘核、青皮、莪术、皂荚以行气散滞，消肿止痛；少腹痛甚伴腹胀便秘者，加大黄、枳壳、木香理气通腑泄热。

2. 外治疗法

（1）针灸疗法

取大椎、翳风、颊车、曲池、合谷穴，针刺，用泻法，强刺激，不留针，每日1次。热毒壅盛加商阳、曲池、大椎；睾丸肿痛者，加太冲、曲泉；惊厥神昏者，加水沟、十宣；脘腹疼痛，加中脘、足三里、阳陵泉。

（2）中药外敷法

取新鲜仙人掌1块，去刺，捣泥或切成薄片，贴患处，每日1~2次。

取新鲜蒲公英或鲜马齿苋，捣烂外敷患处，每日1~2次。

青黛散2g，醋或清水调成糊状，涂患腮处，每日2~3次。

如意金黄散适量，以醋或茶水调，外敷患处，每日1~2次。

玉枢丹每次0.5~1.5g，以醋或水调匀，外敷患处，每日1~2次。

紫金锭（即玉枢丹）0.5g或金黄散2g，醋或清水调匀后涂患腮处，每日2~3次。

3. 成药应用

（1）腮腺炎片　每次1~3片，每日3次口服。用于邪犯少阳证。

（2）五福化毒丸　每次1丸，每日2次，开水送服。用于热毒蕴结证。

（3）蒲地蓝消炎口服液　每次5~10ml，1日2~3次。用于邪犯少阳证。

（4）连花清瘟颗粒　1次1袋，1日3次。用于热毒壅盛证。

五、预防转归

预后一般良好，感染后可获终生免疫，少数患儿可因体质虚弱或邪毒炽盛而见邪陷心肝、毒窜睾腹等变证。

六、预防调护

（一）预防

（1）本病流行期间，少去公共场所，避免感染。

（2）预防的重点是应用腮腺炎疫苗进行主动免疫。

（3）患儿应及早隔离，至腮肿完全消退为止，有接触史的易感儿检疫观察3周。

（二）调护

（1）患儿发病期间应隔离治疗，发热期间应卧床休息直至热退，禁食肥腻之品，尤其避免酸辣等刺激性食物，并以流食、半流食为宜，注意口腔卫生，多饮开水。

（2）居室应空气流通，避免复感外邪。

（3）进入青春期的男性患儿，若已经并发睾丸炎可应用丁字带托住阴囊并延长卧床休息时间。

七、研究进展

1. 蒲地蓝消炎口服液

蒲地蓝消炎口服液是一种以蒲公英、紫花地丁、板蓝根和黄芩为主要成分的中成药。有学者以每次10ml，3次/天的剂量联合更昔洛韦治疗流行性腮腺炎，结果显示单用更昔洛韦治疗有效率为76.6%，联用蒲地蓝消炎口服液治疗有效率为93.6%，蒲地蓝消炎口服液与更昔洛韦联合方案组中发热、腮肿等主要症状的消退也更迅速。

2. 如意金黄散和矾冰液

如意金黄散的成分为姜黄、大黄、黄柏、苍术、厚朴、陈皮、甘草、生天南星、白芷、天花粉。矾冰液含白矾、冰片。刘羽等学者采用常规治疗加如意金黄散联合矾冰液外敷治疗，有效率可达97.1%，也可使退热时间和消肿时间缩短。

3. 清热解毒方

主要成分黄芩、连翘、葛根、黄连、玄参、板蓝根、金银花、穿心莲、猫爪草和甘草。吴凡等学者以每日1剂清热解毒方联合利巴韦林治疗流行性腮腺炎效果良好，总有效率为92.68%，还可促进患者退热消肿，利于控制机体肿瘤坏死因子TNF-α、白介素IL-6等炎症因子水平。

主要参考文献

[1] 肖艳慧，常少英. 4~6岁儿童接种麻疹-流行性腮腺炎-风疹联合减毒活疫苗加强免疫的免疫原性与安全性研究[J]. 中华流行病学杂志，2021（6）：1086-1091.

[2] 刘羽，李英. 如意金黄散合用矾冰液外敷治疗小儿流行性腮腺炎的临床护理观察[J]. 湖南中医药大学学报，2016，36（6）：82-84.

[3] 朱强，苏海华，赵雅静. 小儿流行性腮腺炎的中西医结合治疗进展[J]. 兵团医学，2017（2）：23-25.

[4] 吴凡，王金涛. 清热解毒方联合西药治疗流行性腮腺炎的临床疗效及对患者TNF-α、IL-6水平的影响.[J]. 陕西中医，2016，37（2）：180-182.

第七节　传染性单核细胞增多症

传染性单核细胞增多症简称"传单"，是由EB病毒原发感染引起的急性感染性疾病，主要侵犯青少年和儿童，临床以发热、肝脾及淋巴结肿大、咽峡炎、外周血中淋巴细胞增多和异型淋巴细胞增多为主要特征。

一、病因病机

（一）西医学认识

EB病毒是本病的病原体。它属于疱疹病毒属，是一种嗜淋巴细胞的DNA病毒，具有潜伏及转化的特征。EB病毒进入人体口腔后，与咽部T淋巴细胞、B淋巴细胞中的抗体结合，导致细胞破坏，引起局部炎症，进入血液形成病毒血症，继而累及周身淋巴系统。本病以感染B淋巴细胞为主，可引起T淋巴细胞的强烈免疫应答而转化为细胞毒性T细胞，即异型淋巴细胞。具有淋巴组织的器官均可受累，表现为异常淋巴细胞浸润，可引起细胞功能和形态改变。

本病在世界各地均有发生，秋末至初春发病率稍高，多为散发，偶见流行。EB病毒人群感染力高，常于幼儿时期感染，见于2~10岁或10岁以上青少年，感染后呈隐性或不典型表现，故患者和隐性感染者是主要传染源。病毒大量存在于唾液腺及唾液中，可持续或间断排毒达数周、数月甚至数年之久，可经口-口传播、飞沫传播，偶见输血传播，患病后一般可获得终身免疫。

（二）中医学认识

中医学认为本病属于"温病"等范畴，病因主要为温疫时邪，叶天士云"温邪上受，首先犯肺"。温疫病毒由口鼻而入，首犯肺卫，结于咽喉，内传脏腑，流注经络，伤及营血，发为本病。小儿脏腑娇嫩，卫外不固，感受热邪之后更易化热化火，热毒上攻咽喉则咽喉肿痛溃烂；传入气营则壮热烦渴；流注经络则瘰疬结核；充斥脏腑则胁下痞块；内窜血分、迫血妄行则见皮疹发斑；内陷心肝可发为抽搐昏迷；痰热闭肺发为咳嗽痰喘；痰火流窜脑络，可致目眼歪斜、失语瘫痪；夹湿邪瘀滞肝胆，则发为黄疸。本病病程较长，热毒痰瘀为基本病理特征，病至后期气耗阴伤，同时实邪不易速清，常瘀滞流连，症状消失缓慢。

二、临床诊断

（一）辨病诊断

1. 临床表现

潜伏期长短不一，儿童 4~15 天；发病缓急程度不同，年龄越小症状越不典型，半数患者有前驱症状，表现为发热、咽痛、腹泻、乏力、头痛等。

（1）发热　绝大多数患儿均有不同程度发热，无固定热型，体温可达 40℃，热程大多 1 周左右，少数可达数月。中毒症状多不严重，部分患儿仅低热或不发热。

（2）淋巴结肿大　大多数患儿均有不同程度的淋巴结肿大，部位以颈部淋巴结常见，无压痛或轻度压痛为本病的特征之一。病程第 1 周就可出现，一般在数天内缩小，但消退缓慢者可达数月，甚至数年。

（3）咽峡炎　绝大多数患儿可出现咽痛、咽部充血、腭垂充血、扁桃体肿大等，部分患儿扁桃体表面可见白色渗出物或假膜形成，少数患儿前腭黏膜可有斑疹及溃疡。

（4）肝脾肿大　半数患儿伴有肝脾肿大，伴肝区、脾区疼痛及压痛，可出现肝功能异常，出现类似肝炎或黄疸症状，偶可发生脾破裂。

（5）皮疹　部分患者在病程中出现多形性皮疹，如荨麻疹样斑丘疹、猩红热样斑疹、出血性皮疹等，多见于躯干，皮疹大多在 4~10 日出现，持续 1 周左右消退。消退后不脱屑，也无色素沉着。

（6）眼睑水肿　半数病例可有眼睑水肿，持续时间不等，基本可消退。

本病病程一般为 2~3 周，也可长达数月；对各个系统均有影响，可并发神经系统、血液系统、消化系统、呼吸系统、泌尿系统等疾病，如吉兰-巴雷综合征、视神经炎、横贯性脊髓病、自身免疫性溶血

性贫血、EB 病毒相关性噬血细胞综合征、肝功能损害、粒细胞缺乏症、血小板减少症及间质性肺炎等。脾破裂少见，一旦发生则极其严重。

2. 相关检查

（1）血常规　早期白细胞总数可正常或偏低，以后逐渐增高，淋巴细胞百分比可达 50% 以上，异型淋巴细胞比例可达 10% 以上，有诊断意义。部分患儿可有血红蛋白降低、血小板计数减少。

（2）血清嗜异性凝集试验　起病 5 天后患儿血清中出现 IgM 嗜异性抗体，能凝集绵羊或马红细胞，阳性率较高；凝集效价在 1：40 以上为阳性反应，1：80 以上更具有价值。此抗体体内持续 2~5 个月，5 岁以下小儿试验多为阴性。

（3）EB 病毒特异性抗体检测　原发性 EB 病毒感染中，首先出现抗衣壳抗原（VCA）IgM/IgG，VCA-IgM 抗体早期出现，最长可达 3 月，是新近受 EB 病毒感染的标志；急性期以低 VCA-IgG 亲和力为主，恢复期以高 VCA-IgG 亲和力为主，可持续多年或终生。早期抗原（EA）是 EB 病毒进入增殖性周期初期形成的一种抗原，其中 EA-D 成分为 EBV 活跃增殖的标志。抗早期抗原（EA）IgG 抗体于病后 3~4 周达高峰，持续 2 个月 ~3 年。抗核抗体（NA）于病后 4~6 周出现，持续终生，是既往感染的标志。

（4）EB 病毒 DNA 检测　采用实时定量聚合酶链反应方法能快速、敏感、特异地检测患儿血清中含有高浓度 EBV-DNA，提示存在病毒血症。本病患儿外周血中 EB 病毒载量在 2 周内达到高峰，随后很快下降。

（5）EBERS 原位杂交实验　EBERS 被认为是传染性单核细胞增多症的最佳检测标志物，感染受累的组织或者器官中检测出 EBERS 原位杂交阳性可作为诊断的金

标准。

3. 诊断

多有接触史。根据流行情况、典型临床表现（发热、咽痛、肝脾肿大、淋巴结肿大、眼睑水肿），结合实验室检查，如外周血异型淋巴细胞＞10%、嗜异性凝集试验阳性、EB病毒特异性抗体（VA-IgM、低亲和力 VCA-IgC、EA-IgG）和 EBV-DNA 检测阳性可做出临床诊断，特别是 VCA-IgM 阳性，或（和）低亲和力 VCA-IgG 阳性，或（和）急性期及恢复期双份血清 VCA-IgG 抗体效价呈 4 倍以上增高者是诊断 EB 病毒急性感染最特异和最有价值的血清学试验，阳性可以确诊。

（二）辨证诊断

1. 邪郁肺胃证

临床证候：发热，微有汗，微恶风寒，鼻塞流涕，咳嗽，咽红疼痛，纳差，恶心，舌边尖红，苔薄白或薄黄，脉浮数。

证候分析：此证为本病初起，出现前驱症状的阶段，温疫毒邪侵犯肺卫，故以肺卫风热表证为主证。温邪易化热化火，因此除咳嗽流涕、脉浮等表证外，咽红疼痛、纳差可在起病初期即出，这是热毒瘀滞所致。另外，此证辨证时还应注意有无夹湿兼寒，兼寒者，面色淡白，恶寒无汗，舌苔薄白；兼湿者，面色苍黄，精神困倦，头痛身重，胸痞泛恶，舌苔腻滑。

2. 热毒炽盛证

临床证候：壮热烦渴，咽喉肿痛，乳蛾肿大，甚则溃烂，口疮口臭，面红唇赤，皮疹显露，便秘尿赤，舌红，苔黄，脉洪数。

证候分析：本证以咽喉肿痛、壮热烦渴为主症，病机为热毒内炽，化火上攻咽喉。由于热毒内炽，充斥表里，除咽喉肿痛外，壮热烦渴、便秘尿赤、皮疹显露均可出现。此证病位以肺胃气分为主，临证时还应分辨热毒的轻重，以及攻喉、闭腑、

内窜心肝营血的情况。热毒攻喉则咽喉红肿溃烂、吞咽不利，甚则呼吸困难；热毒闭腑则壮热烦躁、腹胀气急、大便不通；热窜心肝，则进入营血，出现神昏谵语，四肢抽搐。

3. 痰热流注证

临床证候：不规则发热，眼睑浮肿、颈、腋、腹部瘰疬结核，以颈部为著，脾脏肿大，舌质红，苔黄腻，脉滑数。

证候分析：本证多见于腺肿型，以淋巴结肿大、脾脏肿大为主要表现。为热毒壅滞，痰热互结，流注经络，发为热毒痰核，病位在经络。病证有痰浊与热毒偏盛之分，临床以热盛者较多。热毒偏盛者，发热较高，持续不退，兼烦躁口渴、尿黄便结，淋巴结肿痛明显，或自感胁肋下胀痛，舌红苔黄；痰浊偏盛者，热势不甚，或发热起伏，淋巴结肿大，但疼痛不著，舌偏红或淡红，苔白或微黄而腻。

4. 痰热闭肺证

临床证候：壮热，咳嗽气急，痰涎壅盛，咽喉肿痛，瘰疬结核，肝脾肿大，舌质红，苔黄腻，脉滑数。

证候分析：本证以壮热、咳嗽、喘、痰涌为主症，病位在肺，为热毒壅滞，炼液为痰，痰热闭肺所致。临证时，应分辨热盛或痰盛。热盛者高热烦渴、舌红苔黄脉数；若热邪内闭，腑气不通，则胸高气促，腹胀便秘；痰盛者喘频剧，痰涎壅盛，喉中痰声辘辘。

5. 湿热蕴滞证

临床证候：发热持续，纳呆，身热不扬，头身重痛，胸腹痞闷，精神困倦，呕恶纳呆，口渴不欲饮，胸腹痞闷，隐隐红疹，大便不爽，小便不利，舌红，苔黄腻，脉濡数。

证候分析：本证以发热和皮疹为主症，病位在气分三焦，热毒夹湿瘀滞不解。临证时应分辨湿偏重和热偏重，湿偏重者发

热不高、面色土黄、困倦肢重、纳呆、苔腻滑之症显著；热偏重者，发热口渴、皮疹尿黄、舌红、苔黄、脉数之症较为显著。

6. 热瘀肝胆证

临床证候：身热目黄，皮肤发黄，小便黄短不利，肝肿大、疼痛，胸胁胀痛，恶心呕吐，纳呆，大便溏或干结，肝功能异常，舌红，苔黄腻，脉弦数。

证候分析：本证以身热黄疸、肝肿大疼痛、肝功能异常为主症，为热毒瘀滞，肝胆疏泄不利，导致肝胆湿热发黄，病位主要在肝胆。临证应分辨湿、热的偏重，以及热毒血瘀的情况。湿重者，黄疸色晦滞，困倦纳呆，痞闷不舒，小便不利，大便溏稀，舌苔厚腻或滑腻；热重者，黄疸色鲜明，壮热烦渴，便结尿黄，红苔黄；血瘀者，肝肿大明显，且有刺痛或胀痛，刺痛以血瘀为主，腹胀痛以气滞为主，舌边紫瘀。

7. 正虚邪恋证

临床证候：发热渐退，或低热不退，精神不振，疲乏气弱，口干唇红，大便或干或稀，小便短黄，咽部稍红，淋巴结、肝脾肿大逐渐缩小，舌红绛或淡红，苔少或剥苔，脉细弱。

证候分析：本证相当于疾病后期或恢复期气阴受伤，余邪未尽。临证时应分辨正虚为主还是邪实较多。正虚又宜分辨气、阴损伤的程度，气虚者神疲气弱，易出汗头晕，低热起伏，舌淡脉弱；阴虚者低热盗汗、五心烦热、口干红、舌红绛、苔剥、脉细数。邪实方面，主要有湿热余毒、气血瘀阻，通过淋巴结、肝脾肿大、咽峡部充血及舌象脉象加以辨别。

三、鉴别诊断

（一）西医鉴别诊断

1. 巨细胞病毒感染

本病长期发热、肝脾肿大等症状类似传染性单核细胞增多症，但少出现淋巴结肿大或咽痛，且血清嗜异性凝聚试验阴性。通过血清特异性巨细胞病毒 IgM 抗体测定和巨细胞病毒分离可确诊。

2. 传染性淋巴细胞增多症

发病年龄以 10 岁以下为主，以 2~5 岁多见，淋巴结及肝脾一般不肿大，外周血白细胞总数可升高，分类中以成熟淋巴细胞为主，占 60%~97%，异常淋巴细胞并不增高，骨髓象正常，嗜异性凝集反应阴性。

3. 溶血性链球菌感染

本病可引起咽峡炎、扁桃体炎等，需与传单早期相鉴别，但本病血常规提示中性粒细胞增多，咽拭子细菌培养可阳性，青霉素治疗有效。

（二）中医鉴别诊断

1. 急乳蛾

本病以咽喉疼痛、喉核赤肿，甚至溃烂化脓为主要表现，可伴有发热，辅助检查可见血白细胞总数及中性粒细胞增高，抗生素治疗有效。传单患儿也常以咽痛、发热为首要就诊症状，但传单患儿常伴有淋巴结肿大、肝脾肿大、皮疹等表现，实验室检查可见淋巴细胞及异型淋巴细胞增高，抗病毒治疗有效。

2. 水肿

水肿首发于眼睑，继之四肢、全身水肿，压之凹陷，伴有尿少或血尿等症状。二者都有早期眼睑水肿，需鉴别；本病有少尿、蛋白尿或高血压表现，传单没有相关症状，可鉴别。

四、临床治疗

（一）提高临床疗效的要素

1. 详细询问病史，并进行仔细的体格检查，全面掌握患儿的病情特点。

2. 完善相关检查，明确疾病。

3. 寻找传染源、发病诱因等。

4. 及时复查相关指标，预防并发症。

5. 中医需要辨别卫气营血证候，西医要诊断病变器官的病症，采用中西医结合治疗。

6. 内外结合，除了口服或静脉给药之外，结合中药局部贴敷治疗，可清热消肿。

（二）辨病治疗

1. 对症治疗

急性期需卧床休息，给予对症治疗如解热、镇痛、护肝等，症状严重者可短期使用糖皮质激素，发生因扁桃体增大明显或气管旁淋巴结增大致喘鸣或有血液、神经系统并发症时亦常使用激素。根据咽拭子培养或抗原检测证实继发链球菌感染时需加用敏感抗生素。脾肿大者恢复期应避免明显身体活动或运动，以防脾破裂；脾破裂时应紧急外科处理或非手术治疗。

2. 抗病毒治疗

目前尚缺乏对 EBV 感染有明显疗效的药物初步研究显示，对严重 EBV 诱导的淋巴增生性疾病，使用抗 B 细胞单抗和对照性的移植供体白细胞，同时减少免疫抑制药用量，对本病有一定疗效。

（三）辨证治疗

1. 辨证论治

（1）邪郁肺胃证

治法：疏风清热，清肺利咽。

方剂：银翘散加减。

组成：金银花、连翘、竹叶、薄荷、桔梗、牛蒡子、荆芥、芦根、甘草、马勃、板蓝根。

加减：咽喉肿痛，加蝉蜕、僵蚕、山豆根；高热烦渴，加生石膏、黄芩、知母；咳嗽痰多，加浙贝、杏仁、前胡；寒邪郁表，加羌活、紫苏；湿邪郁表，加藿香、苍术、厚朴、滑石。

（2）热毒炽盛证

治法：清热泻火，解毒利咽。

方剂：普济消毒饮加减。

组成：黄芩、黄连、连翘、板蓝根、牛蒡子、桔梗、玄参、僵蚕、马勃、生石膏、知母、甘草。

加减：大便秘结不通，加生大黄、芒硝、枳实；咽喉红肿，溃烂严重，合用六神丸，上方中加青黛、儿茶、土牛膝；若邪陷心肝，神昏抽搐，加羚羊角、钩藤、水牛角、人工牛黄、丹皮，合用紫雪丹、安宫牛黄丸等。

（3）痰热流注证

治法：清热化痰，通络散瘀。

方剂：黛蛤散合清肝化痰丸加减。

组成：青黛、海蛤粉、牛蒡子、僵蚕、夏枯草、浙贝、金银花、连翘、山慈菇、海藻、昆布、白花蛇舌草、赤芍。

加减：壮热者，去海藻、昆布，加蒲公英、板蓝根、生石膏（先煎）；胁肋胀痛，肝脾肿大，加柴胡、枳壳、三棱、莪术、丹参；淋巴结肿硬不痛，日久不消，热势不甚，加红花、皂角刺，适减金银花、连翘、青黛，或用仙方活命饮。若肝脾肿大日久不消，用血府逐瘀汤适当加穿山甲、皂角刺。

（4）痰热闭肺证

治法：清热解毒，宣肺涤痰。

方剂：麻杏石甘汤合清宁散加减。

组成：炙麻黄、杏仁、生石膏（先煎）、桑白皮、葶苈子、紫苏子、浙贝、黄芩、连翘、甘草、桃仁、鱼腥草。

加减：高热烦渴，加知母、天花粉，重用生石膏、黄芩；腹胀便秘，加生大黄、芒硝、枳实、厚朴；口唇发绀，加红花、丹参、赤芍；痰盛者，加竹沥、天竺黄、胆南星；痰稠加青黛、海蛤粉、皂角刺；淋巴结肿大，加夏枯草、蒲公英、重楼；咽喉肿痛，加马勃、僵蚕、板蓝根、山豆根。

（5）湿热蕴滞证

治法：清热解毒，行气化湿。

方剂：甘露消毒丹加减。

组成：滑石、黄芩、石菖蒲、川贝、木通、藿香、射干、连翘、薄荷、白豆蔻、茵陈、桔梗、甘草、竹叶。

加减：咽喉红肿显著，加马勃、僵蚕、板蓝根、山豆根；皮疹显著，加升麻、紫草、丹皮；淋巴结肿大，加夏枯草、浙贝、蒲公英；高热烦渴，加生石膏、知母；湿偏重者可用三仁汤加藿香、苍术、山栀。

（6）热瘀肝胆证

治法：清热解毒，利湿化瘀。

方剂：茵陈蒿汤加减。

组成：茵陈蒿、黄芩、黄连、山栀、车前子、郁金、赤芍、大黄。

加减：茵陈蒿为退黄要药，无论湿偏重还是热偏重，均可应用，且宜重用。大黄为退黄利疸之要药，若大便泄利则不用。热重者，加龙胆草、蒲公英、田基黄、虎杖、败酱草；湿重者，加泽泻、滑石、金钱草、苍术、厚朴；呕吐加藿香、竹茹、法半夏、生姜；腹胀加厚朴、枳壳、槟榔、纳呆者加炒谷芽、炒麦芽、焦山楂、焦神曲；胁下痞块疼痛，加柴胡、枳壳、桃仁、丹参、乳香；黄疸已退，肝脾肿大长期不消者，可用血府逐瘀汤。

（7）正虚邪恋证

治法：益气生津，兼清余热，佐以通络化瘀。

方剂：气虚邪恋，用竹叶石膏汤加减。阴虚邪恋，用青蒿鳖甲汤加减。

组成：气虚邪恋者，加竹叶、生石膏（先煎）、人参、麦冬、茯苓、神曲、牡蛎、甘草、玄参、连翘、夏枯草。阴虚邪恋者，加青蒿、鳖甲、知母、生地黄、牡丹皮、山栀、连翘、玄参、麦冬。

加减：气虚邪恋者，气虚甚、易汗出加黄芪；心悸加龙骨、五味子；肝脾大加桃仁、丹参。

阳虚邪恋者，大便干结加火麻仁、瓜蒌仁、郁李仁；食欲缺乏加焦山楂、谷芽、炒麦芽；淋巴结肿大加夏枯草、海藻、昆布；肝脾大加桃仁、红花、丹参；血尿加白茅根、小蓟、蒲黄。

2.外治疗法

（1）锡类散或冰硼散　取适量，喷吹于咽喉部位，适用于咽喉红肿溃烂者。

（2）三黄二香散　黄连、黄柏、生大黄、乳香：没药各适量，共研末。先用浓茶汁调匀湿敷肿大的淋巴结，干后换贴，后用香油调敷，每日2次。适用于淋巴结肿大。

（3）如意金黄散　用茶或醋调敷在肿大的淋巴结上，每日换敷2次，有清热解毒，散结消肿之效。

（4）保留灌肠　银翘散加减保留灌肠（灌肠保留1小时），缩短发热时间、疗程时间。

（5）刮痧、拔罐　内治结合膀胱经拔罐、刮痧，可达到祛邪散瘀、清热解毒、消肿散结的作用。

3.成药应用

（1）抗病毒冲剂　每服6~12g，1日2~3次。用于热毒炽盛、痰热流注证。3天为一疗程。

（2）连花清瘟颗粒　每服3~6g，1日2~3次。用于热毒炽盛证。3天为一疗程。

（3）六神丸　每服1~6粒g，1日2~3次。用于咽喉肿痛溃烂者。7天为一疗程。

（4）槐杞黄颗粒　每服5~10g，1日2次。用于恢复期气阴两虚证。7天为一疗程。

（5）喜炎平注射液　2~4ml加入葡萄糖注射液中静脉滴注，1日1次。用于疾病早期和急性期。5~7天为一疗程。

（四）医家诊疗经验

1.丁樱

丁教授认为小儿脏腑娇嫩，气血不足，

极易被温热毒邪经皮毛或口鼻入侵，导致热毒炽盛、痰热互结于脏腑，引发脏腑功能异常，最终发病。丁教授利用卫、气、营、血方法辨证，为热毒炽盛型患儿自拟经验方解毒散瘀汤（黄芩、黄连、栀子、连翘、桔梗、牛蒡子、玄参、生地、丹皮、陈皮、炒僵蚕、蝉蜕、柴胡、升麻、甘草）加减，临床取得明显的治疗效果。[赵倩义.解毒散瘀汤治疗儿童热毒炽盛型传染性单核细胞增多症80例的临床研究.中国民康医学，2017，29（24）：69-70.]

2. 刘宝文

刘教授临证辨证遵循卫气营血为纲，分期论治，初期疏风清热，解毒利咽；中期大清气血，化瘀散结；后期益气养阴，不忘祛邪务尽。注重外敷、消肿止痛并重视兼证和变证。初期采用银翘散和普济消毒饮化裁（金银花、连翘、桔梗、马勃、牛蒡子、薄荷、荆芥穗、桑叶、板蓝根、山豆根、天花粉、甘草、桑白皮）；中期选用普济消毒饮加减；后期应用加味竹叶石膏汤治疗；提高了临床整体疗效，体现了中医药治疗本病的优势。[夏芸芸，马立明.刘宝文治疗传染性单核细胞增多症经验.吉林中医药，2021，41（4）：461-464.]

五、预后转归

本病为自限性疾病，如无并发症，预后大多良好，病程大多数为2~4周。但亦可反复，少数患儿恢复缓慢，如低热、淋巴结肿大、乏力等患儿，可达数周甚至数月之久。在传染性单核细胞增多症之后，部分患儿可有时间不等的持续性疲劳，但并未明确这与EB病毒引起的慢性疲劳综合征有关。本病病死率仅1%~2%，会因并发症而危及生命。比如呼吸衰竭、脾破裂、脑膜炎、重症肝炎、心肌炎和播散性淋巴增生性疾病等。

六、预防护理

（一）预防

1. 对急性期患儿应予隔离，口腔分泌物及其污染物要严格消毒。集体机构发生本病流行，可就地隔离检疫。

2. 恢复期病毒血症仍可存在，必须在发病后6个月才能献血。

（二）调护

1. 严格执行隔离制度，实行呼吸道隔离，防止交叉感染；保持空气清新、整洁、安静，温度湿度要适宜，定期紫外线消毒。

2. 急性期患儿应卧床休息2~3周，减少体力消耗。高热期间多饮水，进清淡易消化的食物，保证营养及足够热量。

3. 注意口腔清洁卫生，防止口腔、咽部并发感染。注意保持皮肤清洁，及时更换衣服，衣服应质地柔软、清洁干燥，避免刺激皮肤。

4. 出现并发症如肺炎、肝炎、心包炎、心肌炎、神经系统疾病，按各疾病常规进行护理。

5. 向家属讲解疾病相关知识，减轻思想负担，消除紧张焦虑情绪，使其积极配合治疗与护理。对待患儿要和蔼可亲，密切关注其思想动态，积极处理其身体不适，与其建立良好的信任关系和情感。

6. 告知家属出院后的注意事项，告诫患儿遵医嘱服药，定期复查。

七、研究进展

（一）病因病机

王连雪等认为本病是外感温邪与内因体虚、湿热、瘀毒、痰湿，内外相合致病。闫永彬等认为此病病因为热、毒、痰、瘀。蔡伟桐等以《素问·金匮真言论》"夫精者，身之本也，故藏于精者，春不病温"、《素问·阴阳应象大论》"冬伤于寒，春必温病"为依据，从"伏邪"角度论述，"邪气盛则即发，邪气弱则伏藏，正气盛则即发，正气虚则留邪"，认为本病发病乃伏邪致病。张莹通过大量临床观察发现该病的证素出现的频率从高到低依次为热、毒、外风、湿、痰。总之，传染性单核细胞增多症是温疫时邪或湿热邪气从口鼻而入经咽部首犯手太阴肺经，沿着卫气营血迅速传变，引起肺卫失宣，则发为咳嗽、鼻塞流涕、咽红或痛或肿；正邪相争则恶寒、发热；邪盛入里，邪侵气分则壮热、大汗、口渴、便秘；热毒郁于肺，则咽或扁桃体肿大；毒热邪气煎灼阴津为痰，煎熬营血为瘀，热毒痰瘀互结，流注经络，气血凝滞发为淋巴结肿大及肝脾肿大等症。

（二）辨证分型论治

刘菁等按六经辨证，从少阳论治本病，使用邱世源名老中医经验方，以柴胡、黄芩、清半夏、枳壳、桔梗、蒲公英、板蓝根、山慈菇等为基本药物，发现其方在退热、软坚散结方面疗效显著，且在改善肝功能和减少异常淋巴细胞上有明确疗效，而在抑制EB病毒DNA复制上疗效并不明确，恰与抗病毒药物如更昔洛韦等互补。丁樱教授认为早期治疗是治疗传单的关键，其中急性期包括邪犯肺卫证和热毒壅盛证，分别用银翘散合白虎汤、解毒散瘀汤；恢复期气阴两伤证治以竹叶石膏汤合消瘰丸加减。《温热论》云"温邪则热变最速"，故传染性单核细胞增多症易于传变。丁教授在分期辨证论治的基础上更为重视兼症，可邪陷心肝，可毒邪闭肺，可邪陷厥阴，分别以甘露消毒丹加减、麻杏石甘汤加减、羚角钩藤汤加减送服安宫牛黄丸等治之。

主要参考文献

[1] 王晓亮，刘晓莺. EB病毒抗体与DNA载量联合检测在儿童传染性单核细胞增多症中的诊断价值 [J]. 国际病毒学杂志，2016，23（4）：267-270.

[2] 赖东兰，许华，江美容. 叶天士《幼科要略》学术思想及其在儿科的临床应用 [J]. 环球中医药，2018，11（7）：1063-1065.

第八节 病毒性肝炎

病毒性肝炎是由嗜肝病毒所致、以肝脏炎症和肝细胞坏死病变为特点的一组传染性疾病。根据症状可分为无症状或亚临床的隐性感染，急性黄疸型和无黄疸型肝炎，以及慢性肝炎、重型肝炎及肝衰竭。按病原分类，目前分为甲型病毒性肝炎、乙型病毒性肝炎、丙型病毒性肝炎、丁型病毒性肝炎、戊型病毒性肝炎，还有其他病毒如巨细胞病毒、EB病毒引起的肝脏疾病，主要以肝外症状为主，不包括在本章讨论范畴之内。其中甲型及戊型肝炎以急性感染常见，乙型、丙型、丁型肝炎以慢性肝炎为主，可发展为肝硬化并导致肝细胞癌。临床以神疲乏力、食欲减退、恶心、呕吐、厌油、黄疸或无黄疸、肝脏肿大、肝功能异常等为主要特征。

一、病因病机

（一）西医学认识

1. 甲型病毒性肝炎是由甲型肝炎病毒（HAV）引起，经消化道传播的急性传染病。本病患者和亚临床感染者是本病传染源，潜伏后期至黄疸出现后一周传染性最强，易于暴发流行，病程较短且呈急性，人群普遍易感，本病无慢性甲型肝炎病毒携带状态，患病后可产生持久的免疫力。

2. 乙型病毒性肝炎是由乙型肝炎病毒（HBV）引起，经输血、血液制品、母婴传播和生活上的密切接触传播所致。本病患者及无症状携带者为主要传染源，人群普遍易感，易发展为慢性，少数可形成肝硬化和肝癌。

3.丙型病毒性肝炎是由丙型肝炎病毒（HCV）引起，曾是输血后肝炎的主要病原体，慢性携带者是重要的传染源，也经性传播、密切接触传播及母婴传播感染，人群普遍易感，高危人群需要反复大量输血，由于起病隐匿，转为慢性的几率高。

4.丁型病毒性肝炎是由丁型肝炎病毒（HDV）、乙型肝炎病毒共同感染引起，使乙型病毒性肝炎携带者致病，传播途径与乙型病毒性肝炎相同。人群普遍易感。

5.戊型病毒性肝炎是由戊型肝炎病毒（HEV）引起，由粪-口传播，常引起爆发和流行。人群普遍易感，其临床和流行病学特征类似于甲型肝炎。

本病病机较为复杂，目前已知本病不是肝炎病毒自身直接损伤肝细胞，而是宿主淋巴细胞对肝炎病毒抗原产生自体肝细胞排异作用的结果。人体的免疫活性细胞可终止病毒的感染，在消灭肝脏病毒的同时，也消灭了含有病毒抗原的肝细胞膜时，才会引起肝细胞的炎性浸润和坏死。

（二）中医学认识

中医对病毒性肝炎的认识主要是从有无黄疸方面进行分类。黄疸型肝炎属中医"黄疸"范畴；无黄疸型肝炎属中医"胁痛""湿阻""癥积"等范畴，病情严重的重症肝炎则似中医的"急黄"或"瘟黄"。中医学对黄疸论述，始见于《黄帝内经》，指出了目黄、身黄、小便黄为黄疸病的三大主要症状。《素问·平人气象论》云："溺黄赤安卧者，疸…目黄者，曰黄疸。"从《黄帝内经》至明清，随着对黄疸的认识深化和发展，形成了一套整的对本病的辨证论治方案。《黄帝内经》详于病因病理，略于理法方药。

许多因素可引起病毒性肝炎，中医学认为主要有内外两个方面，外因多为感受外邪、饮食不节，内因多为脾胃虚寒、肝郁血瘀。

1.外邪主要为湿热疫毒之邪，也有外感寒湿或感受湿邪为病者。由表入里，或直中于里，郁而不达内阻中焦，脾胃运化失常，湿热熏蒸不能泄越，以致肝失疏泄，胆汁外溢而发病。若夹疫毒之邪伤人，其发病急骤，具有较强的传染性。热毒炽盛，伤及营血，内陷心包，出现神昏、出血等重症现象者，中医称急黄，即为重症肝炎的表现。寒湿之邪为患，阻遏中焦，肝胆气机不畅，疏泄失调，也可产生本病。

2.饮食无度、不洁或嗜酒过度，均能伤脾胃，脾失健运，湿浊内生，郁而化热，熏蒸肝胆，肝气疏泄失常而为病。如《圣济总录·黄疸门》说："大率多因酒食过度，水谷相并，积于脾胃，复为风湿所搏，热气郁蒸，所以发病黄疸。"

3.素体脾胃虚弱，或劳倦过度，或病后脾阳受损，脾运失常，湿从寒化，寒湿阻滞中焦，胆液被阻，溢于肌肤而发黄疸。《类证治裁·黄疸》说："阴黄系脾脏寒湿不运，与胆液浸淫，外渍肌肉，则发而为黄。"

4.情志抑郁或暴怒伤肝，肝失疏泄，气滞络阻，瘀血停积而为病。

二、临床诊断

（一）辨病诊断

1.甲型病毒性肝炎
潜伏期为 14~45 日，平均 30 日。

（1）分型

急性黄疸型肝炎：急性起病，畏寒发热，常伴有上呼吸道感染症状，随之出现食欲减退、恶心呕吐、全身乏力等症状，持续时间 3~7 日不等。随后呼吸道感染症状缓解，并出现皮肤、巩膜不同程度的黄染，年长儿诉肝区不适，可出现肝脏肿大，有压痛及叩击痛，持续时间 2~6 周。治疗后，黄疸逐渐消退，所有症状逐渐消失，持续 4~8 周。

急性无黄疸型肝炎：起病相对缓慢，除无黄疸外，其他临床症状及体征和黄疸型相似，仅程度上较轻，多在 1~2 个月内恢复。

重症型肝炎：患儿可持续发热、乏力、厌食、呕吐，黄疸迅速加深，血清胆红素大于 170μmol/L，很快出现嗜睡、烦躁不安，甚至昏迷症状，并伴有腹胀、水肿、出血倾向；肝功能严重受损，出现肝酶分离，凝血酶原时间延长等。起病后 10 日出现相关症状，即为急性重症肝炎后暴发性肝炎，发病率低，死亡率高。

淤胆型肝炎：临床症状与急性黄疸型肝炎相似，但是黄疸颜色加深，且大便颜色变浅，年长儿会诉皮肤瘙痒，黄疸时间持续 3 周以上，转氨酶轻度或中度升高。

亚临床型肝炎：无明显临床症状，多有接触传染源后检查血清甲型肝炎病毒感染标志阳性。此类患者也为传染源，需要隔离治疗至肝功能正常。

（2）相关检查

血常规、尿常规：白细胞计数一般正常或减少，淋巴细胞或单核细胞比例增高；黄疸期尿胆原及尿胆红素阳性。

肝功能检查：肝功能异常，肝酶增高，总胆红素及直接胆红素增高，合并肝衰竭的患儿有白蛋白降低。

血清学检查：血清抗 HAV-IgM 是甲型肝炎早期诊断最可靠的血清学标志，常用检测方法为 ELISA 和放射免疫法。抗 HAV-IgM 在急性期早期即出现，阳性率近 100%，3~6 个月消失。HAV-IgG 在急性期后期和恢复早期出现，持续多年或终生，单份血清阳性表示感染过 HAV，如恢复期较急性期 HAV-IgG 滴度有 4 倍以上升高，可作为诊断甲型肝炎的依据。

HAV RNA 检测：检测粪便中的 HAV RNA 方法有巢式聚合酶链反应法和实时聚合酶链反应法。

本病诊断依据主要根据流行病学、临床特点、实验室检查等，要有传染源接触史，出现纳差、乏力、黄疸等症状，实验室检查肝功能异常，血清抗 HAV-IgM 抗体阳性，或恢复期较急性期 HAV-IgG 滴度有 4 倍以上升高可确诊。

2. 乙型病毒性肝炎

潜伏期为 30~180 日，平均为 60~90 日，可发生急性肝炎，其中 70%~80% 的急性肝炎经 2~4 个月病程完全恢复，少数病程迁延 6 个月以上者为慢性肝炎，只有极少数，0.1%~0.5% 可并发重症肝炎。我国感染 HBV 者中绝大部分从未发生过肝炎，无任何临床症状和体征，检测肝功能也均在正常范围，这种慢性乙肝病毒感染称为无症状 HBV 携带者，持续 6 个月以上者为慢性 HBV 携带者，我国为 HBV 高感染地区，无症状 HBV 携带者是重要的传染源。

（1）分型

急性乙型肝炎：起病相对隐匿，多数无发热症状，很少有高热。前驱期部分患者可有皮疹、荨麻疹，急性期症状同甲型肝炎，但黄疸型较甲型肝炎少，病程一般在 2~4 个月。儿童中急性乙肝较多见。

慢性乙型肝炎：指急性乙型或隐匿性乙型肝炎病程 6 个月以上者。儿童症状较轻，无黄疸或轻微黄疸，肝脏轻度肿大，质地偏韧，尚未达到中等硬度，脾脏可触及，肝功能改变以单项谷丙转氨酶波动为特点。无肝外多脏器损害的症状。病理上属轻度慢性乙肝。若症状较重、乏力、纳减、腹胀、肝区压痛、有慢性肝病面容，及肝、脾肿大，皮肤黏膜有出血倾向、蜘蛛痣、肝掌等体征者，肝功能损害较显著，实验室指标阳性，在病理上属中型慢性肝炎（即慢性活动性肝炎，CAH）。

重症乙型肝炎：儿童以亚急性重症乙型肝炎多见，急性重型（即急性肝衰竭或暴发性肝炎）较少，在慢性乙肝基础上发生慢性重症肝炎更为少见。亚急性重症肝炎表现为乙肝起病后 15 日以上出现深度黄疸、严重胃肠道反应、频繁恶心呕吐、极度乏力，伴有高热持续，行为异常，意识障碍甚至神志昏迷。血清胆红素上升大于 171μmol/L，凝血酶原时间明显延长（凝血酶原活动度 ≤ 40%），"胆酶分离"及血浆白蛋白的含量明显下降等，易出现水肿、重度腹胀、腹水、出血倾向和合并溶血。肝昏迷、肝肾综合征、消化道出血和继发感染是重症肝炎导致死亡的重要原因，应引起重视，应及早预防其发生。

淤胆型肝炎：与甲型淤胆型肝炎类似，常起病于急性黄疸型乙型肝炎，但症状常较轻，黄疸明显，儿童常因皮肤瘙痒而见抓痕，肝脏肿大，血清胆红素明显升高，以直接胆红素为主，似梗阻性黄疸，黄疸持续 3 周以上，应排除其他肝内、外梗阻性黄疸。

（2）相关检查

血常规、尿常规：白细胞计数一般正常或减少，淋巴细胞比例增高；黄疸期尿胆原及尿胆红素阳性。

肝功能：异常，肝酶增高或反复增高，转入慢性期谷草转氨酶（AST）/谷丙转氨酶（ALT）比值 > 1。当血清胆红素上升大于 170μmol/L、凝血酶原活动度 ≤ 40%、白/球蛋白比例倒置、血浆白蛋白明确下降、AST/ALT 比值 > 3 ：1 均提示病情较为严重。

血清学检查：HBV 血清标志物检测常用酶免疫法；表面抗原（HBsAg）是感染了 HBV 的一个特异性标志，但不能反映 HBV 复制情况和预后。阳性见于急性乙型肝炎的潜伏期、急性期，及慢性 HBV 携带者和慢性乙肝患者；表面抗体（HBsAb）是一种保护性抗体，表示曾经感染过 HBV 已经恢复并具有对 HBV 的免疫力。注射乙肝疫苗后，产生 HBsAb，表示对 HBV 感染有免疫力；e 抗原（HBeAg）阳性和滴度反映 HBV 复制及传囊性的强弱；e 抗体（HBeAb）阳性是既往感染 HBV 的标志，出现于急性乙肝的恢复期，慢性 HBV 感染从 HBeAg 阳性转为 HBeAb 阳性称为血清转换，表示 HBV 无明显活动性复制，传染性减弱；HBeAb 阳性提示感染过 HBV，可能为既往感染，也可能为现症感染。核心抗体（HBcAb）为总抗体，包括 HBeAb-IgM 和 HBcAb-IgG。急性肝炎和慢性肝炎急性发作时均可出现 HBcAb-IgM，但急性乙肝的抗体滴度较高。HBcAb-IgG 出现时间晚于 HBcAb-IgM，主要见于恢复期和慢性感染。

血清 HBV DNA 的检测：是 HBV 复制和传染性的直接标志，也用于治疗效果的判断。

肝组织学检查：用于了解和评估肝脏炎症和纤维化程度，对慢性肝炎抗病毒药物的选择，及疗效和预后判断均有很大的意义。

超声检查：B 型超声检查能动态观察肝及脾的大小、形态、肝内血管直径和结构改变，有助于评估肝硬化。

本病并发症有肝硬化、肝癌、再生障碍性贫血、溶血性贫血、过敏性紫癜、肾小球肾炎、结节性多动脉炎、电解质紊乱、肝肾综合征、肝性脑病等。诊断依据必须包括有无家属集聚性、输血或输注血制品、是否接种乙肝疫苗并产生有效保护性抗体，根据上诉临床的症状和体征，HBV 血清标志物和 HBV DNA 的检测是确诊的重要依据。

3. 丙型病毒性肝炎

丙型肝炎的临床表现通常较轻，常呈亚临床型。潜伏期 21~180 日，平均 50 日。输血后丙肝潜伏期 7~33 日，平均 19 日。

（1）分型

急性丙型肝炎：多数患者起病隐匿，常无明显症状，仅 25%~35% 患者有轻度消化道症状，伴肝功能异常，5% 患者出现轻中度黄疸。急性丙肝中有少部分为急性自限性肝炎（即 ALT 正常、HCV RNA 消失、抗 HCV 抗体滴度较急性期下降），儿童自发性 HCV 清除率接近 50%。大部分急性丙肝则发展为慢性持续性感染。单一 HCV 感染极少发生重症肝炎。

慢性丙型肝炎：急性丙型肝炎发病 6 个月后，HCV RNA 持续阳性伴 ALT 异常者，称为慢性丙型肝炎。常表现为 ALT 反复波动，部分患者持续性 ALT 轻度升高，1/3 患者 ALT 持续保持正常，HCV 抗体和 HCV RNA 持续阳性。肝活检可见慢性肝炎，甚至肝硬化。

HCV 与 HBV 重叠感染：急性 HCV 和 HBV 混合感染可见于大量输血后，HCV 可干扰 HBV 复制，重叠感染可加剧肝损害。

HCV 与 HIV 重叠感染：与 HCV 单纯感染相比，疾病的进展速度加快，增加了肝硬化的危险性，也缩短了发展为肝硬化的时间，增加了肝脏相关疾病的病死率。

（2）相关检查

血清学检测：主要检测的是 HCV 特异性 IgG 抗体，只能说明有过 HCV 感染，不能区别是现症感染还是既往感染。抗 HCV 抗体检测适用于高危人群筛查，HCV 可作为感染者初筛，但不能作为 HCV 感染抗病毒治疗疗效考核的指标。

HCV RNA 检测：包括定量和定性检测，是 HCV 感染的确诊方法。在 HCV 感染后 1~3 周即可检测到 HCV RNA，阳性结果早于血清学 HCV 抗体检测阳性数周。

HCV RNA 定性检测的特异度高，检测一次阳性即可确诊 HCV 感染。但一次检测阴性，并不能排除 HCV 感染，应重复检查。HCV RNA 定量检测反映病毒复制程度，也作为指导抗病毒和疗效评估观察指标。

HCV 基因：常用基因测序方法，该法决定 HCV 感染者接受干扰素治疗的用药疗程和估计应答情况，接受抗病毒治疗前应进行 HCV 基因型检测。

血清肝生化功能检测：ALT、AST、白蛋白、胆碱酯酶、凝血酶原时间等水平反映肝细胞损害程度。

肝组织病理学检查：对慢性丙肝的诊断、疾病进展情况、预后判断、疗效评价均有重要意义。

（3）诊断依据

临床排除法：凡不符合甲型、乙型、戊型病毒性肝炎诊断标准，并除外其他已知原因的肝炎，流行病学提示为非消化道感染者，可考虑为疑似丙型肝炎。有 HCV 暴露史，临床有急性肝炎的临床症状、体征，ALT 升高，血清抗 HCV、HCV RNA 阳性，可做出急性丙肝诊断。若 HCV RNA 阳性持续 6 个月以上，伴有 ALT 反复波动，可诊断慢性丙型肝炎。

4. 丁型病毒性肝炎

HDV 感染只能与 HBV 感染同时发生或继发于 HBV 感染者中。潜伏期 4~20 周，同时感染偏长，重叠感染略短些。

（1）分型

同时感染：与急性乙型肝炎相似，但由于 HDV 与 HBV 感染后潜伏期不同，临床过程中可先后发生间隔 2~4 周的两次 ALT 高峰。HDV 与 HBV 同时感染后，HDV 在 HBV 辅助下大量复制，同时抑制 HBV 复制。整个病程相对较短，大多在 12 周内恢复，多数自限恢复，HDV 常伴随 HBV 终止而消失，预后良好，少数发展为慢性肝炎或无症状 HDV 和 HBV 携带者。

由于与 HBV 的相加作用，并发重症肝炎的机会比急性乙型肝炎要高。

重叠感染：是在原有 HBV 感染的基础上叠加 HDV 感染。其临床表现取决于原有 HBV 对肝脏的损害程度，病情较单纯急性乙型肝炎略重，大部分发展为慢性。

（2）相关检查

血清学检测：HDAg 检测阳性率较高，适宜于病程早期。慢性 HDV 感染时，由于血清中有高滴度的抗 HDV 抗体，HDAg 常以免疫复合物形式存在，可用免疫印迹法检测。肝内 HDAg 可用免疫荧光法或免疫组化技术在肝穿刺组织切片上进行检测。

抗 HDV 抗体：酶免疫法和放射免疫法检测血清抗 HDV 抗体是诊断丁型肝炎的常规方法，其中主要为 IgG 型抗体。检测血清抗 HDV IgM 可作为早期诊断方法，但不能区分急性 HDV 或慢性 HDV 感染，慢性 HDV 感染时抗 HDV-IgM 也可呈阳性。血清抗 HDV-IgG 在急性 HDV 感染时出现较晚，在慢性感染时，多呈持续性高滴度。

HDV RNA：血清 HDV RNA 可采用 RT-PCR 检测，是诊断 HDV 感染的直接依据。肝组织内 HDV RNA 可采用分子杂交技术检测，是 HDV 复制的直接证据。本病诊断，凡无症状的慢性 HBsAg 携带者或慢性乙肝患者，突然出现急性肝炎样症状、重症肝炎样症状或迅速向慢性活动性肝炎发展，均应考虑是否为 HDV 重叠感染，并及时进行特异性检查。

5. 戊型病毒性肝炎

本病的潜伏期为 15~70 日，平均 40 日。临床表现与其他急性病毒性肝炎相似，可表现为临床型或亚临床型。儿童感染后多表现为亚临床型感染。

（1）分型

急性黄疸型：临床表现类似于急性黄疸型甲型肝炎。与甲型肝炎相比，戊型肝炎易出现胆汁淤积，黄疸常在 2~6 个月后消退。

急性无黄疸型：临床表现较黄疸型轻，部分患者无临床症状。

重症肝炎（肝衰竭）：主要见于孕妇和 HBsAg 携带者和老年患者。孕妇感染 HEV 后，常发生流产和死胎。

（2）相关检查

抗 HEV 抗体检测：急性戊肝患者血清抗 HEV-IgM 呈阳性，其阳性率可达 84%；抗 HEV-IgG 抗体阳性 > 1 ∶ 20 或双份血清阳性滴度前后有 4 倍升高。

HEV RNA 检测：用 RT-PCR 检测 HEV RNA。采集急性期患者血清、胆汁或粪便，可检测到 HEV RNA。

免疫荧光或原位杂交技术：检测肝活检组织中的 HEV Ag。

（3）诊断依据

流行病学资料、临床特征和常规肝脏功能试验结果可作为临床诊断参考，但结合特异的血清病原学检测才是确诊的依据。同时排除 HAV、HBV、HCV、HDV 和其他病毒感染。当有两种或两种以上病原存在，还应考虑为重叠或同时感染。

（二）辨证诊断

1. 急性黄疸性肝炎

（1）阳黄之热重于湿证

临床证候：身目俱黄，黄色鲜明，身重神疲，腹胀胁痛，心中懊恼，口干口苦，纳呆，恶心呕吐，尿色黄，大便干结，舌质红，舌苔黄腻，脉弦数。

证候分析：急性黄疸性肝炎大多属阳黄范畴。起病后 1~2 周，湿热交蒸，蕴于脾胃肝胆。症见身目黄色鲜明，尿色黄，伴发热口渴等热重于湿之象为辨证依据。此证热象明显，热重于湿，他与湿困中焦为主的湿重于热证易于鉴别。

（2）湿重于热证

临床证候：身目俱黄，但不如热重者

鲜明，伴身困重，胸脘痞满，食欲减退，恶心呕吐，腹胀便溏，舌苔厚腻偏黄，脉弦滑或濡缓。

证候分析：湿重于热应辨别湿阻脾阳的表现，如脘闷痞满、纳呆、便溏、苔腻等。病变在太阴脾经，属湿热阻滞，而以湿邪偏胜，脾失健为主。

（3）阴黄证

临床证候：急性肝炎少数也可出现阴黄证。身目俱黄，黄色晦暗，纳呆脘痞，腹胀，大便溏软，口淡不渴，精神疲惫，畏寒，舌质淡红，苔白腻，脉濡缓或沉迟。

证候分析：阴黄的病因病机可以用"寒湿、阳虚"来概括。寒湿阻遏阳气，全身失去温煦之源，故主要表现为身目黄晦、形寒肢冷、食少便溏、脉细无力等。此证表现为一派虚寒证候，无热象，可与湿热内蕴证相鉴别。

2.急性无黄疸性肝炎

（1）湿阻脾胃证

临床证候：肢体困重，脘腹胀满，食欲减退，口中黏腻，或见水肿，大便溏泻，苔白腻，脉濡缓。

证候分析：此型肝炎无黄疸，主要表现为湿困中焦脾胃，以脘闷不饥、苔腻为主症。湿邪未化热，无湿热内蕴之证候。

（2）肝郁气滞证

临床证候：胁肋疼痛，走窜不定，疼痛随情志变化而增减，食欲减退，喜叹息，嗳气，舌苔薄，脉弦。

证候分析：此证病理机制为肝经气机不畅，以胁胀痛、脉弦为主症。胁痛与情志因素有密切关系，肝气抑郁易横逆犯脾，损伤脾气，出现纳食少、嗳气等症。气滞不畅，脉络运行受阻，可致气滞血瘀，出现胁肋刺痛、舌暗红、脉涩等。

3.慢性肝炎

（1）湿热中阻证

临床证候：两胁胀痛，恶心厌油，纳

呆，身目发黄色泽不晦，口黏口苦，肢体困重，尿黄，大便稠糊状，舌苔黄腻，脉滑数。

证候分析：此证常以湿邪为先，继而湿遏化热，中阻脾胃，辨证以脾胃湿热之象为主，脘胁部胀满，恶心厌油纳呆之症明显。因病情缠绵日久，病程长，易与急性肝炎的湿热内蕴证鉴别。

（2）肝郁脾虚证

临床证候：胁肋胀满疼痛，喜叹息，精神抑郁，纳呆脘痞，口淡乏味，神疲懒言，面色萎黄，大便溏泄或食谷不化，每因饮食不调而加重。舌质淡，边有齿印，苔白，脉沉弦。

证候分析：此证多见于肝炎日久不愈，精神抑郁，肝气不舒者。病程日久，脾本已不达，肝木克伐脾土而致脾运失常。故此证的辨证关键在于既有肝气郁滞的证候，又见肝木虚、运化及化生功能失常的表现。

（3）肝肾阴虚证

临床证候：右胁隐痛，腰膝酸软，五心烦热，失眠多梦，头晕目眩，目干口燥，舌红少津，脉细数。

证候分析：此证主要见于少数慢性肝炎及肝硬化患儿，湿热郁久耗伤肝阴，肝肾同源，肝阴亏虚，肾阴也不足，故见一派肝肾阴虚之表现，如腰膝酸软、头晕目眩、目干等症。

（4）瘀血阻络证

临床证候：胁肋刺痛，面色晦暗，肝掌，蜘蛛痣，胁有癥块（肝脾肿大），舌质暗或有瘀斑，脉沉细涩。

证候分析：此证为肝郁日久，气滞血瘀而致。主要表现为瘀血停着、脉络痹阻之象，临床上易与他证鉴别。多见于慢性肝炎、肝硬化患者。

4.淤胆性肝炎

临床证候：黄疸色深，持续不退，皮肤瘙痒，或有灼热感，神疲乏力，纳呆，但症状较轻。右胁胀痛，胁肋下可能触及癥块，小便深黄，大便灰白，舌质暗红，苔少，脉弦实有力。

证候分析：本病为湿热痰瘀阻滞于血分，属实证，自觉症状轻微，黄疸深伴皮肤瘙痒，黄疸与全身症状（食欲、精神改变）不相一致，伴有梗阻性黄疸的表现。起病与急性黄疸型肝炎很相似。证候上除瘀血内阻外，还有湿痰阻塞表现，故易与慢性肝炎的瘀血阻络证相鉴别。

5. 重症肝炎（急黄）

临床证候：发病急骤，身目黄疸，进行性加深，色如金黄，高热口渴，重度乏力，胁腹胀痛，呕吐频繁，神昏谵语，或见衄血便血，肌肤瘀血，舌质红绛，苔黄燥，脉弦滑数。

证候分析：此证病机为湿热疫毒炽盛，充斥三焦，正邪交争，病情日益加重。毒热之邪可逆传心包，或蒙蔽清窍，也可耗血动血，出现神志变化及出血现象。严重者可致气虚血脱、阴阳离绝之危症。本证常由急性黄疸性肝炎、急性活动性肝炎及活动性肝硬化之肝胆湿热重证转化而来，一旦出现急黄证，病情非常凶险。

三、鉴别诊断

（一）西医鉴别诊断

1. 巨细胞病毒性肝炎

是婴儿肝病综合征中最常见的疾病，可急性起病，出现黄疸、肝肿大、肝功能损害，且迁延不愈。巨细胞病毒感染仅表现为肝损害时，临床上与乙型肝炎较难鉴别，但本病肝脏肿大较乙型肝炎明显，多伴有脾脏肿大。当脾脏肿大甚至超过肝脏时，多为非乙型肝炎。查巨细胞病毒 DNA 阳性。

2. 细菌性感染引起的中毒性肝炎和肝脓肿

临床以感染中毒症状为主，如高热、中毒面容，出现毒血症或败血症的症状，外周血白细胞计数明显增高，分类以中性粒细胞为主。血培养易培养出病原菌。

3. 肝豆状核变性

本病肝病型主要以肝损害为主，表现肝脾肿大，肝区压痛，胃肠道反应可有恶心、呕吐，黄疸日益加深，可有出血倾向，可呈亚急性重症肝炎，严重者导致肝功能衰竭。儿科临床凡出现严重肝损害须常规检测血清铜蓝蛋白。血清铜蓝蛋白降低、尿铜增高、在眼科裂隙灯下观察到患儿眼角膜周边有 K-F 环，即可确诊。

4. 肝外梗阻性黄疸

儿童期的常见病因为胆总管囊肿和胆总管积石。肝肿大、胆囊肿大常见，肝功能改变较轻，超声检查发现胆囊肿大，肝内胆管扩张等情况。

（二）中医鉴别诊断

1. 萎黄

萎黄又称虚黄，多为脾胃虚弱所致。由大失血、大病及疟疾等病致气血亏耗而成。与黄疸的区别在于其两目不黄，面及肤萎黄少泽，小便通利不黄，必有头晕心悸，气短乏力。而黄疸两目、面、肌肤、小便俱黄，可鉴别。

2. 风气目黄

风气目黄是由风气自阳明入胃上目眦，风气不得外泄所致。其特点为只见目黄，且以目内眦较为明显，表面凹凸不平，面身不黄，亦无其他见症，多见于肥胖之人及老年人，是为球结膜下脂肪沉积所致。黄疸除目黄、以白睛黄为主要表现外，亦有身黄、尿黄。

3. 多食瓜果发黄

过食含胡萝卜素的胡萝卜、南瓜、菠

菜、柑橘、木瓜等，致胡萝卜素潴留沉着，可出现皮肤发黄。其与黄疸病的区别在于发黄部位多在手掌、足底、前额及鼻等处皮肤，眼白不黄，亦无其他症状。黄疸则身、目、小便俱黄，且伴湿热、寒湿或瘀阻症状。

四、临床治疗

（一）提高临床疗效的要素

1. 详细询问流行病史，并进行仔细体格检查，全面掌握患者的病情特点。

2. 及时复查相关指标，预防并发症。

3. 中医需要辨别寒、热、瘀、湿、疫毒、气滞。湿热有轻重，正邪有盛衰，病证有虚实，按照疾病发展阶段对症治疗。

4. 在疾病早期采用中西医结合治疗，可以预防肝炎、肝硬化向肝癌的转变，固本清源；肝切除术与肝移植术后，服用中药可以防止肝癌的复发与转移；肝动脉栓塞术与局部消融术后，中药可以明显减缓不良反应；疾病发展到终末期，中医药可以联合西医治疗，双管齐下，以减轻患儿的疼痛，提高患儿的生活质量。

（二）辨病治疗

1. 甲型肝炎

（1）一般治疗 避免剧烈活动，适当休息，发热、呕吐、乏力时必须卧床。合理饮食，不能进食者给予补液。

（2）药物治疗 甲型肝炎是自限性疾病，不用药物也可自愈。为防止发展为重症肝炎，除密切监护外，可根据药源，因地制宜，适当选用保护肝脏的西药或中草药清肝利胆。

（3）重症型肝炎 应该住院隔离治疗，绝对卧床休息，加强护理，进行监护，密切观察病情，采取综合措施，如阻止肝细胞继续坏死，促进肝细胞再生，降低血清胆红素，改善肝脏微循环，预防和治疗并发症，如肝性脑病、肝肾综合征、继发感染、出血、电解质紊乱、原发性腹膜炎等，以促进肝脏功能的恢复。

2. 乙型肝炎

（1）一般原则 急性期需要充分卧床休息，合理饮食，适当液体支持治疗。

（2）药物治疗 急性肝炎大多为自限性，保肝治疗后可恢复正常。慢性肝炎治疗方面需要规范抗病毒药物治疗，普通干扰素 α（IFN-α）可用于 12 个月及以上儿童，阿德福韦酯（ADV）用于 12 岁及以上儿童，恩替卡韦（ETV）及替比夫定用于 16 岁及以上儿童。没有药物被批准可用于 1 岁以下婴儿，通常这个年龄段也不需要抗病毒治疗。慢性 HBV 感染儿童患者多数处于免疫耐受期，表现为 HBeAg 阳性、高 HBV DNA 水平，而 ALT 正常，肝组织学正常或为轻微病变，暂不予抗病毒治疗，但要定期监测肝功能和病毒学指标；若 ALT 升高超过 2 倍正常值上限，或组织学有炎症活动时，则应考虑开始病毒治疗以减少将来发生肝硬化或肝细胞癌的风险。重症肝炎患儿需要低蛋白，维持水、电解质、酸碱平衡，防止出血，阻断肠道产氨，阻止肝细胞坏死，预防和控制感染，必要时选择人工肝支持治疗或肝移植。

3. 丙型肝炎

应用有效的抗病毒药物清除病毒，阻断病情的进展。目前推荐 α 干扰素（IFN-α）或聚乙二醇干扰素（PFG-IFNα）联合利巴韦林（RBV）治疗慢性丙肝，联合治疗的效果优于单用干扰素，最佳标准治疗方案是 PEC-IFN-α 联合 RBV。抗病毒治疗应该根据患者疾病严重程度、HCV 基因型、获得治疗应答的可能性、HCV 基因型、可能的不良反应等因素，进行个体化治疗。

由于儿童 HCV 感染，特别是母婴传播感染 HCV 后自发清除率较高，抗病毒药物具有致畸性以及严重不良反应，不推荐对新生儿做抗病毒治疗，新生儿 HCV 感染的诊断应慎重并长期随访，待到儿童期再做抗病毒治疗。对于 2~17 岁儿童，慢性 HCV 感染的治疗方案与成人相同，PFG-IFNα 联合 RBV。Peg-IFNα-2b 剂量为 1.0~1.5μg/kg，皮下注射，每周 1 次。RBV 剂量 10~15mg/（kg·d），分次口服。根据 HCV 基因型确定治疗疗程。1 型患儿治疗 48 周，非 1 型患儿联合用药 24 周。抗病毒治疗后出现持续性病毒学应答（SVR），与成人接近，1 型患儿 SVR 为 47%，2 型、3 型以及 4 型 SVR 为 80%。Peg-IFNα 皮下注射后最常见的不良反应是流感样症状，4~6 周后逐渐减轻。白细胞减少、贫血、血小板减少及 ALT 波动也常见，还可影响儿童的生长发育，应在治疗的第 1、2、4 周及其后的每 4~8 周检测 1 次这些指标；每 12 周检测 1 次甲状腺功能。少见且严重的不良反应包括抽搐（癫痫发作）、细菌感染、自身免疫反应、肺间质疾病、视神经视网膜炎、骨髓抑制或特发性血小板减少等。RBV 有致胎儿畸形的风险，还可导致溶血性贫血以及间接高胆红素血症。白细胞减少、贫血、血小板减少及 ALT 异常升高会在减量或停药后迅速恢复正常。

4. 丁型肝炎

急性丁型肝炎可以自愈。慢性丁型肝炎尚无有效的治疗方法。可用干扰素 α 降低血清内病毒水平。

5. 戊型肝炎

对本病尚无特异性治疗。对于重症戊型肝炎，以对症治疗为主。

（三）辨证治疗

1. 辨证论治

（1）急性黄疸性肝炎

①阳黄之热重于湿证

治法：清热解毒，化浊利湿。

方剂：茵陈蒿汤加味。

组成：茵陈、山栀、大黄、虎杖、车前草、白花蛇舌草、大青叶、茯苓、猪苓、滑石。

加减：腹胀满者加青皮、郁金、川楝子以疏肝理气；恶心呕吐者加橘皮、竹茹以降逆止呕；心中懊侬者加淡豆豉、黄连；若伴衄血可酌加赤芍、丹皮以凉血止血。若服药过程中，便通热退，舌苔渐化，可改用茵陈平胃散，以防苦寒之品伤脾阳，反助其湿，而转阴黄之证。

②阳黄之湿重于热证

治法：利湿化浊，佐以清热。

方剂：茵陈五苓散加味。

组成：茵陈、白术、茯苓、猪苓、泽泻、藿香、白豆蔻、板蓝根等。

加减：若湿热交蒸较甚，可加用山栀柏皮汤，以增强泄热利湿之功；恶心呕吐者加草豆蔻、半夏、橘皮；食滞不化者加神曲、枳实消食和胃；腹胀不适加木香、大腹皮等以行气消胀。若湿热并重者，可选用甘露消毒丹以祛湿清热。本证不宜使用过于苦寒之品，当病情好转，湿热清除后，即可改服茵陈平胃散或参苓白术散等调治。

③阴黄证

治法：温阳化湿，健脾和胃。

方剂：茵陈四逆汤加减。

组成：茵陈、熟附子、白术、干姜、茯苓、党参、黄芪、陈皮、薏苡仁、郁金、厚朴等。

加减：治法方药，均可按上述辨治。

（2）急性无黄疸性肝炎

①湿阻脾胃证

治法：醒脾化湿。

方剂：平胃散加减。

组成：苍术、厚朴、陈皮、生姜、茯苓、薏苡仁、茵陈、砂仁、甘草等。

加减：若病程日久损伤脾气，可加党

参、黄芪、白术以健脾化湿；若夹热象，口干口苦，可用茵陈平胃散加减治疗以化湿清热。

②肝郁气滞证

治法：疏肝理气。

方剂：柴胡疏肝散加减。

组成：柴胡、香附、枳壳、陈皮、川芎、白芍、生甘草等。

加减：若气郁化火可见口干口苦、心烦易怒、便秘等症，加丹皮、川楝子、黄连、山栀等药以清肝泻火；胁痛较重加郁金、延胡索、川楝子；肝气犯胃，胃气不和者，症见呕吐，可加法半夏、陈皮等药；肝气犯脾，脾失健运，伴腹泻、腹胀，加白术、茯苓、薏苡仁等以健脾止泻。

（3）慢性肝炎

①湿热中阻证

治法：清化湿热，调和脾胃。

方剂：茵陈蒿汤加减。

组成：茵陈、山栀、厚朴、陈皮、虎杖、垂盆草、泽泻、土茯苓、薏苡仁、板蓝根等。

加减：此证利湿化湿之药应重用，茵陈用量宜大。方中土茯苓、泽泻应重用。湿邪过盛，可加藿香、佩兰等；热毒偏甚，口干口苦，心烦者加败酱草、龙胆草以清泻肝胆湿热；两胁胀痛为盛者，上方中可加五灵脂、郁金、川楝子以行气疏肝活血；呕吐频繁加法半夏、旋覆花、代赭石等舒肝和胃。

②肝郁脾虚证

治法：疏肝解郁，健脾化湿。

方剂：柴芍六君子汤加减。

组成：柴胡、白芍、枳壳、党参、白术、茯苓、法半夏、陈皮、甘草、绿萼梅、薏苡仁、甘草等。

加减：脾虚气血不足者，加生黄芪、当归，脘腹痞满者加厚朴、苍术、麦芽；黄疸明显者加茵陈、山栀；胁痛者，加郁

金、延胡索。若脾虚日久损及于肾，脾肾气虚，症见腰膝酸软、舌淡、脉沉细，可配以金匮肾气丸内服。

③肝肾阴虚证

治法：养血柔肝，滋阴补肾。

方剂：一贯煎加减。

组成：生地黄、枸杞子、麦冬、五味、当归、北沙参、川楝子、女贞子。

加减：头晕目眩明显者加黄精、杭菊、墨旱莲、钩藤以清肝益肾；五心烦热可加山栀、丹参以清热除烦、活血通络；肝大加桃仁、鳖甲、鸡血藤，重者可加三棱、莪术。

④瘀血阻络证

治法：祛瘀通络。

方剂：复元活血汤加减。

组成：柴胡、当归、红花、桃仁、天花粉、生甘草、穿山甲。

加减：胁下有癥块，正气未衰，可加三棱、莪术以破瘀消坚；便秘者加生地黄、玄参；活动性肝炎肝硬化仍有湿热内蕴伴有黄疸者，加茵陈、山栀、虎杖等。静止性肝硬化可用鳖甲煎丸与人参养荣丸交替内服。

（4）淤胆型肝炎

治法：清热利湿，凉血化瘀。

方剂：茵陈蒿汤加味。

组成：茵陈、山栀、大黄、赤芍、丹皮、郁金、丹参。

加减：若痰阻明显，可加用竹茹、胆南星以涤痰清热。

（5）重症肝炎（急黄）

治法：清热解毒，凉血开窍。

方剂：犀角散加味。

组成：水牛角片（先煎）、黄连、山栀、升麻、茵陈、大黄、生地、丹皮、玄参。

加减：神昏为主加服安宫牛黄丸或至宝丹；以出血为主者加侧柏叶、地榆炭等；

若小便短小，腹水明显，加木通、大腹皮、车前草以清热利尿。病危重或患者不能服汤药者应加用西医对症支持治疗，以提高抢救成功率。

2. 外治疗法

（1）中药热敷　以胁痛包（组方：柴胡、丹参、红花、白芍、延胡索、郁金各等分）敷神阙、天枢两穴，热敷时间30分钟，每日1次。每疗程10天，共3个疗程。用于慢性肝炎。

（2）耳穴埋籽　取王不留行籽贴于一侧耳郭肝、胆穴，每日按压4次，每穴按压5分钟，以感觉得气感为宜，隔2天更换对侧耳郭埋籽，共4周。用于慢性肝炎。

（3）针灸　选取足三里、阳陵泉、三阴交为主穴，根据辨证施治加减取穴治疗急性病毒性肝炎。

3. 成药应用

（1）乙肝宁冲剂　用于乙肝病毒抗原阳性者和急性肝炎。3个月为一疗程。

（2）复方丹参注射液　用于急慢性肝炎和重症肝炎。5~7天为一疗程。

（四）医家诊疗经验

1. 刘汶

刘教授认为黄疸病位在胆，与肝、脾、肾相关，病机关键是湿热，病理因素兼有痰、瘀。临证之时，应按黄疸持续时间及血清总胆红素水平分期辨证论治，其中，起病2周内属急性期，病程超过2周又按胆红素水平分为慢性期和恢复期。急性期以湿热为基本病机，治以清热利湿、通利二便；刘教授认为慢性期黄疸虚实夹杂，他的轻重程度与湿热之势的进退相对应，脾阳不振是黄疸慢性期的一大特点。湿热属实、属热，脾阳不振属虚、属寒，兼之痰瘀实邪凝滞，因而血清胆红素水平高的慢性期黄疸总属虚实夹杂、寒热错杂证。临床难治性黄疸有属于此类者。治疗需辨证以分轻重，对于黄疸程度重者，刘教授认为，此不能单用清利，更不能单用温阳，而要运用"和"法思想，温清并用以治之。在恢复期需特别注意恢复中焦脾胃的运化之职及肝胆疏泄之能。［林兰凤. 刘汶教授分期治疗黄疸经验. 中西医结合肝病杂志，2020，30（6）：559-560.］

2. 陈兰玲

陈教授治疗胁痛，主要辨证为血瘀证、气滞证、湿热证、痰湿凝结证、肝络亏虚证。血瘀证以胁部刺痛、舌暗、脉涩为辨证要点，气滞证以郁郁寡欢、急躁易怒、口苦、脉弦为辨证要点，湿热证以舌苔黄腻为辨证要点，痰湿凝结证以形体肥胖、苔白腻而润为辨证要点，肝络亏虚证以虚损不足表现为辨证要点。临床中常通过活血化瘀、疏肝理气、清热利湿、健脾化痰、补肝法治疗胁痛。常用方剂为血府逐瘀汤、柴胡疏肝散、甘露消毒丹、柴芍六君子汤、一贯煎等。用药时，不过用理气香燥之品，常于疏肝理气时佐以补养肝阴肝血之品，重视气血之间相互影响的关系，行气时也常佐以活血化瘀，活血化瘀时也常不忘理气，补肝而不壅滞脾胃。［杨雯珺，陈兰玲. 陈兰玲教授治疗胁痛的经验. 中医临床研究，2020，12（12）：09-10.］

3. 池晓玲

池教授论治黄疸时重视黄疸方药量效关系，建议当代临床应用茵陈蒿汤时茵陈、大黄、栀子的剂量配比为6∶2∶1，建议茵陈的常用量30~90g不等。其善用"和合疏养方"疏肝健脾治其本，在运用茵陈类方利湿退黄的同时常联合"和合疏养方"调和肝脾而取效；其用外治法治疗黄疸，自创"退黄方"灌肠取效显著（大黄、赤芍、栀子、茵陈、茯苓、薏苡仁、柴胡、山楂）。［施梅姐，欧金龙. 岭南名中医池晓玲治疗黄疸特色探析. 中华中医药杂志，2020，35（1）：212-214.］

五、预后转归

本病之急性肝炎一般预后良好。慢性肝炎疗程长，可发展为肝硬化。重症肝炎病情重，预后差，病死率高。

六、预防调护

（一）预防

1. 加强管理传染源，早期发现患者，早期隔离，对其居住环境及卫生条件严格把关，加强医源性传播管理。

2. 阻断传播途径是控制感染的主要措施。加强卫生宣教，提高个人和集体卫生水平，加强血制品管理，防止医源性传播，防止生活用具感染，阻断母婴传播。

3. 对易感人群广泛开展甲肝、乙肝疫苗预防接种是减少乃至消灭本病的重要措施。受病毒感染人群2周内注射人免疫球蛋白，保护率高，但免疫保护期短，故而主张尽量主动免疫。

（二）调护

1. 重症肝炎患者应卧床休息。病室空气要新鲜流通。

2. 要对肝炎患儿消毒隔离，从起病开始不少于30天，衣物用品应严格消毒。

3. 饮食宜清淡，营养价值应高，易消化，忌酒，避免高脂食品。

4. 注意调护患儿的情志。

5. 密切观察病情变化，如精神、黄疸等方面。对重症肝炎应随时观察神志、精神、呼吸、脉搏、血压及皮肤瘀斑等变化，注意呕吐物及大便的情况，计24小时尿量，对昏迷患儿应保持眼、口腔、皮肤的清洁卫生，防止继发感染。勤翻身保持臀部干燥防止褥疮的发生。

七、专方选要

茵陈术附汤

组成：茵陈10g，白术15g，附子6g，干姜6g，甘草3g，肉桂3g。

功效：温阳利湿。

主治：阴黄。症见身冷，脉沉细，小便自利。

方解：方中茵陈为治黄疸之专药，与温中回阳之四逆汤并用，则可温化寒湿退黄；肉桂暖肝温肾祛寒，白术益气温中燥湿。诸药合用，奏温中健脾、利湿退黄之功。

八、研究进展

辨证分型论治

本病病因复杂，可按阶段分型论治，黄杏等提出肝衰竭"阳黄－阴阳黄－阴黄"的辨证论治方法，其中阴阳黄证为肝衰竭黄疸的一个特殊证候阶段，常见于肝衰竭平台期和恢复期，并以清温并用立法，制定了该证候代表方温阳解毒化瘀方。

主要参考文献

[1] 李雪纯，高司成. 中医与中西医结合治疗原发性肝癌的新进展 [J]. 现代中西医结合杂志，2021，30（6）：681-684.

[2] 邢玉瑞. 中医浊毒概念问题探讨 [J]. 中医杂志，2017，58（14）：1171-1174.

[3] 黄杏，陈斌，等. 清温并用法治疗肝衰竭的中医理论及作用机制探讨 [J]. 中国医学创新，2021，18（10）：164-167.

第九节　猩红热

猩红热是一种由A族乙型溶血性链球菌所致的急性呼吸道传染病，临床以发热、咽喉肿痛或伴糜烂，全身弥漫性红色皮疹，疹后脱屑脱皮为特征。

一、病因病机

（一）西医学认识

1.病因病机

病原菌为 A 族乙型溶血性链球菌。链球菌能产生 A、B、C 三种抗原性不同的红疹毒素，经吸收后使机体表皮毛细血管扩张，真皮层广泛充血，在毛囊口周围有淋巴细胞及单核细胞浸润，形成猩红热样皮疹。恢复期表皮细胞角化过度，并逐渐脱落形成临床上的脱皮。舌乳头红肿突起，形成杨梅舌。其抗体无交叉保护力，可引起各系统损害，甚至引起自身免疫性疾病。此外，该细菌还能产生链激酶和透明质酸酶，前者可溶解血块并阻止血液凝固，后者可溶解组织间的透明质酸，使细菌在组织内扩散。细菌的致热性外毒素可引起发热、头痛等全身中毒症状。A 族乙型溶血性链球菌对高温及药剂消毒均很敏感。

2.感染途径

本病属于乙类传染病，通过飞沫传播、直接接触传播、间接经口传播。由于这种链球菌在外界环境中普遍存在，带菌患者和不典型的患者为主要传染源。皮肤脱屑本身没有传染性。本病一年四季都可发生，但以冬春两季为多。人群普遍易感，任何年龄都可发病，多见于 3 岁以上儿童，一般预后较好，少数病例可并发风湿热、急性肾小球肾炎等疾病。

（二）中医学认识

本病属于中医学温病范围，因具有强烈的传染性，故称为"疫痧""疫疹""烂喉痧""烂喉丹痧"。病因主要为丹毒疫疠之邪，叶天士在《临证指南医案·疫门》中描述了丹痧的临床特点："疫疠秽邪，从口鼻吸受，分布三焦，弥漫神识，不是风寒客邪，亦非停滞里证，故发散消导，即犯劫津之戒，与伤寒六经大不相同。"痧毒疫疠之邪自口鼻而入，首侵肺卫，故初起见肺卫表证。继而疫毒化火入里，炽盛于肺胃。咽喉为肺胃之门户，疫火上攻则咽喉肿。肺主皮毛，胃主肌肉，热毒外泄，则皮疹发于肌腠之间。由于疫火热毒炽盛，由气分而窜入营分，表现为气营两燔，故症见壮热烦渴，皮疹如丹，成片成斑。严重者热闭心包，引动肝风，而出现神昏抽搐。后期热伤阴液，表现为肺胃阴伤之证。肺阴不足，可见皮肤燥、脱屑，时有咽干、颊赤；若胃阴不足，常有食少、唇干、神乏、体倦等症。如失治误治，邪热久稽，余毒留滞，可致变证；热毒留滞筋脉关节，则致关节肿痛；留滞心络耗伤气阴，则致心悸胸闷；留滞三焦，影响肺脾肾功能失调，则致水肿、尿血。

二、临床诊断

（一）辨病诊断

1.临床表现

有流行病学接触史；潜伏期 1~7 天，通常为 2~3 天，外科性猩红热潜伏期较短，一般为 1~2 天。

（1）前驱期　从发病到出疹为前驱期，一般 24 小时内出现皮疹，少数病例可达 2 天。发病急，早期高热，伴有畏寒、头痛、咽痛、恶心、呕吐等。婴儿在起病时烦躁或惊厥。查体时轻者仅咽部或扁桃体充血，重者可见咽及软腭有脓性渗出物和点状红疹或出血性红疹，或有假膜形成、淋巴结肿大及压痛。

（2）出疹期　多见于发病后 24~48 小时出疹。皮疹始见于耳后、颈部、上胸部，然后迅速波及全身。皮疹特点是全身皮肤弥漫性发红，其上有猩红色弥漫细小斑丘疹，高出皮面，扪之有沙纸感，压之退色，有痒感，疹间无正常皮肤，以手按压则红色可暂时消退数秒钟，出现苍白的手印，此种现象称为贫血性皮肤划痕，为猩红热的特征之一。在皮肤皱褶处，如腋窝、肘弯和腹股沟等处，皮疹密集成线压之不退，称为帕氏线，为猩红热特征之二。前驱期或发疹初期，舌质淡红，边缘充血水肿，舌刺突起，2~3 天后舌苔由边缘消退，舌面呈深红色，舌刺红肿明显，突出于舌面上，形成"杨梅"样舌，为猩红热特征之三。面部皮肤充血，但无皮疹，口、鼻周围不充血，行成"环口苍白征"为猩红热特征之四。

（3）恢复期 皮疹多于 1 周内逐渐隐退，1 周末至 2 周开始按出疹先后顺序脱皮，皮疹愈多，脱屑愈明显。轻症患者呈细屑状或片状屑。重症患者有时呈大片脱皮，以四肢、手掌、足底最显。此时全身中毒症状及局部炎症也很快消退。

2. 分型

除了上述典型的临床表现外，随着细菌毒力的强弱，侵入部位的差异和机体反应性的不同，又有其特殊表现。

（1）脓毒型 咽峡炎明显，渗出物较多，局部黏膜坏死而形成溃疡。细菌扩散到附近组织，发生化脓性中耳炎、乳突炎、鼻窦炎及颈部淋巴结炎，重者导致败血症。

（2）中毒型 全身中毒症状重，高热40℃以上，往往出现意识障碍、萎靡、嗜睡或烦躁，重者出现惊厥或昏迷。亦可呈循环衰竭及中毒性心肌炎表现，皮疹可为出血性，延时较久，但咽峡炎不明显，此型患者易引起全身或局部的细菌感染性并发症。自抗生素应用以来，已很少见到。

（3）外科型（包括产科型） 病原菌通过咽外途径如伤口、产道、烧、烫伤创面或皮肤感染侵入人体引起发病，其皮疹先出现于细菌入侵部位附近，邻近的淋巴结炎较显著，全身症状轻，咽扁桃体无炎症。

预后良好。

3. 相关检查

（1）血常规 白细胞总数及中性粒细胞均增高，核左移。恢复期可见嗜酸性粒细胞增多。

（2）快速抗原检测 免疫荧光法或乳胶凝集法检测咽拭子或伤口分泌物 A 族乙型溶血性链球菌，用于快速诊断。

（3）细菌培养 从咽拭子或其他病灶内取标本培养，分离出 A 族乙型溶血性链球菌，可诊断。

（4）尿常规 本病急性期或恢复早期，可出现蛋白尿、血尿等尿液变化。

（二）辨证诊断

本病属温病范畴，可按卫气营血传变规律进行辨证，但因发病急骤，传变迅速，往往卫分证未已，气营（血）分证已现，故临床上应灵活掌握。邪在肺卫，其中发热恶寒，丹痧隐隐，咽喉红肿热痛为特征。邪毒化火入里进入气分，则恶寒已罢，以热势增高，疹赤咽烂，烦渴为主症。若邪毒已成燎原之势，乃气营两燔证，既有壮热烦渴之气分证候，又有嗜睡神萎、痧疹赤红如丹之营血分证候。若病情进一步发展可有邪陷心肝之变。

若痧色红润，痧点外达，发热有汗，说明邪毒可从汗解，此为轻顺证。正如古有"烂喉丹痧，以畅汗为第一要"之说。若壮热无汗，痧隐不透，伴神昏，喉烂气秽，多为疫毒内闭，属重证。若痧虽透，色紫夹有瘀点，伴神昏谵妄，为毒火极盛内陷，属逆证。若痧后发热稽留不退，为余邪未尽，或已产生变证。丹痧的治疗，通常可按卫气营血 4 个阶段分证论治。但其致病特点常卫气同病、气营同病，故治疗上应以清泻邪毒为基本原则。初起邪侵肺卫，治以清凉透表，清热利咽；痧毒入里，毒在气营，治以清气凉营，泻火解毒为主；

病久伤阴，又宜养阴清热，润喉生津。若有变证，邪毒内陷心肝者，宜凉肝清心，镇惊息风。痧后若见水肿者，佐以清利之品。必要时应采用中西药同治。

（1）邪郁肺卫证

临床证候：发热恶寒，高热头痛，无汗面赤，咽喉红肿、疼痛，呕吐腹痛，皮肤潮红，丹痧隐现，点如锦纹，舌质红，舌苔白而干或薄黄，脉浮数有力。

证候分析：本证为痧毒疫邪初犯肺卫，气机失和而致。其发热恶寒头痛、舌苔白干或薄黄、脉浮数等症，与一般温病的初发症状相同；丹痧病又见咽喉红肿疼痛、丹痧隐现、皮肤潮红、舌红如朱等症，则与一般温病初起表现不同。

（2）毒炽气营证

临床证候：壮热烦躁，口渴引饮，面赤汗出，咽喉红肿，甚者糜烂，皮疹密布，色红如丹，红晕如斑，见疹一二天舌质红有刺，苔黄，三四天后舌绛有刺，状如草莓，脉数有力。

证候分析：本证为痧毒疫邪化火入里，邪入气营，气营两燔，邪毒已成燎原之势，既有气分热盛之壮热、烦渴、汗出等症，又见热入营血之痧疹密布，色红如丹等症，此为本证的辨证要点。若病情发展，邪毒内陷，可见神昏、抽搐等邪陷心肝等症。

（3）余毒损心证

临床证候：低热不退，心悸胸闷，神疲多汗，肢节疼痛，舌质淡红，舌苔薄白或无苔，脉细数无力或结代。

证候分析：本证为毒火耗伤气阴，余邪未尽而致，多见于病程后期，以心气虚、心血不足，阴液亏耗的证候表现为主，如心悸胸闷、多汗神疲、低热不退等。

（4）痧后伤阴证

临床证候：午后低热，唇口干燥，痧疹消退，皮肤脱屑，咽痛减轻，干咳无痰，纳食呆滞，大便秘结，舌红少津，脉细数。

证候分析：邪毒外透，则身热渐退，咽喉肿痛减轻；肺胃阴伤，故口干唇燥，皮肤干燥脱屑；舌红少津、苔剥脱均为肺胃阴伤之象。

三、鉴别诊断

（一）西医鉴别诊断

1. 麻疹

典型麻疹的皮疹与猩红热皮疹特点不同，麻疹前驱期偶或暂现猩红热样的皮疹，反之猩红热患儿四肢有时可见麻疹样皮疹。但麻疹早期卡他症状、麻疹黏膜斑、皮疹特点、出疹顺序及疹退后色素沉着均与猩红热不同。白细胞降低，流行病学史等有助于鉴别。

2. 风疹

开始即有发热，但热势不高，枕部淋巴结肿大，当天或次日身出现细小淡红色疹点，不似丹痧之疹色鲜红如丹，经过 2~3 天自然消失，疹后无色素沉着。

3. 幼儿急疹

发于婴儿时期，起病急，高热持续3~5天，热退后皮肤才出现红色小丘疹是其特征，疹退后无色素沉着。

（二）中医鉴别诊断

瘾疹

本病感受外邪之后出现全身或局部红色或苍白色高出皮肤的风团，周围有红晕，无固定形态，时隐时现，退后不留痕迹，伴有瘙痒感；一般不伴有发热。而丹痧是一种传染性疾病，全身可见皮疹，伴有咽喉疼痛、发热、杨梅舌、帕氏线等表现。

四、临床治疗

（一）提高临床疗效的要素

1. 详细询问病史和进行仔细体格检查，全面掌握患者的病情特点，及时观察疾病发展阶段。

2. 完善相关检查，明确疾病。

3. 及时复查相关指标，积极预防并发症。

4. 中西医结合治疗，中医需要辨别卫气营血证候及轻重顺逆的病症，预防并发症。

（二）辨病治疗

1. 一般治疗

供给机体充分的营养、能量；保持口腔清洁，较大儿童可用温盐水漱口，高热者，应物理降温或用退热剂。注意清淡饮食。

2. 抗生素治疗

青霉素能迅速消灭链球菌，是治疗猩红热的首选药物。更重要的在于预防并发症如急性肾小球肾炎和急性风湿热的发生。治疗开始愈早，预防效果愈好，疗程至少10天。青霉素过敏者可选用头孢菌素，或酌情选用红霉素、克林霉素，但后者对A族溶血性链球菌耐药性很高，需根据药物敏感性结果选用，疗程7~10天。重型患者可联合抗生素治疗。停用抗生素后咽拭子阴性可解除隔离。

（三）辨证治疗

1. 辨证论治

（1）邪郁肺卫证

治法：宣肺透邪，清热利咽。

方剂：解肌透痧汤加减。

组成：葛根、蝉蜕、荆芥、浮萍、射干、马勃、牛蒡子、桔梗、淡豆豉、连翘、竹茹、僵蚕、甘草等。

加减：渴甚者加天花粉、芦根；胸闷心烦者加郁金、藿香、佩兰、淡竹叶等；咽痛甚者加山豆根、玄参。此证以表为主者，应辛凉解表使邪从汗泄，毒随痧出，勿早施苦寒之品，而致痧毒内陷。若疫毒之邪在表未解，里热重者，症见热重寒轻、咽喉疼痛赤烂，丹疹显露，舌红苔黄等，治应表里双解，疏解清化并进，可选清咽栀豉汤加减治疗。

（2）毒炽气营证

治法：清气凉营，泻火解毒。

方剂：清瘟败毒饮加减。

组成：生石膏（先煎）、生地黄、水牛角（先煎）、连翘、山栀子、黄连、黄芩、知母、丹皮、赤芍、芦根、薄荷、玄参、甘草等。

加减：壮热无汗，痧疹布而不透，可去黄连、石膏，加浮萍、淡豆豉以散表透邪；壮热甚者，加寒水石、柴胡；便秘、苔糙、咽喉烂、口气秽臭者，加大黄、玄明粉以通腑泻火。邪毒内陷心肝者，若高热抽搐，可选用羚角钩藤汤加减；若神昏烦躁谵语，皮疹紫红色暗，宜用清营汤合紫雪丹，或安宫牛黄丸内服，以清营凉血，清心开窍。

（3）余毒损心证

治法：益气养阴，清热宁心。

方剂：炙甘草汤加减。

组成：炙甘草、人参、当归、丹参、生地、麦冬、柏子仁、桂枝、五味子、淡竹叶、知母等。

加减：若发热不退，加青蒿、银柴胡、鳖甲；口渴甚加芦根、天花粉、沙参；胸闷者加全瓜蒌、枳壳；肢节痛加木瓜、伸筋草、鸡血藤等。

（4）痧后伤阴证

治法：养阴生津，清热利咽。

方剂：清咽养荣汤加减。

组成：西洋参或沙参、生地、麦冬、

天冬、天花粉、白芍、知母、玄参、茯苓、甘草等。

加减：若低热不解者，加银柴胡、鳖甲、地骨皮等；食欲缺乏加白扁豆、炒麦芽、佛手；大便干结加火麻仁。本证治疗要抓住阴虚这一关键，阴液不复则余热难退，热不退则阴愈亏。阴虚内热宜用甘寒之品，忌辛寒之品化燥伤阴。

2.外治疗法

（1）金银花煎汤，或山豆根、夏枯草、松果茶、嫩菊、薄荷适量，煎汤漱口。用于咽喉疼痛者。1日2~3次。

（2）咽喉肿痛腐烂可用西瓜霜、珠黄散、玉钥匙散、锡类散吹咽部。1日2~3次。

（3）颌下、颈部肿痛者，可局部敷冲和膏、金黄膏或紫金锭。

（4）中药熏洗　初期：方用薄荷50g、荆芥10g、防风10g、蝉蜕10g、浮萍20g、连翘15g。中期用紫草30g、生地30g、连翘15g、丹皮15g、黄柏15g、浮萍20g。后期用生地30g、玄参30g、当归15g、何首乌15g、紫草30g。1日1剂，煎取药液1000ml，稀释至5000ml后熏洗。温度适宜熏洗15~20分钟。

（5）针灸疗法　发热咽痛：针刺风池、天柱、合谷、曲池、少商、膈俞、血海、三阴交。每次选穴2~3个，用泻法，1日1次。咽喉疼痛属实热者，以大肠、肺、胃经穴位为主。可选少商、商阳或委中，三棱针针刺出血，或翳风、合谷，或少商、尺泽、合谷。咽喉疼属阴虚者，以肾经穴位为主，针刺太溪、照海、鱼际。便秘加丰隆。

3.成药应用

（1）小儿豉翘清热颗粒　用于邪犯肺卫证。3天为一疗程。

（2）三黄片　用于毒炽气营证。3天为一疗程。

4.单方验方

（1）望江南子18g，水煎，每天1剂，分3次服。用于风火喉痛及烂喉痧等喉痛。[张致安．江南清咽方．湖南中医杂志，2012，32（11）：98.]

（2）六神丸　牛黄、珍珠、蟾酥、明雄黄、麝香、冰片。可内服、外用。治疗咽喉肿痛、烂喉丹痧等效果显著。

（四）医家诊疗经验

1.徐小圃

海派徐氏儿科徐小圃先生推崇陈耕道《疫痧草》对丹痧的论述："疫痧之毒有感而发，有传染。天有郁蒸之气，霾雾之施，其人正气适亏，口鼻吸受其毒而发者；家有疫痧之人，吸受患者之毒而发者为传染。"诊治时徐氏按丹痧病程、标本缓急，以六经和卫气营血辨证为基础，分期辨治，发病初期，病在气分，邪犯肺卫，宜辛凉透达；出疹期，病在营血，肺胃热盛，宜清泻肺胃、解毒凉营；病之后期，属瘟邪势衰，气阴耗伤证，宜佐滋阴益气。[周亚兵，吴敏．徐小圃诊治小儿丹痧学术思想探析．世界中医药，2017，12（4）：933-935.]

2.丁甘仁

孟河学派名医丁甘仁对于喉痧证治具有独到见解，撰《喉痧症治概要》，他提出：凡遇烂喉丹痧，"以得畅汗为第一要义""重痧不重喉，痧透喉自愈"。认为内外合邪，病发肺胃，强调本病辨证应辨清"在气在营，或气分多，或营分多。脉象无定，辨之宜确，一有不慎，毫厘千里"。根据初、中、末三期，施汗、清、下三法。喉痧初期病情轻者选用荆防败毒散、解肌透痧汤；病情重者可选用麻杏石甘汤。喉痧中期疫邪化火，病情轻则用加减黑膏汤，病情重则用犀豉汤、犀角地黄汤。喉痧末期气分之邪已透，痧子布齐，方用加减滋阴清肺汤、败毒汤。

五、预后转归

本病目前脓毒型及中毒型病例少见，一般普通型及外科型预后良好。如患儿伴有并发症，如风湿热、肾小球肾炎等疾病，转归相对缓慢，少部分患儿出现心脏及肾脏慢性疾病。

六、预防调护

（一）预防

1. 控制传染源

患儿及疑似患者均应隔离治疗不少于7天，至症状消退，咽拭子培养连续3次阴性，无并发症时，可解除隔离。已接触患儿的健康者，须检疫观察12天。密切接触的带菌者，亦应隔离，可用青霉素治疗或服药治疗。

2. 切断传播途径

患者分泌物应严格消毒处理。疾病高发季节应减少儿童集会，不到公共场所，提倡戴口罩。对病室及公共场所，应予空气消毒，可用食醋熏蒸。

3. 保护易感儿

在流行期间，对易感儿可用黄连素液喷喉，共7~10天。也可用黄芩10g，每日水煎，分3次口服，连用3天。对曾患肾炎及风湿热的密切接触者，应用长效青霉素。

（二）调护

1. 急性发热期间，应卧床休息，热降时也不宜过多活动，以防并发症发生。居室应安静，空气应流动、新鲜，定时消毒。

2. 饮食调养方面，发热时宜进流质饮食，供给足够水分与热量，不能进食者，应静脉补液。咽部肿痛甚者，宜多次少量饮清凉饮料（果汁等）并可用温盐水漱口，保护口腔黏膜。

3. 注意保护皮肤清洁，避免搔抓以防感染，脱屑期间沐浴时，水温宜低，并可加入少量油类（如液状石蜡或炉甘石洗剂等），以减轻痒感。

4. 注重心理护理，进行以行为锻炼和心理护理为主的综合康复措施，缓解患儿的焦虑及抑郁情绪。

七、专方选要

清营汤

组成：牛角30g，生地15g，玄参9g，竹叶心3g，麦冬9g，丹参6g，黄连5g，金银花9g，连翘6g。

功效：清营解毒，透热养阴。

主治：热入营分证。身热夜甚，神烦少寐，时有谵语，目常喜开或喜闭，口渴或不渴，斑疹隐隐，脉细数，舌绛而干。

方解：方中犀角清解营分之热毒，故为君药。生地凉血滋阴，麦冬清热养阴生津，玄参滋阴降火解毒，三药共用，既清热养阴，又助清营凉血解毒，共为臣药。温邪初入营分，故用金银花、连翘、竹叶清热解毒，营分之邪外达，此即"透热转气"的应用。黄连清心解毒，丹参清热凉血、活血散瘀，可热与血结。以上五味药为佐药。

辨证加减：若寸脉大，舌干较甚者，可去黄连，以免苦燥伤阴；若热陷心包而窍闭神昏者，可与安宫牛黄丸或至宝丹合用以清心开窍；若营热动风而见痉厥抽搐者，可配用紫雪丹，或酌加羚羊角、钩藤、地龙以息风止痉；若兼热痰，可加竹沥、天竺黄、川贝之属，清热涤痰；营热多系由气分传入，如气分热邪犹盛，可重用金银花、连翘、黄连，或更加石膏、知母，及大青叶、板蓝根、贯众之属，增强清热解毒之力。

八、研究进展

有学者认为本病病位在心营肺卫之间，治当先疏解肺气，风从汗解，痧即随透，喉腐自化。风邪去后清营解热，再滋补肺胃津液佐清余热，此为顺证之良治也。主张丹痧解表不宜温散。大部分医家认为本病按卫、气、营、血传变规律逐步侵袭人体，根据病变时期针对性制定治疗方案，总体以清泻邪毒为基本原则。初起清凉透表、清热利咽；中期清气凉营、泻火解毒；后期养阴清热、润喉生津。

主要参考文献

[1] 荣红. 心理护理在猩红热患儿治疗中的应用价值 [J]. 中国医药指南，2019，17（16）：221-222.

[2] 许岳亭，吴承艳.《喉痧症治概要》喉痧治疗思想初探 [J]. 中国中医急症，2015，24（3）：473-475.

[3] 钟微，杨奕望. 清代女医顾德华《花韵楼医案》诊治特色探析 [J]. 江苏中医药，2017，49（5）：67-68.

[4] 马春娜，彭晓旻. 北京市 2015~2017 年猩红热及咽部感染患者 A 组链球菌超抗原基因特征研究 [J]. 中华流行病学志，2018，39（10）：1375-1380.

[5] 包十梅. 头孢呋新钠治疗猩红热患者的临床效果与临床价值体会 [J]. 世界最新医学信息文摘，2021，21（9）：120-121.

第十节　细菌性痢疾

细菌性痢疾，简称菌痢，是由志贺菌属引起的肠道传染病，临床以发热、腹痛、腹泻、里急后重及黏液、脓血便为主要表现。本病可分为急性菌痢、慢性菌痢及中毒型痢疾（简称毒痢）。其中毒痢病情极为凶险，常起病急骤，突然高热、发生惊厥或休克，如抢救不当，可迅速发生呼吸或循环衰竭而死亡，是急性细菌性痢疾的危重型。

一、病因病机

（一）西医学认识

病原菌为痢疾杆菌，属肠杆菌科志贺菌属。志贺菌属分成 A、B、C、D 四群，A 群为痢疾志贺菌，B 群为福氏志贺菌，C 群为鲍氏志贺菌，D 群宋内志贺菌。我国引起流行的多数为福氏志贺菌，其次为宋内志贺菌。痢疾杆菌经口进入胃肠道，破坏胃肠道环境，依靠自己的侵袭力在肠黏膜中很快繁殖，引起炎症；他使上皮细胞变性坏死，从而产生腹痛、腹泻、里急后重、黏液脓血等。急性菌痢病变常累及整个结肠，以乙状结肠及直肠最为显著。严重时可波及回肠下段，以渗出性炎症为主；慢性菌痢病理改变部位以直肠、乙状结肠最常见，其次是升结肠和回肠下段。肠黏膜水肿增厚溃疡，溃疡常迁延不愈，或形成肠腺黏液囊肿，囊肿内可不断排出痢疾杆菌，使病情反复发作。所有痢疾杆菌均能产生内毒素，志贺菌还能产生外毒素，毒素作用凶猛会引起全身急性微循环障碍，可引起心、脑、肺等脏器损害，尤其以脑水肿明显，是死亡的主要原因。

本病全年均可发生，但多流行于夏秋季节。人群普遍易感，多见于 10 岁以下儿童，男童多于女童。患者和带菌者是主要传染源，病菌随粪便排出，易感者通过食物、水源、昆虫传播。夏季炎热，气温升高时痢疾菌繁殖速度快，易引起食物传播，形成暴发流行；若水源保护不好，粪便处理不当，也可导致水源传播；患者及带菌者粪便污染生活用品或环境卫生条件差，均可形成传播；苍蝇、蟑螂亦为传播媒介，可污染食物及生活用品，形成传播。

（二）中医学认识

中医对本病认识较早，《黄帝内经》将本病称为"肠澼""赤沃"，《金匮要略》将痢疾与泄泻统称为下利，制订出葛根黄芩黄连汤、白头翁汤、桃花汤、乌梅丸等至今仍被广泛用于治疗痢疾的方剂，使其辨证论治有了很大的发展。东晋葛洪《肘后备急方》首先以"痢"相称，区别于泄泻，并明确指出其传染性，为后世医家所崇。外感风寒、暑湿、暑疫等时邪疫毒，均可致痢。受凉、疲劳、饥饿及其他急性疾病为本病发病的常见非感染因素。麻疹及百日咳容易并发细菌性痢疾。饮食不节为致病的重要内因。菌痢病变主要在肠腑。时邪疫毒侵入人体，积滞肠腑、凝滞津液、蒸腐气血，从而形成发热、痢下赤白等症。本病证候有虚实之分，体质壮实者，病多属实；素体怯弱，或脾胃不和者，病属虚。病初多实，且多夹表；久病多虚，又常虚中加实。虚寒多见面白肢冷，懒于言语；湿多见腹满胀闷不舒，体困肢重；实热则面赤、气粗、壮热烦渴。若起病急骤，神昏惊厥，多为热蕴结在里，内陷厥阴，其下痢反不易见。若突变肢厥、冷汗、气弱、脉微，则为阳脱。若邪毒积滞肠胃，气机壅阻，凝滞津液，蒸腐气血，则发为下痢赤白。邪毒熏蒸，故见发热；气机壅滞，故见腹痛；气血津液受损，肠络受损，邪毒搏血，故见大便脓血；邪毒内郁，气机壅滞，下痢里急而后重。如果疫毒、湿热之气上于胃，则胃不纳食。痢疾迁延，邪恋正虚，脾虚不健，则久痢不愈，或时止时作脾气下陷，则滑痢脱肛。日久可由脾及肾，导致肾气虚惫。暴痢久痢，一则伤气耗血，二则损阴阳，而致伤阴伤阳之证。若疫毒炽盛、正气不支、火郁湿蒸、内陷厥阴，出现热毒内闭元气外脱之证，病情重笃。

二、临床诊断

（一）辨病诊断

1. 临床表现

有流行病学接触史；潜伏期多数为1~3天，可短至数小时，也可长达8天。

（1）急性细菌性痢疾　起病急，发热，腹泻，每日数十次不等，粪便带黏液及脓血。可伴有恶心、呕吐、阵发性腹痛。腹部有轻压痛，肠鸣音亢进。便后有里急后重下坠感，患儿全身乏力，食欲减退。婴幼儿有时可有高热惊厥。不典型痢疾患者不发热或低热，轻度腹泻，便稀，粪便内只有黏液而无脓血。只有粪便培养阳性才能确诊。

（2）慢性细菌性痢疾　病程超过2周称为迁延性痢疾，超过2个月则称为慢性痢疾，或症状消失已有2个月以上，但粪便培养痢疾杆菌阳性。其发生原因，主要是因患儿体质瘦弱、营养不良、贫血等，或因这类患儿未得到合理治疗所造成。粪便含大量黏液、不一定带脓血，或黏液便与脓血便交替出现。粪便仍可培养出痢疾杆菌，但阳性率显著低于急性痢疾。慢性痢疾患儿如合并严重营养不良，往往容易发生一些危象，如电解质紊乱、严重心肌损害等，可造成意外死亡。在慢性痢疾过程中有时症状突然加重，呈急性发作的表现。

（3）中毒型痢疾　起病急骤，突发高热，常在肠道症状出现前发生惊厥，短时期内（一般在数小时内）即可出现中毒症状。起病后体温快速上升，可达41℃，可伴有头痛、畏寒等症状，肠道感染症状往往在数小时或数十小时后出现，早期常被误诊为其他热性疾病。有如下类型。

①休克型（皮肤内脏微循环障碍型）：主要表现为感染性休克。初起面色灰白，口周青灰，四肢冷，指趾甲发白，脉细速，

心率增快。后期出现面色青紫，血压下降，尿量减少，脉细速或细弱，甚至不能触及，心音低钝，无尿；重者青紫严重，心率慢，心音微弱，血压测不出，并可同时伴心、肺、血液及肾脏等多器官功能不全的表现。

②脑型（脑微循环障碍型）：病初起时小儿烦躁或萎靡、嗜睡，严重者出现惊厥；面色苍灰，四肢肌张力增高，眼底微动脉痉挛，婴儿可有囟门张力增高，重度可出现面色苍灰，从神志清楚继之转入谵妄昏迷，瞳孔不等大，对光反射迟钝，并可在持续惊厥后呼吸突然停止。此型较重，病死率高。

③肺型（肺微循环障碍型）：主要表现为呼吸浅快不规则，叹息样呼吸，双吸气，甚至呼吸减慢、呼吸暂停，常由中毒型细菌性痢疾的休克型或脑型发展而来，病情危重，病死率高。

④混合型：上述两型或三型同时存在或先后出现，极为凶险，病死率更高。

2. 相关检查

（1）血常规　白细胞总数及中性粒细胞大多增高。

（2）大便常规　肉眼观察黏液、脓血便，镜检有较多白细胞、吞噬细胞和红细胞，如粪便常规一次正常，不能排除该病的诊断，需要复查。

（3）细菌培养或基因芯片法　检测出痢疾杆菌。

（4）电解质或血气分析　在疾病急性期，多有电解质紊乱，可检查协助诊断。

（5）特异性核酸检测　采用核酸杂交或聚合酶链反应可直接检查大便中的痢疾杆菌核酸，其灵敏度较高，特异性较强，快捷方便，是较有发展前途的检测方法。

疾病诊断要考虑流行病学、临床表现及实验室检查，有病原学依据可确定诊断。在夏秋季节，腹泻伴有发热、腹痛、里急后重感、黏液脓血便，且同居室有痢疾患者，应警惕。确定诊断要根据大便培养阳性。中毒型痢疾早期肠道感染表现不明显，伴反复惊厥、脑病和休克表现者，应考虑本病，可用肛拭子或灌肠取便，若镜检发现大量脓细胞或红细胞可做出临床诊断。

急性菌痢患儿可并发水和电解质紊乱，少数出现肠套叠。慢性菌痢发生并发症较多，最常见的有营养不良及营养不良性水肿，多种维生素与微量元素缺乏，表现为干燥性眼病、营养不良性贫血、佝偻病，严重者可出现脚气病及坏血病。肠部溃疡深者可致大量肠出血，腹泻频繁者可致脱肛，用抗生素过久可致肠道菌群紊乱或合并真菌感染。个别严重营养不良患儿肠道溃疡长久不能修复，可发生肠穿孔。中毒型痢疾可并发弥散性血管内凝血、肾衰竭、溶血尿毒综合征等。

（二）辨证诊断

1. 疫毒痢

临床证候：突起高热，腹痛下痢，口渴呕吐，烦躁谵妄，反复惊厥，神志昏迷，继而面色苍白，肢厥冷汗，呼吸不匀。或初起即有高热厥而无大便脓血，应做肛拭或灌肠，可发现大便脓血。舌红，苔黄腻，脉由滑数转微弱。

证候分析：本证属中毒型痢疾，夏秋多发。发病暴急，病情危重，热入心包，引动肝风，实热内闭是本证核心。且小儿为稚阴稚阳之体，不耐疫盛毒烈，元气最易受伤，故又易由热毒内闭之实转为元气外脱之虚。

2. 湿热痢

临床证候：发热、痢下白黏冻或脓血，初起或为水泻，一二日后再便下赤白，里急后重，肛门灼热或坠而不爽，舌苔黄腻，脉滑数。

证候分析：湿热痢在小儿疾病中最为多见，急性痢疾大多属此，慢性痢疾中此证者少。在临床上有偏热、偏湿或兼夹为患者，但以偏热者多。偏于热者，痢下赤白以红为主、兼见里急下迫、烦渴躁扰、肛灼溲赤而短。偏于湿者，痢下赤白以白为主，兼见痞胀烦满、倦怠纳呆、滞下不爽、苔腻等。

3. 寒湿痢

临床证候：痢下多白，清稀而腥，或纯下白冻，次数较多，饮食缺乏，肛门后坠，苔白腻，脉沉缓。

证候分析：此证多见于普通型急性痢疾，以痢下多白、清稀而腥为主。但应注意，痢白多主寒湿，但也有属湿热者；痢下暗红，也可为寒湿所致。辨其寒热，重点看其兼症，如脉的情况等。寒湿多苔白腻、脉沉缓，湿热为苔黄腻、脉滑数。

4. 久痢

①虚热痢

临床证候：下痢迁延日久，或痢疾后期，午后热如潮，下痢赤白黏稠，里急欲便，量少难下，或虚坐努责，或涩下黏稠，腹中热痛绵，心烦口干，手足心热，皮肤干燥，形体消瘦，小便短黄，舌质干红或干绛少苔，脉细数。

证候分析：虚热痢多因于湿热痢迁延不愈所致，或过用干燥，使阴伤血耗，阴血亏虚，而同时余毒未尽所致，临证以痢下日久和阴虚内热证候为要点。

②虚寒痢

临床证候：下痢日久，便多黏液白沫，或淡红，或紫晦，甚则滑泻不止，腹痛绵绵不绝，喜温喜按，苔白滑，脉沉细而迟。

证候分析：虚寒痢多由寒湿痢迁延而致，或过用凉，或素体阳虚、脾胃虚弱而致。临证以滑痢不止和脾胃虚寒症状为特点。

三、鉴别诊断

（一）西医鉴别诊断

1. 侵袭性大肠埃希菌肠炎

本病发病季节、病症与痢疾相似，也表现为发热、腹泻、脓血便，也有类似中毒型痢疾表现。鉴别主要依据大便培养实验，大便培养结果痢疾杆菌阴性，发现有大肠埃希菌，再用大肠埃希菌菌液滴入豚鼠眼结膜囊内，24小时后如发现豚鼠结膜充血有炎症反应，即可确诊。

2. 沙门菌肠炎

以婴儿多见，粪便多样化为其特点，开始为稀便，以后可表现为黏液、脓血便。易误诊为细菌性痢疾，鉴别需要大便培养。

3. 阿米巴痢疾

多见于年龄较大儿童，起病缓慢，不发热或低热，无里急后重，血或黏液常黏附在成型或半成型粪便表面，或在便后出现；大便黏液镜检，在便后10分钟内可见有伪足活动的滋养体。

4. 流行性脑脊髓膜炎

有高热、惊厥、昏迷，亦可伴有面灰肢冷，很快发展为休克，但流脑常伴有呕吐、皮肤瘀点或瘀斑，脑膜刺激征亦较为明显，且多见于冬春季节。脑脊液检查可鉴别。

（二）中医鉴别诊断

1. 泄泻

与痢疾均可因感受外邪或饮食所伤而发病，病位在肠，且均好发于夏秋季节，但痢疾为腹痛，下痢赤白，里急后重；而泄泻为排便次数增多，粪便稀溏如水样，一般无里急后重。泄泻与腹痛肠鸣并见，泻后痛可减；而痢疾腹痛多与里急后重并见，痢后痛不减。

2. 肠风

痢疾可见纯红色便, 须与肠风之下血鉴别。一般痢疾下血多伴有腹痛、里急后重; 而肠风下血色鲜红, 血出如线或点滴不已, 无腹痛及里急后重感。肠风下血日久, 可有便后重坠感, 应防恶变。

四、临床治疗

(一) 提高临床疗效的要素

1. 询问流行病史和进行仔细体格检查, 掌握患者的病情特点, 及时观察疾病发展阶段。

2. 完善相关检查, 明确疾病。

3. 做好隔离与防范, 积极预防并发症。

4. 对于急症、重症, 积极对症治疗, 控制感染, 应用液体疗法。

5. 根据中医辨证论治, 辨别寒热虚实, 合理用药。

(二) 辨病治疗

1. 一般治疗

卧床休息, 注意消化道隔离, 食用易消化、高热量、含维生素食物。

2. 抗生素治疗

随着痢疾杆菌逐年增高的耐药性, 患儿一般选用三代头孢菌素或耐酶药物, 如头孢曲松、头孢他啶、哌拉西林他唑巴坦, 甚至更高级别抗生素, 如头孢吡肟、亚胺培南、厄他培南等, 有些患儿需联合大环内酯类抗生素治疗, 如阿奇霉素; 各地环境差异及流行菌株不同, 需根据相应的药敏实验选择药物。

3. 液体疗法

按患儿脱水程度, 根据电解质结果, 及时予以纠正。

4. 对症治疗

发热时退热; 呕吐时止吐, 腹痛者可与山莨菪碱口服。

5. 对于慢性菌痢

抗感染、补液的同时, 要合理饮食, 加强营养, 注意微生态疗法。

6. 中毒型痢疾

本证比较凶险, 发展快, 需密切监测患儿生命体征, 发热、惊厥者, 应退热、止惊; 休克患儿积极抗休克治疗, 扩充血容量, 纠正酸中毒, 维持水、电解质酸碱平衡; 适当应用血管活性药物; 糖皮质激素应尽早使用; 防治脑水肿和呼吸衰竭。

(三) 辨证治疗

1. 辨证论治

(1) 疫毒痢

治法: 闭者宜开、宜泄、宜清, 治以清肠毒、清心开窍、凉肝息风。出现脱证急当固脱以救逆。待闭开后, 再继续调治痢证。具体选方视不同情况而定。

方剂: 病情较轻者, 用葛根黄芩黄连汤、大黄黄连泻心汤加减。

组成: 葛根、黄芩、黄连、大黄、连翘、石菖蒲、甘草。

加减: 疾病初起兼风寒表证者, 加防风、羌活; 暑湿表证较重者, 加藿香、香薷、滑石。病情较重, 已出现神昏谵语、反复惊厥、频频呕吐者, 应根据不同见症予以加减用药。频频呕吐者, 先用玉枢丹辟秽解毒、降逆止呕, 或先灌服鲜竹沥; 高热、神昏、惊厥为主者, 加水牛角、赤芍、丹皮, 同时可用紫雪丹、至宝丹等, 服药困难者, 急以刮痧法刮前胸、后背及两手、腿弯处, 以宣其营卫, 使邪气得以外越, 并针刺商阳、尺泽、委中放血, 以泻经脉之中毒热; 神昏痰鸣者, 加竹沥、郁金、天竺黄、胆南星; 抽搐不止者, 加地龙、钩藤、石决明; 腹胀痛、拒按、窘急躁扰、大便不通者, 加枳实、槟榔, 并加重大黄量, 急下以存阴, 若当下未下可使内闭外脱。若病情进一步发展, 出现元气外脱证，当急以四逆汤或独参汤回阳固脱救逆。待阳回厥复，再根据病情，用凉开醒神、泻热开闭法治之。此外，可结合以大黄、黄连、黄芩、黄柏、白头翁等药组成的中药煎剂直肠给药，或配以中药外治、针灸治疗等，均可提高疗效。因本证病情较重，病死率高，针对休克、酸中毒脑水肿等，在采用中医综合治疗的同时，积极配合西药治疗。

（2）湿热痢

治法：清热导滞，行气和血。

方剂：临床根据湿热偏重选方，选白头翁汤，或葛根黄芩黄连汤、黄连解毒汤加减。

组成：对于热重于湿者，若热痢兼表，用葛根黄芩黄连汤加减，药用葛根、黄芩、黄连、甘草、金银花、连翘、淡竹叶。热痢而无表证者，用白头翁汤加减，药用白头翁、黄柏、黄连、秦皮、赤芍、金银花、马齿苋、木香。热毒壅盛者，用黄连解毒汤加减，药用黄连、黄芩、黄柏、山栀、地锦草、生甘草。

加减：若里热盛，扰动营血，壮热、躁扰谵妄、腹痛拒按、血痢者，加赤芍、地榆、水牛角、大黄、枳实等内清外泻；若热毒壅塞，上攻于胃，口噤不食，呕恶不止者，可先用玉枢丹或鲜竹沥灌服，加用人参、黄连、石菖蒲、代赭石、槟榔等。

（3）寒湿痢

治法：温中散寒，化湿止痢。

方剂：理中汤合平胃散加减。

组成：党参、白术、干姜、厚朴、苍术、陈皮、炙甘草。

加减：风寒外束，症见头痛身疼、恶寒发热、鼻塞流涕者，应外散风寒，内化寒湿，上方去党参，加荆芥、防风、羌活、紫苏；风寒表证较重者，用荆防败毒散或藿香正气散，荆防败毒散重在解表，治疗痢疾能达到"解其外，畅其内"的目

的，若兼夹积滞者，加莱菔子、神曲、槟榔、枳壳、山楂等，或用治痢保和丸；内有冷积、面色青灰、腹痛绵绵不绝、脓血滞下不爽、里急、苔白腻、脉沉弦者，可用大黄附子汤温通导下；寒逆呕吐较剧者，加半夏、丁香、吴茱萸；寒气内盛，可用桂附理中汤；脾气下陷，脱肛者，加黄芪、升麻、煨诃子。

（4）久痢

①虚热痢

治法：养阴清热，和血止痢。

方剂：选用驻车丸、连梅汤、黄连阿胶汤加减。

组成：黄连、乌梅、阿胶（烊化）、黄芩、当归、芍药。

加减：痢久胃气已伤，怀山药、陈皮、白扁豆、山楂、莲子肉等护养胃气之品可适当加入，同时也可避免苦寒、滋腻之弊。若阴虚血痢日久，可用地榆丸。

②虚寒痢

治法：温补脾胃，散寒止痢。

方剂：真人养脏汤加减。

组成：白芍、当归、人参、白术、肉豆蔻、肉桂、木香、诃子皮、甘草。

加减：阳虚，气不化水，水肿者，加黄芪、茯苓、大腹皮、泽泻、薏苡仁；滑痢日久，脱肛者，加升麻、黄芪、煨诃子、赤石脂。虚寒下痢，应注意区分脾虚为主还是肾虚为主，一般轻证多属脾虚，重证则属肾虚。脾虚以理中汤治之，肾虚则宜四逆类，附子、肉桂、干姜皆为必用之品。此外，下痢时作时止、逾年经月者，称休息痢，多见于慢性细菌性痢疾，多虚实夹杂，寒热互见。治疗上，发作期重在祛邪解毒，可参考湿痢、寒湿痢、久痢进行辨证论治；休止期则重在健运脾胃，同时又注意佐以疏导，用资生丸加减，常选用人参、白术、茯苓、白扁豆、陈皮、山药、甘草、莲子肉、薏苡仁、砂仁、桔梗、藿

香、黄连、泽泻、芡实、山楂、白豆蔻等药。

2.外治疗法

（1）白头翁、苦参、金银花、黄柏、滑石各60g，加清水浓煎成200ml。先予以清洁灌肠，再以药液保留灌肠，1日1次，连用3天。用于湿热痢、疫毒痢。

（2）淫羊藿、乌药、赤石脂、禹余粮、煨肉豆蔻各15g，附子、刺猬皮、降香、硇砂、五倍子、石榴皮各10g，清水浓煎成200ml。清洁灌肠后用药液保留灌肠，1日1次，7日为1个疗程。用于虚寒痢、休息痢。

（3）针刺　主穴取天枢、上巨虚、足三里、合谷；配穴取气海、关元、中脘、大肠俞、脾俞。随证选2~3个穴。发热加曲池、大椎；里急后重加阴陵泉；腹痛加气海、中脘；呕吐加内关。

（4）穴位敷贴加热熨　巴豆霜18g，胡椒、乳香、没药各3g，五灵脂6g，麝香0.3g，共研为细末。取适量填满神阙穴，外盖胶布，再加热敷，每次30分钟，1日2次。适用于各类痢疾，尤以虚寒痢、休息痢为佳。

（5）艾灸　对于寒湿痢患儿，取艾柱隔姜灸或隔蒜灸，以关元、神阙、双侧足三里为主穴，每次皮肤潮红即可，1日1~2次。

（6）穴位按摩疗法　捏脊、补脾经、揉长强、揉七节骨、补大肠经、揉板门，疗程3~5日。用于慢性痢疾。

（7）穴位注射　取上巨虚、天枢，用黄连素1ml，每穴注入0.2~0.5ml，1日1次。

3.成药应用

（1）葛根芩连丸　用于湿热痢。3天为一疗程。

（2）藿香正气口服液　用于寒湿痢兼表证。3天为一疗程。

4.单方验方

（1）土丁桂30~60g，红糖15g，水煎服，日2次，用于湿热痢。[《广东中药志》编辑委员会.广东中药志（第2卷）.广州：广东科技出版社，1996：83—85.]

（2）鲜仙鹤草、鲜马齿苋，鲜品单用每日100~200g，煮沸取液频服治疗湿热痢。[马帮义.仙鹤草治疗细菌性痢疾.中医杂志，2006，47（5）：336.]

（四）医家诊疗经验

1.蒲辅周

蒲老治疗的痢疾主要为中虚寒湿、湿热内蕴、木郁土壅、中气下陷4型，以"利小便以实大便"为根本大法。甘淡渗湿利小便治疗中虚寒湿型痢疾，治以人参汤为底方，重用薏苡仁、茯苓、茵陈蒿3味。畅通三焦利小便法治疗湿热内蕴型痢疾，以甘露消毒丹加减，且重用滑石，取其畅三焦、利六腑、通阴窍之功。滋阴补液利小便法治疗木郁土壅型痢疾，治以四逆散合香连丸加减，喜重用白芍，取其"肝脾两治，通利前后"之用，标本兼顾。补气升阳利小便法治疗中气下陷型痢疾，以补中益气汤加减，重用黄芪、葛根。蒲老治疗痢疾，善用红糖与白糖两味，痢疾白多，红糖兑服；痢疾赤多，白糖兑服。"调气则后重自除"，蒲老治痢，亦用调气之法，采用小量多品之法，使理气、行气、破气为一体。根据病情缓急，蒲老强调剂型与服药次数灵活运用。[鲁军，杨东升.蒲辅周"利小便以实大便"法治疗痢疾经验采撷.天津中医药大学学报，2019，38（3）：212-214.]

2.张志远

张老主张疫毒痢治以清热解毒、凉血止痢之法，临证常以白头翁、黄连、黄柏3味药为基础方加味进行治疗，并强调白头翁药量。湿热痢以清热祛湿、通肠消滞之法治之，临证常以芍药汤为基础方加味以清热燥湿、调气行血，再佐入白头翁和马齿苋两味药，以增强清热利湿、凉血止痢之效。虚寒痢应温补脾肾、收涩固脱，用桃花加禹余粮汤以温中涩肠止痢，再随证加入补中益气诸药。休息痢治宜扶正祛邪、调气化滞。其临证治疗常用薏苡附子败酱散加仙鹤草、三七，同时可外用锡类散配合黄连、乳香、没药、蒲公英煮汤灌肠。张老治疗痢疾辨证求本，选方入药灵活，遵古而不泥古，其诊疗思路和用药经验值得学习。[潘琳琳，王淞，等. 国医大师张志远辨治痢疾经验. 山东中医药杂志，2020，35（9）：4429-4432.]

五、预后转归

本病多数急性痢疾患儿经合理治疗，可于数日内逐渐减轻而痊愈，预后良好。年长儿童大便很快成形，婴幼儿可持续数日稀便，这与婴幼儿肠道功能恢复较慢有关。中毒型痢疾发展变化快，病情凶险，如伴有呼吸衰竭、休克、弥散性血管内凝血、脑水肿、肾衰竭、溶血尿毒综合征等，转归相对缓慢、预后不良，有生命危险。

六、预防调护

（一）预防

1. 控制传染源

首先消除"病从口入"，可以加强食品、饮食、水源的卫生管理以及灭蝇工作，减少病原菌的传播。

2. 切断传播途径

加强环境卫生的管理，包括水源、环境的管理。讲究饮食卫生，对患儿的食具煮沸消毒，尿布和衬裤要煮过或开水浸泡再洗。粪便用沸水浸泡消毒或漂白粉澄清液浸泡。

3. 保护易感儿

禁止与细菌性痢疾患者接触，对接触者应医学观察7天。平素增加抵抗力，养成饭前便后洗手习惯。

（二）调护

1. 保持室内安静、通风。患病期间予清淡饮食，以流质、半流质为主。病情严重者应适当禁食。

2. 密切观察患儿病情变化，如面色、呼吸、血压、瞳孔等。重症应注意保持肛门周围皮肤清洁、干燥。

3. 高热患儿及时退热，惊厥者应将头偏向一侧，用多层纱布包裹压舌板放在上下齿间以防咬伤舌头；昏迷患儿注意保持呼吸道通畅，吸氧、吸痰，进药以鼻饲或灌肠为宜。

4. 对患儿及带菌者要做到早发现、早隔离、早治疗。有消化道症状者隔离至症状消失。连续3次粪便培养阴性为治愈。

主要参考文献

[1] 许舒瑜. 土丁桂研究概述 [J]. 中国民族民间医药，2021，30（3）：66-72.

[2] 姜德友，赵术志. 痢疾源流考 [J]. 中国中医急症，2020，29（6）：1098-1101.

附

录

临床常用检查参考值

一、血液学检查

指标			标本类型	参考区间
红细胞（RBC）	男			$(4.0\sim5.5)\times10^{12}/L$
	女			$(3.5\sim5.0)\times10^{12}/L$
血红蛋白（Hb）	新生儿			170~200g/L
	成人	男		120~160g/L
		女		110~150g/L
平均红细胞血红蛋白（MCV）				80~100fl
平均红细胞血红蛋白（MCH）				27~34pg
平均红细胞血红蛋白浓度（MCHC）				320~360g/L
红细胞比容（Hct）（温氏法）	男			0.40~0.50L/L
	女			0.37~0.48L/L
红细胞沉降率（ESR）（Westergren 法）	男		全血	0~15mm/h
	女			0~20mm/h
网织红细胞百分数（Ret%）	新生儿			3%~6%
	儿童及成人			0.5%~1.5%
白细胞（WBC）	新生儿			$(15.0\sim20.0)\times10^{9}/L$
	6 个月至 2 岁时			$(11.0\sim12.0)\times10^{9}/L$
	成人			$(4.0\sim10.0)\times10^{9}/L$
白细胞分类计数百分率	嗜中性粒细胞			50%~70%
	嗜酸性粒细胞（EOS%）			0.5%~5%
	嗜碱性粒细胞（BASO%）			0~1%
	淋巴细胞（LYMPH%）			20%~40%
	单核细胞（MONO%）			3%~8%
血小板计数（PLT）				$(100\sim300)\times10^{9}/L$

二、电解质

指标		标本类型	参考区间
二氧化碳结合力（CO_2-CP）	成人	血清	22~31mmol/L
钾（K）			3.5~5.5mmol/L
钠（Na）			135~145mmol/L
氯（Cl）			95~105mmol/L
钙（Ca）			2.25~2.58mmol/L
无机磷（P）			0.97~1.61mmol/L

三、血脂血糖

指标		标本类型	参考区间
血清总胆固醇（TC）	成人	血清	2.9~6.0mmol/L
低密度脂蛋白胆固醇（LDL-C）（沉淀法）			2.07~3.12mmol/L
血清三酰甘油（TG）			0.56~1.70mmol/L
高密度脂蛋白胆固醇（HDL-C）（沉淀法）			0.94~2.0mmol/L
血清磷脂			1.4~2.7mmol/L
α- 脂蛋白			男性（517±106）mg/L
			女性（547±125）mg/L
血清总脂			4~7g/L
血糖（空腹）（葡萄糖氧化酶法）			3.9~6.1mmol/L
口服葡萄糖耐量试验服糖后 2 小时血糖			＜ 7.8mmol/L

四、肝功能检查

指标		标本类型	参考区间
总脂酸		血清	1.9~4.2g/L
胆碱酯酶测定（ChE）（比色法）	乙酰胆碱酯酶（AChE）		80000~120000U/L
	假性胆碱酯酶（PChE）		30000~80000U/L
铜蓝蛋白（成人）			0.2~0.6g/L
丙酮酸（成人）			0.06~0.1mmol/L
酸性磷酸酶（ACP）			0.9~1.90U/L
γ- 谷氨酰转移酶（γ-GGT）	男		11~50U/L
	女		7~32U/L

指标			标本类型	参考区间
蛋白质类	蛋白组分	清蛋白（A）	血清	40~55g/L
		球蛋白（G）		20~30g/L
		清蛋白/球蛋白比值		（1.5~2.5）：1
	总蛋白（TP）	新生儿		46.0~70.0g/L
		＞3岁		62.0~76.0g/L
		成人		60.0~80.0g/L
	蛋白电泳（醋酸纤维膜法）	α_1 球蛋白		3%~4%
		α_2 球蛋白		6%~10%
		β 球蛋白		7%~11%
		γ 球蛋白		9%~18%
乳酸脱氢酶同工酶（LDiso）（圆盘电泳法）		LD_1		（32.7±4.60）%
		LD_2		（45.1±3.53）%
		LD_3		（18.5±2.96）%
		LD_4		（2.90±0.89）%
		LD_5		（0.85±0.55）%
肌酸激酶（CK）（速率法）		男		50~310U/L
		女		40~200U/L
肌酸激酶同工酶		CK–BB		阴性或微量
		CK–MB		＜0.05（5%）
		CK–MM		0.94~0.96（94%~96%）
		CK–MT		阴性或微量

五、血清学检查

指标	标本类型	参考区间
甲胎蛋白（AFP，αFP）	血清	＜25ng/ml（25μg/L）
小儿（3周~6个月）		＜39ng/ml（39μg/L）
包囊虫病补体结合试验		阴性
嗜异性凝集反应		（0~1）：7
布鲁斯凝集试验		（0~1）：40
冷凝集素试验		（0~1）：10
梅毒补体结合反应		阴性

指标		标本类型	参考区间
补体	总补体活性（CH50）（试管法）	血浆	50~100kU/L
补体经典途径成分	C1q（ELISA 法）	血清	0.18~0.19g/L
	C3（成人）		0.8~1.5g/L
	C4（成人）		0.2~0.6g/L
免疫球蛋白	成人		700~3500mg/L
IgD（ELISA 法）	成人		0.6~1.2mg/L
IgE（ELISA 法）			0.1~0.9mg/L
IgG	成人		7~16.6g/L
IgG/ 白蛋白比值			0.3~0.7
IgG/ 合成率			–9.9~3.3mg/24h
IgM	成人		500~2600mg/L
E– 玫瑰花环形成率		淋巴细胞	0.40~0.70
EAC– 玫瑰花环形成率			0.15~0.30
红斑狼疮细胞（LEC）		全血	阴性
类风湿因子（RF）（乳胶凝集法或浊度分析法）		血清	< 20U/ml
外斐反应	OX19		低于 1 : 160
Widal 反应（直接凝集法）	O		低于 1 : 80
	H		低于 1 : 160
	A		低于 1 : 80
	B		低于 1 : 80
	C		低于 1 : 80
结核抗体（TB–G）			阴性
抗酸性核蛋白抗体和抗核糖核蛋白抗体			阴性
抗干燥综合征 A 抗体和抗干燥综合征 B 抗体			阴性
甲状腺胶体和微粒体胶原自身抗体			阴性
骨骼肌自身抗体（ASA）			阴性
乙型肝炎病毒表面抗原（HBsAg）			阴性
乙型肝炎病毒表面抗体（HBsAb）			阴性
乙型肝炎病毒核心抗原（HBcAg）			阴性

指标	标本类型	参考区间
乙型肝炎病毒 e 抗原（HBeAg）	血清	阴性
乙型肝炎病毒 e 抗体（HBeAb）		阴性
免疫扩散法		阴性
植物血凝素皮内试验（PHA）		阴性
平滑肌自身抗体（SMA）		阴性
结核菌素皮内试验（PPD）		阴性

六、骨髓细胞的正常值

指标		标本类型	参考区间
增生程度		骨髓	增生活跃（即成熟红细胞与有核细胞之比约为 20∶1）
粒系细胞分类	原始粒细胞		0~1.8%
	早幼粒细胞		0.4%~3.9%
	中性中幼粒细胞		2.2%~12.2%
	中性晚幼粒细胞		3.5%~13.2%
	中性杆状核粒细胞		16.4%~32.1%
	中性分叶核粒细胞		4.2%~21.2%
	嗜酸性中幼粒细胞		0~1.4%
	嗜酸性晚幼粒细胞		0~1.8%
	嗜酸性杆状核粒细胞		0.2%~3.9%
	嗜酸性分叶核粒细胞		0~4.2%
	嗜碱性中幼粒细胞		0~0.2%
	嗜碱性晚幼粒细胞		0~0.3%
	嗜碱性杆状核粒细胞		0~0.4%
	嗜碱性分叶核粒细胞		0~0.2%
红细胞分类	原始红细胞		0~1.9%
	早幼红细胞		0.2%~2.6%
	中幼红细胞		2.6%~10.7%
	晚幼红细胞		5.2%~17.5%

指标		标本类型	参考区间
淋巴细胞分类	原始淋巴细胞	骨髓	0~0.4%
	幼稚淋巴细胞		0~2.1%
	淋巴细胞		10.7%~43.1%
单核细胞分类	原始单核细胞		0~0.3%
	幼稚单核细胞		0~0.6%
	单核细胞		0~6.2%
浆细胞分类	原始浆细胞		0~0.1%
	幼稚浆细胞		0~0.7%
	浆细胞		0~2.1%
其他细胞	巨核细胞		0~0.3%
	网状细胞		0~1.0%
	内皮细胞		0~0.4%
	吞噬细胞		0~0.4%
	组织嗜碱细胞		0~0.5%
	组织嗜酸细胞		0~0.2%
	脂肪细胞		0~0.1%
分类不明细胞			0~0.1%

七、血小板功能检查

指标		标本类型	参考区间
血小板聚集试验（PAgT）	连续稀释法	血浆	第五管及以上凝聚
	简易法		10~15s 内出现大聚集颗粒
血小板黏附试验（PAdT）	转动法	全血	58%~75%
	玻璃珠法		53.9%~71.1%
血小板第 3 因子		血浆	33~57s

八、凝血机制检查

指标		标本类型	参考区间
凝血活酶生成试验		全血	9~14s
简易凝血活酶生成试验（STGT）			10~14s
凝血酶时间延长的纠正试验		血浆	加甲苯胺蓝后，延长的凝血时间恢复正常或缩短 5s 以上
凝血酶原时间（PT）		全血	30~42s
凝血酶原消耗时间（PCT）	儿童		> 35s
	成人		> 20s
出血时间（BT）		刺皮血	（6.9±2.1）min，超过 9min 为异常
凝血时间（CT）	毛细管法（室温）	全血	3~7min
	玻璃试管法（室温）		4~12min
	塑料管法		10~19min
	硅试管法（37℃）		15~32min
纤维蛋白原（FIB）		血浆	2~4g/L
纤维蛋白原降解产物（PDP）（乳胶凝聚法）			0~5mg/L
活化部分凝血活酶时间（APTT）			30~42s

九、溶血性贫血的检查

指标		标本类型	参考区间
酸化溶血试验（Ham 试验）		全血	阴性
蔗糖水试验			阴性
抗人球蛋白试验（Coombs 试验）	直接法	血清	阴性
	间接法		阴性
游离血红蛋白			< 0.05g/L
红细胞脆性试验	开始溶血	全血	4.2~4.6g/L NaCl 溶液
	完全溶血		2.8~3.4g/L NaCl 溶液
热变性试验（HIT）		Hb 液	< 0.005
异丙醇沉淀试验		全血	30min 内不沉淀
自身溶血试验			阴性
高铁血红蛋白（MetHb）			0.3~1.3g/L
血红蛋白溶解度试验			0.88~1.02

十、其他检查

指标		标本类型	参考区间
溶菌酶（lysozyme）		血清	0~2mg/L
铁（Fe）	男（成人）		10.6~36.7μmol/L
	女（成人）		7.8~32.2μmol/L
铁蛋白（FER）	男（成人）		15~200μg/L
	女（成人）		12~150μg/L
淀粉酶（AMY）（麦芽七糖法）			35~135U/L
		尿	80~300U/L
尿卟啉		24h 尿	0~36nmol/24h
维生素 B_{12}（VitB_{12}）		血清	180~914pmol/L
叶酸（FOL）			5.21~20ng/ml

十一、尿液检查

指标			标本类型	参考区间
比重（SG）			尿	1.015~1.025
蛋白定性	磺基水杨酸			阴性
	加热乙酸法			阴性
蛋白定量（PRO）	儿童		24h 尿	< 40mg/24h
	成人			0~80mg/24h
尿沉渣检查	白细胞（LEU）		尿	< 5 个 /HP
	红细胞（RBC）			0~3 个 /HP
	扁平或大圆上皮细胞（EC）			少量 /HP
	透明管型（CAST）			偶见 /HP
尿沉渣 3h 计数	白细胞（WBC）	男	3h 尿	< 7 万 /h
		女		< 14 万 /h
	红细胞（RBC）	男		< 3 万 /h
		女		< 4 万 /h
	管型			0/h

指标			标本类型	参考区间
尿沉渣 12h 计数	白细胞及上皮细胞		12h 尿	< 100 万
	红细胞（RBC）			< 50 万
	透明管型（CAST）			< 5 千
	酸度（pH）			4.5~8.0
中段尿细菌培养计数			尿	< 10^6 菌落 /L
尿胆红素定性				阴性
尿胆素定性				阴性
尿胆原定性（UBG）				阴性或弱阳性
尿胆原定量			24h 尿	0.84~4.2μmol/（L·24h）
肌酐（CREA）	成人	男		7~18mmol/24h
		女		5.3~16mmol/24h
肌酸（creatine）	成人	男		0~304μmol/24h
		女		0~456μmol/24h
尿素氮（BUN）				357~535mmol/24h
尿酸（UA）				2.4~5.9 mmol/24h
氯化物（Cl）	成人	以 Cl⁻ 计		170~255mmol/24h
		以 NaCl 计		170~255mmol/24h
钾（K）	成人			51~102mmol/24h
钠（Na）	成人			130~260mmol/24h
钙（Ca）	成人			2.5~7.5mmol/24h
磷（P）	成人			22~48mmol/24h
氨氮				20~70mmol/24h
淀粉酶（Somogyi 法）			尿	< 1000U/L

十二、肾功能检查

指标			标本类型	参考区间
尿素（UREA）			血清	1.7~8.3mmol/L
尿酸（UA）（成人酶法）	成人	男		150~416μmol/L
		女		89~357μmol/L

指标			标本类型	参考区间
肌酐（CREA）	成人	男	血清	53~106μmol/L
		女		44~97μmol/L
浓缩试验	成人		尿	禁止饮水 12h 内每次尿量 20~25ml，尿比重迅速增至 1.026~1.035
	儿童			至少有一次比重在 1.018 或以上
稀释试验				4h 排出所饮水量的 0.8~1.0，而尿的比重降至 1.003 或以下
尿比重 3 小时试验			尿	最高尿比重应达 1.025 或以上，最低比重达 1.003，白天尿量占 24 小时总尿量的 2/3~3/4
昼夜尿比重试验				最高比重＞1.018，最高与最低比重差≥0.009，夜尿量＜750ml，日尿量与夜尿量之比为（3~4）：1
酚磺肽（酚红）试验（FH 试验）	静脉滴注法			15min 排出量＞0.25
				120min 排出量＞0.55
	肌内注射法			15min 排出量＞0.25
				120min 排出量＞0.05
内生肌酐清除率（Ccr）	成人		24h 尿	80~120ml/min
	新生儿			40~65ml/min

十三、妇产科妊娠检查

指标			标本类型	参考区间
绒毛膜促性腺激素（hCG）			尿或血清	阴性
绒毛膜促性腺激素（HCG STAT）（快速法）	男（成人）		血清，血浆	无发现
	女（成人）	妊娠 3 周		5.4~7.2IU/L
		妊娠 4 周		10.2~708IU/L
		妊娠 7 周		4059~153767IU/L
		妊娠 10 周		44186~170409IU/L
		妊娠 12 周		27107~201615IU/L
		妊娠 14 月		24302~93646IU/L
		妊娠 15 周		12540~69747IU/L
		妊娠 16 周		8904~55332IU/L
		妊娠 17 周		8240~51793IU/L
		妊娠 18 周		9649~55271IU/L

十四、粪便检查

指标	标本类型	参考区间
胆红素（IBL）	粪便	阴性
氮总量		< 1.7g/24h
蛋白质定量（PRO）		极少
粪胆素		阴性
粪胆原定量	粪便	68~473μmol/24h
粪重量		100~300g/24h
细胞		上皮细胞或白细胞偶见 /HP
潜血		阴性

十五、胃液分析

指标		标本类型	参考区间
胃液分泌总量（空腹）		胃液	1.5~2.5L/24h
胃液酸度（pH）			0.9~1.8
五肽胃泌素胃液分析	空腹胃液量		0.01~0.10L
	空腹排酸量		0~5mmol/h
	最大排酸量		3~23mmol/L
细胞			白细胞和上皮细胞少量
细菌			阴性
性状			清晰无色，有轻度酸味含少量黏液
潜血			阴性
乳酸（LACT）			阴性

十六、脑脊液检查

指标		标本类型	参考区间
压力（卧位）	成人	脑脊液	80~180mmH$_2$O
	儿童		40~100mmH$_2$O
性状			无色或淡黄色
细胞计数			（0~8）×10^6/L（成人）
葡萄糖（GLU）			2.5~4.4mmol/L
蛋白定性（PRO）			阴性

指标		标本类型	参考区间
蛋白定量（腰椎穿刺）		脑脊液	0.2~0.4g/L
氯化物（以氯化钠计）	成人		120~130mmol/L
	儿童		111~123mmol/L
细菌			阴性

十七、内分泌腺体功能检查

指标			标本类型	参考区间
血促甲状腺激素（TSH）（放免法）			血清	2~10mU/L
促甲状腺激素释放激素（TRH）				14~168pmol/L
促卵泡成熟激素（FSH）	男		24h 尿	3~25mU/L
	女	卵泡期		5~20IU/24h
		排卵期		15~16IU/24h
		黄体期		5~15IU/24h
		月经期		50~100IU/24h
促卵泡成熟激素（FSH）	男		血清	1.27~19.26IU/L
	女	卵泡期		3.85~8.78IU/L
		排卵期		4.54~22.51IU/L
		黄体期		1.79~5.12IU/L
		绝经期		16.74~113.59IU/L
促肾上腺皮质激素（ACTH）	上午 8:00		血浆	25~100ng/L
	下午 18:00			10~80ng/L
催乳激素（PRL）	男		血清	2.64~13.13μg/L
	女	绝经前（＜50 岁）		3.34~26.72μg/L
		黄体期（＞50 岁）		2.74~19.64μg/L
黄体生成素（LH）	男			1.24~8.62IU/L
	女	卵泡期		2.12~10.89IU/L
		排卵期		19.18~103.03IU/L
		黄体期		1.2~12.86IU/L
		绝经期		10.87~58.64IU/L

指标			标本类型	参考区间
抗利尿激素（ADH）（放免）			血浆	1.4~5.6pmol/L
生长激素（GH）（放免法）	成人	男	血清	< 2.0μg/L
		女		< 10.0μg/L
	儿童			< 20.0μg/L
反三碘甲腺原氨酸（rT$_3$）（放免法）				0.2~0.8nmol/L
基础代谢率（BMR）			—	−0.10~+0.10（−10%~+10%）
甲状旁腺激素（PTH）（免疫化学发光法）			血浆	12~88ng/L
甲状腺^{131}I 吸收率	3h ^{131}I 吸收率		—	5.7%~24.5%
	24h ^{131}I 吸收率		—	15.1%~47.1%
总三碘甲腺原氨酸（TT$_3$）			血清	1.6~3.0nmol/L
血游离三碘甲腺原氨酸（FT$_3$）				6.0~11.4pmol/L
总甲状腺素（TT$_4$）				65~155nmol/L
游离甲状腺素（FT$_4$）（放免法）				10.3~25.7pmol/L
儿茶酚胺总量			24h 尿	71.0~229.5nmol/24h
香草扁桃酸	成人			5~45μmol/24h
游离儿茶酚胺	多巴胺		血浆	血浆中很少被检测到
	去甲肾上腺素（NE）			0.177~2.36pmol/L
	肾上腺素（AD）			0.164~0.546pmol/L
血皮质醇总量	上午 8:00			140~630nmol/L
	下午 16:00			80~410nmol/L
5- 羟吲哚乙酸（5-HIAA）	定性		新鲜尿	阴性
	定量		24h 尿	10.5~42μmol/24h
尿醛固酮（ALD）				普通饮食：9.4~35.2nmol/24h
血醛固酮（ALD）	普通饮食（早6时）	卧位	血浆	（238.6 ± 104.0）pmol/L
		立位		（418.9 ± 245.0）pmol/L
	低钠饮食	卧位		（646.6 ± 333.4）pmol/L
		立位		（945.6 ± 491.0）pmol/L
肾小管磷重吸收率			血清 / 尿	0.84~0.96
肾素	普通饮食	立位	血浆	0.30~1.90ng/（ml·h）
		卧位		0.05~0.79ng/（ml·h）
	低钠饮食	卧位		1.14~6.13ng/（ml·h）

指标			标本类型	参考区间
17-生酮类固醇	成人	男	24h 尿	34.7~69.4μmol/24h
		女		17.5~52.5μmol/24h
17-酮类固醇总量（17-KS）	成人	男		34.7~69.4μmol/24h
		女		17.5~52.5μmol/24h
血管紧张素Ⅱ（AT-Ⅱ）	立位		血浆	10~99ng/L
	卧位			9~39ng/L
血清素（5-羟色胺）（5-HT）			血清	0.22~2.06μmol/L
游离皮质醇			尿	36~137μg/24h
（肠）促胰液素			血清、血浆	（4.4±0.38）mg/L
胰高血糖素	空腹		血浆	空腹：17.2~31.6pmol/L
葡萄糖耐量试验（OGTT）	口服法	空腹	血清	3.9~6.1mmol/L
		60min		7.8~9.0mmol/L
		120min		＜7.8mmol/L
		180min		3.9~6.1mmol/L
C肽（C-P）	空腹			1.1~5.0ng/ml
胃泌素			血浆空腹	15~105ng/L

十八、肺功能

指标		参考区间
潮气量（TC）	成人	500ml
深吸气量（IC）	男性	2600ml
	女性	1900ml
补呼气容积（ERV）	男性	910ml
	女性	560ml
肺活量（VC）	男性	3470ml
	女性	2440ml
功能残气量（FRC）	男性	（2270±809）ml
	女性	（1858±552）ml
残气容积（RV）	男性	（1380±631）ml
	女性	（1301±486）ml

指标		参考区间
静息通气量（VE）	男性	（6663±200）ml/min
	女性	（4217±160）ml/min
最大通气量（MVV）	男性	（104±2.71）L/min
	女性	（82.5±2.17）L/min
肺泡通气量（VA）		4L/min
肺血流量		5L/min
通气/血流（V/Q）比值		0.8
无效腔气/潮气容积（VD/VT）		0.3~0.4
弥散功能（CO吸入法）		198.5~276.9ml/（kPa·min）
气道阻力		1~3cmH$_2$O/（L·s）

十九、前列腺液及前列腺素

指标			标本类型	参考区间
性状			前列腺液	淡乳白色，半透明，稀薄液状
细胞	白细胞（WBC）			＜10个/HP
	红细胞（RBC）			＜5个/HP
	上皮细胞			少量
淀粉样小体				老年人易见到，约为白细胞的10倍
卵磷脂小体				多量，或可布满视野
量				数滴至1ml
前列腺素（PG）（放射免疫法）	PGA	男	血清	13.3±2.8nmol/L
		女		11.5±2.1nmol/L
	PGE	男		4.0±0.77nmol/L
		女		3.3±0.38nmol/L
	PGF	男		0.8±0.16nmol/L
		女		1.6±0.36nmol/L

二十、精液

指标	标本类型	参考区间
白细胞	精液	＜ 5 个 /HP
活动精子百分率		射精后 30~60min 内精子活动率为 80%~90%，至少＞ 60%
精子数		39×10^6/ 次
正常形态精子		＞ 4%
量		每次 1.5~6.0ml
黏稠度		呈胶冻状，30min 后完全液化呈半透明状
色		灰白色或乳白色，久未排精液者可为淡黄色
酸碱度（pH）		7.2~8.0

《当代中医专科专病诊疗大系》
参 编 单 位

总主编单位

开封市中医院 广州中医药大学第一附属医院

海南省中医院 广东省中医院

河南中医药大学 四川省第二中医医院

执行总主编单位

首都医科大学附属北京中医医院 北京中医药大学深圳医院（龙岗）

中国中医科学院广安门医院 北京中医药大学

安阳职业技术学院 云南省中医医院

常务副总主编单位

中国中医科学院西苑医院 沈阳药科大学

吉林省辽源市中医院 中国中医科学院望京医院

江苏省中西医结合医院 河南中医药大学第一附属医院

中国中医科学院眼科医院 山东中医药大学第二附属医院

北京中医药大学东方医院 四川省中医药科学院中医研究所

山西省中医院 北京中医药大学厦门医院

副总主编单位

辽宁中医药大学附属第二医院 包头市蒙医中医医院

河南大学中医院 重庆中医药学院

浙江中医药大学附属第三医院 天水市中医医院

新疆哈密市中医院（维吾尔医医院） 中国中医科学院西苑医院济宁医院

河南省中医糖尿病医院 黄冈市中医医院

贵州中医药大学

广西中医药大学第一附属医院

辽宁中医药大学第一附属医院

南京中医药大学

三亚市中医院

辽宁中医药大学

辽宁省中医药科学院

青海大学

黑龙江省中医药科学院

湖北中医药大学附属医院

湖北省中医院

安徽中医药大学第一附属医院

汝州市中西医结合医院

湖南中医药大学附属醴陵医院

湖南医药学院

湖南中医药大学

咸宁市中医医院

中国中医科学院

南阳理工学院张仲景国医国药学院

长垣中西医结合医院

成都中医药大学附属医院

成都中医药大学第二附属医院

兰州市中医医院

扬州市中医院

高安市中医医院

馆陶县中医医院

江西中医药大学

辽宁中医药大学附属第三医院

盐城市中医院

河南省人民医院

云南中医药大学

常务编委单位
（按首字拼音排序）

安钢职工总医院

安徽中医药大学第二附属医院

安阳市中西医结合医院

安阳市中医院

安阳市肿瘤医院

百色市中医医院

北海市中医医院

北京市昌平区中西医结合医院

北京市平谷区中医医院

北京中医药大学第三附属医院

澄迈县中医院

赤水市中医医院

重庆市北碚区中医院

重庆市中医院

重庆医科大学中医药学院

重庆医药高等专科学校

重庆中医药学院第一临床学院

德江县民族中医医院

防城港市中医医院

福建中医药大学附属康复医院

广西中医药大学

广西中医药大学第一附属医院（仙葫院区）

广元市中医医院

桂林市中医医院

海口市中医医院

河南省骨科医院
河南省洛阳正骨医院
河南省中西医结合儿童医院
河南省中医药研究院
河南省中医院
河南中医药大学第二附属医院
河南中医药大学第三附属医院
南昌市洪都中医院
南京市中医院
黑龙江省中医医院
湖北省妇幼保健院
湖北省中医院
湖南中医药大学第一附属医院
黄河科技学院附属医院
江苏省中西医结合医院
焦作市中医院
开封市第二中医院
开封市儿童医院
开封市光明医院
开封市中心医院
来宾市中医医院
兰州市西固区中医院
梨树县中医院
辽宁省肛肠医院
聊城市中医医院
洛阳市中医院
南京市溧水区中医院
南京中医药大学苏州附属医院
南阳市骨科医院
南阳张仲景健康养生研究院
南阳仲景书院
内蒙古医科大学

宁波市中医院
宁夏回族自治区中医医院暨中医研究院
宁夏医科大学附属银川市中医医院
平顶山市第二人民医院
平顶山市中医医院
钦州市中医医院
青海大学医学院
山西中医药大学
陕西省中医药研究院
陕西省中医医院
陕西中医药大学第二附属医院
上海市浦东新区光明中医医院
上海中医药大学附属岳阳中西医结合医院
上海中医药大学附属上海市中西医结合医院
上海中医药大学针灸推拿学院
深圳市中医院
沈阳市第二中医医院
苏州市中西医结合医院
天津市中医药研究院附属医院
天津武清泉达医院
天津医科大学总医院
田东县中医医院
温州市中西医结合医院
梧州市中医医院
武穴市中医医院
徐州市中医院
义乌市中医医院
银川市中医院
英山县人民医院
张家港市中医医院

长春中医药大学附属医院

浙江省中医药研究院基础研究所

镇江市中医院

郑州大学第二附属医院

郑州大学第三附属医院

郑州大学第一附属医院

郑州市中医院

中国疾病预防控制中心传染病预防控制所

中国中医科学院针灸研究所

编委单位
（按首字拼音排序）

安阳市人民医院

鞍山市中医院

白城中医院

北海市人民医院

北京市海淀区医疗资源统筹服务中心

重庆两江新区中医院

重庆市江津区中医院

东港市中医院

福建省立医院

福建中医药大学附属第三人民医院

福建中医药大学附属人民医院

福建中医药大学国医堂

福建中医药大学中医学院

广西中医药大学第一附属医院仁爱分院

广西中医药大学附属国际壮医医院

贵州省第二人民医院

合浦县中医医院

河南科技大学第一附属医院

河南省立眼科医院

河南省眼科研究所

河南省职业病医院

河南医药健康技师学院

鹤壁职业技术学院医学院

滑县中医院

滑县第三人民医院

焦作市儿童医院

焦作市妇女儿童医院

焦作市妇幼保健院

开封市妇幼保健院

开封市苹果园卫生服务中心

开封市中医肛肠病医院

林州市中医院

灵山县中医医院

隆安县中医医院

那坡县中医医院

南乐县中医院

南乐益民医院

南乐中医肛肠医院

南宁市武鸣区中医医院

南阳名仁中医院

南阳市中医院

宁夏回族自治区中医医院

平顶山市第一人民医院

平南县中医医院

濮阳市第五人民医院

濮阳市中医医院

日照市中医医院

融安县中医医院

511

三门峡市中医院　　　　　　　邢台市中医院

厦门市中医院　　　　　　　　兴安界首骨伤医院

陕西省中医药研究院　　　　　兴化市人民医院

商水县中医院　　　　　　　　沂源县中医医院

上海仁爱医院　　　　　　　　长治市上党区中医院

石家庄市中医院　　　　　　　昭通市中医医院

天门市中医医院　　　　　　　郑州大学第五附属医院

尉氏县中医院　　　　　　　　郑州市金水区总医院

温县中医院　　　　　　　　　郑州澍青医学高等专科学校

温州市中医院　　　　　　　　中国人民解放军陆军第 83 集团军医院

湘潭市中医医院　　　　　　　中国中医科学院中医临床基础医学研究所

新乡市中医院　　　　　　　　珠海市中西医结合医院

新乡医学院第三附属医院